肾脏疾病临床诊疗进展与实践

张崭崭 主编

云南出版集团公司

云南科技出版社

图书在版编目（ＣＩＰ）数据

肾脏疾病临床诊疗进展与实践 / 张崭崭主编. -- 昆明 ： 云南科技出版社，2018.4
ISBN 978-7-5587-1312-5

Ⅰ．①肾… Ⅱ．①张… Ⅲ．①肾疾病－诊疗 Ⅳ．①R692

中国版本图书馆CIP数据核字(2018)第098110号

肾脏疾病临床诊疗进展与实践
张崭崭　主编

责任编辑：王建明　蒋朋美
责任校对：张舒园
责任印制：蒋丽芬
装帧设计：庞甜甜

书　号：978-7-5587-1312-5
印　刷：廊坊市海涛印刷有限公司
开　本：889mm×1194mm　　1/16
印　张：37.5
字　数：1200千字
版　次：2020年7月第1版　2020年7月第1次印刷
定　价：198.00元

出版发行：云南出版集团公司云南科技出版社
地址：昆明市环城西路609号
网址：http://www.ynkjph.com/
电话：0871-64190889

前　言

　　21世纪是伟大的生命科学时代,医学科学迅速发展,已广泛造福于人类,也极大地促进了肾脏疾病诊疗技术的发展。肾脏疾病种类繁多,病因复杂,对于疾病的正确诊断和恰当的处理,不仅能快速有效地解除患者的痛苦,还能减少对患者造成的伤害。面对常见肾脏疾病,运用现代诊疗技术,做出正确的诊断并实施有效的治疗是每一位临床医师日常所面临的重要问题。鉴于此,我们特组织多名专家学者协力编写了这本《肾脏疾病临床诊疗进展与实践》。

　　全书在简单回顾各种肾脏疾病诊断标准的同时,着重介绍了其治疗原则与治疗方法。在编写过程中,编者们力求准确把握医学发展的脉搏,做到推陈出新,尽可能展示肾脏诊疗学最新的进展。本书具有条理清楚,实用性强等特点,同时又兼顾简明扼要,不失简洁的风格。希望本书能为临床医师的工作带来实质性的便利。

　　本书在编写过程中,力求全面、系统、准确的阐述肾脏疾病的临床基本理论、知识和技能。本书参与编写人员众多,各个章节的衔接和描述风格可能会存在差异,再者由于编写经验不足,书中如存在疏漏之处,敬请广大读者批评指正。

目　　录

基础篇

疾病篇

基础篇

第一章　肾脏的生理病理

第一节　中医学对肾脏病生理病理的认识

一、肾脏的生理特点

肾位于腹后壁，脊柱两侧的腹膜外，左右各一。《素问·脉要精微论》说："腰者肾之府。"首先提出了肾的位置。赵献可在《医贯·内经十二官论》中对肾的解剖位置有详细的描述："肾有二，精所舍也，生于脊膂十四椎下，两旁各一寸五分，形如豇豆，相并而曲，附于脊外，有黄脂包裹，里白外黑，各有带二条，上条系于心包，下条过屏翳穴，后趋脊骨。"中医学所说的"肾"与西医学的"肾脏"在概念上既有相同之处，又有着许多差异。西医学所说的"肾脏"是指解剖上的肾脏，以泌尿为其主要功能。而中医的"肾"，其含义要广泛得多，除了具有西医学肾脏的主要功能即泌尿、调节水液代谢等之外，还包括了其他器官的部分功能。

中医学认为肾的生理功能包括主生长发育、主生殖、主水液代谢、主纳气、主骨生髓、主藏精化血及濡养温煦脏腑等方面。这些功能相当于西医学中泌尿、生殖、内分泌、神经、血液及呼吸系统的部分生理功能。肾的生理功能是肾精、肾气、肾阴、肾阳共同作用的结果。肾之精、气、阴、阳来源于先天、充盛于后天，即它们一方面来源于先天，禀受于父母，同时在出生后，又依赖于各脏腑之精气阴阳的滋养，以保持肾中精气阴阳的充盛，保持正常的生理功能。

（一）主生长发育

肾具有主生长发育的功能。人体从受孕成胎至出生，从婴儿至成年，整个生长发育过程及其生理变化，都是肾中精与气的作用。《灵枢·经脉》说："人始生，先成精。"说明生命之始，首先依赖于先天之精。而《素问·上古天真论》说："女子七岁，肾气盛，齿更发长；二七而天癸至，任脉通，太冲脉盛，月事以时下，故有子；三七，肾气平均，故真牙生而长极；四七，筋骨坚，发长极，身体盛壮；五七，阳明脉衰，面始焦，发始堕；六七，三阳脉衰于上，面皆焦，发始白；七七，任脉虚，太冲脉衰少，天癸竭，地道不通，故形坏而无子也。丈夫八岁，肾气实，发长齿更；二八，肾气盛，天癸至，精气溢泻，阴阳和，故能有子；三八，肾气平均，筋骨劲强，故真牙生而长极；四八，筋骨隆盛，肌肉满壮；五八，肾气衰，发堕齿槁；六八，阳气衰竭于上，面焦，发鬓斑白；七八，肝气衰，筋不能动，天癸竭，精少，肾脏衰，形体皆极；八八，则齿发去。"这段经文从头发、牙齿、骨骼以及生殖功能的变化来描述人体的生长发育过程，而肾中精气的盛衰是生、长、壮、老的根本。而主生长发育之肾中精气既依赖于来自父母之先天之精，也需要后天之精的充养，正如《景岳全书·杂证谟》所说："人之始生本乎精血之源，人之既生，由于水谷之养，非精血无以立形体之基，非水谷无以立形体之壮。精血之司在命门，水谷之司在脾胃。故命门之气得先天之气，脾胃得后天之气。是以水谷之海本赖先天为之主,而精血之海又必赖后天为之资。"肾中精气具有促进生长发育的功能,当肾之精气不足时,小儿则生长发育迟缓;青年则见生殖器官发育不良;中年人可出现性功能减退,或出现早衰;老年人则衰老得快。

(二)主生殖

肾具有主管人体生殖的功能。人的生殖器官发育、性功能以及生殖能力,都与肾中精气与肾阴肾阳密切相关。当人体生长发育到青年时期,肾中精气逐渐充盛,生殖器官发育渐趋成熟,此时产生一种叫"天癸"的物质。这种物质具有促进人体生殖器官发育成熟和维持人体生殖功能的作用,随着天癸的生成,女子出现按期排卵和月经,故"月事以时下";男子则出现"精气溢泻"的排精现象,说明性器官已经发育成熟,具备了生殖功能。此后,由于肾中精气充盛,不断产生天癸,起着维持人体生殖功能的作用。《格致余论·阳有余阴不足论》:"故人之生也,男子十六岁而精通,女子十四岁而经行,是有形之后,犹有待于乳哺水谷以养,阴气始成而可与阳气为配,以能成人,而为人之父母。古人必近三十、二十而后嫁娶,可见阴气之难于成,而古人之善于摄养也。"说明了人体到 20 岁后才能肾精充实,而肾之阴精充盛是生殖的基础。人到了中年之后,肾中精气渐少,阴阳渐衰,天癸亦随之衰退,甚至停止产生。由于没有天癸的维持作用,人体的生殖功能逐渐衰退,生殖器官日趋萎缩,最后丧失生殖能力而进入老年期。因此,肾中精气阴阳是天癸产生的物质基础,决定着生殖功能的产生与维持。

(三)主水液代谢

肾具有主管和调节水液代谢的功能。《素问·上古天真论》说:"肾者主水。"而《素问·逆调论》也说:"肾者水脏,主津液。"它指肾在五行中属水,主管津液。而津液即指水液,也就是说肾具有主管水液代谢功能。水液代谢是指水在人体的生成、输布以及排泄的复杂的生理过程。肾之主水功能主要体现在两个方面:一是将人体有用的津液,通过肾阳的温煦、气化作用,重吸收而发挥其正常的功能;另一方面是将多余的水液和代谢产生的浊毒,通过分清泌浊的功能输送到膀胱,排出体外。

《素问·经脉别论》说:"饮入于胃,游溢精气,上输于脾。脾气散精,上归于肺,通调水道,下输膀胱。水精四布,五经并行,合于四时五脏阴阳,揆度以为常也。"论述了人体各脏腑在水液吸收、输布与排泄中的作用。但是水液代谢的平衡,主要依靠肾的气化作用来完成。肾的气化作用正常,则开阖有度,能分清泌浊,调节水液的排出量。开,是指水之浊者通过肾中阳气的温化推动作用,不断产生尿液,并下输至膀胱而排出;阖,则能使清者通过肾中阳气的蒸腾及肾气的固摄作用,又上归于肺,再由心肺输布全身,以维持水液的正常功能。又如《景岳全书》说:"水肿乃脾、肺、肾三脏之病。盖水为至阴,其本在肾,水化于气,故其标在肺,水唯畏土,故其治在脾。"由于肾在水液代谢中起着主要作用,故《医宗必读·水肿胀满论》说:"肾水主五液,凡五气所化之液,悉属于肾。"在临床中,如果肾的阳气不足,气化失常,固摄无权,可出现尿多、遗尿或小便失禁等症;若肾的蒸腾、温化无力,则可见尿少、尿闭、水肿等症。

(四)主纳气

肾主纳气,是指肾有帮助肺保持受纳气的功能,也就是保持吸气的深度、防止呼吸表浅的作用。《素问·逆调论》说:"肾者……主卧与喘。"说明肾与呼吸的关系密切。《难经·四难》说:"呼出心与肺,吸入肾与肝",指出了呼吸功能与心肺肝肾有关,而肾与气的吸入有关。《类证治裁·喘证》中说:"肺为气之主,肾为气之根。肺主出气,肾主纳气,阴阳相交,呼吸乃和,若出纳升降失常,斯喘作矣。"由此可见,呼吸主要是肺的功能,其中呼气依靠肺的宣发作用,而吸气则靠肺的肃降之功,但是,气的摄纳和受藏清气的功能,必须得到肾的摄纳作用的帮助,才能维持吸气的深度。何梦瑶在《医碥·杂症》中说:"气根于肾,亦归于肾,故曰肾纳气,其息深深。气不归原,则喘咳不得卧。"其实,肾主纳气的功能,就是肾主封藏功能在呼吸运动中的具体表现。肾之纳气的物质基础是肾中精气,而肾之精气同时又依赖摄纳的清气的充养,从而维持肾气充足。若肾中精气不足,摄纳无力,不能帮助肺维持吸气的深度,则出现呼吸浅表,或呼多吸少、动则气短,甚至张口抬肩、气不得续等病理表现,即"肾不纳气"。

(五)主骨生髓

肾主骨,指肾有充养骨骼的作用。《素问·阴阳应象大论》说:"肾之合骨也"、"肾生骨髓"。说明肾与骨的关系密切。《素问·宣明五气》说:"五脏所主,心主脉,肺主皮,肝主筋,脾主肉,肾主骨,是为五主。"肾藏精,精生髓,髓能养骨,肾精充盛,骨骼才能致密健壮,强韧有度。

肾主生髓,主要指肾精是化生骨髓的主要来源。肾生髓,指肾中藏有阴精,阴精能化生骨髓。《素问·痿论》说:"肾主身之骨髓"。《素问·脉要精微论》说:"骨者髓之府",指出了骨髓主要位于骨中。《灵枢·海论》则指出:"脑为髓之海,其输上在于其盖,下在风府"。而《灵枢·五癃津液别》说:"五谷之津液,和合而为膏者,内渗于骨空,补益脑髓。"人体之髓包括骨髓、脊髓和脑髓,而脊髓和脑髓是相通的,且这三者均由肾中之阴精所化生。故髓之虚实与肾中阴精的充足与否密切相关。肾之精气充足,则骨髓化生之源不竭,骨髓与脑髓得以不断充养,发挥其正常功能。若肾精不足,髓海失养,则可出现头晕、耳鸣、肢体无力、痿废不用等。

肾的生理功能中,主骨与生髓是密不可分的。一方面,骨是髓所处,具有储存骨髓和脑髓的功能;另一方面,髓能养骨,只有骨髓和脑髓的充实,骨骼才能维持正常的结构和功能。

(六)主藏精化血

肾的藏精功能,包括储藏先天之精与后天之精。肾居下而藏精,精化为气,称之为肾气,又名元气,肾气上行不仅促进人体生长发育,而且又成为脏腑功能活动的原动力,维持着人体正常的生命活动。张景岳说:"五脏之阴气非此不能滋,五脏之阳气非此不能发。"肾精可以化生"命门真水"称为元阴,即肾阴;肾精又可化生"命门真火",又称为元阳,即肾阳,元阴元阳是五脏之阴阳的根本,肾气不断激发五脏的功能活动,使五脏之气生机不息地运行。

《内经》认为五脏皆藏精气。如《素问·五藏别论》说:"五藏者,藏精气而不泻也。"说明五藏均有藏精气的功能。但是《素问·六节藏象论》中又特别指出:"肾者主蛰,封藏之本,精之处也"。在《灵枢,本神》也指出:"肝藏血,脾藏营,心藏脉,肺藏气,肾藏精。"说明了肾藏精与其他四脏之藏精的特点和功能相比,有其特殊性:①肾所藏之精,既来源于先天之精,又得于后天之精的充养;既可以来源于其他四脏之精气,又可以化生和充养其他四脏之精,即肾中精气为一身精气之根本。②肾中所藏之精,除了维持脏腑功能之精气外,还包括生殖之精。③肾之藏精功能,除了封藏于内,在适当时候还能泄之于外,保证机体的生殖功能,但这一功能也需要心、肝等脏腑的调节。总之,人体之精气的封藏和调节主要依靠肾藏精的功能来实现。

关于血的生成,张志聪在《黄帝内经素问集注》中说:"血乃中焦之汁,流溢于下而为精,奉心神化赤而为血"。《景岳全书》说:"血者水谷之精气也,源源而来,而实生化于脾"。血液的生成,其物质基础是"精"和"气"。"精"包括水谷精微和肾精,"气"主要指自然之清气。血液的生成过程与五脏的功能密切相关:食物经脾的运化,吸收水谷精微,转输至心肺,与肺吸入之清气结合,在心中化赤为血。说明肾精和水谷之精都是血液生成之基础。《张氏医通》指出"气不耗,归精于肾而为精,精不泄,归精于肝而化清血。"说明肾精既可生髓而化血,也可以通过肝而化血。所以,肾精不足可以导致血虚。

(七)濡养温煦脏腑

肾濡养温煦脏腑的功能,是通过肾中精气所含的肾阴肾阳来实现的。肾阴和肾阳又称为元阴元阳或真阴真阳,是人体各脏腑阴阳的根本。肾阴能濡养各脏腑之阴,肾阳能温煦各脏腑之阳。石寿棠《医原·五行生克论》中说:"肾中真阳之气,氤氲煦育,上通各脏腑之阳,而肾中真阴之气,即因肾阳蒸运,上通各脏腑之阴。"

肾阳主要有促进机体的温煦、运动和化气的功能。能促进气的产生、运动和气化。肾阳促进气的产生，不但促进肺的呼吸和脾胃的吸收水谷精微的功能，同时促进有形水谷精微转化为无形之气。气的运动加快，则血和津液的运行、输布和排泄也会加快，人体生理活动旺盛则产热增加，使温煦功能加强。肾阳到达全身的脏腑、经络和官窍，则变为该脏腑、经络官窍之阳。如果肾阳不足，则全身新陈代谢降低，各脏腑、经络及官窍之生理功能减弱，因而表现为面色苍白、畏寒、肢冷、脉无力或沉迟，亦可表现为浮肿、精神萎靡、反应迟钝等阳虚的症状。

肾阴的主要生理作用是促进对机体的滋润和濡养、成形和制约阳热的功能。肾阴通过三焦输布于全身，促进津液的分泌和血液的生成，津与血有滋润和濡养作用，所以说肾阴有滋润和濡养之功。由于津液和血都是在肾阴的促进下产生的，肾阴旺则津血充足，阴亏则津枯血少。《医碥·气》中说："阴气者，润泽之气也"。肾阴到达全身的脏腑、经络和官窍，则变为该脏腑、经络和官窍之阴。如果肾阴不足，则全身之阴皆衰。可表现为口干眼干、咽干舌燥、五心烦热、心悸失眠，脉细数等阴虚症状。

由于肾中阴精和阳气除来源于先天之外，还来源于后天其他脏腑之阴阳的滋生和充养，其他脏腑的阴精或阳气不足，日久也会导致肾中阴精或阳气的不足，故有"五脏之伤，穷必及肾"或"久病及肾"的说法。

二、肾病的病因特点

病因是指破坏人体的相对平衡状态而导致疾病的原因。宋代陈无择的"三因"学说是对中医病因的概括，即六淫邪气为外因；五脏情志所伤为内因；饮食劳倦、跌扑金刃及虫兽所伤为不内外因。目前认为，导致肾病的病因多种多样，如六淫、七情、饮食、劳逸、房劳、药毒等多种内外因素均可致病，而且，在疾病的发生及演变过程中，病因与其病理产物常常互相作用、互为因果。某一阶段的病理产物也可成为另一阶段的致病因素，并导致疾病的发展。如湿浊、湿热、瘀血本身作为疾病的病理产物，常常又是导致肾病加重、缠绵难愈的致病因素。而素禀不足及久病正气不足，则是肾病发病的内在因素。中医探求肾病病因主要依靠详细的四诊。一方面通过询问病史，直接或间接了解病因，如外感、饮食劳倦、情志因素等；另一方面，主要通过症状、体征和舌脉，审证求因。

（一）六淫邪气

风、寒、暑、湿、燥、火本是自然界之6种不同的气候变化，正常情况下称为六气。当气候异常或急剧变化，超过人体的调节和适应能力时，六气即可成为致病因素，造成或诱发疾病，此时的六气则称为"六淫"。六淫作为常见的致病因素可导致或诱发肾脏疾病，但临床上也有由于脏腑功能失调导致的内风、湿浊、湿热等内生五气而损及肾，进而导致肾脏疾患。

1.风邪　外风袭表多自皮毛腠理而入，导致脏腑功能失调而致肾脏疾病。如《素问·水热穴论》说："勇而劳甚，则肾汗出，肾汗逢于风，内不得入于脏腑，外不得越于皮肤，客于玄府，行于皮肤，传为胕肿，本之于肾，名曰风水"。它指出了风水的主要病因为劳累后汗出复感于风邪。

风为百病之长，它常常兼夹寒、热、湿、毒合而为患，而成为风寒、风热、风湿、风毒之证。肺主一身之气，为水之上源，水液输布主要靠肺的宣发肃降来实现。风寒或风热袭表，均可导致肺气闭塞，宣发肃降失常，通调失司，水液不能输布及下注于肾，泛溢于肌肤，而发为水肿。感受风寒，可见恶寒、发热、咳嗽、舌苔白、脉浮紧；感受风热，则可伴咽喉红肿、疼痛，舌红，脉浮数。脾为中土，喜燥恶湿，主运化水湿，风邪夹湿最易困遏脾阳，导致脾失健运，不能升清降浊，以致水湿内生，泛溢于肌肤，而导致水肿。此外，皮肤湿热疮毒或猩红斑疹等风热毒邪，可从皮毛内归于肺，或从肌肉内伤于脾，使肺失通调，脾失健运，进而导致肾失开阖，三焦气化不利，水液不能气化而从膀胱排出，泛溢于肌肤而发为水肿。风邪热毒，还可灼伤血络，血溢脉外循溺道排出而成尿血。总之,外风为邪,最终都可以导致肺脾肾三脏受损,水液代谢失调而发病。但是,肺脾肾三脏虚损,卫外不固,则人体更易感受外邪,而致病情反复,迁延难愈。

内风多因肝、脾、肾三脏功能失调所致,根据所属脏腑而分为肝风、脾风、肾风。《素问·风论》对内风的症状有详细描述:"肝风之状,多汗恶风,喜悲色微苍,嗌干喜怒,时憎女子,诊在目下,其色青";"脾风之状,多汗恶风,身体怠惰,四肢不欲动,色薄微黄,不嗜食,诊在鼻上,其色黄";"肾风之状,多汗恶风,面庞然肘肿,腰脊痛不能正立,其色炲,隐曲不利,诊在颐上,其色黑"。肝风多见于急慢性肾病证属肝肾阴虚、肝风内动患者,表现为浮肿、眩晕、头痛及血压高。在肾病晚期,肝风内动亦可表现为头晕、呕吐、神志模糊、躁动不安、抽搐惊厥,甚至昏迷。而脾风、肾风则表现为浮肿、疲乏、汗出、食欲缺乏、腰酸腰痛、颜面下肢浮肿等脾肾气虚或脾肾阳虚的表现。

所以,风邪是多种肾病发生、发展、复发和加重的重要因素之一。

2.寒邪　寒为阴邪,而肾为水藏,故《三因极一病证方论》说:"寒喜中肾"。寒邪为病,有外寒、内寒之分。外寒常因寒邪外袭,或伤于肌表,郁遏卫阳,或直中于里,伤及脏腑阳气。内寒则是机体阳气不足,特别是脾肾阳气不足,导致阳虚的病症。外寒伤肾,多因感受寒邪,而寒为阴邪,最易损伤人体阳气。即《素问·阴阳应象大论》所说:"阴盛则阳病"。如外寒袭表,卫阳被遏,则见恶寒;寒邪直中脾胃,脾阳受损,则可见脘腹冷痛、呕吐、腹泻等。寒邪常与风邪合患,风寒袭表,肺气闭郁,通调失司,水液失于敷布,泛溢于肌肤则发为水肿;寒邪亦可与湿邪同病,郁遏气机,痹阻脉络,导致清阳不升、浊阴不降,湿浊中阻而导致食欲缺乏、恶心呕吐、腹痛腹泻、神疲乏力。阴寒内生,多因肾阳不足而致。肾阳为诸阳之本,若脾肾阳虚,不能温煦脏腑,推动气血运行,则气血津液运行迟缓,水不气化,此属"阳虚则寒"之内寒之证。阳虚内寒的主要原因可为先天禀赋不足,或后天饮食失养、劳倦内伤以及久病损伤阳气所致。阳虚经脉肌肉失于温煦充养,则面色㿠白、腰膝酸冷、畏寒蜷卧、舌淡、脉沉迟;而阳虚气化无力,津液凝聚,水液内停,泛溢肌肤而肢体浮肿,按之凹陷难起,面色晦滞;肾阳虚衰,不能温运脾土,健运失司,则下利清谷,小便清长。

3.湿邪　湿为水邪,而肾为主水之脏,故《素问·太阴阳明论》说:"伤于湿者,下先受之。"湿邪为病,有外湿、内湿之分。外湿致病多与气候环境相关。主要原因是气候潮湿、冒雨涉水、居处潮湿等。李用粹《证治汇补·湿证》说:"感受雾露,涉水淋雨,久居湿地,均可使湿邪侵袭人体而引起湿病。夏秋之交,阳热下降,氤氲熏蒸,水气上腾,潮湿充斥,而湿病尤甚。湿性重浊,留滞肌表经络关节,阻滞气机,可出现全身症状。湿阻清阳不升,则头重如裹;湿郁化热熏蒸于上,则目黄眵多;阻遏肺气,则鼻塞声重。此属在上之湿。湿阻中焦,运化失畅,以致痞闷不舒;湿性趋下,易袭阴位,故下见足胫跗肿。"该文详细描述了外湿侵袭所致人体的症状。湿邪侵入,或从寒化,或从热化,这与患者自身体质、脏腑功能或治疗有关。如脾肾阳虚者易从寒化,胃热盛者则易从热化;过用寒凉药治疗易从寒化,过用温燥药则易从热化;而使用一些西药,如肾上腺糖皮质激素、利尿剂之后,也常见阴伤湿热之象。内湿多因素体脾土虚弱,运化失职,或因饮食不节,如恣食生冷肥甘,或饥饱失常,损伤脾胃所致,故《素问·至真要大论》说:"诸湿肿满,皆属于脾",即各种因湿所致的浮肿胀满的病证,大多与脾有关。脾为湿土之脏,喜燥而恶湿,脾运不健,易生内湿,湿气类水,日久不除,则可致浮肿。湿为有形之邪,易阻气机,而为胀满。

尽管外湿与内湿的病因不同,病机特点各异,但两者又是相互影响的。《景岳全书》认为:"凡肌表经络之病,湿由外入者也;饮食血气之病,湿由内生者也。"但是"未有表湿而不连脏者,里湿而不连经者"。说明了外湿与内湿是密切相关、相互影响的。而且,由于湿性黏滞,易导致肾病疾病缠绵,反复迁延不愈。

4.热邪　外感热邪多见于直接感受温热邪气。火热为阳邪,故多表现为高热、烦渴、汗出。热扰神明可见心烦失眠、神昏谵语;火热之邪伤及肌表血络,可见皮肤斑疹、损伤肾络、血循溺道而下则为尿血。内生火热主要为脏腑阴阳失调所致,如素体阳盛,过食辛辣、温燥之品,或七情过极,或瘀久化热,或湿遏致热,或真阴亏损，水不制火而生热。阳盛者属于实火，以心、肝火盛以及膀胱湿热为主，常表现为口舌生疮、目赤口苦、头痛、心烦易怒、尿血、尿急、尿痛等。阴虚者属虚火，以肝肾阴虚为主，多见五心烦热、低热盗汗、咽干目涩、头晕耳鸣等。亦即《素问·宣明五气》所说："阴虚生内热，阳实生外热"。

（二）七情所伤

喜、怒、忧、思、悲、恐、惊是人体对客观外界事物的精神情志变化，属人之常情，一般不会使人致病。但是突然、强烈、长期的刺激导致七情过度，则可导致疾病的发生。《素问·阴阳应象大论》说："怒伤肝"、"喜伤心"、"思伤脾"、"忧伤肺"、"恐伤肾"。恐为肾志，过恐则内耗肾精，而精气不足，则肾气不固，气泄于下。除惊恐之外，其他情志过度亦可伤肾，如《灵枢·本神》说："肾盛怒而不止则伤志，志伤则喜忘前言，腰脊不可以俯仰曲伸，毛悴色夭，死于季夏"。说明怒也可伤肾。而脾胃为后天之本，思虑伤脾，导致后天失养，亦可导致肾精不足。所以，七情过度，即可消耗肾精，亦可通过其他脏腑，进而损伤肾脏。

（三）饮食失宜

有节制、有规律的饮食是人体健康不可缺少的条件，过饥、过饱和五味偏嗜则可导致疾病。过饥则摄食不足，气血生化乏源，后天之精无以充养先天之精，久则肾精亏虚。反之，暴饮暴食、过食肥甘厚味，则易损伤脾胃，并致痰湿内阻，湿热内生，气血阻滞，日久及肾。而过食辛辣炙煿，则脾胃湿热内生，湿热下注膀胱，膀胱气化不利，则小便淋沥涩痛，或结为砂石，而成"热淋"、"石淋"；湿热伤及血络，血随溺道而下则为"尿血"、"血淋"；湿热蕴结，或脾不升清、肾失固摄，则精微脂液随溺而下而成尿浊、蛋白尿；湿热扰于精室则见遗精。饮食五味偏嗜，也可引起阴阳偏盛偏衰、脏腑失调而致病。《素问·生气通天论》说："阴之所生，本在五味，阴之五宫，伤在五味。是故味过于酸，肝气以津，脾气乃绝。味过于咸，大骨气劳，短肌，心气抑。味过于甘，心气喘满，色黑，肾气不衡。味过于苦，脾气不濡，胃气乃厚。味过于辛，筋脉沮弛，精神乃央。"说明五味偏嗜，可以导致脏腑之功能失调而致病。

（四）劳逸失当

劳逸失当包括劳累过度和过度安逸两个方面。正常的脑力、体力劳动及有节制的房事有益而无害，但过度无节制，则为致病因素。过劳分为劳力过度、劳神过度和房劳过度。肾为作强之官，劳力过度则导致体力消耗进而伤及肾气，久则乏力气衰，神疲消瘦。故《素问·生气通天论》说："因而强力，肾气乃伤，高骨乃坏。"再如《素问·举痛论》说："劳则气耗"；"劳则喘息汗出，内外皆越，故气耗矣"；而劳神过度则耗伤气血，损伤脾气，导致心脾气血亏虚。故《类证治裁》说："思虑伤脾，脾血亏损"。张景岳在《景岳全书·不寐》中也指出："劳倦思虑太过者，必致血液耗亡"；而房劳过度则肾精过度耗泄，导致肾精亏虚。《素问·上古天真论》曾说："以酒为浆，以妄为常，醉以入房，以欲竭其精，以耗散其真，不知持满，不时御神，务快其心，逆于生乐，起居无节，故半百而衰也。"《备急千金要方·消渴》说："凡人生放恣者众，盛壮之时，不自慎惜，快情纵欲，极意房中，渐至年长，肾气虚竭，百病滋生。又年少惧不能房，多服石散，真气既尽。……皆由房事不节所致也"。而《外台秘要》则认为房事过度不仅耗竭肾精，且可以生热化燥，指出："房事过度，致令肾气虚耗故也，下焦热盛，热则肾燥，肾燥则渴"。过劳既是多种肾脏疾病的发病诱因，而且也是疾病病情反复和加重的主要原因。过度安逸也可致病，如《素问·宣明五气》说："久立伤骨，久行伤筋，久卧伤气"。过度安逸可以导致人体气血不畅，脾胃功能减弱，进而导致气血亏虚、精神不振、肢体软弱，动则心悸、汗出、神疲乏力。

（五）久病及肾

由于肾为先天之本，元气之根，肾之精气，内寓元阴元阳。多种外感内伤疾病，久病缠绵，迁延难愈，必耗气伤精，损及肾之元阴元阳，从而导致肾脏疾病。如《景岳全书》所说："虚邪之至，害必归阴，五脏之伤，穷必及肾。"从临床看，糖尿病肾病、狼疮性肾炎等多种疾病都是由于久病迁延难愈而导致肾脏病变，从中医辨证均属于久病及肾。在疾病发展中,或可因火热邪毒,消灼阴液,久则肾中元阴亏虚;也可因阴寒伤阳气,导致肾中元阳不足,由于阴阳互根互用,相互化生,阳虚及阴,阴虚及阳,最终导致肾中阴阳俱虚。

(六)体质因素

体质是指个体身体素质,它取决于先天禀赋的差异以及后天的饮食、生活环境、体育锻炼、年龄等的影响。先天禀赋对疾病的发病具有很大影响,有些遗传性疾病如遗传性肾炎、多囊肾及系统性红斑狼疮等疾病与先天因素密切相关。而不同的体质对不同的致病因素易感性不尽相同,而且体质因素也决定了疾病的不同类型。正如《医宗金鉴》所说:"六气之邪,感人虽同,人受之而生病各异者,何也? 盖以人之形有厚薄,气有盛衰,脏有寒热,所受之邪,每从其入脏气而化,故生病各异也。是以或从虚化,或从实化,或从寒化,或从热化。"说明体质对发病的影响。

(七)药毒伤肾

药毒对肾脏的损伤主要包括两个方面:一是药物性味本身对的肾脏毒性,另一方面是药物应用不当导致肾病的发生。《素问·五常政大论》说:"大毒治病,十去其六;常毒去病,十去其七;小毒去病,十去其八;无毒去病,十去其九。谷肉果菜,食养尽之,无使过之,伤其正也"。它指出应用有毒药物要严格把握应用范围,对无毒药物也要注意用法用量,以防药毒伤正。肾脏是人体排泄体内代谢产物的主要脏器,进入人体的多种药物也大多通过肾脏排泄。近年来,人们已逐渐认识到一些药物具有肾脏毒性作用,可损伤肾气。有报道,由于抗菌药物的广泛应用或药物滥用,导致的急、慢性肾衰竭日益增多,特别是已患有肾脏疾病的患者,遭受药物损伤,乃雪上加霜,损者益损,促使病情加重。尽管与西药相比,中药的肾毒性损害要少得多,但滥用、误用等因素而导致的中药肾损害也时有发生。20世纪90年代初,利用中草药减肥在国外一时较为流行,然而,却发现有人因服用减肥药而导致肾损害。1993年比利时学者首先报告了服用中草药广防己成分的减肥药后出现慢性肾衰竭和肾间质纤维化,将这类肾病命名为"中草药肾病"。但经研究发现,导致这些中草药肾病的主要毒性成分是马兜铃酸,所以又称为"马兜铃肾病"。报道较多的具有肾脏毒性作用的中草药及中成药有:关木通、汉防己、斑蝥、雷公藤、蜈蚣、蜂毒、朱砂、鱼胆、雄黄、铅丹、益母草、厚朴、细辛、三黄片、耳聋左慈丸、导赤散、甘露消毒丹、龙胆泻肝丸等。药物伤肾从其病因分析,多由素体肾虚,过用伤肾或误用伤肾而致肾气受伐,湿浊、水湿、瘀血内蕴而致。

1.素体肾虚,易于伤肾　老人肾气已衰,精气不足;小儿肾气未充,脏腑全而未壮。老年及小儿等特殊人群以及原有多种肾脏疾患的患者因久病肾虚,尤其容易遭受具有肾毒性的中西药物损伤肾气。此外,经研究发现药物性肾损伤的患者用药剂量与肾损害之间有很大的个体差异性,这可能与患者本身的遗传及个体素质有关。

2.药物过用伤肾　药物过用伤肾包括中西药物的过量使用及长久使用。通常药物均有其应用剂量范围,对大多数药毒伤肾报道的病例分析可发现,其中不少是由于违反《中国药典》规定剂量即超剂量使用造成的。另外,在疾病治疗过程中应掌握中病即止,及时停药。长时间使用有肾损伤的药物也是导致药毒克伐肾气的主要因素。

3.药物误用伤肾　中药出现的肾毒性损害大多是由于药材种类使用混乱,品种混淆,煎煮不当,忽视炮制导致的。就近年来出现肾毒性作用报道最多的木通而言,在药材使用上十分混乱。根据最新出版的《中华本草》考证,正品木通为木通科木通,含木通皂苷,利尿作用确切,无肾毒性;川木通含绣球藤皂苷和糖苷,亦无肾毒性。而关木通含马兜铃酸,过量或滥用可导致肾损害。所以在临床中应注意到个别中草药或其成分的肾毒性,可以避免和减少药物的肾毒性。

中医在临床中要避免药毒伤肾,一方面要严格按照中医的辨证论治,有是证用是方;另一方面要严格按照药典规定的用法用量;同时还要兼顾不同的患者及疾病的分期因人施治。

（八）病理产物的形成

导致肾病的病因,除了以上所述之外感、内伤和不内外因,在疾病过程中所产生病理产物也是导致肾病发生、发展和迁延难愈的重要因素。这些病理产物既是各种病因导致人体脏腑功能紊乱的结果,同时又成为新的致病因素。

1.湿浊 湿浊、痰饮、水湿、湿热本为外感之邪,但是在肾病的病程中,由于肺脾肾三脏的功能失调,导致津液不能正常运化输布,体内亦可形成湿浊、痰饮和湿热等病理产物。这些湿邪既是疾病的病理产物,又是导致新的疾病产生或病情反复发作或加重的诱因。如水湿与痰饮内聚,可影响三焦气机,阻碍肾的气化,则水肿、尿少;湿浊中阻,脾不升清,胃失和降,则乏力、恶心、呕吐;浊毒蒙蔽心窍,可导致神昏、谵语、嗜睡。水饮内停,上凌心肺则可见心悸、气促、不能平卧。湿邪阻滞气机,血行不畅,还可导致瘀血内生。

2.瘀血 瘀血是脏腑功能失调的病理产物。在肾病之早期,瘀血的产生多因气机阻滞、湿热蕴结、痰饮内停等导致血脉不畅所致;而在肾病的后期,多由于气虚而无力推动血液的运行、阴虚而血聚而凝,进而导致瘀血内生。瘀血既是病理产物,一旦形成后,它又成了病因而加重原有的疾病,使病机变得更为复杂。由于慢性肾病多病久缠绵难愈,迁延反复,久病必瘀,因此血瘀证常贯穿于疾病的始终。

三、肾病的病机特点

病机,即疾病发生、发展、演变过程中,机体内产生的一系列变化。尽管疾病的种类繁多,临床征象错综复杂,千变万化,但其病理变化离不开邪正交争、阴阳失调、气血紊乱、脏腑失和、经络受损等病变规律。由于肾主水,藏精,为先天之本,而膀胱与肾相表里,为州都之官,津液藏焉,气化则能出矣。所以,在肾脏疾病中,津液代谢失调,气血紊乱为其主要和常见病机。

（一）津液代谢失常

津液代谢的过程,是其不断生成、输布、排泄的过程。正如《素问·经脉别论》所说:"饮入于胃,游溢精气,上输于脾,脾气散精,上归于肺,通调水道,下输膀胱,水精四布,五经并行"。由于多个脏腑生理功能的相互协调,才能维持正常的水液代谢平衡。津液生成、输布和排泄,离不开气的升降出入运动和气化。从脏腑生理功能而论,津液的生成,离不开脾胃的运化;津液的输布和排泄,离不开脾的散精、肺的宣发和肃降、肝的疏泄、肾和膀胱的蒸腾汽化以及三焦的通调。因此,当气机升降出入失去平衡,气化功能失常,或肺、脾、肾等脏腑生理功能异常,则形成津液不足,或津液滞留,而成为水湿或痰饮。

1.水液内停 津液的输布和排泄是代谢过程中两个很重要的环节,如其功能障碍,则可导致津液不化,水湿内生。虽然肺的宣发和肃降、脾的运化和散精、肝的疏泄条达和三焦的通利对水液输布至关重要,但津液输布障碍的根本是脾的运化功能障碍,即《素问·至真要大论》所言:"诸湿肿满,皆属于脾"。而在津液的排泄过程中,尽管肺的宣发,使津液化为汗液,肾的蒸腾汽化,津液化为尿液,肺肾共同调节水液排泄,但肾的蒸腾汽化起着主宰作用,故《素问·水热穴论》说:"肾者,胃之关也。关门不利,故聚水而从其类也"。津液输布障碍和排泄障碍两者常相互影响,其主要病理产物是水湿和痰饮。水湿内停,泛滥肌肤则为水肿;水湿痰饮,壅滞肺气,宣降失职,可见咳喘气逆,不能平卧;水饮凌心,阻遏心气,则胸闷、心悸;水饮停滞中焦,脾胃气机不利,清气不升,浊气不降,则见脘腹胀满、纳呆、恶心、呕吐;水饮停于四肢,阻滞经络,则肢体重着胀痛;而水湿久蕴,形成浊毒,则可入血上脑,甚至出现呼吸溺臭,神昏惊厥的"溺毒"重症。

尿量的变化和排泄与肾与膀胱的功能密切相关。肾的气化是尿液生成主要动力,而膀胱与肾相表里,其储尿和排尿功能都依赖于肾与膀胱的固摄和气化作用。小儿肾中精气未充、中年房劳过度、久病耗伤肾气或老年肾气虚衰,都可导致肾与膀胱气化不足,肾失封藏,膀胱失于固摄,而导致遗尿或小便失禁。肾与膀胱气化不利,还可导致尿少,甚至尿闭、关格之重证。而肾气虚,还可见排尿不畅,甚至点滴难出之癃闭。

2.津液不足　津液不足多因外在热邪或内生之热,以及发热、多汗、吐泻、多尿、失血,或过用辛燥之品耗伤津液所致。由于机体津液不足,人体各组织器官和孔窍失其濡润,而出现干燥枯涩的病理状态,即"燥胜则干"。在肾脏病中,因外感六淫疫疠,邪热伤营入血,化燥伤津,肺胃阴虚,如流行性出血热等热性病而致的急性肾衰病程中,则可出现咽干唇焦,舌红少津或光红少苔。而多种内热及湿热伤津也可导致津液亏少,不足以内溉脏腑,外润腠理孔窍,出现口干多饮、肌肤干燥不泽、鼻干目涩、大便干结、小便短赤、舌红少苔等"内燥"之证。由于肾与膀胱在津液代谢中的主要作用,故肾系疾病的主要表现也是津液代谢失常所出现的临床表现,而其临床也主要表现为水肿、喘证、关格、尿血、尿浊、癃闭等与津液代谢失常相关的疾病。

(二)失血失和

气血是人体中运行全身,供给脏腑、经络等组织器官进行生理活动所需的物质基础。如气血失常,必然影响机体的生理功能,导致疾病发生,所以,《素问·调经论》说:"血气不和,百病乃变化而生。"气血失和是肾脏疾病的常见病机之一。由于气血相互依存,相互为用,相互滋生。气对血,具有推动、温煦、化生、统摄作用;血对气,具有濡养和运载等作用。故气的虚衰和升降出入异常,必然病及于血;而血的虚衰和血的运行失常,也必然影响及气,从而出现气滞血瘀、气不摄血、气血两虚、气血不荣经脉等气血同病之证。

1.气　气之根本在于肾,来源于肺吸入自然界的清气及脾运化水谷而来的水谷之气,升发疏泄于肝,帅血贯脉而周行于心。气具有推动、温煦、防御、固摄和气化的作用。气的升降出入,是气运动的基本形式。如气的生化不足或耗散太过,以及升降运动失常均可导致气的病变。肾脏疾病中气的病变主要有气虚、气滞、气逆、气脱。

(1)气虚:主要为元气耗损,功能失调,以及抗病能力下降的病理状态。气虚主要原因由于先天禀赋不足,或后天失养,饮食失调,或因久病、重病、过度劳累而耗气太过而致肺、脾、肾的功能失调,气的生成不足。如元气虚,则小儿生长发育迟缓,或者成年人生殖能力低下;宗气虚,则使人呼吸功能减退,动则气短;心气虚,则心悸、气短、乏力;卫气虚,则卫外不固,畏寒、自汗、易感外邪;肾气虚,则怕冷、四肢不温、小便清长;在临床治疗过程中一些免疫抑制剂、细胞毒药物亦可损伤正气而导致气虚之象。不管气虚偏于那一脏腑,均可出现精神疲乏、倦怠乏力、汗出、脉虚无力的共同的临床症状。由于肾为元阴元阳,为一身脏腑阴阳之根,所以肾系疾病,特别是久病患者都可以表现为气虚之证。

(2)气滞:主要为气的运行不畅而郁滞的病理状态。气滞形成的主要原因由于情志内郁,感受外邪或者痰、湿、食积,瘀血引起人体脏腑、经络气机阻滞,进而导致功能障碍。由于气的升降出入,在人体脏腑经络中保持着协调平衡。气的运行障碍,则形成局部或全身气机不畅,导致脏腑、经络功能失常。而在气机调节中,肝升肺降,脾升胃降,肝、肺、脾、胃在全身气机调节中起主要作用。如气滞于某一局部,则可出现胀满、疼痛,气滞脏腑、经络可形成瘀血、水停、痰饮等病理产物。肝郁气滞,则可见胁满胀痛、嗳气呕逆、烦躁易怒,症状常随情绪而波动;肺气壅滞,则气粗息喘、胸胁支满或痰鸣咳嗽;脾胃气滞,运化受纳失职,则纳谷不振、脘腹胀满、嗳气呃逆。在肾脏疾病中,单纯气滞者少见,更多则为气滞而血行不畅,形成血瘀;气滞而津液停聚,形成水湿、痰饮,从而导致气滞、血瘀、水停、痰饮共同作用的复杂的病理变化。

(3)气逆:主要为气机升降失常,脏腑之气机逆乱的病理状态。气逆多由情志所伤,或饮食不节,或痰饮、湿浊壅塞所致。其常见于肺、胃和肝等脏腑功能失调。肺失肃降,肺气上逆可见咳嗽喘息;肝气升发太过,气为上逆,发为头痛、眩晕、目红面赤。在多种肾病之晚期,由于湿浊或浊毒之邪中阻,导致胃失和降,胃气上逆,可见呃逆、恶心、呕吐、甚至食入则吐、小便不通之关格。

(4)气脱:为气不内守,向外脱失而致全身脏腑功能衰竭的危候。在肾系疾病中多属于慢性疾病长期耗伤气血,导致气竭不能内守,由于气大量外脱,可出现面色苍白、汗出如油、汗出不止、二便失禁、脉微欲绝等危重证候。

2.血　血来源于水谷之精气,通过脾胃的生化输布,注之于脉,化生为血。血由心所主,藏于肝,统于脾,循行于脉中,营养和滋润全身,是机体生命活动的主要物质基础。血的失常,主要包括血虚、血瘀和出血。

(1)血虚:主要为血液不足或血的濡养功能减退的病理状态。血虚多因失血过多,新血生成不及;或因脾胃虚弱,化生血液功能减退;或久病不愈,慢性消耗而致营血暗耗,从而导致血虚。由于人体脏腑、经络均依赖于血的濡养,血虚则失于荣养,功能虚弱,而见面色不华、唇舌爪甲色淡无华、头目眩晕、神疲乏力、心悸怔忡,或手足发麻、视物昏花,舌质淡,脉细无力。肾脏疾病中晚期肾性贫血而见血虚证极为常见,其病机主要是气血化源不足以及生血障碍而导致血虚。化源不足主要是脾胃健运失职,不能将水谷之精气运化输布,注之于脉而化生血;生血障碍主要是肾主骨,生髓藏精化血的功能障碍,久病导致肾精亏耗,肾精能生髓,髓能化血,肾精不足,则不能生血而出现血虚。所以肾病并发血虚多发生于慢性肾病之后期。

(2)血瘀:主要为血液循环迟缓和不畅的病理状态。肾脏疾病中,血瘀的形成有虚有实,因虚致瘀常常是血瘀形成的始因,实邪则进而加重瘀血。其血瘀形成有两方面:

1)因虚致瘀可表现为:①气虚致病,《医林改错》对气虚致瘀的病机总结为“元气既虚,必不能达于血管,血管无气必停留而成瘀”。因气为血帅,气行则血行,气虚则血滞。②阳虚寒凝,阳虚寒凝,血脉涩滞而成瘀,如《灵枢·痈疽》所说:“寒邪客于脉中则血泣,血泣则不通”。③阴虚致瘀,此乃阴亏水乏,阳相对偏亢,煎熬阴液,或利尿过度导致血液浓聚而成瘀。

2)因实致瘀可表现为:①水湿血瘀,由于水湿、瘀血常不可分割,相互为患,如《血证论》所述:“病血者未尝不病水,病水者未尝不病血”。②湿热血瘀,湿性黏滞、重着,易阻遏气机,妨碍血行,而热性炎上,易伤阴津,湿热合邪,更易阻滞血行而成瘀血。③湿浊血瘀,水湿久积,蕴而成为浊毒,影响气机升降,而成血瘀,即类似于“污秽之血为瘀血”的病理变化。④气滞血瘀,由于气行血行,气机郁滞可致血行不畅而成瘀。⑤出血成瘀,由于阴络受损,血溢脉外,旧血不去,新血不得归经,即所谓“离经之血为血瘀”。

由于血瘀的病机主要是血行不畅,所以瘀血阻滞脏腑、经络等某一局部,气机不畅,则见刺痛、痛处不移、拒按,甚则可形成肿块,并伴见面色黧黑、肌肤甲错、唇舌紫暗以及瘀斑、脉细涩。现代医学检查中发现的 B 超双肾缩小、血液黏稠度升高,肾脏病理中出现的血管增厚、肾小球硬化和间质纤维化等均与瘀血阻滞相关。血瘀本身是疾病变化中的病理产物,但是它又称为疾病反复、缠绵难愈的病因,所以在临床中对于血瘀证应该有足够的重视。

(3)出血:主要为血不循经、溢于脉外的病理状态。脾的统摄和肝的藏血是固摄血流的重要因素。出血病证有虚实之分,实证多由火热炽盛,迫血妄行而致;虚证则可因气虚不能摄血,血无所依,也可由阴虚火旺,虚火灼络,而致出血。肾脏疾病中常见的尿血既可为肉眼血尿,也可为镜下血尿,其病变大多与肾和膀胱相关。

(三)脏腑功能失调

脏腑失调主要表现于两个方面,一是各脏腑生理功能的太过或不及以及各生理功能之间的失调;二是脏腑本身的阴阳、气血失调。由于肾脏疾患的主要病变脏腑在肾,以及“五脏之伤,穷必及肾”,故肾脏的阴阳精气病变即为脏腑病机失调的根本病变。

1.肾与膀胱　两者相为表里,共同调节水液。《素问·六节脏象论》说:“肾者主蛰,封藏之本,精之处也。”其藏真阴而寓元阳,只宜固藏,不宜泄,所以肾病多虚证。在多种肾脏疾病中,其辨证主要为肾的精气不足和阴阳亏虚。而膀胱与肾互为表里,主要功能为储存津液,化气行水,如《素问·灵兰秘典论》所说:

"膀胱者,州都之官,津液藏焉,气化出焉。"由于膀胱的储尿及排尿作用主要依赖于肾的气化和主水,肾气不化而影响膀胱之气化,是膀胱虚证的病机,在肾脏疾患中,与膀胱病机相关的主要为湿热蕴结的膀胱实证。

(1)精气不足:精气是构成人体的基本物质,如《素问·金匮真言论》说:"夫精者,生之本也"。肾所藏之精包括"先天之精"和"后天之精"。"先天之精"禀受于父母,即《灵枢·本神》所说:"生之来,谓之精"。"后天之精"来源于水谷之精气,通过脏腑化生而藏之于肾,即《素问·上古天真论》说:"肾者主水,受五脏六腑之精而藏之"。"先天之精"只有不断得到"后天之精"的充养,肾中精气才能充盛。肾中精气的盛衰决定机体的生、长、壮、老、已,也决定多种肾脏疾患的发病及预后和转归。如多囊肾及其他遗传性肾病、糖尿病肾病等与遗传因素有关的肾脏疾病,中医病机均认为其与先天精气不足相关。而多种肾脏疾病所见的蛋白尿、血尿、遗精、遗尿、肾性骨病、肾性贫血等病证均与肾中精气不足,精微不固密切相关。肾的精气不足可因幼年精气未充,禀赋不足;或因老年精气衰退;或因房事不节,耗伤精气;或因久病,精气亏耗而致。其病机可分精气不足及肾气不固两方面:肾藏精,主生长发育及生殖。肾精不足,则生长发育迟缓,影响"天癸"及生殖,并可出现早衰、滑精、阳痿、性功能减退等病证表现。而肾藏精,主骨生髓,肾精不足则髓海空虚,失于充养,可见智力减退、两足痿弱。且精血同源,精血互生,肾精不足则无以生血,而致血虚,导致脏腑、经络失于濡养、荣润,从而导致面色苍白、头晕、心悸、乏力等血虚表现。肾气具有封藏和固摄作用,肾气不足,封藏失职,精气流失于下,导致遗尿、遗精、蛋白尿等病理表现。而肾失固摄,则小便清长、多尿、血尿、尿有余沥。若肾气不足,肾府经络失于充养,可见面色淡白、腰脊酸软、听力减退、耳鸣耳聋。

(2)阴阳亏虚:肾之阴阳为全身阴阳之根本,两者互生,相互制约,维持人体正常的生命活动。导致肾中阴阳亏虚的病因与引起肾精不足的原因相同,或因先天不足,或因后天失于充养。肾阴亏虚,相火亢盛,可致阴虚内热或阴虚火旺,脏腑经络失于充养,可见形体消瘦、头昏眩晕、耳鸣耳聋、腰膝酸软、少寐健忘、齿松发脱、遗精、早泄、经少、经闭、舌红少苔、脉细。肾阳不足,则藏精主水功能失司,主要为生殖功能减退及水液代谢障碍。肾阳不足,无以温煦,则腰膝酸软、性欲减退、畏寒肢冷、精神萎靡、夜尿频多、动则气促、发槁齿摇、脉沉细无力。而阳虚失于气化,无以蒸腾为水,水湿内聚,泛溢肌肤,或停留胸腹,或凌心犯肺,则见周身浮肿、下肢尤甚、按之如泥、腰腹胀满、尿少甚至喘促不能平卧。由于肾阳与肾阴是其他各脏阴阳之本,肾之阴阳功能失调,则可导致其他脏腑功能失调。如肾阴亏虚,水不涵木,则可导致肝阳上亢,甚则肝风内动,可见眩晕、耳鸣等证;肾阴耗伤,阴不济阳,虚火上越,心肾不交,可见虚烦不寐、心悸健忘、潮热盗汗、梦遗等证;金水相生,肺失肾阴滋养,肺肾阴虚,可见咽燥、干咳、潮热、盗汗等证。此外,肾阳不足,无以温煦脾阳,健运失司,则可见五更泄泻、下利清谷等证;心失肾阳之温煦,血行无力,可见心悸、脉迟、汗出、肢冷、气短等证。由于阴阳互生互长,病理改变时,则可出现阴损及阳,阳损及阴,终至阴阳两虚。反之,其他脏腑的阴阳失调,日久累及于肾,损耗肾之阴阳,则为"久病及肾"。

(3)膀胱湿热:由于膀胱经脉络肾,与肾互为表里,肾之气化,影响膀胱之气化,以维持储存及排泄尿液功能正常。反之,膀胱之病变,也可影响肾之气化。导致膀胱湿热的病因可由过食辛热肥甘之品,或嗜酒太过,酿成湿热,下注膀胱;或下阴不洁,秽浊之邪侵入膀胱,酿成湿热。膀胱湿热,气化不利,则小便灼热、频数、刺痛;而湿热灼伤血络,迫血妄行,血从下溢,则见血淋、尿血;而湿热蕴结,无以分清泌浊,精微下泄,则见蛋白尿、尿浊、膏淋;湿热蕴结,尿液受其煎熬,日积月累,结成砂石,则为石淋。膀胱湿热久而不愈,耗伤正气,或加之年老久病,劳累过度,房事不节,则可导致脾肾亏虚,病证由实转虚或虚实夹杂。

2.脾与胃　脾为后天之本,气血生化之源,主运化、升清和统摄血液,与胃互为表里。脾之运化包括了运化水谷及水液。脾的运化,将水谷化为精微,脾的转输和散精,把水谷精微灌溉四旁,布散全身。脾胃健运,生化有源,其所化生的精、气、血、津液则可使脏腑经络、四肢百骸、筋肉皮毛得以充分营养。而脾的运化水液作用,使水谷精液中多余的水分,传输至肺肾,通过肺肾的气化功能,化为汗液和尿液排出体外。而脾统血则维持血液在经脉运行,防其逸出脉外。脾的统血作用与脾为气血生化之源及气的固摄作用密切相关。脾胃的病机主要在于运化水谷精微功能减弱,气血乏源,升清无力,清浊相混;津液输布、排泄失常,水湿内蕴;血液统摄失司等三方面。由于脾胃化生之气为先天肾精赖以充养之源泉,且肾脏疾病常见的水湿内停之"水肿"与脾的运化水液功能失司密切相关,如《素问·至真要大论》:"诸湿肿满,皆属于脾"。所以脾胃功能失常在多种肾脏疾病的发病、病情变化及预后中具有重要作用,故李东垣在《脾胃论·脾胃盛衰论》中说:"百病皆由脾胃衰而生也"。而《景岳全书》则说:"胃气养生之主,胃强则强,胃弱则衰;有胃则生,无胃则死"。

(1)脾气虚弱:其病因多由饮食生冷肥甘,或过用寒冷药物,或因禀赋素虚,或久病耗伤,或劳倦过度耗伤脾气,则运化升清无权。其主要病机为:

1)失于生化:生化之源不足,水谷精微吸收过少,气血两虚,先天之精无后天之精的补充,导致脏腑经络、四肢百骸失于滋养,则见四肢乏力、气短懒言、面色无华,故《景岳全书》说:"血者水谷之精气也,源源而来,而实生化于脾。"

2)失于升清:水谷的受纳、腐熟、转输主要依赖脾胃升降和运化功能,脾胃升降功能失常,或胃气上逆,则可出现呕吐、恶心、呕逆、腹胀及泄泻等病证。

3)失于统摄:脾虚气弱,无为统摄;脾虚气弱,无力统摄血液,固摄无权,血从下溢,而见尿血及镜下血尿。

4)失于温煦:脾虚中阳不振,或命门火衰,不能温煦脾阳,运化无权,则见腰腹冷痛、泛吐清水、四肢不温、下利清谷或五更泄泻等。

(2)湿困脾胃:外感湿邪,或过食寒凉生冷,或过食膏粱厚味,或脾虚运化无力,水津敷布失常,水湿内停,湿从寒化,形成寒湿;湿从热化,则形成湿热。寒湿或湿热困脾尚属实证;中阳虚衰,脾虚不运,水湿不化,属虚证。由于湿多与脾相关,所以,《素问·至真要大论》说:"诸湿肿满,皆属于脾",说明脾运化水液功能失调,水液停滞,是产生水湿痰饮等病理产物的根本原因。寒湿困脾,中阳被遏,运化失健,则脘闷纳呆、头身困重、大便不实或泄泻,舌苔白腻,脉濡数;如水湿壅阻,泛溢肌肤,逗留胸腹,形成水肿或胸腹水;而水湿凌心犯肺,阻遏心阳,壅滞肺气,则见胸闷、心悸、咳喘气逆;而湿邪久蕴,酿生浊毒、痰瘀,阻于肾络,则可形成少尿,无尿的"溺毒"、"癃闭"之重证。

3.肺　肺主宣发,不但将津液和水谷精微宣发于全身,而且司腠理开合,调节汗液排泄。肺之肃降,不但将吸入之清气下纳于肾,而且将体内代谢的水液下输于肾,经肾和膀胱的气化作用,成为尿液排出体外。肺的宣发肃降,通调水道作用对体内水液的输布、运行和排泄起调节作用,所以,中医有"肺为水之上源"之说。水肿为肾脏疾病的常见病证,其病机之一与肺失通调肃降,水液代谢失常有关。急性肾炎多见外邪犯肺,多从肺论治。慢性肾病、肾衰竭等肾脏病,每因感受外邪,肺失宣肃而致病情反复及加重,从肺论治,调整脏腑气化功能,也是重要治法之一。在肾脏病中常见的肺的病机主要为外邪犯肺及肺气亏虚。

(1)外邪犯肺:多由风寒外束,或风热上受,肺失清肃,通调失利,可导致水液不能敷布、下输膀胱,水湿潴留,发为水肿和小便不利。此外,燥邪犯肺,肺失清润,可见咽痒干咳、口干唇燥、眼干目涩,久则肺脏阴虚津亏,损及于肾,而致肺肾阴虚。

(2)肺气亏虚:多因肺失宣肃,日久不愈,迁延而成,或久病元气未复,或劳伤过度,耗损肺气所致。肺气虚损,可致卫阳虚弱,腠理疏松不固,卫外功能减弱,而见表虚自汗或易于感邪。若金水不能互生,肺虚不能输津滋肾,可表现为肺肾阴亏。而脾虚不能散精,肾虚无以化气行水,肺亦因之而渐虚。

肺、脾、肾三脏在水液代谢中起着重要作用,其发病机制相互联系,相互影响,正如《景岳全书·肿胀》

指出："凡水肿等证，乃肺脾肾三脏相干之病，盖水为至阴，故其本在肾；水化于气，故其标在肺；水唯畏土，故其制在脾。今肺虚则气不化精而化水，脾虚则土不制水而反克，肾虚则水无所主而妄行。故水肿病证以肾为本，以肺为标，以脾为制水之脏。"

4.肝　肝主疏泄及藏血。肝的疏泄条达，有利于气机的通畅，气血的和调。而肝失疏，气机不利，则可导致水湿内停。此外，由于肝肾同居下焦，肝木需赖肾水之濡养，肾精充足，则肝得以滋养。肾精不足，肝木失濡，可致肝肾阴虚、阴虚阳亢、虚火上炎、肝风内动。

5.心　在肾脏疾病中，病及于心，大多为心肾同病。由于心属火，肾属水，心火下降于肾，肾水上济于心，"心肾相交"、"水火既济"，心肾功能才能协调。如心肾阴虚，则心悸健忘、头晕目眩、腰膝酸软、咽干耳鸣、梦遗、夜间多尿、潮热盗汗、舌红少苔；而心肾阳虚，痰饮水湿阻遏心阳，或水饮凌心则心悸气喘、动则加剧；肾病之晚期，湿浊、浊毒之邪内扰心神，可致神昏、谵语甚至昏迷。

（关新义）

第二节　西医学对肾脏病生理病理的认识

一、肾脏的解剖特点

（一）肾脏的大体解剖

肾脏位于腹膜后，左右各一，形似蚕豆。其大小及重量依年龄、性别而异。正常成年男性肾脏的平均体积为 11cm×6cm×3cm，左肾略大于右肾。女性肾脏的体积和重量均略小于同龄的男性，肾脏平均重量在男性约为 150g，在女性约为 135g。右肾上邻肝脏，故位置略低于左肾。左肾上极平第 11 胸椎下缘，下极平第 2 腰椎下缘；右肾上极平第 12 胸椎，下极平第 3 腰椎。肾脏的位置可随呼吸及体位而轻度改变。肾近脊柱侧渐向中央凹陷，该处为肾血管、神经、输尿管、淋巴管的出入处，称为肾门。这些出入肾门的结构总称肾蒂。肾门向内连续为一较大的腔，称为肾窦，由肾实质围成。肾窦为肾血管、淋巴管、神经、肾小盏、肾大盏、肾盂、脂肪及结缔组织所充填。

肾脏表面由内向外依次有 3 层被膜包裹：①肾纤维膜，又称肾包膜，系由致密结缔组织构成的菲薄而坚韧、紧覆于肾实质表面的一层固有膜，正常情况下易于自肾实质表面剥离；②肾周脂肪层，又称脂肪囊，位于纤维膜之外，为脂肪组织层，经肾门伸入肾窦，充填于肾窦诸结构间的空隙；③肾筋膜，位于脂肪囊之外，分前后两层共同包绕肾脏和肾上腺。肾脏的此 3 层被膜，具有保护和固定肾脏的作用。

在肾脏的冠状切面上，肾实质分为皮质与髓质两部分。肾皮质位于浅层，占 1/3（约 1cm 厚），富于血管，肉眼观察可见粉红色的细小颗粒，即肾小体；肾髓质位于深部，占 2/3，主要由肾小管结构组成，根据肾小管的组成，又分为髓质外带和内带。髓质底部与皮质部的交界处称为皮髓交界处。肾髓质的管道结构有规律的组成向皮质呈放射状的条纹，称髓放线，向内则集合成锥体形称为肾锥体。肾锥体的基底朝向皮质，尖端钝圆朝向肾窦，称肾乳头。每个肾脏由 8～18 个锥体形成。每一肾乳头顶端有 10～25 个小孔，为远端集合管向肾小盏的开口。肾皮质包绕髓质，并伸入肾锥体之间，称为肾柱。在肾窦内有 7～8 个呈漏斗状的肾小盏，2～3 个肾小盏合成一个肾大盏，2～3 个肾大盏集合形成一个前后扁平的漏斗状的肾盂，肾盂出肾门后逐渐变细形成下行的输尿管。

（二）肾单位

组成肾脏结构和功能的基本单位称为肾单位。肾单位是尿液形成的主要功能单位，每侧肾约有 100

万个,它由肾小体和肾小管两大部分组成。根据肾小体在皮质中的位置,可分为表浅、中间和髓旁3种肾单位。髓旁肾单位的肾小体位于皮质深层,靠近皮髓质交界处。

肾小体由肾小球与肾小囊组成,通过滤过作用形成原尿。肾小管是由单层上皮细胞和基膜组成的连续性小管,具有重吸收和排泌功能,它分为近端肾小管、细段、远端肾小管三大部分,其末端通过连接小管与集合管相通。近端小管在皮质表面呈弯曲行:走部分称为弯曲部或近曲小管,而后较垂直下行的部分称之为垂直部,垂直部继续下行达髓质浅层深部时,其外形转为细而扁,移行为细段,先下行形成髓襻的降支,该支再折返向上成为髓襻的升支,其到达内髓部时形态开始变粗,称为髓襻升支厚段,厚段至皮髓部后转为斜行,继而在皮质弯曲而行,此处称为远端曲管。相邻几个远端小管通过连接小管与集合管相通。集合管功能上与肾单位密不可分,但结构上不属于肾单位,它分为皮质部集合管和髓质部集合管两大部分。

1.肾小体　肾小体位于皮质迷路,近似球形,中央部分是由毛细血管组成的肾小球,肾小球外面紧包着肾小囊。肾小体有两个极,小动脉出入肾小体的区域称血管极,对侧与肾小管相连的称尿极。

(1)肾小球:为一毛细血管网组成的毛细血管丛,两端与入球小动脉以及出球小动脉相连,是体内唯一介于2条小动脉之间的毛细血管床。肾小球毛细血管壁由内皮细胞、基底膜以及上皮细胞组成,三者共同构成肾小球毛细血管滤过膜。系膜细胞在肾小球血管极处与小球外系膜细胞相连,系膜细胞之间充满基质。

1)内皮细胞:厚约40nm,细胞内的圆形隙孔特别大(50～100nm),总孔隙面积占内皮细胞面积的20%,与肾小球毛细血管滤过性能相适应。内皮细胞的腔面被一层带强负电荷的物质包被,这与滤膜选择性滤过功能有关。一般认为内皮细胞孔隙上并无隔膜。

2)基底膜:夹在内皮细胞与上皮细胞足突之间,由3层组成,中央层为致密层,内外两侧分别为内疏松层和外疏松层。成年人的基底膜厚度因检测方法及受检对象不同略有差异,约270～380nm,男性较女性略厚。儿童基底膜较成人者薄且随年龄增长而增厚。肾小球基底膜可分为毛细血管周围和系膜周围(即副系膜区)。基底膜带负电荷,是肾小球滤过膜电荷屏障的重要组成部分。基底膜的主要功能是保证毛细血管壁的完整性和一定的通透性。

3)上皮细胞:又称足突细胞,贴附于肾小球基底膜外侧,由3个部分组成。含有细胞核的细胞体、从细胞分出的几个大的主突起和再依次分出的次级突起,称为足突。足突之间的间隙称裂孔,直径约25～60nm,由裂孔隔膜桥接。裂孔隔膜是由多个蛋白分子组成的复合体样结构,裂孔隔膜蛋白控制肾小球的通透性。目前已知的蛋白分子包括Nephrin、Podocin、CD2AP、P-cadherin、FAT及ZO-1等。

4)系膜:由系膜细胞与系膜基质所组成。系膜组织是由间质胚叶衍化而来的,它从肾小球血管极处与毛细血管丛中的每个小叶广泛联系着,起支撑作用。系膜细胞除支撑小球毛细血管血管丛外,还有吞噬功能,膜上具有一些血管活性物质的受体,它也可以收缩,从而控制肾小球滤过面积。系膜细胞的吞噬功能参与基底膜的更新。在肾脏病变时系膜细胞常增生,它的功能变化与各型肾小球疾病的发病机制及其演变密切相关。

(2)肾小球旁器:是一组与肾素分泌有关的细胞群,包括3种细胞成分,即:①入球小动脉球旁细胞;②致密斑;③肾小球外系膜区。有人将出球小动脉也列入。上述诸成分在肾小球血管极部排列成三角形,入球与出球小动脉构成三角形的两边,致密斑为三角形的底,球外系膜区则在中心。肾小球旁器又可分为血管性与小管性两大组成分。前者包括入球小动脉及球外系膜细胞,后者为致密斑。

1)球旁细胞:在入球小动脉进入肾小球血管极处。该处血管壁平滑肌细胞聚集成堆,并含有许多特殊颗粒形成颗粒细胞,这些内分泌颗粒主要含有肾素,同时也含有血管紧张素Ⅱ。颗粒细胞数目在肾血流或细胞外液量减少时增加,相反,在肾血流或细胞外液量增加时减少。去除肾上腺皮质后颗粒增多,可能是醛固酮减少后反馈性刺激的结果。

2）致密斑：远端肾小管（髓襻升支粗段）接近肾小球血管极处，紧靠肾小球侧的上皮细胞变得窄而高，排列甚为紧密，形成一个椭圆形的隆起，称为致密斑。它参与球旁颗粒细胞肾素分泌的调节。致密斑为渗透压感受器，它感受流经远端肾小管滤过液中的 NaCl 浓度，通过调节肾素的释放来调节入球小动脉血管张力，以此来控制肾小球滤过率，这称为肾小管-肾小球反馈机制。

3）球外系膜细胞：又称 Lacis 细胞，是位于入球小动脉、出球小动脉和致密斑之间的一群细胞，与肾小球内系膜细胞相连。由于它与相邻组织的特殊部位上的联系，认为它与传递从致密斑到肾小球各成分之间信号有关。在某些刺激下，球外系膜细胞可转化为具有肾素颗粒的细胞。

2.肾小管与集合管

（1）近端肾小管：由鲍曼囊壁伸延而来。近端小管重吸收大部分肾小球滤过的水和溶质，从形态上可分为曲部（近曲小管）以及直部。近端肾小管由低柱状或立方上皮细胞组成，管腔侧有大量微绒毛构成刷状缘，从而使细胞表面积增加，以利于它的重吸收功能。

（2）髓襻：其降支粗段、降支细段、升支细段、升支粗段形态各不相同。髓襻降支细段由薄扁平上皮细胞组成，相邻细胞基底部并无指状交叉，管腔面仅有少量微绒毛。髓襻升支细段形态与降支细段相似，但细胞表面无微绒毛。髓襻升支粗段又称为远端小管直部。细胞呈立方形，靠管腔而有微绒毛，相邻细胞间有紧密联结。皮质部的升支粗段细胞比髓质部小，该部 Na^+、K^+-ATP 酶活力亦减少，但管腔侧微绒毛数增多，这些结构差异可能与皮质部与髓质部髓襻升支粗段功能略有不同有关。髓襻升支粗段管腔侧覆盖有 Tamm-Horsfall 蛋白。

（3）远端小管：包括髓襻升支粗段、远曲小管（包括致密斑）。远曲小管起始部细胞形态与髓襻升支粗段基本相似，呈立方高柱状，后面部分细胞体亦大，但较为扁平。远曲小管的线粒体多，且排列在细胞基底侧，上皮表面也有较多长绒毛，细胞间有紧密联结。与近端小管相比，远端小管管径小，管腔大，上皮细胞体积小，故在小管切面上有较多细胞核。

（4）连结小管：其结构与起始部集合管甚为相似，它将几根远曲小管与一根集合管相连接，其基底侧膜折叠向细胞内伸入，而细胞间指状交叉则较少。细胞形态为多角形，侧面较狭而平，线粒体较小，且靠近细胞中央部。胞质内含有维生素 D 依赖性钙结合蛋白、脂质和糖原颗粒，紧密联结带较粗且交叉成网状。上述形态特点与其调节钙离子功能密切相关。

（5）集合管：由数条连接小管汇合而成。人类皮质部肾单位常单独与集合管相连接，而近髓部肾单位则是几个远曲小管共同连接于一个集合管上。集合管可分为皮质部集合管段、髓质集合管。集合管壁上有两种细胞即亮细胞（主细胞）和暗细胞（嵌入细胞）。亮细胞占 60%～65%，显微镜下观察其反光较强，线粒少，细胞膜常有叠褶。注射盐皮质激素或高钾饮食后这些叠褶更多，其上 Na^+、K^+-ATP 酶含量平行性增加。亮细胞与泌氢有关，暗细胞与排碱有关。

（三）肾血管与肾间质

肾动脉自肾门处入肾，而后在锥体间分成叶间动脉，再在皮髓交界处分叉成弓形动脉，进入皮质后即为小叶间动脉，再分为入球小动脉进入肾小球。皮质部位肾单位的出球小动脉再分支成球后毛细血管网，分布于相应肾小管周围。由于肾小管重吸收受到其周围毛细血管中的许多因素包括静水压、胶体压等的影响，而血浆在肾小球滤过后，蛋白上升的情况可以直接影响胶体压等因素，因此，这种毛细血管的分布，有利于肾小球与肾小管之间相互联系和影响。上述毛细血管网汇成小叶间静脉、叶间静脉，而后回肾静脉。近髓肾单位的出球小动脉则直行下降到髓质，成为直小动脉，它由髓质向皮质返行成直小静脉后，再汇入小叶间静脉及弓形静脉。直小血管的排列特点与肾脏浓缩功能有密切关系。肾间质是充填于肾小管和血管之间的结缔组织,包含有多种细胞成分,其功能还不十分清楚。除起充填肾脏其他成分外,可能与产生一些血管性激素有关。肾间质细胞可能还有吞噬功能。

二、肾脏的生理

肾脏是机体排泄代谢废物,维持水、电解质和酸碱平衡以及产生多种激素的重要器官。本文主要阐述肾小球滤过和肾脏对水、电解质、酸碱平衡的调节。

(一)肾小球滤过及其调节

肾脏的主要生理功能之一是排除由体外摄入或由代谢产生的废物,维持内环境的稳定。完成其功能的重要一环是肾小球滤过。正常成年人其肾小球滤过率约 120ml/min,全身血浆每天经由肾脏滤过达 60 多次。这样的重复滤过是为了达到净化血浆的目的。要完成这样的滤过功能,有赖于肾小球特殊的解剖结构及精密的功能调节机制。肾小球是一个特殊的毛细血管球状结构,其滤过膜由内皮细胞、基底膜及上皮细胞组成,血浆经此滤过膜后形成无细胞及蛋白的超滤液。此外,由致密斑、出和入球小动脉、肾小球外系膜细胞形成的肾小球旁器对肾小球滤过起到重要的调节作用。它既是肾小管-肾小球反馈调节的结构基础,也是肾素分泌及调节的场所。

1.肾小球滤过的一般概念

(1)肾小球滤过率(GFR):正常人的 GFR 是 120ml/min,这个数值受年龄、性别影响。一般来说,40 岁以后 GFR 开始下降,每 10 年约减少 10%。

(2)滤过分数:是 GFR 与肾血浆流量的比值,成年男性为 20%。这表明流经肾脏的血浆约有 20%由肾小球滤过形成原尿,即血浆的超滤液。

2.肾小球滤过的决定因素　血浆在肾小球的滤过是由 Starling 力所驱动的。Starling 力由跨毛细血管膜静水压差和胶体渗透压梯度共同决定。肾小球毛细血管静水压及肾小囊内胶体渗透压驱使血浆滤过,相反,肾小球毛细血管胶体渗透压及肾小囊内静水压拮抗血浆滤过。肾小囊内原尿基本上不含蛋白,所以肾小囊内胶体渗透压近似于零。

(1)肾小球毛细血管静水压:简称肾小球毛细血管压,是影响 GFR 的主要因素之一。肾小球毛细血管压与 GFR 成平行关系,由以下 3 个因素所决定:①血压,在生理条件下动脉血压在 80~180mmHg 大幅度波动时,对肾小球毛细血管压的影响甚小,这是因为肾小球滤过自我调节的缘故;②入球小动脉阻力,是肾小球毛细血管压主要决定因素,入球小动脉收缩会降低肾小球毛细血管压,从而降低 GFR,反之则升高 GFR;③出球小动脉阻力,与入球小动脉相反,但其变化对 GFR 的影响是双向的。出球小动脉轻度收缩会升高肾小球毛细血管静水压而不至于减少肾血流量,这时 GFR 升高;但出球小动脉重度收缩升高肾小球毛细血管静水压同时,也会减少肾血流量,这时 GFR 可能变化不大,甚至会降低。

(2)肾小球毛细血管胶体渗透压:主要由血浆蛋白浓度决定,血液由入球小动脉端流经毛细血管,到达出球小动脉端,其中约 1/5 的血浆被滤过,毛细血管内蛋白被浓缩,毛细血管胶体渗透压升高约 20%。

(3)肾小球囊内静水压:在正常情况下比较稳定,不是调节 GFR 的主要因素。

(4)超滤系数(Kf):是表示肾小球毛细血管内在特性的参数,是由毛细血管通透性和滤过面积所决定,和 GFR 成平行关系。

(5)肾小球毛细血管血流量:单个肾单位滤过率(SNGFR)与肾小球毛细血管血流量(Q)呈正相关。

在多数情况下,上述影响 GFR 的指标并非独立改变,常伴有反向调节因素的参与,其中肾血流量与 K_f 两项参数可能在 GFR 调节中起更主要的作用。

3.管球反馈　在不同生理紊乱的情况下,GFR往往保持相对稳定,其重要机制之一是管球反馈,即滤液中的溶质到达肾小球旁器致密斑细胞后,激发某种信号引起肾小球入球小动脉收缩或舒张,调节GFR,维持内环境稳定。例如,当动脉血压升高时,引起肾小球毛细血管压升高,GFR随之升高,这样肾小管腔内滤液的氯化钠增多,致密斑细胞会感受盐浓度的改变,然后传递这一信息到附近的入球小动脉平滑肌细胞,引起入球小动脉收缩,从而降低GFR,最终使GFR不会因血压的变动出现太大的变化。管球反馈的意义在于限制流入肾髓质集合管的氯化钠,以达到保盐、保容量的目的。

4.肾小球对大分子溶质的滤过　肾小球超滤液中小分子溶质(如电解质、葡萄糖及尿素等)的浓度与血浆中的浓度几乎相同,而超滤液中大分子溶质(如蛋白质)的浓度很低。肾小球毛细血管对不同分子质量物质的滤过具有不同滤过率的特点,称为选择性滤过作用。肾小球滤过屏障对大分子溶质的滤过取决于分子大小(孔径屏障)及电荷性质(电荷屏障)。

肾小球滤过膜的各层具有大小不同的筛孔。内皮细胞和基底膜孔径较大,仅能限制较大的蛋白质如球蛋白通过。足突裂孔膜孔径最小,可限制较小的白蛋白通过。滤过膜存在负电荷,其电荷屏障阻碍负电荷大分子物质的通过。

(二)近端小管

近端小管可分为近曲小管和近直小管,后者又称为直部或髓襻降支粗段。近端肾小管并非一个均一的功能单位。

1.近曲小管　正常情况下近曲小管可重吸收66%～75%的肾小球滤过液,具有最强的重吸收能力。大部分滤过的葡萄糖、氨基酸和碳酸氢盐均在近曲小管起始部重吸收,其中葡萄糖和氨基酸主要通过继发性主动转运进行重吸收。所谓继发性主动转运指一种(或多种)物质与另一种原发性主动转运的物质结合逆电化学梯度转运;原发性主动转运指一种物质经细胞化学反应供能后逆电化学梯度而转运。在近曲小管处,跨细胞的Na^+转运就是由基底膜侧Na^+、K^+-AIP酶(又称钠泵)作用引起的原发性主动重吸收。钠泵将上皮细胞内Na^+主动转运至细胞间隙,造成细胞内Na^+浓度和电位降低,形成浓度差和电位差,吸引管腔内Na^+被动扩散进入细胞,再经钠泵排出细胞。葡萄糖、氨基酸和Na^+与管腔侧刷状缘上载体蛋白结合、伴随Na^+的易化扩散一同进入细胞内,再被动扩散进入血循环。碳酸氢盐(HCO_3^-)的重吸收主要通过反向转运。小管上皮细胞内H^+通过管腔膜侧Na^+-H^+交换分泌至管腔后,与肾小球滤过的HCO_3^-结合,形成碳酸,后者在碳酸酐酶催化作用下分解成CO_2和H_2O。CO_2可自由通过细胞膜向细胞内扩散。碳酸酐酶是决定HCO_3^-重吸收的关键。Cl^-则通过细胞间隙顺电化学梯度被动弥散。

2.近直小管　对水盐重吸收转运速率仅是近曲小管的1/3。流入近直小管的小管液无明显的葡萄糖和氨基酸,含少量HCO_3^-和高浓度的Cl^-。其主动转运和被动转运机制同近曲小管。近直小管的另一重要功能是有机阳离子和阴离子的排泌(近曲小管远端也有部分作用),从而参与了机体许多药物和有机代谢产物的清除。

(三)髓襻

1.髓襻降支　髓襻降支细段主要的生理功能是参与逆流倍增过程中管腔液的浓缩。该段上皮细胞对水具有很高的通透性,而对溶质如NaCl、尿素等通透性极低。在向髓襻折返处流动过程中,因髓质高渗梯度的作用,管腔中水分不断被重吸收,导致小管液中NaCl浓度进行性升高,于髓襻折返处达到最高。此外管腔中其他物质的浓度也显著上升,如HCO_3^-和尿素。

2.髓襻升支细段　该段小管对NaCl具有很高的通透性,对尿素的通透性中等,对水不通透。在髓襻降支中形成的高度浓缩的小管液进入髓襻升支细段后,NaCl顺浓度梯度离开管腔,使管腔液被动稀释,管腔内渗透压下降。

3.髓襻升支粗段　该段可分为髓质和皮质两部分。髓质髓襻升支粗段的基本功能是在外髓间质形成高渗,作为尿液进一步浓缩的驱动力;而皮质髓襻升支粗段的作用是最大程度稀释尿液。髓襻升支粗段对水不通透,对尿素和 Cl^- 的通透性也极低,对 Na^+ 具有中等度的通透性。两种髓襻升支粗段对电解质的转运基本相同,该处 NaCl 的转运机制主要是继发性主动 Cl^- 转运,使管腔内的 NaCl、K^+ 转运入间质中,造成管腔液稀释,髓质渗透压升高。Ca^{2+}、Mg^{2+} 等其他离子也在该段重吸收。

(四)远端小管与集合管

1.远端小管　远端小管的直部(即髓襻升支粗段)自内外髓交界处向外延伸,在肾小球血管极处变为曲部(又称远曲小管)。远曲小管对水的通透性极低,也参与了管腔液高渗梯度的维持。管腔中 Na^+ 以被动扩散或 Na^+-Cl^- 协同转运方式顺浓度梯度进入细胞内,造成管腔负电位,进而影响其他离子的转运,如 Cl^-、K^+ 和 H^+ 等。该段泌 H^+(或重吸收 HCO_3^-)能力很低,尿液的酸化发生于以后的节段。

2.集合管　从功能上集合管可分为皮质集合管、外髓集合管、内髓集合管起始部和终末部 4 个节段。每个节段都有不同的转运特征和激素调节方式,是肾脏维持水电解质酸碱平衡的重要场所。

(1)皮质集合管:显著特征是在 ADH 和盐皮质类固醇的分别作用下增加对水和电解质的转运。无ADH 作用时皮质集合管对水无通透性,当 ADH 与上皮细胞基侧膜上特异性受体结合后,激活腺苷酸环化酶,通过激活一系列蛋白激酶,使管腔膜对水的通透性明显增高。前列腺素和皮质类固醇也通过影响cAMP 水平,进而影响水的转运。

皮质集合管上皮细胞中 $60\%\sim65\%$ 为主细胞,具有多种特异性离子通道,参与盐类物质的转运。生理状态下管腔中 Na^+ 顺电化学梯度经管腔膜选择性钠通道被动扩散进入主细胞,再由基侧膜 Na^+、K^+-ATP酶泵出,属原发性主动重吸收。Na^+ 重吸收形成的管腔负电位又可促使 Cl^- 经细胞间隙被动扩散。

皮质集合管的酸化功能主要由间细胞完成。间细胞可分为 α、β 两型。α 细胞管腔侧具 H^+-ATP 酶,参与主动泌 H^+。细胞内 H_2O 及 CO_2 在碳酸酐酶作用下形成 H^+ 和 HCO_3^-,前者由 H^+-ATP 酶直接泵入管腔,后者经基侧膜 Cl^--HCO_3^- 交换重吸收。另外,管腔膜对 H^+ 具有一定的通透性,管腔负电位也有利于 H^+ 顺电压梯度扩散至管腔。β 细胞的结构与 α 细胞相反,管腔侧拥有 Cl^--HCO_3^- 交换,氢泵位于基侧膜,从而参与 HCO_3^- 的排泄。

(2)外髓集合管:外髓集合管水的转运和调节与皮质集合管基本相同,但对 Na^+、Cl^-、K^+ 等离子的通透性极低。在远端肾单位所有的节段中,外髓集合管具有最强的泌 H^+ 功能,为皮质集合管的 $5\sim10$ 倍,是尿液酸化的最终调节场所。泌 H^+ 包括非钠依赖性的氢泵主动泌 H^+ 和 H^+、K^+-ATP 酶依赖的 H^+-K^+ 交换,细胞质中 HCO_3^- 经基侧膜 Cl^--HCO_3^- 交换重吸收。泌 H^+ 造成的管腔正电位有利于血液侧 Cl^- 经细胞间隙被动扩散至管腔,使尿中 HCl 排出增加。

(3)内髓集合管:功能上可分为起始部(前 25%)和终末部(后 75%)。内髓集合管最主要的功能之一是对管腔液进行渗透性调节。ADH 缺乏时内髓集合管起始部对水无通透性,终末部的通透性也有限。ADH作用后内髓集合管各段对水的通透性明显增加,其机制和皮质集合管相同。内髓集合管的另一个重要功能是对尿素的重吸收。其终末部对尿素的通透性较高,ADH 作用后升高更明显,参与逆流倍增系统的形成过程。

(五)特殊的转运

1.逆流倍增系统　逆流倍增是目前公认的形成肾脏浓缩稀释功能的基本原理。由于髓襻、肾小管各段以及直小血管解剖上特殊的"U"形排列,小管各段对 H_2O、NaCl 及尿素等通透情况不同以及髓襻升支粗段对 NaCl 的主动重吸收等因素,造成髓质间质从表浅到深部渗透梯度逐渐增加,逆流交换使该梯度得以建立和维持。经过近曲小管对水及溶质的等渗吸收,容量减少的等渗尿流入髓襻的降支,该段仅对水高度通透，水逐渐被回吸收，小管液进一步减少，管腔中 NaCl 的浓度进行性升高，尿的渗透压增高；进入髓襻升支，该段对水的通透性很低，对 NaCl 的主动重吸收增加，尿量变化不大，但尿渗透压下降；经过远曲小管后，低渗尿进入集合管，在 ADH 作用下水的重吸收增加，尿量进一步减少，尿渗透压升高。在这个过程中，髓襻升支重吸收 NaCl 构成了肾髓质外层的渗透浓度梯度，这种由皮质到髓质逐渐增高的溶质浓度梯度是水重吸收的动力。而尿液的浓缩过程实际上发生了两轮，第一轮发生在髓襻降支，第二轮发生在集合管。

目前大家比较认可肾髓质外带的渗透梯度的存在依赖于逆流倍增机制，而这种逆流倍增机制的基础是髓襻升支粗段对 NaCl 的主动转运，但是位于肾髓质内带的髓襻升支细段没有对 NaCl 的主动转运的功能，肾髓质内带形成渗透梯度的主要溶质是尿素。

2.钾的转运　　K^+ 在肾脏的排泄主要依赖肾小管分泌。血浆中 K^+ 通过肾小球时完全自由滤过，其中 $66\% \sim 70\%$ 的 K^+ 在近曲小管顺电化学梯度重吸收。髓襻主要参与钾的再循环。远曲小管同时具有泌钾和重吸收钾的功能。皮质集合管是肾脏泌钾的主要场所，主要由主细胞基侧膜上钠泵作用将 3 个 Na^+ 泵出细胞外，2 个 K^+ 泵入细胞内，使细胞内 K^+ 维持在较高水平，促使 K^+ 经管腔侧高传导性钾通道顺电化学梯度泌入管腔。

3.NH_4^+ 的转运　　尿中 NH_4^+ 主要由肾脏代谢产生，而不是通过肾小球滤过（仅占尿排泄量的 10%）。绝大部分 NH_4^+ 是在近端小管上皮细胞内产生。NH_4^+ 的分泌在近曲小管可能通过管腔侧 Na^+-NH_4^+ 交换或直接转运（NH_3 或 NH_4^+）方式进行。髓襻升支粗段可主动重吸收 NH_4^+。远曲小管也有一定的泌 NH_4^+ 功能。集合管具有将 NH_4^+ 从间质分泌入管腔的作用，由管腔侧主动泌氢及 NH_3 顺浓度梯度被动弥散而完成。

4.钙、镁的转运　　肾小球滤过的钙仅少数由尿中排泄，绝大部分在肾脏重吸收。其中 60% 在近曲小管以被动转运重吸收，20% 在近直小管以主动转运重吸收。髓襻降支对钙无通透性，髓襻升支细段具有主动和被动重吸收钙的功能。远端小管（可能在连接小管）钙的转运由高亲和力与低亲和力两种受体介导，分别受甲状旁腺激素和噻嗪类利尿剂的调节。

在各个肾小管节段中髓襻升支粗段对 Mg^{2+} 的重吸收能力相对较高，在升支皮质部管腔正电位有利于 Mg^{2+} 被动重吸收。总之，肾单位的各个节段具有不同的转运特征，肾小球滤过的绝大部分 NaCl、$NaHCO_3$ 和 H_2O 等物质均由近端肾小管重吸收，但近端小管不参与水电解质酸碱平衡的微细调节，而集合管则对后者发挥重要作用。

三、肾脏病的病理形态

肾小球肾炎和肾小球疾病的主要病变位于肾小球，进而可出现一些轻重不等的继发于肾小球病变的肾小管、肾间质和肾小血管的病变。根据病因发病机制，肾小球疾病分为原发性和继发性两大类。但两类肾小球疾病光学显微镜特点并无根本差别，只能凭它们各自的临床特点、免疫病理、电子显微镜下的特点来鉴别。本节虽然主要介绍各型原发性肾小球肾炎的光学显微镜（光镜）、免疫病理和电子显微镜（电镜）检查的特点，但是这些对各种系统性疾病所致的肾小球疾病的病理特点也有一定的参考价值。

（一）病变分布

根据病变累及的肾小球总数，分为弥漫性和局灶性两大类。受累肾小球占标本中全部肾小球的 50% 以上为弥漫性病变，50% 以下为局灶性病变。根据病变肾小球所累及的毛细血管襻范围，分为球性和节段性两大类。病变肾小球的 50% 以上的毛细血管襻受累称球性病变，50% 以下的毛细血管襻受累称节段性病变。

（二）原发性肾小球疾病的病理分型

依据世界卫生组织（WHO）1982年制定的肾小球疾病病理学分类标准，可分为：

1.轻微病变性肾小球肾炎。

2.局灶性节段性病变。

3.弥漫性肾小球肾炎

（1）膜性肾病。

（2）增生性肾炎：①系膜增生性肾小球肾炎；②毛细血管内增生性肾小球肾炎；③系膜毛细血管性肾小球肾炎；④致密沉积物性肾小球肾炎；⑤新月体性肾小球肾炎。

（3）硬化性肾小球肾炎。

（4）未分类的肾小球肾炎。

微小病变隶属于轻微肾小球病变，局灶性节段性肾小球肾炎和局灶性节段性肾小球硬化均隶属于局灶性节段性肾小球病变。

（三）各病理类型特点

1.微小病变性肾病（MCN）

（1）临床特点：大量蛋白尿或肾病综合征，无高血压或肾功能损伤。

（2）光镜特点：无明显病变。

（3）免疫病理：阴性或微弱阳性。

（4）电镜特点：仅见肾小球脏层上皮细胞足突广泛融合或微绒毛样变，无电子致密物沉积。

光镜下未见明显病变，但不能做出确切的病理诊断；或资料虽全，但临床症状和病变均极轻，只能以肾小球轻微病变（GML）表示，包含了正常肾小球、轻度系膜增生性肾小球肾炎、Ⅰ期膜性肾病、微小病变以及其他病变轻微的继发性肾小球疾病。

2.局灶性肾小球肾炎（FGN）

（1）临床特点：镜下血尿或轻微蛋白尿，偶见肾病综合征。

（2）光镜特点：病变肾小球呈局灶性分布，病变性质可呈坏死性、增生性或硬化性。

（3）免疫病理：IgG和C3呈强弱不等的在系膜区或毛细血管基底膜内侧沉积。

（4）电镜特点：系膜区可见低密度电子致密物沉积，有时可延续至内皮下。

3.局灶节段性肾小球硬化症（FSGS）　FSGS属于一种特殊类型的局灶性肾小球肾炎，有人认为由难治性微小病变发展而来。

（1）临床特点：大量蛋白尿或肾病综合征，常伴血尿及高血压，部分患者出现肾功能损伤。

（2）光镜特点：病变呈局灶节段性分布，病变部分系膜基质增多呈无细胞性硬化，早期病变肾小球出现于皮髓质交界处，晚期病变弥漫，而且出现球性硬化。依硬化节段的部位，分为：①门部FSGS，硬化区位于血管极处；②尖端部FSGS，硬化区位于尿极部位；③塌陷性肾小球病型FSGS，部分毛细血管塌陷皱缩，脏层上皮细胞增生和严重空泡变性；④细胞型FSGS，在局灶节段性病变的同时，可见部分肾小球的部分毛细血管襻有内皮细胞和系膜细胞增生，导致部分毛细血管襻管腔闭塞，病变肾小球的上皮细胞增生和空泡变性；⑤非特异性FSCS，除外上述4种类型的FSGS。

各种肾小球疾病均可出现肾小球的局灶节段性硬化性病变，属于继发性病变，应与真正的FSGS鉴别。

（3）免疫病理：病变部位可见IgM和C3节段性团块状沉积，未切到病变肾小球时可以阴性。

（4）电镜特点：上皮细胞足突广泛融合，毛细血管襻塌陷，系膜基质增多，有时伴有电子致密物沉积。

4.膜性肾病(MN)

(1)临床特点:大量蛋白尿或肾病综合征,晚期有肾功能损伤,以中老年多见。

(2)光镜和电镜特点:单纯的不伴细胞增生的基底膜增厚为其主要特点,依病程的发展和电子致密物的沉积部位,可将膜性肾病分为5期:

Ⅰ期:基底膜空泡变性,轻微增厚,与微小病变和轻度系膜增生性肾小球肾炎不易区分,电镜下可见上皮下有少量电子致密物沉积,上皮细胞足突广泛融合。

Ⅱ期:基底膜弥漫增厚,钉突形成,电镜下可见上皮下多数电子致密物沉积,基底膜呈钉突状增厚。

Ⅲ期:基底膜高度增厚,增厚的基底膜呈中空的链环状或双轨状结构,电镜下可见多数电子致密物沉积于基底膜内。

Ⅳ期:基底膜高度增厚,系膜基质增多,毛细血管闭塞,肾小球硬化,电镜检查基底膜内可见溶解和吸收后的电子致密物遗留的虫噬状空白区。

Ⅴ期(恢复期):各期的膜性肾病,当免疫复合物停止沉积时,原有的免疫复合物可逐渐吸收,恢复正常。

(3)免疫病理:IgG和C3呈细颗粒状沿基底膜外侧高强度沉积,后期可见粗颗粒沉积于基底膜内。

5.系膜增生性肾小球肾炎(MSPGN)

(1)临床特点:镜下血尿,或(和)蛋白尿,肾病综合征、急性肾炎综合征或慢性肾炎综合征等。

(2)光镜特点:系膜细胞和基质呈轻度、中度或重度弥漫性增生。

(3)免疫病理:IgG和C3沿系膜区团块状沉积。需要指出的是,若以IgA沉积为主,应列为IgA肾病;以IgM沉积为主,应列为IgM肾病;以C1q沉积为主,应列为C1q肾病,均不属于本节所说的系膜增生性肾小球肾炎。

(4)电镜特点:系膜增生,系膜区可见电子致密物沉积。

6.毛细血管内增生性肾小球肾炎(ECPGN)

(1)临床特点:急性肾炎综合征。

(2)光镜特点:肾小球内皮细胞和系膜细胞弥漫性增生。

(3)免疫病理:IgG和C3沿基底膜外侧粗颗粒状沉积。

(4)电镜特点:肾小球基底膜外侧或上皮细胞下可见大块状或驼峰状电子致密物沉积。

7.系膜毛细血管性肾小球肾炎或膜增生性肾小球肾炎(MPGN)

(1)临床特点:肾病综合征或慢性肾炎综合征、急性肾炎综合征。

(2)光镜特点:系膜细胞和系膜基质弥漫性重度增生,广泛地向内皮细胞和基底膜间隙插入,导致基底膜弥漫性增厚,并呈双轨或多轨状表现。

(3)免疫病理:IgG和(或)C3在肾小球系膜区和基底膜内侧或内外侧同时颗粒状沉积,使之呈特殊的花瓣状图像。

(4)电镜特点:除系膜增生和插入使毛细血管腔狭窄和闭塞外,可见系膜区和沿基底膜内侧的电子致密物沉积称Ⅰ型MPGN,该型较多见;若基底膜内侧和外侧均有电子致密物沉积,称Ⅲ型MPGN。

8.电子致密物沉积病(DDD)或Ⅱ型膜增生性肾小球肾炎

(1)临床特点:肾病综合征或慢性肾炎综合征、急性肾炎综合征,持续的低补体血症。

(2)光镜特点:同Ⅰ型和Ⅲ型MPGN,但系膜插入现象较轻。

(3)免疫病理:C3高强度呈团块状和线状沉积于系膜区和基底膜内,其他免疫球蛋白阴性或微弱。

(4)电镜特点:基底膜内有条带状电子致密物沉积。

9.新月体性肾小球肾炎(CreGN)

(1)临床特点:急进性肾炎综合征。

(2)光镜特点:Ⅰ、Ⅱ、Ⅲ型 CreGN 肾小球毛细血管襻严重破坏,多数大型新月体形成。肾小球毛细血管襻严重破坏,血液流入肾小囊内并凝固,刺激肾小囊上皮细胞增生,单核/巨噬细胞浸润,形成充塞于肾小囊腔的新月体,毛细血管受严重挤压而失去功能。以细胞成分为主者,称细胞性新月体,进而纤维成分长入,称细胞纤维性新月体,最终被纤维组织所取代,称纤维性新月体或硬化性新月体。

(3)免疫病理:Ⅰ型(抗基底膜性新月体性肾小球肾炎),IgG 和 C3 呈线状沿基底膜沉积,血中抗 GBM 抗体阳性;Ⅱ型(免疫复合物介导的新月体性肾小球肾炎),IgG 和 C3 呈颗粒状沿基底膜内外侧或系膜区沉积;Ⅲ型,阴性,伴血中 ANCA 阳性;Ⅳ型,IgG 和 C3 呈线状沿基底膜沉积,伴血中 ANCA 和抗 GBM 抗体阳性;Ⅴ型,阴性。

(4)电镜特点:肾小球毛细血管襻破坏,新月体形成,可在肾小球不同部位出现电子致密物沉积。

10.硬化性肾小球肾炎(SGN)

(1)临床特点:慢性肾衰竭。

(2)光镜特点:75%以上的肾小球呈球性硬化,伴有肾小管弥漫性萎缩,肾间质弥漫性纤维化及小动脉管壁增厚。有时接近 50%的肾小球球性硬化,伴有其他肾小球的增生性病变,称增生硬化性肾小球肾炎。

(3)免疫病理和电镜特点:由于该型肾小球肾炎属于终末阶段,以硬化为主,所以这两种检查已无意义。

(卢新明)

第二章 肾脏病的常见症状

第一节 排尿异常

一、尿路刺激症状

尿路刺激症状包括尿急、尿频、尿痛和尿不尽的感觉。

1.尿急 指有尿意不能控制需立即排尿,见于急性膀胱炎、尿道炎、前列腺炎、泌尿系结石、膀胱癌、神经源性膀胱等。

2.尿频 正常成年人白天平均排尿 4～6 次,夜间 0～2 次,如多于此频率则为尿频,临床见于以下情况:

(1)尿频发生而每次尿量正常,全日总尿量增多,见于糖尿病、尿崩症、急性肾衰竭(ARF)多尿期等。

(2)尿频而每次尿量减少或仅有尿意而无尿排出则见于:①膀胱尿道受刺激:如泌尿道炎症、结石、结核等。②膀胱容量减少:见于膀胱占位病变、挛缩、膀胱附近器官压迫等。③下尿路梗阻:见于前列腺增生、尿道狭窄等。④神经源性膀胱。⑤精神紧张、焦虑或恐惧等引起。

3.尿痛 指患者排尿时膀胱区及尿道疼痛或烧灼感,见于泌尿系炎症、结石、异物、膀胱癌等。

二、尿失禁

尿失禁是指尿液不由自主地从尿道流出,是由于膀胱括约肌损伤或神经功能障碍而丧失排尿自控能力。

1.真性尿失禁 由于膀胱逼尿肌持续性张力增加,尿道括约肌过度松弛,尿液不自主地流出。①膀胱及尿道病变,如炎症、结石、结核、肿瘤等。②上尿道梗阻,如输尿管结石等。③尿道括约肌松弛,如分娩、外伤、前列腺切除术后、骨盆骨折后等。④神经病变,见于大脑发育不全、脑血管病变、昏迷、神经源性膀胱等。

2.假性尿失禁 由于膀胱过度膨胀压力增加,使尿液溢出,见于:①下尿路梗阻、尿道狭窄、前列腺肥大及肿瘤等。②神经源性膀胱,如脊髓损伤等。

3.压力性尿失禁 由于尿道括约肌松弛,腹内压骤然升高所致,见于妊娠、巨大子宫、手术致括约肌损伤、经产妇和绝经期妇女。

4.先天性尿失禁或尿瘘尿失禁 见于先天性或后天性尿路畸形,如尿道上裂、尿道下裂、脐尿管未闭、输尿管开口异位、膀胱外翻、输尿管、膀胱或尿道与阴道或子宫之间形成的瘘管导致的尿失禁。

三、尿潴留

尿液潴留于膀胱内而不能排出称为尿潴留。

1.急性尿潴留　发病突然,膀胱胀满但尿液排不出。尿液完全不能排出称为完全性尿潴留,如排尿后膀胱内仍残留有尿液称为不完全性尿潴留,见于:①机械性梗阻:前列腺增生、尿道损伤、结石、肿瘤、异物、妊娠子宫等。②动力性梗阻:麻醉手术后、神经系统损伤、炎症、肿瘤及应用松弛平滑肌药物后。③其他原因:低血钾、高热、昏迷、不习惯卧床排尿及局部疼痛影响用力排尿者。

2.慢性尿潴留　起病缓慢,膀胱胀痛不明显,常有少量排尿,见于:①尿道梗阻性疾病:前列腺增生、前列腺癌、膀胱癌、尿道狭窄等。②膀胱输尿管反流。③神经源性膀胱。

四、尿流异常

尿流异常系指排尿时尿流细小、迟缓、分叉,尿滴沥等。主要由尿道膀胱炎症、前列腺炎、结石、肿瘤、畸形等引起,神经精神性疾病偶可引起尿流异常。

（王孝东）

第二节　血尿

血尿是指尿液中出现异常数量的红细胞。中段尿离心沉淀后(10ml尿,1500转/分,5分钟)沉渣镜检,若红细胞＞3个/高倍视野则为血尿,正常人12小时尿沉渣计数红细胞＜50万。只在显微镜下见到红细胞称为"镜下血尿",肉眼即可见到血色(尿中含血量超过1ml/L)称为"肉眼血尿"。引起血尿的常见病因有以下几种:

一、泌尿生殖系统疾病

1.感染性炎症　常见的有以下几种:

(1)细菌:肾盂肾炎、膀胱炎及尿路感染,肾、膀胱结核。

(2)病毒:各种急性病毒感染,如流感病毒、肝炎病毒、流行性出血热、腮腺炎、风疹或柯萨奇病毒等。

(3)寄生虫:血吸虫、疟疾及血丝虫等。

(4)其他:如梅毒螺旋体、钩端螺旋体、真菌与滴虫等。

2.非感染性炎症　主要为免疫反应炎症,如急/慢性肾炎综合征、急进性肾炎、急/慢性肾小球肾炎、狼疮肾炎、间质性肾炎、肺-肾综合征、IgA肾病及肾移植排斥反应等。

3.结石　肾、输尿管、膀胱、尿道以及前列腺结石。

4.肿瘤　肾、输尿管、膀胱及尿道的良性或恶性肿瘤以及转移性肿瘤、前列腺肥大及癌肿等。

5.损伤　外伤、介入性器械检查、手术或导尿等。

6.血管疾病　肾皮质坏死、肾梗死、肾动脉硬化、肾动脉瘘、肾血管瘤、肾静脉血栓形成、动脉炎等。

7.遗传性疾病　薄基底膜肾病、遗传性肾炎、先天性多囊肾病、海绵肾等。

8.化学药品或药物 磺胺、盐酸氯胍、山道年、酚酞、利福平、乌洛托品,某些重金属如汞、砷等。

9.其他 肾下垂、游走肾、膀胱或尿道息肉、憩室、尿道肉阜、膀胱内子宫内膜异位症、膀胱或尿道内异物、溶血性尿毒症综合征或肾乳头坏死等。

二、全身性疾病

严重的全身感染、风湿病、血液病及中毒等均可引起血尿。

1.感染 伤寒、猩红热、流行性出血热、钩端螺旋体病与丝虫病及败血症等。

2.免疫性疾病 过敏性紫癜、系统性红斑狼疮、结节性多动脉炎、皮肌炎及混合性结缔组织病等。

3.血液系统疾病 血小板减少性紫癜、再生障碍性贫血、白血病、血友病、血栓性血小板减少性紫癜、多发性骨髓瘤及其他凝血功能异常的疾病。

4.心血管系统疾病 恶性高血压、动脉硬化症与充血性心力衰竭等。

5.代谢性内分泌疾病 痛风、糖尿病、甲状旁腺功能亢进、淀粉样变与Fabry病等。

6.过敏中毒 抗凝剂、磺胺、卡那霉素、杆菌肽、保泰松、汞、砷、塞替派、环孢素、天花粉、喜树碱、放射线、鱼胆、蛇毒、牛奶或输血反应等。

7.维生素 C、K缺乏等。

三、尿路邻近器官疾病

常见有急性阑尾炎、盆腔炎或脓肿、输卵管及附件炎或脓肿、子宫或阴道炎症以及直肠、结肠、宫颈或卵巢肿瘤等。

四、其他

还有几种比较特殊的血尿类型:

1.运动性血尿 指仅在运动后出现的血尿,一般多出现在剧烈运动后,如长跑、拳击等。

2.直立性血尿 指血尿出现在身体直立时,平卧时消失。常见的原因是胡桃夹现象,多见于较为瘦高的青少年,男性多见,病因是由于左肾静脉受到腹主动脉和肠系膜上动脉的压挤,使左肾血流回流受阻,肾盂内静脉曲张渗血导致血尿,尿红细胞为均一性。患者预后良好,成年后大多血尿逐渐减轻。彩色多普勒B超可以帮助诊断。

3.特发性高尿钙症 是以尿钙排泄增多而血钙正常为特征的疾病,主要见于儿童,其病因不明确,临床主要表现为反复发作性肉眼血尿或镜下血尿。

（赵琳娜）

第三节　白细胞尿

尿液中含较多白细胞称白细胞尿。清洁中段尿(10ml,1500 转/分,5 分钟)离心沉淀镜检白细胞＞5个/高倍视野或 12 小时尿白细胞计数＞100 万者为异常。如白细胞已变性破坏则称为脓尿。如清洁外阴后无菌条件下留取中段尿液涂片时每个高倍视野均可见细菌或培养菌落计数＞10^5 则称为菌尿。由于各实验室检测方法不同,正常值可有差异。

白细胞尿大多由泌尿系的感染性疾病引起,但泌尿系非感染性疾病及泌尿系邻近组织的感染性疾患也能导致。常见的病原体包括:①细菌:如大肠杆菌、副大肠杆菌、变形杆菌、阴沟杆菌、结核杆菌、淋球菌、葡萄球菌等;②病毒:如流感病毒、肝炎病毒、EB 病毒及巨细胞病毒等;③真菌:如白色念珠菌、隐球菌、曲菌、放线菌等;④寄生虫:如滴虫、弓形虫、阿米巴原虫、包虫等;⑤其他:如衣原体、支原体、梅毒螺旋体等。而非感染性疾病主要有过敏性间质性肾炎、肾小球肾炎、结缔组织病、剧烈运动及发热等。引起白细胞尿的常见病因有以下几种:

一、泌尿生殖系统疾病

1.肾脏疾病　肾盂肾炎、肾盂积脓、肾脓肿、肾乳头坏死、肾结核、肾结石感染、肾肿瘤、某些肾小球疾病、肾小管间质疾病、狼疮肾炎、血管炎肾损害等。

2.输尿管疾病　输尿管炎症、结石、肿瘤等。

3.膀胱疾病　膀胱炎症、结核、肿瘤、异物等。

4.尿道疾病　尿道炎症、结石、肿瘤、异物、狭窄、尿道旁腺炎或脓肿。

5.前列腺疾病　前列腺炎症、脓肿、肿瘤等。

6.精囊疾病　精囊炎症、脓肿、结核等。

二、泌尿生殖系统邻近组织和器官疾病

肾周炎症或肾周脓肿、输尿管周围炎或脓肿、阑尾脓肿、输卵管卵巢炎症或脓肿、结肠或盆腔脓肿、腹膜炎、肠道炎症等。

诊断注意:

1.留取尿标本选择中段清洁尿,避免操作不规范造成污染或白带污染。

2.白细胞尿伴有尿路刺激症状,应及时做细菌学检查涂片找细菌或中段尿细菌培养。

3.抗生素治疗无效的白细胞尿,应怀疑泌尿系结核而做相关检查。

(郝峻岭)

第四节　蛋白尿

健康成人 24 小时尿蛋白排泄量为（80＋24）mg，总量小于 150mg，青少年可略高，但不超过 300mg/24h，用常规的加热醋酸法或磺柳酸法不能检出。当尿中蛋白排泄量超过上述界限而被检出时，即称为蛋白尿。

蛋白尿的分类方法有很多，如根据尿蛋白的分子量大小可分为选择性蛋白尿（中、小分子为主）和非选择性蛋白尿（含有大分子蛋白质），根据性质还可分为生理性蛋白尿（包括功能性和体位性）和病理性蛋白尿，根据蛋白尿的持续时间还可分为一过性蛋白尿和持续性蛋白尿，但最常用的是按发生机制分类。

一、按发生机制分类

1.肾小球性蛋白尿　　肾小球具有分子筛效应，肾小球借助于滤过膜静电屏障和筛孔，能有效地限制大分子物质通过。由于炎症、免疫等因素，使肾小球滤过膜损伤以致孔径增大，或由于肾小球毛细血管网的各层，特别是足突细胞层的唾液酸蛋白减少或消失，以致滤过膜负电荷消失，肾小球滤过膜通透性增高，使肾小球滤液中的蛋白质增多，超过肾小管重吸收能力，由此所引起的蛋白尿，称为肾小球性蛋白尿。此种蛋白尿圆盘电泳图形中以白蛋白为主，约占 70％～80％，微球蛋白正常或轻度增加。尿蛋白排出量较多，常大于 2g/24h 尿。根据肾小球病变滤过膜损伤程度的不同，漏出的蛋白质分子量也有变化。首先小微孔孔径扩大，中等分子量的蛋白质滤出增加，故尿内白蛋白最多，其后，随着病变的进展，基膜病变不断严重，大微孔增大增多，大分子蛋白质滤出增加，尿内大分子球蛋白如免疫球蛋白（IgG）显著增加。肾小球性蛋白尿见于各类肾小球疾病、肾瘀血、肾血管病变、糖尿病肾病、淀粉样变肾病、肾缺血缺氧等。

2.肾小管性蛋白尿　　由于肾小管的炎症、中毒等引起肾小管损害，而肾小球滤过膜尚正常，以致肾小球滤过的小分子量蛋白质不能被近曲小管充分回吸收而产生的蛋白尿，称肾小管性蛋白尿。此种蛋白尿以小分子量蛋白质为主（11000～40000），其成分为激素、酶、轻链、肽类等，尿圆盘电泳中以 β_2-微球蛋白、溶菌酶增高为主，白蛋白正常或轻度增多。尿蛋白排出量常小于 1.5g/24 小时，见于各种肾小管疾病、家族性肾小管功能缺陷、重金属（如汞、镉、砷、铋）或有机溶剂（苯、四氯化碳）以及抗菌药物（庆大霉素、卡那霉素、磺胺、多黏菌素等）引起的中毒性肾病、镇痛剂肾病、急慢性间质性肾炎、范科尼综合征、巴尔干肾病、肝豆状核变性、系统性红斑狼疮性肾损害。

3.溢出性蛋白尿　　肾小球滤过及肾小管重吸收均正常，但由于血液中有大量异常的蛋白质如免疫球蛋白的轻链或急性溶血时游离血红蛋白增加，这些小分子蛋白质可经肾小球滤出，超过了肾小管的重吸收能力，因而产生蛋白尿，称为溢出性蛋白尿。分子量＜45000，成分为不完全异常蛋白质，包括血红蛋白尿、肌红蛋白尿、免疫球蛋白单克隆轻链碎片（分子量 22000 或 44000）。临床常见有尿本周蛋白（BJP），其临床意义有：①具有诊断意义：BJP 尿是多发性骨髓瘤（50％～70％）、原发性巨球蛋白血症（16％～25％）、原发性淀粉样变性（92％）、良性单克隆免疫球蛋白血症（20％）、轻链沉积病（50％）等单克隆性免疫球蛋白疾病的重要特征；②可推测预后：尿 BJP 阳性患者亦多有尿毒症表现，表明预后亦越差；③可作为产生细胞数（如肿瘤细胞）的指标：BJP 产生水平的异常，常可反映产生 BJP 的基因单克隆细胞数。Matsuura 等研究发现某些单克隆 BJP 可不经细胞膜上的抗原表达而直接进入胞核并最终导致细胞死亡（细胞 DNA 裂解），BJP 的酰胺酶活性是其细胞毒性的根本原因。BJP 的本质为构成免疫球蛋白的两种多肽链中的一种轻（L）链。

通常 BJP 是二聚体，分子量约 45000，L 链分为 K 型和 λ 型。轻链测定及 κ/λ 比值，尤其是 λ 链的增高对诊断多发性骨髓瘤有较高的价值。Guan 等研究了 L 轻链病（λ 链）致近曲小管损伤机制，认为 L 轻链具有活性 Na^+-K^+-ATP 酶是造成 L 轻链致临床常见的 Fanconi 综合征（多发性近端肾小管功能障碍综合征）的重要机制。

血红蛋白尿常出现于阵发性睡眠性血红蛋白尿症（PNH）等因细胞膜缺陷引起的溶血性贫血。肌红蛋白（Mb）是一种低分子（分子量 16000～17500）亚铁血红素蛋白。临床上广泛应用于急性心肌梗死的诊断，血、尿 Mb 测定对肾功能评价亦有报道。挤压伤时肌肉细胞破坏大量肌红蛋白分解释放可引起的肌红蛋白尿。尿 Mb 测定结果与尿 β_2-MG 呈直线相关，与 β_2-MG 测定结果分析，可进一步提高肾功能损害早期诊断的敏感性和特异性，且不受饮食因素影响，一天内浓度较稳定。值得注意的是，尿 Mb 水平受肌肉损伤（特别是心肌梗死）等影响而升高，但这时尿 β_2-MG 常不升高。可见，Mb 和 β_2-MG 来源不同，对肾脏、心脏功能诊断存在互补作用。这些蛋白尿开始时不伴有肾小球及肾小管病变，但可以在肾小管形成管型而发生阻塞，以致引起急性肾衰竭。

4.组织蛋白尿 在尿液形成过程中，肾小管代谢产生的蛋白质和肾组织破坏、分解的蛋白质，以及由于炎症或物刺激泌尿系统分泌的蛋白质，进入尿液中形成的蛋白尿，称为组织蛋白尿。正常情况下，肾小管襻和远曲小管上皮细胞分泌一种血清中没有的大分子蛋白即 Tamm-Horsfall 蛋白，易成为管型的基质和结石的核心。肾小管、间质炎症或肿瘤时，含蛋白质的分泌物进入尿中。尿路上皮细胞所分泌的尿黏蛋白、分泌型 IgA、溶菌酶等均属于组织蛋白质。

二、按蛋白尿性质分类

功能性蛋白尿是一种暂时出现的良性的、轻度的蛋白尿，无肾脏器质性改变，尿蛋白量较少，24 小时尿蛋白总量小于 1g。一般在 0.5g 以下，以白蛋白为主。主要见于剧烈运动后、发热、寒冷、高温作业、精神紧张、交感神经兴奋时以及充血性心力衰竭性蛋白尿等，发病机制主要为肾小球血流动力学改变或伴有肾小球滤过膜通透性增加，在解除诱因后此类蛋白尿可完全消失。

1.直立性蛋白尿 又称体位性蛋白尿，是指尿蛋白在直立位时出现而平卧时消失而称之。多见于青春期，30 岁以后少见。其发生机制目前认为是由于直立位时受解剖因素的影响，导致肾静脉或淋巴回流受阻，肾血流减慢，蛋白质滤过增多所致，本病多见于瘦长身材的年轻人。左肾静脉受压综合征（胡桃夹现象）可能是直立性蛋白尿的原因之一，但是不能排除肾小球结构轻度损伤的可能，本病预后良好，绝大多数在数年后可完全消失，约 20% 可呈固定而反复发作，但长期随访提示其中 80% 仍可缓慢消失。

2.病理性蛋白尿 是由于全身或泌尿系统疾病而产生的蛋白尿，可分为肾小球性、肾小管性、溢出性、肾组织性蛋白尿等四种。蛋白尿往往呈持续性，多数蛋白尿患者发病同时伴有其他症状，例如伴有血尿、水肿、肾功能损害、血压升高以及其他系统性疾病损害症状，怀疑为肾实质性疾病时，可行肾活检明确诊断。

3.微量白蛋白尿 微量白蛋白尿是指白蛋白排泄率为 20～200$\mu g/min$ 或 24 小时白蛋白排泄为 30～300mg，且用常规方法不能检出的蛋白尿。可表现为一过性也可为持续性，目前主要用于糖尿病肾损害的早期诊断。微量白蛋白尿常见于高血糖及肾小球高滤过状态时，多与肾血流动力学改变有关。

（耿　云）

第五节　腰痛

肾实质无感觉神经纤维分布,因此肾实质损害时无疼痛感觉,但肾被膜、肾盂、输尿管有来自胸10～腰1段的感觉神经纤维分布,因此当肾被膜受刺激或肾盂、输尿管病变时,或者肾脏病变侵犯周围组织时,可产生肾区疼痛。

1.肾绞痛　是由于各种原因导致肾盂、输尿管发生急性阻塞,导致阻塞部位以上急性积水,内压增高,诱发肾盂、输尿管痉挛,而造成剧烈疼痛。肾绞痛临床表现为突然发生的间歇性或持续性且阵发加剧的侧腹痛。患者常痛苦不堪,辗转不安,甚至打滚,可伴恶心、呕吐、面色苍白、大汗淋漓,甚至休克,发作后常有不同程度的血尿,常见的肾绞痛原因包括:①肾输尿管结石、血块或肿瘤坏死组织等堵塞尿路;②肾下垂或游走肾,因肾蒂血管或输尿管扭曲而造成尿路梗阻;③肾梗死,由于肾动静脉血管急性血栓形成或栓塞,致肾缺血而引起肾区剧痛。

2.肾区钝痛　是肾脏病变对肾被膜或肾盂的牵拉,或病变侵犯局部神经所致。为慢性持续性的隐痛,或内部沉重痛,病变范围表现为一侧或两侧,常局限于腰部脊肋角处,并可有轻度叩击痛,站立或劳累后加重,一般不伴有明显的全身症状。为肾脏病变引起的肾肿胀对肾被膜的牵拉或病变侵犯局部神经所致。见于非感染性肾脏病,如多囊肾、肾囊肿、肾肿瘤及肾盂积水等。

3.肾区胀痛　为持续性较剧烈的疼痛,可见于一侧或两侧,部分患者疼痛在腰部活动时加重,常伴有明显的全身症状和肾区叩击痛。多见于肾区感染性疾病或肾缺血、破裂,如肾脓肿、肾周脓肿、急性肾盂肾炎、肾梗死、肾静脉血栓形成、肾破裂、肾肿瘤出血或坏死等。

4.肾区叩痛　肾区叩痛是指用左手掌平贴于患者腰部肾区,用右拳轻叩左手掌背而引起的疼痛,正常人肾区无叩痛。肾区叩痛常见于肾脏及肾脏周围组织炎症,如肾盂肾炎、肾脓肿、肾周脓肿、肾脏结石或肿瘤及肾盂积水等。

诊断注意与肾外病变鉴别,包括:①皮肤:带状疱疹;②肌肉、腰椎病变;③腹膜后肿瘤;④胰腺病变;⑤主动脉夹层动脉瘤;⑥肾绞痛需与各种急腹症相鉴别。

(赵琳娜)

第六节　肾脏大小的判断及其临床意义

判定肾脏体积增大或缩小对于鉴别肾衰竭为急性或慢性很有意义。肾脏大小与个体大小有关,正常成人肾脏大小通常为长径10.5～13cm,宽5～7cm,厚3～4cm,重量为125～170g。通常左肾稍大于右肾,男性略大于女性。正常肾脏一般不能触及。体型瘦长者有时可触及右肾下极。肾下垂或游走肾由于肾移动范围大,也可触及。

1.肾脏肿大　肾脏肿大可分为单侧性和双侧性,单侧性可见于孤立肾、肾肿瘤、肾囊肿、肾盂积水、肾静脉血栓形成、肾包虫病,也可见于一侧肾疾患致对侧肾代偿性肥大以及一侧肾切除后。

双侧肾肿大多见于双侧肾盂积水、多囊肾病、肾畸形(马蹄形肾)、淀粉样变肾病、糖尿病肾病、急性或急进性肾小球肾炎、急性肾功能不全等。

2.肾脏缩小　亦可分为单侧性和双侧性,单侧性见于肾结核、先天性肾发育不全、肾动脉狭窄、一侧性肾损伤(外伤,手术损伤)等,常合并对侧肾脏代偿性增大。

双侧性见于慢性肾小球肾炎伴肾功能不全等,另外部分疾病可表现有一侧或双侧性缩小,如慢性肾盂肾炎、肾结核等。

(赵琳娜)

第七节　尿色异常

正常尿液呈淡黄色,尿色来源于尿色素、尿胆素及尿红素,当尿液色泽与正常尿色显著差异时,称为尿色异常。尿色深浅与尿量、尿 pH 有关。尿量多时,尿色浅或无色;尿量少时,尿色深而黄。酸性尿色深,碱性尿色浅。现介绍以下几种尿色异常:

1.红色尿　多见于:①血尿;②血红蛋白尿(在碱性尿中呈红葡萄酒色,酸性尿中呈酱油色),如血型不合、先天性溶血、自身免疫性溶血性贫血、阵发性睡眠性血红蛋白尿、疟疾等各种原因所致溶血性疾病;③肌红蛋白尿,如创伤、挤压综合征、肌炎、皮肌炎及动脉闭塞性疾病等造成肌肉组织损伤所致;④卟啉病及其他继发性尿卟啉增多性疾病;⑤食物色素,如进食甜菜及某些含色素食品等;⑥药物色素,如服用酚酞、酚红、刚果红以及大黄、番泻叶、美鼠李皮(在碱性尿中)等。

2.橘红色　服用利福平。

3.粉红色　苯妥英钠、丹蒽醌、酚酞(后两者出现在碱性尿中)。

4.黄色或橙黄色　常见原因是尿液浓缩,正常代谢的尿色素增加或药物所致。常见于:①饮水少;②食用胡萝卜;③服用核黄素,呋喃妥因,山道年等;④病理性尿色素增加见于发热,失水等。

5.黄褐色、黄绿色至棕绿色　尿常见原因为尿胆素、胆红素或胆绿素增多或药物色素所致。常见于:①服用大黄、番泻叶等并且尿液为酸性时;②肝细胞性、阻塞性或溶血性黄疸。

6.棕色至棕黑色尿　常见于:①尿路出血且尿液呈酸性时的正铁血红蛋白血症;②尿黑酸尿;③黑素瘤及伴有黑色素沉着的疾病,如慢性肾上腺皮质功能减退症、胃肠息肉等;④酚中毒、尿中氢醌与儿茶酚增多;⑤含色素药物如左旋多巴、甲酚、焦性没食子酸、苯肼等。

7.蓝色或黯绿色　①食物色素;②铜绿假单胞菌尿路感染;③药物或试剂,如丙泊酚、亚甲蓝、靛胭脂、木馏油、间苯二酚、苯酚、氨苯蝶啶、硼酸等;④尿蓝母、靛蓝生成过多,如小肠梗阻、霍乱或腹膜炎引起肠蠕动紊乱,慢性胃炎、胃癌等胃酸分泌减少而致肠内蛋白质腐败分解增加,先天性肾性中性氨基酸尿,蓝尿布综合征等。阻塞性黄疸所致胆绿素在尿中增多时尿液可呈黯绿色。

8.紫色　紫色尿袋综合征、血卟啉病。

9.乳白色尿　①乳糜尿;②尿路感染所致脓尿;③骨折、磷中毒、一氧化碳中毒或肾病综合征时的脂肪尿;④含大量磷酸盐、尿酸盐或碳酸盐结晶尿。

10.浅淡或无色　常见原因是尿液稀释或正常尿色素减少,如大量饮水、尿崩症、糖尿病等。

(任向前)

第八节　尿量异常

一、少尿与无尿

少尿是指全日尿量少于400ml或每小时尿量少于17ml,无尿是指全日尿量少于50～100ml或在12小时内完全无尿。

尿液的生成与肾小球滤过率和肾小管、集合管的重吸收及排泌有关。正常情况下在原尿量与重吸收之间调节使每日尿量能够保持在500～2500ml之间的正常范围,保持机体的体液平衡。影响肾小球滤过率的因素有肾血流量,肾小球滤过膜的通透性和面积,肾小球内压力以及血浆胶体渗透压。而影响肾小管、集合管重吸收功能的因素包括肾小管功能的完整性;肾小管液中溶质浓度以及抗利尿激素与醛固酮的作用等。上述任何因素发生改变均会导致产生尿量的异常。

临床上分为肾前性、肾性及肾后性三类。

（一）肾前性少尿

肾前性少尿见于各种肾前因素导致循环血容量和肾血流量减少,肾小球滤过率降低,流经肾小管的原尿量减少,速度减慢,肾小管对水重吸收增加,同时伴有醛固酮和抗利尿激素分泌增多,使肾小管重吸收进一步增加,导致少尿或无尿,肾实质无器质性病变。

肾前性少尿常见于下列情况:

1.有效循环血容量不足　严重脱水、休克、低电压,严重创伤、烧伤、挤压综合征、呕吐、腹泻、消化道出血、肾病综合征、肝功能衰竭、心力衰竭、重度低蛋白血症等;

2.肾动脉狭窄、肾血管栓塞、使用血管紧张素转化酶抑制剂及使用非甾体抗炎药(NSAIDs)、环氧化酶、2(COX-2)抑制剂等;

3.心脏射血不足　急性心肌梗死、肺动脉高压、瓣膜病、急性过敏、麻醉、扩血管药物过量等。

（二）肾性少尿

肾性少尿见于各种肾脏实质性疾病。

1.肾小球疾病或微血管病变　急进性肾小球肾炎、重症狼疮肾炎、妊娠高血压综合征、溶血性尿毒症综合征(HUS)、恶性高血压、血栓性血小板减少性紫癜(TTP)等。

2.肾脏大血管病变　肾动脉血栓形成或栓塞、深静脉血栓形成、肾脏大血管受压等。

3.肾小管间质疾病　急性肾小管坏死、急性间质性肾炎等。

4.其他　肾移植后急性排斥反应,慢性肾脏疾病在某些诱因作用下急性发作等均可导致少尿。

（三）肾后性少尿

1.尿路梗阻所致　肾盂或输尿管结石、肿瘤、血块或坏死的肾组织堵塞尿路。

2.尿路外受压　见于腹腔肿瘤扩散、转移或腹膜后纤维化导致粘连而压迫输尿管、前列腺病变、尿道病变以及肾下垂、肾扭转等。

肾前性少尿与急性肾小管坏死少尿鉴别要点见表1-1。

表 1-1　肾前性少尿与急性肾小管坏死少尿鉴别要点

检测项目	肾前性少尿	急性肾小管坏死少尿
尿比重	＞1.020	＜1.016
肾渗透压(mmol/L)	＞500	＜350
尿渗透压/血渗透压	＞1.3	＜1.1
尿钠(mmol/L)	＜20	＞40
尿钠排泄分数(%)	＜1	＞2
肾衰指数(mmol/L)	＜1	＞1
尿/血肌酐	＞40	＜20
自由水清除率(ml/h)	＜－20	＞－1
尿常规	正常	蛋白尿、血尿、蛋白管型、颗粒管型、肾衰管型

$$尿钠排泄分数(\%)=\frac{尿钠\times血肌酐}{血钠\times尿肌酐}\times100$$

$$肾衰指数=\frac{尿钠(mmol/L)\times血肌酐}{尿肌酐}$$

若上述检查仍不能明确诊断者,可考虑行肾活检,以尽快明确诊断,尽早治疗。

二、多尿

多尿是指全日尿量多于 2500ml。多尿分为生理性多尿和病理性多尿。

(一)生理性多尿

健康人大量饮水、应用利尿剂后、饮用咖啡过多以及大量输入生理盐水、葡萄糖后引起暂时性多尿,属生理性范围。

(二)病理性多尿

1.内分泌功能障碍　见于内分泌、代谢疾病,如下丘脑-神经垂体损害,抗利尿激素分泌减少,导致远曲小管和集合管对水重吸收减少,导致大量排尿从而产生尿崩症;原发性醛固酮增多症,一方面由于肾小管增加钠的重吸收,导致血浆渗透压升高,刺激口渴中枢,导致多饮多尿,另一方面由于低血钾,损害肾小管上皮细胞功能,使尿浓缩功能降低,产生多尿;原发性甲状旁腺功能亢进症,因高血钙损害肾小管的浓缩功能导致口渴多饮产生多尿;糖尿病,肾小球滤过糖增加超过了肾糖阈,肾小管腔内液体渗透压增高,限制了水分的重吸收,因而出现多尿。

2.肾脏疾病　见于慢性肾盂肾炎、慢性间质性肾炎、失钾性肾炎、高钙尿症、多囊肾、肾小管酸中毒、肾性尿崩症、失盐性肾病、范科尼综合征;急性肾衰多尿期;肾移植术后早期;慢性肾小球肾炎肾功能不全时,肾小管浓缩功能障碍出现多尿;急性肾衰竭恢复期,除溶质性利尿因素外,由于肾小管功能尚未完全恢复,重吸收功能较差,导致多尿。此外,肾小动脉硬化、药物(如青霉胺等)、重金属(如金、汞等)对肾小管的损害均可引起多尿。

3.溶质性利尿　当血液中有过多的溶质需经肾脏排出时,由于小管液中渗透压升高而引起多尿。溶质性利尿见于糖尿病。大量输注葡萄糖、甘露醇、右旋糖酐产生的利尿作用,亦属溶质性利尿,常用的利尿剂也是通过增加尿中钠排泄而取得利尿效果。

4.精神神经疾病　见于癔症性多饮多尿、脑肿瘤等。

(任向前)

第三章 肾脏疾病的实验室检查

第一节 尿液检查

尿液是血液经过肾小球滤过，肾小管和集合管重吸收和排泌产生的终末代谢产物。尿液的理化性状和有形成分的改变可反映机体代谢状况，且受机体各系统功能状态的影响。泌尿系统的疾病均有尿液的异常。另外，如心血管病变、代谢病变、呼吸系统病变、消化系统病变及风湿病等系统和全身性的病变也可有尿液的改变。因此，尿液的变化，不仅反映泌尿系统的疾病，而且对其他系统疾病的诊断、治疗及预后判断均有重要意义。

一、尿标本的收集与保存

（一）留尿时间

1.做尿液一般检查，特别是细菌、亚硝酸盐、尿蛋白、细胞、管型等有形成分的显微镜检查，通常以清晨第一次尿标本最理想，因晨尿多为浓缩尿且偏酸性，有形成分相对多且比较完整，受饮食因素干扰少，不影响尿液化学测定，适用于可疑或已知泌尿系疾病的动态观察及早期妊娠试验等。另外，在泌尿系感染的情况下，细菌在膀胱内停留时间长，代谢产物及细菌本身检出率高。

2.若因某些特殊检查需要，则应根据具体实际要求，留取不同时间的尿液标本，如随机尿（随意一次尿）即留取任何时间的尿液，适用于门诊、急诊患者，本法留取尿液方便，但易受饮食、运动、用药等影响，可致使浓度或病理临界浓度的物质和有形成分漏检，也可能出现饮食性糖尿或药物如维生素 C 等的干扰；此外，一日内因不同时间摄入的水量不同和新陈代谢的差异，不同时间所排尿量及所含各种物质成分略有不同，故观察尿糖、尿蛋白、尿 17-羟皮质酮、尿 17-酮皮质类固醇、尿酸、肌酸等指标宜留 24 小时尿液；尿沉渣检查按 1 小时、2 小时、12 小时的不同要求留尿标本，否则会影响试验结果；4 小时尿肌酐测定，则需留取 4 小时尿液；尿渗透压测定，需第一日晚 10 时后禁水，次日凌晨 6 时排尿，留取 7 时的尿液送检等。尿标本收集的类型、分析项目、应用理由及注意事项见表 2-1。

表 2-1 尿标本收集的类型

标本类型	分析项目	应用理由及注意点
晨尿	尿蛋白、尿沉渣检查、细菌培养、亚硝酸盐、葡萄糖	尿液浓缩酸化（化学成分浓度高），有形成分保存好，易于检查出。但在膀胱停留时间长，硝酸盐及葡萄糖易分解

标本类型	分析项目	应用理由及注意点
随机尿	pH、比重、葡萄糖、蛋白、酮体、亚硝酸盐、白细胞、隐血、胆红素、尿胆原、尿沉渣	方便患者,但受饮食、运动、药物量等多种因素影响
下午2～4小时	尿胆原	增加试验敏感性,易于发现轻微病变
12小时尿	Addis计数	沉淀物中有形成分计数
24小时尿	糖、蛋白、电解质、激素等代谢产物定量测定	可克服因不同时间排出量不同的影响
餐后2小时尿	葡萄糖	有助于不典型糖尿病的疗效观察
清洁中段尿	尿培养	要求无菌,需冲洗外阴后留取标本,以避免外生殖器的细菌污染

(二)送检尿标本的量

尿液标本量的多少因送检项目的多少和种类而异,一般生化检查只需10ml,尿脱落细胞检查则需50ml,具体应根据实验要求而定。

(三)收集尿标本的注意事项

1.尿液一般检查时要清洁容器,留取新鲜尿液并及时送检,否则某些化学成分或有形成分可能被破坏,如葡萄糖分解、管型破坏、细胞溶解或尿液被细菌污染等,影响尿液检查结果。尿标本也应避免强光照射,以免尿胆原等物质因光照分解或氧化而减少。收集容器要求:

(1)清洁、干燥、一次性使用,有较大开口便于收集;

(2)避免阴道分泌物、月经血、粪便等污染;

(3)无干扰化学物质(如表面活性剂、消毒剂)混入;

(4)有明显标记的如患者姓名、病历号、收集日期等,并必须粘贴在容器上。

2.为避免尿液细菌培养受外阴分泌物、前列腺液和精液污染,女性患者应先用1∶1000苯扎溴铵浸泡过的棉球擦洗外阴部,再进行尿道口消毒;男性患者则应事先用消毒液消毒阴茎、龟头和尿道口,然后用灭菌试管留取中段尿,标本采集过程中应严格遵守灭菌操作,标本应立即送检或接种,不能加防腐剂。

3.收集的尿液应立即送检,否则应作适当处理,如置于4℃冰箱冷藏可防止一般细菌生长,但冷藏不得超过8小时;碱性尿可加冰醋酸使其成弱酸性,防止管型破坏。此外,化学防腐剂可有效抑制细菌生长和维持酸性,常用的有以下几种:

(1)甲醛(福尔马林400g/L):每升尿中加入5ml,用于尿管型、细胞防腐,但注意甲醛过量时可与尿素产生沉淀物,干扰显微镜检查。

(2)甲苯:每升尿中加入5ml用于尿糖、尿蛋白等定量检查。

(3)麝香草酚:每升尿中小于1g既能抑制细菌生长,又能较好地保存尿中有形成分,可用于化学成分检查及防腐,但如过量可使尿蛋白定性试验加热乙酸法出现假阳性,还有干扰尿胆色素的检查。

(4)浓盐酸:每升尿中加入10ml用于尿17-酮、17-羟类固醇、儿茶酚胺等定量测定。

几种特殊定量检查试验的尿标本防腐法见表2-2。

表2-2　几种特殊定量检查试验的尿标本防腐法

检查试验项目	标本类型	防腐剂	用量与用法
Addis计数	12小时夜尿	甲醛	在干燥清洁的容器中加入1～5ml甲醛
类固醇(17-羟皮质醇、17酮类固醇)	24小时尿	浓盐酸	用量约10ml,使尿液维持在pH 2.0(严防酸与患者皮肤接触)

续表

检查试验项目	标本类型	防腐剂	用量与用法
肾上腺素、去甲肾上腺素、儿茶酚胺、香草基扁桃酸(VMA)	24 小时尿	浓盐酸	同上
醛固酮	24 小时尿	冰醋酸	用量约 10ml,使尿液维持在 pH 4.5
5-羟色胺	24 小时尿	冰醋酸	用量约 25ml 使尿液维持在 pH 2.0
卟啉	24 小时尿	碳酸钠	用量约 10g,将标本收集于棕色瓶中

二、尿液一般性状检查

(一)尿量

1.多尿　24 小时尿量超过 2500ml 时称为多尿。生理性多尿可见于饮水过多或水肿患者使用利尿剂后,或静脉输注大量生理盐水、葡萄糖溶液等。病理性多尿可见于:①精神性多尿:常伴有排尿次数增多。②内分泌疾病:如尿崩症,由于下丘脑-垂体受损,抗利尿激素(ADH)分泌减少或缺乏,或由于肾小管上皮细胞对 ADH 的敏感性降低(称肾源性尿崩),导致远端小管和集合管对水分的重吸收明显减少而影响尿液浓缩,此种尿液比重均很低,一般小于 1.010。未控制的糖尿病患者亦可有多尿,主要是由于血糖增高,经肾小球滤过的葡萄糖随水一起排出,尿液内含葡萄糖较多,而引起溶质性利尿,致尿量增多,此种尿液比重较大。其他内分泌疾病如原发性醛固酮增多症、原发性甲状旁腺功能亢进症等均可使尿量增多。③肾脏疾病:如慢性肾小球肾炎、慢性肾盂肾炎、肾小管功能不全、高血压肾病、失钾性肾病、高钙性肾病等均可影响肾小管重吸收功能,导致多尿。急性肾衰多尿期,由于肾小球滤过率增加,血液中积蓄的大量非蛋白氮及电解质通过肾脏时产生渗透性利尿,肾小管浓缩功能尚未恢复,肾间质水肿消退使肾内压力降低以及排泄少尿期过多的水分等原因,每日排尿量在 2000ml 左右,最多可达 6000ml。④药物:如噻嗪类、甘露醇、山梨醇等药物治疗后。

2.少尿　24 小时尿量少于 400ml 或每小时少于 17ml 称为少尿。生理性少尿见于机体缺水或出汗过多时,在尚未出现脱水的临床症状和体征之前可首先出现尿量的减少。病理性少尿可见于:

(1)肾前性少尿:①各种原因引起的脱水如严重腹泻、呕吐、大面积烧伤引起的血液浓缩。②大失血、休克、心功能不全等导致的血压下降、肾血流量减少或肾血管栓塞肾动脉狭窄引起的肾缺血。③重症肝病、低蛋白血症引起的全身水肿、有效血容量减少。④严重创伤、感染等应激状态时,因交感神经兴奋、肾上腺皮质激素和抗利尿激素分泌协同,使肾小管重吸收增强而引起少尿。

(2)肾性少尿:①急性肾小球肾炎时,滤过膜受损,肾内小动脉收缩,毛细血管管腔变窄、阻塞、滤过率降低而引少尿,此种尿的特点是高渗性尿;②各种慢性肾衰竭时,由于肾小球滤过率降低也可出现少尿,但其特征是低渗性少尿;③肾移植术后急性排斥反应,也可导致肾小球滤过率下降引起少尿。24 小时尿量少于 100ml 称为无尿或尿闭,见于严重的急性肾衰竭。

(3)肾后性少尿。见于各种原因所致的尿路梗阻,如结石、前列腺疾患,膀胱和盆腔脏器肿瘤等。

3.夜尿　增多夜间尿量超过白天尿量或夜间尿量超过 750ml 称夜尿增多。尿比重常低于 1.018,若无其他因素,则提示肾小管浓缩功能减退。

(二)颜色

正常人尿液颜色从淡黄色至深琥珀色变化较大,主要取决于尿色素浓度和尿液酸碱度。引起尿色异

常的原因很多,常见有:

1.食物和药物因素 胡萝卜、核黄素、呋喃唑酮、利福平可使尿液呈黄色。

2.血尿 每升尿液中含血量超过1ml,尿液即呈红棕色洗肉水样,称为肉眼血尿。

3.血红蛋白尿 呈浓茶色或酱油样,镜检时无红细胞,但联苯胺试验阳性,见于血管内溶血或泌尿系统内溶血。临床上,根据对联苯胺试验及镜检来鉴别血尿、血红蛋白尿和肌红蛋白尿见表2-3。

4.乳糜尿 尿液呈白色牛奶样,见于丝虫病或其他原因所致的淋巴管阻塞。

5.胆红素尿 尿中直接胆红素明显升高,尿液呈深黄色,见于肝细胞性黄疸和阻塞性黄疸。

6.紫色尿 亦称卟啉尿,呈黯红色或葡萄酒色,置于阳光下呈棕色,对联苯胺试验呈阴性反应,但尿卟胆原试验阳性,见于血卟啉病、肝脏病(如肝硬化、肝癌)及血液系统疾病(如溶血性贫血、再生障碍性贫血、白血病、血色病等)。

7.黑色尿 服用左旋多巴、焦性没食子酸等药物,可使尿液呈黑棕色。另外,广泛恶性黑色素瘤、慢性肾上腺皮质功能减退症等,尿中含有大量的黑色素,可使尿液呈黑色。

表 2-3　血尿、血红蛋白尿、肌红蛋白尿的鉴别

	联苯胺试验	尿沉渣显微镜检查	离心后血清颜色	离心后尿色
血尿	+	红细胞	清亮	清亮
血红蛋白尿	+	阴性	红色	红色
肌红蛋白尿	+	阴性	清亮	棕红色

(三)浊度

正常新鲜尿液澄清透明,放置后可混浊,主要是由于盐类结晶析出和细菌生长繁殖所致。新鲜尿液发生混浊见于:

1.尿酸盐沉淀 浓缩的酸性尿液冷却后,可有淡红色的尿酸盐结晶析出,经加热或加碱后可溶解。

2.磷酸盐和碳酸盐沉淀 在浓缩的碱性或中性尿排出体外后,可有呈淡灰白色的磷酸盐结晶析出,加酸可溶解。碳酸盐遇酸后可产生气泡。

3.脓尿、乳糜尿、轻度血尿、肾病综合征时脂肪尿、上皮细胞尿、污染(白带污染)也可致尿液混浊。区别方法见表2-4。

表 2-4　混浊尿的鉴别

	尿液(结晶)颜色	加热	加酸
尿酸盐尿	淡红色	结晶消失	无变化
磷酸盐尿	灰白色	混浊增加	变清无气泡产生
碳酸盐尿	灰白色	混浊增加	变清有气泡产生
脓尿或细菌尿	乳白色	混浊增加	无变化

(四)比重与渗透压

尿液比重(SG)系指在4℃条件下尿液与同体积纯水的重量之比,反映单位容积尿中溶质的质量。它既受溶质克分子浓度影响,又受溶质分子量的影响,糖、蛋白质、矿物质等均可使尿比重升高。正常成年人在普通膳食情况下,每日尿中排出溶质的量比较恒定,比重在1.015～1.030之间。单次尿最高与最低比重之差应大于0.008,而且必有一次尿比重大于1.018。

测定比重的方法有称量法、尿比重计法、化学试带法、折射计法和超声波法等。称量法准确性高,曾作

为参考方法,但操作烦琐,易受温度变化影响,不适用于日常工作。尿比重计法操作烦琐,标本用量大,结果难以准确,现已少用。化学试带法操作简便、快速,但灵敏度底、精密度差,只适合用作过筛试验。折射计法用折射仪测定,标本用量少(1 滴尿),可重复测定,尤适合于少尿患者和儿科患者,该方法被美国临床实验室标准化学会和中国临床检验标准委员会建议为参考方法。超声波法易于自动化、标准化,但需特殊仪器,能应用于混浊尿标本比重测定,且与折射计法有良好的相关性。

渗透压亦称渗量,反映单位容积中溶质分子和离子的颗粒数。渗透压仅与溶质克分子浓度相关,并不受溶质分子量的影响。现已证明,测定尿渗透压比测定尿比重能更好地评价肾脏髓质功能。在一般检验科及基层医院中,常用的测量渗透压的方法是折射法,它是通过测定尿液的比重和折射率,直接查表得出对应的尿渗透压。而在肾病专科研究中常用到的测定尿渗透压的方法是冰点渗透压法,即通过冰点渗透压仪直接测定尿液的渗透压值。正常尿液中渗透压与比重的关系为:渗透压(mmol/L)＝(比重－1.000)×40000。

比重和渗透压用来评估肾脏浓缩稀释功能。饮水不足、大量呕吐、腹泻、高热、心力衰竭和周围循环衰竭等脱水状态尿比重上升,说明肾浓缩功能正常;尿量增多同时比重增加,常见于糖尿病、急性肾小球肾炎或使用放射造影剂等。尿比重或渗透压过低,反映远端肾小管浓缩功能减退,见于慢性肾功能损害、肾小管浓缩功能减退、尿崩症、精神性多饮多尿症、原发性醛固酮增多症、流行性出血热少尿期及恢复期等。在肾实质损害而丧失浓缩功能时,尿比重常固定在 1.010＋0.003,尿渗透压在 300mmol/L 左右,形成低而固定的等渗尿。尿比重易受生理和病理多种因素的影响,用于估计肾功能时,24 小时连续多次测定尿比重,比一次测定更有价值。尿比重和尿渗透压测定比较见表 2-5。

(五)酸碱度(pH)

尿 pH 测定常用试纸法,精确测定需采用 pH 计。正常新鲜尿液常呈弱酸性,pH 约为 6.5。尿液的酸碱度与饮食关系密切,随每日三餐饮食成分的改变,尿液 pH 波动于 5.0～7.0 之间,饮食以动物蛋白为主时,尿液呈酸性,饮食以素食为主时,尿液呈碱性或中性。尿液的酸碱度取决于肾小管上皮细胞分泌氢离子(H^+)的量。如在代谢性碱中毒时,血中 HCO_3 增多,血 PCO_2 增高,当血浆 HCO_3 增高到 27mmol/L 时,肾小管分泌 H^+ 和 NH_3;作用减弱,排泄 HCO_3 增多,尿液呈碱性。若酸血症患者出现碱性尿,常提示肾小管酸中毒。碱血症患者出现酸性尿,往往提示低钾血症。

表 2-5　尿比重和尿渗透压测定的比较

	尿比重	尿渗透压
影响物质	晶体性溶质,胶体性溶质,各种有机物如葡萄糖、尿素、脂类、有机碘造影剂等。故蛋白质每增加 10g/L,尿比重应减去 0.003;葡萄糖每增加 10g/L,尿比重应减去 0.004;碘造影剂可使尿比重高达 1.060	主要为晶体性溶质,溶质微粒总数,特别是离子化的溶质微粒。不能离子化的物质及大分子物质影响小
测定用仪器或器材	比重计;折射计;尿比重试带等	尿渗透压测定仪采用冰点降低或沸点升高等原理,为精密电子仪器精确度高,不受尿的温度影响
报告方式	比重单位 1.0xx	尿渗透压,用 mmol/L 表示
参考值范围	1.015～1.025	600～1000mmol/L
肾调节范围	1.003～1.035	40～1400mmol/L

续表

	尿比重	尿渗透压
临床应用	肾浓缩稀释功能初筛试验,尿比重约等于1.010为等渗尿,说明肾浓缩功能严重不全	同时测定尿及血浆渗透压,禁水12小时以后尿渗透压应≥800mmol/L,正常人血浆渗透压多为275～305mmol/L,尿渗透压与血浆渗透压之比应>2.5,否则为肾浓缩功能受损

尿液酸碱度的改变可受疾病、药物及饮食等的影响。常见影响因素见表2-6。持续性碱性尿易发生磷酸盐(磷酸钙、磷酸镁)结石。高尿酸血症患者持续酸性尿易发生尿酸结石。临床上常常通过调节尿pH来预防结石,增加某些抗菌药物疗效和促进药物排泄以减轻药物肾毒性作用。

表2-6 常见影响尿液pH的因素

影响因素	酸性尿	碱性尿
肾功能	肾小球滤过增加,肾小管保碱能力正常	肾小球滤过功能正常,肾小管保碱能力丧失
食物	高动物蛋白饮食	素食或乳类为主
生理活动	剧烈运动,大汗,应激,饥饿	饭后,消化高潮
药物	氯化铵,氯化钙,氯化钾,维生素C,稀盐酸等	碳酸氢钠,枸橼酸钠,乙酰唑胺或噻嗪类利尿剂
疾病	酸中毒,肾炎,糖尿病,严重失钾,尿路尿酸盐或胱氨酸结石	碱中毒,膀胱炎,肾盂肾炎,尿路草酸盐、磷酸盐或碳酸盐结石
其他	尿内含酸性磷酸盐	尿内混入多量脓、血或细菌污染

三、尿液生化检查

(一)蛋白质

尿液蛋白质检测是肾脏疾病诊断和治疗的重要指标之一。正常肾小球滤过液中具有一些小分子量的蛋白质,它们是通过肾小球滤过膜的微小孔隙滤出的,但这些蛋白质通过近端肾小管时,绝大部分被重吸收,故终尿中的蛋白质含量很少,一般为20～80mg/24h,常规定性试验呈阴性反应。但是当肾脏出现肾小球、肾小管病变时,尿蛋白通常增加,24小时尿蛋白含量超过150mg/L或>100mg/L,蛋白质定性试验呈阳性反应,称为蛋白尿。通过尿蛋白的有无、蛋白含量的多少以及蛋白组分的分类检测,对肾脏疾病的诊断、鉴别诊断以及疾病的严重程度、治疗效果评价与预后判断具有重要意义。

蛋白质检测方法

1.定性检查

(1)试纸法(半定量):原理是利用试纸中的指示剂溴酚蓝或四溴苯酚酞乙酯的羟基与蛋白质氨基酸的氨基置换,使溴酚蓝由黄色变为黄绿色及绿蓝色,颜色愈深表明蛋白质含量愈高。这种反应对白蛋白较敏感,而对球蛋白、轻链蛋白不敏感。碱性尿可呈假阳性反应,故试验时应注意尿液pH(pH<8)。此法简便、快捷、经济,是卫生部推荐的尿蛋白定性检测法,可用于大规模普查。缺点是敏感度低,尿液中蛋白质达200～300mg/L方可显色,尤其是对尿中的球蛋白易漏检,因此对怀疑或已确诊为多发性骨髓瘤、高球蛋白血症等浆细胞病的患者,不能用试纸法做尿常规检查。

(2)加热醋酸法:其原理是加热使蛋白质变性凝固,加酸使尿液酸化,利于蛋白质沉淀,并使尿中已析出的盐类(磷酸盐、碳酸盐)溶解。本方法干扰因素少,结果可靠,为目前尿蛋白定性检测最可信的方法。缺点是灵敏度稍低,尿蛋白达 0.15g/L 以上,方可检出;且操作较烦琐,不易标准化。

(3)硫柳酸法:在 pH 略低于蛋白质等电点的条件下,蛋白质带正电荷,与硫柳酸的负电荷结合形成不溶解的蛋白盐沉淀。本法测定蛋白灵敏度较高,为 20mg/L,但有时会出现假阳性,如使用青霉素(大剂量静脉输注 3 小时内尿检假阳性,浊度可达"＋＋＋＋")、造影剂、磺胺药等。硫柳酸法是一种比浊法,若尿标本混浊则会影响结果判断,故应离心吸取上清或加几滴稀醋酸将磷酸盐溶解,再测蛋白。该法缺点是多种因素可致反应呈现假阳性。

尿蛋白定量检查可根据其阳性程度不同大致估计尿蛋白的含量,如定性,"±"为 200mg/L,"＋"约为 300mg/L,"＋＋"约为 1000mg/L,"＋＋＋"约为 3000mg/L,"＋＋＋＋"约为 10.0g/L 以上。尿蛋白定性检查结果受试验方法的敏感性和尿量多少的影响。

2.24 小时尿蛋白定量检查　可以比较准确地反映每天排泄的蛋白量,是目前实验室最常用的蛋白定量方法,本方法不受尿比重的影响,但留取尿液量是否准确会影响蛋白量计算结果。24 小时尿蛋白定量对区分正常与轻度异常的蛋白尿灵敏度较差,当患者尿中含大量蛋白时结果较可靠。

尿蛋白定量检查的方法较多,常用的有苦味酸-枸橼酸沉淀法、浊度法、双缩脲法、凯氏定氮法(最精确的方法之一)等。①沉淀法:艾司巴赫(Esbachs)定量法是沉淀法中最为广泛应用的一种方法,但特异性、精确性及敏感性均较差。②浊度法:尿蛋白与蛋白沉淀剂(磺基水杨酸-硫酸钠)作用产生沉淀,用光电比色法,将标本与经相同处理的蛋白标准液进行浊度比较,从而获得蛋白结果。该法的优点是简便、快捷,缺点是准确性稍差。③双缩脲法:以铬酸沉淀尿中的蛋白质,然后用双缩脲法进行定量测定。此法的优点是准确性较高,对白蛋白、球蛋白显示同样的敏感性。④凯氏定氮法:该法操作方法复杂,但准确可靠,仅在必要时采用。⑤自动分析仪:目前有尿液自动和半自动分析仪,通过光电信号转换,经电子计算机处理,将结果翻译成测定单位表示出来,并打印记录。

通过尿蛋白定量,可以将蛋白尿分为:①轻度蛋白尿(<1g/24h):常见于间质性肾炎、隐匿性肾炎、肾动脉硬化、梗阻性肾病、泌尿系结石和肿瘤,较少见于肾小球病。②中度蛋白尿(1～3.5g/24h):多见于肾小球疾病,提示肾实质损害。③重度蛋白尿(>3.5g/24h):多见于原发性肾小球疾病、慢性肾小球肾炎、肾病综合征、狼疮肾炎等。

3.尿蛋白电泳检测　蛋白电泳的主要目的是根据蛋白质分子量大小区分尿蛋白组成成分,尿蛋白质盘状电泳是目前常用方法。正常人,白蛋白占尿蛋白的 1/3,而 α_1 和 α_2 球蛋白约占 1/2,其余则为 β 和 γ 球蛋白。据报道正常人尿标本 15% 的球蛋白是免疫球蛋白结晶片段(Fc)、球蛋白的 K 及 λ 型轻链。Tamm-Horsfall(塔姆-霍斯福尔,T-H)蛋白为肾小管襻及远曲小管细胞所分泌,每日约分泌 2.5mg,其为大分子糖蛋白,性质和黏蛋白(MP)相似。在 pH<5 的酸性环境或含氯离子较高的溶液中黏滞度增加,聚集成胶状,易形成管型。在碱性尿液或尿液稀释的情况下,此种蛋白易液化,不易形成管型。根据 T-H 蛋白的生化特征和形态学研究,认为这种蛋白与某些细胞表面糖蛋白抗原有交叉免疫反应。

(二)氨基酸

经肾小球滤出的氨基酸绝大部分由近端肾小管主动重吸收。当氨基酸的摄入量过多时,尿中游离氨基酸的含量仅轻度增高。存在于尿液的氨基酸有两种类型,即游离型和结合型。正常人每天由尿排出的游离氨基酸 1.1g,结合氨基酸 2.0g。

氨基酸尿是指尿中排出一种或数种氨基酸,其量超过正常范围。引起氨基酸尿的原因很多,绝大多数属遗传性疾病,少部分为药物或毒物引起的中毒性肾病所致。临床上将氨基酸尿分为溢出性氨基酸尿和肾性氨基酸尿两种类型。当肝功能减退、子痫及氯仿、砷、四氯化碳中毒时,导致氨基酸中间代谢缺陷,此时血氨基酸浓度增加,虽肾小管对其重吸收功能正常,但因超过了阈值,而产生了氨基酸尿,此为溢出性氨基酸尿。肾性氨基酸尿是由于肾小管重吸收能力缺陷,如由范科尼综合征和肝豆状核变性等引起。一些代谢性疾病,如苯丙酮酸尿症是由于苯丙氨酸羟化酶缺乏,苯丙氨酸不能羟化变成酪氨酸,使血浆中苯丙氨酸浓度升高,尿中苯丙氨酸及其代谢产物增多。

氨基酸和蛋白质一样,测定的方法较多,常用检测方法有:①氨基酸氮测定。多采用甲醛滴定法,尿中氨基酸与甲醛作用后形成酸性氨基酸甲基衍生物,再用蒸馏法去氨后测定,近端肾小管重吸收功能减退时,尿氨基酸氮增加。②双相层析法。用浓缩尿液进行氨基酸薄层色谱分析,可测定氨基酸含量。③路易士试验。为尿胱氨酸定性试验。④氨基酸自动分析仪。可检测尿中各种氨基酸及其含量。

(三)糖

正常人尿内可有微量葡萄糖,尿内含糖量为 0.56～5.0mmol/24 小时,定性试验为阴性。尿糖量主要取决于血糖浓度和肾小管重吸收能力,与 GFR 也相关。当血糖浓度过高($>$10mmol/L)或肾小管重吸收能力降低时,尿中含糖量增高,若定性方法测定尿糖为阳性,称为糖尿。糖尿一般指葡萄糖尿,偶见乳糖尿、半乳糖尿、果糖尿和五碳糖尿。

尿糖检查方法很多,如还原法、发酵法、旋光法、葡萄糖氧化酶法等。①还原法:其原理是葡萄糖所含的醛基有还原性,本身可以被氧化而使其他物质还原,故可利用这一还原作用来检测。最常用的方法是本尼迪克特法,蓝色的二价铜离子在碱性溶液中被葡萄糖还原后能生成红色的氧化亚铜,以颜色的变化来判断结果。还原法除能检出葡萄糖外,还能检出其他具有还原作用的糖,如乳糖、果糖、甘露糖、麦芽糖等。该法操作方法繁琐,而且有时有使用者会被烧伤或烫伤等不足之处,现在较少使用。②葡萄糖氧化酶试纸法:葡萄糖氧化酶使尿中葡萄糖氧化成葡萄糖酸和过氧化氢。在过氧化氢作用下,碘化钾被过氧化氢氧化产生绿至棕色,然后比色判定结果。此法对葡萄糖有高度特异性,操作简便,灵敏度高,可作半定量检查,但应注意维生素 C 等还原物产生的抑制作用(假阴性)。

常见糖尿的原因有:

1.生理性糖尿　生理性糖尿为一过性糖尿,是暂时性的,排除生理因素后恢复正常。

(1)饮食性糖尿:短时间内食用大量糖所致,糖的同化存在个体差异,但健康人一次进食葡萄糖 200g 以上即可产生糖尿。

(2)应激性糖尿:又称一过性糖尿。由于情绪激动、颅脑外伤、脑血管意外等情况下,延脑血糖中枢受刺激,导致肾上腺素、胰高血糖素大量释放,因而可出现暂时性高血糖和糖尿。

(3)妊娠性糖尿:多见于妊娠中晚期,由于肾小球滤过增加,肾小管重吸收相对减少所致。另外,在妊娠末期和哺乳期间可因乳腺产生乳糖过多而出现乳糖尿。

2.病理性糖尿

(1)真性糖尿:糖尿病患者血糖增高,从肾小球滤过的糖超过了肾小管的重吸收能力范围,即超过了肾糖阈,尿糖阳性,称为血糖增高性糖尿。

(2)继发性高血糖性糖尿:一些内分泌疾病如甲状腺功能亢进症,由于肠壁血流加速和糖的吸收增加,使餐后血糖升高而出现糖尿;垂体功能亢进如肢端肥大症,可因生长激素分泌过多引起血糖升高而出现糖尿;嗜铬细胞瘤,可因肾上腺素和去甲肾上腺素大量分泌,使磷酸化酶活性加强,促使肝糖原降解为葡萄糖,引起血糖升高而出现糖尿;库欣综合征,因皮质醇分泌过多,糖原异生作用旺盛,抑制己糖磷酸激酶拮抗胰岛素的作用,故出现血糖升高和糖尿,此为类固醇性糖尿病。

(3)肾性糖尿:肾脏疾病时,由于肾小管对葡萄糖重吸收功能减退,肾阈降低,血糖虽正常,尿糖亦阳性,称为肾性糖尿。糖尿病如合并肾动脉硬化、糖尿病肾病等,血糖升高,同时有肾小球滤过率下降,则尿糖不增高,这可以用于解释某些糖尿病患者尿糖和血糖不相平行的原因。

尿糖测试并不能正确反映血糖的结果,如:①肾功能不全,老年人和妊娠糖尿病患者等的肾糖阈值改变,此时尿糖不能代表实际的血糖水平。②有时非糖尿病时也会使尿糖升高,如某些肾脏疾病、大量进食,运动等。③尿路感染、妇女月经期、妊娠等情况时,尿糖也不能代表血糖。④某些具有还原性的药物也会使尿糖试纸变色,造成尿糖高的假象。如维生素 C,水杨酸盐等。

(四)尿酮体

酮体是体内脂肪代谢的中间产物,包括 β-羟丁酸、乙酰乙酸和丙酮,其比例分别为 78％、20％和 2％。正常人血中丙酮浓度较低,为 0.34～0.68mmol/L,尿中酮体(以丙酮计)为 0.34～0.85mmol/24h,一般定性检查为阴性。当大量脂肪分解而导致这些物质氧化不全时,可使其在血中浓度增高而由尿排出,称为酮尿。在某些病理或生理情况下,如糖尿病、剧烈运动、饥饿、妊娠剧吐、应激状态时,由于脂肪动员加速,肝脏对脂肪酸氧化不全,酮体生成增加,引起血酮过多而出现酮尿。糖尿病患者,一旦出现酮尿,应考虑是否存在酮症酸中毒。若服用苯乙双胍者,其血糖已正常却仍有酮尿时,可能为血糖不高性酮症,这是因为苯乙双胍具有抑制细胞呼吸的作用,使脂肪代谢氧化不完全所致。妊娠妇女可因严重的妊娠反应、剧烈呕吐、子痫、重症不能进食、消化吸收障碍等使尿酮体呈阳性反应。

四、尿沉渣显微镜检查

尿沉渣显微镜检查是一种简便、无创的检查方法,主要用来检查肾实质性疾病,常可为疾病的活动性和严重性提供重要线索。在尿路感染、肾盂肾炎、间质性肾炎、急性肾小管坏死、急慢性肾小球肾炎、肾病综合征等的诊断中尤其重要。

(一)标本制备

取新鲜混匀的尿液 10ml 于试管中,以 2000 转/分的转速离心 5 分钟,弃去上清液,留沉渣 0.2ml,混匀取一滴置于洁净玻片上,覆以盖玻片后镜检。对有混浊或有盐类析出的标本应预先处理,再行镜检。如尿 pH＞6.0,即使磷酸盐量正常,亦能产生混浊沉淀。此时,加少许 5％醋酸或 0.1mol 盐酸使磷酸盐溶解再离心。若酸性尿中有尿酸盐沉淀,虽然碱化尿液能使此沉淀溶解,但碱性尿却能破坏管型,故很少采用。一般采用微温法使尿酸盐溶解。

肉眼血尿、脓尿的有形成分计数、细菌定量等,常采用非离心尿镜检。

(二)尿沉渣非染色检查

应用普通显微镜低倍镜头(10×物镜)观察盖玻片范围内的全貌,寻找有无细胞、管型及晶体,以免遗漏量少而有意义的物体,然后用高倍镜(40×物镜)仔细辨认细胞及管型等有形成分,并计数各类有形成分在 20 个视野内所见的最低和最高数目。临床上各类细胞计数以"＋"、"＋＋"、"＋＋＋"、"＋＋＋＋"表示,即高倍视野下"＋"＞3～5 个,"＋＋"＞10 个,"＋＋＋"＞15 个,"＋＋＋＋"＞20 个。

1.细胞

(1)红细胞:典型的红细胞为浅黄色双凹圆盘形,在高渗尿中红细胞常皱缩成表面带刺、颜色较深的球形,在低渗尿中,红细胞吸水胀大,血红蛋白从红细胞中脱出,成为一个无色的圆圈。

尿沉渣镜检,若高倍视野中红细胞数超过 3 个或持续出现 1～2 个为镜下血尿。使用艾迪斯(Addis)计数法＞50 万/12 小时,亦为镜下血尿。1000ml 尿液中有 1ml 血液时,尿呈洗肉水样,为肉眼血尿。

采用相差显微镜观察红细胞形态,根据红细胞大小、形态、血红蛋白分布可将红细胞分为两类,经肾单位排出的红细胞为变形红细胞,而肾单位以外血管破裂溢出的红细胞为均一红细胞。普通显微镜区分红细胞来源的符合率达 95%,故无相差显微镜时,可用普通显微镜代替。肾小球源性血尿是由于红细胞通过有病理改变的肾小球基膜时,受到挤压损伤,其后在漫长的各段肾小管中受到不同 pH 和渗透压变化的影响,使红细胞出现不同程度的形态变化,如产生皱缩红细胞、大型红细胞、芽孢状红细胞、红细胞碎片、古钱状红细胞伴有芽孢状突出等,多形性变化常超过 50%。ChuYD 等报道利用畸形红细胞中一种独特的结构,即有明显芽孢状的红细胞诊断肾小球来源的血尿有高度的特异性。国内报道用有明显芽孢状的红细胞(G1)>5% 的标准对诊断肾小球源性血尿的特异性为 100%,敏感性为 87.2%;若使用浓缩酸性尿,其敏感性为 90.6%,特异性为 100%。在非肾小球源性的血尿中,G1<5%。非肾小球源性血尿主要指肾小球以下部位和泌尿通路上的出血,多为有关毛细血管破裂的出血,不存在肾小球基膜裂孔,红细胞未受到上述过程的变化,因此形态可为完全正常,呈均一性血尿。

(2)白细胞:健康人尿沉渣镜检白细胞<5 个/高倍视野,若>5 个/高倍视野,称为白细胞尿。1 小时尿沉渣计数白细胞<20 万。20 万~40 万之间为可疑,>40 万为增多。新鲜尿中白细胞体积较红细胞大,外形完整,胞质内颗粒清晰可见,胞核清楚。尿中白细胞以中性粒细胞较多见,亦可见到少数淋巴细胞和单核细胞。脓细胞系指在炎症过程中被破坏或死亡的中性粒细胞,外形多不规则,结构模糊,胞质内充满粗大颗粒,核不清楚,细胞常成堆簇集,细胞间界限不清楚。尿中白细胞和脓细胞增加的临床意义相同,且两者不易区分,故区分尿中白细胞和脓细胞并无价值。

尿中不同类型的白细胞增多具有不同的临床意义,未必全为泌尿系感染。用尿沉渣非染色检查无法区分这些白细胞,而必须做尿沉渣染色涂片才可区分。中性多形核白细胞常见于泌尿系感染,包括非特异性感染和特异性感染(泌尿系结核)。此时中性多形核白细胞往往超过白细胞总数的 80% 以上。但是急性肾炎、急进性肾炎及急性间质性肾炎早期也可出现中性多形核白细胞尿,这些患者无尿路刺激征。嗜酸细胞尿主要见于过敏性间质性肾炎,若嗜酸细胞超过白细胞总数的 5%,即有意义。用 Hansel 染色可提高嗜酸细胞尿检出率。淋巴细胞多见于肾移植排斥反应、淋巴细胞白血病、丝虫病等,亦可见于狼疮肾炎和局灶节段性肾小球硬化。

(3)上皮细胞:尿液中所见的上皮细胞,来源于肾、输尿管、膀胱和尿道。正常尿液中所见少量上皮细胞主要是扁平上皮细胞和移行上皮细胞。肾实质有损害时,可见肾小管上皮细胞和肾细胞。

1)肾小管上皮细胞:又称小圆上皮细胞,比中性粒细胞大 1.5~2 倍,含有一个较大的圆形细胞核,核膜很厚,因此细胞核特别突出易见。当此种细胞脱落进入尿液后,可变为不规则形而呈钝角状,且易变性,故常见其胞质中含有小空泡、脂肪小滴和颗粒。正常尿液中见不到肾小管上皮细胞。尿中肾小管上皮细胞增多见于急性肾小管坏死、肾小管间质炎症、肾病综合征、肾小球肾炎伴大量蛋白质、肾移植排斥反应等。在肾移植术后一周,尿中可发现较多的肾小管上皮细胞,随后逐渐减少而恢复正常。当发生排斥反应时,尿中可再度出现成堆的肾小管上皮细胞,甚至可见到上皮细胞管型。因此观察尿中肾小管上皮细胞的变化,对判断肾移植后有无排斥反应有一定意义。

2)移行上皮细胞:由肾盂、输尿管、膀胱及尿道近膀胱段等处的移行上皮组织脱落而来。表层移行上皮细胞较白细胞大 2~5 倍,形态较圆,故又称大圆上皮细胞。尿中大圆上皮细胞增多可见于膀胱炎。中层移行上皮细胞常呈梨形、纺锤形,故又称层形上皮细胞,这种细胞多来自肾盂,故称之为肾盂上皮细胞。此类细胞正常尿中不易见到,增多可见于肾盂、输尿管、膀胱炎症,尤其多见于肾盂肾炎。深层移行上皮细胞呈小圆形,核较小,核膜不清楚,正常尿中偶可见到,增多可见于输尿管、膀胱、尿道的炎症。

3)扁平上皮细胞:来自尿道前段和阴道表层(女性),其形态扁平而大,不规则,细胞核呈圆形或卵圆形。正常情况下尿中可有少量扁平上皮细胞,若尿中扁平上皮细胞明显增多,见于尿道炎,但需除外白带污染。

2.管型　管型是由蛋白质、细胞和细胞碎片在肾小管、集合管中凝固而形成的圆柱形蛋白聚体。髓襻升支厚壁段及远曲小管分泌的 Tamm-Horsfall 蛋白是管型的基质。由于管型的组成成分、形态和性质不同,可将管型分为以下几种类型。

(1)细胞管型:Tamm-Horsfall 蛋白为基质所形成的管型中可含有各种细胞成分,据此将细胞管型分为以下三类:①上皮细胞管型:在蛋白基质中嵌入肾小管上皮细胞,此种嵌入的细胞大小不一。尿中出现此种管型见于急性肾小管坏死、急性肾小球肾炎、肾淀粉样变性、间质性肾炎、肾病综合征、重金属(汞、镉等)及其他化学物质中毒、慢性肾炎晚期及肾移植术后排斥反应等。②红细胞管型:管型中红细胞常常相粘连而无明显的细胞境界,有的甚至残损,管型呈铁锈色或棕红色。红细胞管型见于急性肾小球肾炎、急进性肾小球肾炎、溶血性尿毒症综合征、肾梗死、肾静脉血栓形成、过敏性间质性肾炎等。③白细胞管型:白细胞或脓细胞管型常提示肾实质有细菌感染,见于急性肾盂肾炎,亦可见于急性间质性肾炎及急性肾小球肾炎等。

(2)透明管型:主要由 Tamm-Horsfall 蛋白构成,为无色半透明的圆柱状体,较细,两端钝圆,偶尔含有少量颗粒,在暗视野下较清晰。正常人晨尿偶可见透明管型,在剧烈运动、重体力劳动、发热、麻醉时可增多,急性肾盂肾炎、急慢性肾小球肾炎、恶性高血压及心力衰竭时常可增多。

(3)颗粒管型:在蛋白基质中含有细胞分解产物或由血浆蛋白崩解的大小不等的颗粒,可分为粗颗粒和细颗粒两种,刚分泌时多为粗大颗粒,由于在肾内停滞时间较长,粗颗粒碎化为细颗粒。粗颗粒管型见于慢性肾炎或药物中毒等引起的肾小管损害。细颗粒管型见于慢性肾炎或急性肾小球肾炎后期。

(4)蜡样管型:是细胞管型在远端肾小管内长期滞留或发生淀粉样变性的上皮细胞溶解而形成的。蜡样管型常呈淡灰或蜡黄色,质地较厚,外形粗大,折光性强,其出现于尿液中提示局部肾单位有长期阻塞性少尿或无尿现象,说明肾小管病变严重,预后较差。见于肾功能不全晚期或肾淀粉样变性。偶见于肾移植后急性或慢性排斥反应。

(5)脂肪管型:管型基质中含有多数脂肪滴或嵌入含有脂肪滴的肾小管上皮细胞时,称为脂肪管型。脂肪滴大小不等,呈卵圆形,折光性强。脂肪管型见于肾病综合征、慢性肾小球肾炎和类脂性肾病。

3.结晶　尿中结晶主要来自饮食代谢和药物,尿中盐类结晶的析出,主要取决于该物质的饱和度、尿的酸碱度、温度和胶体物质的浓度等。尿液中常见的结晶体如尿酸、草酸钙、磷酸盐类一般无临床意义。若在新鲜尿中经常出现并伴有较多红细胞,应怀疑有结石的可能。磺胺药物结晶在尿中出现,对临床用药有参考价值。

(1)酸性尿液中的结晶:尿酸、尿酸盐、草酸钙等结晶在酸性尿液中常见,且一般与疾病无关;而亮氨酸、胱氨酸、酪氨酸、胆红素及胆固醇结晶常与疾病相关。①尿酸结晶:尿酸是人体嘌呤代谢的最终产物,以尿酸或尿酸盐的形式排出体外。尿酸结晶肉眼观察似红色细沙小颗粒,显微镜下为红色或黯黄色的菱形、长方形、六边形、蝴蝶结样等不同形状的结晶体。尿液中出现尿酸结晶无临床意义,若尿中大量出现并伴有红细胞,提示有膀胱和肾结石的可能,或体内尿酸代谢发生障碍。②草酸钙结晶:肉眼可见尿液混浊,显微镜下为无色方形发光的八面体,有两条对角线互相交叉,有时呈菱形。其出现的临床意义同尿酸结晶。③亮氨酸结晶:系蛋白分解产物,呈浅黄色小球状,具有密集的辐射状条纹,折光性很强。亮氨酸不存在于正常尿液中。当体内组织急剧破坏时,肝脏脱氨基作用不全,其可在尿液中出现,常与酪氨酸结晶同时存在,见于急性磷、氯仿和四氯化碳中毒及急性重型肝炎与肝硬化。④胱氨酸结晶:系蛋白分解产物,为无色的六角形片状结晶,折光性很强。正常尿内少见,在先天性氨基酸代谢异常,如胱氨酸病时,可大量出现。⑤胆固醇结晶:呈无色方形缺角的薄片状,大小不一,常浮于尿液表面形成一薄膜。见于肾盂肾炎、膀胱炎、肾淀粉样变、乳糜尿和脓尿。⑥胆红素结晶:呈黄红色的小针状或小片状结晶,见于阻塞性黄疸、急性重型肝炎、肝硬化、急性磷中毒等。

(2)碱性尿液中的结晶:碱性尿液中常见结晶有三价磷酸盐结晶、磷酸钙结晶、尿酸铵结晶、非晶形磷酸盐等,加醋酸常可溶解。如经常出现于尿中,应注意有无结石形成和泌尿系感染的可能。①三价磷酸盐结晶:又称铵镁磷酸盐结晶,无色透明,呈屋顶或棱柱形,如经常于尿液中检出,有形成磷酸盐结石的可能。②尿酸铵结晶:为黄褐色不透明结晶,呈刺球形或树根形,是尿酸与游离铵结合的产物,又称重尿酸铵结晶。膀胱细菌性炎症时,可从新鲜碱性尿中析出。③磷酸钙结晶:为无色不定形结晶,呈三角形、楔形,排列成片状、板状或束状,浮于尿液表面,见于慢性膀胱炎,膀胱尿潴留、前列腺肥大及慢性肾盂肾炎等。

(3)磺胺类药物结晶:磺胺类药物结晶形状多样,可为棕黄色不对称和麦秆束状或球状,或为无色透明呈长方形的六面体似玻璃块结晶。磺胺结晶的析出与尿液酸碱度及磺胺药在体内乙酰化速率有关。磺胺结晶在新鲜尿内大量出现且伴有红细胞时,表明肾脏已受损害。

(三)尿沉渣染色检查

虽然非染色标本显微镜下观察一般可辨认各种有形成分,但染色标本可更清晰地显示各种成分的特征。常用染色方法如下:

1.瑞特(Wright)染色法　作为常规染色,可观察尿沉渣中各类细胞。

2.Hansel 染色法　能清晰地观察嗜酸细胞和嗜酸细胞管型。

3.5ternheimer-Malbin 染色法　用结晶紫-沙黄"O"或甲苯胺蓝,副品红染液,可将尿沉渣中有核细胞分为活细胞和死细胞。活细胞胞质为无色或淡蓝色,核淡蓝色至蓝色,胞质中颗粒可呈布朗运动,故称为闪光细胞。已死亡的细胞由于生物膜破坏,染液进入胞质,使胞质呈紫色,核深紫色。另外,该染色法可将透明管型染成桃红色,颗粒管型呈淡红色或蓝色,脂肪管型不着色。

4.免疫组织化学染色法　近年已将免疫组织化学技术用于尿沉渣检查。免疫组织化学染色是利用特异性抗体与细胞或管型内特定抗原的反应来区分细胞和管型的种类。应用标记的单克隆抗体能鉴别尿液中淋巴细胞、肾小管上皮细胞和巨噬细胞等,用标记的特异性血清能辨认管型中的特殊蛋白,如 Tamm-Horsfall 蛋白、血白蛋白、轻链蛋白等,从而有助于肾脏疾病的诊断。

五、尿液细菌学检查

正常情况下,尿液自肾脏形成至贮存于膀胱的全过程应无细菌生长,但排出体外后常被外生殖器或容器中细菌污染并很快繁殖。因此用于细菌学检查的尿标本应无菌操作留取,多采用外阴冲洗后留取中段尿,或耻骨上膀胱穿刺术。尿液细菌学检查对尿路感染的诊断具有决定意义。

(一)直接涂片检查

应用革兰染色涂片找细菌可以初步确定尿路感染是由阳性球菌或阴性杆菌所引起,可作为临床使用抗生素的参考。取混匀新鲜中段尿涂片,健康人的尿液涂片应无细菌生长。若每高倍视野下可见一个或更多个细菌,则中段尿培养菌落数$>10^5$/ml,表明存在菌尿。涂片法菌尿检出率可达 80%~90%。

(二)细菌培养计数

尿细菌培养和菌落计数对确定是否存在真性菌尿有决定意义。细菌培养常用定量接种环法,每环蘸取标本量约为 0.001ml,在血液琼脂平板上划线接种,培养 24 小时计数菌落数。阴性杆菌分裂快,分裂后即分开,故菌落数多。尿细菌数$>10^5$/ml 为真性菌尿,$<10^4$/ml 为污染,介于 10^4~10^5/ml 之间者为可疑菌尿,应结合临床表现来判断或重复检查。阳性球菌(特别是粪链球菌)分裂较慢,且分裂后常粘在一起,故菌落数少,尿细菌数$>10^3$/ml 即为真性菌尿。若培养皿上有多种细菌生长,即使细菌数$>10^5$/ml,亦应怀疑污染的可能。对反复尿路感染患者,若普通尿细菌培养阴性,应注意 L 型细菌存在的可能。L 型细菌首先由 Lister 发现,是由于致病菌在抗菌药或抗体、补体等作用下胞膜破裂,仅存原浆质,但仍长期保持生命力,一旦环境转好,可恢复致病性。L 型细菌仅存在于肾髓质的高渗环境,在普通培养基中不能生长。因此,怀疑有 L 型细菌感染的患者,应做高渗培养。

(三)尿菌辅助检查

尿细菌培养对尿路感染的诊断有决定作用,但细菌培养需一定的时间,一些简单的化学试验方法,可作为尿路感染的过筛试验。

1.亚硝酸盐还原试验　革兰阴性杆菌如大肠杆菌、副大肠杆菌可将尿中所含的少量硝酸盐还原为亚硝酸盐,在酸性条件下与 α-萘胺和对氨基磺酸发生重氮化偶联反应,生成红色的 1-萘胺-4-偶氮苯对磺酸。阳性球菌还原硝酸盐的能力弱,呈阴性反应。结核杆菌无还原硝酸盐的能力,如怀疑肾结核的患者,若尿亚硝酸盐试验阳性,则可认为非结核杆菌感染。

2.氯化三苯四氮唑(TTC)试验　该试验系由 Wund 创用,方法简便,加样 4 小时后便可观察结果。革兰阴性杆菌如大肠杆菌等活性杆菌在碱性条件下可将无色 TTC 还原成红色三苯甲月替,TTC 试验阳性表明细菌数$>10^5$/ml。少量血尿不影响结果,对于严重血尿标本应离心,取上清进行试验。球菌及变形杆菌呈阴性反应。本试验能使部分亚硝酸盐试验呈假阴性的菌尿显示为阳性,同时使用这两种检测能提高对菌尿的检出率。

3.尿抗体包裹细菌(ACB)　1974 年 Thomas 报道了一种非创伤性荧光抗体试验作为尿路感染定位的诊断方法,用荧光素标记的抗入球蛋白抗体与尿沉渣中的细菌反应,若阳性表示细菌表面有抗体包裹,表明细菌已侵犯肾组织并产生了抗原抗体反应,细菌表面逐渐被这种特异性抗体包裹,提示该尿路感染为肾盂肾炎;阴性表示细菌表面无抗体包裹,该尿路感染则多为单纯性膀胱炎。尿 ACB 检查与直接定位法对尿路感染定位诊断的符合率为 83%。

(周广旻)

第二节　尿液的特殊生化检查

一、尿蛋白电泳

临床上对尿蛋白阳性的患者还需进一步对尿蛋白的组成成分进行分析,确定尿蛋白的来源,从而有助于肾脏疾病的病因诊断和预后判断。尿蛋白电泳则可为明确尿蛋白的来源提供极有价值的依据。

1.十二烷基磺酸钠-琼脂糖凝胶电泳(SDS-AGE)　是目前常用的方法。利用琼脂糖凝胶的选择性成分及多孔性,可有效地分离尿液中的不同蛋白质组分,以尿液蛋白质成分中含量最多的白蛋白为界,可将尿蛋白分为低、中、高分子蛋白带。尿蛋白电泳后呈现出中、高分子量蛋白区带,主要反映肾小球病变;呈现低分子量蛋白区带,可见于肾小管病变及溢出性蛋白尿;混合性蛋白尿则可见大、中、小各种分子量区带,提示肾小管及肾小球均受累及。该技术采用高敏感性染色液,操作简便,结果清晰,易于量化,便于分析。

2.免疫固定电泳(LEF)　该技术包括琼脂糖凝胶蛋白电泳和免疫沉淀两个过程,是免疫沉淀反应的一种混合技术。优点是敏感性高,操作周期短,分辨率高,结果易于分析。

3.毛细管电泳(CE)　在传统电泳基础上继现代高效液相色谱技术(HPLC)发展起来的一种新型高效、

快速的分离技术。它融合了 HPLC 和常规电泳两项技术的优点,具有高分辨率、高选择性、定量准确、所需样本量少等特点。

二、尿酶的测定及其临床意义

酶是一种具有特殊生物化学催化功能的蛋白质,由活的组织细胞合成。正常人尿中酶含量极少,肾脏病变时血液中及肾组织中的某些酶可在尿中大量出现。因此测定这些尿酶的变化有助于肾脏疾病的诊断和对疾病治疗效果的观察。

(一)适于诊断肾脏疾病的尿酶应具备的条件

用于诊断肾脏疾病的尿酶应具备下列条件:①来源于血液的小分子酶类,正常时它们从肾小球滤过后极大部分被肾小管重吸收,尿中含量甚微;②来源于肾实质的酶,其分子量应足够大,以保证血液中相同的酶不能被肾小球滤过而影响试验结果;③下尿路中不含尿酶或含量极微;④尿中不存在尿酶的抑制剂和激活剂,在尿液环境中酶的活性较为稳定;⑤检测方法简便,结果可靠。

(二)尿酶的种类及临床意义

常用于肾病诊断的酶根据其理化特性,可分为下列五大类:①氧化酶:如乳酸脱氢酶(LDH);②水解酶:如溶菌酶(LyS)、碱性磷酸酶(AKP)、β-葡萄糖苷酶(β-Glu)、N-乙酰 β-D 氨基葡萄糖苷酶(NAG)、亮氨酸氨肽酶(LAP)和丙氨酸氨肽酶(AAP);③转化酶:如谷氨酰转肽酶(GT);④蛋白酶:如尿激酶;⑤裂解酶:如醛缩酶、透明质酸酶(HA)。

1.γ-谷氨酰转肽酶(γ-GT)　为相对分子质量 9000～12000 的糖蛋白,分布于人体各组织器官,但以肾脏组织内含量最高。在肾脏,其主要位于近端小管上皮细胞刷状缘,因此系一种刷状缘酶,肾小球和集合管细胞不含此酶。尿 γ-GT 和其他尿酶一样,也是在肾小管细胞遭受损伤时,从细胞表面脱落而进入尿液中。但 γ-GT 对肾脏局部炎症反应极为敏感,尤其是自身免疫性疾病如系统性红斑狼疮、干燥综合征等引起的肾脏损害,当肾脏病变累及肾小管间质时尿 γ-GT 排出明显增加。而某些疾病如先天性范科尼综合征、肾囊肿,仅表现为单纯的小管间质结构损害,局部组织并无明显的炎症反应,尿 γ-GT 多不增高。

2.N-乙酰 β-D 氨基葡萄糖苷酶(NAG)　系溶酶体水解酶,相对分子质量为 130000,广泛存在于肾小管上皮细胞溶酶体中,其中以近端小管含量最高。因 NAG 相对分子质量较大,正常情况下肾小球不能滤过,因此,大多数情况下尿 NAG 均系肾小管源性(因肾小球疾病引起的大量蛋白尿者除外),即各种原因所致肾小管细胞损伤,使 NAG 释放至尿液中。NAG 在尿液中较为稳定,正常时尿 NAG 值相对较恒定。各种原因引起的肾小管间质病变,药物及毒性物质引起的急性肾小管损伤,特别是肾小管因缺血出现坏死时尿 NAG 排出量均有明显增高。但某些先天性肾小管疾病如范科尼综合征、肾脏囊性病变等尿 NAG 一般增高不明显。肾移植出现排斥反应时尿 NAG 亦显著增高,且其增高往往在临床出现排异症状之前。因此,临床上可作为早期预测排斥反应的实验室指标。需注意的是,尿 NAG 对环孢素所致的肾脏毒性作用十分敏感,因此对于肾脏移植后患者尿 NAG 增高必须结合其他有关实验室检查以鉴别是由于排斥反应还是由环孢素毒性所致。

3.溶菌酶(LyS)　溶菌酶的相对分子质量约为 14000,系小分子蛋白酶。主要来源于体内吞噬细胞、单核细胞以及中性粒细胞等中的溶酶体。正常人体血液、唾液、泪液等体液以及肾脏、肝脏及脾脏等器官中都存在溶菌酶。因血清中存在一定量的溶菌酶,且其相对分子质量较小,可自由从肾小球滤膜通过而进入尿液,正常时这些滤过的溶菌酶绝大部分被近端小管重吸收,因此尿溶菌酶含量极低。但当肾小管功能受损,特别是近端小管重吸收功能被损害时,由于滤过的溶菌酶不能被肾小管吸收,尿溶菌酶浓度可显著升高。因此尿溶菌酶测定实际上主要用来反映肾近端小管重吸收功能状况。由于大多数急、慢性肾小管间质损害如肾盂肾炎、氨基糖苷类等抗生素引起的肾脏损害和铅、汞等重金属中毒等造成的肾脏损害都可伴有肾近端小管重吸收障碍,因此尿溶菌酶浓度均可增高。一些以肾近端小管吸收障碍为主要表现的先天性肾脏疾病如范科尼综合征,尿溶菌酶的排出量也显著增高。部分肾小球肾炎,特别是一些病理损害较重者大多伴有一定程度的肾小管间质损害,也可影响近端小管的重吸收功能,尿溶菌酶浓度亦有不同程度的增加。

4.亮氨酸氨基肽酶(LAP)　相对分子质量约为 80000,机体各脏器如肝脏、肾脏、脾脏、胰腺以及肠道黏膜等均含有 LAP。它在肾组织中则主要存在于近端小管上皮细胞,肾小球含量较少。因 LAP 的相对分子质量较大,其他组织中释放入血液的 LAP 不能从正常肾小球滤过膜通过,因此尿 LAP 主要来源于肾近端小管。任何原因引起的急性肾小管损害,如药物或重金属中毒等肾毒性物质引起的肾小管损伤、出血和休克等造成的肾小管缺血性损害、急性肾盂肾炎、急性肾小管间质肾炎、急性肾移植排斥反应等,尿 LAP 都会明显增高。各种肾小球疾病,特别是存在大量蛋白尿时,由于血液中的 LAP 可通过受损的肾小球滤膜而进入尿液,尿 LAP 亦可有不同程度的升高。

5.丙氨酸氨基肽酶(AAP)　为一种刷状缘酶,相对分子质量为 240000,正常人尿排出量为 3.7～6.0U/24h。因 AAP 主要来源于近端小管上皮细胞刷状缘,因此当近端小管受到轻微损害时,刷状缘表面的 AAP 即可脱落,使尿中 AAP 显著增高。由于其敏感性较高,目前已广泛用于观察肾毒性药物引起肾小管损害的指标。各种肾毒性药物如氨基糖苷类抗生素、抗肿瘤化疗药物以及锂制剂等应用后,尿 AAP 均可增高。尿 AAP 对化疗药物顺铂所致的肾脏毒性作用尤其敏感,因此尿 AAP 是临床上监测顺铂肾脏毒性作用的较为理想的指标。

三、尿低分子蛋白质的测定

尿低分子量蛋白(LMWP)通常指分子量低于 50000 的蛋白,如 β-微球蛋白(β₂-MG)、胱抑素 C、视黄醇结合蛋白(RBP)、α₁-微球蛋白(α₁-MG)等。它们通过肾小球滤过膜后 95%～99% 在近曲小管重吸收,尿中排出量很小。当肾小管功能受损时 LMWP 排出增加,故尿 LMWP 也可作为早期肾损伤标志物。

(一)微球蛋白

β_2-MG 是由 100 个氨基酸残基组成的单链多肽低分子蛋白,分子量约 11800,电泳在 β_2 区,故称之为 β_2-MG。正常人 β_2-MG 产生量较为恒定,几乎全部从肾小球滤过,约 99.9% 被近曲小管重吸收,故尿中含量极低。尿 β_2-MG 增高见于近曲肾小管受到损害。

β_2-MG 的特异性较差,由于其在酸性(pH<6)尿中很不稳定,加之含量低,需放射免疫法测定而有被 α_1-MG 取代的趋势。α_1-MG 是分子量为 30000 的糖蛋白,由淋巴细胞和肝细胞合成,广泛分布于人体各种体液中,正常人血浆含量恒定。α_1-MG 在血液中有两种形式:游离型 α_1-MG 和与 IgA 结合的结合型 α_1-MG。游离 α_1-MG 能自由通过肾小球滤膜,并在近曲小管被重吸收和降解;而结合 α_1-MG 不能通过滤膜,故尿中仅可检测游离的 α_1-MG。由于尿 α_1-MG 稳定且在正常尿中含量比 β_2-MG 高,采用免疫浊度法可以很方便地在自动化仪器上分析,准确度高,精密度好,尿 α_1-MG 与 NAG 具有良好的相关性,两者同时测定即可反映肾小管重吸收功能,由此可反映肾小管损伤程度。

(二)视黄醇结合蛋白(RBP)

RBP 分子量为 222000,系亲脂载体蛋白,属脂质运载蛋白超家族成员。其功能是以视黄醇结合的形式从肝脏转运维生素 A 至上皮组织。血清中游离的 RBP 迅速经肾小球滤过,绝大部分被近曲小管细胞重吸收并分解,仅少量从尿液中排出。测定 RBP 的方法有单向免疫扩散法、放射免疫测定法和酶联免疫法等,后两者敏感性高,但需较长的反应时间(>2 小时)。快速酶联免疫法检测 RBP 具有反应时间短、重复性好、敏感性高等优点。尿 RBP 增高,是肾小管损害的敏感指标,能反映早期肾小管损害,优于 β_2-MG。

(三)α_1-微球蛋白(α_1-MG)

α_1-MG 亦称 Hc 蛋白,是一种分子量为 26100 的糖蛋白。α_1-MG 是由人体的肝脏和淋巴细胞合成,与人类的白细胞抗原 HLA-ALL、HLA-B20 和 HLA-BW51 等抗原决定簇有交叉反应。α_1-MG 疏水配体结合蛋白亦属 lipocalin 超家族成员。α_1-MG 以游离和与高分子蛋白(IgA 和白蛋白)结合两种形式存在于血液中,因为抗 α_1-MG 抗血清一般不与结合形式的 α_1-MG 起免疫反应,故可用免疫反应的方法测定游离 α_1-MG。正常血浆游离 α_1-MG 的浓度约为 20mg/L,尿浓度低于 20mg/gCr(30mg/24h 尿)。由于 α_1-MG 尿浓度显著高于 β_2-MG 和 RBP,准确性和重复性大为提高,较常用。α_1-MG 在血清中升高的原因有:①肾小管重吸收和代谢能力降低;②肾小球滤过功能受损;③淋巴细胞的激活或破坏释放。因 α_1-MG 在尿中浓度显著高于 β_2-MG 和 RBP,使实验检测的准确性和可重复性大为提高,是临床上用以判断近曲小管损害较为理想的指标。

(四)尿蛋白-1

尿蛋白-1 又称 Clara 细胞蛋白(CC16),系一分子量约为 16000、由位于呼吸道的 Clara 细胞分泌的蛋白质。其在呼吸道浓度较高,而血清浓度相对低且较恒定。与上述三种小分子蛋白相比,CC16 的最大优点是敏感性高,当肾小管仅轻微损害时,尿中其他小分子蛋白浓度并未增高,CC16 即已显著增高。因此 CC16 被认为是近曲小管早期和轻微损害的敏感指标。最近有研究发现糖尿病患者尿蛋白-1 的增高显著早于微量白蛋白,进一步证明肾小管病变是糖尿病肾损害的最早表现。

四、血和尿纤维蛋白(原)降解产物测定

许多肾小球疾病患者虽然没有全身的血栓前状态,但肾小球局部有纤维蛋白相关抗原,尤其是交联纤维蛋白、D-二聚体的沉积,提示肾小球局部存在高凝状态。肾炎患者肾小球内纤维蛋白相关抗原沉积与蛋白尿和肾功能减退显著相关;凝血酶和纤维蛋白均能通过多种机制导致肾小球系膜细胞和内皮细胞的损伤。虽然免疫反应是肾小球疾病中引起肾小球病变的关键,但继发性肾小球微血管内凝血则可能是病变持续进展的重要原因之一。

肾小球微血管内凝血将激活体内的纤溶过程。纤维蛋白或纤维蛋白原被纤溶酶裂解产生的各种片段统称为 FDP。纤维蛋白原降解产生的片段有 X(分子量 250000)、Y(分子量 155000)、D(分子量 85000)、Z(分子量 50000);交联纤维蛋白降解产生 D-二聚体(分子量 17000)和 E(分子量 41000)。D-二聚体的存在提示体内有交联蛋白形成;由血纤维蛋白溶酶降解而从尿中排出。各种类型的肾小球肾炎尿中均可有 FDP 排出。

(一)血、尿 FDP 的测定方法

1.间接血凝抑制试验　FDP 和纤维蛋白原具有交叉抗原性,以纤维蛋白原为抗原的致敏红细胞,与兔抗人纤维蛋白原抗血清结合,产生凝集。若待测标本中含有 FDP,它能与抗血清中抗体起交叉免疫反应而结合,从而抑制了该抗体与致敏红细胞的凝集反应。抑制的程度与已知浓度的纤维蛋白原相比较,即可求出标本中 FDP 浓度。

2.酶联免疫吸附试验(ELISA)　待测标本中 FDP 与包被在固相载体上的兔抗人纤维蛋白原血清发生反应,形成抗原抗体复合物,再与用辣根过氧化物酶(HRP)标记的兔抗人纤维蛋白原 IgG 发生抗原抗体结

合反应。HRP 使邻苯二胺基溶液(DAB)显色,呈色深浅与标本中 FDP 含量成正比,通过酶标仪即可求出标本中 FDP 含量。

3.蛋白印迹法　Takahashi 于 1989 年报道的最新测定 FDP 的技术,方法灵敏,准确率高,目前仅用于科研。正常人血 FDP$<10\mu g/ml$,尿 FDP 阴性。

肾外血管内凝血及纤溶导致血液循环中 FDP 增高时,其中小分子的片段能排至尿中,当肾小球滤过膜损伤严重时,较大分子的片段也能被肾小球滤过,而从尿中排出,因此尿 FDP 并不能完全反映肾组织内纤维蛋白沉积和降解,而需除外任何其他原因(如弥散性血管内凝血、白血病、肢体深静脉血栓形成)引起的凝血性病变,可进一步做 CD-d/CIgG 和尿纤维蛋白肽 A 的测定来明确。

CD-d/CIgG 即 D-二聚体清除率与 IgG 清除率之比值的测定。尿 FDP 的来源是多方面的,包括循环中 FDP 通过损害的肾小球滤过、小球中沉积的降解,以及滤过的完整纤维蛋白原在肾小管内被肾小管细胞分解。鉴于肾脏疾病的诊断和治疗,了解肾组织内是否有纤维蛋白的沉积以及沉积的数量则十分必要。D-二聚体来源于交联纤维蛋白的降解,其中,尿液中的 D-二聚体可来源于肾外纤维蛋白的降解或肾组织内沉积的纤维蛋白降解两部分。D-二聚体和 IgG 的分子量完全相同(170000),测定 CD-d/CIgG,是反映沉积在肾组织内的交联蛋白降解情况的理想指标。CD-d/CIgG 小于 1,则表示 D-二聚体完全系经肾小球滤过,提示其来源于肾外纤维蛋白的降解。CD-d/CIgG 大于 1,则表明肾脏产生了一定量的 D-二聚体,说明肾内有纤维蛋白的沉积,指导临床需抗凝治疗。

4.尿纤维蛋白肽 A 的测定　纤维蛋白肽 A 和 B 系纤维蛋白原经凝血酶作用从其 N 末端解离下的小分子肽(分子量 200),后者可进一步形成纤维蛋白单体。血清中若检出此种小分子肽,表明体内有活动性纤维蛋白形成,临床上常用来作为诊断血栓形成的指标及抗凝治疗的监测。但由于纤维蛋白肽 A 在血清内的半衰期极短,约 3～5 分钟,使得血清纤维蛋白肽 A 浓度测定的临床价值和准确性大为下降。由于纤维蛋白肽 A 分子量很小,可以完全从肾小球滤过排至尿中,同时此肽在尿中相对稳定,因此测定尿纤维蛋白肽 A 优于对血清的测定。目前临床上常用此作为判断肾静脉血栓形成的指标。

(二)血、尿 FDP 测定的临床意义

若血 FDP 增高,尿 FDP 阳性,则提示有肾外血管内凝血,如肾病综合征高凝状态导致的深静脉血栓形成;若血 FDP 正常,尿 FDP 阳性,则提示有肾小球内凝血,见于各类增殖性肾炎;若血 FDP 正常,尿 FDP 阴性,则提示既无肾外血管亦无肾小球内凝血,可见于微小病变型肾病。

在各类增殖性肾炎中,弥漫增殖性肾小球肾炎及系膜毛细血管性肾小球肾炎的尿 FDP 水平较轻型增殖性肾炎高,以新月体性肾炎的尿 FDP 最高。Hall 等观察到尿 FDP 与尿蛋白选择指数(SPI)有密切关系,尿 FDP 排出量随 SPI 增高而增加,他认为 FDP 的排出量可能与肾小球基膜通透性有关。尿 FDP 的含量亦反映了肾功能损害的程度,在慢性肾炎的治疗过程中,肾功能改善,临床症状缓解,尿 FDP 逐渐降低或转阴。若肾脏病炎症过程仍在进行,病变仍在活动,则尿 FDP 为阳性。若经治疗后持续阳性者,提示预后较差。因此,血、尿 FDP 的检查对临床诊治及对预后的判断有一定参考价值。

(赵　翠)

第三节　肾功能检查

　　肾脏的基本功能是排泄代谢废物,调节和维持水、电解质、酸碱和渗透压平衡以及分泌内分泌激素,其结果保持内环境稳定,使组织细胞代谢正常进行。排泄尿液是肾脏主要生理功能之一。每日从肾小球滤过形成的原尿达 180L,最终排出体外仅 1.5L 左右,99％以上由肾小管重吸收入血。终末尿成分与原尿中的成分相比,发生了显著的改变。这是由于肾小管的重吸收与分泌功能共同参与的结果。终末尿的渗透压、酸碱度与原尿相比也发生了很大的变化,这也与肾小管(包括集合管)发挥正常的浓缩与稀释功能、酸化功能相关。本节主要阐述与肾脏泌尿功能相关的肾功能试验,即肾小球滤过率,肾小管重吸收与分泌功能、浓缩与稀释功能、酸化功能试验以及与之关系密切的肾血流量检测。由于肾脏具有强大的储备能力,肾脏病变进展到一定程度后,肾功能试验结果才会异常。因此,肾功能检测的目的是了解肾脏病的程度,借以制订治疗方案;定期复查肾功能,观察其变化,对估价预后有重要意义。

一、肾小球滤过功能测定

　　肾小球过率(GFR)是反映肾小球滤过功能的客观指标。肾小球滤过率的定义为:单位时间(分)内从肾小球滤过的血浆毫升数,也就是单位时间(分)内形成的原尿毫升数。实际上是不可能直接测得原尿的数量,也就不能直接测得 GFR,而是通过测定肾脏对某物质的血浆清除率,间接检测 GFR。理想的可作为 GFR 标志物的物质应具有以下性质:①不与血浆蛋白结合,能从肾小球自由滤过;②不被肾小管重吸收或分泌;③肾脏是唯一的排泄器官;④内源性标志物释放入血流的速率恒定,外源性物质则不在体内代谢转化、无毒性。在此情况下,肾小球滤过率＝(U・V)/(P・T)。U 代表尿中的浓度,V 代表尿的容积,P 代表测量期间标志物的血浆浓度,T 代表收集尿的时间。

　　已知的 GFR 标志物包括两大类:①外源性标志物:多糖类:如菊粉;放射性核素标记物、非放射性标记物:如碘海醇;②内源性标志物:如肌酐(Cr)、尿素氮(BUN)、半胱氨酸蛋白酶抑制剂 C(Cys C)等。

(一)菊粉清除率(Cin)测定

　　菊粉(分子量 5200)是一种果糖的多聚物,分布于细胞外液中,可自由滤过肾小球,不由肾小管分泌,也不被其重吸收,长期以来,被视为测量肾小球滤过率标志物的金标准。但是由于菊粉较难获得,且价格昂贵,此种方法已逐渐少为临床应用。

(二)放射性核素标记物清除率

　　20 世纪 80 年代始,^{51}Cr-EDTA、^{99m}Tc-DTPA 等放射性核素标记物被用来测定 GFR。^{51}Cr-EDTA 仅少量与血浆蛋白结合,可经肾小球自由滤过,其血浆清除率接近于菊粉清除率。血浆中,^{99m}Tc-DTPA 的 95％可经肾小球滤过而不被肾小管重吸收,与 ^{51}Cr-EDTA 的清除率相关性很好,^{99m}Tc-DTPA 的来源丰富,价格相对便宜,半衰期较短,安全准确,成为测定 GFR 的新方法。由于放射性核素标志物具有放射性,价格昂贵,在儿童和孕妇中应用受到限制,需专门仪器设备等原因,临床上未得到普遍应用。

(三)血中含氮等代谢废物的测定

　　1.血尿素氮(BUN)　尿素是最早用于测量肾小球滤过率的标志物之一,是临床评价肾功能的一项主要指标。尿素的产量主要依赖蛋白质的摄入量,可被肾小管重吸收,而重吸收的量也不恒定,因而变异性较大。一般测定血 BUN 值为成人 3.2～7.5mmol/L(9～21mg/dl);婴儿、儿童 1.8～6.5mmol/L(5～

18mg/dl)。影响血浆尿素的因素较多,除肾小球滤过率减少外,循环血量减少引起少尿、充血性心衰、高蛋白饮食、胃肠道出血、四环素和大剂量泼尼松(强的松)的应用、高热等都可以升高血浆尿素水平;而酗酒、慢性肝病则可降低血浆尿素水平。此外,多种物质可干扰血浆尿素的测定,如醋酸己脲、游离血红蛋白、磺胺等,这些因素都影响了血浆尿素作为肾功能监测指标的可靠性。

2.血清肌酐(Scr) 血清肌酐测定是目前应用最为广泛的肾功能评价指标,但其敏感性并不高,用精确方法测得肾功能已下降了 50% 以上,血清肌酐检测值才超过正常上限。肌酐为一种小分子物质(分子量113),不与血浆蛋白结合,可自由滤过肾小球,经肾小管分泌,且分泌量因人、因时变异较大。此外,肌酐作为肌酸和磷酸肌酸的代谢产物,广泛存在于肌肉中,其产量与肌肉的量成比例,短期内的变化很小,若经过较长时间肌肉的量发生变化,其产量也会相应改变。由于年龄、性别等差别使得不同个体肌肉量差异较大,对临床肌酐值的解释也带来一定困难。

(四)基于血液生化值的经验计算公式

1.内生肌酐清除率(Ccr)测定 1976 年 Cockcroft 和 Gault 提出无尿计算法测定 Ccr,仅依据血 Cr 浓度和年龄、体重即可推算出 Ccr 值,避免了收集 24 小时尿液的繁琐,简化了肾功能的检测过程。

Cockcroft-Gault 法的计算公式是:女性:Ccr(ml/min)=(140-年龄)×体重(kg)/85×5cr(mg/dl);男性:Ccr(ml/min)=(140-年龄)×体重(kg)/72×Scr(mg/dl)。正常参考值:80~120ml/min。Ccr 是目前临床上常用于衡量 GFR 的指标,在反映肾功能损害时较血 Scr 敏感,但不能测定 GFR,它只能代表一个近似数值。

2.MDRD 法计算肾小球滤过率 2001 年美国肾脏基金会发表了慢性肾脏疾病进展的监测与防治指南(K/DOQI),推荐方程 MDRD 公式可用于成人肾小球滤过率的估算,该方程已得到广泛应用及好评。

MDRD 方程:GFR=170×(Scr)-0.999×(Age)-0.176×(0.762 女性)×(1.180 黑人)×(BUN)-0.170×(Alb)+0.318(Scr、BUN 以 mg/dl 为单位,Alb 以 g/dl 为单位)

MDRD 简化公式:GFR=186×Scr-1.154×age-0.203×(0.742 女性)×(1.212 黑人),其准确度与原公式相类似。

MDRD 公式考虑了血肌酐、年龄、性别、种族、体重等因素的影响,90% 以上的估计值落在测定值的30% 范围内,且在肾功能中、重度衰竭者中应用也有较好准确性,目前多数文献认为 MDRD 公式准确性高于 Cockcroft-Gault 公式。但 MDRD 公式可能对于体内 Cr 代谢不稳定患者如 ARF 等准确性欠佳,且是否适用于所有人群尚待进一步研究。

(五)血清胱氨酸蛋白酶抑制剂 C(Cys C)水平测定

大量研究证实 Cys C 为优于 Scr 的内源性标志物,它可经肾小球自由滤过,在近端肾小管上皮细胞被完全分解代谢,不再重返血流,也不被肾小管上皮细胞分泌,与菊粉清除率和各种放射性核素标记物的清除率相关性良好。研究证实 Cys C 判断 GFR 减退的敏感性优于 Scr,对轻、中度肾损害 Cys C 的阳性检出率高于 Scr,甚至在 Scr 处于参考值低限时,就可观察到 Cys C 的改变。血清 Cys C 浓度不受年龄、性别、肌肉含量的影响,不被肾小管排泌,生成速度较为恒定,且测定简便快速,敏感性、准确性较好,可随时监测患者的 GFR 变化,为 GFR 较理想的标志物。

可影响血清 Cys C 的因素极少,研究发现大剂量糖皮质激素可促进 Cys C 的产生,而中小剂量则对其无影响;甲状腺功能异常(甲状腺功能亢进或减退)可影响 Cys C 的水平,甲亢时其水平升高,甲减时降低,甚至亚临床性甲状腺功能不全也可影响血清 Cys C 水平。因此用 Cys C 评估接受糖皮质激素治疗或甲状腺功能异常患者的 GFR 时,必须注意病情的判断。

（六）血中含氮等代谢废物的测定

1.血尿素氮（BUN）

(1)原理：血中尿素为蛋白质代谢的产物，体内氨基酸脱氨基分解成 α-酮酸和 NH_3，NH_3 在肝细胞内与 CO_2 结合形成尿素。因此血中的尿素量取决于饮食中蛋白质摄入量、组织蛋白分解速率和肝功能状态。尿素分子量为60，其中氮为28，故尿素氮为尿素的28/60。血尿素氮（BUN）由肾小球滤过，30％～40％由肾小管重吸收，肾小管也能少量排泌，BUN 明显升高时，由肾小管排泌的量也增加。检测 BUN 可反映肾小球的滤过功能。但该项目敏感性很差。只有当 GFR 下降 1/2 以上时，BUN 才会升高。

(2)方法：常同时测 Scr 和血清尿酸（SUA），故也多测定血清尿素氮（SUN）。空腹抽血 2ml（不抗凝）送检。

(3)正常值：成人 3.2～7.5mmol/L（9～21mg/dl）；婴儿、儿童 1.8～6.5mmol/L（5～18mg/dl）。

(4)临床意义

增高：

1)肾前性因素：①生成增多。摄入蛋白质过多，消化道出血；感染、高热、外伤、手术等组织蛋白分解增加。②肾小球滤过减少。脱水、失血、心衰、肝肾综合征等有效血容量减少，使肾小球血流灌注压明显下降，尿素氮从肾小球滤过明显减少。此为肾前性 ARF 的表现。

2)肾实质病变因素：各种肾实质性病变引起的 CRF 的氮质血症期和尿毒症期 GFR 明显下降，引起 BUN 显著升高。

3)肾后性因素：梗阻性肾病导致肾小球滤过减少和肾小管重吸收增加。

降低：长期低蛋白饮食、肝功能严重损害引起 BUN 生成减少；呕吐、腹泻等从肠道排泄增多。

(5)影响因素：肾外因素包括：①肾脏灌注和尿量；②尿素合成速度，取决于每天蛋白质的摄入和内源性蛋白质代谢情况；③醋酸己脲、游离血红蛋白、磺胺等可干扰测定结果。

2.血清肌酐（Scr）

(1)原理：基本原理见 Ccr。但用 Scr 来衡量肾小球滤过功能也不敏感，当肾小球滤过功能受损超过 1/2 时，Scr 才会升高。肌酐生成速度较稳定，空腹抽血测得的肌酐值不受外源性肌酐影响。因此，Scr 比 BUN 更能准确反映肾小球滤过功能。

(2)方法：安静状态下清晨空腹抽血 2ml（不抗凝）送检。检测的方法有雅费法和酶分析法。前者简单易行、价格低廉，但受到非肌酐色素原的影响，如葡萄糖、尿酸、维生素 C、丙酮、丙酮酸、巴比妥类等。近年，酶分析法检测结果较为准确而得以普及。

(3)正常值：＜132.6μmol/L（1.5mg/dl）为正常值。由于内源性肌酐与肌肉量成正比，因此 60 岁以上老年人的血清肌酐为 44～70μmol/L。

(4)临床意义：凡是引起肾小球滤过功能明显损害（通常 GFR 下降＞50％以上）时，Scr 升高。因此，Scr 升高是肾小球滤过功能受损至中、晚期的表现，单靠 Scr 检测，不能早期发现肾小球受损。

同时检测 BUN，可求得 BUN/Scr（单位为 mg/dl）。肾功能正常时，两者比值为 10～15∶1。若 BUN、Scr 增高出现氮质血症，且 BUN/Scr 比值＞15∶1，为肾前性氮质血症，或肾后梗阻的氮质血症；若 BUN、Scr 增高，但 BUN/Scr 比值仍为 10～15∶1，为肾实质疾病引起的氮质血症或尿毒症。

同时检测 Ccr 和 Scr 来区分 ARF 和 CRF。CRF 时 Ccr 的下降与 Scr 升高相平行。Ccr 70～50ml/min，Scr 为 132.6～176.8μmol/min；Ccr 50～31ml/min，Scr 为 176.8～442.0μmol/min；Ccr≤30ml/min，Scr＞442μmol/L。在 ARF 的早期 Ccr 下降与 Scr 上升不相平行，Ccr 突然降至 5～10ml/min，此时 Scr 刚刚开始升高（＞176.8μmoL/L），且连续三天查 Scr，每日 Scr 上升 44.2～88.4μmol/L 以上，有助于 ARF 的

诊断。

（5）影响因素：肾外因素包括：①年龄、性别、肌肉活动、饮食等；②肾小管排泌肌酐增加，特别是 GFR 在 $80 \sim 40 \mathrm{ml/(min \cdot 1.73m^2)}$ 时；③肾外排泄：慢性肾功能不全时摄入肌酐的 60% 从肾外排泄，特别是从胃肠道；④血、尿中多种化合物如维生素 C、丙酮酸、葡萄糖等可干扰测定结果。

由于肾脏有强大的贮备能力，肾脏受损时，一部分肾小球被破坏，滤过面积减少，GFR 可明显下降，如余下的肾单位能排出机体日常所产生的血 Cr、BUN 等代谢产物，血清中这些物质的浓度仍可在参考范围内，只有当 GFR 下降程度 > 50% 时血 Cr 浓度才会升高，即存在测定盲区，灵敏度较低。另外，Cr 和 BUN 受肾外因素影响较大，但其测定可使用自动化仪器，简便快速，因此为临床上常用的 GFR 标志物。

二、肾血流量和肾血浆流量

单位时间（分）内流经两侧肾脏的血液量，称为肾血流量（RBF）。肾血浆流量（RPF）是指单位时间（分）内流经两侧肾脏的血浆量。测定 RPF 是通过测定血浆中某物质的清除率来实现的。对该物质的要求是，此物质经过肾脏循环一次被完全清除，即该物质既从肾小球滤过，又从肾小管分泌排出，没有被重吸收。那么，此物质的血浆清除率就等于 RPF。碘奥酮和对氨马尿酸（PAH）符合上述要求。因此，此两种物质的清除率就能代表 RPF。PAH 的优点多、无害，很少与血浆蛋白结合，不被红细胞所吸附，便于定量分析。但 PAH 也为外源性物质，测定对氨马尿酸清除率（CPAH）也像测定 Cin 一样繁复操作，故一般不用于临床，而用于研究工作。

（一）对氨马尿酸清除率（CPAH）测定

1. 原理　PAH 静脉注入后，当其血浆浓度较低（< 50mg/L）时，经肾循环一次，近 20% 由肾小球滤过，近 80% 由肾小管分泌排出，几乎全部被清除出去。在正常情况下，流经肾脏的血浆分为两个部分：90% 流经具有泌尿功能的肾组织——肾小管周围毛细血管网，称为有效肾血浆流量（ERPF）；10% 流经无泌尿功能的肾组织——肾被膜、脂肪组织、肾小血管周围等结缔组织。因此，CPAH 所代表的肾血浆流量实际上是 ERPF，占总肾血浆流量（TRPF）的 90% 左右。肾全血流量（RBF）可用 RPF 和红细胞比积计算求得。具体计算公式如下：

$$CPAH(ml/min) = \frac{尿液 PAH 浓度 \times 尿量(ml/min)}{血浆 PAH 浓度} = ERPF(ml/min)$$

$$TRPF(ml/min) = ERPF \times 10/9 \quad RBF(ml/min) = TRPF \times 1/(1 - 血细胞比容)$$

2. 方法　操作方法繁琐，临床上很少使用，故不详述。仅将有关的注意事项交代如下：①血浆 PAH 浓度必须保持在较低水平。因为 80% 的 PAH 由肾小管排泌而被清除。因此如血浆中 PAH 浓度超过肾小管分泌排出的极量，此时的 CPAH 就不能代表 ERPF。为此 PAH 浓度应控制在较低水平（$10 \sim 50 \mathrm{mg/L}$）。②PAH 的用量应随肾功能减低而减少。通常当 Ccr（ml/min）为 80 以上、$80 \sim 60$、$60 \sim 40$、40 以下时，10% PAH 用量（ml/kg）为 0.03ml、0.25ml、0.20ml、0.15ml。③禁忌药物。凡芳香族含一级氨基的药物如对氨基水杨酸（PAS）、对氨基苯甲酸等同 PAH 一样会产生显色反应，因此在检查前 $2 \sim 3$ 日内停用上述药物。

3. 正常值　RPF（ERPF）为 $600 \sim 800 \mathrm{ml/min}$；BRF 为 $1200 \sim 1400 \mathrm{ml/min}$。

4. 临床意义

（1）增高：同 Ccr，见于妊娠、糖尿病早期。

（2）降低：①有效血容量减少（失血、脱水、心衰、低血压、休克等）；②ARF；③肾实质病变（慢性肾小球肾炎、糖尿病肾病的晚期等）；④肾血管病变（肾动脉硬化症等）；⑤肾实质减少（各种肾脏病晚期引起肾小球硬化）。

（二）肾小球滤过分数

1.原理　肾小球滤过分数(FF)是指从肾小球滤过形成原尿的血浆(GFR)占肾血浆流量(RPF)的比例(百分比)。其计算公式为：FF＝GFR/RPF。

2.正常值　约 0.2(0.18～0.22)

3.临床意义

(1)增高：高血压或心力衰竭，由于肾血浆流量减少先于 GFR 减少，故 FF 相对增加。

(2)降低：各种肾小球肾炎，常由于 GFR 减少先于 RPF 减少，故 FF 相对减少。

（三）核医学方法测定 RPF

由于 CPAH 测定操作方法过于繁复，而核医学方法简便，可多次重复，更适用于临床。测定 RPF 的指标物质为 ^{123}I-OIH(邻碘马尿酸)、^{99m}Tc-MAG3(巯替肽)。^{123}I-OIH 比 ^{131}I-OIH 有更多优点，更适用于临床。前者所得图像比后者更清晰，后者除放出 γ 射线，同时放出 β 射线，半衰期长，对受试者毒性大。^{99m}Tc-MAG3 可适用于肾功能低下的病例。

三、肾小管功能测定

（一）近端肾小管功能测定

1.肾小管葡萄糖最大重吸收量的测定

(1)原理：正常情况下肾小球滤液中的葡萄糖，在近端肾小管几乎全部重吸收，故尿液中无糖排出(<200mg/L)，定性试验阴性。其重吸收机制是首先葡萄糖与 Na^+ 在位于近端肾小管上皮细胞膜的载体蛋白上进行偶联，然后三者结合在一起，将葡萄糖转运入血。由于葡萄糖与 Na^+ 偶联的比例、载体蛋白的数量有限，决定了葡萄糖重吸收有一定的限度。当血浆葡萄糖浓度达到 8.9～10.0mmol/L(160～180mg/dl)(肾糖阈)，即不能完全重吸收，部分葡萄糖从尿中排出，出现糖尿。当血糖浓度升高至一定水平时，即使血糖浓度再增高，重吸收值也不再增加(载体蛋白转运葡萄糖的功能达到极限)，此时的重吸收值称为肾小管葡萄糖最大重吸收量(TmG)。利用单位时间内肾小管滤出的葡萄糖量减去单位时间从尿液中排出的葡萄糖量，可计算出 TmG 值。TmG 的高低可反映有效肾单位的数量和功能，是测定近端肾小管重吸收功能的指标之一。

(2)方法：晨 7 时 30 分首次静脉注射 40％葡萄糖 150ml，以后用 20％葡萄糖每分钟 10ml 速度维持输液 1 小时后停止输液。操作同 Cin，但需同时测定 Cin，求出 GFR，最后按分式计算：TmG＝PGxCin－UG×V。

式中：PG 为血浆葡萄糖浓度；UG 为尿内葡萄糖浓度；V 为尿量(ml/min)。PG×Cin 为每分钟肾小球滤液中的葡萄糖含量；UG×V 为每分钟尿内葡萄糖排泄量。

(3)正常值：正常成人 TmG 平均值为(340±18.2)mg/(min·1.73m^2)。男性为 300～450mg/(min·1.73m^2)；女性为 250～350mg/(min·1.73m^2)。

(4)临床意义：慢性肾小球肾炎、慢性小管，间质性病变(如肾盂肾炎、间质性肾炎等)由于肾小球受损或肾小管缺血、损坏等，葡萄糖不能滤过或不能重吸收，都可使 TmG 减低。肾性糖尿时血糖正常，可选择性葡萄糖重吸收减少。但 TmG 减低仅见于肾性糖尿 A 型，而 B 型则可正常。本试验测定方法繁琐，临床多不采用。

2.肾小管对氨马尿酸(PAH)最大排泌量测定

(1)原理：血中 PAH 浓度较低时，很容易被肾脏清除。其中 20％从肾小球滤过，80％由肾小管排泌，在肾小管内不被重吸收。当 PAH 的血浆浓度增高到一定程度(＞600mg/L)时,肾清除 PAH 的能力已达最大限度,即使再提高其血浆浓度,尿内的排出量也不再增加,此时的排出量即为 PAH 的最大排泌量。如用最大排泌量减去肾小球的滤过量,即得肾小管 PAH 最大排泌量(TmPAH)。这是判断近端肾小管的排泌功能试验,比酚磺酞(PSP)排泄试验更具有定量的意义。

(2)方法:晨 7 时 30 分静脉注射 20％PAH 溶液 50ml,以后用 20％PAH 溶液 100ml 作维持输液,其他操作同 Cin。但需同时测定 Cin 以计算 GFR。最后按下列公式算出 TmPAH。

$$TmPAH＝UPAH×V－PPAH×Cin$$

式中:UPAH 为尿液中 PAH 含量;V 为尿量(ml/min);PPAH 为血浆中 PAH 浓度;Cin 为 GFR。UPAH×V 为每分钟尿内 PAH 排泄量;PPAH×Cin 为每分钟肾小球滤液中 PAH 含量。

(3)正常值:正常成人 TmPAH 为 $(80.9＋11.3)mg/(min \cdot 1.73m^2)$。

(4)临床意义:减低表示近端肾小管排泄功能减低和(或)功能性肾小管数量减少。常见于肾实质破坏、肾发育不全。该检测方法也繁琐,临床较少使用。

3.酚磺酞(PSP)排泄试验

(1)原理:酚磺肽又名酚红(PSP),是一种对人体无害的染料。经静脉注射后,20％从肝脏排出,80％从肾脏排出,在碱性尿液中呈红色,与标准管比色即可知尿中排出量。在肾脏的排泌过程中,94％由近端肾小管主动排泌,4％由肾小球滤过,2％通过胆汁由粪便排出。由于 PSP 绝大部分由近端肾小管分泌排出,所以尿中排出的量可作为判断近端小管排泌功能的指标。但试验时所用 PSP 试剂量仅 6mg,使血中浓度为 0.2mg/dl,比近端肾小管排泄的极量(1.0mg/dl)低得多,这样本试验仅动用少部分的肾小管功能单位就能发挥作用。因此,本试验不能反映出近端肾小管轻度损害。本试验主要与肾血流量相关,对肾血流量有较好地反映,这是由于肾血流量控制着 PSP 到达排泌部位的量。从理论上讲,PSP 排泄量和肾血流量之间存在着以时间作为变量的相关性。由于 PSP 采尿时间太短,尿量的误差难以避免。因此,PSP 试验结果仅作为 RBF(RPF)的粗糙指标。

(2)方法:①排尿后饮水 300～500ml;②30 分钟后,注射 PSP 6mg(0.6％ PSP 1ml);③注射后 15 分钟、30 分钟、60 分钟、120 分钟留尿;④各尿标本中加 10％NaOH 数毫升,使之呈红色;⑤对各尿标本用 560nm 的光电比色计作定量比色。

注意点:①所给的 PSP 量必须准确,不能漏至静脉外,否则会引起延迟高值;②禁用酚酞等在碱性环境中呈红色的药物;③停用阿司匹林、青霉素等与 PSP 竞争排泄的药物;④留尿时间必须正确,应达到±30 秒的精确度,同时必须保持利尿的速度在 2～3ml/min。

(3)临床意义

1)PSP·U15′(15 分钟尿)高值:PSP·U15′显示异常高值时,限于妊娠、糖尿病(初期)、低蛋白血症(游离的 PSP 增加),临床意义不大。

2)PSP·U15′低值:首先提示近端肾小管排泄功能损害。但须排除阿司匹林、青霉素等竞争性排泄药物的使用。

除肾实质性病变外,呕吐、腹泻、脱水、休克等循环血量下降而引起肾血流量降低,水肿、腹泻等分布容积增大,均使到达肾脏的 PSP 量减少而引起低值。肾后性疾病如肾积水症、尿路结石、前列腺肥大、妊娠、肿瘤等存在尿路结构性无效腔,神经源性膀胱等尿路功能性无效腔,均可使 PSP 值下降。若延长留尿时间可见到 PSP 值上升。肾实质性病变中,通常 GFR 降低的各种疾病均可引起 PSP 值下降。但是急性肾小球肾炎时,尽管 GFR 下降,但 RPF 却能保持相对正常,PSP·U15′值多不下降。抗生素、重金属等引起小管-间质损害,若主要影响到近端肾小管,则 PSP·U15′值亦下降。

PSP 值的高低也能反映 RPF(RBF)的多寡。两者之间的相关性近似直线(正比)关系。PSP·U15′和 CPAH 的相关性最高(+0.923),显示反映 RPF(RBF)的最佳时间为 15 分钟,故 PSP·U15′值与 RPF(RBF)关系最密切。

3)PSP·U120′(120 分钟尿)低值:本试验并非肾小管功能试验的敏感指标,通常肾功能损害超过 50% 时,其排泄量出现降低。故不能发现近端肾小管早期轻微的病变,只有对明显损害的病变才有意义。但本试验对判断肾衰竭的程度仍有实用价值。若 U15′排泄量低于 25%、U120′低于 55%,则属肾功能减退。若 PSP·U120′值降至 55%~40% 为轻度损害,降至 39%~25% 为中度损害,降至 24%~11% 为重度损害,降至 10%~0% 为极度损害。

4)PSP·U120′高值:若超过 85%,应考虑静脉注射量是否过多,或由于肝功能损害从肝中排泄减少。

(二)远端肾小管功能测定

肾脏对体液的渗透压、电解质浓度以及酸碱平衡等方面的调节起着非常重要的作用。为了适应外环境的变化,肾脏对于水分具有强大的调节能力。正常人的肾脏可以将渗透压为 280~290mmol/L 的肾小球滤过液变为 10~20L 渗透压低于 40mmol/L 的低渗尿,也可以将其浓缩为仅有 0.4L 而渗透压高达 1400mmol/L 的高渗尿。肾脏的这一调节功能就是通常所说的浓缩与稀释功能。

肾脏的浓缩与稀释功能是建立在对流倍增机制的基础上,对流倍增机制的产生有赖于 4 个主要因素:①肾单位及肾血管的独特解剖结构,即两套"U"形管,这是形成对流倍增的基本条件;②髓襻各段、远曲小管及集合管对溶质和水的高度特殊的通透性;③髓襻升支、远曲小管及集合管对电解质的各种主动转运系统的控制;④血流量的肾内调节,使髓质深部血流缓慢。由于这些因素使肾皮质至髓质乳头部维持 4 倍的渗透压梯度,并在抗利尿激素(ADH)的作用下调节着肾脏的浓缩与稀释功能。

临床上以尿的浓缩与稀释试验作为判断肾脏的浓缩与稀释功能的手段。尿浓缩与稀释试验的结果是根据尿渗透压和血浆渗透压相比较而确定的。如尿渗透压高于血浆渗透压,则称为高渗尿,表示尿液被浓缩;如尿渗透压低于血浆渗透压,则称为低渗尿,表示尿液被稀释;如两者相近或相等,则称为等渗尿。

临床常以尿比重来推算尿渗透压,从而了解肾脏浓缩与稀释功能,此法虽简单易行,但却不如测定尿渗透压的方法准确。目前公认的尿浓缩与稀释试验以渗透压方法最好。测定尿渗透压的变化,可较准确地表达肾脏的浓缩与稀释功能。

1.渗透压测定的原理　目前国内外广泛采用的冰点降低法测定溶液的渗透压。溶液的渗透压增加,使其冰点降低。以纯水的冰点 0℃ 为标准,任何溶液的冰点都比纯水为低,均为负值。冰点愈低,负值愈大,表明溶液中的渗透压愈大。当 1kg 水中增加 1mol 溶质,可使溶液的冰点降低 1.86℃,尿渗透压(渗透压)则增加 1 渗量(1mOsm),即为 1000 毫渗量(1000mOsm)。这一变化的原理是由稀溶液定律决定的。

2.测定方法　测定尿渗透压的方法有三种:①直接测定尿渗透压;②测定尿、血浆渗透压的比值;③纯水清除率。此三种方法均在浓缩与稀释试验的基础上进行。首先介绍一下测定尿渗透压的浓缩与稀释试验。

(1)尿浓缩试验:此试验通过禁水的方法,使肾脏的浓缩功能达最大。禁水试验:即受试者晚 10 时至翌日 6 时禁止饮水后,弃去第一次尿液,留取第二次的全部尿液作试样,并记录试样的总量,两次排尿的时间间隔,留作计算纯水清除率时使用。此为禁水 8 小时法,禁水 8 小时法一般能够反映出肾脏的浓缩功能。禁水时间过长,对老年人或肾脏病患者来说是有害的,甚至是危险的。正常值为禁水 8 小时尿渗透压为 (781±149)mmol/L。

(2)尿稀释试验(又称饮水试验):本法用于判断肾脏稀释尿液的能力。饮水量 20ml/kg,在 20~30 分钟内分次饮完。然后每隔半小时左右采集一次尿样,并记录其量。在 2~4 小时内排出的总尿量达饮水量

80％左右时,分别测各次尿样的尿渗透压,取最低值为试验结果。一般正常值应≤80mmol/L。与浓缩试验相比,稀释试验灵敏度较差,且多种疾病(肝脏病、心力衰竭等)均可影响肾脏排水的功能,故临床上很少采用。

(3)尿、血渗比测定:尿渗透压值除以血浆渗透压值简称为渗比(尿渗透压/血浆渗透压)。此法可直接反映血浆通过肾脏滤过形成原尿后,再经过重吸收形成终末尿的溶质浓度被浓缩的倍数。有人测定21名健康人的渗比为2.50±0.80,渗比的正常低限值为2.04。渗比值越大,尿被浓缩的倍数越大,表示肾小管重吸收水的能力越强。肾小管重吸收功能受损时,渗比变小。一旦发生肾衰竭,渗比接近或等于1。

(4)纯水清除率(C_{H_2O}):CH_2O表示单位时间内血浆经过肾脏被清除出去的纯水量,也即肾脏将超过等渗的过多溶质排泄出去所需的水量。在尿浓缩时,排出的尿量等于等渗尿量减去被重吸收的纯水量;在尿稀释时,排出的尿量等于等渗尿量加上血浆中清除的纯水量。等渗尿量实际上就是渗透性溶质清除率,又称渗量清除率($COsm$)。它表示单位时间内肾脏能够将多少血浆中的渗透性溶质清除出去。换言之,在单位时间内由尿排出的渗透性溶质,等于若干容积血浆的含量。$COsm$可从下列公式算得:

$$COsm = \frac{U_{Osm}}{P_{Osm}} V（单位时间内的尿量）$$

由于 $V = CH_2O + COsm$,因此 C_{H_2O} 的计算公式是

$$C_{H_2O} = V - COsm = V - \frac{U_{Osm}}{P_{Osm}} \times V = \left(1 - \frac{U_{Osm}}{P_{Osm}}\right) \times V$$

例如血浆渗透压为300mmol/L,尿渗透压为1200mmol/L,日尿量为500ml,则:

$$COsm = \frac{U_{Osm}}{P_{Osm}} \times V = \frac{1200 mOsm/(kg \cdot H_2O)}{300 mOsm/(kg \cdot H_2O)} \times 500ml = 2000ml$$

$$C_{H_2O} = V - COsm = 500ml - 2000ml = -1500ml$$

说明在1日内,肾脏将2000ml血浆中的渗透性溶质排泄在500ml的浓缩尿中,使血浆重新得到1500ml的纯水。

正常人C_{H_2O}的正值代表肾的稀释功能,负值代表肾的浓缩功能。如果尿与血浆的渗透压经常相等(尿渗透压/血浆渗透压=1),则$C_{H_2O}=0$(或接近于0),表示肾的浓缩与稀释功能严重损害。因此,在进行尿浓缩试验时,C_{H_2O}的负值变大而接近于0,表示肾浓缩功能明显受损。在进行尿稀释试验时,C_{H_2O}的正值变小而接近于0,表示肾稀释功能严重受损。

在尿浓缩试验时,C_{H_2O}的正常值为$-25 \sim -100ml/h$。采用禁水8小时法,测得C_{H_2O}的正常值为$(-49.70 \pm 15.36)ml/h$(男)和$(-44.87 \pm 16.63)ml/h$(女),平均为$(-47.61 \pm 15.91)ml/h$。

3.影响因素　尽管尿渗透压能精确反映肾脏的浓缩与稀释功能,但在测定时受到许多因素的影响。

(1)年龄:人出生后肾脏就建立了浓缩功能。30～40岁以后,随着肾脏萎缩、肾脏重量减轻、肾单位数目减少,肾的浓缩功能亦逐渐减退,这属生理性衰减。认识肾脏浓缩功能的生理性衰减在尿渗透压的测定中具有实际意义。这是建立各年龄组尿渗透压正常值的理论依据,以便判断某个人尿渗透压的降低是生理性衰减还是具有病理意义,特别对老年患者更为重要。因为老年人的肾浓缩功能多处于衰竭的边缘,容易在某些诱因下出现肾衰竭,造成严重脱水或水中毒。老年人极易发生药物中毒,亦与潜在的肾功能损害有关。因此,临床上认识老年人因生理性衰减所致的肾脏浓缩功能减退是必要的,否则可能因治疗不当而产生严重后果。

(2)性别:各年龄组的尿渗透压女性均低于男性,这可能与生理性差异有关。

(3)检测方法:测定尿渗透压时,如果尿浓缩的时间不一,所得的尿渗透压值差异甚大。有人对195名健康人进行检测,在晚10时开始禁水,至次晨6时和7时各留取一次尿液。将这两次尿样所测得的尿渗透

压平均值进行比较,发现两次尿渗透压值相差很远。6 时和 7 时的尿渗透压平均值分别为(536.03±203.81)mmol/L 和(749.87±164.69)mmol/L。经统计学处理,t=11.369,P<0.001,呈统计学显著差异。同一受试者的 6 时和 7 时的尿渗透压值差距最大高达 670mmol/L。这是因为 6 时所排的尿液是 6 时前一次排尿后至 6 时逐渐浓缩的尿,但 6 时前一次的排尿时间受试者没有统一,所以 6 时所取的标本实际上是没有统一浓缩时间的尿液,其尿渗透压亦不能反映禁水 8 小时后尿的浓缩状况。7 时尿样均为禁水 8 小时后至 7 时的逐渐浓缩的尿,尿浓缩的时间是统一的(实际上 9 小时)。因此其尿渗透压才能反映禁水 8 小时后尿的浓缩状况。综上所述,认为禁水 8(或 12)小时后必须排弃第一次尿液,留取第二次尿液作为试样,才能获取真实的禁水 8 小时后的尿渗透压。

(4)季节:有报道夏季检测的血渗透压、尿渗透压和渗比均显著高于其他三季,而 C_{H_2O} 则与季节无关。

4.临床意义　在进行尿的浓缩与稀释试验时,测定尿渗透压、渗比和 C_{H_2O} 均能较好地反映肾脏的浓缩与稀释功能。运用测定渗透压的方法做尿的浓缩试验,可能会出现下列三种异常情况:①尿渗透压低于正常、渗比<2.04、C_{H_2O}>−25ml/h,但仍在负值范围,这通常表明肾脏的浓缩功能减退,如肾小球肾炎氮质血症期、梗阻性肾病、反流性肾病、慢性肾盂肾炎、镇痛剂肾病、髓质囊肿病、镰状细胞病及低钾性肾病等;②尿渗透压降低、血浆渗透压增高、尿渗透压/血浆渗透压<1,C_{H_2O} 为正值,常伴有高钠血症,通常表明 ADH 分泌不足或肾对 ADH 反应性降低,如垂体性尿崩症、先天性肾性尿崩症、获得性肾性尿崩症、药物如乙醇、苯妥英钠、可乐定、碳酸锂、去甲肾上腺素、前列腺素 E、依他尼酸(利尿酸)、秋水仙碱、甲氨蝶呤等;③尿渗透压接近或等于血浆渗透压,渗比接近或等于 1,C_{H_2O} 趋于零,表明肾脏浓缩和稀释功能均丧失,肾小管重吸收水的功能和肾小管从血浆中排泄纯水的能力已丧失,临床常见于急、慢性肾衰竭。运用测定渗透压的方法作尿的稀释试验时,若不能将尿渗透压降低到 80mmol/L 以下,血浆渗透压降低,尿渗透压相对较高,渗比>1,C_{H_2O} 为负值,常伴有低钠血症。其原因可能为:①ADH 分泌过多或肾对 ADH 反应性增强。如肺部疾病(小圆形细胞支气管癌)、中枢神经系统病变、卟啉病、药物(烟碱、氯磺丙脲、氯贝丁酯、吗啡、长春新碱、巴比妥类、双胍类降糖药、环磷酰胺、噻嗪类利尿剂等);②肾小管液达到远端肾单位减少,如慢性心力衰竭、肝硬化、肾病综合征等;③各种原因引起的肾小管病变,使肾小管细胞的排水功能降低,从而出现稀释功能的减退,甚至全部丧失。

C_{H_2O} 还有助于以下几种疾病的诊断或鉴别诊断:①急性肾衰竭,C_{H_2O} 接近或等于零;②用于鉴别非少尿性急性肾衰竭和肾外性氮质血症,前者 C_{H_2O} 趋于零;③可用于判断严重创伤、大手术后低血压、失水或休克患者出现少尿时有无肾损害;④有利于早期发现肾移植急性排斥反应;⑤在原发性肾小球疾病中,有利于估计肾实质的损害程度。

尿渗透压、渗比和 C_{H_2O} 作为肾功能试验,可以了解肾浓缩或稀释功能损害程度,但必须配合其他的肾功能检查,特别应密切结合临床才能得到正确的结论。

(三)肾小管酸中毒的酸碱负荷试验

机体代谢产生的固定酸由肾脏排泄至尿中。在肾脏,H^+ 的排泄和 HCO_3^- 的重吸收形成了尿的酸化功能,对酸碱平衡起到重要作用。当远端肾小管细胞泌氢、泌 NH_3(氨)[制 NH_4^+(铵)]障碍,引起尿的酸化功能受损,使尿 pH 上升,称此为 Ⅰ 型肾小管酸中毒(远端型)。临床上出现以下特点:①高氯血性酸中毒,阴离子间隙正常;②尿 pH>6.0,体酸尿碱的矛盾现象;③低滴定酸尿症;④低钾血症;⑤磷酸钙尿路结石。本病是由先天性肾小管功能异常或是继发性肾小管-间质病变引起。Ⅱ 型肾小管酸中毒(近端型)是由于近端肾小管重吸收 HCO_3^- 功能障碍,引起近端肾小管分泌 H^+ 减少。同时大量的 HCO_3^- 进入远端肾小管,钠与氢不能充分交换,致使尿液不能酸化而产生酸中毒。多为遗传性,易发生在儿童期,引起发育障碍、高氯血症性酸中毒、低钾血症和其他近端肾小管功能障碍(糖尿、氨基酸尿)等临床症状。Ⅲ 型或混合型肾小管酸中毒,Ⅲ型以Ⅰ型为主兼Ⅱ型,混合型以Ⅱ型为主兼Ⅰ型。Ⅳ型肾小管酸中毒主要是代谢性酸中毒合并高钾血症。

尿 pH>6.0 主要见于Ⅰ型肾小管酸中毒和Ⅱ型肾小管酸中毒的早期。后者早期因大量 HCO_3^- 从尿中排泄,使尿 pH 上升,但体内碱储耗竭后,尿中 HCO_3^- 排泄明显减少,再者远端肾小管酸化功能正常,此时尿 pH 可降至 5.5 以下。

尿中碳酸氢根离子明显增高,有助于Ⅱ型肾小管酸中毒的诊断。尿中可滴定酸和尿铵明显减少有助于Ⅰ型肾小管酸中毒的诊断。因此,典型的肾小管酸中毒可根据临床表现和直接测定尿 pH、尿中 HCO_3^-、可滴定酸和尿铵,诊断并不困难。轻症和不全性肾小管酸中毒可通过酸、碱负荷试验,使诊断得以明确。

1.酸负荷试验——氯化铵负荷试验

(1)原理:服用一定量的酸性药物氯化铵,人为的酸负荷产生酸血症。远端肾小管酸化功能正常时,通过增加泌 H^+、泌 NH_3[制(NH_4^+)]和重吸收 HCO_3^-,使 NH_4Cl 排泄增加,从而把体内过多的 H^+ 从尿液中排出,血 pH 得以维持正常,尿液明显酸化(尿 pH<5.5)。若远端肾小管酸化功能减退,则泌 H^+、泌氨功能障碍,人为的酸负荷使血 pH 下降,而尿 pH 不能降至 5.5 以下。为此,通过本试验将有助于了解有无尿酸化功能障碍。由于本试验可造成酸中毒,因此仅适用于不典型或不完全的肾小管性酸中毒,即无全身性酸中毒表现的患者。本身已有酸中毒者,无须再做本试验,以免加重患者的酸中毒。

(2)方法:①顿服法(Wvang-Davies 法)。普通饮食,但禁服酸、碱药物。服药前嘱受试者排空膀胱并留尿;然后 0.1g/kg 的 NH_4Cl 次服下,服后 3～8 小时每小时留尿 1 次。测各次尿 pH。②三日法(Elkinton 法)。NH_4Cl 0.1g/(kg·d),每日分 3 次,口服,连续服 3 日,在服药前 1 天留尿及服药后第 3 天每小时留尿 1 次共 5 次,测各次尿 pH。其他注意事项同顿服法。肝病患者不能使用 NH_4Cl,以免诱发肝性脑病。可用氯化钙代替 NH_4Cl。

(3)结果:酸负荷各尿 pH<5.3 为正常。

(4)临床意义:晨尿多次呈碱性(pH>5.5)含钙的尿路结石,特别是反复发作的磷酸钙结石;小管-间质性疾病怀疑累及Ⅰ型肾小管酸中毒,而全身酸中毒不明显者可进行本试验。正常人于服药 2 小时后,尿 pH 应<5.3,若每次 pH 均>5.5,提示Ⅰ型肾小管酸中毒的诊断。

2.碱负荷试验-HCO_3^- 重吸收排泄试验

(1)原理:生理情况下,由肾小球滤过的 HCO_3^- 大部分(85%～90%)被近端肾小管重吸收入血,另外的 10%～15%被远端肾小管重吸收入血,真正从尿液排出的 HCO_3^- 为数甚少。通常 24 小时肾小球滤过的 HCO_3^- 达 300g,而尿中排泄量约 0.3g(即 1/1000)。因此 HCO_3^- 几乎 100%被重吸收入血。所以血液保持有足够的 $NaHCO_3$(贮备碱)进行缓冲作用,使血 pH 维持恒定。正常人近端肾小管重吸收 HCO_3^- 功能良好。血 HCO_3^- 的肾阈值为 26mmol/L;Ⅱ型肾小管酸中毒时 HCO_3^- 重吸收障碍,其肾阈值降至 20mmol/L,甚至 16mmol/L 以下。由于尿中 HCO_3^- 排出增多,尿 pH 升高;血 $NaHCO_3$ 下降,产生酸中毒。若大量 HCO_3^- 长期从尿中丢失,使体内碱贮备减少,加之远端肾小管酸化功能仍正常,此时尿 pH 也可降至 5.5 以下。

(2)方法:口服 $NaHCO_3$ 4～6g/d,连续 3 日,每日测血清 HCO_3^- 浓度,使其达到正常范围(24～26mmol/L)。而后测血清、尿肌酐和尿 HCO_3^-,按下列公式计算出 HCO_3^- 排泄部分占滤过部分的百分比(简称 HCO_3^- 排泄百分比):

$$HCO_3^- 排泄百分比=\frac{(尿中\ HCO_3^-)\times Scr}{Ucr\times(血\ HCO_3^-)}\times100\%$$

(3)正常值:正常人 HCO_3^- 排泄百分比≤1%,几乎接近"0"。

(4)临床意义：HCO_3^- 排泄百分比＞15％支持Ⅱ型肾小管酸中毒的诊断；＜3％～5％支持Ⅰ型肾小管酸中毒的诊断。

（李韶明）

第四节　肾脏免疫学检查

一、血清免疫球蛋白测定及其临床意义

（一）检测方法

免疫球蛋白单体分子由两条重链和两条轻链组成，链间靠二硫键连接。根据重链的不同，将免疫球蛋白分为五类，即 IgG、IgA、IgM、IgD 和 IgE。血清中含量较高的 IgG、IgA、IgM 多用单向免疫扩散法测定，此法简单，不需特殊仪器，另外亦有用免疫比浊法测定者。血清中 IgD 的测定，一般实验室用单向免疫扩散法，但由于其敏感度低，最好选用酶联免疫吸附试验（ELISA）。IgE 在血清中含量极微，需采用敏感度高的方法，如放射免疫试验或酶联免疫吸附试验检测。各类免疫球蛋白的正常值分别为 IgG 7.6～16.6g/L，IgA 0.71～3.35g/L，IgM 0.48～2.12g/L，IgD 0.01～0.04g/L，IgE 0.001～0.009g/L。

（二）临床意义

1.血清中免疫球蛋白浓度增高　血清中免疫球蛋白浓度增高可分为多克隆性球蛋白增高和单克隆性球蛋白增高，两者的基础疾病有所不同。

(1)多克隆性球蛋白增高：常见于结缔组织病、慢性肝病及淋巴瘤等，由它们引起的肾病可出现多克隆性球蛋白增高，如系统性红斑狼疮合并肾炎时，血清 IgG 可明显升高，同时 IgA、IgM 也可同时上升。

(2)单克隆性球蛋白升高：主要见于多发性骨髓瘤肾损害，华氏巨球蛋白血症肾病等。

IgA 肾病时，约 30％～50％的患者血清 IgA 增高，但国内报道血清 IgA 升高者约占 20％，这可能与检测时机有关，血清 IgA 常在黏膜感染后呈一过性升高，于数周后恢复正常，若检测时机不同，则阳性率不同。IgA 肾病时血清 IgA 增高与其生成过多有关。与 IgA 肾病相似，过敏性紫癜肾炎（HSPN）也常有血清 IgA 增高。

狼疮肾炎，尤其是系统性红斑狼疮活动时，血清免疫球蛋白常增高，既可为多克隆性免疫球蛋白增高，亦可为单克隆性免疫球蛋白增高，以 IgG 增高最常见。但狼疮肾炎大量蛋白尿时，免疫球蛋白可随尿排出，血清免疫球蛋白也可因此而表现为正常或降低。

血清 IgM 增高，多见于华氏巨球蛋白血症、IgM 肾病。急性链球菌感染后常有 IgG 和 IgA 增高，通常和病情严重程度有关，病情严重时则明显增高。多发性骨髓瘤肾病，增高的免疫球蛋白 IgG 型占 50％以上，IgA 和本周蛋白（BJP）轻链各占 20％，极个别为 IgD 型。

2.血清免疫球蛋白浓度降低　见于各种先天性和获得性体液免疫缺陷病，长期应用免疫抑制剂患者。肾病综合征时血清 IgG 常降低，而 IgM 可增高。原因是 IgG 在尿中丢失过多，也可能与免疫紊乱有关。免疫球蛋白来自 B 细胞，T 细胞能调节 B 细胞产生抗体的浓度。正常 B 细胞先分化为产生 IgM 的浆细胞，然后由此类浆细胞再分化为产生 IgG 的血液内浆细胞。肾病综合征时，辅助性 T 细胞数量不足或功能低下，上述转化过程发生障碍，引起血清 IgG 降低，IgM 增高。血清 IgG 降低造成肾病综合征患者易发生感染。

二、血清抗肾抗体的测定

(一)抗肾小球基膜抗体

人类肾小球基膜(GBM)有许多抗原成分,已发现的有Ⅳ型胶原(包括氨基端连接区7S抗原和羧基端球形非胶原成分 NC1 抗原)、层粘连蛋白、硫酸肝素蛋白多糖(HSPG)、纤维连接蛋白以及内肌动蛋白等。近年的研究已证实肺出血肾炎综合征(Goodpasture 综合征)的特异性抗体主要针对Ⅳ型胶原 NC1 抗原(主要位于 α_3 链)。

临床上检验抗 GBM 抗体的方法主要有以下四种:①间接免疫荧光法,此法操作简单,特异性高,应用广泛,但缺点是敏感性较差;②放射免疫试验,此法灵敏度高,特异性强,为最佳检测方法;③间接血凝试验,此法灵敏性高,但特异性差,现已很少应用;④酶联免疫吸附试验(ELISA),此法特异性强,灵敏度高,应用较广泛。

血清或肾组织洗脱液中抗 GBM 抗体的检测对原发或继发抗 GBM 肾炎的诊断十分必要。若肾活检标本免疫荧光检查到 IgG 于肾小球毛细血管壁呈线样沉积,则高度支持抗 GBM 肾炎的诊断。但在其他一些肾小球病(如狼疮肾炎、局灶节段性肾小球硬化、系膜增生性肾小球肾炎)也有类似荧光表现,因此单靠肾免疫荧光检查作诊断并不确切。在非抗 GBM 肾炎(如 IgA 肾病、狼疮肾炎、系膜增生性肾炎、紫癜性肾炎)中,血清抗 GBM 抗体的阳性率约为 20%,但其均为非抗糖蛋白(GP)抗体,而是针对基膜其他成分的抗体,如抗 TS(胸苷酸合酶)抗体、抗 HSPG 抗体和抗层粘连蛋白抗体。

(二)抗肾小管基膜抗体

抗肾小管基膜(TBM)抗体常可导致小管固质性肾炎,其检测方法与抗肾小球基膜抗体的检测方法类似,通常以正常肾组织冷冻切片为载体,用间接免疫荧光法测定,也有用放射免疫法测定的。血清抗 TBM 抗体常存在于抗 GBM 肾炎时,但亦有研究者报道在肾移植后可单独出现。抗 TBM 抗体的检测在临床上应用并不广泛。

(三)抗塔姆-霍斯福尔(Tamm-Horsfall)蛋白抗体

Tamm-Horsfall(T-H)蛋白由肾小管髓襻升支厚壁段及远曲小管上皮细胞分泌并构成此段细胞膜的固有成分,正常时与循环不发生接触,只有当肾小管局部遭到损伤或由于肾小管及尿路梗阻,或存在尿液的反流时,T-H 蛋白才有机会扩散至循环并与淋巴免疫系统接触,并能触发机体的自身免疫反应,使血液循环中产生抗 T-H 蛋白抗体。这也强烈提示 T-H 蛋白系-肾小管间质性肾炎源性靶抗原。因此正常人血清中无或仅有极微量的抗 T-H 蛋白抗体,而当肾小管结构遭到损害或有了尿路感染,尤其是尿路梗阻、反流性肾病时,循环中抗 T-H 蛋白抗体可明显增加。因此测定血清抗 T-H 蛋白抗体有助于上、下尿路感染的鉴别诊断,并对梗阻性肾病及反流性肾病的诊断有帮助。临床上常用放射免疫法或酶联免疫吸附试验(ELISA)测定血清抗 T-H 蛋白抗体。

(四)抗集合管抗体

肾集合管是肾小管的一个重要功能段。许多与自身免疫性疾病相关的继发性肾小管损害,尤其是继发性肾小管酸中毒,目前认为可能是由于机体内产生了自身抗集合管细胞抗体(ACCA),或是由于机体内与原发疾病相关的自身抗体与集合管发生交叉免疫反应所致。检测血清抗集合管抗体采用间接免疫荧光法和间接 ELISA 法,但由于肾集合管与其他肾小管如近曲小管、远曲小管在普通显微镜下从形态上有时往往难以鉴别,使得在检测结果的判断上有一定困难。有研究报道用人集合管细胞株(H5 细胞)作为载体采用间接免疫荧光方法检测血清抗集合管抗体,克服了上述缺点,使敏感性、重复性大为提高。间接 ELISA 法操作方便,不需荧光显微镜,适合于临床上常规操作,便于推广应用。

三、循环免疫复合物测定

循环免疫复合物(CIC)是机体内抗体与相应抗原相结合的产物,见于自身免疫性疾病和各种病原体所致的传染病患者体内。由于免疫复合物分子量较大,故易被低浓度的聚乙二醇(PEG)自液相中析出,所以可用聚乙二醇沉淀法检测循环免疫复合物的含量。循环免疫复合物的正常值为$<0.043\pm0.02$,若>0.085时则为阳性。循环免疫复合物阳性见于:①自身免疫性疾病,如系统性红斑狼疮、类风湿关节炎;②某些传染病,如乙型病毒性肝炎、麻风;③某些肾脏病,如急性链球菌感染后肾炎、膜增殖性肾炎、狼疮肾炎时,则循环免疫复合物明显增高,系膜增殖性肾炎、IgA肾病、过敏性紫癜肾炎时,循环免疫复合物增高不明显。膜性肾病时,免疫荧光和电子显微镜下均证实肾组织内有免疫复合物沉积,但血液循环免疫复合物检查呈阴性。这进一步证实了膜性肾病原位免疫复合物形成的免疫发病机制。

四、血、尿补体的测定

补体(C)由9种成分(即C1~C9)组成,C1又有三个亚单位(C1q、C1r、C1s),共11种蛋白质组分,连同其衍生物共20余种蛋白质组分。补体与其他体液因子或免疫细胞共同完成机体的免疫反应。血清中补体的活性或补体含量的变化对某些疾病的诊断及疗效判断具有重要意义。

(一)血清补体测定及其临床意义

血清总补体活性(CH_{50}值)用致敏绵羊红细胞溶解法来测定,其正常值为$30000\sim40000CH_{50}U/L$。血清C3、C4用单向免疫扩散法测定、C3、C4的正常值分别为$(1.14\pm0.27)/L$、$(0.553\pm0.109)g/L$。C5b~C9通常用单克隆抗C5b~C9抗体作ELISA测定。

血清总补体增高见于各种炎症和恶性肿瘤。血清总补体降低见于急、慢性肾小球肾炎、自身免疫性溶血、系统性红斑狼疮等。

血清C3降低最常见于三类肾小球肾炎,即急性感染后肾小球肾炎、系膜毛细血管性肾炎和狼疮肾炎。另外,感染性心内膜炎肾损害、乙型肝炎病毒相关性肾炎、冷球蛋白血症肾炎时,血清C3亦可下降。

1.急性感染后肾炎　血清补体C3下降的发生率约为90%,这一特征,可区别于原发性肾病、过敏性紫癜肾炎、急进性肾炎和遗传性肾病等,故检测血清C3对急性感染后肾炎的诊断非常有价值。急性感染后肾炎患者CH_{50}、C3下降最明显,并于6~8周恢复正常,C4、C1q稍有下降,其下降程度较C3轻,且很快恢复正常。血清C3水平的改变与本病的严重程度和预后无关。

2.系膜毛细血管性肾炎　即膜增殖性肾炎(MPGN),约50%~60%的患者有血清C3降低,且40%为持续性降低。其中尤以Ⅱ型膜增殖性肾炎C3变化最明显,其C3降低的发生率及C3下降的程度均较Ⅰ型为重。Ⅱ型MPGN时CH_{50}。亦与C3同步下降,C1q和C4正常或仅轻度下降,其补体系统是通过旁路途径激活,而Ⅰ型MPGN是通过经典途径激活补体系统的。血清C3降低的程度与膜增殖性肾炎的严重程度无关。但血清C3下降若超过6个月仍未恢复正常,则提示本病有转变为慢性肾炎的可能。

3.系统性红斑狼疮　是一种自身免疫性疾病。狼疮肾炎患者血清总补体下降,C3、C1q和C4下降,备解素和B因子亦下降,说明狼疮肾炎患者既通过经典途径、又通过旁路途径激活补体系统。病情未控制的狼疮肾炎患者,血清C3明显降低,而当疾病完全控制后,血清C3恢复正常,故C3在判断狼疮活动方面是一个敏感而可靠的指标。

（二）尿补体测定的临床意义

C3分子量为180000，正常情况下不能通过肾小球基膜而排泄至尿中，故尿C3正常为阴性。若尿C3阳性，则表示肾小球基膜通透性增加，使正常情况下不易滤过的大分子物质得以通过。尿C3的测定，对鉴别上述血清C3下降的最常见的三种肾炎有一定意义，急性感染后肾炎虽血清C3下降，而尿C3为阴性，狼疮肾炎和膜增殖性肾炎血清C3下降，尿C3常为阳性。

五、血清抗中性粒细胞胞质抗体的检测

抗中性粒细胞胞质抗体（ANCA）是针对中性粒细胞胞质中的抗原物质而产生的一种自身抗体，其主要靶抗原有髓过氧化物酶（MPO）、3型蛋白酶（PR3）、细菌渗透增强蛋白（BPI）、弹性蛋白酶、溶菌酶、组织蛋白酶G、乳铁蛋白等。应用免疫荧光技术，可将ANCA分为两种，一种是以细胞质内均匀荧光着色的胞质型ANCA（cANCA），另一种是细胞核周边荧光染色为特征的核周型ANCA（pANCA）。两种不同类型的ANCA，其识别的抗原物质不同，pANCA识别的抗原物质主要是MPO，临床上主要与累及肾脏的血管炎相关，而cANCA识别的主要抗原物质是PR3，临床上多见于微型多动脉炎（MPA）和Wegner肉芽肿。ANCA近年来已被认为是原发性系统性血管炎的一种敏感的诊断指标，因此检测血清中ANCA有助于肾小血管炎及其他肾血管炎性疾病的诊断。

（一）检测方法

ANCA的检测方法主要有间接免疫荧光法（IIF）、酶联免疫吸附法（ELISA）、固相放射免疫分析法等，其中最常用的是IIF法。

1.间接免疫荧光法　取正常人新鲜抗凝血分离白细胞，制成细胞涂片，然后加入待测血清孵育，再加入荧光标记的羊抗人IgG，干燥后用荧光显微镜观察。若中性粒细胞出现胞质荧光着色者为胞质型ANCA（cANCA），细胞核周边着色者为核周型ANCA（pANCA）。荧光法的特点是操作简单，特异性较高，但其不能特异性分析ANCA的靶抗原，敏感性差，并且可受到多种因素影响。

2.酶联免疫吸附法　取正常人新鲜抗凝血制备白细胞悬液，经反复冻融后使白细胞破碎，胞质抗原即释放出来。用该胞质抗原包被固相载体，加入待测血清后，再加入酶标羊抗人IgG，加底物终止后用光密度仪读出405nm处的吸光度A值，阳性判断标准为A405血清标本/A405阴性对照＞2。若包被抗原分别为MPO、PR3、BPI等，用同样方法即可检测MPO-ANCA、PR3-ANCA、BPI-ANCA。ELISA法可做定量分析，敏感性较荧光法高，而且还可以进行抗原的特异性分析，其缺点是特异性较差。

3.固相放射免疫测定法　亦可做定量分析，灵敏度较好，但特异性差。目前该法临床使用较少。

（二）临床意义

在肾脏疾病中，ANCA阳性主要见于微型多动脉炎肾损害、Ⅲ型新月体肾炎、过敏性紫癜肾炎、IgA肾病等。由于IF-ANCA的cANCA和pANCA这两种表现形式易受环境、温度、固定液种类、保存时间多少等多种因素的影响，容易发生不同荧光类型之间的转化。IF-ANCA亦易受自身抗体如血清抗核抗体（ANA）等的干扰。IF-ANCA阳性除可见于上述肾脏疾病外，亦可见于胶原血管病、风湿性疾病、溃疡性结肠炎及自身免疫性肝炎等。ELISA法敏感性高，且可以特异性分析ANCA靶抗原。因此，临床上同步检测MPO-ANCA和IF-ANCA可以减少假阳性，提高肾小血管炎诊断的正确率。

（张崭崭）

第五节　肾脏内分泌功能检查

肾脏除调节水、电解质平衡,维持内环境稳定外,也是体内重要的内分泌器官。现已证明肾脏可以产生和分泌 10 余种激素和生物活性物质,如肾素、促红细胞生成素、羟化的维生素、前列腺素、内皮素、激肽释放酶和激肽等,在调节血压、水、电解质、红细胞生成、钙磷代谢、机体免疫及神经内分泌等生理活动中起重要作用。

1.肾素-血管紧张素系统(RAS)　95％以上的肾素在球旁细胞合成、储存和释放,另有 2％～5％来自致密斑、间质细胞和出球小动脉内皮细胞,其生理作用是将来自肝脏的血管紧张素原转变成血管紧张素 Ⅰ(AngⅠ),AngⅠ 在肺等部位,在转化酶作用下变成血管紧张素 Ⅱ(AngⅡ)。AngⅡ 可直接作用于动脉平滑肌,产生强有力的缩血管作用,同时刺激肾上腺皮质分泌醛固酮,促进肾小管对钠的重吸收,使水钠潴留、血容量增加,最后导致血压升高。

现临床上常用放射免疫分析技术测定血浆肾素活性(PRA)及 AngⅡ 浓度。或用一些刺激试验了解 RAS 系统活性变化:如卡托普利(巯甲丙脯酸)试验,即坐位口服卡托普利 0.2～0.4mg/kg,1 小时后测定 PRA;或静注依那普利 0.02～0.04mg/kg,10 分钟后测定 PRA。如 PRA≥12ng/(ml·h),或 PRA 增加的绝对值≥10ng/(ml·h),或 PRA 增加 150％为阳性标准。

各种病因引起的肾动脉狭窄都能刺激 RAS,产生大量肾素和血管紧张素导致高血压。所以测定血液中肾素和血管紧张素的水平在高血压的诊断,特别是肾动脉狭窄造成的高血压的诊断中有较大作用。PRA 测定还可预测肾动脉狭窄手术是否有效:术后给患者服用卡托普利 3 天,比较服药前后肾素和 AngⅡ 水平,如服药后两者水平明显下降且血压也下降,提示手术效果可能较好。由于肾素分泌呈节律性变化,上午 8:00 低,12:00～20:00 分泌量最高,故周围血 PRA 数值差异很大,且正常人与患者的测定值也有重叠,故诊断时应慎重。最近有人认为分肾静脉的肾素和血管紧张素水平测定对诊断更有意义,其对肾动脉狭窄诊断的阳性率可高达 85％。分肾测定也可用于手术定位和预测手术效果,当两侧肾静脉肾素测定结果之比大于 1.5 时,在较高的一侧手术,可获得较好的手术效果。

在原发性高血压中可有 15％患者肾素水平升高,恶性高血压者的 PRA 一般都较高。5％～10％严重肾功能不全患者 PRA 升高;移植肾早期急性排斥反应时,PRA 也可升高并导致高血压,且舒张压与 PRA 之间存在良好的相关性。急性单侧输尿管梗阻可引起 PRA 升高,当患侧肾静脉与对侧肾静脉肾素之比大于 1.5 时手术疗效好。肾素瘤时外周血 PRA 明显增高,且患侧肾静脉 PRA 很高,两侧比率大于 1.5 者占 73％,最高比率可达 7.3∶1。Bartter 综合征患儿外周血 PRA 及 AngⅡ 均增高,但不伴有血压升高。假性醛固酮增多症(Liddle 综合征)时外周血 PRA 降低,可能是高血容量抑制了肾小球旁器合成和释放肾素。

2.前列腺素(PG)　PG 是由 20 个碳原子组成的不饱和脂肪酸,称为前列腺烷酸,据其结构不同分为 A、E、F、H 等多种。花生四烯酸经过环氧化酶作用后先形成前列腺内过氧化物,再经过异构酶及合成酶的作用转化为 PGE_2、$PGF_{1\alpha}$、PGI_2 及血栓素 A_2(TXA_2);又可通过脱水酶和还原酶转化为 PGA_2 及 $PGF_{2\alpha}$。肾小球主要产生 $PGF_{1\alpha}$、PGE_2,并由肾髓质乳头部间质细胞及集合管细胞分泌;肾皮质及入球小动脉可合成 PGI_2。各种 PG 的生理效应有一定差异,PGE_2 是主要的肾性 PG,使血管舒张并有较强的利尿作用。

由于前列腺素代谢产物在各种生物体液中的浓度均很低,所以需用高敏感性的测定方法才能测出其含量,其中放射免疫法操作简便、灵敏性和特异性高。PGE 和 PGF 经过肺脏和肝脏后一次能灭活 90％以上,半衰期仅 1 分钟,因此测定外周血 PGE,不能准确反映肾脏合成 PGE_2 的情况,故多测定肾静脉中

PGE_2 及尿中 $PGE_{2\alpha}$ 血中具有生物活性的 TXA_2 及 PGI 的半衰期也很短,难以直接检测,故临床多测定它们的稳定代谢产物 TXB_2 及 6-酮-$PGF_{1\alpha}$ 来作为判断两者水平的指标。

原发性高血压时,尿 TXB_2 排泄增加,6-酮-$PGF_{1\alpha}$ 及 PGE_2 降低。慢性肾功能不全时尿中 TXB_2 和 6-酮-$PGF_{1\alpha}$ 均降低,但尿 6-酮-$PGF_{1\alpha}$/Ccr 比值增加,尿 TXB_2/6-酮-$PGF_{1\alpha}$ 比值下降,说明肾功能不全时肾脏合成前列腺素虽减少,但合成 $PGF_{1\alpha}$ 仍较合成 TXA_2 相对活跃。正常肾脏产生 TXA_2 很少,但在肾盂积水和各种急性肾衰竭时尿中排出增加。另外,TXA_2 也参与了微小病变肾病蛋白尿的发生,有报道称在嘌罗霉素肾病和多柔比星肾病时,血及肾组织的 TXA_2 增加,并与蛋白尿呈正相关。

3.1,25-二羟维生素 $D_3[1,25(OH)_2D_3]$　　入体内生成或摄入的维生素 D_3 需经肝内 25-羟化酶的催化,形成 25-羟 D_3,后者再经肾小管上皮细胞内线粒体中 1-羟化酶的作用而形成具有高度生物活性的 1,25-二羟维生素 D_3。其主要生理作用是促进肠道对钙磷的吸收、促进骨中钙磷吸收及骨盐沉积。低血钙、低血磷可促进 1,25-二羟维生素 D_3 生成,反之则减少。甲状旁腺激素可激活肾脏 1-羟化酶,促进 1,25-二羟维生素 D_3 生成,降钙素则抑制 1-羟化酶,使 1,25-二羟维生素 D_3 生成减少。

最早在测定维生素 D_2 和 D_3 时多采用化学方法和生物学方法,但所测定的值波动性较大,对维生素 D_2、D_3 及其代谢产物无特异性,故目前已少用。目前临床多采用高压液相色谱、Sephadex LH20 层析以及放射受体分析法等测定 $1,25(OH)_2D_3$ 及 25,26-二羟胆骨化醇等代谢产物。

许多疾病可影响 1,25-二羟维生素 D_3 生成,如慢性肾脏疾病、1-羟化酶生成障碍均可使 1,25-二羟维生素 D_3 生成减少,可诱发肾性佝偻病、骨营养不良及骨质疏松症。当肌酐清除率(Ccr)<50ml/min 时,$1,25(OH)_2D_3$ 即显著降低。肾病综合征时血浆 $1,25(OH)_2D_3$ 水平低于正常。抗维生素 D 佝偻病可表现为低血磷、正常血钙、血浆 $1,25(OH)_2D_3$ 降低。维生素 D 依赖是由于肾小管 1α-羟化酶缺陷,使 $1,25(OH)_2D_3$ 合成减少。铝可抑制肾脏 1α-羟化酶,故铝中毒可造成肾合成 $1,25(OH)_2D_3$ 减少。肾小管疾病如范科尼综合征、Lowe 综合征及肾小管酸中毒等也可导致 $1,25(OH)_2D_3$ 生成减少。另外,原发性甲状旁腺功能亢进、结节病、特发性高尿钙症等,均可导致血浆 $1,25(OH)_2D_3$ 升高。

4.促红细胞生成素(EPO)　　EPO 是一种调节红细胞生成的糖蛋白,90% 由肾脏产生,肾皮质产生最多,系膜细胞及肾小管周围间质细胞也可产生。其定向与红系祖细胞的特殊受体相结合,加速骨髓幼红细胞成熟、释放,并促使骨髓网织红细胞进入循环,使红细胞生成增加。EPO 的合成与分泌主要靠氧分压调节,减少氧供或增加组织需氧量均可促进肾脏 EPO 的分泌。

人们一直在探索用免疫学方法测定 EPO,最近主要采用放射免疫分析法和酶联免疫吸附法(ELISA)。放射免疫及 ELISA 法提高了 EPO 检测的敏感性及特异性,步骤简便,所需样品量少,干扰因素少而且重复性好,但不足之处是不能反映 EPO 生物活性。有报道称脐血的 EPO 浓度为 17~56U/L(平均 35.6U/L)。出生后逐渐降低为 7~47U/L(平均 18.8U/L),到 2 个月时达最低点,平均 11.5U/L,然后又逐渐升高。

慢性肾功能不全时,EPO 产生减少是贫血的主要原因。持续非卧床腹膜透析(CAPD)的患者较其他透析疗法患者的血红蛋白维持在较高水平,其机制可能是 CAPD 有效地去除了 EPO 产生的抑制因子,使血中 EPO 浓度明显增加所致。肾移植患者可由于术后肾动脉狭窄出现高血压危象和红细胞增多,也可因排斥反应引起肾脏缺血使 EPO 水平升高,故对肾移植患者可通过观察血 EPO 水平变化来判断排斥反应的发生。肾脏肿瘤、多囊肾、肾盂积水等疾病时 EPO 的分泌增加,可发生红细胞增多症。

5.激肽释放酶和激肽　　激肽释放酶 90% 来自近端小管细胞,作用于血浆中的激肽原,使其生成激肽。激肽是一种起局部作用的组织激素,其主要作用有对抗血管紧张素及交感神经兴奋和抑制抗利尿激素(ADH)对远端肾小管的作用。

肾脏激肽释放酶的产生主要受醛固酮调节,可促进激肽分泌。激肽释放酶分为血浆型和腺型,肾脏激肽释放酶属于腺型,其活性可通过测定尿中激肽释放酶来推测。常用方法为放射免疫分析技术,直接测量激肽释放酶浓度,或通过测定激肽生成量来推算酶活性。

肾脏病时尿中组织激肽释放酶分泌明显减少。肾病综合征患者尿激肽排泄明显增多,可能与肾激肽释放酶活性增加有关。由于在急性肾衰动物模型中激肽释放酶-激肽系统(KKS)对急性肾衰的发生和发展有保护作用,故认为 KKS 活性减低是导致肾内血管收缩为特征的急性肾衰的原因之一。肾移植后尿激肽排泄虽有升高,但仍低于正常,有报道在排斥反应的临床表现出现前,就已有尿激肽释放酶的增加,故肾移植后测定尿激肽的排泄可作为临床诊断急性排斥反应的一项指标。大多数原发性高血压患者尿激肽排泄减少,其原因尚不十分清楚。

(张　勇)

第六节　肾脏影像学及放射性核素检查

一、肾脏的影像学检查

(一)泌尿系统平片

肾脏影像学检查的最简单易行的是泌尿系统平片(简称腹部平片)。由于肾脏病往往与整个泌尿系统有关,故这种检查应包括上腹部两侧肾区、中下腹部、盆腔以及这些部位的骨骼及软组织。检查前 1 天,需服缓泻剂,排出肠内粪便及气体。

正常泌尿系统平片上,两侧肾脏轮廓清楚,腰肌阴影对称,骨骼清晰可见,小肠内一般见不到积气现象。在整个泌尿系统内,应无致密阴影,见不到软组织肿块阴影。

(二)常规静脉泌尿系统造影

1.造影剂　常规静脉泌尿系统造影目前已成为最常用的肾脏检查方法一。静脉泌尿系统造影所用的造影剂为三碘有机化合物,目前常用的有泛影葡胺、碘肽葡胺。更为安全的静脉泌尿系统造影剂是非离子化的造影如碘苯六醇、碘异肽醇及碘普罗胺等。

2.适应证及禁忌证　凡疑有肾、输尿管、膀胱病变时,或有不能解释的泌尿系统症状,均可做静脉尿路造影,以便发现或除外泌尿系统疾患。

下列患者为禁忌证范围:①对碘过敏的患者;②有过敏史或过敏性质的患者,如哮喘、荨麻疹等;③多发性骨髓瘤;④严重的心力衰竭;⑤严重的肝、肾同时功能不全;⑥妊娠期;⑦嗜铬细胞瘤的患者,做静脉泌尿系统造影可导致严重高血压病的恶性发作,如一定要做此项检查时,必须做好急救的准备工作;⑧恶病质。

(三)逆行肾盂造影

1.造影方法　患者于造影前晚服缓泻剂,鼓励多饮水,在检查当天早上应禁食。将导管经膀胱镜插入两侧输尿管中。造影剂可用 12.5% 的无机碘化物碘化钠溶液或 30% 的有机碘化物泛影葡胺,有时也可用低密度的物质,如空气、氧气等。每侧输尿管内可注 7~10ml 的造影剂,有条件设备时可在电视监视下进行,注射压力不可过高,以免发生损伤或逆流现象。

2.适应证　①常规静脉泌尿系统造影观察不满意或疑有问题,需进一步肯定者;②为了详细观察肾盂、肾盏、输尿管的解剖形态;③确定血尿患者肾盂、肾盏、输尿管内有无占位病变;④确定泌尿系统平片上观察到的腹部致密钙化阴影与尿路的关系；⑤对有机碘造影剂过敏的患者，可用无机碘做逆行尿路造影。

3.禁忌证　有严重的膀胱疾患如感染、结核等以及尿道狭窄、瘘管、外伤及感染时，均不宜做逆行肾盂造影。

（四）肾血管造影

1.肾动脉造影　用放射学方法观察肾动脉的情况是诊断某些肾脏病的重要检查方法之一。肾动脉造影的适应证为：①肾血管性高血压；②肾血管性病变；③肾脏占位病变，鉴别肾肿块的性质，当其他检查方法未能明确性质者，如为实性肿瘤则其中有血管成分，囊肿则一般无血管成分；④肾创伤，其他检查方法未能发现问题，而肾动脉损伤症状非常明显时，可做肾动脉造影；⑤肾移植前后的检查，肾移植前了解供肾者的肾动脉情况，肾移植术后处理并发症时，均可做肾动脉造影；⑥其他，确定血尿的原因时，如一般检查方法不能明确原因，肾动脉造影可作为一种辅助诊断的检查方法。肾脏手术前需除外其他肾疾患，如肾盂肾炎、肾积水等。

此外，为了提高造影效果，在 X 线影像处理上可以应用减影技术、录像或 X 线电影照相技术。近年来利用电子计算机可以把影像信号数字化，并储存于计算机储存器内，经过处理、数字图像转换等原理，制成的数字式减影式血管造影（DSA），应用于临床，受到广泛的重视。

肾动脉造影最大的并发症是造影剂的中毒和过敏反应，严重者可以致死。导管留置于肾动脉或其分支内可引起血栓等。动脉穿刺可引起血管损伤、出血、动静脉瘘及血栓形成等。

肾动脉造影的禁忌证有：①对碘或造影剂过敏者；②严重的肝、肾功能损伤；③主动脉高度硬化者；④血液病患者，尤其是出血、凝血时间异常者。

2.肾静脉造影　对诊断肾静脉疾患，如肾静脉血栓形成，肾静脉内瘤栓形成及肾内外肿块压迫肾静脉等，以及观察脾肾静脉分流术后吻合口情况均有重要价值，尤其对诊断肾病综合征的重要并发症肾静脉血栓有较高的特异性。

肾静脉造影可能发生的并发症：①肾静脉血栓脱落形成肺梗死；②造影剂对肾功能的损害；③穿刺部位血栓形成。

（五）电子计算机体层检查

1.肾脏疾病 CT 检查的适应证　①对肾及肾区肿块的定位定性诊断，例如，肾的囊性疾患、各种肾脏原发肿瘤及转移肿瘤、肾脏炎性包块等，均为 CT 扫描的适应证；②对肾脏肿瘤，包括良性的肾血管平滑肌脂肪瘤、结节硬化综合征、肾小球旁细胞瘤、肾腺瘤等，以及肾的恶性肿瘤，如肾细胞癌、肾盂癌、淋巴瘤累及肾脏等，均能做出诊断或提供诊断的可能性，对一些疾患还可做出术前的分期，有利于制订治疗方案和判断预后；③对静脉尿路造影及 B 型超声检查后，仍不能明确性质的肾脏病变，可进一步做 CT 扫描，探讨性质；④对肾的创伤，包括钝伤、穿刺伤、包膜下血肿、肾周围血肿、肾实质挫伤、肾撕裂、肾门大血管创伤等，在静脉尿路造影后，不能做出决定者（约占 15%～30%），可做 CT 扫描；⑤对肾移植前、后可做 CT 扫描，决定其情况。

2.肾脏 CT 扫描前的准备工作　在做肾的 CT 扫描前，应空腹，于半小时前口服 3% 的泛影葡胺溶液 200ml，使小肠充盈。扫描前 5 分钟再口服 1 次同样的造影剂约 150～200ml，使胃及十二指肠充盈，以避免胃及肠襻的低密度阴影误为肿块或淋巴结。静脉注射泛影葡胺前应做过敏试验。

（六）肾脏影像学检查的过敏与中毒反应及其放射防护

做静脉尿路造影、肾血管造影及 CT 扫描时均可能发生造影剂过敏与中毒反应。此种过敏反应轻者出现恶心、呕吐、荨麻疹等，一般在造影结束后很快消失。严重者表现为血管神经性水肿、广泛皮肤红斑甚至休克等。这种反应每 1000 次造影中约出现 1 次。极少出现死亡，约每 1000 万次检查可发生 1 次，这是对造影剂严重过敏引起。

过敏反应的预防措施,除造影前做过敏试验外,对有过敏史或类似反应的患者,应做好抢救准备。目前也有人主张预防造影剂过敏可于造影前数日给患者口服泼尼松,成人 20mg/d;或静脉滴注氢化可的松,100mg/次,共 3 次(间隔 6 小时);操作前再给苯海拉明口服或肌内注射 500mg。

造影剂中毒主要是造影剂在肾小管内形成高渗状态引起,损伤肾小管上皮细胞,严重时导致急性肾小管坏死。肾功能减退患者做造影时必须慎重,必须做此检查时,应于检查后充分水化,或选择新型对肾脏损害小的造影剂。

二、肾脏的超声检查

(一)检查前准备

肾脏检查一般不需特别的准备,但检查前勿饮大量水,以免造成肾盂积水假象。需做仰卧位腹部检查者最好空腹,疑有肾盂病变者,让患者检查前 1 小时饮水 500ml,充盈膀胱,可使肾盂、肾盏显示清晰、有助于病变诊断。

(二)正常肾脏声像图

肾脏的声像图根据断面不同,形态差异较大,肾脏的纵切面多呈椭圆形,从外向内大体分 3 部分:肾周脂肪层、肾实质部分、集合系统。正常成人肾脏的大小因人而异,一般左肾大于右肾,男性大于女性,正常肾脏长约 10~12cm,宽约 5~6cm,厚约 3~4cm,集合系统占肾实质影像宽径的 1/2,中央无回声区小于 1cm。

(三)肾脏超声检查的临床应用

肾脏超声检查可用于肾下垂,肾先天性异常(如单侧肾缺如、异位肾、重复肾、马蹄肾、肾发育不良),肾内囊性病变[如肾囊肿(又称单纯性囊肿)和多囊肾,肾积水,肾结石,肾肿瘤,肾外伤,感染性肾脏疾病(如肾脓肿、脓肾、肾周围脓肿、肾盂肾炎、肾结核)],弥漫性肾脏疾病,肾静脉血栓,移植肾,胡桃夹现象,肾定位以及进行肾活检术定位、肾囊肿穿刺抽水术等检测与治疗。

三、肾脏的磁共振成像检查

对慢性肾小球肾炎 MRI 诊断价值不大,双侧肾脏体积正常或稍小,大多数患者主要表现为皮质-髓质界限消失。对肾实质肿瘤,MR 可异常清楚地显示肾实质肿块,但对肾原发肿瘤、肾转移瘤、肾脓肿三者不易区分,而与肾的囊肿则可区分。MRI 对肾细胞癌的术前分期上有定的价值,因其可清楚显示周围的血管与淋巴结的转移,除此之外在术前分期上 MR 与 CT 的作用几乎相近。

四、肾脏介入性放射学

肾脏的介入性放射学包含用放射诊断学的器械、技术和方法达到治疗的目的,以及应用放射设备与技术作为导向穿刺的手段,取得病理组织材料,以便进一步明确疾病的性质。介入性放射学在某些疾病可以代替外科手术、盲目穿刺活检及手术活检,它是放射学中近十数年来迅速发展的一项新技术。它主要用于肾脏疾患的栓塞疗法、肾动脉成形术、介入性肾盂抽吸和尿路造影、经皮穿刺肾造瘘术、经皮肾及肾周围脓肿的引流。

五、放射性核素检查

放射性核素检查法广泛地应用于泌尿系统疾病诊断和病理生理研究,肾图、肾显像、肾小球滤过率和 β_2-MG 测定等已属临床常规项目。

肾图

^{131}I-邻碘马尿酸肾图是目前最常用的肾图检查。

(1)原理:^{131}I-邻碘马尿酸钠(OIH)注入静脉后,随血流进入肾脏,80%由肾小管上皮细胞吸收并分泌到肾小管管腔内,20%由肾小球滤过进入肾小管管腔内,经原尿冲刷到肾盂,再随尿流排泄到膀胱,可以从肾区描记到的放射性升降凸线得知 OIH 在肾内的聚集和排出情况。曲线上升的高度和速度主要反映有效肾血浆流量和肾小管上皮细胞的功能;曲线的下降速率主要反映尿流量的多少和包括肾小管在内的上尿路通畅情况。这一放射性升降曲线称为肾图,可以从左右两肾区分别获得,因此,这是一种检查分侧肾功能和上尿路通畅情况的简便方法。

(2)正常肾图:包括陡然上升的放射性出现 a,聚集段 b 和排泄段 c。b 段上升良好,峰形锐利,峰时多在 2～3 分钟;c 段近似指数规律下降,下降斜率与 b 段上升斜率近乎对称,15 分钟的曲线高度低于峰值的一半,基两侧肾图基本相同。

(3)肾图 a、b、c 三段的意义:b 段主要与包括有效肾血浆流量的肾脏功能有关;峰时主要与尿流量有关;c 段与尿路通畅情况有关,在没有梗阻时也是肾功能的主要指标;a 段在分析时已不占重要位置。

(4)异常肾图类型:异常肾图包括分侧肾本身异常和两侧对比异常。①功能受损型,a 段有不同程度的减低,b 段不同程度的上升缓慢,峰时一般＞4.5 分钟,c 段下降延缓,c＞8 分钟,15 分钟残留率大于 50%。受损严重时不见明显的 b、c 段,而呈低水平线。RI 值为 30%～45%者属轻度受损,20%～30%属中度受损,20%以下为严重受损。尿素氮高于 12.5mmol/L(35mg/dl),PSP 2 小时排出率低于 25%者,肾图一般呈严重受损型。此型肾图提示肾缺血和(或)肾功能受损,但尿路轻度不畅也可呈现类似图形。老年人的诊断标准应适当降低。②无功能型,a 段较健侧低 30%以上,不见 b 段上升,只见放射性逐渐下降,且一直比健侧同期的放射性低。此型肾图提示该肾无功能、功能极差或无肾。③排出不良型,整个图形呈不对称的抛物线状,b 段上升正常或缓慢,c 段下降明显延缓,c＞8 分钟,甚至 15 分钟或更长时间不见下降,峰时多后延,峰时圆钝。这种图形 RI 值不能反映肾功能,可用分浓缩率代替之,大于 6%者示功能尚好或梗阻解除后肾功能可望有较好的恢复。

各类异常肾图的临床意义有一定的交叉,必须结合临床症状和体征进行分析,不能只根据一个肾图做病理生理的解释和疾病诊断,必要时应做进一步的鉴别诊断。

(5)适应证:①了解总肾功能(由两侧肾脏指数中较大的那个数值来反映);②了解分侧的肾功能;③两侧肾功能(包括供血状态)有无显著差异;④了解分侧上尿路通畅情况;⑤上腹部肿物与肾脏的鉴别诊断。

本检查法无禁忌证。曾对碘油造影剂过敏者也可进行本检查。

六、肾显像

(一)肾动脉灌注和血池显像

1.原理和方法　"弹丸"式静脉注射 DTPA 740 MBq(20mCi)后,用 γ 相机立即在后腰部以 1～2 秒 1 帧的速度连续采集 30 秒,可获得显像剂随血流陆续灌注到肾动脉及血管床的系列影像,用计算机技术可生成两侧肾动脉灌注的时间-放射性曲线。若拟同时获得肾血池影像,需改用血池显像剂如池 ^{99m}Tc 标记的红细胞,在完成上述显像 2 小时后,再进行静态显像,即得肾血池影像。

2.正常影像 腹主动脉上段显影后 2 秒左右,两侧肾动脉几乎同时显影,随之出现"肾影",此实为肾内小动脉和毛细血管床的灌注影像,两侧基本对称。两侧影像出现的时间差小于 1~2 秒,双侧放射性峰值之差小于 25%。

3.异常影像及其临床意义 ①肾动脉显影延迟,肾影像小而淡,多见于该侧肾血管主干病变;②肾影像中出现局部放射性减低区,提示局部缺血病变或其他良性病变;③肾内已知占位病灶的血流灌注和血池影像基本正常或有较早和较高的放射性聚集,以恶性病变的可能性大;④肾内已知占位病灶血池影像的放射性明显高于正常肾组织,可诊断为海绵状血管瘤。

4.适应证 ①了解肾供血情况,协助诊断肾血管性高血压和估价肾动脉病变情况;②协助诊断肾栓塞及观察溶栓疗效;③监测移植肾的血供情况;④观察肾内占位性病变血运情况,有助于良、恶性病变的鉴别诊断。

(二)肾静态显像

1.原理和方法 静脉注射慢速通过肾脏的显像剂,如 ^{99m}Tc-二巯丁二酸(DMSA)或 ^{99m}Tc-葡萄糖酸盐 111MBq(3mCi),它们可较长时间地聚集在肾实质内,1 小时后取后位所得影像为肾实质影像。当血浆 BUN>17.9mmol/L(50mg/dl)或 Scr>440μmol/L(5mg/dl)时,本法仍可显示残余的肾组织,较 IVP 灵敏。

2.正常影像 肾静态正常影像双肾呈蚕豆状,中心平第 1~2 腰椎,两肾纵轴呈"八"字形,右肾多较左肾稍低,左肾多较右肾稍长,右肾多比左肾宽,大小约 11cm×6cm,两侧纵径差<1.5cm,横径差<1cm。肾影周边的放射性较高,中心和肾门处稍低,两侧基本对称。

3.异常影像及其临床意义 ①肾影位置、大小、形态异常;②一侧肾影放射性低于对侧,示淡侧肾功能降低;③双侧肾影显示不良,本底高,示双肾功能减低;④肾内局限性放射性减低或缺损,示肾内局限性病变,但无特异性,受现有核医学仪器空间分辨率的限制,小于 1cm 的病变难以显示。

4.适应证 ①了解肾脏位置、大小、形态,肾畸形与肾萎缩的诊断;②上腹部肿物与肾脏的鉴别诊断;③肾实质内占位性病变、缺血性病变和破坏性病变(包括瘢痕和外伤)的检出;④一侧肾功能减低(包括肾缺血)的进一步证实;⑤尿毒症时肾影的观察。

本法无禁忌证。

(赵琳娜)

第七节 肾脏病理学检查

一、肾脏活体组织检查

肾活体组织检查(简称肾活检)是获取肾脏病理标本的重要手段之一,经皮肾穿刺活检(简称肾穿刺)即用穿刺针经背部皮肤入肾下极取材,是目前最常用的方法。

二、肾穿刺的适应证与禁忌证

(一)适应证

为了明确诊断、指导治疗或预后,而又无肾穿刺禁忌证时,内科各种原发、继发及遗传性肾实质疾病(尤其是弥漫性病变)均可穿刺。

原发性肾脏病

1.急性肾炎综合征如肾功能急剧坏转、疑急进性肾炎时,应尽早穿刺。

2.按急性肾炎治疗 2～3 个月病情无好转。

3.原发性肾病综合征:先治疗,激素规则治疗 8～12 周无效时肾穿刺;或先穿刺,根据病理类型有区别地治疗。

4.无症状性血尿:变形红细胞血尿临床诊断不清时。

5.无症状性蛋白尿:蛋白尿持续＞1g/d 诊断不清时。

6.继发性或遗传性肾脏病:临床怀疑而无法确诊时,或临床已确诊,但肾脏病理资料对指导治或判断预后有重要意义时。

7.急性肾衰竭:临床及实验室检查无法确定其病因时应及时穿刺(包括慢性肾脏患者肾功能急剧坏转)。

8.移植肾:肾功能明显减退原因不明时;严重排异反应决定是否切除移植肾;怀疑原有肾脏病在移植肾中复发;重复肾穿刺在了解疾病演变.评价药物疗效及估计预后上很有意义,但如何掌握此适应证尚无统一看法。

9.重复肾穿刺:①重症肾小球疾病,如新月体性肾炎及重病Ⅳ型狼疮肾炎,治疗好转后应重复肾穿刺,以了解肾组织恢复情况,制定后续治疗方案;②激素敏感性肾病综合征,如微小病变病或系膜增生性肾炎,多次复发后变为激素抵抗疑病理类型转变(如转变成局灶性节段性硬化)时应重复肾穿刺;③激素治疗无效病例为追踪病变进展、估计预后也需重复肾穿刺;④狼疮肾炎的病理类型常随全身系统性狼疮的活动及治疗缓解而转型,因此,也常有重复肾穿刺必要。

(二)禁忌证

目前较公认的禁忌证如下:小肾、孤立肾、凝血功能障碍如血友病;相对禁忌证:局部严重感染、出血倾向、严重高血压、泌尿系感染、腹水、心衰竭、贫血及低血容量,但若能被矫正,肾穿刺仍能进行。至于慢性肾衰竭是否作为禁忌证,文献中存在不同看法。许多作者认为慢性肾衰竭尤其终末期尿毒症时,肾脏活检对诊断及治疗并无帮助,却常发生严重并发症,因此,应作为禁忌证。但是近年来由于维持血透及肾移植的普遍开展,对慢性肾脏体积正常的慢性肾衰竭病例仍有肾穿刺必要,不过对此仍需十分慎重。

三、肾穿刺方法

(一)肾穿刺前准备

做好术前准备是减少并发症的一个重要环节。术前应做好以下工作:①征求患者本人及家属同意,向患者解释肾穿刺操作,让其练习憋气(肾穿刺时需短暂憋气)及卧床排尿(肾穿后需卧床 24 小时),以便密切配合;②化验出、凝血时间,血小板计数及凝血酶原时间,以了解有无出血倾向;③查肌酐清除率、血肌酐及尿素氮了解肾功能,查同位素肾图了解分功能,并做 B 型超声波检查了解肾脏大小、位置及活动度;④查血型、备血;⑤术前2～3日口服或肌内注射维生素K。

急性肾衰竭患者进行肾穿刺,出血的危险性显著增加。这是因为肾衰竭时胍基琥珀酸、酚、酚酸等代谢产物蓄积,它们能抑制血小板功能甚至使数量减少,而且尿毒症时,某些凝血因子活性也可降低。因此,急性肾衰竭患者肾穿前除化验凝血酶原时间(反映外凝血系统功能)外,还应测定白陶土部分凝血活酶时间(反映内凝血系统功能)除检查血小板数量外,还应检查血小板功能(聚集、黏附及释放功能),若发现异常,均应在术前矫正。根据经验至少应在肾穿刺前24小时停止透析,透析结束时应给鱼精蛋白中和肝素,并在肾穿刺前复查试管法凝血时,以确切证实肝素作用消失。另外,急性肾衰竭时常有较重的高血压及贫血,都应相应矫正。

(二)穿刺点定位

目前多采用B超引导下定位。

(三)穿刺针

肾穿刺针多种多样,有负压吸引针、切割针、负压吸引一切割针、穿刺枪、细针等。

(四)穿刺取材步骤

定位精确、穿刺针理想及操作熟练是肾穿刺活检成功的三要素,因此,医师必须熟练掌握穿刺操作。

患者取俯卧位,腹下垫约10cm厚的硬枕,以将肾脏顶向背侧。穿刺点定位,消毒、铺手术单,并逐层局麻。穿刺针做探针逐层刺入,并在屏气后刺入肾周脂肪囊直达肾被膜再令患者屏气绝不许触动针体,将针刺入肾脏完成取材操作。当针进入脂肪囊随呼吸摆动后,不令患者屏气绝不许触动针体,以免撕伤肾脏。标本取出后应及时由在穿刺现场的病理技术员用放大镜检查标本上有无肾小球,若无肾小球时应重复取材。

(五)肾穿刺后处理

1.患者观察及处理　拔针后压迫穿刺部位2～3分钟,敷盖纱布,捆绑腹带再搬患者至担架车上推回病房,卧床24小时。密切观察脉搏、血压,并留尿做离心后沉渣镜检。鼓励患者多饮水,以轻度利尿,避免肾出血后形成血块梗阻尿路。并应给抗生素及止血药2～3天预防出血。

2.肾组织标本处理　所取组织标本应立即分送电子显微镜、光学显微镜及免疫荧光显微镜检查;如果组织不够,则需依据临床疾病推断来选择检查项目(如Alport综合征应首选电镜检查,Goodpasture综合征应首选光镜及免疫荧光检查),否则宜首先满足光镜检查需要。光镜标本常用10%甲醛溶液固定,可在室温下保存或运送。用于电镜检查的标本可置于2%～4%的戊二醛磷酸钠缓冲液中[pH 7.2～7.3,渗透压380mOsm/(kg·H$_2$O)],4℃环境下固定30～90分钟。为更好地保存组织内抗原成分,供免疫电镜检查,应用4%多聚甲醛或赖氨酸做固定。上述固定液的固定及穿透能力较弱,所以供电镜和色疫电镜检查的肾标本体积不能太大,以直径1mm的组织为宜。置于固定液内供电镜检查的肾标本应在4℃环境下保存,室温下可使标本变质,冻结时则破坏其组织结构。

(六)并发症

1.血尿　镜下血尿几乎每例皆有,一般均常在1～2日内自行消失,可不作为并发症看待。肉眼血尿发生率在2%～12%,多数在5%以下。大约持续1～3日即转为镜下血尿,但约0.5%病例可持续2～3周。肉眼血尿也有在穿刺后数日才出现者。绝大多数肉眼血尿患者皆无脉搏、血压及血色素变化,无须输血,仅延长卧床时间即可。

个别病例血尿极严重,乃至每分升尿液中血色素可高达数克,并频繁排出较大血块,这意味着肾脏严重损伤,破损的较大血管已与肾盂沟通。此类患者血压常迅速下降,应及时开放静脉输血、输液、积极防治休克。在充分输血补液后血压仍不能维持正常时,应考虑外科手术,包括结扎出血血管(常用难以做到),

肾切除(肾衰竭患者不易愈合,易继发出血)及全肾切除。偶尔血块可堵塞输尿管引起肾绞痛,甚至堵塞尿道导致急性膀胱尿潴留。对于前者应给与解痉药,鼓励多饮水,促嵌顿血块排出。无效时应做逆行输尿管插管,当肾盂也有凝血块时,还应通过插管冲洗肾盂,将血块冲碎导出。针对后者应该用粗导尿管导尿。目前提倡用肾动脉造影后行介入栓塞止血治疗。

2.肾周血肿 肾穿刺后发生肾周血肿十分普遍,经 CT 证实其发生率达 48%～85%,但它们多是小血肿,并无临床症状,在 1～2 周内皆自行吸收。具有临床表现的血肿,20 世纪 80 年代文献报道其发生率为 1.3%～7.8%。它们多在穿刺后当天发生,但个别患者却可延迟至穿刺后 9～65 天才出现。患者常觉明显腰或(和)腹痛、腹胀、恶心、呕吐,体检腰、腹部压痛,轻度肌紧张,并偶可触及肿块。若出血已进入腹膜后间隙,此腔隙可储存大量血液,常导致血色素下降(一般降低 10～40g/L)。但血液充满此间隙后,腔内压力增高却又有助于止血,故只要及时补充血容量很少发生休克。此外,血肿初期还可出现吸收热。对于这类血肿的确诊,B 型超声检查具有重要意义。大血肿形成后用抗生素预防感染极重要,只要继发感染这些血肿多能在卧床,输血等保守治疗后,3 个月内完全吸收。一旦继发严重感染则需手术切开引流。罕见情况下充分输血也不能稳定血压时,应做外科处理,切肾,但引流后易继发感染。理论上讲大血肿机化后可压迫及牵拉肾脏或输尿管,而产生高血压或上尿路梗阻,但实际上极其罕见。

3.动静脉瘘 对兔做肾穿刺后立即作肾动脉造影,动静脉瘘发生率在 44%～70%。临床上肾穿后常规做选择性肾动脉造影,其发生率为 15%～19%,其中多数无症状。典型表现为严重血尿或(和)肾周血肿(偶呈延迟性出血)、顽固性高血压、进行性心力衰竭及腰腹部血管杂音。动静脉瘘常发生在高血压、肾硬化、肾间质纤维化及严重动脉病变患者肾穿刺后,对这类患者尤应提高警惕,可疑时应立即做肾动脉造影。95%以上的动静脉瘘能在 3～30 个月内自发愈合。因此,无症状的小动静脉瘘无须治疗。但少数出血不能控制,高血压及心力衰竭极严重的病例,却需积极处理。

4.感染 肾穿刺后感染发生率并不高,在 0.2%以下,但严重感染可造成肾脓肿及败血症等严重后果,应予预防。

由于经皮肾穿刺活检是一项有创性检查,可发生多种并发症,因此,肾穿刺均应住院进行。切忌同时穿双肾,也不许进针次数过多(无论是否取材成功,穿刺肾脏最多 4 或 5 次)。

四、肾活检的意义

肾活检在近数十年来肾脏病学的迅速发展上起了重大作用。它能提供各种类型、各个病期的肾组织供研究,并且它提供的是新鲜肾组织使开展免疫病理及超微病理等现代检查成为可能,因此,它就从广度上和深度上推动了肾脏病理学迅猛发展,带动了肾脏病学整体知识的不断更新和提高。肾活检不但对肾脏病学的发展做出了重大贡献,而且在具体临床工作上对肾脏病的诊断、治疗及预后判断也极有意义。

五、肾脏病理学检查

病理学检查是肾脏疾病的正确诊断的一个重要组成部分。近年来,肾脏疾病的病理学检查方法有了很大进展,光学显微镜检查(光镜)、免疫荧光检查和透射电子显微镜检查(电镜)已经形成了肾脏疾病的常规病理检查,有时,组织化学、免疫组织化学、扫描电子显微镜、免疫电子显微镜及分子病理学方法在诊断上也起到了决定性作用。

(一)肾标本的初步处理

通过肾穿刺取得的病理材料的特点是材料少、组织新鲜、适于进行各种免疫病理学检查和超微结构等检查。对肾穿刺标本初步正确的处理和保存非常重要。

1.肾组织的判断 经皮穿刺活检带有一定的盲目性,穿出的组织可能为肌肉、脂肪或结缔组织,脂肪组织呈黄白色,比重小,漂浮于固定液表面,与肾组织不同。结缔组织呈灰白色,较肾组织质地柔韧,不易切割。肌肉组织的颜色与肾组织相似,比重与肾组织也相差不多,但在放大镜下看不到肾组织的特点。真正的肾组织颜色暗红。比重较大,在放大镜或解剖镜下可见暗红的髓质及稍浅淡的皮质,在皮质部分可见肾小球呈模糊的小红点状结构,置固定液内必沉于瓶底。

2.肾活检标本的分切 肾活检标本应分为 3 个部分。首先,要求所得标本有足够的长度,以超过 12mm 为宜。将获取的穿刺标本轻轻置于软木板或敷有石蜡的木板上,切忌挤压标本,并分清皮质端和髓质端,然后用锋利的剃须刀片切割。自皮质端切下 2mm 作为电镜检查材料,依次切下 4mm 作为免疫荧光检查材料,其余者作为光镜检查材料。所得标本不足 8mm 时,全部作为光镜检查材料;不足 10mm 时,只做光镜检查和免疫荧光检查。因为光学显微镜检查是病理诊断的基础。

(二)肾组织光镜标本的制备

将肾组织制备出能在光学显微镜下观察组织切片,需要进行固定、脱水、包埋、切片及染色等步骤。$2 \sim 3 \mu m$ 的肾组织石蜡切片进行染色观察。一般行肾组织的光镜检查常规应用苏木素伊红染色(HE)、过碘酸雪夫反应染色(PAS)、六胺银染色(PASM)和马松三色染色(马松染色)。HE 染色是各种组织病理检查的常规染色,所有细胞核呈紫蓝色,细胞质呈粉红色,基底膜、胶原纤维及肌纤维亦呈粉红色,HE 染色可以清楚地显示细胞核的形态,而细胞核又是细胞的主体,所以观察肾组织内的细胞成分和形态特点时,应以 HE 染色为基本染色方法。PAS 染色可以充分显示组织内的糖蛋白成分,所以观察肾小球毛细血管基底膜及系膜基质时,应求助于 PAS 染色。为观察肾组织内的细胞成分,PAS 染色常以苏木素复染,所以细胞核显蓝紫色,基底膜、胶原纤维及肌纤维均呈红色。PASM 染色对显示网状纤维及前胶原物质有特殊功效,是观察肾脏基底膜成分和系膜基质所不可缺少的染色方法,与 PAS 染色相比,后者只显示其中的纤维成分,所以将肾内结构表现得更为精细。其染色结果使基底膜呈黑色,网状纤维及系膜内纤维成分呈黑色,细胞核呈蓝色。Masson 染色也可观察基底膜、肾小球系膜及胶原纤维,而且可使肾内的一些特殊蛋白物质(包括抗原抗体复合物)显示出来。这种染色使细胞核呈紫红色,基底膜、肾小球系膜及胶原纤维呈蓝绿色,抗原抗体复合物呈红色。

除上述常规的 4 种染色方法外,为了显示和区分肾内的某些特殊成分,尚可选用相应的特殊染色方法,如显示血栓和纤维素的磷钨酸苏木素法(PTH 法)、Lendrum 纤维素染色法、显示淀粉样蛋白的刚果红染色法等。

(三)肾组织免疫荧光标本的检查

免疫荧光抗体技术是利用一种抗体只能与相应的一种抗原特异性结合的原理,将荧光素标记在已知抗体上,用标有荧光素的已知抗体与待检肾组织反应,若肾组织中有与已知抗体相应的抗原存在,则两者结合为抗原、已知抗体、荧光素的免疫复合物,该复合物在具有紫外光源的荧光显微镜下观察,作为指示物的荧光素被激发放出鲜艳的荧光,即表示受检肾组织内在荧光显现的部位有与之相应的抗原存在。

一般而言,多数肾小球疾病及肾小管间质疾病均与免疫反应有关,故可利用免疫荧光技术在肾组织切片上检查其抗原、抗体及补体成分。不过肾脏病的抗原成分很复杂,不易进行检查,只能应用于某些特定的肾脏病中。如乙型肝炎病毒相关肾炎。作为常规检查,只用其检查肾切片上的人免疫球蛋白(IgG、IgA 及 IgM)及补体成分(C3、C1q 等)。

在荧光显微镜下检测肾脏荧光染色标本时,应注意以下几点:①显示抗体或补体的种类,直接法即荧光抗体的种类,间接法即第一抗体的种类。②荧光显示的部位,即肾小球毛细血管壁、系膜区、肾小囊基底膜、肾小管基底膜、肾间质血管壁及肾间质细胞等。③荧光显示的图像,细线状、颗粒状以及团块状。④荧光强度,低倍镜下不能显示,高倍镜下似乎可见为±,低倍镜下似乎可见,高倍镜下可见为＋,低倍镜下可见,高倍镜下清晰可见为＋＋,低倍镜下清晰可见,高倍镜下耀眼为＋＋＋,低倍镜下耀眼,高倍镜下刺眼为＋＋＋＋。

总之,肾脏疾病的免疫荧光检查具有特异性强、灵敏度高、操作简单、染色快速等优点,但需要冰冻切片机、荧光显微镜等复杂设备,而且荧光易于衰减,不能保存,是其缺点。

(四)免疫组化技术在肾脏病理诊断中的应用

免疫组织化学是指应用免疫学原理,通过特异的抗原抗体反应,标以可见的标记物,在组织原位显示抗原成分的方法。免疫组织化学分为以荧光素为标记物的免疫荧光法和免疫酶组织化学。免疫酶组织化学方法识别和定位抗原,是依靠酶与过氧化氢及联苯胺作用后能生成不溶性的有色产物。在肾脏疾病免疫酶组化诊断中,应用最多的酶是辣根过氧化物酶,应用最多的显色剂是 $3,3'$-二氨基联苯胺(DAB)。DAB 的氧化聚合反应产物呈棕褐色,不溶于水及有机溶剂。

免疫酶组织化学与免疫荧光相比,有如下的优点:①不需要特殊的荧光显微镜,只在普通光学显微镜下即可观察;②染色标本可长期保存;③可以用苏木素复染细胞核,有利于分析被检物质与病变的关系。但是,由于免疫酶组织化学步骤较多,干扰因素也多,特别是在显色反应时,与反应时间有很大关系,因之,该法只可有定性的功能。若用做定量检查,应严格控制显色时间。

(五)透射电镜检查在肾脏病理诊断中的应用

透射电子显微镜(电镜)通过电子束穿透细胞和组织,从而可以观察细胞内部的超微结构及某些大分子物质。有几点应该注意:①供电镜检查的材料要及时而充分固定,达到最大限度地保存细胞的微细结构和一些特殊物质的原貌;②要制备出满意的超薄切片;③通过染色使不同的结构显示不同的电子密度,达到电镜下辨认的目的。

供电镜检查的标本也要经过固定、脱水、包埋、切片及染色等程序,但由于和光学显微镜、石蜡切片的观察方法及目的不同,所以电镜标本的制作有其自己的特点。

电镜组织固定的目的是为了在分子水平上保存细胞的微细结构,使其最大限度地接近生活状态,标本要尽快投入固定剂。标本体积不能大于 $1mm^3$,以使其充分固定。固定液常用戊二醛和锇酸双重固定,戊二醛虽然有穿透力强固定快而且可较长时间保存之优点,但无提高电力反差的作用,锇酸的分子则较大,虽然渗透力弱,但有较好的电子染色作用,来弥补戊二醛之不足。由于电镜包埋材料多不溶于水,为保证包埋介质完全渗入组织内部,必须用一种与水及渗透液均能相溶的惰性液体来取代水,将组织内水分驱除干净,一般用递增浓度的酒精或丙酮进行脱水。用于电镜标本的包埋剂应可以渗入组织内取代脱水液,并在一定温度下聚合硬化成为适合于切出超薄切片的固体,形成具有足够弹性的细胞支架,使细胞能承受超薄切片的操作,并耐受电子束的轰击,常用的包埋剂是环氧树脂 Epon 812。因为电子束的穿透能力弱,所以供电镜观察的超薄切片不能超过 80nm。前述电镜标本的取材、固定、脱水、包埋等程度均与光镜标本不同,在相当程度上是在为超薄切片的制备创造条件。超薄切片需要特殊的超薄切片机和切片刀,并必须将其置于具有透明支持膜的铜网上。电镜标本是以组织和细胞染色后对电子散射的程度来显示不同结构的,所以需用重金属与组织中某些成分结合或被吸附来达到染色目的,常用醋酸铀和枸橼酸铅双重染色,以达到互补作用。

肾脏疾病的透射电镜观察可以显示各部位的微细结构,区分细胞的类型,观察组织损伤程度以及各种特殊物质的出现。免疫反应导致的肾疾病中,抗原抗体复合物在电镜下表现为电子密度较高的电子致密物。此外,纤维蛋白、淀粉样蛋白、其他特殊蛋白、各种病原体等也均有诊断意义的形态表现。并且上述异常物质的定位诊断很精确(上皮下、基膜内、内皮下及系膜区的电子致密物等),是其他检查方法不能取代的。

(李琦晖)

第四章　肾脏病常用药物

第一节　抗高血压药物

高血压是以体循环动脉压增高为主要表现的临床综合征。1999 年世界卫生组织/国际高血压联盟（WHO-ISH）高血压治疗指南中制定了成人高血压诊断标准和分级见表 4-1。WHO-ISH 指南强调，患者血压增高是否应予降压治疗，不仅需要根据其血压水平，还要根据其危险因素的数量与程度决定，轻度高血压是与重度血压升高相对而言的，并不意味着预后必然良性。

表 4-1　成人高血压诊断标准和分级

类别	收缩压（mmHg）	舒张压（mmHg）
理想血压	<120	<80
正常血压	<130	<85
正常高值	130～139	85～89
1 级高血压（轻度）	140～159	90～99
亚组：临界高血压	140～149	90～94
2 级高血压（中度）	160～179	100～109
3 级高血压（重度）	≥180	≥110
单纯收缩性高血压	≥140	<90
亚组：临界高血压	140～149	<90

一、肾性高血压的分类

高血压与肾脏关系非常密切，持久的高血压可作为病因直接造成肾脏损害；而肾脏疾病本身也可以导致高血压，加剧肾功能的恶化，形成恶性循环。通常由各种肾脏疾病引起的高血压称为肾性高血压。根据发病机制的不同，分为肾血管性高血压和肾实质性高血压。

1.引起肾血管性高血压的病因　肾血管性高血压包括肾动脉本身的病变以及受压迫而导致的高血压。通常在儿童多由先天性肾动脉异常所致；青少年时期常由肾动脉纤维组织增生、非特异性大动脉炎引起；而对于年龄超过 50 岁的患者，肾动脉粥样硬化是导致高血压的最常见病因。可以导致肾血管性高血压的病因包括以下几种：

（1）肾动脉本身病变

①动脉内膜粥样硬化瘢块。

②肾动脉纤维组织增生。

③非特异性大动脉炎。

④先天性肾动脉异常。

⑤肾动脉瘤，获得性或先天性。

⑥结节性动脉周围炎。

⑦肾动脉周围栓塞。

⑧肾动脉或迷走肾动脉血栓形成。

⑨梅毒性肾动脉炎。

⑩血栓性肾动脉炎。

⑪肾动脉损伤，外伤或手术创伤。

⑫肾蒂扭曲。

⑬肾动静脉瘘。

⑭腹主动脉缩窄伴或不伴肾动脉梗阻。

(2)肾动脉受压迫

①腹主动脉瘤。

②其他机械因素，如肿瘤、囊肿、血肿、纤维素带、主动脉旁淋巴结炎和肾动脉周围组织慢性炎症等。

2.引起肾实质性高血压的病因　　无论单侧或双侧肾实质疾患，几乎每一种肾脏病都可引起高血压的发生。通常肾小球肾炎、狼疮性肾炎、多囊肾、先天性肾发育不全等疾病，在病变较广泛并伴有血管病变或肾缺血较广泛的情况下，伴发高血压的几率较高。例如弥漫性增殖性肾炎常因病变广泛、肾缺血严重，使高血压极为常见；反之，微小病变、局灶性增殖性肾炎很少发生高血压。肾结核、肾结石、肾淀粉样变性、肾盂积水、单纯的肾盂肾炎、肾髓质囊肿病以及其他主要表现为肾小管间质性损坏的病变产生高血压的机会较少。但这些疾病一旦发展到影响肾小球功能时常出现高血压。因此肾实质性高血压的发生率与肾小球的功能状态关系密切。肾小球功能减退时，血压趋向升高，终末期肾衰高血压的发生率可达83%。常见的引起肾实质性高血压病的病因包括以下几种：

(1)原发性肾小球肾炎，如急性肾炎、急进性肾炎、慢性肾炎。

(2)继发性肾小球肾炎中狼疮性肾炎多见。

(3)多囊肾。

(4)先天性肾发育不全。

(5)慢性肾盂肾炎。

(6)放射性肾炎。

(7)肾结核。

(8)巨大肾积水。

(9)肿瘤。

(10)肾结石。

(11)肾淀粉样变。

(12)肾髓质囊肿病。

二、肾性高血压发病机制

肾性高血压的发生机制主要包括：①容量依赖性机制：主要由肾脏排泄钠、水的能力减退，出现水钠潴留,导致血容量增加,血压增高。②肾素依赖性机制:肾实质病变引起的肾缺血可刺激肾小球旁细胞分泌大量肾素,通过肾素-血管紧张素-醛固酮系统(RAS)使血管收缩、水钠潴留,血压升高。

三、肾性高血压的鉴别诊断

高血压是严重危害人类健康的常见病,世界各国人群高血压的发病率高达 $15\%\sim20\%$,其中病因不明的原发性高血压达到 60% 以上。除了肾脏疾病外,包括内分泌性疾病以及血管因素均可导致高血压的发生。

肾性高血压需与以下疾病相鉴别:

1.内分泌性高血压 内分泌疾患中皮质醇增多症、嗜铬细胞瘤、原发性醛固酮增多症、甲状腺功能亢进症和绝经期等均有高血压发生。但一般可根据内分泌的病史、特殊临床表现及内分泌试验检查做出相应诊断。

2.血管病 先天性主动脉缩窄、多发性大动脉炎等可引起高血压。可根据上、下肢血压不平行以及无脉症等加以鉴别。

3.颅内病 某些脑炎或肿瘤、颅内高压等常有高血压出现,这些患者神经系统症状常较突出,通过神经系统的详细检查可明确诊断。

4.其他继发性高血压 如妊娠中毒症以及一些少见的疾病可以出现高血压,如肾素分泌瘤等。

5.原发性高血压 发病年龄较迟,可有家族史,在排除继发高血压后可做出诊断。

四、肾性高血压的治疗

由于引起肾性高血压的发病原因不同,治疗上选择的方法也有区别。在肾性高血压患者中,肾实质性高血压占有大部分比例,采用的治疗包括非药物治疗和药物治疗。

(一)非药物治疗

非药物治疗包括提倡健康的生活方式,消除不利于心理和身体健康的行为和习惯,达到减少高血压及其他心血管疾病发生的危险。调整生活习惯、戒烟、节制饮酒、正确对待环境压力、保持正常心态。对于终末期肾衰竭接受透析的患者,首先要调整水、盐的摄入量,达到理想干体重。注意低钠、低脂。低钠不仅可有效控制钠、水潴留,并可增加血管紧张素转化酶抑制剂(ACEI)及钙离子通道阻滞剂(CCB)的降压效果。

(二)药物治疗

常以阻断肾素-血管紧张素系统(RAS)为首选方法。目前临床上使用的阻断 RAS 药物有两大类:血管紧张素转换酶抑制剂(ACEI)和 AngⅡ受体拮抗药。用药原则上应避免肾损害药物、低剂量开始、联合用药。常用的降压药物包括利尿剂、钙拮抗剂、受体阻断剂、ACEI 等。

1.利尿剂 利尿剂仍是最有价值的抗高血压药物之一。血液容量能显著影响心排血量与总外周阻力,在血压的长期调节中起重要作用。神经体液因素调节水盐的摄入与排出,保持正常的体液容量而维持循环稳定。限制 Na^+ 摄入能预防高血压,因此利尿药通过改变体内 Na^+ 平衡,是早期治疗高血压的措施之一。利尿药有噻嗪类、袢利尿剂和保钾利尿剂三种,临床治疗高血压以噻嗪类利尿药为主,其中,氢氯噻嗪最为常用。排钾利尿剂包括以呋塞米为代表的高效袢利尿剂和以氢氯噻嗪为代表的中效噻嗪类利尿剂,适用于肾病时水钠潴留,但有低血钾症、高尿酸血症、高血糖的倾向。以螺内酯为代表的醛固酮受体阻断剂属保钾利尿剂,抑制醛固酮作用利尿亦降压,又可减轻醛固酮对心血管系统的损害,因其有保钾作用,肾功能不全患者慎用。吲哚帕胺具有利尿和钙拮抗作用,尤适用轻中度高血压。作用持久,降压平稳,且不引起糖、脂质和尿酸代谢的紊乱。下面以氢氯噻嗪为例进行介绍。

(1)药理作用与机制:利尿药降低动脉压的确切机制尚不清楚。初期降压作用可能是通过排钠利尿,减少细胞外液和血容量,导致心排出量降低。长期应用利尿药,虽然血容量和心排出量可逐渐恢复至用药前水平,但外周血管阻力和血压仍持续降低。利尿药长期使用降低外周血管阻力并非直接作用,因为肾切除患者及动物不产生降压作用。利尿药长期降压作用可能因排钠而降低血管平滑肌内 Na^+ 的浓度,进而通过 Na^+-Ca^{2+} 交换机制,使胞内 Ca^{2+} 减少,从而降低血管平滑肌细胞表面受体对血管收缩物质的亲和力与反应性,增强对舒张血管物质的敏感性。利尿药降低动脉血管壁钠、水含量,从而减轻因细胞内液过度积聚所致的管腔狭窄。在对肾血流动力学和肾小球滤过功能的影响方面,由于肾小管对水、Na^+ 重吸收减少,肾小管内压升高,以及流经远曲小管的水、Na^+ 增多,刺激致密斑通过管-球反射,使肾内肾素、血管紧张素分泌增加,引起肾血管收缩,肾血流量下降,肾小球入球和出球小动脉收缩,肾小球滤过率也下降。

(2)药代动力学:口服吸收迅速但不完全,进食能增加吸收量,可能与药物在小肠的滞留时间延长有关。部分与血浆蛋白结合,另一部分进入红细胞内。口服 2 小时起作用,达峰时间为 4 小时,作用持续时间为 6～12 小时。半衰期为 15 小时,肾功能受损者延长。

(3)临床应用:①水肿性疾病排泄体内过多的钠和水,减少细胞外容量,消除水肿。常见的包括充血性心力衰竭、肝硬化腹水、肾病综合征、急慢性肾炎水肿、慢性肾功能不全衰竭早期、肾上腺皮质激素和雌激素治疗所致的钠、水潴留。②原发性高血压,常与其他降压药合用以增强疗效。

(4)不良反应与注意事项:利尿药应用可降低血钾、引起高尿酸血症、糖尿病或糖耐量降低、通风、血脂改变、过敏反应,以及肾功能不全者不宜应用利尿剂,伴高脂血症者慎用。利尿剂的副作用与计量密切相关,故宜采用小剂量。

2.钙拮抗剂(CCB)　CCB 主要通过扩张外周阻力血管而降压,治疗剂量下对容量血管无扩张作用。钙通道阻滞剂根据药物核心分子结构和作用于 L 型钙通道不同的亚单位,分为二氢吡啶类和非二氢吡啶类,前者以硝苯地平为代表,后者有维拉帕米。根据药物作用持续时间,钙通道阻滞剂又可分为短效和长效。长效钙通道阻滞剂包括长半衰期药物,例如氨氯地平;脂溶性膜控型药物,例如拉西地平和乐卡地平;缓释或控释制剂,例如非洛地平、硝苯地平控释片。目前推荐使用长效或缓释型制剂,其短效制剂可引起血压较大波动以及糖、脂代谢紊乱、蛋白尿加重,已不推荐使用。由于钙拮抗剂可减低肾小球毛细血管压力,减少大分子物质在肾小球系膜区沉积,抑制系膜细胞及基质的增殖来减少肾小球硬化的发展,从而具有肾保护作用。下面以硝苯地平为例进行介绍。

(1)药理作用与机制:降压作用主要通过抑制心肌及血管平滑肌细胞膜钙贮存部位的贮钙能力或钙结合力的能力,使细胞外钙离子经电压依赖 L 型钙通道进入血管平滑肌细胞内的量减少,减弱兴奋-收缩偶联,降低阻力血管的收缩反应性,表现为血管平滑肌松弛、外周小动脉扩张、周围阻力降低、血压下降等。钙通道阻滞剂还能减轻血管紧张素 Ⅱ 和 α_1 肾上腺素能受体的缩血管效应,减少肾小管钠重吸收。

(2)药代动力学:口服易吸收,经肝脏代谢后约 45%～68% 进入体循环,血药浓度达峰时间有较大个体差异,半衰期为 3～4 小时,药物主要在肝脏代谢,少量以原形药经肾排除。

(3)临床应用:用于治疗轻、中、重度高血压,尤其适用于低肾素性高血压,老年患者及嗜酒的患者也有显著降压作用。可单用或与利尿剂、β-受体阻断药、血管紧张素转换酶抑制药合用。短效钙通道阻滞药血药浓度波动大,缓释与控释剂型钙通道阻滞药使用方便,不良反应较少,适用于高血压长期治疗。

(4)不良反应与注意事项:常见不良反应有头痛、颜面潮红、眩晕、心悸、踝部水肿等;个别病例出现男性乳房增大、视物模糊、肝损害,严重主动脉狭窄、肝或肾功能不全患者须慎用,对乙酰水杨酸和其他合成前列腺素抑制剂过敏反应者慎用。

3.受体阻断剂

(1)β-受体阻断药:β-受体阻断药虽在脂溶性、β_1受体的选择性、内在拟交感活性以及膜稳定作用等方面差异很大,但这类药物抗高血压作用相当。无内在拟交感活性的β-受体阻断药初用可致心排出量降低,引起外周血管阻力反射性增高,但持续用药使心排出量保持低水平,并降低总外周阻力,从而产生降压效应;有内在交感活性的药物对心率和心排出量影响较小,可使外周阻力降低,血压即时下降。短期应用β-受体阻断药大多可致肾血流量减少,非选择性β-受体阻断药可致肾血流量和肾小球滤过率持续轻度降低,但长期应用很少引起肾功能受损。此外,对血脂的影响也存在差异,无内在拟交感活性的β-受体阻断药可升高血浆三酰甘油浓度,降低HDL-胆固醇,而又内在交感活性的药物对血脂影响较小。用于治疗高血压的β-受体阻断药有普萘洛尔、纳多洛尔、美托洛尔、阿替洛尔等。下面以普萘洛尔为例进行介绍。

药理作用与机制:该药物的降压作用是其阻断β-受体所继发,可能与下述机制有关:①阻断心脏β_1受体,降低心排出量。然而不少证据不支持此学说,如口服与静脉给予普萘洛尔均可降低心排出量,但仅口服给药方能降低血压;②阻断肾小球旁器的β_1受体,减少肾素分泌,从而抑制肾素-血管紧张素系统活性;③普萘洛尔能通过血脑屏障进入中枢,阻断中枢β-受体,使外周交感神经活性降低;④阻断外周去甲肾上腺素神经末梢突触前膜β_2受体,抑制正反馈调节作用,减少去甲肾上腺素的释放;⑤促进前列腺环素的生成。

药代动力学:口服后胃肠道吸收较完全,1～1.5小时血药浓度达高峰,但进入全身循环前即有大量被肝代谢而失活,生物利用度为30%,与血浆蛋白的结合率很高,半衰期为2～3小时,经肾脏排泄,不能经透析排除。

临床应用:普萘洛尔以高肾素活性、高血流动力学的青年高血压患者更为适宜。每日用药2次可维持满意的降压效应,但老年人一般效果较差,吸烟者服用效果差。一般不引起钠水潴留,与利尿剂合用可加强降压作用,β-受体阻断药、利尿药与扩血管药联合应用能有效治疗重度或顽固性高血压。

不良反应与注意事项:①可升高三酰甘油水平,降低HDL-胆固醇;②长期应用该药物突然停药,可加重冠心病症状,并可使血压反跳超过治疗前水平;③延缓用胰岛素后血糖水平的恢复,不稳定型糖尿病和经常低血糖反应患者应慎用;④禁用于严重左心功能不全、窦性心动过缓、房室传导阻滞及支气管哮喘患者;⑤不良反应持续存在时,须格外警惕的有四肢冰冷、腹泻、倦怠、眼口或皮肤干燥、恶心、指趾麻木、异常疲乏等;⑥该药物可通过胎盘进入胎儿体内,分娩时无力造成难产,新生儿可产生低血压、低血糖、呼吸抑制及心率减慢。

(2)α-受体阻断药:α-受体阻断药能阻断儿茶酚胺对血管平滑肌的收缩作用,使收缩状态的小动脉舒张,产生降压效应。非选择性α受体阻断药可反射性激活交感神经和肾素-血管紧张素系统,不良反应较多,长期降压效果差,除用于控制嗜铬细胞瘤患者的高血压危象外,不作为抗高血压药应用。选择性α_1受体阻断药使用初期,因降低动脉阻力和静脉容量,使交感神经活性反射性增高,引起心率加快和血浆肾素活性增高。长期使用时,产生持久的扩血管作用,心排出量、心率和血浆肾素活性可能恢复正常,亦不影响肾血流和肾小球滤过率。现用于临床的该类药物有哌唑嗪、特拉唑嗪、多沙唑嗪等,代表药物哌唑嗪。

药理作用与机制:哌唑嗪为选择性突触后α_1-受体阻滞药,能同时舒张小动脉和静脉,对立位和卧位血压均有降低作用。对突触前α_2-受体无明显作用,故不引起反射性心动过速及肾素分泌增加等作用。对肾血流量及肾小球滤过率均无明显影响。长期使用还可降低血浆三酰甘油、总胆固醇、LDL-胆固醇的浓度,升高HDL-胆固醇浓度,对尿酸、血钾及糖代谢无不良作用,对哮喘发作有轻度缓解作用。

药代动力学:哌唑嗪口服吸收,2小时血药浓度达峰值,生物利用度为60%,半衰期为2.5～4小时,但降压作用可维持 10 小时,血浆蛋白结合率约 90%,主要在肝脏代谢,10% 的原形药经肾脏排泄。充血性心力衰竭者哌唑嗪半衰期明显延长。

临床应用:单用于治疗轻、中度高血压,重度高血压合用利尿药和 β-受体阻断药可增强降压效果。尤适于血脂升高的高血压患者,可用于治疗慢性充血性心力衰竭。对良性前列腺肥大、变异型心绞痛、哮喘、雷诺现象及门脉高压等均有一定疗效。

不良反应与注意事项:①哌唑嗪首次给药可致严重的直立性低血压、晕厥、心悸等,称"首剂现象",多见于首次用药 90 分钟内,发生率高达 50%,尤其已用利尿剂或 β-受体阻断药者更易发生;②长期用药可致水钠潴留,加服利尿药可维持其降压效果;③少量患者出现排尿失控、手足麻木。

(3)总结:α、β-受体阻滞剂是一种新型的降压药物,具有促进肾小球毛细血管内皮细胞释放一氧化氮,致使细胞内 ATP 流出,从而使肾小球微血管松弛扩张,改善微循环。如 Arotinolol 和 Carvedilol,联合钙离子拮抗剂,不仅显示了有效的降压作用,还能有效缓解肾功能的进一步减退和心血管并发症的发生。此外,α、β-受体阻滞剂大多有较高的蛋白结合率,透析病人亦无须调整给药剂量或方式。但由于卡维地洛阻断 β₁ 和 β₂ 受体的作用是非选择性的。应注意其糖代谢和呼吸系统疾病方面的副作用。

4.血管紧张素转化酶抑制剂(ACEI) ACEI 能够阻断血管紧张素 II 的生成,减少醛固酮合成,从降低血管阻力和血容量两方面降低系统血压。另外,ACEI 还可以作用于肾脏组织局部的 RAS,扩张肾小球出、入球小动脉,且扩张出球小动脉的作用强于入球小动脉,改善肾小球内高跨膜压、高滤过、高灌注现象,延缓肾脏损害的进程;改善肾小球滤过膜对白蛋白的通透性,降低尿蛋白;减少肾小球细胞外基质的蓄积,减轻肾小球硬化。目前认为 ACEI 在降压药物中保护肾脏的效果最肯定,常用的 ACEI 类药物有卡托普利、依那普利、苯那普利、雷米普利、福辛普利等。其中苯那普利对肾组织渗透力强,代谢产物部分经胆汁排泄,仅在肌酐清除率(Ccr)少于 30ml/min 时才需减量;而福辛普利是所有 ACEI 药物中从胆汁排泄比例最大的,即使肾功能减退也无须调整剂量。老年病人可能存在肾动脉粥样硬化,对 ACEI 降压会格外敏感。对于双侧肾动脉狭窄、孤立肾肾动脉狭窄的患者使用 ACEI 可能导致急性肾功能衰竭,应禁用。终末期肾病(ESRD)患者应用 ACEI 有较多副作用,如高血钾,中性粒细胞减少,过敏反应,慢性咳嗽,肾功能损害等。ACEI 与 EPO 并用有可能影响 EPO 疗效,建议加大 EPO 剂量。下面以卡托普利为代表进行介绍。

(1)药理作用与机制:卡托普利具有与 ACEI 活性部位相结合的三个基团,分别为脯氨酸的末端羧基与酶的正电荷部位呈离子键结合;肽键的羰基与酶的供氢部位呈氢键结合;巯基与酶中锌离子结合。其降压机制包括:①抑制血浆与组织中 ACEI,将少 AngII 的生成,降低循环与组织中 AngII,减弱 AngII 的收缩血管作用,降低外周血管阻力;②减慢缓激肽降解,升高缓激肽水平,继而促进一氧化碳和前列环素生成,产生输血管效应;③减弱 AngII 对交感神经末梢突触前膜 AT 受体的作用,减少去甲肾上腺素释放,并能抑制中枢 RAS,降低中枢交感神经活性,使外周交感神经活性降低,降低外周血管阻力;④抑制心肌与血管组织 ACEI 活性,阻止 AngII 促平滑肌细胞、成纤维细胞增殖与心肌细胞肥大,以及抑制 AngII 促心肌细胞凋亡作用;⑤减少肾脏组织中 AngII,减弱 AngII 的抗利尿作用;减少醛固酮分泌,促进水钠排泄,减轻水钠潴留;⑥改善血管内皮功能。高血压常伴有血管内皮功能不全,而血管内皮功能不全是促进高血压发展和并发症发生的重要原因。

(2)药代动力学:该药物口服后吸收迅速,吸收率在 75% 以上,但胃肠道内有食物存在可使该药物的吸收减少 30%~40%,故宜在餐前 1 小时服药。血循环中该药物的 25%~30% 与蛋白结合。用于降压,口服后 15 分钟开始起效,1~1.5 小时达高峰,持续 6~12 小时,其时间长短与剂量相关。降压作用为进行性,约数周达最大治疗作用。半衰期小于 3 小时,肾功能衰竭时延长。在肝内代谢为二硫化物等。经肾脏排泄,约 40%~50% 以原形排出,其余为代谢物,可在血液透析时被清除。该药物不能通过血脑屏障。

（3）临床应用：使用卡托普利时要从小剂量开始，逐渐加量将血压控制在满意范围。一般认为血清肌酐（Scr）265μmol/L 以下可安全使用，若用药后 Scr 增高不超过 50%，且不停药能在 2 周内恢复，则为正常反应；若 Scr 增幅超过 50%或绝对值超过 133μmol/L，服药 2 周未见下降时，即为异常反应，应停药。老年病人可能存在肾动脉粥样硬化，对卡托普利的降压会格外敏感。对于双侧肾动脉狭窄、孤立肾肾动脉狭窄的患者使用 ACEI 可能导致急性肾功能衰竭，应禁用。

（4）不良反应与注意事项：①高血钾：肾功能正常者一般较少出现高血钾；肾功能受损时或与保钾利尿剂、非甾体抗炎药、β-受体阻断药合用易致高血钾；②咳嗽：为刺激性干咳，多见于用药开始几周内；③血管性水肿：见于面部及手脚；④皮疹：可伴有瘙痒、发热，常发生于治疗 4 周内，呈斑丘疹或荨麻疹，停药或给予抗组胺药后消失；⑤心悸、心动过速、胸痛、眩晕、头痛、晕厥等；⑥白细胞与粒细胞减少，白细胞减少与剂量相关，治疗开始后 3～12 周出现，10～30 天最显著。如出现上述情况应立即停药，成人可血透清除；⑦在妊娠早期，该药物无致畸胎作用，但妊娠中后期长期应用可引起胎儿畸形、胎儿发育不全甚至死胎，故孕妇禁用。

5.血管紧张素Ⅱ受体拮抗剂（ARB）类　AngⅡ的生成除通过 ACEI 代谢途径外，相当部分的 AngⅡ是通过非 ACEI 途径（糜酶途径）形成。循环中 RAS 以 ACEI 途径为主，而组织中的 RAS 则以糜酶为主，如在心脏左心室有 80%，血管有 70%的 AngⅡ为糜酶催化形成。血管紧张素转换酶抑制剂不能抑制糜酶途径，而血管紧张素受体阻滞剂能特异性与 AT_1 受体结合，阻断不同代谢途径生成的 AngⅡ作用于 AT_1 受体，从而抑制 AngⅡ的心血管作用。它具有高选择性的阻断 AT_1 和增加 AT_2 作用，代表药物有氯沙坦、缬沙坦等。与 ACEI 不同，ARB 类高血钾和咳嗽发生率低，不减少肾脏血流量，其疗效不受 ACEI 基因多态性的影响；可抑制非 ACEI 催化产生的 AngⅡ的各种效应，部分还可降低血尿酸（如氯沙坦）。ARB 类适用和禁用对象与 ACEI 相同。最初发现的血管紧张素受体阻滞剂为沙拉新，因其属肽类不能口服，且作用时间短以及部分激动活性，限制了其临床应用。非肽类血管紧张素受体阻滞剂包括氯沙坦、厄贝沙坦、缬沙坦等，具有受体亲和力高、选择性强、口服有效、作用时间长、无激动作用等优点。下面以氯沙坦为例进行介绍。

（1）药理作用与机制：氯沙坦为第一个用于临床的 AT_1 受体阻断药，在体内转化为活性产物 E3174，后者与 AT_1 受体结合更牢固，拮抗 AT_1 受体的作用强于母药 15～30 倍。氯沙坦的效应是其与代谢物 E3174 的共同作用，以后者为主。选择性的阻断 AT_1 受体后，AngⅡ的缩血管作用及增强交感神经活性作用受到抑制，导致血压降低。长期降压作用可能还与调节水、盐平衡，抑制心血管肥厚有关。此外，当 AT_1 受体被阻断后，反馈性增加肾素活性，导致 AngⅡ浓度升高，AngⅡ仅能激活 AT_2 受体，产生抗增殖作用。

（2）药代动力学：氯沙坦口服吸收迅速，首过消除明显，生物利用度约为 33%，半衰期约 2 小时，血浆蛋白结合率大于 98%。在肝脏由 CYP2C9 与 CYP3A4 代谢为活性更强的 E3174，E3174 半衰期为 6～9 小时。大部分随胆汁排泄，部分随尿排出，动物试验发现可经乳汁排泄。每日服药 1 次，降压作用可维持 24 小时。

（3）临床应用：与血管紧张素转换酶抑制剂基本相同。

（4）不良反应与注意事项：不良反应较 ACEI 少。①不良反应为高血钾、眩晕、腹泻、充血、肾功能障碍、低血压等。由于该药不会增强缓激肽的作用，故不引起干咳。②肝功能不全或循环不足时，应减少起始剂量。③孕妇禁用。

6.中枢降压药　中枢降压药有甲基多巴、可乐定、利美尼定、莫索尼定等。其中甲基多巴通过激动孤束核 α_2 肾上腺素受体产生降压作用，但由于不良反应较重，现已少用；可乐定的降压作用除 α_2 肾上腺素受体介导以外，还与激动延髓嘴端腹外侧区咪唑啉受体有关；利美尼定、莫索尼定主要作用于咪唑啉受体。下面以可乐定为例进行介绍。

（1）药理作用与机制：动物实验证明，静脉给予可乐定先出现短暂的血压升高，随后产生持久的血压下降。微量可乐定注入椎动脉或小脑延脑池可产生显著降压作用，但等量静脉给药并无降压效应，这表明可乐定作用部位在中枢。分层切除脑组织发现，在脑桥下横断脑干后，可乐定仍产生降压作用，而在延脑下横断则不再引起降压。据此推测，可乐定降压作用部位在延脑。体外实验证明，3H-可乐定能与中枢 α_2-受体结合；在缺乏 α_2 受体的基因工程小鼠，可乐定无降压作用。这些结果表明可乐定作用于血管运动中枢交感神经突触后膜的 α_2 受体。可乐定的主要降压机制是激动延髓孤束核次一级神经元 α_2A 肾上腺素受体，减少血管运动中枢交感冲动，使外周交感神经活性降低。近年研究表明，可乐定作用与激动延髓嘴端腹外侧区咪唑啉受体有关。这两种核团的两种受体之间有协同作用，可乐定的降压效应是作用两种受体的共同结果。

（2）药代动力学：可乐定口服吸收良好，生物利用度约 75%，半衰期为 7～13 小时，脂溶性高，易透过血脑屏障，也可经皮肤吸收。约 50% 在肝脏代谢，原形和代谢产物主要经肾排泄。

（3）临床应用：适用于中度高血压。不影响肾血流量和肾小球滤过率，能抑制胃肠道分泌和运动，故适用于肾性高血压或兼患消化性溃疡的高血压患者。可乐定与利尿剂合用有协同作用。

（4）不良反应与注意事项：①该药激动蓝斑核和外周唾液腺 α_2 肾上腺素受体引起嗜睡、口干等，发生率为 50% 左右。其他不良反应有阳痿、恶心、眩晕、鼻黏膜干燥、腮腺痛等；②久用可致水钠潴留，合用利尿剂能避免；③突然停药可出现短时的交感神经亢进现象，表现为心悸、出汗、血压突然升高等；④长期服用后突然停药发现血浆儿茶酚胺浓度升高，逐渐减量可以避免血压反跳。出现停药反应时可恢复应用可乐定或用 α 受体阻断药酚妥拉明治疗；⑤可乐定不宜用于高空作业或驾驶机动车辆的人员，以免精神不集中、嗜睡而导致事故发生。

7.血管扩张药　血管扩张药包括直接舒张血管平滑肌药和钾通道开放药。根据对动、静脉选择性差异，分为主要扩张小动脉药（肼屈嗪、米诺地尔、二氮嗪等）和对动脉、静脉均有舒张作用药物（硝普钠）。本类药通过松弛血管平滑肌，降低外周血管阻力，产生降压作用。长期应用，因反射性神经-体液变化而减弱其降压作用，主要表现为：①交感神经活性增高，增加心肌收缩力和心排出量；②增强肾素活性，使循环中血管紧张素浓度升高，导致外周阻力增加和水钠潴留。因此，一般不宜单用，常与利尿药和 β 受体阻断药等合用，以提高疗效、减少不良反应。

8.联合用药　降压药物通常从低剂量开始，如血压未能达到目标，应当根据患者的耐受情况增加该药的剂量。如第一种药无效，应选用合理的联合用药，通常是加用小剂量的第二种抗高血压药物，而不是加大第一种药物的剂量。联合用药组合有：ACEI＋利尿剂；利尿剂＋β-受体阻滞剂；β-受体阻滞剂＋钙通道阻滞剂；ACEI＋钙通道阻滞剂；ACEI＋ARB 可协同降压，减少副作用的发生。

针对肾血管性高血压的治疗，主要以外科手术为主，包括肾切除、肾血管重建，自体肾脏移植，以及近年进展较快的经皮腔内肾动脉成形术（PTRA）、肾动脉支架成形术（金属内支架）等介入治疗。药物治疗并非肾血管性高血压的首选方法，仅对不适宜或拒绝接受上述手术操作治疗者，才采用降压药物治疗。而且通常针对此类患者药物治疗的效果不十分明确。此时药物治疗首选的是钙通道阻滞药，如非洛地平、硝苯地平等，能有效降低血压，较少引起肾功能损害。其次是 β-受体拮抗药，如倍他乐克。血管紧张素转化酶抑制剂（ACEI）和血管紧张素Ⅱ（AngⅡ）受体拮抗剂禁用于治疗肾血管性高血压。因为肾动脉狭窄、肾缺血时，AngⅡ 产生增多，收缩肾小球出球小动脉，维持肾小球滤过率（GFR）。当使用 ACEI 或 AngⅡ 受体拮抗药后，抑制 AngⅡ 的形成和作用，导致 GFR 下降，加重病情。

（任向前）

第二节 免疫抑制剂

一、糖皮质激素

糖皮质激素类药物是 21-C 类固醇分子。皮质醇(氢化可的松)是主要的内源性具有生物活性的糖皮质激素,皮质类固醇中带有 11-羧基的分子(可的松和泼尼松)本身没有生物活性,只有当它们还原为 11-羟基的氢化可的松和泼尼松龙后才产生生物活性。因此,像可的松和泼尼松这类需要在肝脏进行生物活化的药物仅在全身给药时使用;如果需要产生局部效应,例如,进行关节内注射时,则必须使用本身具备生物活性的药物,像甲泼尼龙或曲安西龙等。分子结构的改变产生了各种具有不同药效、糖皮质激素活性以及药物动力学特性的制剂。

(一)药代动力学

糖皮质激素口服、肌内、滑膜内和局部给药的吸收都很好。口服泼尼松或泼尼松龙,50%～90%的剂量可被吸收。泼尼松本身无活性,在肝脏快速转化成有活性的泼尼松龙。若给以等剂量的这两种药物,最后血浆中活性药物泼尼松龙的浓度几乎相等。大部分患者使用泼尼松和泼尼松龙时可以相互替换。生理情况下,血浆中 80%的皮质醇可逆地结合于糖蛋白-皮质激素结合球蛋白(CBG)上;大约 10%的皮质醇结合于白蛋白;另有约 10%的皮质醇是游离的(即不结合蛋白质),并具有生理活性。CBG 的浓度一天当中有所波动,因此,对泼尼松龙的药代动力学可能有所影响。糖皮质激素类药物的消除主要在肝脏,最后代谢产物自尿中排出,通过粪便和胆汁的排泄很少。服用泼尼松后,有少量的原形药物泼尼松(1%～2%)和泼尼松龙(6%～12%)从尿中消除。

(二)药理作用

糖皮质激素类药物通过多种机制对多种原因导致的炎症均有抑制作用,其抗炎作用表现在对免疫调节蛋白和免疫调节细胞的抑制,具体机制包括减少炎症渗出、降低炎症调节因子的产生和效能、减少炎症细胞向炎症部位的聚集、抑制炎症细胞的活化。总而言之,糖皮质激素类药物抑制细胞免疫强于抑制体液免疫。

1.对炎症调节因子的作用

(1)脂皮质激素和前列腺素:糖皮质激素类药物刺激脂皮质激素-1 的合成,而脂皮质激素-1 可抑制花生四烯酸释放。糖皮质激素类药物对前列腺素合成的关键酶环氧酶(COX)也有抑制作用。

(2)细胞因子:糖皮质激素抑制多种细胞因子的转录,如 TNF-α、IL-1、IL-2、IFN-γ 等。糖皮质激素类药物在多个位点阻断细胞因子对 T 细胞的激活,包括抑制酪氨酸磷酸化、抑制 Ca 钙调蛋白激酶Ⅱ、促进 mRNA 的降解。

(3)黏附分子:糖皮质激素类药物通过对 IL-1,TNF-α 等细胞因子的直接或间接的抑制作用可以抑制细胞间黏附分子-1 等黏附分子的表达。

2.对炎症调节细胞的作用 糖皮质激素类药物通过前面提到的多种调节因子作用于许多特定的细胞,这些细胞在炎症发生过程中有重要作用。

(1)嗜中性粒细胞:糖皮质激素通过影响嗜中性粒细胞而发挥抗炎作用,该作用不是通过减少血循环中的细胞数目实现,而是减少了炎症部位嗜中性粒细胞的聚集。事实上,糖皮质激素增加了血循环中嗜中性粒细胞的数目。相对而言,嗜中性粒细胞的吞噬作用和杀菌活性不受糖皮质激素的生理浓度或药理浓度的影响。

(2)巨噬细胞:糖皮质激素可使循环血液中的单核细胞和巨噬细胞减少,在炎症部位也是如此,可能是由于抑制了巨噬细胞迁移抑制因子的缘故。

(3)淋巴细胞:给以单剂量糖皮质激素后最多 4.6 小时,可以使血循环中淋巴细胞、单核细胞、嗜酸性粒细胞的数目减少,但在 24 小时内可恢复正常值。所有淋巴细胞亚群均受影响,对 T 淋巴细胞的影响大于对 B 淋巴细胞的影响。糖皮质激素造成的淋巴细胞缺乏症,主要是淋巴细胞的再分布所致。

(4)嗜酸性粒细胞:糖皮质激素可导致嗜酸性粒细胞数量减少,这一作用是通过细胞的重新分布实现的。

(5)其他细胞:糖皮质激素使血循环中嗜碱性粒细胞计数减少,抑制其迁移,减少组胺和白三烯的释放,同时还可抑制肥大细胞脱颗粒。

3.免疫调节作用　糖皮质激素是异化作用激素,它可以降解蛋白质,形成糖类;也可以减少外周葡萄糖利用,增加糖原沉积,造成胰岛素抵抗,降低葡萄糖耐受。糖皮质激素类药物还能使血脂浓度发生改变,容易发展成为动脉粥样硬化。

(三)不良反应

糖皮质激素治疗产生的不良反应主要由长期暴露于高剂量所致。大多数不良反应是与剂量相关的。短期肾上腺皮质激素治疗(2 周或更少),即使使用高剂量,风险也低。尽管不同个体引起不良反应的阈剂量不同,但对比而言,所有人只要接受糖皮质激素的剂量充足且延长使用时间,均可导致不良反应。

1.免疫功能相关的不良反应

(1)增加感染的易感性:与高剂量的皮质类固醇治疗相比,低剂量的皮质类固醇即使延长使用时间也不会增加患结核和其他感染的风险。泼尼松平均剂量低于 10mg/d,或累积泼尼松剂量低于 700mg,未见感染风险的增加。

(2)其他:糖皮质激素类药物的抗炎作用可能掩盖与感染有关的发热及其他炎症表现,因而有可能延误感染的诊断。另一方面,肾上腺皮质激素治疗可导致嗜中性粒细胞和总白细胞数量增加。

2.骨骼和肌肉

(1)骨质疏松:糖皮质激素减少肠钙吸收,增加肾钙丢失,继发甲状旁腺功能亢进、抑制成骨细胞功能、抑制生长因子、增加骨吸收、降低性激素的浓度等,上述环节都可能导致骨质疏松。

(2)肌病:糖皮质激素可诱发肌病,表现为渐进性肌无力,严重者甚至影响行走。发现肌病应尽快减少剂量逐渐停药。虽然肌病的发生可能是由于蛋白分解过多造成的,但是促合成代谢的类固醇和补钾都没有治疗价值。

3.消化系统　糖皮质激素类药物可能诱发或加重消化性溃疡。尤其糖皮质激素与非类固醇抗炎药合用时。糖皮质激素可掩盖消化性溃疡的症状或其并发症有关的症状和体征,如胃穿孔等造成的腹膜炎症,从而导致延误诊断,增加死亡率。

4.心血管

(1)高血压:与糖皮质激素的内源性过度分泌和外源性过度给予有关。其诱发高血压的机制不能简单说成是由盐皮质激素样作用的水钠潴留造成的。现在认为,血管对加压素反应的改变更重要。低剂量的泼尼松(10mg/d)对血压仅有很小的影响,不是高血压产生的重要原因。

(2)动脉粥样硬化:基于动物实验和人的临床研究,皮质类固醇有可能加速动脉粥样硬化的形成。其产生动脉粥样硬化的机制可能是血清脂蛋白、血压和血管效应的改变。

5.皮肤　许多皮肤的变化无多大的临床意义,却给患者带来了很大烦恼,其中包括癣斑、痤疮、多毛症、紫纹、皮肤变薄、变脆。

6.神经精神　糖皮质激素类药物可能导致的精神症状主要有情绪变化、情绪不稳、欣快、失眠、抑郁、精神病等。其中最常见的是情绪变化,占精神方面副作用的90%,严重的精神反应发生率与所用的药物剂量有关。多数人精神方面的不良反应出现在治疗的前5天内,但治疗数周后仍可见延迟反应。极少数患者可能会出现"类固醇精神病",其症状一般在几天或几周后随着用药剂量的降低而减轻。

7.眼　接受糖皮质激素的患者出现晚发性囊性白内障的频率随着治疗剂量和持续时间的增加而增加。糖皮质激素类药物可升高房内压,加重青光眼。

8.内分泌和代谢

(1)糖类代谢:糖皮质激素对糖类的作用导致糖耐量下降、胰岛素抵抗,偶尔发生明显的糖尿病。当糖皮质激素治疗停止后,糖尿病常可逆转,有些患者可能需要使用胰岛素来控制糖尿病。

(2)脂肪代谢:使用中高剂量糖皮质激素常可导致体重增加,可能与食欲增加和代谢变化有关。高剂量可导致脂肪的重新分布,引起满月脸、向心性肥胖、水牛背等典型库欣综合征症状。低剂量时一般不会发生。

(3)蛋白质代谢:糖皮质激素可促进蛋白质分解代谢,造成负氮平衡、肌肉消瘦、伤口愈合不良。对蛋白、骨骼和生长激素的作用使儿童生长受到抑制。

(4)其他代谢作用:一些糖皮质激素的盐皮质激素样作用可引起钾排泄增多、低钾碱中毒和水钠潴留。

(5)下丘脑-垂体-肾上腺轴的抑制:突然中断糖皮质激素治疗可能引起急性肾上腺功能不全,有可能导致循环衰竭甚至死亡的危险。一日剂量分成数次给予会增加抑制;单次晚间给药的抑制大于单次早晨给药;每日单次早晨给药的抑制大于隔日早晨给药。在中断糖皮质激素后,HPA轴恢复的快慢与治疗持续时间成正比。

9.其他不良反应　中断糖皮质激素类药物治疗,可能出现类固醇戒断综合征。此外,极少数患者会出现对糖皮质激素的过敏样反应。

(四)糖皮质激素在肾脏病中的应用

糖皮质激素是肾脏疾病治疗中的常用药物,使用方法的选择直接影响了治疗效果和预后以及副作用的发生。目前常用的治疗方法包括小剂量或中等剂量长期口服治疗或大剂量脉冲式静脉注射的冲击疗法。高剂量、脉冲式糖皮质激素通常与免疫抑制剂联用,多用于急进性肾炎、狼疮性肾炎、血管炎相关性肾病等严重并发症的治疗。此法的优点在于它不抑制HPA轴,也不会导致骨质疏松。文献报道每天使用甲泼尼龙1.0g,连续使用3天的冲击疗法可以使临床疗效持续4～12周。目前还不能确定冲击治疗的最小有效剂量。有研究显示,静脉注射320mg或100mg的冲击剂量或者口服1.0g的冲击剂量,与静脉注射1.0g冲击剂量的疗效相同。一般来说,静脉注射的冲击疗法尚属安全。如果糖皮质激素给药缓慢(超过1～2小时),很少会发生像致命性心律失常等严重的不良反应。除了使用方法的选择,在临床治疗肾脏疾病中还要关注以下几个问题:

1.使用中应严格掌握适应证,不要宽泛的使用糖皮质激素。对于已有高水平RCT研究结果证实其疗效的病种,应结合患者情况严格按照推荐的使用原则予以用药;对于没有确切的循证医学证据证明其有效的病种,若在理论上或小样本的临床观察中显示它可能有效,可以在严密观察下试用,若效果不好,应尽快减量直至停药。对于没有任何使用依据的病种,则坚决不用。

2.使用糖皮质激素的过程中,应注意结合患者的具体情况选择适当的药物种类与剂型,在同时使用多种药物时应注意药物间的相互影响,密切监测其副作用,积极采取防治措施。

3.注意查找导致糖皮质激素在肾脏病治疗中效果不佳的原因。常需要考虑的因素包括：①存在感染等影响糖皮质激素疗效的并发症；②重度水肿的肾病综合征患者，由于胃肠道的消化、吸收功能常有明显减退，口服糖皮质激素的生物利用度明显降低，使得实际剂量不足。此时应在一段时间内改用静脉制剂；③肝功能异常的患者应避免使用需要肝脏活化的药物种类，如泼尼松、可的松；④是否使用了降低糖皮质激素药物浓度的其他药物，如利福平、巴比妥和卡马西平等；⑤患者本身的肾病理类型对激素治疗不敏感；⑥患者本身具有糖皮质激素抵抗的体质。

二、甲氨蝶呤

甲氨蝶呤(MTX)于 20 世纪 40 年代首先用于肿瘤的治疗,1951 年首次用于治疗风湿性关节炎,但未得到广泛重视。近年来,由于 MTX 在临床上具有见效快、服用方便、副作用较轻且无远期致癌作用等特点,被公认是一种最有效的 DMARD 类药物。

(一)药代动力学

MTX 可口服或肠道外给药。小剂量 MTX 的生物利用度相对比较高,但个体差异较大。在 RA 病人中的生物利用度为 40%～100%,平均 70%。达到峰浓度的时间为 1.5 小时左右(0.25～6 小时),吸收速度不受同时进食的影响。皮下注射的相对生物利用度为肌内注射的 87%,变动较小,2 小时达到最高血清浓度。如果口服 MTX 效应不明显时,则使用肠道外给药以保证最大的生物利用度。

(二)药理作用

1.基本作用　MTX 为叶酸类似物,对二氢叶酸还原酶有高度亲和力,与之结合后抑制该酶活性,阻止二氢叶酸还原为活泼的四氢叶酸,使胸腺嘧啶核苷酸和嘌呤核苷酸的合成原料耗竭,阻断 DNA 及 RNA 合成。另外,还原型叶酸还是甘氨酸转变为丝氨酸和同型半胱氨酸转变为甲硫氨酸的辅助因子,它的缺乏也抑制蛋白质的合成。

2.抗炎和抗免疫作用

(1)通过腺苷诱导的免疫抑制作用:MTX 阻断细胞代谢所依赖的四氢叶酸的合成,引起细胞内腺苷堆积,减少胞内 CAMP 的含量,抑制 TNF,IL-2,IL-12 和 IL-8 的分泌,增加 IL-6 和 IL-10 的分泌,抑制中性粒细胞聚集,减少氧自由基生成等机制实现免疫抑制作用。

(2)对炎性细胞增殖和凋亡的影响:MTX 可诱导成单核细胞发生凋亡,引起活化的 T 细胞凋亡和活化 T 细胞的克隆缺失。

(3)对环氧酶和脂氧酶的作用:MTX 引起类风湿滑膜细胞 PGE_2 的减少,并呈剂量依赖性,而环氧酶-1(COX-1)和环氧酶-2(COX-2)mRNA 的表达不受影响。另一项研究表明,RA 患者在 MTX 治疗下血清中 COX-2 活性降低,COX-1 活性不受影响。

(4)对金属蛋白酶及其抑制因子的作用:研究发现 MTX 可显著降低 RA 滑膜和软骨组织中的中性金属胶原溶解酶活性。MTX 对蛋白酶的作用可能是间接的,它首先作用于细胞因子,细胞因子对蛋白酶基因产生直接调控作用,降低蛋白酶水平,从而使蛋白酶/TIMP-1 比例降低。

(三)药物副作用

该药物的副作用较轻,包括乏力、恶心、乏力、呕吐、脱发、黏膜溃疡等;减少剂量或暂停使用多可以逆转。用药同时每日补充叶酸可以显著减少副作用且不影响疗效。较严重的副作用包括肝毒性、肺毒性和骨髓抑制。MTX 引起的肝纤维化发生率较低,为了减轻 MTX 对肝脏的毒性反应,推荐每周而不是每天使用 MTX。理论上,外周给药途径可以避免肝脏的首过效应,比口服给药相对安全。MTX 相关肺损伤有急性间质性肺炎、间质纤维化、非心源性肺水肿、胸膜炎和胸膜渗出以及肺结节等五种。其中最常见的是急性间质性肺炎。呼吸困难是最早期的症状，其次是咳嗽、发热、头痛和不适感。临床症状可早于胸部的放射线病变征象出现。MTX 应用引起的骨髓抑制可表现为白细胞减少、血小板减少、巨幼细胞性贫血和全血细胞减少等，发生率小于 5%，补充等剂量有助于缓解血液系统改变。

（四）用药原则

MTX 开始的口服剂量为每周 7.5mg，以后每周逐渐加量，最高可达每周 30mg。在口服吸收困难或无法耐受口服剂量的情况下，可以选择每周肌内注射。或者将口服剂量分为 2 次，间隔 12～36 小时。应用 MTX 同时补充叶酸可以减少药物副作用而不影响疗效。治疗前全面检测血常规、肝肾功能和病毒性肝炎指标，治疗过程中应该每 4～8 周复查一次。妊娠和哺乳妇女禁忌使用。

三、来氟米特

来氟米特（LEF），商品名为爱若华，是 20 世纪 70 年代末德国 Hoeschst 公司在发展农用杀虫剂过程中合成的一系列含氟化学结构物中的一种。Bartlett 于 1985 年首先将来氟米特应用于大鼠佐剂关节炎模型，初步揭示出该药物的免疫抑制和抗炎作用，此后相继进行的研究进一步证实了来氟米特的免疫抑制及抗增殖作用。90 年代以来，来氟米特开始应用于类风湿关节炎、系统性红斑狼疮等一系列自身免疫病及免疫介导性疾病，如移植排异反应、肾炎肾病等。1998 年，来氟米特治疗类风湿关节炎的临床试验在美国正式完成，同年 9 月，美国食品及药品管理局（FDA）批准来氟米特作为治疗类风湿关节炎的病情改善药在美国上市。在中国，大规模临床试验在 1999 年完成，并被中国药品监督管理局（SDA）正式批准上市。作为一种新型的免疫抑制剂，经 SDA 批准正在进行来氟米特用于狼疮肾炎的 Ⅲ、Ⅳ、Ⅴ期或难治性狼疮，关节病性及红皮病性银屑病，肾移植的排异反应的大规模临床研究。

（一）药代动力学

来氟米特是一种小分子化合物，分子量为 270.2。由于动物种系不同，来氟米特在不同动物体内代谢差异较大。在人体，来氟米特口服吸收后在肠壁和肝脏内迅速转化为其活性代谢物 A771726，并通过 A771726 在体内发挥主要的药理作用。A771726 主要分布在肝、肾和皮肤组织内，脑组织中含量低，在体内广泛和血浆蛋白结合（99.3%）。A771726 在体内进一步代谢，43% 经肾脏从尿中排泄，48% 经胆汁从粪便排泄。肾功能受损者用药后总的 A771726 浓度无变化，但在单一剂量试验中，A771726 的浓度却可增加 1 倍。吸烟会增加 A771726 的清除率，但并不影响其临床疗效。

（二）药效学

来氟米特可抑制非特异性免疫、体液免疫、细胞免疫、淋巴因子分泌、抑制淋巴细胞再生、局部结缔组织增生、局部炎症及关节炎全身反应。来氟米特的活性代谢物 A771726 对大鼠胸膜炎渗出液细胞分泌白三烯 B4 有明显抑制作用，对非特异性 Th 细胞有明显抑制作用。来氟米特通过其活性代谢物 A771726 在体内发挥其免疫抑制作用及抗炎作用。药理作用机制分为抑制嘌呤的从头合成途径、抑制酪酸激酶的活性、抑制 NF-κB 的活化、抑制 B 细胞增殖和抗体产生、抑制细胞黏附分子表达等几个方面。

（三）临床应用

免疫抑制剂被广泛用于多种自身免疫性疾病和免疫介导性疾病。目前，来氟米特已经开始应用的自身免疫性疾病包括类风湿关节炎、系统性红斑狼疮、狼疮肾炎、干燥综合征、强直性脊柱炎、银屑病、硬皮病、多发性肌炎、贝赫切特病、韦格纳肉芽肿、特发性血小板减少性紫癜等。另外，有些疾病虽然并不属于自身免疫性疾病，但是由免疫介导所引起，如各种类型的肾炎肾病、器官移植后出现的排异反应等，在这些领域,来氟米特也已开始应用。国外还有关于来氟米特治疗各型肿瘤的报道,但是临床研究尚少。

Bartlett 等人用来氟米特治疗先天性系统性红斑狼疮小鼠的药效学试验显示,来氟米特 35mg/kg、65mg/kg 能够使狼疮小鼠淋巴结肿胀明显缓解,抗 ds-DNA 抗体水平显著减低,肾脏病理改变明显减轻,免疫复合物沉积减少或消失;进一步的研究表明来氟米特还能够明显降低狼疮小鼠的尿蛋白水平,使之恢复正常,同时延长动物存活时间;而环孢素 A、泼尼松等均不能延长动物的存活时间。

Thoene 等人将来氟米特用于大鼠自身免疫性小管间质性肾炎,结果发现,来氟米特的疗效比环孢素 A 更明显,而且抑制抗肾小管基底膜抗体的作用非常显著。Ogawa 等人比较了来氟米特、硫唑嘌呤、醋酸甲泼尼龙治疗大鼠抗基底膜肾小球肾类的疗效,结果显示,来氟米特 2mg/(kg·d)或 10mg/(kg·d)均能显著减少尿蛋白、血浆总胆固醇及纤维蛋白素原;相反,硫唑嘌呤、醋酸甲泼尼龙除了可能使尿蛋白减少外,对其他指标无改善作用;组织学上,10mg/(kg·d)来氟米特对肾小球肾炎有明显的疗效,沿毛细血管沉积的 IgG、C3 沉积明显改善;因此,认为来氟米特对肾小球肾炎有较好的治疗作用。

(四)不良反应与处理

来氟米特的主要不良反应包括腹泻、瘙痒、皮疹、一过性转氨酶升高和白细胞下降、可逆性脱发等。一般为轻度和中度,严重的不良反应少见。

在国内多中心治疗类风湿关节炎的临床试验中,来氟米特的不良反应、胃肠道反应、重度不良反应发生率和不良反应撤药率均显著低于硫唑嘌呤组。来氟米特所产生的不良反应一般是可逆的,其对白细胞和转氨酶的影响呈一过性,大部分患者在继续用药过程中恢复正常,部分患者在改变剂量或中断一定的时间后继续服用过程中恢复正常。在用来氟米特治疗的 76000 多例患者中,16 例发生可能与药物有关的全血细胞减少,9 例严重皮疹,无 1 例死亡。

文献证实来氟米特长期用药安全可靠。Scott 等人报道采用来氟米特治疗 2 年,患者的耐受性良好,腹泻、恶心、脱发的发生比例更少。国外治疗类风湿关节炎的 5 年随访资料表明,在治疗过程中来氟米特并没有出现新的不良反应。目前已有的动物实验及临床资料还没有发现长期使用来氟米特导致肿瘤发生率增高的情况。随着来氟米特用药剂量的增加,副反应的发生也会有所增加。来氟米特用来治疗系统性红斑狼疮的剂量常大于类风湿关节炎。在来氟米特的用药过程中,少数病人可出现一过性的 ALT 升高和白细胞下降,因此,来氟米特用药前及用药后应每月检查肝功能和血常规,如果比较稳定,检测时间间隔视患者具体情况而定。

ALT 升高的处理原则为如果 ALT 升高在正常值的 2 倍以内可以继续观察;ALT 升高在正常值的 2~3 倍,减半量服用并继续观察;ALT 继续升高或仍然维持在 80~120U/L 之间,应中断治疗;ALT 升高超过正常值的 3 倍,应停药观察。停药恢复正常后可继续用药,同时加强护肝治疗及随访,多数患者 ALT 不会再次升高。如果服药期间出现白细胞下降,处理原则为白细胞下降不低于 3.0×10^9/L,继续服药观察;白细胞下降在 $(2.0\sim3.0)\times10^9$/L 之间,减半量观察,多数患者可以恢复正常,复查白细胞仍低于 3.0×10^9/L,中断治疗;白细胞下降低于 2.0×10^9/L,中断治疗。

来氟米特禁用于妊娠或即将妊娠的妇女,因为动物试验发现它具有致畸作用。对于绝经前的妇女,在服用来氟米特前应避免妊娠,并做好安全的避孕措施。由于药物有较长的半衰期,其潜在的致畸作用可能在停药后继续存在,因此对于服药的年轻妇女更应引起注意。虽然目前无足够的临床资料证实男性服用来氟米特与胎儿致畸的相关性,但为了避免可能的毒性作用,男性也应在相应时期停止应用来氟米特,同时加用消胆胺治疗。

四、环磷酰胺

环磷酰胺(CTX)是盐酸氮芥类的烷化剂,早在 17 世纪即被发现。最早用作抗肿瘤药物,自 20 世纪 50 年代以后才被广泛应用于风湿性疾病的临床治疗,并逐渐成为最基本的治疗药物之一。

(一)药代动力学

临床上,环磷酰胺可以经口服和静脉注射两种方式给药。口服吸收后迅速分布全身,在肝脏中浓度高,并能通过胎盘组织。环磷酰胺主要在肝脏内代谢活化,在肝细胞的滑面内质网内经 P_{450} 氧化后,转化为活性代谢产物 4-醛磷酰胺、氮芥和丙烯醛。其中丙烯醛具膀胱毒性,可能是导致出血性膀胱炎的主要原因。95%的环磷酰胺及其代谢产物从尿中排泄,用药后 2～4 小时尿中药物浓度最高,可产生尿路刺激。约 60%的药物以活性型由肾脏排泄。此外,极少量 CTX 还可出现于呼出的气体、脑脊液、汗液、乳汁、唾液和滑液中。因此,用药期间禁忌哺乳。

在肾功能不全时,其排泄受到影响,可致毒性增加。而透析可以清除大约 3/4 的 CTX。因此,肾衰竭的患者应在透析后再用药。

(二)药理作用

CTX 有细胞毒作用、免疫抑制作用和抗炎作用。该药是一种周期非特异性烷化剂,主要阻断快速分裂的 S 期细胞,但对静息的 G0 期细胞也有抑制作用。其活性代谢产物可与细胞成分中的功能基团发生烷化作用,导致错码、嘌呤环破坏,并与 DNA 交联而影响其结构与功能,最后导致细胞凋亡。CTX 作用于 T 细胞及 B 细胞,其抑制细胞分化及增殖的作用缓慢而持久。环磷酰胺的药理作用可归纳如下:①抑制 T 和 B 淋巴细胞增殖,在治疗早期首先抑制 B 淋巴细胞;②抑制淋巴母细胞对抗原刺激的反应;③降低血清免疫球蛋白水平。减少抗体产生和有丝分裂原介导的免疫球蛋白的产生;④与其他细胞毒药物相比,其免疫抑制作用强而持久,而抗炎作用相对较弱。

CTX 对免疫系统的作用与药物剂量、疗程以及给药时免疫系统的状态有关。在口服 1～2mg/(kg·d)常规剂量的情况下,CTX 可在 2～3 周内出现免疫抑制和其他治疗作用。

(三)不良反应

环磷酰胺的不良反应比较常见,往往因此影响治疗。临床上,应在用药前后密切观察有无不良反应出现,以及时调整用药或给予治疗。

1.骨髓抑制　CTX 引起的白细胞减少、血小板减少、贫血(包括再生障碍性贫血)及全血细胞减少等均见报道。发生率最高的是白细胞减少,其出现与用药剂量有关,一般在用药 3～7 天出现,冲击治疗后一般 8～12 天白细胞最低,此时应复查血常规,以调整下次治疗的剂量,避免血液系统不良反应的出现。长期低剂量治疗的患者甚至在用药数月或数年后才出现白细胞减少,并常由此而引起带状疱疹病毒、链球菌、真菌等的感染,严重者不得不因此而停药。因此,必须对患者定期监测血常规,白细胞计数应维持在(3.0～3.5)×10^9/L 以上。出现白细胞降低的患者一定要将药物减量,甚至停药。维持量应以能控制病情,又不出现明显不良反应为原则。

2.泌尿系毒性　长期大剂量应用环磷酰胺的患者中,可出现出血性膀胱炎、膀胱纤维化、移行细胞癌等。但是,这些不良反应在国内患者的研究较少,临床上并不常见。出血性膀胱炎多在大剂量静脉注射时发生,其出现常常是停药的指征。值得注意的是,停药后也有大约 25%的患者出现血尿。为了预防出血性膀胱炎,强调在应用本品的 24 小时内患者应该多饮水,尽量在早晨用药,以避免含毒性代谢产物的尿液在膀胱中存留。移行细胞癌发生于大约 5%的患者,比正常人群高出 31 倍左右。用药期间及用药后出现血尿的患者应长期追踪并定期尿液检查。环磷酰胺的代谢物丙烯醛从尿路排泄,可能与致癌有关。

3.生殖系统　　本药对生殖系统的影响比较常见,男性可致精子减少,女性可致闭经、卵巢纤维化或畸胎。CTX 性腺毒性的发生与用药疗程、总剂量及患者年龄均有关。在系统性红斑狼疮的患者,闭经最易出现于首次治疗年龄超过 31 岁及接受过 15 次以上冲击治疗的患者。如能尽早发现并停药,其生殖功能可恢复,尤其是年轻的患者。如治疗时间长、用量大,则其损害往往不可逆。环磷酰胺可损伤染色体,造成畸胎。因此,尽管曾有环磷酰胺治疗后正常分娩的病例,在妊娠期间仍应尽量避免用药。

4.消化系统　　消化系不良反应发生率高,并与剂量有关,主要表现为恶心、呕吐、厌食和腹泻。CTX 的代谢物磷酰胺氮芥是刺激胃肠道造成恶心的主要原因,因其在血中出现较慢,故呕吐反应多发生在用药后 6～18 小时。因此,临床上,止吐药物应在用药几小时后使用。

5.感染　　由于环磷酰胺治疗而引发的感染可以相当严重,但严重感染少见,包括肺炎、感染性关节炎和败血症等。合并激素治疗是风湿病患者出现卡氏肺囊虫病的最主要原因。此外,带状疱疹也很常见。

6.皮肤改变　　皮肤改变包括脱发、色素沉着及各种皮疹等。其中不同程度的脱发与药物剂量有关,大多较轻,无须特殊处理,在停药后即可恢复。

7.肿瘤　　环磷酰胺增加肿瘤的发生率,淋巴瘤、白血病、皮肤和膀胱肿瘤的发病率均较正常人群为高,是免疫抑制剂增加死亡率的主要原因。

8.肺间质纤维化　　环磷酰胺很少引起肺间质纤维化,其发生主要见于长期大剂量应用 CTX 的患者,但在低剂量长期用药者中也有出现,应引起充分的重视。

(四)临床应用

环磷酰胺可用于治疗多种风湿病,包括系统性红斑狼疮、类风湿关节炎、皮肌炎、系统性硬化、结节性多动脉炎及系统性动脉炎等。对于激素依赖性、无效型或难治性肾病综合征也有一定疗效。

环磷酰胺可用于系统性红斑狼疮,尤其合并肾损害患者的治疗。目前对狼疮肾炎(LN)治疗的研究主要集中在 WHO 病理分型的Ⅳ型及Ⅴ型狼疮性肾炎,特别是弥漫增殖性狼疮性肾炎。研究表明,与单独激素治疗相比,并用 CTX 治疗可有效降低狼疮性肾炎患者终末期肾衰竭的发生率。CTX 治疗不仅对维持肾功能是最有效的治疗方法,而且减少了需要透析和肾移植患者的比例。

以往认为口服方案不良反应发生率高于静脉给药方案,近年来应用较少。但 2002 年 Mok 等报道,对 55 例华裔弥漫增殖型狼疮性肾炎患者给予 CTX 50～100mg/d 口服 6 个月,继以硫唑嘌呤 100mg/d 序贯治疗至少 18 个月,12 个月后完全缓解和部分缓解率分别为 67% 及 22%,62.8% 的患者 5 年后仍维持缓解,10 年保持肾功能稳定者占 81.8%,且无严重不良反应发生。目前关于序贯口服 CTX 治疗的研究较少,还需大规模临床观察来评价这一方案的优劣。

近年来,国内外研究者对 CTX 用药方案提出了小剂量冲击的观点。Laurence 等的系列研究表明,与环磷酰胺 800～1000mg/m^2 每月一次大剂量冲击相比,环磷酰胺 400～500mg/m^2 每 2 周一次小冲击,对难治性狼疮性肾炎有显著疗效,且不良反应较少。

五、环孢素 A

环孢素 A(CsA)是 20 世纪中叶从挪威的土壤里发现的真菌所分泌的代谢产物。1972 年,Borel 首先发现其中的环孢素 A 对细胞免疫及体液免疫有抑制作用。次年即开始试用于幼年性关节炎,随后相继用于器官移植治疗、银屑病、炎性肠病、佐剂性关节炎等。1979 年,Hermann 和 Muller 率先尝试将该药应用在类风湿关节炎的治疗中,并取得较好的疗效。之后的临床观察证明,环孢素 A 可明显减缓类风湿关节炎患者的骨质破坏,并先后用于系统性红斑狼疮、干燥综合征、硬皮病和贝赫切特病等多种风湿性疾病。

(一)药代动力学

环孢素 A 的结晶性粉末在胃肠道几乎不吸收,可以油剂形式内服。口服的绝对生物利用度为 $20\%\sim50\%$,口服后血药达峰时间为 $3\sim4$ 小时。在血中本品约半量被红细胞摄取,$4\%\sim9\%$ 结合于淋巴细胞,30% 结合于血浆脂蛋白和其他蛋白质。大部分药物经肝代谢,终末半衰期为 $10\sim27$ 小时。环孢素 A 主要通过胆汁及粪便排泄,约 10% 经尿排泄,其中 0.1% 为原形药物,其他是经基和去甲基化代谢物。

(二)药理作用

环孢素 A 有较广泛的免疫抑制作用。主要作用在免疫反应的诱导期,即抗原识别和克隆增殖阶段,对细胞免疫和胸腺依赖性抗原的体液免疫有较高的选择性抑制作用。

环孢素 A 进入细胞后,与胞质中的一种受体亲环蛋白结合,形成复合物。该复合物可作用于细胞内一种含丝氨酸/苏氨酸异构体的磷脂化酶-钙调神经磷酸酶,该酶具有调节与钙离子有关的信号传导过程。通过影响钙调神经磷酸酶可抑制若干细胞因子,如 IL-2,IL-3,IL-4,GM-CSF,TNF-α 和 IFN-γ 的产生和释放,并抑制 IL-2 受体的表达,影响 T 细胞在抗原或分裂原刺激下的分化、增殖和细胞介导的免疫反应。综合起来,环孢素 A 的主要作用机制包括:①与亲环蛋白形成复合物,并结合细胞内钙调神经磷酸酶,干扰丝氨酸/苏氨酸磷酸酶活性,进而影响 IL-2 的激活和释放;②可直接抑制巨噬细胞释放 IL-1 和 TNF-α,并抑制树突状细胞的抗原递呈及 NK 细胞的杀伤活性;③可抑制血管紧张素Ⅱ,有促进 AMP 生成的作用,进而干扰蛋白激酶 A(PKA)及 G 蛋白介导的细胞内信号传递;④可直接抑制 G 蛋白的作用,从而影响细胞内信号的传递;⑤除抑制 T 细胞激活外,可干扰多种细胞的增殖,包括角质细胞、成骨细胞;⑥环孢素 A 可刺激人的成纤维细胞及肝细胞增殖。

(三)临床应用

1.系统性红斑狼疮　多个临床试验证实,环孢素 A 对系统性红斑狼疮,尤合并狼疮性肾炎者有效。Miescher 等对 26 例合并肾脏病变的系统性红斑狼疮患者采用激素联合环孢素 A($<5mg/(kg \cdot d)$)治疗。24 个月后,23 例患者的疾病活动指数下降,平均下降幅度在 50% 左右,尿蛋白下降大于 75%,抗体滴度下降大于 50%,激素量减少大于 50%。只有部分患者血肌酐升高,并且肾组织活检未发现有意义的病理变化。Dammacco 等也发现环孢素 A 与泼尼松联合治疗与单独应用激素相比,短期内两组效果相似,但治疗 12 个月后,联合治疗组激素减量快,复发率低,效果优于单用激素组。

从现有的资料来看,环孢素 A 似可降低患者体内抗体水平和尿蛋白,减少激素用量。因此对系统性红斑狼疮,如能正确选择适应证,并严密监测,可避免肾脏不良反应的发生,并利于肾脏病理改变的好转,延长患者平均寿命。

2.原发性肾病综合征　多数病因不明,可能与 T 细胞功能异常有关,IL-2 的升高往往提示疾病复发。曾有人对 300 例不同病理类型的肾综合征患者应用环孢素 A 治疗,$16\%\sim27\%$ 患者完全缓解。60% 部分缓解,尤其在激素依赖的患者作用更显著。在常规治疗失败的患者可以尝试,但肾功能异常的患者禁用。

此外,环孢素 A 起效迅速,可作为改变治疗方案的过渡"桥梁"。环孢素 A 还可调节多种药物的耐药,对于激素依赖或无效的肾病患者,环孢素 A 均可作为联合用药之一。

(四)使用方法

环孢素 A 的给药方式通常采取小剂量、长疗程。研究表明,$2.5\sim3.5mg/(kg \cdot d)$ 是较合适的剂量,分为一天 2 次给药。目前主张从低剂量开始,初始剂量为 $1\sim2mg/(kg \cdot d)$,并采用缓慢加量的原则。肾功能下降和血压升高是减小剂量甚至停止用药的指征。许多因素能影响环孢素 A 的血药浓度,如服药与就餐时间、服药次数、合并用药、肝肾功能及胃肠道状态等。因此,用药期间需要监测血药浓度,以了解药物相互作用、生物利用度或依从性等因素的影响,实现给药个体化如果用药 4～8 周后出现明显的临床效果,则认为有效,可用该剂量继续治疗。如无或仅有部分临床效果,则应加量。一般每间隔 1～2 个月增加 0.5～1.0mg/(kg・d),直至可耐受的最大有效剂量,但不能超过 5mg/(kg・d)。疗效不再进一步增加,或病情稳定后至少 3 个月,可逐渐减量,每 1～2 个月减 0.5mg/(kg・d),至最小有效维持剂量。若用药 6 个月,或以最大耐受量维持 3 个月以上,临床症状无好转,则应停药。如有部分好转,可考虑联合治疗或换药。

(五)不良反应

环孢素 A 的不良反应主要包括肾损害、胃肠道反应、高血压、肝损害及风疹等。但是,在小剂量应用时,不良反应明显减少。同时,应强调对其不良反应的监测。本药的突出优点是骨髓抑制作用较小。

1.肾毒性　肾脏受损是环孢素 A 应用中突出的问题。接受环孢素 A 治疗的病人,治疗前必须检查血肌酐、尿蛋白及 24 小时尿肌酐清除率,作为用药的参考。此后应定期监测肾功能。一般每 2 周一次,如发现血肌酐上升超过 30,应予减量。如肌酐值继续上升,则应停药。

环孢素 A 的肾损害可分为两种类型,一般为剂量依赖性,是一种影响肾小球滤过率,是可逆的,可能与抑制对肾脏有扩血管活性的前列腺素合成、使肾血流量降低有关。另一种出现于长期应用大剂量环孢素 A 的患者,可出现肾组织病理改变,如肾小管萎缩、灶性纤维化及微动脉损伤等。环孢素 A 超过 5mg/(kg・d)时,应避免与有肾毒性的药物合用,以免加重对肾脏的损害。

2.肝损害　肝损害可见血清胆红素、胆汁酸升高,胆汁淤积和肝功能障碍。

3.胃肠道症状　患者可有厌食、恶心和呕吐,牙龈增生也是最常见的反应。但很少因此而停药。

4.肿瘤　研究认为,环孢素 A 的致癌率与其他缓解病情药物相比无明显差异。

5.高血压　在长期、大剂量应用者高血压发生率较高。可能与继发肾小管功能损害导致水钠潴留有关。此外,环孢素 A 还有间接收缩血管的作用,也可导致血压升高。

6.感染　长期应用环孢素 A 治疗的患者可出现各种机会致病菌、病毒和原虫的感染,如结核杆菌、EB 病毒、巨细胞病毒、真菌、卡氏肺囊虫等。情况一旦发生,常需停药。

六、普乐可复

他克莫司即 FK506,商品名普乐可复,是 1985 年从链霉菌的发酵液中提取的大环类代谢产物。本品问世后,国内外进行了多项临床及实验研究,发现其与环孢素 A 的作用机制相似。体内及体外实验均证明,它在比环孢素 A 低 10～100 倍的浓度下,即具有抑制 IL-2、IL-3 及 IL-4 产生的作用。动物实验也证实,其防止排异反应的有效剂量不到环孢素 A 的 1/10～1/100,并对胶原诱导的小鼠关节炎、肾小球肾炎、自身免疫性视网膜炎等多种自身免疫性疾病有效,从而引起了免疫学家和临床医生的极大兴趣。该药于 1989 年投入临床使用,目前 FK506 已作为预防各种器官移植后排异反应的主要药物之一,同时,也试用于类风湿关节炎(RA)、系统性红斑狼疮(SLE)等多种自身免疫性疾病。

(一)药代动力学

FK506 口服吸收缓慢,吸收位置主要在空肠和结肠上段。口服生物利用度约 25,当进食含有中等量脂肪的食物后,FK506 的生物利用度降低。药代动力学特性在不同的患者变异较大。血药浓度在 3 天后可以达到稳定状态,大部分患者的最大血药浓度出现于口服后 1～3 小时左右。

本药经肝脏代谢,细胞色素 P_{450}-3A4 为此代谢过程中的关键酶。抑制细胞色素 P_{450}-3A4 系统的药物可能会影响 FK506 的代谢,导致 FK506 的血药浓度增加。因此,同时使用该类药物时需要监测 FK506 的血药浓度,并调整其剂量。该药主要经肾排泄,半衰期为 8.7 小时,平均血浆清除率为 2.43L/h。肝功能不良者半衰期延长。

(二)药理学作用

FK506 主要作用于淋巴细胞,是 T 细胞活化的抑制剂。它可以抑制 IL-2、IL-3、IL-4,粒细胞巨噬细胞集落刺激因子(GM-CSF)、肿瘤坏死因子(TNF-α)和 γ 干扰素(IFN-γ)等 T 细胞活化因子的基因转录,并可抑制皮肤或肺中的嗜碱性粒细胞及肥大细胞释放组胺。FK506 可抑制多种刺激诱导的 T 细胞活化,包括特异性抗原、有丝分裂原及钙离子透入剂等。并且,其抑制 T 细胞增殖的作用比 CsA 强 30～100 倍。FK506 还特异性抑制细胞毒 T 细胞,与抗移植排斥反应有关。FK506 对 T 细胞的抑制作用可被外源性 IL-2 部分逆转,提示它仅作用于涉及 IL-2 的 T 细胞增殖。FK506 不影响 T 细胞的活化过程早期的抗原识别和产生活化信号阶段,但选择性抑制 T 细胞活化及克隆增殖过程中基因产物的表达,包括 CD_4^+ T 辅助细胞产生的 IL-2、IL-3、IL-4、GM-CSF、TNF-α 的 mRNA 基因转录。

(三)临床应用

1989 年 FK506 即作为免疫抑制剂应用于肝移植等多种脏器移植中。在系统性红斑狼疮、难治性肾病综合征、多发性硬化、溃疡性结肠炎、慢性活动性肝炎、原发性胆管硬化、银屑病和初发 1 型糖尿病的治疗中,也显示出一定疗效。

1.系统性红斑狼疮　FK506 在系统性红斑狼疮中主要应用于对顽固性皮疹的治疗,但为降低不良反应的发生率,其最低有效剂量还在进一步探索中。2002 年初,Yoshimasu 等报道,对 3 例系统性红斑狼疮和 4 例盘状红斑患者的局部应用 FK506 后,全部系统性红斑狼疮患者和 1 例盘状红斑患者的皮疹好转,提示 FK506 对系统性红斑狼疮患者的皮肤损害有较好的治疗效果。在合并肾炎、骨髓抑制、神经系统病变等脏器损害的患者,已有文献报道对Ⅲ型、Ⅳ型以及Ⅴ型狼疮性肾炎的缓解具有明显的治疗效果,但因样本量小而仍需进一步观察。

2.抗移植排异反应　1985 年 Ochiai 等开始将 FK506 应用于器官移植,此后陆续应用于肝、肾、心脏、小肠、皮肤、胰腺和角膜等的移植中。具有高移植存活率、低死亡率及对类固醇的相对非依赖性等优点。一般在移植后立即开始用药,给药剂量比环孢素 A 小 10～100 倍,能延长移植物生存率,并能治疗排异反应。

(四)不良反应

由于大部分出现不良反应的病例合并有严重的基础疾病或同时并用其他药物,常使得与该药物有关的不良反应很难确定。总体而言,FK506 的不良反应发生率较低,且大多是可逆的,并有剂量依赖性,减量后常可好转。和静脉注射给药比较,口服给药的不良反应发生率明显降低。

1.心血管系统　可引起高血压,也可出现心绞痛、心悸、心包炎和胸腔积液等。偶见血栓性静脉炎、低血压休克、心力衰竭、心脏扩大、心室或室间隔肥大、心律不齐、房颤、室颤甚至心搏骤停。

2.神经系统　FK506 可诱发神经症状,常见震颤、头痛、失眠、晕眩、感觉和视觉异常等,偶有抑郁、焦虑、紧张、健忘、精神异常、幻觉、反应降低、嗜睡、青光眼及听觉障碍等。

3.代谢作用及电解质　常见高血钙、高血钾、高血糖和低血磷。偶见酸碱平衡失调、低血钾、高尿酸血症以及血镁、血钙、血钠和血浆蛋白降低。其中高血糖的发生有剂量依赖性,一般无须长期胰岛素治疗,降低血药浓度后血糖可逐渐下降。其发生机制尚不明了,可能与药物毒性导致胰岛 R 细胞变性、胰岛素分泌减少以及外周抵抗增加等有关。

4.血液及淋巴系统　常见白细胞增加,偶见三系降低、白细胞减少、贫血、血小板减少、嗜酸性粒细胞增多、血小板增多和血栓性血小板减少性紫癜等。此外，还可出现凝血异常，造成血栓和栓塞，如肺栓塞、心肌梗死、肾梗死和脑缺血、脑血栓等。

5.消化系统　常见恶心、呕吐、消化不良、便秘或腹泻，偶有胆管炎、肝功能异常、黄疸、体重及食欲改变。也可见胰腺炎、肝肿大、肝衰竭等。其中腹泻和恶心的发生率分别为 43.9% 和 37.6% 左右，停药或减量后症状多可消失。

6.肾脏　可见肌酐及尿素氮增加、尿量增加或减少，偶有肾小管坏死或肾小球病变引起蛋白尿、血尿甚至肾衰竭。其病理改变类似于环孢素 A 导致的肾损害，典型表现之一是结节样小动脉透明变性。

7.感染　在移植患者，感染是最常见的并发症之一。据欧洲多中心研究报道，发生率可达 75.6%，其中巨细胞病毒、EB 病毒、卡氏肺囊虫和曲霉菌感染均不少见。

8.呼吸系统　可造成肺间质纤维化，偶见呼吸困难、哮喘及呼吸衰竭等。

9.皮肤及过敏反应　常见皮肤红斑如结节性红斑等，偶见脱毛、瘙痒、光过敏、多毛症和荨麻疹等。在少数病例有过敏反应，表现为皮肤潮红、瘙痒及过敏性休克等。

10.骨骼与肌肉　可见肌肉无力、肌酐升高、缺血性骨坏死、关节炎，偶见抽搐、骨质疏松等。

11.自身免疫性疾病及肿瘤　接受 FK506 治疗的患者曾有个别病例发生血管炎、Lyell 综合征、Stevens-Johnson 综合征等自身免疫病者，但相关性并不明确。偶有发生良恶性肿瘤的报道，例如淋巴瘤，发生率在 1% 左右。移植患者中，淋巴瘤的发生与供体 EB 病毒阳性、而受体 EB 病毒阴性有关。

七、霉酚酸酯

霉酚酸酯（吗替麦考酚酯，MMF），商品名骁悉，是一种新型的抗代谢免疫抑制剂。1997 年中国药品监督管理局批准其在中国上市，在 20 世纪 90 年代初期应用于肾脏移植的临床试验中，以后逐渐发展至肝脏移植、心脏移植以及骨髓移植、胰肾联合移植等。大量的临床资料表明，移植患者使用 MMF 可以显著减少急性排异的发生率和治疗难治性的移植物排异反应，安全性高，并能改善移植物的长期存活。90 年代后期，MMF 逐渐用于治疗多种肾脏疾病、系统性红斑狼疮及狼疮肾炎、类风湿关节炎、系统性血管炎等自身免疫病或免疫介导性疾病，并显示出较好的临床疗效和安全性。

（一）药代动力学

MMF 口服吸收后，迅速、完全地被转化成具有活性的代谢产物 MPA，MMF 在血浆中不能被检测到。MMF 的平均口服生物利用度是 94，血浆蛋白结合率是 97，MPA 经肠肝循环，因此口服后 6~12 小时，血浆 MPA 浓度出现第二个高峰。长期合用 MMF、环孢素 A 和激素的肾移植者在 2~3 年后，MPA 的谷浓度下降，提示 MMF 的药代动力学随时间的迁延而改变，从而可影响其生物活性。MMF 的活性代谢产物 MPA，主要在肝脏通过葡萄糖醛酸转化酶，形成葡萄糖苷 MPA（MPAG），后者可通过肾小管分泌，是从尿液中排泄的主要代谢产物；93% 的 MPA 通过肾脏排泄，86% 的药物以 MPAG 的形式出现在尿液中。

（二）作用机制

1.抑制活化的淋巴细胞增殖　MMF 口服吸收后，产生具有活性的 MPA 起效。MPA 通过抑制淋巴细胞内周期依赖性激酶（CDK）的活性，阻断 CDK 抑制剂 P27（Kip 1）的清除，对淋巴细胞产生选择性抗增殖作用。

2.直接抑制 B 细胞增殖，抑制抗体　MPA 还能抑制培养的人淋巴细胞和脾脏中分化成熟的 B 淋巴细胞合成抗体，因此 MMF 对体液免疫和细胞免疫都具有抑制作用。MMF 和 MPA 主要选择性地作用在淋巴细胞，这一点对 MMF 的耐受性有重要影响。

3.阻断细胞表面黏附分子合成　MMF能强烈抑制 CD_4^+ 和 CD_8^+ T淋巴细胞对血管内皮细胞的黏附和穿透,但对T淋巴细胞沿血管内皮细胞表面行走无明显影响。MMF的这些效应的结果是使T细胞难以黏附于内皮细胞,穿越内皮细胞的能力下降,炎症部位的淋巴细胞聚集减少。

4.抑制非特异性免疫反应　MMF对非特异性免疫也具有抑制作用,并可能影响抗原递呈。

5.对其他类型细胞的影响　MMF对肾小球系膜细胞、血管平滑肌的增生也有抑制作用。此外,尚能显著抑制血管内皮细胞的增生和迁移能力,这可能就是MMF对狼疮性肾炎及其他血管炎有显著疗效的理论基础。

MMF对特异性免疫和非特异性免疫的影响,对细胞免疫和体液免疫的影响,以及对细胞因子和黏附分子等各方面的影响构成了它的免疫抑制作用机制,并也由此产生了它对炎症的抑制作用。

(三)临床应用

1.系统性红斑狼疮　国内外诸多研究表明,MMF可控制SLE活动,抑制自身抗体的产生,逆转升高的血肌酐,减少尿蛋白及红细胞,改善肾脏病理,并可减低糖皮质激素的剂量。常用于对传统免疫抑制方案无效的患者,且不良反应较少。

2.类风湿关节炎　体外研究认为,MPA引起T淋巴细胞和单核细胞凋亡和终端分化的增加在器官移植和类风湿关节炎中起抗增殖、免疫抑制和抗炎症作用。1990年一项研究显示,29例经DMARD治疗失败的类风湿关节炎病人使用MMF治疗,并同时使用NSAIDs和低剂量口服糖皮质激素,在开始的2周内MMF由1.0g/d逐渐增加到2.0g/d,随访3~5个月,67%的病人关节疼痛指数显著改善,关节肿胀指数也有显著改善。

3.系统性血管炎　Nowack等报道,11例ANCA相关的血管炎患者,即9例韦格纳肉芽肿和2例显微镜下多血管炎,均有严重的肾脏损害,在经CTX治疗3个月后,用MMF 2g/d作为维持治疗,随访的15个月内,10例处于缓解期,仅1例韦格纳肉芽肿复发。MMF可进一步降低病情活动指数和蛋白尿,并可减少激素剂量。所有患者对MMF耐受性良好,无严重不良反应。对比较少见的血管炎类型如大动脉炎也有使用MMF成功的报道。从以上总体样本不大的报道可以看出,MMF可以作为治疗血管炎传统疗法的替代药物,使医生多一种选择。

(四)不良反应及处理

MMF主要通过阻断嘌呤核苷酸的经典合成途径,高度选择性地抑制T和B淋巴细胞的增殖,而对尚存在补救途径的正常体细胞影响较小,因此,MMF相对于其他免疫抑制剂而言具有较少的副作用。其主要的不良反应有胃肠道反应,包括腹泻、便秘、恶心、呕吐、消化不良;骨髓抑制,特别是白细胞减少;合并某些感染等。其中胃肠道反应多为自限性,停药可恢复,并与剂量有关。同年轻人相比,老年人不良反应的危险性增加。

研究人员推荐,使用MMF期间以及之后至少6周内,应采用有效的避孕措施。由于很多药物可从乳汁中分泌,且此药对哺乳婴儿有不良作用,应根据MMF对乳母的重要性,决定中止哺乳或停药。服用MMF的病人患淋巴增殖性疾病、淋巴瘤和皮肤癌的发生率大约为1%。MMF比较其他免疫抑制剂最突出的耐受性是它很少有肝毒性和肾毒性,但对于严重慢性肾功能损害的病人,应避免使用大于1g~日2次的剂量,并应密切观察。

(王孝东)

第三节　抗凝药物

抗凝剂是肾病内科常用药,尤其是血液透析患者。抗凝是血液透析顺利进行的必要保证。血液透析时一方面应充分抗凝,以保证体外循环的血液不发生凝固,并阻止纤维蛋白原等附着于透析膜使透析清除率下降;另一方面应避免过度抗凝,以免引起或加重出血。故在进行血液透析前应对患者的凝血功能、有无出血倾向等做出全面评估,然后选择合适的抗凝方法。在血液透析过程中应密切观察体外循环中有无血液凝固,必要时作相应的凝血功能检查;对有出血倾向的患者尚应观察有无出血或出血加重情况。另外,不同抗凝方法有不同的不良反应,应注意及时防治。

一、标准肝素抗凝法

标准肝素是最常用的抗凝药,是由一组糖蛋白组成,与 AT Ⅲ 结合,使后者发生分子构型改变,与凝血酶、凝血因子 Xa、Ⅸa、Ⅻa 结合并灭活。

(一)常规肝素抗凝法

1.肝素生理盐水浸泡透析器与血路管　　血液透析开始前先以肝素生理盐水(生理盐水 500ml＋肝素 1250～1875IU)浸泡和循环 15～20 分钟。

2.持续给药

(1)首剂肝素:于血液透析开始前 5～15 分钟,肝素 2000IU(50IU/kg)从内瘘静脉端一次推注。

(2)维持用药:肝素 500～2000IU/h 从内瘘动脉端持续滴注。

(3)必要时监测有关凝血试验,并酌情调整剂量,使凝血指标维持在相应的目标范围。

(4)血透结束前 30～60 分钟停止使用肝素。

3.间歇给药法

(1)体内首剂肝素:于血透开始前 5～15 分钟,从内瘘静脉端一次推注肝素 4000IU(75IU/kg)。

(2)维持用药:随访 ACT,当 ACT 延长至正常的 150％时,给予肝素 1000～2000IU,从内瘘动脉端推注。以后每 30 分钟复查 ACT。一般一次血液透析追加使用肝素 2～3 次。对病情稳定的维持性血液透析患者,维持用药常可每 0.5～1 小时推注肝素 500～1500IU。

4.肝素剂量调整

(1)由于根据肝素药物动力学计算方法较为繁琐,故临床上可采用一些较为简便的方法计算理想的肝素剂量。

(2)在肝素持续给药时,首剂 2000IU 肝素并不能使所用的患者 WBPTT 延长或 ACT 延长至基础值的 180％。由于肝素的抗凝作用取决于机体对肝素的反应性、肝素的活性等,使 WBPTT 或 ACT 延长至基础值的 180％的肝素剂量范围为 500～4000IU。为确定血液透析时首次肝素剂量,可于注射首次肝素 3～5 分钟后监测 WBPTT 或 ACT,如追加使用肝素,其追加剂量的计算如下:由于 WBPTT 或 ACT 的延长时间与肝素剂量成正比,故如首次肝素使 WBPTT 延长 40 秒,则如需使 WBPTT 再延长 20 秒,所需追加肝素剂量为首次剂量的 1/2。

(3)下列情况应酌情减少肝素剂量:①基础的凝血指标显著延长,血小板功能减退;②短时间透析,主要间歇法给药。

(4)正常人肝素的作用与体重有明显关系,但在尿毒症患者这种关系变化不再明显,可能与贫血程度、血容量情况等很多原因有关,故体重 50～90kg 的成人,肝素剂量基本相同。但体重过轻或过重者,肝素剂量应酌情调整。

(5)停止给药时机:在血液透析患者,肝素的半衰期为 0.5～2 小时,平均 50 分钟。由于凝血时间延长与肝素血浓度成正比,故停药后只要知道某一时间的 WBPTT,就可以计算出以后任一时间点的 WBPTT。

(二)小剂量肝素抗凝

适用于低、中危出血倾向时。

1.肝素生理盐水浸泡透析器和血路管　同常规肝素抗凝法。

2.给药方法　维持用药尽可能采用持续肝素输注法。

(1)测定基础 WBPTT 或 ACT。

(2)首次剂量 750IU。

(3)3 分钟后重复 WBPTT 或 ACT。

(4)如 WBPTT 或 ACT 未延长至基础值的 140%,则追加相应剂量肝素。

(5)开始透析、肝素追加剂量为 600IU/h。

(6)每 30 分钟监测 WBPTT 或 ACT。

(7)调整肝素输注速度,以维持 WBPTT 或 ACT 在基础值的 140%。

(8)血液透析结束前不需要停药。

如因条件限制,只能间歇给药时,则肝素首次剂量约为 1000IU,维持剂量为 500IU/h。

3.首次肝素剂量的确定　使 WBPTT 或 ACT 延长至基础值的 140% 的肝素剂量为 300～2000IU。一般在给予肝素 750IU 后 3 分钟重复 WBPTT 或 ACT,如凝血时间延长不够,可计算出需追加的剂量。如给予肝素 750IU 后 WBPTT 延长 20 秒,则再给予肝素 325IU 可使 WBPTT 再延长 10 秒。

4.肝素维持剂量的调整　使 WBPTT 或 ACT 延长较基础值延长 40% 的肝素输注速度为 200～2000IU/h,平均 600IU/h。如首剂肝素 750IU 使 WBPTT 或 ACT 延长时间太短或太长,则需精确计算追加肝素输注速度。

(三)局部体外肝素抗凝

在透析器的动脉端给予肝素,静脉端给予恰当剂量的鱼精蛋白中和肝素的抗凝作用,该方法仅具有体外抗凝作用,而不影响患者体内凝血机制,可显著减少患者出血危险性。选用于有活动性出血、高危出血倾向时。

1.给药方法

(1)不给予首剂肝素。

(2)应用肝素泵由动脉端持续输注肝素,肝素剂量(mg/h)=0.003×QB/60。QB 为血流量(ml/min),60 指 60 分钟。一般可维持 LWCT 在 30 分钟左右。

(3)应用输液泵由静脉端持续输注鱼精蛋白,一般肝素与鱼精蛋白的比值为 0.75～1.5(平均 1:1),具体剂量可根据具体患者体外中和试验及透析过程中反复监测 LWCT 来定。

2.注意事项

(1)反跳现象:由于鱼精蛋白与肝素的结合不稳定,且鱼精蛋白的半衰期较肝素更短。因此,当鱼精蛋白与肝素分离后,游离的肝素可再发生抗凝作用,甚至引起出血。反跳现象一般发生在透析结束后 3～4 小时。

(2)鱼精蛋白的不良反应:可出现过敏反应,甚至过敏性休克。注射速度快会引起心律失常、心脏骤停、呼吸抑制等。鱼精蛋白过量可引起出血。

(四)肝素的不良反应及其防治

1.出血并发症 如透析结束后发生明显出血,可应用鱼精蛋白中和,剂量为透析时肝素总剂量的 1/2。由于鱼精蛋白半衰期较短,可出现反跳性出血,这时可再给予原剂量的 1/2。某些患者表现为长期隐性出血。在有心包炎、心包积液的患者可诱发心包积血。

2.血小板减少症 部分患者在长期应用标准肝素后发生血小板减少,少数患者在应用肝素 3~4 天即发病。

3.过敏反应 过敏性休克一般罕见,也有荨麻疹、发热和关节痛。

4.高脂血症 肝素增加脂蛋白分解酶的活性,促进脂肪分解,使游离脂肪酸(FFA)增多。

5.骨质疏松 见于长期应用肝素的患者,与累积肝素剂量有关,其发生机制尚不完全清楚,可能与肝素在骨组织中蓄积影响骨矿化有关。

6.白细胞下降、脱发 激活补体,引起白细胞下降、脱发等。

二、低分子量肝素

(一)作用机制

低分子量肝素(LMWHs)由标准肝素经化学或酶学方法降解后分离得到。肝素对凝血因子 Xa 灭活仅需与 $ATⅢ$ 结合即达到,而对凝血酶(因子 $Ⅱa$)灭活则需与 $ATⅢ$ 及 $Ⅱa$ 同时结合才能达到。随着肝素分子量的下降,分子中糖基数减少,与 $Ⅱa$ 的结合力下降,而与 $ATⅢ$ 的结合力有所增强。肝素的抗栓作用主要与抑制 Xa 的活性有关,而抗凝作用(引起出血)则与抑制 $Ⅱa$ 活性有关。因此,LMWHs 保留抗栓作用而抗凝作用较弱,呈现明显的抗栓/抗凝作用分离现象,这种现象可以抗 Xa∶$Ⅱa$ 比值来做数量上的衡量,标准肝素为 1,而 LMWHs 为(2~4)∶1。LMWHs 半衰期较长,约为标准肝素的 2 倍,在肾功能衰竭时延长且不易被血透清除。

由于不同 LMWHs 产品的分子量、组分的纯度及对 $ATⅢ$ 的亲和力等不同,故药效学和药动力学特性存在较大差异。目前临床应用的 LMWHs 分子量均在 4000~6000。

LMWHs 主要抑制 Xa 活性,对凝血时间影响较小,故抗栓作用以抗 Xa(aXaIU)活性为指标。血透时维持血浆抗 Xa 活性在 0.4~1.2aXaIU/ml 较为合适,最低为 0.2aXaIU/ml。

(二)应用指征

适用于中、高危出血倾向的患者。

(三)用药方案

透析时间不超过 4h,如 Hct<30%,则剂量为 60IU/kg;如 Hct≥30%,则剂量为 80IU/kg,透析前一次静脉注射,不需追加剂量。透析时间多于 5h,则上述总剂量的 2/3 透析前用,1/3 剂量在透析 2.5 小时后应用。

(四)不良反应

1.出血 低分子量肝素并不能完全避免出血并发症,必要时可用鱼精蛋白中和,但效果不如对标准肝素。

2.血小板减少症 发生率低于标准肝素。一般情况下应用标准肝素引起的血小板减少症者,也不应用LMWHs。

3.过敏反应 过敏反应罕见。应用标准肝素过敏者不能应用低分子量肝素。

4.其他 对骨代谢和脂质代谢的影响不清楚。

三、局部枸橼酸盐抗凝

（一）作用机理

枸橼酸钠螯合血中钙离子生成难以离解的可溶性复合物枸橼酸钙,使血中钙离子减少,阻止凝血酶原转化为凝血酶,从而达到抗凝作用。

（二）应用指征

由于 RCA 仅有体外抗凝作用,故可应用于活动性出血患者、因肝素引起血小板减少症、过敏反应等严重不良反应者。与无肝素透析比较,不需高血流量,故存在血流动力学不稳定时也可使用。

（三）基本方法

1. 应用无钙透析液　枸橼酸钠用输液泵从动脉端输入,钙盐用输液泵从外周静脉输入。

2. 采用普通含钙透析液　枸橼酸钠用输液泵从动脉输入,但不补充钙。

（四）枸橼酸钠浓度

各家报道不一,一般为 3%～46%。但只要使血液进入透析器时枸橼酸浓度保持在 2.5～5.0mmol/L,即可获得满意的体外抗凝效果。如枸橼酸浓度为 46.7% 时,输注速度为 25～45ml/h,平均(35±3)ml/h,可使静脉端 ACT 延长至基础值的 115%～125%。

（五）钙盐的补充

使用无钙透析液时,透析器对钙的清除率为(75±5)ml/min(约 7mg/min)。故需补钙,5% 氯化钙用输液泵以 0.5ml/min 的速度(约 7mg/min)从外周静脉输注。

（六）并发症及其防治

1. 容量负荷过多　见于所用枸橼酸钠浓度过低,未适当增加脱水量时。如应用 3% 枸橼酸钠溶液,为使体循环血枸橼酸浓度维持在 2.5mmol/L 或 5.0mmol/L,枸橼酸钠的输注量分别为 300ml/h 或 600ml/h,4 小时血液可额外增加血容量 1200～2400ml。故必须及时调整超滤率,保证机体容量平衡。有鉴于此,目前临床上多应用较高浓度的枸橼酸盐溶液。

2. 高钠血症　1mmol/L 枸橼酸钠含 3mmol 的钠离子。但由于一般情况下透析液中钠离子浓度低于血清钠离子浓度,故枸橼酸钠溶液的钠离子可经血透清除。高钠血症少见或程度较轻。

3. 代谢性碱中毒　枸橼酸在体内进入三羧酸循环最终生成 HCO_3^-,1mmol 枸橼酸代谢生成 3mmol HCO_3^-。故 RCA 有导致代谢性碱中毒的可能性,可通过降低透析液中醋酸或碳酸盐浓度来避免代谢性碱中毒的发生。

4. 低钙血症　发生率为 5%～10%。尤易发生在原来血钙偏低,透析前有严重代谢性酸中毒,透析纠正酸中毒而降低血钙等情况。故透析期间应有心电图监护,在高危患者应监测血钙。

四、前列环素

前列环素能有效抑制血小板聚集,对体内凝血状况影响较小,从而被应用于血液透析时的抗凝治疗,尤其是适用于肝素过敏、肝素引起血小板减少症等。但前列环素有比较明显的不良反应,包括皮肤潮红、心动过缓、血管扩张和低血压,因此不适用于血流动力学不稳定的患者。血液透析前列环素的应用方案为起始剂量 5ng/(kg·min),酌情每 20 分钟增加剂量 1g/(kg·min),最大剂量为 10～20ng/(kg·min)。

（赵　翠）

第四节　骨化三醇

骨化三醇的化学成分为 $1,25(OH)_2D_3$ 即 1,25-二氢维生素 D，是维生素 D 生物活性的最高形式。其主要作用为调节机体内的钙磷代谢。

一、活性维生素 D_3 的合成与代谢

活性维生素 D_3 即 $1,25-(OH)_2D_3$ 是维生素 D 经肝、肾代谢后的活性产物，除从食物中摄取外，其主要由皮肤中的 7-脱氢胆固醇经日光中紫外线照射转化而来。在肝脏，维生素 D 在 25-羟化酶作用下转变为 25-(OH)D，再经肾脏中 1-羟化酶的催化转化为生物活性最强的 $1,25-(OH)_2D_3$。发挥生物学效应后，在肝脏和小肠中转化为 $1,24,25(OH)_3D_3$ 而失活。在肝脏，$1,25-(OH)_2D_3$ 可与葡萄糖醛酸结合而随胆汁从肠道排出，同时在小肠又被部分重吸收，构成维生素 D_3 的肠肝循环。皮肤基底细胞、毛囊滤泡细胞、淋巴结、胰、肾上腺髓质、脑、结肠等，通过自分泌和旁分泌形式调节局部 $1,25(OH)_2D_3$ 水平，但不影响血液浓度。

二、活性维生素 D_3 的生物合成受多种因素的调节

如甲状旁腺激素（PTH）可直接作用于肾细胞，使 1-羟化酶的活性和分泌提高，促使活性维生素 D_3 的合成。此外，血清钙、磷水平，降钙素、雌激素、生长激素、胰岛素和糖皮质激素对活性维生素 D_3 的合成也有调节作用。$25(OH)_2D_3$（25-羟化胆骨化醇）是活性维生素 D 在血液循环中的一种贮存和转运形式，在血浆中的浓度为 $32\mu g/L$，基本无生物活性或很低的生物活性，不具有骨化三醇增加肠钙吸收、动员骨钙的能力。活化的维生素 D 通过靶器官的维生素 D 受体（VDR）发挥作用，按与肠道 VDR 结合力比较，$1,25(OH)_2D_3$ 是 $25(OH)D_3$ 的 500~1000 倍。

三、活性维生素 D_3 对钙、磷代谢的影响

$1,25(OH)_2D_3$ 是固醇类激素的家族成员，已被确认为肾脏分泌的一种激素或称 D-激素，具有构成内分泌系统激素的 4 个关键成分。维生素 D 的生物活性作用主要是通过 $1,25(OH)_2D_3$ 与靶器官组织细胞核上的 VDR 相互作用而产生功效，同时也通过膜 VDR 的非基因途径来发挥其快速的生物活性作用。VDR 主要存在于肠、甲状旁腺和骨这些经典靶器官细胞中，也广泛存在于其他器官。因此，VDR 的功能本质上亦反映了 $1,25(OH)_2D_3$ 的功能。细胞 VDR 水平受 $1,25(OH)_2D_3$ 和其他类固醇激素包括雌激素、糖皮质激素和 PTH 的影响。

1.促进小肠钙、磷吸收　活性维生素 D 促进钙、磷吸收的途径有二。其一，骨化三醇改变小肠黏膜细胞质膜侧膜磷脂的组成（增加磷脂酰胆碱与不饱和脂肪酸的含量），进而增强膜对钙的通透，有利于钙的吸收；其二，活性维生素 D 能从转录水平促进小肠合成一种对钙有高度亲和力的钙结合蛋白，从而加速钙从肠腔进入细胞，胞液中钙增加后可增强 Ca-ATP 酶活性，有利于将胞液中的钙泵入线粒体内储存，并促进钙由小肠黏膜细胞向细胞外液的输送。骨化三醇还可促进小肠黏膜细胞对磷的吸收，这可能是骨化三醇通过对膜磷脂成分的改变直接促进磷的转移，也可能是促进钙吸收必然伴随磷吸收的结果，作用机理尚不

十分肯定。

2.对骨骼的作用　活性维生素 D 与甲状旁腺素协同作用下,加速破骨细胞形成,并增强其活性;通过促进肠道钙、磷的吸收及促进骨盐溶解,使血钙、血磷水平增高,以利于骨化。因此骨化三醇能维持骨盐溶解与沉积的对立统一过程,有利于骨的更新与正常生长。

3.对肾脏的作用　骨化三醇加强肾近曲小管对钙、磷的重吸收,但作用较弱。

4.对甲状旁腺的作用　活性维生素 D 可通过三方面抑制甲状旁腺素(PTH)分泌:①在 mRNA 水平抑制 PTH 分泌;②通过增加甲状旁腺细胞内钙离子浓度、抑制甲状旁腺细胞的增殖;③促进肠道钙吸收增加血清钙水平,间接抑制甲状旁腺分泌 PTH。

四、骨化三醇在肾病中的应用

1.肾病综合征　肾病综合征患者由于维生素 D 结合蛋白从尿中丢失,导致血浆中 25 羟维生素 D 水平的降低,从而影响钙的吸收,是肾病综合征患者出现低钙的原因之一。故此类患者应该补给骨化三醇治疗。

2.肾小管酸中毒　肾小管酸中毒不仅使骨的离子成分发生变化,磷灰石、钠、钾盐含量减少,抑制与成骨相关的基质基因表达,使破骨细胞活性增加,并且通过对肾脏 1-羟化酶的抑制,减少 1-25-二羟维生素 D 的生成,进而减少钙的吸收,改变了血中离子钙、PTH 和 1,25-二羟维生素 D 的稳态平衡关系,使骨溶解加剧。故为逆转以上机制,故此肾病患者应该补给骨化三醇治疗。

3.肾小球肾炎　肾小球肾炎是 CKD 中常见的病因之一,炎细胞的招募,静止细胞的活化,系膜细胞的增殖和细胞外基质的沉积是其主要特征。其中系膜细胞增殖和细胞外基质增多是导致肾小球硬化蛋白尿产生的重要原因。许多研究发现活性维生素 D_3 可以通过抑制系膜细胞增殖、细胞外基质沉积、炎细胞活化、炎性因子分泌等减轻肾小球肾炎病理改变,保护肾功能。

4.慢性肾功能不全　当肾功能受损特别是肾小球滤过率低于 $60ml/(min \cdot 1.73m^2)$ 时,由于肾脏 1 羟化作用的损害使得 25 羟维生素 D 向 1,25-二羟维生素 D 转化减少,循环中的 1,25-二羟维生素 D 水平减低。1,25-二羟维生素 D 水平的降低则减少了对 PTH 基因转录的抑制以及减少肠道钙的吸收,从而上调 PTH 的合成。此外,由于 VDR 表达的减少使得靶细胞对 1,25-二羟维生素 D 的作用产生抵抗。这种绝对和相对 1,25-二羟维生素 D 的不足是 CKD 患者发生继发性甲状旁腺功能的重要原因之一。因此在治疗肾性骨病及继发性甲状旁腺功能亢进时,骨化三醇均为首选。

5.狼疮性肾炎(LN)　系统性红斑狼疮(SLE)为 T 细胞依赖,多种自身抗体形成,免疫复合物介导的累及多系统脏器的自身免疫性疾病。活性维生素 D_3 具免疫调节作用,可减轻 SLE 的病理损害,减轻对肾脏的影响。

6.慢性移植肾病(CAN)　活性维生素 D_3 的免疫调节作用提示可能作为免疫抑制剂用于肾移植。活性维生素 D_3 抑制 T 辅助细胞的功能,减少 IL-2 及 IFN-γ 的分泌;抑制 NK 细胞的增殖和功能,都有利于移植肾在受者体内的存活。

7.肾肿瘤　有研究者发现活性维生素 D_3 突出的增殖抑制作用,可以抑制肿瘤生长及转移。

五、骨化三醇在肾病中的用法

(一)肾性骨病中的用法

1.常规疗法　主要用于血浆 PTH 水平在 10～250pg/ml 之间的患者或长期血透患者,用量为 0.2～

0.5g/d。疗效：①能显著降低 PTH 水平；②有效抑制甲旁亢进展；③显著降低特异性骨组织表现；④显著增加骨密度。

2.冲击疗法　主要用于血浆 PTH 水平高于 180pg/ml 的患者、明显的继发性甲旁亢或对常规疗法症状无明显改善的患者，用量为 2～4ug/次，每周 2 次，连续应用 3～6 个月。疗效：①显著改善低钙血症和高磷血症；②骨组织学改变明显改善；③临床症状明显改善；④副作用较少，高钙血症的发生率低；⑤口服冲击治疗可取得与静脉注射相同的效果。

（二）继发性甲状旁腺功能亢进的用法

1.非肾功能迅速恶化及不愿随访的患者使用方法

(1)小剂量持续疗法：主要适用于轻度继发性甲旁亢患者或中、重度继发性甲旁亢维持治疗阶段。用法：$0.25\mu g$，每天 1 次，口服。剂量调整：若能使 iPTH 降低至目标范围，可减少原剂量的 25%～50%，甚至隔日服用，并根据 iPTH 水平，不断调整剂量，避免 iPTH 水平的过度下降及反跳，直至以最小剂量维持 PTH 在目标范围；如果 iPTH 水平没有明显下降，则增加原来剂量的 50%，治疗 4～8 周后 iPTH 仍无下降或达到目标范围，可试用大剂量间歇疗法。

(2)大剂量间歇疗法（冲击疗法）：主要适用于中重度继发性甲旁亢患者。用法：PTH 300～600pg/ml，每次 $0.5～1.5\mu g$，每周 2～3 次，口服；PTH 600～1000pg/ml，每次 $1～4\mu g$，每 2～3 次，口服 PTH >1000pg/ml，每次 $3～7\mu g$，每周 2～3 次，口服。剂量调整：如果经治疗 4～8 周后，iPTH 水平没有明显下降，则每周 $1,25(OH)_2D_3$ 的剂量增加 25%～50%；一旦 iPTH 降到目标范围，$1,25(OH)_2D_3$ 剂量减少 25%～50%，并根据 iPTH 水平不断调整 $1,25(OH)_2D_3$ 剂量。最终选择最小的 $1,25(OH)_2D_3$ 剂量间断或持续给药，维持 iPTH 在目标范围。

2.应用骨化三醇过程中必要的监测

(1)CKD3～4 期患者：在 $1,25(OH)_2D_3$ 治疗期间，血钙、磷在最初治疗的 3 个月内至少每月测定 1 次，以后可改为每 3 个月测 1 次；血清 iPTH 在最初治疗的 6 个月内至少每月测定 1 次，以后可改为每 3 个月测 1 次。

(2)CKD5 期患者：在 $1,25(OH)_2D_3$ 治疗期间，血钙、磷在最初治疗的 1～3 个月内至少每 2 周测定 1 次，以后可改为每月测 1 次；血清 iPTH 在治疗的前 3 个月内至少每月测定 1 次（最好每 2 周测 1 次），当达到目标范围后，可每 3 个月测 1 次。

(3)在用低钙透析液、含钙的磷结合剂、大剂量活性维生素 D 冲击治疗或体内血钙、磷、iPTH 变化大时，应根据病情相应增加对血钙、磷和 iPTH 的监测，及时调整治疗。

（三）活性维生素 D 在慢性肾功能不全中的临床治疗指南

2002 年美国肾脏病基金会通过循证医学及文献荟萃分析，提出了活性维生素 D_3 在慢性肾功能不全中的临床治疗指南。

1.活性维生素 D_3 在 CKD3～4 期患者中的应用

(1)慢性肾功能不全患者 GFR＜$60ml/(min \cdot 1.73m^2)$。当血清 $25-(OH)D_3$ 水平低于 30ng/ml，血浆 iPTH 水平超过靶目标时，开始应用活性维生素 D_3，$1,25(OH)_2D_3$ 或 $1\alpha-D_3$ 的初始剂量均为 0.25g/d。

(2)活性维生素 D_3 应用前应使血钙小于 9.5mg/dl，血磷小于 4.6mg/dl。肾功能迅速恶化、依从性不好或不能随诊的患者不要应用。在活性维生素 D_3 治疗过程中前 3 个月至少每月复查 1 次血钙、磷水平，其后每 3 个月复查 1 次。前 6 个月至少每 3 个月检测 1 次血浆 iPTH 水平，此后每 3 个月复查 1 次。

(3)活性维生素 D_3 治疗过程中，剂量调节须遵循：如果血浆 iPTH 水平下降至靶目标以下暂停活性维生素 D_3，直到 iPTH 水平超过靶目标，然后减为半量活性维生素 D_3 治疗。如果已经是每日的最低用量，可以改为隔日应用；如果血清总钙超过 9.5mg/dl。暂停活性维生素 D_3，直到血钙小于 9.5mg/dl，然后减为半量活性维生素 D_3 治疗。如果已经是每日的最低用量，可以改为隔日应用；如果血磷水平超过 4.6mg/dl，暂停活性维生素 D_3，并开始使用或加量磷结合剂，直到血磷＜4.6mol/dl，继续以前的活性维生素 D_3 的用量。

2.活性维生素 D_3 在透析患者中的应用

(1)接受血透或腹透的患者，如血浆 iPTH 水平大于 300pg/ml，应该开始接受活性维生素 D_3 治疗，目标是降低血浆 iPTH 水平至靶目标 150～300pg/ml。间断静脉注射钙三醇比每日口服钙三醇能更有效地降低 iPTH 水平。

(2)透析患者接受活性维生素 D_3 治疗前应使血钙＜9.5mol/dl，血磷＜5.5mol/dl。腹透患者口服钙三醇(0.5～1.0g)，每周 2～3 次，或者钙三醇 $0.25\mu g/d$。透析患者在初始应用或加量后，第 1 个月至少每 2 周复查 1 次血钙、磷水平，此后每月 1 次。透析患者前 3 个月每月查 1 次血浆 iPTH 水平，此后每 3 个月复查 1 次。根据血钙、血磷及血 iPTH 三者水平调节活性维生素 D_3 用量，方法参考上述活性维生素 D_3 在CKD3～4 期患者中的应用。有证据提示，血钙磷乘积应小于 55mol/dl，以免引起软组织钙化。要达到这个靶目标，应先将血磷控制在靶目标范围。

六、不良反应

在常规日服给药时骨化三醇的主要不良反应为高钙血症，但极少出现。因为钙在小肠吸收需要钙结合蛋白的中介，钙结合蛋白的合成又受骨化三醇调节，故只要骨化三醇不过量，即使过量的钙亦不会被吸收。但在长期大量使用骨化三醇时可能会引发高血钙、异位组织钙化、脂代谢异常等副作用。此外，1,25 $(OH)_2D_3$ 应用不当可过度抑制 iPTH，可能导致动力缺失型骨病发生增多。

七、出现不良反应时的对策

需要严密监测血钙、磷、iPTH：①若有血磷升高，首先积极降磷；②如血钙大于 10.2mg/ml 则应减少或停用含钙的磷结合剂；有条件时使用不含钙的磷结合剂，严重高血钙时应减量或停用 1,25 $(OH)_2D_3$，待血钙恢复正常再重新使用；透析患者可使用低钙透析液(＜25mmol/L)透析。建议于夜间睡眠前肠道钙负荷最低时给药；5 期 CKD 患者 iPTH 不宜抑制过低，应维持在 150～300pg/ml 为宜。

(张　勇)

第五节　促红细胞生成素

贫血是慢性肾功能不全常见的临床表现，也是促进慢性肾功能不全进展、心脑血管并发症的发生率及病死率增加的重要危险因素。早在 18 世纪就发现贫血与肾功能不全相关，直到 20 世纪 50 年代，随着促红细胞生成素(EPO)的发现，对慢性肾功能不全所致贫血的机制才有了充分的认识。1950 年，Reissmann 首次证实存在刺激红细胞生成的激素样因子。1957 年，Jacobson 等发现红细胞刺激因子来源于肾脏，其后 Naets 和 Hense 证实了肾性贫血主要是源于 EPO 缺乏。1977 年，Miyake 从尿中分离出 EPO。1983 年，美籍华裔学者 Lin 等成功分离出人类 EPO 基因。继而 EPO 成功克隆并表达，自此可以产生足量的重组人类 EPO(rHuEPO)以满足临床需要，使肾性贫血的治疗进入了崭新的阶段。

近年来,随着对 EPO 及其受体作用机制的研究,EPO 的应用范围越来越广,除了作为治疗肾性贫血的主要药物外,对非肾性贫血、骨髓增生性疾病、神经系统病变、营养不良等也有一定疗效。许多新型 EPO 的问世也展现了诱人的临床应用前景。

一、促红细胞生成素的药理作用

1. 促红细胞生成素的基因及分子结构　EPO 是一种单链酸性糖蛋白肽类激素,编码 EPO 的基因定位于染色体 7q11～22,包括 3000 个碱基对,由 5 个外显子和 4 个内含子组成。EPO 基因编码首先生成 193 个氨基酸的蛋白质前体,修饰过程中去除 N 端 27 个氨基酸及 C 端 1 个精氨酸,形成 165 个氨基酸的多肽,分子量为 34000,其中存在两个二硫键,分别位于第 7、161 位氨基酸和第 29、33 位氨基酸,对 EPO 的稳定性起重要作用。EPO 分子经糖基化修饰后,形成具有生物活性的 EPO,分子量为 30400,碳水化合物占 40%。成熟的 EPO 分子在 24、38、83 位天冬氨酸采集上存在 N-糖基链,这些糖基包括海藻糖、甘露糖、N-乙酰氨基葡萄糖、半乳糖、唾液酸等,他们与 EPO 的活性和清除率密切相关。Miyake 从人类尿中分离出的 EPO 有 α、β 两种,它们的生化特性、分子量和氨基序列相同,但由于所含氨基不同,各种 EPO 的等电点也有差异,因而电泳迁移率有所差异。

2. 促红细胞生成素的合成部位及其受体　胎儿期及出生后早期,EPO 主要由肝脏的肝细胞和巨噬细胞合成。随着年龄增长,肾脏逐渐成为合成 EPO 的主要器官,其合成的 EPO 可达人体总量的 90%。EPO 通过肾间质细胞合成,主要包括毛细血管内皮细胞和成纤维细胞,某些情况下肾小管上皮细胞也能够合成 EPO。此外,脑、肺、脾、骨髓、睾丸等也能合成少量的 EPO。

EPO 受体(EPOR)为 Ⅰ 型跨膜蛋白,由 507 个氨基酸组成,分子量为 66000～78000,编码人类 EPOR 的基因位于第 19 号染色体。EPO 刺激骨髓干细胞增殖,与红系祖细胞表面特异性受体结合,在铁、叶酸、维生素 B_{12} 的作用下,促进成熟红细胞的生成。

3. 促红细胞生成素的作用机制　EPO 与其受体结合,影响细胞内信号传导途径。①EPO 与 EPOR 结合后,EPOR 的结构发生变化,激活蛋白酪氨酸磷酸激酶-2(JAK-2),通过下游磷酸肌醇-3-激酶(PI-3-K)—丝氨酸/苏氨酸激酶(Akt)途径,引起多种效应,保持线粒体的完整性,抑制凋亡介质的产生。②激活细胞膜转录因子 STAT 家族,促进细胞的增殖和分化。③激活转录因子 NF-κB,诱导内源性抗凋亡蛋白的转录和表达,抑制促凋亡蛋白 Caspase 产生。大量体外试验证实,EPO 具有抗细胞凋亡的作用,从而在神经系统、视网膜病变及急性肾小管损伤中起保护作用。同时,EPO 与 EPOR 结合后,激活 GTP 结合蛋白,可引起细胞内钙离子浓度快速增加。

4. 促红细胞生成素的代谢动力学　EPO 对缺氧和贫血的反应迅速,缺氧 15～30 分钟就会立即刺激 EPO 产生,1～2 小时即可出现 EPO 升高。EPO 主要通过肾、肝及红细胞 3 种途径清除,其中肾脏清除不足 10%。与其他糖蛋白一样,EPO 通过末端的唾液酸残基阻止其在肝脏中半乳糖受体结合、内化并被降解。内源性 EPO 半衰期为 1.5～2.9 小时,肾功能不全时,半衰期延长。重组 EPO 与内源性 EPO 在唾液酸残基上存在一定差异,当静脉给药时,重组 EPO 按指数级清除,在肾功能正常和不全的患者中,半衰期为 2～3 小时,并随剂量增加而改变,分布容积为 30～100ml/kg。

二、促红细胞生成素的临床应用

(一)适应证

1. 肾性贫血　EPO 绝对或相对缺乏是导致肾性贫血的最主要原因,除此之外还包括铁缺乏、营养不良、炎症状态、红细胞寿命缩短、骨纤维化、继发性甲状旁腺功能亢进等。EPO是目前治疗肾性贫血的最有效的药物。目前,商品化生产的rHuEPO分为α、β、λ和ω4类,其中广泛应用于临床的是α和β两类,两者临床效果相似。

(1)给药途径:皮下给药为EPO的主要给药途径,可较长时间保持体内高药物浓度,且较静脉给药所需剂量减少33%。血液透析患者静脉给药较方便。

(2)用法与用量:成人患者皮下注射的起始剂量为每周80～120U/kg(通常为每周6000U),分2～3次给药,5岁以下患儿通常需要加大剂量,为每周300U/kg。静脉给药的剂量为120～180U/kg(通常为每周9000U),分3次给药。对于腹膜透析患者,除非不能耐受静脉或皮下注射这两种给药途径,一般不主张腹腔给药。

治疗起始或自EPO剂量调整后,直到达到稳定的Hb/Hct靶目标和EPO用量确定之前,每1～2周监测Hb/Hct,达到稳定的Hb/Hct靶目标和EPO用量确定后,每1～2个月监测Hb/Hct。理想的EPO治疗效果为在2～4个月内Hb缓慢平稳的升至110～120g/L,尽量控制在120g/L以下,不要超过130g/L,Hct达到33%～36%,或相当于Hb每个月升高10～20g/L,Hct每周平均升高1%,一般为0.5%～1.5%。

EPO治疗过程中要遵循个体化原则。若治疗起始2～4周后,Hct升高不足2%,EPO剂量应增加50%;若每月Hct升高超过8%,或Hb/Hct绝对升高值超过30g/dl,超过靶目标,EPO剂量应减少25%;若每月Hb升高超过30g/L,应停用EPO1～2周后,以原剂量的75%重新开始。一些特殊病例如糖尿病肾病等,EPO起始剂量不宜过大;对于术后患者或并发感染、肿瘤、慢性炎症的患者,须根据情况增加EPO剂量。

(3)促红细胞生成素抵抗:约有4%左右的患者应用EPO治疗后贫血症状不能改善,或对EPO反应仅为一过性。EPO抵抗定义为在铁储备充足的情况下,静脉注射EPO每周450U/kg或皮下注射EPO每周300U/kg,4～6个月后,Hb/Hct仍未达到靶目标。

真正的EPO抵抗很少见,常见的EPO抵抗的原因,首先要考虑EPO剂量不足。在EPO剂量充足的情况下,疗效不佳首先应排除绝对或功能性铁缺乏。1～3个月内静脉注射铁剂1000mg可纠正铁缺乏,若在铁剂量充足的情况下疗效仍不佳,应考虑感染或炎症状态。对于血液透析患者,透析不充分为影响EPO疗效的常见原因之一。此外,一些少见的因素同样影响EPO的疗效,如铝中毒、甲状旁腺功能亢进和纤维素性骨炎、叶酸或维生素B_{12}缺乏、肉碱缺乏、药物(如血管紧张素转化酶抑制剂和血管紧张素Ⅱ受体拮抗剂)、造血系统疾病以及产生EPO抗体等因素。血管紧张素转化酶抑制剂和血管紧张素Ⅱ受体拮抗剂可使红细胞生成生理抑制剂在体内堆积,削弱慢性肾功能不全患者对EPO的反应性。假若没有导致EPO抵抗的明确原因,应行Hb电泳。

K-DOQI 2007年促红细胞生成素治疗指南指出,EPO治疗肾性贫血强调:一是要早期应用;二是要将Hb/Hct长期维持在靶目标水平;三是要检测红细胞参数,避免Hb上升过快或过高带来的不良反应;四是要及时纠正影响EPO疗效的其他因素;最后要观察EPO本身的不良反应。

2.非肾性贫血 EPO除广泛应用于肾性贫血的治疗外,还应用于各种原因引起的非肾性贫血,如肿瘤、放化疗、自身免疫性疾病、感染、手术等因素引起的贫血。

EPO可改善肿瘤患者的生活质量,提高治疗的反应性,减少输血带来的并发症。其主要适应证有:①肿瘤导致的慢性失血或全身广泛轻度出血;②并发肾脏EPO产生减少因素,如多发性骨髓瘤或非霍奇金淋巴瘤累及肾脏;③Hb小于100g/L,且化疗后贫血未改善或加重。肿瘤患者EPO治疗通常要加大剂量,一般为每周150～300U/kg,起效时间一般为6～8周。40%～60%的患者达不到Hb 110～120g/L的靶目标。

3.其他

(1)糖尿病神经病变:EPO可减轻脑缺血引起的炎症反应,促进血管再生,抑制神经细胞凋亡,从而改善糖尿病神经病变。需要注意的是,长期应用EPO可致患者出现或加重高血压,Hct增高,因此,治疗期间要检测血压,并警惕血栓性并发症。

(2)神经及视网膜细胞损伤:EPO可抑制炎症反应,抑制神经细胞凋亡,促进血管生成,促进神经细胞再生。EPO不仅能够促进视网膜细胞再生,还可以通过抗凋亡、抗氧化和抗一氧化氮等机制,对视网膜细胞起到保护作用。

(3)血管新生和创伤修复:EPO具有类生长因子的作用,可直接或间接促进血管生成,增加毛细胞血管数量,有助于炎症反应的修复,对创伤愈合有一定促进作用。

(二)不良反应

1.高血压 约有23%的慢性肾功能不全患者应用EPO后出现高血压,非肾性贫血患者接受EPO治疗时高血压发生率较低,其发生机制尚有争议。高血压的发生与EPO的用量和Hct水平无关。可应用降压药物控制血压,首选钙通道阻滞剂。除非出现高血压脑病,一般不主张终止EPO治疗,而高血压脑病并不常见。

2.单纯红细胞再生障碍性贫血 在一些使用α-EPO的患者体内存在EPO抗体,这些抗体与自身EPO和所有外源性EPO均有交叉反应,从而诱发单纯红细胞再生障碍性贫血(PRCA)。皮下注射较静脉注射更易诱发EPO抗体的产生。EPO诱发的PRCA存在如下临床特征:①尽管接受EPO治疗,仍需依赖输血治疗的贫血;②网织红细胞计数小于$10\times10^9/L$;③骨髓检查示红细胞前体缺乏;④外周血白细胞与血小板计数正常;⑤检出EPO抗体。一旦确诊PRCA,须停用EPO,给予输血治疗,应用免疫抑制剂、雄激素、丙种球蛋白、血浆置换或肾移植等。避免应用糖皮质激素、环磷酰胺或环孢素A等免疫抑制剂。一般1~3个月PRCA可恢复。

3.血栓 EPO治疗后,贫血纠正、血液黏度增加、血小板和凝血因子增多、抗凝物质减少、易导致血栓产生和血管通路阻塞。但目前尚无明确证据表明血管通路栓塞与EPO治疗之间存在明确的相关性。

4.癫痫 早期临床研究表明,在EPO接受治疗的最初3个月内,癫痫发作有所增加,但新近研究认为,接受EPO治疗的发生率为0%~13%,而未接受EPO治疗者为8%,两者并无明显差异。癫痫不是EPO治疗的禁忌证。

5.肌痛及流感样综合征 表现为肌痛、骨骼痛、低热、出汗等,常在用药2小时内出现,可持续12小时,2周后可自行消失。

(三)新型促红细胞生成素

随着EPO广泛应用于临床,针对不同疾病治疗的需求,一些新型的EPO也应运而生。对EPO进行糖基修饰,可使其不刺激红细胞生成,同时能够抗细胞凋亡,起到保护神经组织的作用;新型红细胞生成刺激蛋白与rHuEPO相比,其半衰期长、生物活性增加、高血压与血栓事件发生率低;持续红细胞生成素受体激动剂,其半衰期更长,在体内存在EPO抗体的情况下仍可以刺激红细胞的产生,可用于治疗EPO抗体诱发的PRCA。此外,还有人工合成红细胞生成蛋白、口服非肽类小分子等,均可促进红细胞的生成。

(李　艳)

第六节　铁剂

肾性贫血(RA)是慢性肾功能衰竭(CRF)的重要并发症之一,其发生率高达90%,又称难治性贫血,其严重程度和肾功能损害程度呈正相关。

一、铁缺乏的发病机制

RA可由多种因素引起,其主要原因是肾脏产生的促红细胞生成素(EPO)不足,从而影响细胞造血机能,以及铁利用障碍所致的正细胞正色素性贫血。肾病患者由于长期的饮食限制,铁的摄入不足,加之肠道失血及铁的吸收障碍等,多存在不同程度的铁缺乏,以往临床通过输血来改善CRF患者的严重贫血症状,而EPO的应用使患者对输血的依赖显著下降,从而减少了铁元素来源的一条重要途径,而且EPO治疗增加了红细胞的生成率,也增加了对铁的需求,使机体对铁的需求量进一步增加。与此同时,对于维持性血液透析(MHD)尿毒症患者,其频繁取血化验、透析时血液残留于体外循环管路、慢性胃肠道失血以及摄入不足等,均可造成血液丢失(铁的丢失)。

二、补铁指征

美国肾脏病基金透析指南中,将缺铁定义为:转铁蛋白少于100ng/ml,转铁蛋白饱和度少于20%。其中,转铁蛋白(TRF)是反映储存在肝、脾和骨髓网状内皮细胞里的铁,其水平极低或极高分别表示铁不足或铁过剩;转铁蛋白含量少于100ng/ml,提示机体铁储存不足(绝对铁缺乏),多于800ng/ml为过多,200～500ng/ml为最佳。转铁蛋白饱和度(TSAT)是反应可用于生成红细胞的铁参数,其值小于20%,提示机体铁利用不足,功能性铁缺乏,50%为过多,30%～40%为最佳。但需注意的是,单纯转铁蛋白饱和度(TSAT)或转铁蛋白(TRF)都不能准确地判断慢性肾功能不全患者是否存在功能性铁不足。通常,TSAT和TRF越低,患者铁不足的可能性越高,反之,TSAT和TRF越高,患者铁不足的可能性越低。

绝对铁不足和功能性铁不足的不同之处在于,前者是指储存被耗竭,以及转运至红骨髓的铁减少。慢性肾功能不全患者的绝对铁不足,被定义为转铁蛋白水平少于100ng/ml和TSAT<20%。后者则是指需要从储存铁(在网状内皮细胞内)中释放出更多的铁来支持血红蛋白合成。此时,患者体内可能有足够的铁储存,但因EPO刺激红细胞生成,引起了铁的相对不足,其结果是TSAT百分率可减少到与铁不一致的水平,而血清铁则仍可在正常水平甚至增高。功能性铁不足和炎症铁阻滞都可能使TSAT<20%和转铁蛋白在100～700ng/ml(炎症时转铁蛋白升高更明显)。前者是在EPO治疗中,转铁蛋白逐渐减少,但却仍保留在高水平(>100ng/ml)。后者则是转铁蛋白突然增加并伴有TSAT突然下降。如不清楚是何种情况,建议静脉补铁,如未出现促红素反应,很可能是炎症阻滞,在炎症未控制前不宜静脉补铁。

三、补铁途径及铁剂种类

补铁有三种途径:口服、肌内注射及经脉滴注。由于肌内注射局部组织反应大,现已淘汰。口服补铁方便简单、价格低廉、相对安全,对于非慢性肾衰患者可有效补铁,但对于慢性肾衰患者口服铁剂不能满足

EPO 治疗过程中骨髓对铁的需求。口服铁主要有硫酸亚铁、富马酸亚铁、琥珀酸亚铁、葡萄糖酸亚铁、乳酸亚铁、维铁等。但口服铁则主要以亚铁离子的形式在十二指肠和空肠上段被吸收,易受胃酸减少、食物成分的影响,吸收往往较差,生物利用度受到极大地限制,此外在 CRF 患者,虽然体内铁元素的缺乏可以促进铁的吸收,但因为多数患者伴有消化功能障碍,同时口服铁剂本身亦可引起胃肠道不良反应,如食欲下降、恶心、呕吐、上腹疼痛、便秘等,口服铁的生物利用度甚至会进一步降低,也是患者难以坚持口服铁剂的一个问题。

静脉给予铁剂主要有右旋糖酐铁、葡萄糖酸钠铁、蔗糖铁等。静脉铁疗效明显优于口服补铁,主要原因是其直接入血生物利用度高,此外,静脉铁剂入血后迅速进入网状内皮系统,通过巨噬细胞的作用使体内铁离子从复合物中释放出来,一部分与去铁蛋白结合形成铁蛋白在细胞内储存,其余与转铁蛋白结合转送至幼稚红细胞表面的转铁蛋白受体上,进入内质网为造血提供原料,有利于红细胞快速不断地生成,同时这一过程使静脉铁剂避开了肝脏的首过效应,因此静脉铁剂具有生物利用度高的优点。另有学者推测,铁的供给量可能正是缺铁患者红细胞生成过程中的一个限速步骤,故静脉补铁能较快地加速红细胞的生成。而静脉铁的另一优点是起效快。Li 等的研究发现,静脉补铁 2 周时 Hb 的水平显著高于给药以前,而口服补铁 4 周时 Hb 才得到显著升高。此外,静脉铁剂在使用过程中很少出现恶心、呕吐等胃肠道反应,弥补了口服铁胃肠道刺激大的缺点。Johnson 等研究显示,口服补铁便秘、恶心、腹痛等胃肠道不良反应的发生率可高达 46%,明显高于静脉补铁的 11%(P<0.05)。某医院对 210 例 HD 患者的多中性研究显示,两组均给予总量 1g 的静脉铁剂,观察 8 周无不良反应发生。可见,静脉补铁和口服补铁相比,具有起效快、生物利用度高、疗效好、胃肠道反应轻等优点,更容易被 CRF 患者接受。静脉补铁近年受到人们愈来愈多的关注,并且临床也证实有效。

四、静脉铁补铁治疗方案及副作用

1.静脉补铁有两个方案　一是将 100mg 铁剂静滴,2 次/周,总剂量达 1000mg 后,改为每 1～2 周静滴 1 次;二是每 8～10 次透析,静脉给予 1000mg 铁剂,但很多患者几个月后会再次出现缺铁。至于两种治疗方法的效果,目前尚无比较研究的结果。临床上可根据患者情况,选择静脉铁剂的使用剂量及给药频度。

2.不同的铁剂具有不同的特性

(1)右旋糖酐铁:起效较慢,在体内需经网状内皮系统加工才能释出铁离子,给药后 7～14 天转铁蛋白才上升,其静滴最大量为 1000mg/次。易发生过敏反应是此药的最大缺点,轻度过敏反应表现为皮肤潮红、瘙痒、水肿、哮喘等,严重者呼吸困难、血压下降,以至心搏骤停。严重反应发生率可达 0.65%～0.70%。其原因仍不明确,可能与肥大细胞接到免疫反应或铁剂释放具有活性的未结合铁导致氧化应激或低血压有关。因此,静滴右旋糖酐铁前必须做药物过敏试验。

(2)蔗糖铁:蔗糖铁注射液为多核氢氧化铁(Ⅲ)-蔗糖复合物溶液,静脉注射后被迅速动员和释放,立即为骨髓生成红细胞所利用。蔗糖铁不易发生过敏反应及急性铁中毒,是目前最安全、有效地经脉铁剂,不良反应发生率仅为 0.02%,且起效快。给药 1～2 天后转铁蛋白即上升,静滴最大量为 500mg/次。

(3)葡萄糖酸铁:在血中能迅速释放铁离子,起效快,给药 1～2 天后转铁蛋白即上升,为此需警惕用量过大时发生急性铁中毒。此药静滴的推荐剂量为 62.5mg/次。萄糖酸铁钠严重不良反应的发生率和严重程度均轻于右旋糖酐铁,可不需要做过敏试验,并可以在 10 小时内推注。国内尚未进入临床。

静脉补铁应按不同剂量进度安排给予,如成人患者 TSAT<20% 和转铁蛋白小于 100ng/ml,建议在每次透析时给 100mg 铁,共 10 次,在静脉补铁治疗结束后 2 周,应测定 Hct(Hb)、TSAT 和转铁蛋白。如果 TSAT 仍小于 20% 和(或)转铁蛋白小于 100ng/ml,建议再进行 1 个疗程静脉补铁。对能达到 TSAT

≥20%和转铁蛋白超过100ng/ml,但Hct仍小于33%和(或)Hb<11g/dl,或仍需要相对大剂量的EPO患者,应试用静脉补铁,每周1次,每次50～100mg,共10次;也可以每周3次或每周2次,以使10周内补给500～1000mg铁。如患者TSAT≥50%和(或)血清铁超过800ng/ml,则应停止静脉补铁3个月,在恢复静脉补铁前,应再测定铁参数。在TSAT和转铁蛋白分别降至50%以下和不超过800ng/ml,可恢复给予1～2剂量的静脉补铁。一旦获得理想的Hct、Hb和铁储存值,MHD患者仍需要静脉补铁来维持,剂量可自25～100mg/W,这个目标是为血透患者提供1个静脉补铁维持剂量,可以让患者在一个安全和稳定的铁水平上维持目标Hct、Hb。铁维持状况的监测应每3个月1次。例如,MHD患者开始的红细胞压积(Hct)是25%,而要达到的目标值是35%,在开始使用EPO的最初3个月中,需要补充的铁剂量大约是1000mg。其中约400mg是单纯用于补充这3个月中血液透析丢失的铁量,其余600mg则用于提供生成红细胞的需要,以达到Hct的目标值。一旦目标值达到,大约每3个月需要400～500mg的铁用来补充铁的丢失,并维持充分的铁储存。MHD患者为补充铁的丢失和保持充足的铁储备,每年每人应有1500～2000mg的铁补充量,以达到Hb 110～120g/L,Hct 33%～36%的目标值。

3.静脉补铁的不良反应

(1)过敏反应:是最常见的不良反应,典型表现包括低血压、呼吸困难、背痛、面色潮红和焦虑。以右旋糖酐铁最为多见,发生率约0.7%,最早表现为低血压,可在注射的同时发生。葡萄糖酸铁钠和蔗糖铁,也有类似现象,但较少见,程度也较轻。故静脉铁静滴前需先做药敏试验,可有效避免发生严重的过敏反应。

(2)感染:动物实验表明,给予铁剂可增加感染的概率。静脉补铁治疗与感染风险增加密切相关,其原因可能:①慢性肾脏病患者本身为感染高发人群;②铁是细菌生长重要的因子,一项欧洲大宗的多中心前瞻性研究并未发现转铁蛋白水平或者静脉铁剂治疗与感染有关,但此研究还是建议在急性感染期避免静脉使用铁剂。

(3)氧化损伤:铁能引起氧化应激反应,并能损伤血管内皮,所以长期应用有可能增加心血管事件。游离的高价铁直接接触组织时,可以使生物活性因子(例如蛋白质或脂质)发生氧化。而结合型铁则无氧化作用。在铁剂治疗过程中,以下情况可能会发生氧化损伤:①铁超负荷,组织中储存的铁超过了铁蛋白和含铁血黄素的结合能力,游离铁增加;②静脉注射铁化合物时,游离铁直接进入血液循环中,导致血管或者其他组织的直接氧化损伤。体外试验证实,右旋糖酐铁、寡聚糖铁、葡萄糖酸铁钠和蔗糖铁都能使脂质发生过氧化反应。

(4)其他文献报告:静脉铁剂治疗后,患者可出现尿酶和尿蛋白短暂升高,提示游离铁可直接损伤肾小管,但这种损伤为暂时的,一般在24小时内尿酶及尿蛋白可恢复至给药前水平。

五、铁平衡状态的监测

在EPO治疗初期和为升高Hct、Hb值而增加EPO剂量时,对未接受静脉补铁的患者,应每月检查TSAT和转铁蛋白。对于开始促红细胞生成素(ESA)治疗的患者,每个月应该进行铁指标的监测,稳定的ESA治疗患者或未接受ESA治疗的透析患者至少每3个月检测一次。接受静脉补铁的患者则至少应每3个月检查1次,直至达到目标值的Hct、Hb。在达到Hct、Hb目标值后,TSAT和转铁蛋白至少应每3个月测定1次。在进行这些铁状况检测前2周,应停止静脉补铁治疗。在未应用EPO治疗和TSAT>20%以及转铁蛋白超过100ng/ml的CRF患者,应每隔3～6个月监测1次铁状况。关于铁剂使用的途径、剂量和疗程要根据铁参数,并结合Hb水平及ESA剂量进行综合分析决定。同时根据治疗过程中上述指标的变化进行相关的调整。

(崔兆山)

疾病篇

第五章 原发性肾小球疾病

第一节 肾小球疾病概述

肾小球疾病是一组以血尿、蛋白尿、水肿和高血压等为临床表现的肾疾病,是我国慢性肾衰竭的主要病因。根据病因可分为原发性、继发性和遗传性三大类。原发性肾小球疾病大多原因不明;继发性肾小球疾病是指继发于全身性疾病的肾损害,如狼疮性肾炎、糖尿病肾病等;遗传性肾小球疾病是指遗传基因突变所致的肾小球疾病,如 Alport 综合征等。

一、原发性肾小球疾病的分类

目前常用的分类方法是根据临床表现和肾活检病理改变进行分类。

1.急性肾小球肾炎。

2.急进性肾小球肾炎。

3.慢性肾小球肾炎。

4.肾病综合征。

5.隐匿性肾小球肾炎/无症状性血尿和(或)蛋白尿。

应该注意的是,肾小球疾病的临床表现和病理改变之间有一定的联系,但是两者之间没有必然的联系。同一临床表现可呈现为多种病理类型,而同一病理类型又可呈现为多种临床表现。因此,正确的诊断有赖于病理医师和临床医师的密切配合。

二、发病机制

肾小球疾病的发病机制目前尚未完全清楚,多数学者认为免疫反应介导的炎症损伤在其发病机制中发挥重要作用。在肾小球疾病的慢性化进程中非免疫因素也发挥重要作用。此外,遗传因素及免疫遗传因素在肾小球疾病中的作用也得到了人们的重视。

(一)免疫反应

肾小球疾病的免疫发病机制主要包括体液免疫和细胞免疫反应。

1.体液免疫 体液免疫反应是指循环免疫复合物在肾滞留或肾原位形成的免疫复合物激活机体的一系列炎症反应导致的肾损伤。

(1)循环免疫复合物的沉积:是肾免疫损伤中最常见的免疫复合物形成机制。外源性抗原或内源性抗原刺激机体产生相应抗体,循环中的抗原与抗体相互作用形成免疫复合物,在一定的情况下,如单核-巨噬细胞功能低下、肾小球系膜细胞清除功能减弱、补体成分或功能的缺陷等,免疫复合物易于在肾小球沉积,激活有关的炎症介质系统,导致肾小球损伤。免疫复合物在肾的沉积主要位于内皮下及系膜区。典型的肾疾病有急性肾小球肾炎、膜增生性肾炎等。

(2)原位免疫复合物形成:肾小球自身抗原或外源性种植于肾小球的抗原可刺激机体产生相应的抗体,抗原与抗体结合在肾局部形成原位免疫复合物并导致肾损伤。原位免疫复合物沉积主要位于肾小球基膜上皮细胞侧。典型的肾疾病有抗肾小球基膜肾炎、Heymann 肾炎等。

2.细胞免疫　细胞免疫在肾小球肾炎发病机制中的作用已为许多学者所重视。肾炎动物模型及部分人类肾小球肾炎均提供了细胞免疫的证据,如实验性抗肾小球基膜肾炎模型早期即在肾小球内发现较多的单核-巨噬细胞浸润;在微小病变肾病,肾小球内没有体液免疫参与的证据,而主要表现为 T 细胞功能异常,且体外培养发现该病患者淋巴细胞可释放血管通透性因子,导致肾小球上皮细胞足突融合。至于细胞免疫是否直接导致肾小球肾炎还缺乏足够的证据。

(二)炎症反应

免疫反应引起的肾损伤均需炎症反应的参与。在炎症反应中起主导作用的是炎症细胞和炎症介质,炎症细胞激活后可合成和释放大量的炎症介质如白细胞介素-1(IL-1)、肿瘤坏死因子-α(TNF-α),炎症介质又可进一步趋化和激活炎症细胞释放更多的炎症介质,炎症因子之间也相互调节,因而,炎症反应持续存在和不断放大。

1.炎症细胞　主要有中性粒细胞、致敏 T 淋巴细胞、单核-巨噬细胞、嗜酸性粒细胞及血小板等。此外,肾固有细胞如肾小管上皮细胞、血管内皮细胞和系膜细胞也被认为具有炎症细胞的功能。

(1)中性粒细胞:中性粒细胞不仅是炎症细胞,而且还是具有免疫功能的免疫活性细胞。中性粒细胞通过 C_{3b}-CR1 受体或 Fc 受体介导的免疫黏附作用在肾小球受损处聚集,造成肾损伤。

(2)单核-巨噬细胞单核-巨噬细胞在肾内的聚集和活化,系由致敏 T 细胞释放的细胞因子所为。单核-巨噬细胞一旦定位于肾内,可以通过释放细胞因子等炎症介质,造成肾损伤,或通过改变和影响肾固有细胞的生理功能,导致细胞增殖和细胞外基质的积聚。

(3)淋巴细胞:T 细胞参与肾炎发生发展的细胞类型主要是 CD_4^+ 及 CD_8^+ 细胞。这些细胞通过细胞黏附分子的介导在肾组织内聚集和活化。它们可通过细胞毒作用直接杀伤细胞,或通过趋化或激活单核-巨噬细胞和自然杀伤细胞,诱导迟发型变态反应造成肾损伤。此外,还可通过释放各种细胞因子,参与及扩大炎症反应。

(4)肾固有细胞:有证据表明,肾固有细胞在免疫反应介导的肾损伤过程中不仅是被动的受害者,而且是免疫反应的主动参与者。其表面具有多种炎症介质的受体,激活以后其自身可分泌多种炎症介质和细胞外基质,在肾小球疾病的发生发展过程中发挥重要作用。

2.炎症介质　免疫反应激活炎症细胞,使之释放炎症介质和细胞因子而造成肾损害。引起肾组织损伤所涉及的介质种类繁多,作用重叠。①影响肾小球血流动力学及肾小球毛细血管通透性:前列腺素类(如 PGE_2、PGI_2、血栓烷 A_2、白细胞三烯等)、血小板活化因子(PAF)、一氧化氮(NO)及 TNF-α 等;②影响循环炎症细胞的趋化、黏附及活化:前列腺素类、PAF、活性氧、白细胞介素(IL-1、IL-8)、骨调素(OPN)、巨噬细胞趋化蛋白(MCP-1)等;③影响肾固有细胞活化和增殖:前列腺素类(PGI_2、PGE_2 等)、PAF、NO、IL-1、IL-6、转化生长因子 β(TGF-β)、TNF-α 等;④参与肾小管损伤和间质纤维化:血小板衍生生长因子(PDGF)、TGF-β、碱性成纤维细胞生长因子(bFGF)、IL-1、TNF-α 等;⑤影响凝血与纤溶系统:前列腺素类、凝血及纤溶系统因子等;⑥直接损伤肾细胞:活性氧、NO、TNF-α 等。

（三）非免疫因素

在肾小球疾病的慢性进行性发展过程中,非免疫因素如高血压尤其是肾内毛细血管高血压、大量蛋白尿、高脂血症等发挥着非常重要的作用。

1.高血压　多数学者认为高血压尤其是肾内毛细血管高血压可能是加重肾损害的最危险因素。在高血压动物模型中,有肾血管收缩、动脉硬化和肾小动脉壁增厚等病变。人们认为这就是高血压引起肾缺血和肾小球硬化的主要原因。实际上,高血压引起的肾小球损害关键在于肾内毛细血管的高血压。在大鼠慢性肾衰竭模型中可观察到全身高血压导致肾小球高灌注及毛细血管内压力增高的现象。另有研究表明,在肾小球肾炎的情况下,肾血管和肾小球对全身性高血压的反应更加敏感,肾小球硬化的进程加快。

2.蛋白尿　临床与实验研究均证实,尿蛋白作为独立因素与肾功能损害及慢性肾疾病患者的预后密切相关。动物实验发现,在蛋白质超负荷的肾病模型中,其主要表现是大量蛋白尿,随着尿蛋白的增加,肾组织中单核细胞趋化蛋白-1(MCP-1)和骨桥蛋白(OPN)等黏附分子表达增高,肾间质中炎症细胞浸润的数量和细胞外基质的积聚显著增加。提示尿蛋白在肾间质炎症细胞浸润,以及细胞外基质的降解和重塑过程中发挥重要作用,促进肾小管-间质纤维化过程。

3.高脂血症　大多数慢性肾疾病患者,无论病因如何,几乎均有脂质代谢异常。脂质异常与进行性肾损伤的关系已引起普遍的重视。许多学者认为肾小球硬化与一般动脉硬化发病机制及其和高脂血症间的关系有许多相似之处,高脂血症是诱发和(或)加重肾小球损伤的重要因素之一。

三、临床表现

（一）蛋白尿

正常情况下,肾小球滤过膜对血浆蛋白有选择性滤过作用,绝大多数血浆蛋白不能从肾小球滤过。原尿中主要是一些小分子蛋白,如溶菌酶、乳酸脱氢酶、β_2 微球蛋白等。在病理状态下,由于肾小球分子屏障和电荷屏障的破坏,肾小球滤过膜通透性增高,大量蛋白质滤过到肾小球滤液中,超过肾小管的重吸收能力,造成蛋白尿。肾小球性蛋白尿常以白蛋白为主,严重者也有部分大分子的血浆蛋白,这是临床最常见的蛋白尿类型。

（二）血尿

肾小球疾病时,由于肾小球基底膜断裂,红细胞进入原尿中形成血尿。血尿是肾小球疾病常见的临床表现,多为无痛性全程肉眼血尿或镜下血尿,持续或间歇性发作。如血尿伴有大量蛋白尿和(或)管型(尤其是红细胞管型)多提示为肾小球源性血尿。目前常用相差显微镜来鉴别血尿的来源。如果尿中主要为畸形红细胞则提示肾小球源性血尿;如果尿中红细胞呈正常形态,则多为非肾小球源性血尿。此外,尿红细胞容积分布曲线也可鉴别血尿的来源。肾小球性血尿患者,尿中红细胞多呈非对称曲线,且其红细胞平均容积呈小细胞性分布;非肾小球源性血尿多呈对称性曲线;混合性血尿则呈双峰曲线。

（三）水肿

肾是排泄水、钠的主要器官。肾小球疾病时,由于水、钠排泄障碍,水、钠潴留而形成水肿。肾性水肿主要分为两大类:①肾炎性水肿:由于肾小球滤过率降低,肾小管重吸收功能正常,造成"球-管失衡"和肾小球滤过分数下降,因而水、钠排泄减少。肾炎性水肿时,由于水、钠潴留,血容量常增多,血压升高。此外,毛细血管通透性增高可进一步加重水肿。肾炎性水肿多从颜面部开始;②肾病性水肿:由于大量血浆蛋白从尿中丢失,致血浆蛋白水平降低,血浆渗透压下降,液体从血管内进入组织间隙,产生水肿。此外,由于有效循环血容量减少,刺激肾素-血管紧张素-醛固酮系统,抗利尿激素分泌增多,肾小管重吸收水、钠增多,进一步加重水肿。肾病性水肿多从下肢部位开始。

（四）高血压

高血压在肾小球疾病很常见。慢性肾小球肾炎患者高血压发生率为 61%，终末期肾衰竭患者高达90%。高血压的持续存在会加速肾功能的恶化。发生机制主要包括：①水、钠潴留：各种原因如肾小球滤过率降低、利钠激素减少等因素，水、钠排泄减少，血容量增多，血压升高。水、钠潴留引起的容量依赖性高血压是肾性高血压的主要因素；②肾素-血管紧张素分泌增多：肾小球疾病时，由于肾缺血，刺激球旁细胞肾素分泌增多，通过肾素-血管紧张素系统的作用，导致全身小动脉收缩，外周血管阻力增高，引起高血压；③肾内降压物质分泌减少：肾实质损害时，肾内前列腺素系统、激肽释放酶-激肽系统等降压物质分泌减少，引起血压升高。此外，一些其他因素如心房利钠多肽、交感神经系统和内分泌激素等均会直接或间接地参与肾性高血压的发病过程。

（五）肾功能损害

肾疾病如未能得到良好控制持续进行性发展均会导致肾功能损害，最终发展至终末期肾衰竭。肾病综合征可有一过性肾功能损害或急性肾衰竭，急进性肾小球肾炎常导致急性肾衰竭。

（郝峻岭）

第二节　急性肾小球肾炎

急性肾小球肾炎（AGN）简称急性肾炎，是以急性起病，血尿、蛋白尿、高血压、水肿、少尿及肾功能损害为特征的一组临床综合征，故又称为急性肾炎综合征。

本病主要发生于儿童，少数发生于成年或老年人。男女比例约为 2：1。在发达国家发病率已经逐渐降低，但在生活和卫生条件较差的国家发病率仍较高。我国北方急性肾炎患者 90% 以上发生于呼吸道链球菌感染之后，且多发于冬、春季节，而南方则有部分患者发生于脓疱疮后，多发夏季。

急性肾炎根据其临床表现，与《内经》所载之"风水"、"肾风"、"水气"等病证类似。《素问·评热病论》说："诸有水气者，微肿见于目下也"。最先描述了水肿之阳水的特点，即颜面眼睑开始，渐及全身。《素问·水热穴论》说："勇而劳甚，则肾汗出，肾汗出逢于风，内不得入于脏腑，外不得越于皮肤，客于玄府，行于皮里，传为胕肿，本之余肾，名曰风水"。论述了风水的病因病机，认为发病与肾虚和外感风邪有关。对于水肿的病机，除了与肺肾的关系密切，《景岳全书》还提出水肿发病与脾密切相关，并提出"其本在肾，其制在脾，其标在肺"，突出了肺、脾、肾三脏在水液代谢中的主要作用。

对于本病的治疗，历代中医名著也有论述。如《素问·汤液醪醴论》指出："平治于权衡，去菀陈莝，开鬼门，洁净府"作为水肿的治则。医圣张仲景的《伤寒杂病论》在继承《内经》理论的基础上，提出水肿的辨证论治和具体理法方药：在治法上为"诸有水者，腰以下肿，当利小便；腰以上肿，当发汗乃愈"。《伤寒论》中的麻黄连翘赤小豆汤，《金匮要略》中的越婢汤、越婢加术汤等经方，至今仍是治疗急性肾炎的常用方剂。

一、病因病理

（一）中医病因

急性肾炎的病因包括内因和外因两个方面：内因主要是先天禀赋不足，或后天饮食失节，劳逸不当，调理失宜，导致脾肾亏虚；外因则主要是外感六淫，疮毒内陷。

（二）中医病机

机体内因为肾气不足,外因为卫气不固,腠理不密,加之外感六淫之邪,以及皮肤疮痍之毒,外邪内乘,入于肺则宣肃失职,入于肾则气化无权,导致水液代谢失调而发病。

1.外邪侵袭,风水相搏　风为百病之长,风邪可兼热,或夹寒。风热犯肺、肺失清肃,则咽痛、咳嗽;而风寒则使肺气闭郁。风寒与风热均可导致肺的宣发肃降、通条水道功能失职,而致风水相搏、泛溢肌肤,发为水肿。

2.湿毒浸淫,水湿中阻　肺主皮毛,脾主四肢肌肉,若湿热疮毒蕴于肌肤,不能及时治愈,则可从皮毛内归于肺,从肌肉内归于脾。肺主通条水道,脾主运化水湿,水湿中阻,溢于肌肤四肢,发为水肿。若热毒入内,下焦热盛,可灼伤血络而出现血尿。

3.先天不足,肾气亏虚　素体禀赋不足,或久病体虚,导致肾精不足,肾气亏虚,肾与膀胱相表里,膀胱气化不利,则尿少,水失气化,泛溢肌肤,则为水肿。肾气不足,肾失固涩,精微随溺而下,则导致蛋白尿、血尿。

本病急性期一般以标实邪盛为主,以水肿为主要表现,病位在肾,与肺脾密切相关。病变多属肺脾;而恢复期则多以虚实夹杂,病变多属脾肾为主;而少数患者久病缠绵不愈,则转化为本虚标实。

（三）西医学的发病机制

1.病因　急性肾炎的病因主要与感染有关,除了链球菌感染,偶见于其他细菌、病毒及支原体感染。绝大多数急性肾炎与 β-溶血链球菌 A 族的感染有关,其证据主要有 3 个方面:①未经抗感染治疗的急性肾炎患者,做咽拭子或皮肤感染灶细菌培养,1/4 以上患者 β-溶血链球菌阳性。②在链球菌感染流行时,11%～30%患者发生急性肾炎,而猩红热患者 18% 可发生急性肾炎。③急性肾炎患者血清抗链球菌溶血素"O"滴度大于 1:200 者可达 70%～80%,说明近期曾有感染链球菌史。

2.发病机制　本病属于免疫复合物型肾炎,主要是溶血链球菌作为抗原刺激 B 淋巴细胞产生相应的抗体,抗原与抗体以两种方式形成免疫复合物:①循环免疫复合物抗原(链球菌致病成分)和抗体(免疫球蛋白)在血循环中形成免疫复合物;②原位形成免疫复合物,即链球菌抗原带阳电荷成分通过电荷成分与肾小球结构相结合。免疫复合物在肾脏的沉积进一步激活补体及趋化因子,导致肾小球炎症细胞浸润和炎症反应。

（四）西医学的病理生理

急性肾炎时肾脏病理生理改变主要因免疫介导的肾小球毛细血管炎症反应所致:①肾小球毛细血管因中性粒细胞浸润、膜攻击复合物及血管活性物质破坏导致滤过膜电荷屏障破坏和结构损伤,导致蛋白尿和血尿。②肾小球毛细血管襻,因内皮细胞增生使肾小球滤过面积减少,引起肾小球滤过率下降。肾小球滤过率的损害超过肾小管的损害程度,导致肾小管上皮可以充分吸收原尿中的水和钠,导致少尿及水钠潴留,这就是"球管失衡状态"。在临床上则表现为少尿、高血压及水肿。③肾组织病理检查,光镜下主要表现为弥漫性毛细血管内皮及系膜细胞增生伴细胞浸润,病变程度轻重不一。在电镜下主要表现电子致密物沉积及细胞增生、浸润,上皮下电子致密物形成驼峰及膜内沉积是急性肾炎的特点。

二、临床表现

（一）症状

1.血尿　常为起病第一个症状,几乎所有急性肾炎患者均有血尿,其中 40% 为肉眼血尿。尿色呈棕色或洗肉水样,尿液为酸性时可使红细胞破坏使尿液呈酱油样棕褐色。血尿一般在 2 周内消失。

2.蛋白尿　大部分患者尿蛋白阳性。蛋白尿一般不重,为 0.5～3.5g/d,为非选择性蛋白尿,大部分患者尿蛋白在数日至数周内阴转。仅有少数患者尿蛋白在 3.5g/d 以上,多为成年患者,常常病程迁延,且预后不良。

3.水肿　为起病早期症状,发生率 70%～90%,60% 以上为疾病的主要表现。轻者为晨起时眼睑水肿,呈所谓"肾炎面容",严重时发展为全身水肿,指压时可凹性不明显,体重可较病前增加 5kg 以上。

4.高血压　80% 左右患者伴有中等程度高血压,以舒张压升高为主,但一般无高血压眼底改变。高血压的原因主要与水钠潴留、血容量扩张有关,一般与水肿程度平行,且经利尿治疗后随着水肿消退血压一般恢复正常。

5.少尿　大部分患者起病时尿量<500ml/d,同时并发氮质血症。一般在 2 周后尿量渐渐增加,肾功能恢复正常。

6.全身症状　患者常有疲乏、厌食、恶心、呕吐、嗜睡、头痛以及腰部钝痛等症状。

(二)体状

急性肾炎患者在疾病不同阶段临床表现不一。在急性期,体检可见血压升高,颜面、眼睑浮肿及双下肢非凹陷性浮肿,咽部充血、扁桃腺红肿,部分患者皮肤可见脓疱疮;在恢复期,大部分患者临床体征不明显。

(三)实验室检查

1.尿液检查　几乎全部患者均有肉眼血尿或镜下血尿,蛋白尿一般不重,常为 0.5～3.5g/d。

2.肾功能检查　常有一过性血尿素氮、肌酐升高,较重者可出现急性肾衰竭。钠排泄分数<1%,肾衰竭指数<1,尿浓缩功能一般正常。

3.血液检查　患者一般血沉增快,约 30～60mm/h。血清总补体活性及 C3、C5 均明显下降,一般在 8 周内恢复正常。

4.病原学检查　在使用抗生素治疗前做咽部或皮肤病灶的细菌培养,30% 左右可获阳性结果。血清抗链球菌溶血素"O"(ASO)滴度一般在感染后 3 周上升,3～5 周达到高峰,以后逐渐下降,部分患者 2 年后恢复正常。

三、诊断要点

(一)中医辨病辨证要点

根据患者临床主症,以颜面和(或)双下肢浮肿为主症者,可辨为"水肿",以尿血为主症者,可辨为"尿血"。

1.辨虚实　本病初期以标实邪盛为主,病久则以正虚邪恋多见。

2.辨外邪之性质　外邪主要有风邪、湿邪、湿热、疮毒等。

3.辨病位　本病初期病位多在肺脾两脏,恢复期则以属脾肾为主。

(二)西医诊断标准

短时间内发生血尿、蛋白尿、尿少、水肿、高血压等临床表现,即可诊断为急性肾炎;发病前 1～3 周咽部感染或皮肤感染史、ASO 升高、血清补体下降等,可以帮助临床确诊本病。临床表现不明显,需要连续多次尿检,并结合血清补体的动态变化做出诊断。仅在临床诊断不肯定时行肾活检病理检查。

(三)鉴别诊断

1.急性全身性感染疾病　高热时均可出现一过性蛋白尿及镜下血尿,这与肾血流量增加、肾小球通透性增加及肾小管上皮细胞肿胀有关,这一尿液改变发生于高热期,热退后尿检恢复正常,一般无水肿、高血压等临床表现。

2.IgA 肾病　　IgA 肾病常于呼吸道感染后发生肉眼或镜下血尿,但其潜伏期短,一般在数小时或数天。由于前驱感染不是链球菌感染,血清 ASO 不升高,补体正常。IgA 肾病感染伴血尿在病程中呈反复发作。不典型者需肾活检鉴别。

四、治疗

(一)一般治疗

1.休息　　急性起病后必须卧床休息,直至肉眼血尿消失、血压正常。如临床症状消失,仅尿检未完全恢复,可以适当运动,但要密切随诊。

2.饮食　　一般应给与低盐饮食,伴有水肿、高血压患者,应无盐或低盐(食盐 2～3g/d)。水肿且尿量少患者,应控制入水量,一般入水量以尿量加不显性失水量。伴有肾功能不全者,应予优质低蛋白饮食,同时限制钾的摄入量。

(二)中医治疗

1.中医治疗原则　　本病根据病程及临床特点,可分为急性期和恢复期。在急性期多患者有外感症状及水肿尿血、尿少等表现,在治疗上以驱邪治标为原则,可采用宣肺、利水、清热解毒等治法;在恢复期,患者的临床症状不明显,多有镜下血尿等表现,在治疗上宜以调补兼驱邪为原则,可采用益气养阴、清热、活血等治法。

2.中医分型论治

(1)急性期

1)风水相搏证

证候:眼睑浮肿,继则四肢及全身皆肿,来势迅速,多伴有恶寒、发热、肢节酸楚、小便不利等症。偏于风热者,伴咽喉红肿疼痛,舌质红,脉浮滑数。偏于风寒者,兼恶寒、咳喘,舌苔薄白,脉浮滑或浮紧,如水肿较甚,亦可见沉脉。

治法:疏风清热,宣肺行水。

代表方:越脾加术汤加减。

常用药:麻黄,桂枝,杏仁,茯苓,桑白皮,陈皮,生姜,车前子,怀牛膝,大腹皮,瓜蒌皮。

2)湿毒浸淫证

证候:眼睑浮肿,延及全身,小便不利,身发疮痍,甚则溃烂,恶风发热,舌质红,苔薄黄,脉浮数或滑数。

治法:宣肺解毒,利湿消肿。

代表方:麻黄连翘赤小豆汤合五味消毒饮加减。

常用药:麻黄,杏仁,桑白皮,连翘,赤小豆,金银花,野菊花,蒲公英,苦参,土茯苓,紫花地丁,白鲜皮。

3)水湿浸渍证

证候:全身水肿,按之没指,小便短少,身体困重,胸闷,纳呆,泛恶,苔白腻,脉沉缓,起病缓慢,病程较长。

治法:运脾化湿,通阳利水。

代表方:五皮饮合胃苓汤加减。

常用药:桑白皮,陈皮,大腹皮,茯苓皮,生姜皮,白术,茯苓,苍术,厚朴,猪苓,泽泻,肉桂。

4)湿热壅盛证

证候:遍体浮肿,皮肤绷急光亮,胸脘痞闷,烦热口渴,小便短赤,或大便干结,舌红,苔黄腻,脉沉数或濡数。

治法:分利湿热。

代表方:疏凿饮子加减。

常用药:羌活,秦艽,大腹皮,茯苓皮,生姜皮,泽泻,赤小豆,商陆,槟榔。

5)下焦热盛证

证候:尿色鲜红或呈洗肉水样,小便频数有灼热感,无尿痛,心烦口渴,或伴有浮肿,腰膝酸软,舌红少苔,脉沉细或细数。

治法:清热泻火,凉血止血。

代表方:小蓟饮子加减。

常用药:生地黄,小蓟,淡竹叶,滑石,藕节,栀子,生甘草,炒蒲黄。

(2)恢复期

1)阴虚湿热证

证候:水肿消退,肉眼血尿消失,但患者仍身倦乏力,口干咽痛,手足心热,心烦失眠,小便色黄,镜下血尿,大便不畅,舌红,苔薄黄或少苔,脉细数。

治法:滋阴补肾,清热利湿。

代表方:知柏地黄汤加减。

常用药:黄柏,生地黄,知母,茯苓,山药,泽泻,牡丹皮,山茱萸。

2)气阴两虚证

证候:多见于恢复期患者,表现为面色无华,少气乏力,易感冒,午后低热,或手足心热,口干咽燥或长期咽痛,咽部黯红,舌质红苔少,脉细或弱。

治法:益气养阴。

代表:方参芪地黄汤加减。

常用药:太子参,黄芪,地黄,淮山药,薏苡仁,茯苓,女贞子,桑寄生,墨旱莲,生地黄,山茱萸。

3.中医其他疗法

(1)中成药

1)肾炎康复片:每次6片,每日3次,口服。本品益气养阴、清热利湿。用于急性肾炎气阴两虚兼有湿热者。

2)金水宝胶囊:每次5粒,每日3次,口服,本品为冬虫夏草制剂、有补肺益肾之功。用于肺肾不足之恢复期患者。

(2)单方验方

1)血尿灵:白茅根30g、大枣10枚,煎汤代茶饮。治疗血尿。

2)双花茶:金银花20g,菊花20g,绿茶5g,沸水浸泡代茶饮。治疗风热犯肺、咽喉肿痛者。

(三)西药治疗

本病为自限性疾病,基本以对症治疗为主,主要是预防和治疗水钠潴留、控制容量负荷过重,从而减轻水肿、控制血压、预防出现心力衰竭和急性肾衰竭。

1.感染灶治疗　对于有感染灶伴有临床症状患者,可应用青霉素或大环内酯类抗生素治疗,疗程为10～14天。

2.利尿　对于控制水、盐后仍水肿患者,应加用利尿剂。常用噻嗪类利尿剂,必要时可用呋塞米、布美他尼等襻利尿剂。

3.降压治疗　患者一般在利尿消肿后血压即可恢复正常,若血压仍偏高者可用钙通道阻滞剂、ACEI等降压药。

(四)其他疗法

血液净化治疗:本病在以下两种情况时应予血液透析或血液滤过治疗。①少尿期患者并发高钾血症(血钾>6.5mmol/L),对利尿治疗反应差者;②严重水钠潴留并发急性左心衰竭。对于重症患者及时的血液净化治疗可使病情迅速缓解。

五、预后与预防

(一)疗效判断

疗效判断标准参照中华人民共和国卫生部 1993 年制定的《中药新药临床研究指导原则》中"中药新药治疗急性肾小球肾炎的临床研究指导原则"。

1.临床痊愈　水肿等症状、体征消失,尿蛋白定性检查持续阴性,或 24 小时尿蛋白定量小于 100mg,尿红细胞消失,肾功能正常。

2.显效　水肿等症状、体征消失,尿蛋白定性检查持续降至微量以下,或 24 小时尿蛋白定量持续降至 300mg 以下,尿红细胞不超过 6 个/高倍视野,肾功能正常。

3.有效　水肿等症状、体征改善,尿常规检查进步,肾功能正常。

4.无效　水肿等症状、体征改善不明显,尿常规检查无进步,或肾功能无改善。

(二)预后判断

本病预后好,约 92% 儿童及 60% 成年患者可痊愈。少数患者可转变为慢性肾炎。随着医疗水平提高,本病急性期病死率很小,即使出现严重肾衰竭,通过血液净化治疗,一般均可成活。在长期预后方面,少数老年人,临床表现为持续高血压、肾病综合征、肾功能损害者,预后较差。

(三)护理与预防康复

1.增强体质,预防感染　适当锻炼,增强体质;保持皮肤清洁,预防脓疱疮,做好呼吸道隔离,预防猩红热、化脓性扁桃腺炎传播。

2.饮食护理　应以富含维生素饮食为主。急性期伴有水肿时注意低盐,并适当减少水的摄入,并忌辛辣炙煿。

3.适当休息　急性期患者应卧床休息,直至水肿消退,血尿减轻,待病情缓解后可从事轻体力活动。

六、中西医结合临床思路

急性肾炎属于自限性疾病,大部分患者可以通过休息、一般对症治疗加中医的辨证治疗便可获得痊愈,许多患者无须西药治疗。

对于急性期患者,如果中医辨证治疗疗效好,患者水肿症状减轻、尿量增加、呼吸道感染症状好转,一般无须使用抗生素及利尿剂;但是经辨证治疗尿量无明显增加,浮肿加重者,应加强利尿治疗;对于并发急性肾衰竭或急性左心衰竭患者,应及时采用血液净化治疗,不可一味单用中药治疗,以免病情恶化。对于恢复期患者,一般采用中医辨证治疗调养即可。

(赵琳娜)

第三节　急进性肾小球肾炎

一、病因

急进性肾小球肾炎的疾病主要分3类：①原发性急进性肾小球肾炎；②继发于全身性疾病的急进性肾小球肾炎，如系统性红斑狼疮等；③原发性肾小球疾病基础上形成的新月体性肾小球肾炎，如膜增生性肾小球肾炎。本节主要讨论原发性急进性肾小球肾炎。

二、临床表现

多数患者有上呼吸道感染的前驱症状，起病较急，病情发展快。临床主要表现为急性肾炎综合征的症状，如血尿、蛋白尿和高血压等，并随着病情的进展出现进行性少尿或无尿，肾功能在短时间内迅速恶化发展至尿毒症。少数患者起病可以相当隐匿，以原因不明的发热、关节痛、肌痛和腹痛等为前驱表现，直至出现尿毒症症状时才就诊，多见于Ⅲ型 RPGN。Ⅱ型 RPGN 患者常有肾病综合征的表现。

早期血压正常或轻度升高，随着病情的进展而加重，严重者可发生高血压脑病等并发症。胃肠道症状如恶心、呕吐、呃逆等常见，少数患者可发生上消化道出血。感染也是常见并发症和导致死亡的重要原因。

Ⅰ型和Ⅱ型 RPGN 患者常较年轻，青、中年多见，Ⅲ型常见于中、老年患者，男性多见。我国以Ⅱ型 RPGN 多见。

三、实验室检查

尿液检查尿蛋白常为阳性，红细胞及白细胞计数增多，可见红细胞管型。血肌酐及尿素氮进行性上升，内生肌酐清除率（Ccr）进行性下降。

免疫学检查可见：Ⅰ型 RPGN 可有抗 GBM 抗体阳性；Ⅱ型 RPGN 血循环免疫复合物阳性，可伴有血清补体 C3 的降低；Ⅲ型 ANCA 阳性。

B 型超声波及其他影像学检查可见双侧肾增大。

四、诊断和鉴别诊断

（一）诊断

急性肾炎综合征在短时间内肾功能急剧恶化，应高度注意该病的可能，并尽快做肾活检明确诊断。同时，应根据临床和实验室的检查结果排除继发性肾疾病方可确立诊断。

（二）鉴别诊断

1.急性肾小管坏死　常有引起该病的明确病因，如肾缺血或使用肾毒性药物的病史。临床表现以肾小管功能损害为主，如尿渗透压及尿比重降低，尿钠增高，蛋白尿及血尿相对较轻。

2.急性过敏性间质性肾炎　明确的药物服用史及典型的全身过敏反应如发热、皮疹、关节痛等可资鉴别。常有血、尿嗜性酸粒细胞增高。鉴别诊断困难者需行肾活检以明确诊断。

3.慢性肾疾病的急骤进展 部分原发性肾小球肾病由于各种诱因,病情急速进展,肾功能持续恶化,临床上表现为急进性肾炎综合征,但病理上并无新月体形成,鉴别诊断有一定困难,常需行肾活检以明确诊断。

4.继发性RPGN 典型的临床表现及特殊的实验室检查可资鉴别,如系统性红斑狼疮性肾炎、过敏性紫癜肾炎等引起的RPGN。

5.血栓性微血管病 如溶血性尿毒症综合征、血栓性血小板减少性紫癜等。这类疾病的共同特点是既有急性肾衰竭又有血管内溶血的表现,肾活检呈特殊的血管病理病变。

6.梗阻性肾病 突然发生的少尿或无尿,临床上无急性肾炎综合征的表现,影像学(如B超、CT)或逆行尿路造影检查可确立诊断。

五、治疗

早期诊断和及时的强化治疗是提高RPGN治疗成功的关键,包括针对肾小球炎性损伤的强化免疫抑制治疗及对症治疗。

(一)肾上腺皮质激素联合细胞毒药物

首选甲泼尼龙[10~30mg/(kg·d),缓慢静脉点滴]冲击治疗,连续3天。间隔3~5天后,可以重复1个疗程,总共2~3个疗程。早期(肌酐<707μmol/L)治疗疗效较好,晚期则疗效欠佳。续以口服泼尼松[1~1.5mg/(kg·d)]和静脉注射环磷酰胺(每次0.2~0.4g,隔日静脉注射,总量6~8g),泼尼松连服6~8周,以后缓慢减量,减至0.4~0.5mg/(kg·d)时,可改为隔日晨顿服,维持6~12个月,然后继续减量至停药。近年来,也有学者认为静脉注射环磷酰胺(CTX)(0.5~1.0g/m² 体表面积,每月1次,连续6次)加甲泼尼龙冲击治疗(0.5~1.0g/d,连续3天),随后口服泼尼松[1.0~1.5mg/(kg·d)体重]8~12周,再逐渐减量。应用甲泼尼龙和(或)环磷酰胺冲击治疗时,一定要注意感染等不良反应,定期复查血常规和肝功能。

(二)血浆置换

血浆置换主要用于:①伴有肺出血的Goodpasture综合征;②早期抗GMB抗体介导的急进性肾小球肾炎。每日或隔日交换2~4L。一般需持续治疗10~14天或至血清抗体(如抗GBM抗体、ANCA)或免疫复合物转阴为止。同时应联合使用激素和细胞毒药物(用量同前)。血浆置换对于Ⅰ和Ⅱ型RPGN有较好的疗效,唯需早期施行,即肌酐<530μmol/L时开始治疗有效。

(三)四联疗法

四联疗法包括激素(多为泼尼松)、细胞毒药物(如环磷酰胺)、抗凝(肝素)及抗血小板聚集药物(如双嘧达莫)。因疗效较差,现多不推荐使用。

(四)对症治疗

对症治疗包括降压、控制感染和纠正水、电解质酸碱平衡紊乱等。

(五)肾功能替代治疗

对于治疗无效而进入终末期肾衰竭的患者,应予以透析治疗。急性期患者血肌酐>530μmol/L者,即应尽快予以透析治疗,为免疫抑制治疗争取时间及提供安全保障。病情稳定6~12个月,血清抗GBM抗体阴性者,可考虑行肾移植。

六、预后

影响患者预后的因素主要有：①治疗是否及时是成功的关键，如在血肌酐＜530μmol/L或内生肌酐清除率＞5ml/min时开始治疗效果较好；②免疫病理类型：Ⅲ型较好，Ⅱ型其次，Ⅰ型较差；③新月体的数量及类型，如新月体数量多或病理结果显示为纤维性新月体、肾小球硬化或间质纤维化比例高则预后较差；④老年患者预后较差。

（郝峻岭）

第四节　慢性肾小球肾炎

慢性肾小球肾炎简称慢性肾炎，本病为多因素导致的慢性进行性肾损害。临床表现为长期持续性尿异常，如蛋白尿和或血尿，可有水肿、高血压及缓慢进行性肾功能减退，至晚期，由于肾小球大部分被破坏导致肾衰竭。一般病程在1年以上，进展缓慢，治疗困难，预后较差，典型病例以青年男性患者多见。慢性肾炎与急性肾炎之间无肯定关系，从病因上看，仅少数慢性肾炎可由急性链球菌感染后肾炎直接迁延而成，或临床治愈后若干年重新出现慢性肾炎的一系列表现，绝大多数慢性肾炎系由其他肾小球疾病直接迁延发展而成，即其他细菌及病毒感染引起，特别是乙型肝炎病毒感染可能引起慢性肾炎。病理上主要以两肾弥漫性的肾小球病变为主。

慢性肾小球肾炎属中医学"慢肾风"、"水肿"、"虚劳"、"腰痛"、"尿浊"等范畴。本病的发生，主要是外邪伤及日久，脏腑功能虚损，尤其是脾肾虚损所致。或体虚复感外邪而发，或因房室劳倦重伤脾肾而成。由于风、寒、湿、热等邪气之侵袭和脾肾虚损，在外感客邪和饮食酒色劳倦等因素的作用下诱发，日久可累及肺、肝、心等脏腑，以致五脏功能受损，气血运行滞涩，水液、精液失布而成。故本病的病理特点总属本虚标实，本虚常见肺肾气虚、脾肾阳虚、肝肾阴虚、气阴两虚。标实则为外感、水湿、湿热、血瘀、湿浊诸邪。

一、病因病理

（一）中医病因病机

1.病因　中医学认为：肺、脾、肾虚衰是慢性肾炎发病的内因，在《内经》、《素问·水热穴论》云："故其本在肾，其末在肺，皆积水也"，又在《素问·至真要大论》又云："诸湿肿满，皆属于脾。"《诸病源候论·水病诸候》云："水病无不由脾肾虚所为，脾肾虚则水妄行，盈溢皮肤而令身体肿满。"另有《丹溪心法·水肿》云："唯肾虚不能行水，唯脾虚不能制水"。由此可见，水肿的成因与肺、脾、肾三脏功能失调有关，此为其内因。而六淫之邪则为肾炎发病的外因，风寒湿热疫毒邪气及内伤七情饮食、劳倦等乘肺肾气虚而浸入人体，客而不去，而致发病。在《素问·气交变大论》云："岁土太过，雨流行，肾水受邪……体重烦冤"；"岁土太过，寒气流行，邪害心火……甚则腹大胫肿"。而《医学入门》又有"阳水多外因，涉水冒雨或兼风寒暑气而现阳证；阴水多内因，饮水及茶酒过多，或饥饱劳役房欲而见阴证"皆示内外因致水肿。

2.病机　慢性肾炎的病机是在肺肾气虚不能卫外的情况下，又外受风寒湿热等邪气，客而不去，而脾虚运化水湿之职失调，致水湿稽留体内，外溢于肌肤则发水肿；积于胸则可出现胸憋、气短、喘咳；中滞于腹则见脘腹胀满，而水湿内阻日久可化热，伤阴；阻遏气机致气滞、血瘀、湿热等邪实之证，久则伤正，阴阳气血亏虚,出现腰痛、虚损等证候。其病机主为正虚邪实,互相影响,恶性循环,致临床虚实夹杂,反复不愈,出现慢性肾炎的各种表现。又肝肾阴虚或气阴两虚致肝阳上亢,上扰神明而见眩晕、耳鸣;或脾肾阳虚,水湿泛滥上扰清窍而致眩晕。而脾肾气虚日久,脾不能化生精血,肾不能固摄藏经,日久必致精血耗伤而见面色苍白、乏力之虚象。

慢性肾炎水肿的病机主要是与肺、脾、肾及三焦对水液代谢功能的失调有关。外感客邪诱发慢性肾炎呈急件发作时,由于风邪外袭,肺失宣降,风水相搏,可以出现面部水肿,或加重原来脾肾两虚所引起的水肿;脾虚不能化湿,肾虚不能化气,亦可水湿潴留而肿。三焦为水液运行的通路,三焦气化的正常与否,直接与肺、脾、肾三焦的功能有关,另外,肝主疏泄,肝气失于条达,亦可使三焦气机壅塞,决渎无权,而致水肿。同时在临床上还应注意气、血、水三者的关系,即气滞、血瘀与水壅气闭可相互转化,互为因果。

蛋白尿在中医病机方面分析主要由肺、脾、肾三脏功能失调所致。肺主气,司呼吸,又主宣发肃降,布散精微。脾主运化,为后天之本,气血生化之源。肾主水,主藏精,"受五脏六腑之精而藏之",生理情况下,脾将水谷精微吸收传输于肺,肺的宣发肃降而将其布散全身,余者转输下焦,由肾藏之,而外邪侵袭,肺失宣肃,精不循常道,流溢于小便见蛋白尿,而湿热痰血等邪气久兑,阻滞下焦,影响气化,亦致水谷精微不循常道,再者肾气虚衰,摄纳失司,而精微得泄均至发生蛋白尿。因此,《灵枢·五癃津液别》对精微输布之病理生理过程有如下描述:"五谷之津液,和合而为膏者,内渗于骨空,补益脑髓,而下流于阴股。阴阳不和,则使液溢而下流于阴,髓液皆减而下,下过度则虚,虚故背痛而腰酸,阴阳气道不通,四海闭塞,三焦不泻,津液不化,水谷并行肠胃中,别于回肠,留于下焦,不得渗膀胱,则下焦胀,水溢,则为水胀。"

血尿在慢性肾炎中亦属常见症状,其中医病机则在以下几方面,一方面,可由湿热蕴结于肾与膀胱,热灼血络而致,而湿性重浊,守面不走,湿蕴日久,阻遏气机使血行受阻,瘀血内停,亦可至血尿;另一方面,脾主统血,脾气充足,摄血归经,则无尿血,但因湿阻中焦,久遏脾气,或脾气素虚,均可致统摄无权,血随气陷。而肾元亦伤,固摄失职,使血渗水道,随尿而出。再者,湿热久蕴,耗伤肾阴,阴虚虚火妄动,或房事不节,纵情色欲相火妄动,灼伤膀胱血溢而出致尿血。

在慢性肾炎发病的过程中,不一定要见肺经之咳嗽、气急等症状,但是当脾肾阳虚,水湿泛滥时,易受外感之邪,使肺气不宣,一方面不能通调水道,下输膀胱,使水肿加重;另一方面则见肺经症状,也有部分患者病情逐渐加重,脾肾阳虚,累及心脏,或者水气凌心,可见心肺症状。

总之,慢性肾炎的病机多由肺、脾、肾三脏失调而致,早期治疗,尚可稳定病情,若缠绵日久至脾肾衰败则可发生浊邪内闭之危候。

(二)西医学的发病机制

慢性肾炎是一组多病因的慢性肾小球病变为主的肾小球疾病,但多数患者病因不明,与链球菌感染并无明确关系,据统计仅15%～20%从急性肾小球肾炎转变而至,但由于急性肾小球肾炎亚临床型不易被诊断,故实际上百分比可能要高些。此外,大部分慢性肾炎患者无急性肾炎病史,故目前较多学者认为慢性肾小球肾炎与急性肾炎之间无肯定的关联,它可能是由于各种细菌、病毒或原虫等感染通过免疫机制、炎症介质因子及非免疫机制等引起本病。

(三)西医学的病理生理

慢性肾小球肾炎病理改变与病因、病程和类型不同而异。可表现为弥漫性或局灶节段系膜增殖、膜增殖、膜性、微小病变、局灶硬化、晚期肾小球纤维化或不能定型。除肾小球病变外,尚可伴有不同程度肾间质炎症及纤维化,肾间质损害加重了肾功能损害。晚期肾小球肾炎最主要的改变是肾皮质变薄、大量肾小球毛细血管襻萎缩并发展为玻璃样变或纤维化、残存肾小球可代偿性增大及肾小管萎缩等。

二、临床表现

（一）症状

慢性肾炎为多种病因引起的一组原发性肾小球疾病,由于起病方式不同,临床表现亦不一,多数起病缓,呈慢性进行过程,病程较长,轻重悬殊。在早期可仅表现为尿蛋白增加,尿沉渣轻度异常,轻度高血压及或水肿,甚或有轻微氮质血症。而在晚期,则可表现为慢性肾衰竭,从早期至晚期,有可能要经历几十年。

1.水肿　在整个疾病过程中,大多数人有不同程度的水肿。轻者仅在眼眶周围,面部或下肢踝部出现水肿,重者可全身水肿或伴有浆膜腔积液,呈现肾病综合征。但也有少数患者始终无水肿。

2.高血压　有些患者以高血压为首发症状,大多数慢性肾炎患者迟早会发生高血压。高血压的程度差异很大,持续高血压的程度与预后有密切关系。血压显著升高可出现头痛、眩晕、失眠、记忆减退等症。持续高血压数年之后可使心肌肥厚、心脏增大、心律失常。患者自觉心悸、气促,活动后加剧或明显,甚至发生心力衰竭。

3.尿异常变化　尿异常是慢性肾炎必有的现象。尿量变化与水肿及肾功能情况有关,水肿期间尿量减少。若肾功能明显减退,浓缩功能障碍者常夜尿增多。尿蛋白含量不等,一般在每日 $1\sim3g$。亦可呈大量蛋白尿。血尿发生于各种类型的慢性肾炎,多为显微镜下血尿,重者呈肉眼血尿。当血尿和蛋白尿明显增多时,尿内常出现各种管型。

4.肾功能不全　肾小球肾炎的肾功能不全主要是指 GFR 降低。就诊时多数患者的肌酐清除率(Ccr)轻度降低,未降到正常值的 50% 以下,因此,血清肌酐及尿素氮可在正常范围。如果 Ccr 降至 50% 以下时则血清肌酐和尿素氮就会增高。换言之,血清肌酐到达 $133\mu mmol/L$ 时,Ccr 已在正常的 50% 以下,续之,则出现肾小管功能不全,如尿浓缩功能减退及酚红排泄率明显降低。酚红排泄率受肾血浆量的影响较大,不能完全代表肾小管功能。

5.贫血　慢性肾炎在水肿明显时,有轻度贫血,可能与血液稀释有关。如患者有中度以上的贫血,多数与肾内促红细胞生成素减少有关,表明肾单位损坏及肾功能障碍已较严重。肾小球肾炎末期(硬化性、萎缩性肾小球肾炎)则出现严重贫血。如患者无明显营养不良,其贫血多属正细胞、正色素型。

（二）体征

常见为贫血面容、水肿、泡沫尿、血尿,心脏叩诊浊音界扩大、晚期可见颈静脉怒张、奔马律等。

（三）实验室检查

1.尿液检查　中等量蛋白＋～＋＋,定量不等,一般在 $1\sim2g$,常为选择性蛋白尿。晚期肾小球多数毁损,尿蛋白排出减少。慢性肾炎常有程度不等的显微镜下血尿或肉眼血尿,肾炎活动时尿内红细胞增多。若尿内白细胞增多,提示可能有尿路感染。管型是慢性肾炎的特征之一,肾病型常有多种管型。

2.血液检查　常见轻中度贫血,血色素与红细胞比例下降,肾衰竭时则出现较严重的贫血。

3.肾功能　内生肌酐清除率降低,至疾病晚期除肾小球滤过率降低外,肾小管功能亦受损,与此同时出现电解质紊乱、酸中毒、血钙降低等。

4.其他检查　尿圆盘蛋白电泳、肾盂静脉造影、放射性核素肾图及肾扫描、肾脏 B 超、肾血流图、β_2 微球蛋白、肾活体组织检查等,均可协助诊断。

三、诊断要点

（一）中医辨病辨证要点

对于水肿者当先分清阴阳，阴水者见面色㿠白，少气懒言，形寒肢冷，面、腰以下水肿明显，按之如泥，或伴腹水、食欲缺乏、便溏，小便少或清长，舌质淡胖，苔白滑，脉沉滑或沉细，为脾肾阳虚，阳水者可见口干、咽痛、胸腹胀满或见胸憋、咳喘，五心烦热，小便短赤，大便干或黏滞不畅，舌苔黄腻或白厚腻，舌质暗红，脉滑，属于水湿，湿热或气滞血瘀等证。

尿血者辨虚实。虚证可见疲乏无力，易感冒，大便稀溏，小便畅，舌苔薄白、体胖有齿痕；实证可见肉眼血尿，伴口干、咽痛、五心烦热、小便短赤、舌苔黄腻，舌质红或有瘀斑等湿热血瘀之症。

本虚者辨脏腑与气血阴阳，脏腑以肺、脾、肾为主，而又有气虚、阴虚、阳虚之别。标实者分水湿、湿热、瘀血和外感等。

（二）西医诊断标准

1.起病隐匿、进展缓慢，病情迁延，临床表现可轻可重，或时轻时重。随着病情发展，肾功能逐渐减退，后期可出现贫血、电解质紊乱、血尿素氮、血肌酐升高等情况。

2.尿检查异常，常有长期持续性蛋白尿，尿蛋白定量常<3.5g/24h，血尿（相差显微镜多见多形态改变的红细胞），可有管型尿，不同程度的水肿、高血压等表现。

3.病程中可因呼吸道感染等原因诱发急性发作，出现类似急性肾炎的表现。

4.排除继发性肾小球肾炎后，方可诊断为原发性肾小球肾炎。

（三）鉴别诊断

1.结缔组织疾病　系统性红斑狼疮、结节性多动脉炎等临床表现及肾脏的组织学改变均可与慢性肾炎相似，此类疾病大都同时伴有全身或其他系统症状，如发热、皮疹、关节痛、肝大、血象改变、血清中免疫球蛋白增高等，肾穿刺活体组织检查可鉴别。

2.急性肾炎　急性肾炎有前驱感染，1～3周以后才出现血尿、蛋白尿、水肿、高血压等症状，血中补体C3降低（8周内恢复），肾穿刺活体组织检查可做鉴别。

3.慢性肾盂肾炎　本病有较大量蛋白尿和高血压，多见于女性，多有泌尿系感染病史，肾功能的损害多以肾小管间质损害为主，而且进展很慢。多次中段尿培养可发现致病菌，静脉肾盂造影放射性核素肾图及肾扫描、肾B超可发现两侧肾脏有不对称表现等有助于诊断。

4.原发性高血压继发肾损害　本病发病年龄大，是高血压在先，尿蛋白量常较少，一般<1～1.5g/d，以小分子蛋白为主，罕见有持续性血尿和红细胞管型，肾小管功能损害一般早于肾小球，通常伴有高血压心、脑并发症。肾穿刺活体组织检查有助于两者的鉴别。

5.其他肾脏疾病　如过敏性紫癜性肾炎、糖尿病肾病、多发性骨髓瘤肾损害、痛风性肾病、肾淀粉样变、直立性蛋白尿、遗传性肾炎等，必要时可予肾穿活检予以鉴别。

四、治疗

（一）一般治疗

1.对水肿、高血压病或肾功能不全患者应强调休息，避免剧烈运动，限制盐的摄入（以1～3g/d为宜）。

2.低蛋白、低磷饮食：肾功能不全患有应根据肾功能减退程度控制蛋白入量，一般限制在30～40g/d

[0.5～0.8g/(kg•d)],同时还需:①给予优质蛋白(主要指瘦肉、蛋白和牛奶等含必需氨基酸多的动物蛋白);②可适当辅以复方α-酮酸片;③在低蛋白饮食时,可适当增加碳水化合物,以达到机体基本能量需要,防止负氮平衡。由于每克蛋白质饮食中约含磷15mg,因此,限制蛋白入量后亦即达到低磷饮食(<600～800mg/d)目的。强调低蛋白、低磷饮食的积极意义在于减轻肾小球内高压、高灌注及高滤过状态,延缓肾小球硬化。

如患者肾功能正常,而又有大量蛋白尿,则应放宽蛋白入量,但不宜超过1.0g/(kg•d)。

(二)中医治疗

1.中医治疗原则　本病总的治疗原则遵循:扶正驱邪;急则去其标,缓则治其本,虚实夹杂者标本兼顾,急性发作期,表现为纯实证或以标实为主者,治疗上以驱邪治标为原则,可采用宣肺、清热、利湿、利水消肿等治法,并根据病情配合凉血止血、活血止血之法。恢复期者,在治疗上宜以扶正兼驱邪为原则,可采用益气养阴、滋补肝肾、健脾固肾等治法。

2.中医分型论治

(1)本证

1)肺肾气虚证

证候:面色萎黄,面浮肢肿,少气乏力,易感冒,腰脊酸痛,舌淡苔白润有齿痕,脉细弱。

治法:益肺补肾。

代表方:玉屏风散。

常用药:黄芪,白术,防风,女贞子,黄精,茯苓,山茱萸。

2)脾肾气(阳)虚证

证候:面色㿠白,浮肿明显,畏寒肢冷,腰脊酸痛或胫酸腿软,神疲乏力,纳呆或便溏,性功能失常(遗精、阳痿、早泄)或月经失调,舌嫩淡胖有齿痕,脉沉细或沉迟无力。

治法:温补脾肾。

代表方:六君子汤、肾气丸。

常用药:黄芪,党参,白术,茯苓,山茱萸,泽泻,淫羊藿,桂枝,肉桂,女贞子,熟地。

3)肝肾阴虚证

证候:目睛干涩或视物模糊,头晕耳鸣,五心烦热,口干咽燥,腰脊酸痛,梦遗或月经失调,舌红少苔,脉弦细或细数。

治法:滋补肝肾。

代表方:六味地黄汤合二至丸。

常用药:干地黄,山药,山茱萸,白芍,泽泻,茯苓,女贞子,旱莲草。

4)气阴两虚证

证候:面色无华,少气乏力,易感冒,午后低热,或手足心热,口干咽燥或长期咽痛,咽部暗红,舌质红苔少,脉细或弱。

治法:益气养阴。

代表方:生脉汤加减。

常用药:太子参,麦冬,女贞子,墨旱莲,生地黄,山茱萸,黄芪,玉竹。

(2)标证

1)外感

证候:有风寒或风热表证。

治法:风寒者疏风散寒解表;风热者疏风清热解表。

代表方:风寒者用麻黄汤;风热者用连翘散。

常用药

风寒者常用:麻黄,桂枝,杏仁,防风,浮萍,苏叶。

风热者常用:金银花,连翘,竹叶,薄荷,板蓝根,大青叶,白花蛇舌草。

2)水湿

证候:全身中度以上水肿或胸腹水。

治法:通阳利水。

代表方:五苓散合五皮饮。

常用药:茯苓皮,泽泻,猪苓,车前草,大腹皮,玉米须,薏苡仁。

3)湿热

证候:皮肤疖肿、疮疡等,咽喉肿痛;脘闷纳呆,口干不思饮,小便黄赤,灼热或涩痛不利,舌苔黄腻,脉濡数或滑数。

治法:清热利湿。

代表方:八正散。

常用药:白茅根,车前草,瞿麦,白花蛇舌草,萹蓄,石韦,蒲公英。

4)血瘀

证候:面色黧黑或晦暗,腰痛固定或呈刺痛,肌肤甲错或肢体麻木,舌色紫暗或有瘀点、瘀斑,脉象细涩,尿纤维蛋白(FDP)含量升高;血液流变学检测全血黏度、血浆黏度升高。

治法:活血化瘀。

代表方:桃红四物汤。

常用药:桃仁,红花,川芎,赤芍,当归,丹参,泽兰,大黄。

5)湿浊

证候:纳呆,恶心或呕吐,身重困倦或精神萎靡。血尿素氮、肌酐偏高。

治法:健脾化湿祛浊。

代表方:香砂六君子汤。

常用药:陈皮,制半夏,茯苓,白术,木香,砂仁,藿香,佩兰。

3.中医其他疗法

(1)中成药

1)肾炎康复片:每次5片,每日3次,适用于气阴两虚者。

2)肾炎舒片:每次5片,每日3次,适用于湿热偏盛者。

3)雷公藤多苷片:每次2粒,每日3次,适用于各证型患者。

4)百令胶囊:每次4粒,每日3次,适用于各证型患者。

5)黄葵胶囊:每次4粒,每日3次,适用于兼夹湿热证者。

(2)针灸治疗

穴位注射:用板蓝根注射液或鱼腥草注射液1ml,选足三里或肾俞穴,两侧交替进行穴位注射,每日1次,10次为1个疗程。

针刺:选水分、气海、三焦俞、三阴交4穴针刺,每日1次,10日为1个疗程。有健脾温肾、利水消肿之功。用于慢性肾炎脾肾阳虚证、水肿明显者。若临床上伴有腹胀脘闷、恶心呕吐、乏力便溏、舌淡苔白厚腻、脉弱者,可选用脾俞、阴陵泉、足三里、内关等针刺,与中药协同治疗。

（3）食疗

1）黄芪粥:黄芪 60g、粳米 100g。先将黄芪煎煮后去渣,把药渣和粳米放入锅内,加清水适量,煮至米烂成粥。1 日 2 次,早晚各 1 次,可改善蛋白尿。

2）车前子粥:车前子 15g,粳米 100g。先将车前子洗净,装入纱布袋内,加清水煎煮后,取出药袋。将药汁和粳米放入锅内,加清水适量,煮至米烂成粥。1 日 2 次,早晚食用,可利水消肿。

（三）西药治疗

1.治疗原则　慢性肾炎的治疗应以防止或延缓肾功能进行性恶化、改善或延缓临床症状及防止严重并发症为主要目的。一般主张采取综合性防治措施,包括利尿、降压、抗凝等。

2.具体措施及药物

（1）利尿消肿:可适当选用以下药物。

1）双氢克尿噻:每次 25mg,每日 3 次。

2）呋塞米:每次 20mg,每日 3 次,水肿严重者可静脉给药。

3）安体舒通（螺内酯）:每次 20mg,每日 3 次。

4）氨苯蝶啶:每次 50mg,每日 3 次。

水肿严重、血浆白蛋白下降明显者,可给予血浆、白蛋白等提高血浆胶渗压后再行利尿治疗。

（2）积极降压:努力将血压控制在理想水平,蛋白尿≥1g 者,血压应控制在 125/75mmHg 以下;蛋白尿<1g 者,血压应控制在 130/80mmHg 以下。常用降压药包括:

1）钙通道阻滞剂:如硝苯地平缓释片、非洛地平缓释片、氨氯地平等,每次 5～10mg,每日 1～2 次。

2）血管紧张素转化酶抑制剂（ACEI）:如洛丁新等每次 10mg,每日 1 次。

3）血管紧张素Ⅱ受体拮抗剂（ARB）:如氯沙坦,50～100mg,每日 1 次。缬沙坦 80～160mg,每日 1 次。

4）β受体阻滞剂:如美托洛尔,每次 12.5～25mg,每日 3 次。

5）α受体阻滞剂:哌唑嗪 1mg,每日 3 次;特拉唑嗪 2mg,每日 1～2 次。

目前研究证实,上述 1)、2)、3)类药物均有不同程度的肾脏保护作用,但需注意,血肌酐>420μmol/L 的非透析患者慎用 ACEI 类和 ARB 类药物。

（3）抗凝和血小板解聚药物:可选用以下药物。

1）双嘧达莫:每次 25～100mg,每日 3 次。

2）阿司匹林:每次 75～100mg,每日 1 次。

（4）其他治疗:对并发有高脂血症、高血糖、高钙血症和高尿酸血症患者应及时予以适当治疗,防止上述因素加重肾脏损害。应注意避免使用肾毒性和易诱发肾功能损伤的药物,如氨基糖苷类、磺胺类药及非类固醇类消炎药。

（5）激素和细胞毒药物应用:慢性肾炎是否可使用免疫抑制剂,应视肾功能、肾体积及病理类型而定,如肾功能损害,血清肌酐持续在 354μmmol/l 以上,应用免疫抑制剂可能弊多利少,此时要注意病变是否处在活动状态。

（6）并发症的处理要点

1）抗感染:有明确感染灶者,可根据药敏加用抗生素,但应避免使用肾损害药物。

2）防治肾衰竭:避免可加重肾脏损害的因素,如感染、劳累、妊娠等,并可采用中医综合措施处理。

五、预后与预防

（一）疗效判断

1.完全缓解　水肿等临床症状与体征完全消失。尿蛋白检查持续阴性＞12个月以上，或24小时尿蛋白定量持续小于0.20g。高倍镜下尿红细胞消失，肾功能正常。

2.部分缓解　水肿等临床症状与体征基本消失。尿蛋白检查持续减少50％以上，高倍镜下尿红细胞不超过3个。尿沉渣计数接近正常。肾功能正常或基本正常（与正常值相差不超过15％）。

3.有效　水肿等症状与体征明显好转，尿蛋白检查持续减少，或24小时尿蛋白定量持续减少25％～49％。高倍镜下尿红细胞不超过5个，肾功能正常或接近正常。

4.无效　临床表现与上述实验室检查均无明显改善或反而加重者。

（二）预后判断

慢性肾炎病程较长，一般从首次发现尿异常到发展至慢性肾衰竭，可历经10～30年或更长时间。可因慢性肾小球肾炎的病理损害的性质及有否并发症等的不同，预后有明显的差异。伴有高血压、大量蛋白尿及并发感染、血容量不足、使用肾毒性药物等，可加快发展成慢性肾衰竭。

（三）护理与预防康复

1.心理指导　此病为长期、慢性疾病，故患者心理负担重、精神压力大，家庭经济负担重，患者常表现焦虑、忧郁、消沉，随着尿化验结果出现情绪波动。嘱患者家属给患者安慰和鼓励，解除患者顾虑。

2.自我观察内容　每日测液体出入量，观察尿量、性质、颜色、血压变化，定期测体重，如有浮肿及尿量突然减少，可能有肾功能恶化及体内液量不足，应及时就医。

3.饮食护理　可给予高营养、高维生素、高钙、低磷、低脂易消化饮食，盐类和水的摄入量应根据患者水肿程度及血压、尿量及肾功能情况同医生、护士及时取得联系而定。肾功能正常、尿蛋白较多应给予优质蛋白质饮食，肾功能损害严重时应限制蛋白摄入。禁食各种刺激性食物。

4.休息、锻炼　出院患者在家应注意劳逸结合，避免劳累，受凉受潮，轻患者可适当锻炼身体，以增强体质，预防感染。合理安排生活，改掉不良生活习惯。

5.用药指导　指导患者服药时间、剂量、方法。避免使用对肾脏有损害的药物。告诉患者及家属不能随意服用偏方，以防肾损害。长期用药需要注意观察药物的疗效及其副作用。

6.预防感染　由于慢性肾炎患者免疫力下降，易发生各种感染，故应注意个人卫生，常到户外呼吸新鲜空气，在冬季外出要戴口罩，注意保暖，少到公共场所，预防呼吸道感染及交叉感染。

7.坚持治疗　定期门诊复查血常规、尿常规、肝及肾功能等情况。

六、中西医结合优化治疗方案探讨

中医、西医在治疗慢性肾炎上各有优势，两种医学如何相互结合、取长补短成了治疗慢性肾炎研究的热点。西医在诊断方面，利用现代科技手段，可早期诊断疾病；而中医采用望、闻、问、切的传统方式，不利于疾病早期诊断及鉴别诊断。西药在控制血压、降脂、纠正肾性贫血、控制感染等方面，作用迅速，疗效确切。如ACEI、ARB、CCB、利尿剂等对血压的控制、重组人促红细胞生成素改善肾性贫血、抗生素控制感染等。而中医药在以上方面效果则相对较差。但在控制蛋白尿、血尿、延缓肾功能进展、防止肾脏纤维化等方面，目前西药没有更多药物可以选用。ACEI、ARB及众多免疫抑制剂的问世，对慢性肾炎的治疗产生了一些积极的影响,但慢性肾炎是否可使用免疫抑制剂,应视肾功能、肾体积及病理类型而定,如肾功能损害,血清肌酐持续在 $354\mu mmol/L$ 以上,应用免疫抑制剂可能弊多利少,此时要注意病变是否处在活动状态;如激素和免疫抑制剂对于微小病变型肾病疗效尚可肯定,但对于其他大多数病理类型不能肯定其疗效甚至还可促使肾小球硬化,诱发感染,加速肾损害。降血压、减轻蛋白尿、纠正高脂血症及高黏血症,不论肾功能如何,应成为首选治疗,因为这些异常持续长期存在,可使病变加速恶化或发生并发症。目前许多学者都乐意使用 ACEI 类降压药,它尚能减轻蛋白尿,延缓肾功能恶化,但是评价这些治疗的确切疗效和安全性,仍需时日,且必须指出,GFR<25% 者应慎用,以免 GFR 进一步下降,发生肾衰竭。此外,应避免使用肾毒性药物。

中医强调"整体观"与"辨证论治",具有独特的优势。

1.整体治疗:目前慢性肾炎的病因及发病机制未完全明了,西医治疗主要是对症治疗,如降压、降脂、抗凝、抑制免疫、控制感染等。往往会顾此失彼,常常只顾治疗存在矛盾。如应用糖皮质激素与诱发感染、利尿剂与电解质紊乱等。中医整体论治,具有"对因治疗"作用的同时,从整体上平衡人体脏腑、气血功能活动,且多途径、多靶点治疗,改善慢性肾炎的症状,延缓病变的进展,副作用也较少。

2.辨证治疗:不同慢性肾炎患者的症状、体征不同,治疗时中医强调个体化治疗,根据每一位患者四诊不同,辨证亦不同,从而制定不同的治疗方案。另外,临床上许多患者临床表现轻微,未达到西药治疗指征或病情变化处于用药的禁忌证内时西医没有特殊治疗。只有病情发展到出现治疗指征才开始治疗,因此,失去了早期治疗的机会。如 IgA 肾病患者,单纯性血尿或(和)轻度蛋白尿(<1g/d),西医无特殊治疗。但中医可辨证论治,早期治疗,防止疾病进展。

3.现代药理研究中药在控制血尿、抗感染、抗肾脏纤维化、延缓肾功能恶化等方面的优势。有大量临床报道,中医药治疗蛋白尿、血尿效果显著。而西药在以上方面目前还没有理想的药物问世。但中药成分复杂,疗效尚不稳定,故仍需进一步研究中药的有效成分,提取、加工。

(关新义)

第五节　微小病变肾病

一、概述

微小病变肾病(MCD)又名微小病变性肾小球病或微小病变性肾病综合征(MCNS),是指临床表现为肾病综合征、光镜下无明显病理改变、电镜下以足细胞足突融合为特点的一类肾小球疾病。本病最早在 1913 年由 Monk 描述,因为在患者肾小管上皮细胞和尿中可见大量脂质颗粒,曾命名为类脂性肾病,随着对疾病认识的加深,此名已废弃不用。

微小病变肾病在肾小球疾病中占有较重要的地位,尤其在儿童患者。据肾活检病理报道,微小病变肾病约占儿童原发性肾小球疾病 30%～50%,占成人原发性肾小球疾病 5%～15%。在肾病综合征中,微小病变肾病所占比例更高,据统计微小病变肾病约占 10 岁以下儿童肾病综合征 70%～90% 以上,10 岁以上未成年人肾病综合征 50%,成人肾病综合征 10%～20%。儿童微小病变肾病患者男女比例约为 2～3∶1,成年患者接近 1∶1。微小病变肾病在亚洲发病率较高,欧洲和北美相对较低,其中黑种人又较白种人发病率低,这可能和环境、人种、不同单位肾活检指征掌握的差异有关。近年国外报道局灶节段性肾小球肾炎发病率增加,而微小病变肾病发病率相对较稳定,或略有降低。国内 Zhou 等研究了 15 年来 3331 例病理切片,发现 14 岁以上人群中微小病变占原发性肾小球疾病的比例从 1993~1997 年的 6.3%(第 4 位)升高到 2003~2007 年的 13.4%(第 3 位),提示我国微小病变肾病发病率有升高趋势。

二、病因和发病机制

微小病变肾病是一个病理学诊断,根据其病因可分为原发性、家族性、继发性 3 大类,包含许多不同的疾病,Glassock 总结继发性因素多达 76 种。

(一)肾小球滤过屏障的电荷屏障受损

大部分学者认为本病与肾小球滤过屏障的电荷屏障功能紊乱、毛细血管壁净负电荷下降有关,因而形成高度选择性蛋白尿,主要是中分子量、带负电荷的白蛋白。Carrie 等最早研究了微小病变肾病患者尿白蛋白及中性右旋糖酐的滤过情况,发现患者尿白蛋白排泄明显增加,而中性右旋糖酐片段的排泄减少,提示微小病变肾病患者肾小球滤过屏障中孔径减小,蛋白尿的产生主要是电荷屏障受损。此电荷屏障主要由肾小球基底膜(GBM)内外疏松层的阴离子位点(主要是硫酸肝素蛋白多糖,HSPG)和脏层上皮细胞(足细胞,podocyte)表面的涎糖蛋白构成。硫酸肝素是硫酸肝素蛋白聚糖的阴离子多糖侧链,应用乙酰肝素酶消化硫酸肝素后或应用硫酸肝素抗体结合后,肾小球基底膜对蛋白的通透性明显增加,说明硫酸肝素对肾小球基底膜选择性通透的重要性。

此外,微小病变肾病病理上主要表现为电镜下足细胞足突广泛融合,可见足细胞的损伤在本病蛋白尿形成中也有重要作用。随着对先天性肾病综合征机制研究的进展,nephrin、podocin 等分子的克隆,足细胞足突上的特异性蛋白在蛋白尿形成中的作用越来越受到重视。Regele 等报道足细胞足突上蛋白 dystro-glycan 在微小病变肾病中表达减少,在局灶节段性肾小球肾炎上则无变化,提示它可能参与微小病变肾病的足细胞病变。但是电荷屏障及足细胞如何损伤而导致蛋白尿的详细机制还有待进一步研究。

(二)T 细胞数量及功能紊乱

非微小病变型肾小球内常见各种免疫球蛋白和(或)补体成分沉积,提示有免疫复合物的参与,进而损伤正常的肾小球滤过屏障导致蛋白尿。而微小病变无免疫复合物沉积,其可能有不同的发病机制。早在 1974 年 Shalhoub 就提出 T 细胞功能紊乱可导致单纯性肾病综合征,他认为 T 细胞过度增生,产生的淋巴因子对肾小球基底膜的毒性,改变了基底膜通透性,导致蛋白尿。主要证据有:①多数患者对肾上腺糖皮质激素和细胞毒药物治疗反应良好;②感染或过敏后容易复发;③患者如合并麻疹(可影响细胞免疫)常可使病情缓解;④与 T 淋巴细胞功能异常相关的霍奇金病及胸腺瘤可并发肾综合征。之后大量研究也证实在微小病变患者存在 T 细胞亚群数量和(或)功能异常。Fiser 等研究了激素敏感型微小病变肾病患者 T 细胞亚群的改变,发现 $CD4^+T$ 细胞下降,$CD8^+T$ 细胞增加。Daniel 等对 29 例 2~19 岁的激素敏感型肾病综合征患者的免疫状态进行了研究,发现存在 T 细胞功能缺陷,表现为 $CD4^+T$ 下降,$CD8^+T$ 升高,$CD4^+T/CD8^+T$ 下降。Frank 等检测了微小病变肾病患者 T 细胞抗原受体上 CDR3 区域基因片段长度分布的偏差,发现基因片段长度多态性仅存在于 $CD8^+T$ 细胞,且随微小病变肾病复发次数的增加而增加,提示患者体内存在 $CD8^+T$ 细胞的持续扩增,说明 $CD8^+T$ 细胞可能是微小病变肾病的致病因素。也有学者报道微小病变肾病患者中 T 细胞亚群无明显变化。Neuhaus 等检测到微小病变肾病复发早期患者体内同时表达 CD25 和 CD4 的 T 细胞,发现 $CD25^+CD4^+T$ 细胞较正常者高,CD25 是 IL-2 受体的 α 链,表达于活化的 T 细胞,提示其复发早期与 $CD4^+T$ 细胞活化有关。Yan 等观察到在初发或复发且未经治疗的微小病变肾病患者,记忆性 T 细胞都较正常增高,活化的记忆 $CD4^+T$ 细胞也增高。Danta 等用微小病变肾病患者 T 细胞构建的杂交瘤上清注入大鼠体内可以导致大量蛋白尿。最近 Sellier-Leclerc 等将微小病变肾病患者体内不成熟的 $CD34^+$ T 细胞转化到小鼠体内可导致大量蛋白尿及类似微小病变肾病的肾脏病理改变。

多年来研究结果证明,T 细胞的异常改变在微小病变肾病发病中具有重要作用,且并非是单-T 细胞亚群异常的疾病,不同病程阶段可能存在不同 T 细胞亚群的变化,应用激素治疗、患者对激素的敏感程度及个体差异等都可能影响其变化。因此需要进一步的研究明确 T 细胞数量及功能的改变。

(三)血管通透因子和肾小球通透因子

1.血管通透因子　Shalhoubc 最早提出了血管通透因子(VPF)的概念,认为在血液循环中存在此种因子,可能是微小病变肾病的致病因子。其理由包括:霍奇金淋巴瘤常并发微小病变肾病,可能是肿瘤产生某种致病因子;微小病变肾病患者肾移植后会复发,而患者肾移植给其他人后蛋白尿可以缓解。1975 年 Lagrue 等把刀豆蛋白 A 刺激后的微小病变肾病患者外周单核细胞培养上清做豚鼠皮下注射,发现动物皮肤毛细血管通透性明显增加,推测上清中存在某种因子,可能就是血管通透因子。

2.肾小球通透因子　1989 年 Yoshizawa 等用刀豆蛋白 A 刺激微小病变肾病患者外周血单核细胞,其上清浓缩后注入大鼠尾静脉,可诱发大鼠产生大量蛋白尿,其肾脏病理表现类似于人类微小病变肾病,正常人外周血单核细胞上清无此作用,认为微小病变肾病患者外周血单核细胞可分泌某种致病因子改变肾小球基底膜通透性而导致大量蛋白尿的产生,并将其命名为肾小球通透因子(GPF)。Koyama 等建立了微小病变肾病复发患者 T 细胞的杂交瘤细胞,其培养上清使大鼠产生大量蛋白尿,而正常人 T 细胞杂交瘤没有这种作用,证实肾小球通透因子为 T 细胞产物。曾认为它与血管通透因子为同一因子,但之后研究发现,微小病变肾病患者外周单核细胞培养上清中血管通透因子与肾小球通透因子并不是一直同时为阳性,而许多其他疾病中也可检测到肾小球通透因子存在,故认为肾小球通透因子是不同于血管通透因子的一种独立的细胞因子。也有人认为血清肾小球通透因子的存在与微小病变性肾病综合征的缓解和复发没有明确的联系。目前尚未分离出单一的血管通透因子,提示可能不是单一成分,血管上皮生长因子(VEGF)、乙酰肝素酶、血液结合素、某些细胞因子都有增加血管通透性的作用,可能是潜在的血管通透因子。对于血管通透因子和肾小球通透因子的结构、特性、关系以及引起蛋白尿的机制仍需进一步的研究。

(四)细胞因子表达异常

实验动物及人类研究都表明有多种细胞因子参与微小病变肾病的发生。Matsumoto 等进行了一系列研究,发现多种细胞因子可以影响血管通透因子的作用,IL-4、IL-10、IL-13 可以抑制血管通透因子的作用,而主要由单核巨噬细胞分泌的促进 Th1 细胞功能的细胞因子 IL-12、IL-15、IL-18 则可单独或协同加强刺激血管通透因子的作用。以下是研究较多的细胞因子。

1.IL-8 是一种主要由单核/巨噬细胞分泌的细胞趋化因子,在炎症反应和免疫过程中具有重要作用。Garin 等的一系列研究发现,活动期微小病变肾病患者外周血单核细胞的 IL-8mRNA 表达增加,血清 IL-8 水平升高。在不同细胞因子(IL-2、IL-4、IL-6、IL-8、GMCSF、TNF-α)中,只有 IL-8 能使肾小球基底膜摄入 ^{35}S 明显增加,提示 IL-8 可以影响肾小球基底膜上硫酸肝素类复合物代谢,进而影响其通透性,而在加入抗 IL-8 抗体可以阻断这一作用。以上研究结果提示,IL-8 可能直接参与了微小病变肾病的发病。

2.IL-2 目前有关 IL-2 在微小病变肾病中的作用尚有争议。肿瘤治疗过程中发现大剂量 IL-2 可引起血管渗漏综合征,也可影响肾小球毛细血管通透性。但不同研究报道微小肾病患者淋巴细胞培养上清液中 1IL-2 水平存在不同变化。Heslan 等发现血管通透因子与 IL-2 的理化性质存在明显差异。也未见 IL-2 与蛋白尿有直接关系的研究报道。因此,IL-2 的变化很有可能只是 T 细胞异常活化的表现或发病的中间环节,而并非是直接损伤肾小球的致病因子。

3.IL-4 和 IL-3 两者都是与过敏反应密切相关的细胞因子,而临床上也发现微小病变与过敏反应有一定关系。Cho 等发现活动期微小病变肾病患者外周血单核细胞中 IL-4mRNA 水平升高,外周血 B 细胞高表达 IgE 的低亲和力受体 CD23,激素治疗缓解后大部分患者 CD23 表达下降,随访发现缓解后 CD23 表达仍未下降的患者肾病很快又复发。将微小病变患者外周血单核细胞培养上清加入正常人扁桃体中分离的 B 细胞培养体系刺激 CD23-B 细胞明显增加,这一作用可被抗 IL-4 抗体阻断。以上研究结果提示,患者体内 IL-4 水平增高与微小病变肾病发病密切相关。Yap 等发现微小病变肾病患者外周血 T 细胞仅 IL-13 表达增高外,其他细胞因子 IL-2、IFN2γ 和 IL-4 均无变化。Lai 等发现过表达 IL-13 的 Wistar 大鼠出现大量蛋白尿和微小病变样病理改变,提示 IL-13 参与微小病变肾病发病。

4.TNF-aBustos 研究发现活动期微小病变肾病患儿血清 TNF-a 水平明显升高,同时其外周血单核细胞合成 TNF-α 蛋白增加,TNF-amRNA 表达增加。但 Cho 等报道微小病变肾病患者血、尿中 TNF-α 及 IL-8 明显增加,但并不影响肾小球基底膜硫酸蛋白多糖合成。

由此可见微小病变肾病患者体内存在多种活性细胞因子发挥作用,构成了复杂的细胞因子调控网络,这些因子的来源、性质及引起蛋白尿的机制将随着研究的深入得到进一步阐明。

(五)遗传易患性

早在 1969 年就有单卵孪生双胞胎先后发生微小病变肾病的报道,提示本病可能有一定的遗传易患性。之后许多学者进行了相关研究,发现在微小病变患者有一些基因多态性的改变,例如 HLA2DR7、A1、B8、DR3、DRW52、B44、DRW53、FC31 等出现频率明显增多。这种基因多态性存在人种差异,Cheung 等报道在华人儿童的激素敏感型肾病中有 HLA-A 等位基因频率明显增高,而 HLA-DRB1 在阿拉伯人患者中频率较高,HLA-DQB1 * 0302 在日本患者基因频率增高。但是也有报道在微小病变肾病家族里 HLA 表型完全相同的人不都会发病。目前这方面的研究还很不充分,随着分子遗传学的进步可能会有更多进展。

三、病理

(一)光镜

没有明显的肾小球病变,或者仅有轻微的局灶节段性系膜增生,肾小球基底膜可以变薄。小管损伤表现为肾小管上皮细胞内蛋白和脂质重吸收颗粒增加。肾间质一般无异常,即使在全身水肿明显时,肾间质水肿也很罕见。在并发急性肾衰竭的患者,可见近端肾小管上皮细胞扁平化。

(二)免疫荧光

IgG、IgA、IgM、C3、C4 及 C1q 染色通常为阴性。偶可见系膜区 IgM 和 C3 弱阳性(一般不超过 1+),如果电镜下没有看到系膜区电子致密物沉积,仍符合微小病变诊断。有学者认为 IgM 沉积预示着患者对激素反应差及预后较差,并将其定义为 IgM 肾病,但并未得到公认。如果出现 IgG 或 IgA 阳性,即使是弱阳性也应考虑其他诊断。当大量蛋白尿持续存在时肾小管上皮细胞胞质中可见白蛋白或血浆免疫球蛋白等重吸收颗粒染色阳性。

(三)电镜

微小病变肾病在电镜下的特征表现为广泛的足细胞足突消失,这是由于同一足细胞的足突消失导致胞质直接附着在肾小球基底膜上。但这种足突消失在其他导致大量蛋白尿的疾病中也可见到。当患者大量蛋白尿缓解时足突消失程度会减轻。同时可见足细胞表面大量微绒毛伸向尿腔,足细胞靠近基底膜一面的细胞骨架(包括肌动蛋白微丝)密度增加。这种胞质内密度增加应注意与上皮下免疫性电子致密物沉积相鉴别。肾小球和近端小管上皮细胞内可见增加的致密颗粒及空泡变性。肾小球及小管间质其他结构无明显异常。

四、临床表现及并发症

儿童微小病变肾病发病高峰年龄在 2～6 岁,成人以 30～40 岁多见,但 60 岁以上病人的肾病综合征中,微小病变肾病的发生率也很高。微小病变肾病常表现为突然发生的蛋白尿,并进展为典型的肾病综合征,伴有大量蛋白尿、低白蛋白血症、水肿及高脂血症。水肿常常是患者就诊的主要原因,严重者就诊时已经出现胸水和腹水。低白蛋白血症造成的血浆胶体压降低、肾病导致的水钠潴留是水肿的主要机制。儿童患者血压大多正常,成年患者血压升高比例较高,据报道 13% 儿童患者出现舒张压升高;Waldman 等报道 42.9% 成人患者血压升高。

尿检可见大量蛋白尿,24h 尿蛋白定量＞3.5g,甚至达到 10g/24h 以上;少于 15%～20% 患者出现血尿,通常为轻微的镜下血尿,成人患者血尿发生率高于儿童。血白蛋白显著降低,通常＜20g/L,严重者甚至达 10g/L 以下,血总蛋白也随之降低。

因为血白蛋白降低导致继发性脂蛋白合成增加,血中总胆固醇、低密度脂蛋白、三酰甘油升高。因为大量蛋白尿导致一些金属结合蛋白丢失,可以出现血钙、铁、铜、锌等金属元素缺乏。

微小病变肾病患者自身免疫学指标和补体水平通常是正常的。IgM 水平在病情缓解时会升高,平均 IgA 水平较其他类型肾病患者高,尤其是在复发的儿童患者,提示呼吸道感染和微小病变肾病可能存在联系。超过 1/2 的成年患者 IgE 水平升高,2/3 患者有一些过敏的症状,这提示微小病变肾病可能与过敏有一定关系。

严重患者出现凝血功能异常,甚至血栓形成。主要机制有:①血液浓缩引起血小板计数增加及 β-血小板球蛋白增加都导致血小板聚集增加;②血黏度增加、红细胞聚集增加;③尿蛋白丢失导致凝血因子 V 及凝血因子 Ⅷ 合成增加;④血纤维蛋白溶酶原降低、抗凝血酶 Ⅲ 降低;⑤高三酰甘油血症促进高凝。一般静脉血栓多于动脉血栓,成人患者血栓发生率高于儿童。容量不足、感染、使用利尿药、静脉穿刺都会增加血栓发生风险。

微小病变肾病患者尿蛋白丢失是高度选择性的,白蛋白的丢失远大于免疫球蛋白。但是在严重患者免疫球蛋白也会大量丢失,这导致患者抵抗力降低,容易发生感染。其他导致感染的因素还有 T 细胞功能紊乱、水肿、免疫抑制药物的应用等。常见感染包括上呼吸道病毒感染、肺炎、蜂窝织炎等。细菌性腹膜炎属于严重的感染并发症,据报道在儿童患者发病率约 2%。

部分患者可有轻微的肾小球滤过率下降和血肌酐升高,可能和有效血容量减少有关,随着病情缓解大都能恢复正常。严重急性肾衰竭少见,其危险因素包括血容量减少、使用了非甾体消炎药和造影剂、合并过敏性间质性肾炎等。研究发现微小病变肾病合并急性肾衰竭多见于年龄较大、收缩压较高、血管硬化明显的患者。推断肾小动脉硬化可能促进肾素释放,引起肾脏缺血和小管损伤。此外,严重间质水肿也导致小管坏死,使用利尿药可能有益处。如果没有明确原因,则称为微小病变合并特发性急性肾衰竭。Waldman 等报道在 88 例成人微小病变肾病患者中,24 例出现急性肾衰竭,统计表明年老、男性、尿蛋白量大、血白蛋白低是危险因素。4 例患者需要血液透析治疗,但最后所有患者肾功能都得到恢复。

五、诊断及鉴别诊断

根据患者临床表现及实验室检查结果,诊断肾病综合征并不困难。微小病变肾病的明确诊断有赖于肾组织活检。在成年人肾病综合征,微小病变并不是最主要的病理类型,为进行鉴别及指导治疗,肾活检是必要的。在儿童肾病综合者患者,常常不首先进行肾活检,即按照微小病变肾病进行激素正规治疗。但对于激素依赖、激素抵抗、频繁复发及需要应用免疫抑制剂的儿童患者,也应进行肾活检。

诊断原发性微小病变肾病之前应当排除继发性因素,常见的继发性因素包括病毒感染、药物、肿瘤及过敏反应。

引起微小病变肾病的常见药物包括非甾体类抗炎药、干扰素、青霉素、利福平等。在大量蛋白尿的同时也会出现药物性小管间质损害的表现,如白细胞尿、肾功能不全。通常在撤除致病药物后病情会迅速缓解,蛋白尿减少,但肾功能恢复可能需要较长时间。

与微小病变肾病关系较密切的是淋巴瘤,尤其是霍奇金淋巴瘤。有些实体瘤伴发微小病变,有时甚至出现在肿瘤发现前。因此不论是儿童还是成人患者,进行肿瘤方面的筛查是很有必要的。

部分微小病变肾病与过敏反应存在联系,常见的如花粉和食物。在这些患者,最重要的是去除过敏源,往往可以显著减轻蛋白尿。但寻找过敏源是困难的,尤其存在于食物中的过敏源,因此应详细询问患者过敏史,找出可能的过敏源。

在病理上,微小病变肾病的所有表现都不是特异的,因此其诊断应在认真阅片、排除其他肾小球疾病的基础上方能做出,光镜、免疫荧光、电镜均不应忽视。值得注意的是膜性肾病和局灶节段性肾小球硬化。膜性肾病早期光镜下往往没有明显病理改变,其鉴别主要依赖免疫荧光下有 IgG 和 C3 颗粒样沉积。因为局灶节段性肾小球硬化病变的特点,并不是所有小球都会出现病变,穿刺时所取的切片可能取不到病变所在,因此在阅读病理片时应仔细,一个肾小球一处的病理改变也可以排除微小病变。

六、治疗方案

(一)首次发病时治疗:糖皮质激素

因为儿童微小病变肾病对糖皮质激素非常敏感,首选治疗是正规激素口服治疗。在未行肾活检时,激素敏感甚至可以作为诊断微小病变肾病的证据。多年来对儿童微小病变肾病的激素治疗做了大量研究,常规治疗方案为泼尼松 $60mg/(m^2 \cdot d)$ 口服治疗 4 周,然后改为 $40mg/m^2$ 隔日服用,继续治疗 4 周,之后缓慢减量,一般每个月减少原来剂量的 $15\% \sim 20\%$。激素治疗有效的标准是尿蛋白转阴超过 3d。正规激素治疗 2 周后约 75% 患者完全缓解,$4 \sim 6$ 周后 90% 患者完全缓解。但是蛋白尿复发率较高,主要发生在缓解后 6 个月内,据统计约 25% 患者可以长期缓解,$25\% \sim 30\%$ 患者复发但是次数不多(少于 1 次/年),剩下为频繁复发、激素依赖或激素抵抗。有研究将起始治疗时间由 8 周延长至 12 周[即 $60mg/(m^2 \cdot d)$ 口服 6 周,继以 $40mg/m^2$ 隔日服用 6 周],发现复发率从 62% 降低至 32%。一项 5 个随机对照试验的荟萃分析表明延长治疗时间可以降低 12 个月及 24 个月时的复发率,而副作用没有增加,因而建议初次发病患者激素治疗时间最少 3 个月。也有学者发现将初始治疗时间延长至 $3 \sim 6$ 个月,可以显著减少复发率,但是可能带来更大副作用。目前多数专家推荐的起始治疗时间为 12 周。

和儿童微小病变肾病患者相比,成人患者的治疗研究较少,缺乏随机对照试验,可以参考儿童治疗的经验。仍推荐使用糖皮质激素,一般泼尼松起始剂量为 $1mg/(kg \cdot d)$,总量不超过 $80mg/d$,治疗 8 周后开始缓慢减量。因为成年患者的缓解率较低,对激素反应慢,起始治疗常常需要延长至 16 周。据报道成人微小病变肾病患者在正规激素治疗后 8 周缓解率为 $51\% \sim 76\%$,16 周缓解率为 $76\% \sim 96\%$。和儿童类似,蛋白尿复发率很高,Nakaya-ma 报道成人微小病变肾病患者单独应用激素治疗时,缓解后 75% 会出现复发,25% 会发展成激素依赖。在一个 82 例成人微小病变肾病患者的研究中,泼尼松 $1mg/(kg \cdot d)$ 口服治疗 $4 \sim 6$ 周,之后每 4 周减量 10mg,减至 10mg/d 时维持 1 年。总缓解率 100%,17 例没有复发,25 例复发 1 次,8 例复发 2 次,9 例复发 3 次,13 例复发 3 次以上。

通常激素治疗是指口服泼尼松,而静脉使用泼尼龙治疗与口服泼尼松相比没有明显益处。Yeung 等发现成人微小病变肾病患者中口服泼尼松组[1mg/(kg·d)×4～6 周]缓解率明显高于单独使用泼尼龙静脉冲击治疗组[20mg/(kg·d)×3d],而泼尼龙冲击治疗无效的患者改用口服泼尼松治疗部分可获缓解。Imbasciati 等将成人微小病变肾病患者分为 2 组,一组为泼尼龙冲击治疗[20mg/(kg·d)×3d]加泼尼松口服治疗[0.5mg/kg 隔天服用×4 周＋0.5mg/kg 隔天服用×4 个月],一组为口服泼尼松治疗[1mg/(kg·d)×4 周＋1mg/kg 隔天服用×4 周＋0.5mg/kg 隔天服用×4 个月],研究发现完全缓解率、复发率、全因死亡率、严重副作用发生率均无明显差异。

(二)激素依赖、频繁复发及激素抵抗的微小病变的治疗

不管是儿童还是成人微小病变肾病患者,尽管大都对糖皮质激素反应良好,但是复发率通常高达 50%以上,约 20%复发患者会发展成激素依赖。对于首次复发的患者,通常恢复起始激素剂量,再开始一轮正规激素治疗。延长激素治疗时间可能会降低复发率,但是很多患者仍然复发,尤其是并发感染时。而且激素使用时间延长会增加激素副作用发生率,严重感染、Cushing 综合征、骨质疏松、股骨头坏死及生长发育延缓等严重的副作用常使患者不能耐受长期激素治疗。因此,对于激素依赖、频繁复发、激素抵抗及不能耐受长期激素治疗的患者,非激素类的药物治疗是很有必要的,通常是免疫抑制剂。在儿童患者,环磷酰胺、苯丁酸氮芥、环孢霉素、左旋咪唑能减少微小病变复发都有循证医学证据,哪一个效果更好则没有足够的依据。在成人患者,尽管没有足够的随机对照试验证据,但许多二线药物的应用也被证实是有效的。

1.环磷酰胺　自 20 世纪 50 年代就开始应用环磷酰胺治疗肾脏疾病,目前是使用最广泛的免疫抑制剂。大量研究证实环磷酰胺具有明确的降低微小病变复发率的作用。据报道在一项 2～5 年的随访中,使用环磷酰胺[2～3mg/(kg·d)]可以使 25%～60%激素依赖或频繁复发的儿童患者获得长期缓解。环磷酰胺常用剂量 2～2.5mg/(kg·d),时间 8～12 周,在激素减量过程或停止 14d 内开始应用,累积量不超过 200mg/kg。每月 1 次静脉注射环磷酰胺同样有效,但与口服相比在疗效及安全性上并没有明显优点。对于激素抵抗的微小病变肾病患者,合用环磷酰胺效果有限。环磷酰胺治疗的主要副作用有脱发、骨髓抑制、出血性膀胱炎,严重细菌感染发病率 1.5%。性腺毒性也是重要的考虑因素,尤其是在青春期男性,一般认为累积量超过 250mg/kg 后性腺毒性显著增加。

2.苯丁酸氮芥　和环磷酰胺相似,苯丁酸氮芥的疗效也是明确的。一项直接比较表明它和环磷酰胺在降低复发率方面具有类似的效果。一般用量 0.2mg/(kg·d),时间 8～12 周。但是苯丁酸氮芥副作用较环磷酰胺更大,更易导致严重感染及恶性肿瘤,还可能诱发癫痫,因此目前不推荐使用。

3.环孢素 A　20 余年前即开始使用环孢素治疗肾病综合征。在新发及激素敏感的微小病变肾病患者,环孢素单独应用及与激素合用都可诱导缓解;在激素依赖、频繁复发的患者,环孢素和激素合用具有减少复发的作用;对激素抵抗患者,单用环孢素缓解率 14%,合用激素可达到 24%。但是使用环孢素停药后的复发率相当高,甚至产生了"环孢素依赖"的概念。Tejani 等报道低剂量泼尼松加环孢素组与单用高剂量泼尼松组相比可获得更高的缓解率。德国一项随机对照研究表明单用泼尼松治疗组在治疗后 12 个月时复发率高于泼尼松加环孢素组,但在 24 个月时 2 组复发率相当。法国的一项研究比较环孢素和苯丁酸氮芥,在儿童微小病变肾病患者,激素分别联合两者使用都可以获得很好的缓解率,但是在减量和停药后环孢素组的复发率较苯丁酸氮芥组更高,随访 2 年时 2 组持续缓解率分别为 5%和 45%。Ponticelli 等比较了环孢素和环磷酰胺的效果,得到类似结果,治疗 9 个月时 2 组缓解率相当,但随访 2 年时 2 组缓解率分别为 25%和 63%。在儿童激素依赖型患者的一项研究表明延长环孢素治疗时间可以减少复发率。

环孢素应用方法很多,以前通常剂量为 5～6mg/(kg·d),时间 6～12 个月,可以单独使用,或与小剂

量激素口服同时应用,或在激素减量时加用。有研究表明低剂量环孢素[2.4mg/(kg·d)]单独使用也有效。Matsumoto 等使用泼尼松龙冲击治疗加低剂量环孢素[2~3mg/(kg·d)]治疗日本成人微小病变肾病患者,认为其诱导及维持缓解的效果优于单独口服激素或环孢素,且副作用小。

环孢素长期治疗的顾虑是其肾毒性,可能导致肾小球滤过率下降、肾间质纤维化、甚至慢性肾衰竭。这个问题历来有争议,过去很多研究认为环孢素长期治疗肾毒性较大,但这些研究本身也存在很多问题,例如没有区分原发病、样本量小、随访时间短等。目前多数专家认为长期中低剂量环孢素治疗是安全的。法国肾脏病协会的研究表明在成人患者,仅有 10% 因为副作用停用,也没有增加细菌/病毒感染和肿瘤的发生。Elhusseini 等报道使用环孢素的患者 10% 发生高血压,6% 血肌酐上升超过 30%,45 例患者进行治疗后肾活检,仅有 4.4% 患者发现轻微的肾间质纤维化及小管萎缩。最近 Birgitta 等报道在儿童患者环孢素治疗 5 年以上也没有损伤肾功能,肾小球滤过率治疗早期下降但后来保持稳定。

Cattran 等专家回顾大量文献,根据循证医学证据提出了环孢素治疗微小病变的建议可供参考。在儿童微小病变肾病患者,环孢素适用范围:在使用细胞毒药物后仍激素依赖;激素依赖且不适合细胞毒药物;出现严重激素副作用;激素抵抗。在服用泼尼松蛋白尿缓解后开始使用环孢素(激素抵抗除外),初始剂量 100~150mg/(m²·d),分 2 次服用,维持血环孢素浓度 100~120ng/ml。蛋白尿缓解后维持治疗 1~2 年,再缓慢减量。治疗过程中应监测肾功能,每 2~3 年重复肾活检。环孢素治疗 6 个月无效,应该考虑换用其他药物。在成人微小病变肾病患者,应首先足量激素治疗 12~16 周,激素依赖或抵抗或特殊的患者仍首先推荐环磷酰胺,效果不佳时可考虑加用环孢素,应待白细胞计数恢复正常后使用。初始剂量推荐 2mg/(kg·d),每 2 周调整一次,直至完全缓解或达到 5mg/(kg·d)或出现副作用。缓解稳定 3 个月后缓慢减量至维持缓解的最小剂量[一般≤2mg/(kg·d)],维持 1~2 年。部分患者可能需要小剂量泼尼松同时维持治疗。也应常规监测肾功能,如果血肌酐较基线值上升>30%,应考虑减量或停止环孢素治疗。环孢素治疗 6 个月无效应该考虑重复肾活检并换用其他药物。

4.左旋咪唑 这是一个具有免疫刺激作用作抗寄生虫药物,也被用来治疗激素依赖的儿童微小病变肾病。英国一项研究发现,在频繁复发的儿童肾病综合征患者,加用左旋咪唑(2.5mg/kg 隔天服用,治疗 16 周)与单独激素治疗组相比可以降低复发次数,但是和环孢素一样,左旋咪唑停药后复发率很高,可能需要长期服用。Al-saran 等的一个回顾性分析认为,左旋咪唑在减少激素依赖儿童肾病综合征复发率上的效果和环磷酰胺类似。2006 年 Al-saran 等使用左旋咪唑(2.5mg/kg 隔天服用,治疗 1 年)维持治疗激素依赖/频繁复发的肾病综合征,其复发率较口服泼尼松组明显减低,在治疗后 1 年内 62.5% 患者持续缓解,而泼尼松组均有复发。左旋咪唑副作用包括粒细胞减少、肝功能损伤、粒性白细胞缺乏症、血管炎及脑病等,但并不多见。

5.硫唑嘌呤 早年的研究显示硫唑嘌呤和对照组相比没有明显作用,但 Cade 等报道在部分激素抵抗的微小病变肾病患者硫唑嘌呤治疗可以获得缓解。在其他药物无效时可以试用。

6.咪唑立宾 是日本发展来的一种具有免疫抑制作用的嘌呤合成抑制药。据报道在<10 岁儿童可以减少总的复发次数,但不能降低整体体发率。

7.霉酚酸酯 关于霉酚酸酯用于微小病变治疗的研究不多,大都是小样本、非随机对照的。Sepe 等总结了 2002 年以来的 4 个相关研究,发现在部分激素依赖或抵抗、细胞毒药物或环孢素无效的患者,试用霉酚酸酯可能会有较好的效果。但是其剂量和使用时间变化很大,文献中儿童剂量 250~750mg/m²,每天 2 次,成人剂量每次 0.5~1g,每天 2 次,血药浓度 1.2~5.9μg/ml,治疗时间 6~12 个月。最近的 1 个多中心随机对照试验比较了霉酚酸酯和环孢素治疗频繁复发儿童肾病综合征的疗效,发现霉酚酸酯组 1 年内完全缓解率略低于环孢素组,但其副作用更轻微。其确切疗效及最佳治疗剂量、时间有待更多大样本随机对照研究。

8.他克莫司(FK506)　早在 1990 年他克莫司就开始用于治疗儿童频繁复发型肾病综合征(包括微小病变和局灶节段性肾小球硬化),认为有减少复发的作用。2006 年的一个回顾性研究中发现他克莫司在治疗儿童激素依赖型肾病综合征时具有和环孢素相似的效果。最近 Gulati 等报道他克莫司在治疗环磷酰胺及环孢素无效的激素抵抗型肾病综合征时有一定效果。儿童常用剂量 0.1mg/(kg·d),分 2 次服用,维持血药浓度 5～10μg/L,治疗时间变化很大,平均 5 年左右。目前认为他克莫司有较好的应用前景,但需要更多研究证实。

9.雷帕霉素　没有雷帕霉素单独应用于微小病变肾病治疗的报道,Patel 等报道在一个频繁复发的微小病变肾病患者,单用环孢素、雷帕霉素和他克莫司均有复发,合用雷帕霉素和他克莫司治疗获得 3 年以上的完全缓解。

10.利妥昔单抗　作为抗 CD-20 单抗,通常用于治疗 B 细胞淋巴瘤及 B 细胞依赖的自身免疫疾病,其用于治疗微小病变肾病仅限于个案报道。2006 年 Francois 等首次报道,一例使用过激素及多种免疫抑制药仍频繁复发的青年微小病变患者,使用利妥昔单抗治疗(每周 375mg/m²,连续 4 周)后获得完全缓解并持续 2 年以上。这提示 B 细胞免疫异常可能也参与微小病变肾病发病,尚需更多研究证实。

七、预后

和肾病综合征的其他类型相比,微小病变肾病预后较好。儿童患者 70% 以上进入成年后没有肾功能损伤及尿检异常。90% 以上成人患者可以保持肾功能正常 10 年以上。和儿童相比,成人患者更易出现高血压、急性肾衰竭、慢性肾功能下降。尽管成人患者对激素或细胞毒药物反应较儿童差,但其复发率较低,治疗缓解后比较稳定。

(崔兆山)

第六节　局灶节段性肾小球硬化

一、概述

早在 1925 年,Fahr 研究脂性肾病时报道了局灶节段性肾小球病变的现象。1957 年,Rich 在对死于肾病综合征儿童的尸检后首先使用局灶节段性肾小球硬化(FSGS)对所见进行描述。1970 年国际儿科肾脏疾病研究组(ISKDC)正式提出将 FSGS 作为一独立的临床病理实体。FSGS 是一种肾脏病理形态学诊断,主要依据肾活检病理学检查。

二、FSGS 的发病率

FSGS 发病率的研究主要依据肾活检资料、肾衰竭或透析患者的登记和人口统计学资料。FSGS 的发病率各国不尽相同,澳大利亚、加拿大、美国的资料显示 FSGS 的年发病率在不断上升,文献报道其发生率在 20 年间有明显提高,占成人总肾活检的比例由 9% 上升至 25%,占成人原发性肾病综合征的比例由

4%～10%增至12%～35%，是成人原发性肾病综合征的第2个常见病理类型；在黑种人中比例可高达36%～80%，成为黑种人原发性肾病综合征的最常见病理类型。研究发现，无论成人还是儿童，美国黑种人和西班牙人的发病率高于白种人，黑种人发病率增幅最快，不仅如此，黑种人和西班牙人患病的严重程度明显高于白种人，黑种人发病年龄比白种人低。国内某医院1979～2002年经肾脏穿刺活组织检查诊断为原发性肾小球病的9278例患者中，FSGS占6%。而某医院肾内科1993～2007年在经肾脏穿刺活组织检查诊断为成人（≥14岁）原发性肾小球疾病的3331例患者中，FSGS占3.3%。我国3组大规模研究表明FSGS占原发性肾小球疾病的3.2%～5.8%，发病率无上升趋势。另外，在东南亚的报道中，FSGS在肾脏病中所占的比例也相对较低且无明显上升趋势，与我国的情况相近，可见FSGS的发病有明显的种族差异及存在明显遗传异质性。

三、病因及发病机制

FSGS根据病因分为原发性、家族/遗传性和继发性。遗传性FSGS常见的病因：如常染色体隐性FSGS（如NPHS1突变，编码nephrin；NPHS2突变，编码podocin），常染色体显性FSGS（如ACTN4突变），WT-1基因突变（Frasier综合征），线粒体DNA突变（MELAS综合征），编码肾小球基底膜（GBM）Ⅳ型胶原的Co14基因突变（Alport综合征），编码LMX1B蛋白的LMX1B基因突变（指甲-髌骨综合征），编码α_2半乳糖苷酶的GIA基因突变（Fabry病）等。继发性FSGS常见的病因：病毒相关性（如人类免疫缺陷病毒，短小病毒B19等），药物相关性（帕米膦酸钠、干扰素、海洛因、锂等），细菌毒素，有机溶剂，肾组织减少（孤立肾、一侧肾发育不良、肾脏切除手术所致的肾实质减少、反流性肾病等），肾脏缺血缺氧（高血压肾损害、肾动脉狭窄、肾胆固醇栓塞、镰状细胞性贫血、先天性发绀性心脏病等），肥胖相关性等。

在发病机制方面，足细胞损伤被认为是肾小球硬化发生发展的中心始动因素，此观点已为大家所公认。肾小球滤过屏障的正常生理结构由内层毛细血管内皮细胞、基底膜、足突细胞构成。足突相互交错连接，足突之间形成滤过裂孔膜，可选择性容许小分子蛋白通过。各种致病因素可能通过改变裂孔膜成分、改变足突肌动蛋白正常功能、干扰足细胞与基底膜的正常连接等作用，使足细胞损伤，足突融合，肾小球滤过膜通透性增高，导致大量蛋白尿。根据已有的研究，致病因子导致足细胞损伤、脱落，使得肾小球毛细血管襻裸露并与肾小囊壁粘连，滤过的血浆成分直接进入到壁层上皮细胞与肾小囊之间，继而从粘连部位开始出现硬化形成FSGS，而尚存的足细胞则表现为增生、肥大或空泡变性，同时在病变局部，肾小球内固有细胞产生大量细胞因子介导细胞的活化，使细胞外基质产生增加，降解减少，肾小球内高灌注和高滤过激活肾素-血管紧张素-醛固酮（RAS）系统，促进系膜细胞增生和细胞外基质合成增加，从而导致肾小球硬化，这样就构成了原发性FSGS的典型病理改变。塌陷型FSGS表现为足细胞的增殖、肿胀，而不是缺失，肌动蛋白骨架结构不聚集；超微结构分析，足细胞呈立方体状并缺失初级化过程和足突，在肾小囊内高度增生的足细胞增殖形成了假新月体样结构，由于肾小囊内细胞来源有多种，且在疾病不同阶段参与疾病发生中心环节的细胞基因型是改变的，因此想要证实这种增殖细胞是何种来源的细胞非常困难。现有研究提示，不同FSGS病理类型有不同的临床表现和发病机制。各种内源性或外源性因素损伤足细胞时，其共同反应是肌动蛋白细胞骨架重排以及足突融合。这一细胞反应可能是由于任一特殊的细胞成分导致的信号转导异常。但是有研究对原发性FSGS患者肾小球内各种细胞的变化及其与临床的关系进行了分析，发现足细胞的改变很常见，占58.5%，但是未发现与主要临床指标的相关性，可能是由于临床表现与病理改变的时相不一致所致。

近来有学者发现FSGS患者的血清可增加肾小球滤过膜的通透性。将患者血清注入实验动物，可诱发蛋白尿。FSGS 患者肾移植后又复发,提示 FSGS 患者体内有某种循环因子改变了肾小球毛细血管的通透性。这种因子被定义为通透性因子,用血浆置换方法清除这种循环因子可减轻蛋白尿。有人认为这种循环渗透因子是 FSGS 蛋白尿的始动因素,在肾小球硬化的早期阶段,与足突细胞凋亡增加、足突细胞进行性减少和系膜扩展有关,但是其在 FSGS 的发病机制中起什么样的作用尚无定论。

遗传背景在 FSGS 的发病机制中起重要作用。本病在不同人种间的发病率具有显著差异。美国黑种人发病率高、病情进展快、预后差提示遗传因素在其发病机制中起重要作用。对于幼儿期起病,表现为激素治疗抵抗的患者尤应注意先天性/遗传性 FSGS 的排查。一些家族性 FSGS 的致病基因目前已确定,较明确基因包括:NPHS1,NPHS2,ACTN4,CD2AP(鼠);散发性 FSGS 致病基因有 mtDNA3243A→G 突变,NPHS2,PON1 等。目前确定的与家族性 FSGS 相关的致病分子都位于足细胞上,正常情况下它们之间相互作用,共同维持足细胞结构和功能的稳定;当基因突变后,其编码蛋白功能异常,可通过影响细胞骨架结构、信号传导、动态调整等多方面的机制导致足细胞损伤而引发 FSGS。NPHS1 编码 nephrin 蛋白,nephrin 是一种含 1241 个氨基酸的转膜蛋白,分子质量为 185kDa。当 nephrin 基因突变,足突细胞足突溶解,足突平板化,便出现严重蛋白尿。在不能活化的 nephrin 基因敲除鼠,足突不能发育,出现了肾病。静脉注射一种多克隆抗 nephrin 抗体也致足细胞裂孔膜内部结构改变,出现蛋白尿。NPHS2 编码 podocin 蛋白,podocin 为一种支架蛋白,有助于离子通道与细胞骨架的连接,可调节裂孔膜的滤过功能,其基因 NPHS2 突变可导致激素耐药的肾病综合征。CD2AP 基因表达编码 CD2 相关蛋白,与 nephrin 相互作用,对足突细胞发育和功能有重要作用。但目前在家族性 FSGS 研究中仍有许多问题亟待解决:如许多家系的致病基因和遗传方式未能明确,同一家族中不同患者临床表现存在明显差异的原因仍不明确,这些致病基因的功能以及它们在散发性 FSGS 中的作用需要更深入的研究。线粒体 DNA(mtDNA)3243 位 A 对 G 的转换突变,影响亮氨酸 tRNA 的编码,其与大多数 MELAS 综合征(线粒体肌病、脑病、乳酸性酸中毒)及原发性心肌病、糖尿病和耳聋密切相关。mtDNA 突变 FSGS 病人足突细胞中异常线粒体的沉积明显,而系膜细胞和毛细血管内皮细胞则无受累。塌陷型 FSGS 在黑色人种中的高患病率提示其有遗传易患性,在一个欧洲人家族中的编码 CoQ2 染色体基因和在 kd/kd 大鼠中异戊烯转移酶样线粒体蛋白的突变已经被确定与此病变相关。

四、病理

(一)FSGS 的基本病理特点

FSGS 病变存在不均一性,可分为多个亚型。取材十分重要,标本足量是正确诊断的基础,10 个肾小球有高达 35% 的漏诊率,20 个肾小球仍有 12% 的漏诊率。由于最早受累的肾小球在皮质髓质交界处,所以良好的取材应包括皮质髓质交界区。一旦发现 1 个节段硬化病变即可诊断。为避免漏诊,国际肾脏病理学会在 2003 年的建议中对病理标本制片做出了如下要求:肾活检标本不应<10 个肾小球,光镜标本应为 3μm 的薄切片,应做 HE、PAS、Masson 三色及 PASM 全套染色;最好观察 15 张连续切片,免疫荧光和电镜检查也是必不可少的。

1.光镜检查　光镜检查的病理表现是诊断 FSGS 的主要依据。特征为肾小球局灶(部分肾小球)、节段性(部分毛细血管襻)硬化。硬化是指肾小球毛细血管襻闭塞和细胞外基质增多。观察 FSGS 标本时,要注意节段性硬化和球型硬化的比例,肾小管间质病变的程度,小动脉有无硬化,因为这些病理改变与 FSGS 的预后相关。病变可逐步扩展,最终进展至终末期肾脏病。经典型 FSGS 常累及靠近肾脏髓质部位的肾小球。FSGS 病变发展过程中可不同程度地伴有球囊粘连,节段性系膜细胞增生和内皮细胞增生,足细胞增生、肥大、空泡变性及玻璃样变,肾小管上皮细胞损伤,灶状肾小管萎缩,肾间质淋巴细胞和单核细胞浸润、纤维化,泡沫细胞形成。出现下列病变时考虑可能为FSGS:①肾小球病变轻微,有灶状肾小管萎缩和肾间质纤维化,临床表现和免疫荧光及电镜检查符合FSGS表现;②无局灶节段性硬化,但是有典型的足细胞肥大增生。

2.免疫荧光检查　IgM和(或)补体C3呈团块状或颗粒状在毛细血管襻和系膜区沉积,IgG和IgA也可呈弱阳性。免疫球蛋白和补体也可全部阴性。

3.电镜检查　病变肾小球基底膜皱缩,毛细血管腔闭塞,系膜细胞增生,有时可见因血浆沉积而形成的团块状电子致密物沉积。足细胞足突融合,足突与肾小球基底膜分裂,足细胞易自基底膜脱落,线粒体和内质网肿胀,内皮细胞和足突细胞胞质内可见吞噬空泡、脂肪滴,内皮下可见血浆渗出。肾小管和间质无特殊病理表现,常见肾小动脉管壁增厚。由于电镜标本肾小球数目少,可能不能见到局灶节段硬化病变,因此电镜主要用于FSGS的鉴别诊断。

(二)FSGS的病理分型

原发性FSGS病理改变多样,在同一患者中的肾小球病变也不一致,国内外对此没有完全一致的标准。目前在国际上影响最大的是2004年由国际肾脏病理学会总结和分析了以往的FSGS病理资料,公布的新的病理分型。这一方案通过对大样本病例的分析,体现了病理与临床的密切结合。根据光镜表现原发性FSGS被分成如下5个亚型:非特殊型、门周型、细胞型、顶端型和塌陷型。这5种病理亚型在临床表现、治疗反应及远期预后等方面具有一定的临床病理联系,下面对各型病理表现及诊断标准作一介绍。

1.非特殊型　该类型最常见,且小儿多见。其他4型病程中均可有类似改变,此型为排除性诊断,需先排除其他4型病变,可进展为其他4种病理类型之一。肾小球毛细血管襻局灶节段性硬化,细胞外基质增多,毛细血管腔闭塞,可见节段肾小球毛细血管襻塌陷。硬化损害呈节段性,可见门周和其他周围毛细血管襻受累。一般足细胞增生不明显,但受累节段可出现增生足细胞形成的"帽"。透明样变和粘连常见,但不是必有特征。也可见系膜细胞增生,肾小球肥大和动脉的透明样变。节段硬化肾小球周围可有小管萎缩和间质纤维化,片状分布,病变程度与肾小球有时并不平行,未受累肾小球及未硬化节段襻正常,或轻度系膜基质增多,足细胞轻度肿胀。免疫荧光:IgM、C3粗颗粒状或团块状沉积于节段硬化区。电镜:受累肾小球GBM扭曲、塌陷,内皮下增宽,存在低密度电子致密物。上皮细胞弥漫性足突融合,足细胞肥大,胞质节段微绒毛化。

2.门周型FSGS　该型FSGS通常见于原发性FSGS,也见于肾单位丢失和肾小球内高压所致的继发性FSGS(如肥胖、发绀型先天性心脏病、反流性肾病、肾单位发育不良等)。要求至少1个肾小球门周玻璃样变,伴或不伴硬化,小动脉透明样变与门周的透明样变常呈连续存在。节段病变的肾小球数目至少超过50%。肾小球肥大和球囊粘连常见,一般不伴系膜细胞增生。该型少见足细胞增生肥大。硬化部位可见泡沫细胞。免疫荧光与电镜病变与非特殊型类似。该型需除外细胞型、顶端型和塌陷型才能诊断。

3.细胞型FSGS　至少1个肾小球毛细血管内增生,累及至少25%的血管襻,导致毛细血管腔闭塞。毛细血管内细胞主要为泡沫细胞、巨噬细胞和内皮细胞,有时也有中性粒细胞及淋巴细胞,且偶见细胞凋亡,形成核固缩和核碎裂。节段病变可发生于肾小球的任何部位。基底膜内可见玻璃样变,但玻璃样变和节段硬化都不是必须特征。损伤部位常见足细胞增生肥大,但不是必有特征,增生肥大的足细胞可聚集形成"假新月体",但不与囊壁相连,受累节段可有纤维素样物质沉积,但无GBM断裂。肾小球肥大和系膜细胞增生一般不常见。免疫荧光:IgM、C3节段分布于受累区域。电镜:广泛足突融合,毛细血管内可见单核细胞、泡沫样细胞、GBM完整。该型需除外顶端型和塌陷型才能诊断。

4.顶端型FSGS　病变必须在尿极,包括靠近近端小管的25%毛细血管襻中至少1处节段损伤,伴毛细血管襻和包曼氏囊之间的粘连,足细胞与壁层上皮细胞或小管上皮细胞融合,有时病变血管襻会插入肾小管。受累节段有毛细血管内细胞增生或硬化,可有系膜增生、肾小球肥大与小动脉透明变性。节段病变表现为<50%毛细血管内细胞数增加或<25%毛细血管襻硬化。受累节段常见足细胞增生和肥大,常见泡沫细胞,可见小动脉玻璃样变。虽然病变开始在外周,但中心部位也会受累。免疫荧光:IgM、C3节段分布。电镜:广泛足突融合。该型诊断需排除塌陷型。该型由微小病变演变而来还是单独的类型存在争议。

5.塌陷型FSGS 塌陷性病变在PAS和PASM染色的切片上更易观察。此型病变性质特殊,其组织形态学表现为至少1个肾小球毛细血管襻出现节段或球性塌陷,球性塌陷较节段塌陷常见,且伴有塌陷血管襻周足细胞增生、肥大,甚至形成"假新月体"。增生肥大的足细胞充满肾小囊腔并可见胞质蛋白滴及空泡样变。病变肾小球数目不定,血管极累及少见。球囊粘连、系膜细胞增生、肾小球肥大和小动脉玻璃样变不常见。其他肾小球可出现各型FSGS的节段性病变。小管间质病变显著,肾小管萎缩、间质纤维化,可有炎细胞浸润。免疫荧光:IgM、C3节段或球性分布于肾小球、脏层上皮细胞,肾小管上皮细胞内可有IgG、IgA沉积。电镜:肾小球GBM扭曲,足细胞增生、肥大,足突广泛融合。塌陷型临床表现重,对传统治疗反应不佳,较快地进展为终末期肾衰竭。继发于HIV的FSGS病理类型常为塌陷型。国外文献报道非特殊型和顶端型发病率较高,塌陷型发病率最低。国内目前尚缺乏2004年病理分型标准发表后的大样本分析资料。

五、临床表现

原发性FSGS以青中年发病多见,男性多于女性。国内外报道该病常见临床表现包括蛋白尿、肾病综合征、血尿、高血压、肾功能损害。临床以肾病综合征为主要表现。血尿常见,以镜下血尿为主,发生率为28.3%～72.3%,4.6%的患者可出现肉眼血尿。约1/3患者起病时肾功能受损,常有肾小管功能受损表现。超过1/3的患者起病时伴高血压。不同病理类型的FSGS临床表现特点不同。顶端型FSGS的患者更多地表现为大量蛋白尿和肾病综合征,塌陷型FSGS肾病综合征也很常见。Stokes等还报道细胞型FSGS肾病综合征常见。门周型FSGS肾病综合征相对少见。顶端型FSGS患者出现肾功能损害者较少,极少进入终末期肾脏病,但可出现急性肾衰竭。塌陷型患者肾功能异常最常见,病情进展快,预后差。

六、诊断及鉴别诊断

本病的诊断主要依靠病理。诊断原发性FSGS需要2个基本要素,即在病理形态学上确定局灶节段肾小球硬化,临床上排除家族遗传性和继发性因素。FSGS的鉴别诊断对其治疗方案的制定及远期预后的判断具有重要的临床意义。

遗传性和继发性FSGS的鉴别诊断以突变基因筛查和临床病史采集为主,病理和实验室检查为辅。明确的肾脏病家族史是诊断遗传性FSGS的主要依据,对于家族中具有相同或类似的患者,应首先考虑遗传性FSGS,进行突变基因筛查。目前对儿童"散发性"FSGS,尤其是糖皮质激素或其他免疫抑制药抵抗的患儿建议通过基因检测评估是否存在新发的基因突变。成人"散发性"FSGS的新发基因突变率较低,文献报道为1.5%～5%。由于较低的自发突变率及昂贵的基因检测费用,成人非家族性散发性FSGS患者通常不建议应用遗传检测技术来寻找潜在的基因突变。遗传性FSGS一般不主张采取较激进的免疫抑制治疗,通过基因检测发现新发的基因突变,可以避免因长期大剂量使用免疫抑制药所造成的不良反应。遗传性疾病导致的FSGS发展到终末期肾脏疾病并进行肾移植后的移植肾再发FSGS的比率(约25%)远高于原发性 FSGS(约 2%～5%)。继发性 FSGS 应依据临床及病理表现综合分析,如临床呈肥胖、代谢紊乱及蛋白尿,病理表现为肾小球体积增大,或肾小球体积增大伴 FSGS 等,可能为糖尿病肾病或肥胖相关 FSGS。有研究显示在病态肥胖病人的 FSGS 的发病率在过去 15 年中增加了 10 倍。

还应注意除外其他肾小球疾病引起的类似病理改变,如 IgA 肾病、狼疮性肾炎 Ⅲ 型、轻链沉积病、Alport 综合征、膜性肾病和血栓性微血管病等疾病的进展过程中。这些 FSGS 样改变的鉴别诊断主要依据临床表现,实验室检查,免疫荧光病理和电子显微镜下超微结构检查。如果在非硬化区域存在大量免疫球蛋白并伴有补体沉积,通常认为是 FSGS 样改变而非原发性 FSGS,并认为是由免疫复合物沉积所致。电子显微镜下原发性 FSGS 的非硬化区域无免疫复合物型电子致密沉积物,但在硬化区域内可有电子致密沉积物。这种电子显微镜下电子致密沉积物等同于光学显微镜下硬化区域内血浆蛋白蓄积引起的透明样变,呈均质致密状,少颗粒感,多局限沉积于肾小球硬化病灶内,不同于免疫复合物的沉积。因此,仅存在于硬化区域的电子致密沉积物一般被认为是原发性 FSGS 的电镜特征;存在于非硬化区域的系膜或毛细血管的电子致密沉积物通常被认为是免疫复合物介导的其他肾小球病引起的 FSGS 样改变的电镜特征。

1.IgM 肾病　是指一组在肾小球系膜区以特异性 IgM 沉积为主的原发性肾小球病。临床上病情轻者仅表现为镜下血尿,病情较重者可表现为大量蛋白尿或肾病综合征。总体预后良好,部分患者对激素治疗不敏感,预后较差。在光学显微镜下病变的程度轻重不一,可表现为轻微病变、局灶节段性瘢痕样改变及弥漫性系膜细胞增殖,免疫荧光提示常伴有 C3 沉积,电子显微镜下可见电子致密物沉积。IgM 和 C3 等组成的免疫复合物型电子致密物在系膜区的沉积是其与 FSGS 鉴别诊断的主要依据。IgM 肾病是否为一独立疾病一直存在争论。

2.C1q 肾病　C1q 肾病是一种引起蛋白尿甚至肾病综合征的少见疾病,临床表现和病理特征与 FSGS 十分相似,好发于儿童及青少年,文献报道的该病患病率的差异很大,占同期肾脏活组织检查病例的 0.2%～16%。激素抵抗常见,单用激素治疗的效果较差,加用其他免疫抑制药后疗效较好,预后良好,免疫病理和电子显微镜特征是 C1q 肾病与 FSGS 鉴别诊断的主要依据。目前的观点多支持 C1q 肾病是一种补体介导的肾小球疾病,但是关于 C1q 肾病的病因、发病机制及其与 FSGS 和足细胞损伤之间的关系仍待进一步的研究。光学显微镜下表现为轻微病变、局灶节段性瘢痕样改变及局灶性系膜细胞增殖,诊断依据为系膜区或系膜旁区免疫复合物沉积,主要以 C1q 沉积为主,可伴 IgG、IgM 和(或)C3 沉积。

3.免疫荧光阴性的系膜增生性肾小球肾炎　免疫荧光阴性的伴有电子显微镜下足突融合的弥漫性系膜增生性肾小球肾炎的光学显微镜病理变化与 FSGS 相似,只是系膜细胞增殖较明显。最近国内有学者认为该病与 FSGS 同属于一大类疾病,即"足细胞病"的诊断范畴。目前关于该类疾病与 FSGS 的关系仍存在许多争议,尚待较大规模、较长时间随访进一步深入研究。

由于 FSGS 与微小病变肾病(MCN)的临床表现相似,非硬化肾小球的病理形态相似,所以很容易混淆。曾有学者认为 FSGS 与 MCN 是同一疾病的 2 个亚型。有关 MCN 和 FSGS 是一个疾病的不同阶段,还是 2 个不同的疾病一直存在争议。肾活检病理的一些特点也有助于 MCN 与 FSGS 的鉴别:在无病变的肾小球背景下,即使发现一个节段硬化的病变肾小球也应诊断 FSGS;即使未发现节段硬化的肾小球,当 MCN 的肾活检标本光镜发现肾小球肥大、灶状的肾小管萎缩和肾间质纤维化,免疫病理出现系膜区的 IgM、C3 节段性非特异性沉积;电镜检查发现肾小球上皮细胞增生及细胞空泡变性,足细胞脱落,要注意 FSGS 之可能。下面几点临床特点有助于这两者的鉴别诊断:①起病时就伴高血压和肾功能损害者在 FSGS 较 MCN 多见,这一点在成年患者表现的更突出;②大部分 FSGS 患者有镜下血尿;③FSGS 患者常伴有肾小管间质损伤;④FSGS 患者对激素治疗的反应比 MCN 差。

2002 年 Pollak 首次以"足细胞病"的概念来命名共同特征为电镜下足突融合的一类疾病,免疫病理提示 IgM、C3 及 C1q 可少量沉积,而光镜下病变呈多样性。MCN 和 FSGS 被认为是最具有特征性的足细胞病。2007 年 Barisom 等首次提出了足细胞病的分类方法,将近年来基因遗传学和分子生物学等方面的进展与传统的病理学分型标准结合。随着基础医学及循证医学的进展,对此类疾病的病因和发病机制、诊断、治疗和预后将会有更深入的认识。

七、治疗

目前认为原发 FSGS 治疗的目的是减少尿蛋白、延缓肾小球硬化和肾间质纤维化,保护肾功能。对于肾病综合征型的原发性 FSGS 一般应用激素或激素联合免疫抑制药。Chun 等建议,只要无禁忌,原发 FSGS 肾病患者均应接受试验性激素治疗而不必考虑亚型如何。非肾病综合征型与继发性 FSGS 不主张应用激素与细胞毒药物,仅应用 ACEI 或 ARB、降压及降脂治疗,继发 FSGS 治疗还要对原发病进行治疗。一般治疗包括应用 ACEI/ARB,控制血压,抗凝、抗血小板聚集,纠正脂代谢紊乱等措施。关于 ACEI 在原发性 FSGS 治疗中的疗效还不清楚,虽然 ACEI 可以减少原发性 FSGS 患者的蛋白尿,但几乎没有研究表明 ACEI 可以诱导 FSGS 完全缓解和防止发展至终末期肾衰竭。然而,一些临床研究表明 ACEI 可以延缓 ESRD 的进展,而且,ACEI 治疗也可以改善低蛋白血症和减轻高脂血症,因此 ACEI 被建议用于所有无高钾血症及血肌酐$<265.2\mu mol/L$ 的 FSGS 患者。考虑到其降尿蛋白的作用,ACEI/ARB 建议最大限度应用。ACEI 抗蛋白尿效果在低钠饮食(50~100mmol/d)或应用利尿药治疗的病人中最显著。低钠饮食基础上应用 ACEI 和利尿药后如果病人的血压仍然没有达标,应加用其他降压药物。有指南建议如果患者的血浆白蛋白$<20g/L$,应用华法林正规抗凝。肾病综合征常伴有脂代谢异常,最常见的是低密度脂蛋白(LDL)升高,高三酰甘油血症和 Lp(a)升高,这些都导致动脉粥样硬化发生。HMGCoA 还原酶抑制药可以降低总 LDL 胆固醇和降低三酰甘油和 Lp(a),在肾病综合征病人中应用也非常有效。虽然在肾病综合征病人中应用的心血管保护作用还没有被证明,但有研究表明在血脂异常的一般人群中预防性应用他汀类降脂药可以显著降低心血管疾病的发病率。近年来也有研究表明在蛋白尿病人中应用他汀类药物缓解了肾功能的恶化。

免疫抑制治疗在原发性 FSGS 蛋白尿$>3g/d$ 的病人中应该考虑应用,不论其病理类型如何。目前激素是治疗原发性 FSGS 的主要药物。没有激素治疗 FSGS 的随机对照研究,只有 4 级和 5 级的证据。激素的剂量和用药时间都是达到疾病缓解的重要因素,中位数缓解时间在 4 个月左右,大部分病人在 6 个月内达到缓解。建议足量激素[强的松 1mg/(kg·d)]应用 4~6 个月,超过 4~6 个月无效才被称为激素抵抗。如果起始治疗在应用激素的同时加用细胞毒药物,并不能提高其缓解率,有指南建议所有接受足量激素治疗的病人应该给予双磷酸盐和质子泵抑制药。J. K. J. Deegens 的经验是初始治疗的 1 个月蛋白尿减少的病人将最终获得缓解。近年有学者报道甲泼尼龙冲击治疗对口服激素抵抗者有效。非对照研究也表明 HIV 相关 FSGS 应用激素治疗后肾功能改善,尿蛋白含量下降。但因为增加了严重感染的风险和住院率仍存在争议。最近关于 HIV 感染患者 CKD 的治疗指南建议对于应用抗病毒治疗后肾功能不断恶化的 HIV 相关 FSGS 可以考虑泼尼松治疗 1mg/(kg·d)(最大剂量 80mg/d)治疗 2 个月,2~4 个月减量期,在应用激素前应排除活动性感染。

对激素治疗有效的原发性 FSGS 患者复发后可再重复激素诱导治疗,而对反复复发或激素依赖或抵抗患者几乎没有研究提出最好的治疗方案。可选择环磷酰胺(CTX)和环孢素 A(CsA),可诱导新的缓解率分别为 78% 和 73%。尽管有相似的缓解率,在应用 CsA 后复发率也更高。对比而言,CTX 可诱导更稳定的缓解。目前认为 CTX 在维持缓解上效果肯定。虽然有学者主张 CTX 不作为 FSGS 的一线用药,但是国内仍然常用,剂量 100mg/d,1 次口服,或 200mg 静脉输注,隔日,累计量达 6～8g 停服。主要副作用为骨髓抑制、肝功能损害、性腺抑制、脱发、出血性膀胱炎等。CTX 能诱导成人激素依赖性 FSGS 肾病综合征的缓解。有许多小样本研究建议在泼尼松治疗基础上加用细胞毒药物,可以增加 10% 的额外缓解率。有 2 个在儿童中进行的激素抵抗肾病综合征的临床研究,包含了不同数量的 FSGS 患者。Tarshish 等把 60 个肾活检证实为 FSGS 的肾病综合征儿童随机分成 2 组,一组服用泼尼松 $40mg/m^2$,隔日服用,疗程 12 个月,另一组为相同剂量用法的泼尼松加 CTX 2.5mg/kg,早上 1 次服用,CTX 疗程 90 天。结果 2 组治疗对蛋白尿影响相同,没有统计学差异。CTX 能诱导儿童激素依赖的 FSGS 肾病综合征缓解。许多非对照研究应用细胞毒药物治疗儿童 FSGS 报道的完全缓解率在 32%～65%。CTX 联合泼尼松龙冲击与激素口服维持对儿童激素抵抗性 FSGS,可有较高缓解率。最近 Al Salloum 等回顾了 15 例激素抵抗性 FSGS 病例,CTX $0.5g/m^2$,每月 1 次冲击 4 个月,泼尼松 $60mg/(m^2 \cdot d)$ 应用 4 周、$40mg/m^2$ 隔日应用 4 周,随后减量,随访 4 年。结果 5 例初始激素抵抗者对 CTX 冲击无反应,仍激素抵抗;10 例迟发激素抵抗者对上述方案有反应,其中 5 例得到 7～24 个月的缓解,但均出现激素依赖。Gulati 等的一项前瞻性研究:每月 1 次 CTX 冲击,剂量为 $500～750mg/m^2$,同时给予泼尼龙,前 4 周剂量为 $60mg/(m^2 \cdot d)$,然后隔日服用泼尼龙 $(40mg/m^2)$ 4 周,逐渐减量,4 周内停用。20 例激素耐药性 FSGS 患者中 13 例完全缓解(占 65%),尿蛋白转阴时 CTX 治疗时间为 (12.5 ± 11.9) 个月,随访时间在 (21.2 ± 13.4) 个月时,尿蛋白仍然持续阴性。迄今为止,虽有一些资料显示了激素加 CTX 治疗 FSGS 的疗效,但仍然缺乏 RCT 研究。

有 2 个在成人中进行的前瞻性研究比较 CsA 与安慰剂治疗 6～12 个月,CsA 组的缓解率显著高于安慰剂组(分别为 60%～69% 和 4%～33%)。然而在 CsA 中断治疗 1 年内,60%～80% 的病人复发。有一个 level 1 级的证据研究在成人中治疗激素抵抗 FSGS,它比较了 CsA 治疗 6 个月(n=26)和安慰剂治疗 6 个月(n=23)的疗效,所有患者都同时接受小剂量泼尼松治疗 $[0.15mg/(kg \cdot d)]$。2 组病人的 Ccr 都在 42ml/min 以上,血压控制在 135/90mmHg 以下。6 个月疗程结束后,CsA 组 69% 的病人缓解(12% 完全缓解,57% 部分缓解),安慰剂组仅有 4% 的缓解率。CsA 组缓解的平均时间为 7 周(1～15 周)。停药后复发率也很高,在观察至第 52 周时,3 例完全缓解的患者中 2 例复发,15 例部分缓解的患者中 6 例复发。Ponticelli 等进行的前瞻性研究把激素抵抗的 FSGS 病人随机分成 CsA 组和仅支持治疗组。研究包括了儿童和成人。CsA 治疗 6 个月,在部分或完全缓解的病人中,CsA 继续应用,剂量逐渐减少,6 个月后停用。结果 57% 的患者部分或完全缓解,随访 2 年,这些人中的 40% 仍处于缓解期。Lee 等最近的研究结果缓解率较高,达到 80%,停药 1 年后复发率为 50%,然而证据的等级只有 level 4 级。有研究回顾性分析了 106 例给予 CsA 治疗的原发性 FSGS 患者(45 例激素耐药,61 例激素依赖,其中 54 例曾接受 CTX 治疗),CsA 起始剂量为 $6mg/(kg \cdot d)$,逐渐调整剂量至 CsA 血药质量浓度维持在 80～150tLg/L,疗程为 6～8 个月。完全缓解率、部分缓解率、无效率分别为 71.7%、7.5% 和 20.8%。但 91 例停用激素后 31 例复发,20 例在蛋白尿消失后试停 CsA,16 例随即复发,且其中 4 例对重新给予 CsA 治疗耐药。结果提示 CsA 对原发性 FSGS 有明显疗效,但停药后复发率较高。在儿童中同样缺乏 CsA 治疗 FSGS 的证据水平 level 1 的研究。仅有 Lieberman 和 Tejani 的研究可作为 level 1 的证据。近年来有人提出是否 CsA 治疗有效的患者肾功能能得到保护?Cattran 等进行的对照试验结果表明 CsA 保护了肾功能。在 4 年随访结束时,CsA 治疗组仅 25% 肾功能下降 1/2,安慰剂组>50% 的患者肾功能下降 1/2(P<0.05)。Ingulli 等对 21 例儿童进行了回顾性分析(level5),结果也支持了这一观点。Niaudet 的研究报道也得出同样结论,但他的研究没有对照组。到目前为止临床研究中 CsA 的使用时间在 4～9 个月,平均时间 6～12 个月。在成人 level1 证据等级的研究中,缓解时间从 1～25 周不等,儿童证据等级 level 1 研究中,缓解发生在治疗 2～10 周,这给我们提示 CsA 应用最短时间为 6 个月。当大剂量激素治疗的风险大于它的益处时,如在肥胖、高龄或糖尿病患者

中,CsA 甚至可以考虑作为一线用药。应用 CsA 是否合用小剂量激素还不确定。复发的患者如果达到肾病综合征水平的蛋白尿,应该立即再次应用 CsA,不应把病人定义为 CsA 治疗失败。因为大部分研究表明,再次应用 CsA 能够控制蛋白尿。如果再次应用 CsA,可以考虑延长疗程,低剂量维持[CsA 1~2mg/(kg·d)]。CsA 的肾毒性要特别关注,持续应用 12 个月可使小管间质纤维化明显增加,尽管肾间质病变加重的大多数病人血肌酐并没有明显变化。CsA 还可能加速 FSGS 的进展。应用 CsA 治疗后硬化的肾小球数目也会增加,即使在部分或完全缓解的病人中。CsA 的肾毒性是和其应用剂量相关的[>5.5mg/(kg·d)],还与治疗前高硬化比例的肾小球数目和治疗前就已经存在肾功能不全相关。因此,应用 CsA 的剂量不应超过 5.5mg/(kg·d),而且在治疗时患者的肌酐清除率(Ccr)应>60ml/(min·1.73m²)。近年来已有证据表明 CsA 可以减少激素抵抗的 FSGS 患者的尿蛋白,从而达到延缓肾功能进展的效果。Cattran 等发表了关于 CsA 治疗原发性肾病综合征的工作组建议,提出了 CsA 治疗 FSGS 的推荐方案。方案建议:对所有表现为肾病综合征的 FSGS 患者均应予治疗,治疗初应该给降压药、利尿药及他汀类药等,以控制高血压及降低低密度脂蛋白。如果上述治疗无法将尿蛋白降至 3g/d 以下,即应予皮质类固醇 1mg/(kg·d)治疗。若治疗 8~16 周效果不好,呈现激素依赖或抵抗时即应给予 CsA。CsA 始量应为 2mg/(kg·d),蛋白尿量减少不明显时可逐渐加量至 4mg/(kg·d),不超过 5mg/(kg·d)。建议治疗 6~12 个月以上。CsA 的血药浓度应控制于目标范围内(谷浓度为 125~175ng/ml,服药后 2h 峰浓度<500ng/ml)。蛋白尿完全缓解后,CsA 每月减少 0.5mg/(kg·d),至最小有效剂量维持 1~2 年。如果使用 CsA 治疗 6 个月无效,应换用或加用其他药物(如吗替麦考酚酸)。在治疗过程中,如血肌酐上升达 30% 以上,CsA 应减量或停药。目前认为,CsA 能有效减少尿蛋白和保护肾功能,单独使用尤其与激素合用,CsA 对激素敏感的 FSGS 显效,对激素耐药、激素依赖的儿童原发性 FSGS 均有一定疗效。因此,CsA 可作为激素依赖抑或激素耐药性 FSGS 优先考虑的治疗选择。但 CsA 治疗应强调个体差异,CsA 剂量不能一成不变,必须根据血药质量浓度进行调整剂量。应注意的是 CsA 停药后容易复发,疗程因此要足够,在监控药物不良反应的基础上(必要时重复肾活检了解肾脏小管间质损伤情况)。免疫抑制治疗一般仅用于原发性 FSGS。在原发性 FSGS 中,肾功能正常和选择性蛋白尿病人有一部分可以自发缓解,对这一部分病人可以随访观察。如果病人为肾病综合征则应该足量激素应用 4~6 个月。在年龄超过 65 岁的老年人,可以 2mg/(kg·d),隔日服用,以减少并发症的发生。在激素依赖和经常复发的 FSGS 病人,CTX 2mg/(kg·d)治疗 2~3 个月联合泼尼松治疗可以获得更稳定的缓解。在激素抵抗的 FSGS,目前最有效的治疗包括 CsA 3~5mg/(kg·d),分 2 次服用,持续治疗 6 个月,仅在肾功能相对较好的病人中使用,以防止 CsA 的肾毒性。如果能够缓解,CsA 的治疗应该维持 1 年,然后逐渐减量到停药以预防复发。如果应用 CsA 6 个月后不缓解,则停用 CsA。

国外研究报道以苯丁酸氮芥 0.1~0.4mg/(kg·d)联合足量激素口服,疗效并不优于激素联合环孢素 A 方案。目前对此药的看法存在争议,许多学者认为不应将其作为治疗 FSGS 的一线药物。没有 CTX 和苯丁酸氮芥在成人 FSGS 中的 RCT 研究。Niaudet 比较了苯丁酸氮芥和 CsA 在维持 FSGS 缓解方面的疗效的 RCT 研究,选取了 40 例激素依赖的原发性 FSGS 儿童,苯丁酸氮芥剂量为 8mg/kg,CsA 为 6mg/kg,疗程 3 个月。20 例应用 CsA 治疗的病人中,只有 1 例在治疗结束后维持缓解了 16 个月;20 例接受苯丁酸氮芥治疗的病人中,有 6 例维持缓解了 27~49 个月。

吗替麦考酚酯(MMF)治疗 FSGS 的疗效近年也已获肯定。Nayagam LS 等报道 MMF 2g/d,6 个月,联合泼尼松龙 0.5mg/(kg·d),2~3 个月与传统原发 FSGS 治疗方案疗效相似。MMF 能更快地诱导临床缓解,减少 FSGS 患者使用激素时间,降低激素不良反应的影响。但是其对肾功能的影响还需要更多的试验观察。2004 年,黎磊石等发表了吗替麦考酚酯在肾内科应用的指导意见,指出激素联合 MMF 治疗对部分 FSGS 患者有效。推荐用法为成人 1.5g/d,体重超大或病情严重者可予 2.0g/d,分 2 次空腹服用,如无禁忌应与激素合用,3~6个月减量,维持剂量不<0.75g/d,需维持6个月以上。MMF仅在激素依赖或激素抵抗的患者使用。用药过程中应注意感染、胃肠道症状、骨髓抑制及一过性肝功能异常等副作用。

他克莫司(FK506)是从链霉菌属中培养出的一种大环内酯类抗生素,是钙调神经磷酸酶抑制药,选择性抑制T细胞的活化增殖。近年来试验性的用于FSGS治疗。FK506与CsA相比被认为有更强的免疫抑制作用。Duncan N等报道FK506能快速有效地缓解FSGS的肾病综合征表现,并且肾毒性更小。Sagarra A等报道传统FSGS激素治疗方案和CsA治疗方案疗效不佳时,FK506联合激素治疗能有效缓解大多数患者的蛋白尿,儿童激素抵抗型FSGS用FK506治疗疗效安全、有效,对CTX和CsA治疗反应不佳者,用FK506治疗亦有效,但是同CsA治疗一样,一些儿童患者在停用后也有复发倾向。Duncan等报道了对6例CsA抵抗患者给予他克莫司单药治疗,均获缓解,且未出现肾功能下降。提示他克莫司对难治性FSGS的治疗有一定效果,但由于目前有限研究的病例数都较少,仍难定论。国内有报道,FK506[0.1~0.15mg/(kg·d)]治疗2个月,可以使FSGS达到部分缓解。

Callineurin Inhibitors(CNI)在激素抵抗的肾病综合征治疗方面有特殊价值,可以诱导30%的患者完全或部分缓解。CNI也有潜在的肾毒性。有证据表明停止CNI治疗后,FSGS会在近期复发。

血液净化术对特发性FSGS疗效并非十分理想,也缺乏大样本资料来证实。但是对于肾移植后复发的FSGS患者有效。对于移植后出现肾病综合征者,应及时进行肾脏活检,如为FSGS,可考虑给予血浆置换治疗。血浆置换用于移植肾复发的FSGS患者作用很有限。近期对14例移植肾FSGS患者采用血浆置换治疗,结果仅有1例完全缓解,1例部分缓解,3例需要持续血浆置换治疗来缓解大量蛋白尿,在FSGS复发超过30d后再开始采用血浆置换治疗几乎无效。近年有学者报道用低密度脂蛋白去除术(LDL-A)治疗原发性FSGS,能有效地诱导激素抵抗及环孢素抵抗的患儿病情缓解。确切效果还有待更多大规模研究进一步证实。

八、预后

(一)蛋白尿程度

影响FSGS预后的重要因素之一是尿蛋白的程度。非肾病综合征水平的蛋白尿10年的肾脏存活率约为90%,而肾病综合征水平的蛋白尿10年后约50%进入终末期肾病,这说明积极治疗肾病综合征是防止肾功能损害的关键。但另一观点认为,根据尿蛋白的程度很难估计FSGS的程度及预后。当肾小球广泛硬化时,尿蛋白开始减少,此时并不表示病情缓解,反而是病情的进一步恶化。因此,不能单纯依靠蛋白尿程度来推测FSGS的预后。

(二)起病时肾功能情况

起病时血肌酐水平是导致终末期肾病的独立危险因素。大多数资料显示起病时患者肾功能状况与FSGS预后密切相关。因此,对FSGS一定要早期发现、早期诊断,阻止或延缓肾功能进行性减退,提高患者的长期预后。

(三)治疗反应

治疗的反应影响预后。有人曾提出将患者对治疗的反应作为判断FSGS预后的最佳标准。Paik等回顾性分析92例儿童激素抵抗FSGS后发现,治疗后无缓解是FSGS出现慢性肾衰竭的独立危险因素。FSGS的自然缓解率很低,不足5%,传统口服泼尼松治疗的缓解率为15%~20%,国外口服泼尼松延长治疗可使缓解率增加,加用免疫抑制药也可使缓解率增加。对治疗不能缓解的FSGS患者将进展为终末期肾病(ESRD),约超过50%的患者在5年内进展为ESRD。Chun等研究发现FSGS成人患者如持续缓解5年和 10 年肾存活率分别为 100% 和 92%，不能持续缓解 5 年和 10 年肾存活率分别为 76% 和 49%。FSGS 的预后与其对激素治疗的反应相关，对激素治疗不敏感的患者较对激素敏感的患者预后差。

（四）肾间质病变程度

目前较公认的是肾小管间质与预后相关。Gipson 等报道伴有严重肾小管间质改变的 FSGS 患者预后差。潘碧霞等也研究发现 FSGS 患者随着肾小管间质损害程度加重，肾功能逐渐下降，且与血肌酐水平呈正相关。近年来，研究发现了一些与肾小管间质纤维化有关的因素，如转化生长因子-β_1、IgG 排泄分数等，有人提出可将其作为预测 FSGS 预后的指标，但这些因素与 FSGS 预后的关系值得进一步探讨。

（五）FSGS 病理亚型

多数报道显示，顶端型患者治疗缓解率高，预后较好，而塌陷型最难缓解，预后最差。其他类型 FSGS 的预后看法不统一。有学者认为细胞型 FSGS 缓解率也较高，预后与顶端型类似，但是也有学者认为该型疗效介于顶端型和塌陷型之间，预后欠佳。门周型预后较顶端型差，比塌陷型好。Chun 等通过 10 年随访，对比了顶端型、细胞/塌陷型和门周型 FSGS 的治疗效果及远期预后。激素治疗结束时上述 3 型的病情缓解率并无统计学差异。10 年随访结果显示，治疗后病情缓解者的肾脏存活率显著优于未缓解者，而在病情未缓解者中，门周型的肾脏存活率显著优于细胞/塌陷型及顶端型。因此作者认为 FSGS 的远期预后与病理类型、临床过程及治疗效果等多因素均相关。

（六）遗传因素

FSGS 预后受遗传因素的影响，多数学者认为家族性 FSGS 患者中大部分家族对免疫抑制治疗无效，患者最终进展为终末期肾病。已有许多研究表明，FSGS 是一种以足细胞损伤为特征的肾小球硬化疾病。病理改变包括足突的融合、裂孔膜的改变、足细胞从基底膜的分离；在疾病的活动阶段，尿中可发现足细胞，而当蛋白尿消失时它们也会减少。尿中脱落足细胞可作为判断 FSGS 进展的标志之一，动态观察尿中足细胞的变化，对判断病情的发展和疾病的预后有一定的帮助。近年来发现并分离鉴定了多种足细胞蛋白，如 Podocin（膜蛋白）、α-actinin-4（α-辅肌动蛋白-4）、MBHR（连接蛋白）、Nephrin（足细胞裂孔隔膜特异蛋白）等。最近发现了 MTHFR（亚甲基四氢叶酸还原酶）TT 基因型与 FSGS 的发病、进展和预后相关。

综上所述，对于各型 FSGS 来讲，许多因素影响预后，预后不良因素包括：黑人、发病时血肌酐水平升高、血压升高、肾病综合征持续不缓解、病理显示较重的慢性间质病变、球性硬化肾小球比例高、系膜细胞重度增生等。

（李韶明）

第七节　膜性肾病

一、概述

膜性肾病（MN）是导致成人肾病综合征最常见的原因之一。据国外文献报道，白种人中膜性肾病约占原发性肾病综合征的 30%～40%，但近年来有下降趋势。儿童膜性肾病相对少见，乙肝病毒感染是导致儿童膜性肾病的最常见病因（68%）。膜性肾病的发病高峰年龄为 40～50 岁，男女比例约为 2∶1。据国内北京及南京的资料显示，国内膜性肾病发病率较低，约占原发性肾小球疾病的 9.9%～13.5%，居 IgA 肾病、系膜增生性肾小球肾炎之后，列第 3 位。膜性肾病是肾小球基底膜（GBM）上皮细胞下免疫复合物沉积伴

GBM 弥漫增厚为特征的一组疾病，一般不伴有肾小球固有细胞增殖及局部炎症反应。膜性肾病主要表现为蛋白尿，约 60％～80％患者表现为肾病综合征。根据病因不同分为特发性、继发性及家族性。特发性膜性肾病临床进展缓慢，部分患者可以自发缓解，而约 30％～40％患者最终发展至终末期肾脏疾病或死亡，将在本章重点进行讨论。

二、病因及发病机制

膜性肾病是一个病理学诊断，根据其病因可分为特发性、继发性及家族性 3 大类。根据国外的流行病学资料表明原因未明的特发性膜性肾病居多，约占 2/3；继发性膜性肾病约占 1/3，包括自身免疫性疾病、感染、肿瘤及药物等致病因素；而目前有较少的家族聚集的膜性肾病报道，尚未明确致病基因。但随着检查手段的日益丰富及完善，继发性膜性肾病的比例有逐渐增加的趋势。2008 年南京地区分析了 390 例膜性肾病的患者，发现继发性膜性肾病占 68％，其主要病因依次是系统性红斑狼疮（62％）、乙型病毒性肝炎（17％）及肿瘤（4.5％）。在本章中若非特别指出，仅指特发性膜性肾病。

早在 50 年前，Heymann 利用肾组织匀浆制做出膜性肾病动物模型开启了膜性肾病发病机制的研究。通过对 Heymann 肾病模型靶抗原成分的阐明，原位免疫复合物形成机制的提出及补体形成膜攻击复合物 C5b-9 在局部致组织损伤作用的研究，在动物模型上对膜性肾病的发病机制作了较为完成的阐述。近期通过在人体上发现中性内肽酶（NEP）抗体，首次在人类膜性肾病患者中证实构成膜性肾病的原位免疫复合物是足细胞足突膜的固有成分与相应抗体在原位结合。特别是 2009 年 Laurence 等在膜性肾病的发病机制研究中取得了突破性进展，首次发现存在于正常足细胞表面的膜性肾病的靶抗原-M 型磷脂酶 A_2 受体（PLA2R），并在膜性肾病患者血循环中检测到抗 PLA2R 自身抗体，其检出率高达 70％。毫无疑问，PLA2R 自身抗体的发现及检测对膜性肾病的诊断、活动性的判断、治疗时机的把握、药物的选择及疗效判断提供了一个理想的标志物。

（一）上皮侧免疫复合物形成机制

1956 年 Mellors 和 Ortega 首次报道了，通过免疫荧光及电镜，在膜性肾病中发现免疫复合物出现在肾小球基底膜上皮细胞下。1959 年 Heymann 等用近端肾小管刷状缘的组织成分免疫大鼠建立了近似人类膜性肾病病理表现的 Heymann 肾病模型，通过诱发大鼠体内产生针对足细胞膜蛋白 megalin 的自身抗体，复制出典型的肾小球膜性病变，被广泛用于关于膜性肾病发病机制的研究。但在其后的研究中，并未在人类肾小球足细胞中发现 megalin 的存在，因此在相当长的时间内，人类膜性肾病是否存在相同的机制一直没有定论。

2002 年 Ronco 等对新生儿膜性肾病的 3 个家系研究中发现，其致病抗原是位于足细胞足突膜和肾小管刷状缘上的中性内肽酶（NEP），新生儿膜性肾病的发生，是由于患儿体内存在抗-NEP 自身抗体。其产生的根源是患儿母亲由于携带相关突变基因导致体内缺乏 NEP，如果该母亲孕育了一个健康正常的胎儿，在妊娠过程中，母亲将产生针对胎儿的抗-NEP 抗体，并通过胎盘进入胎儿体内。抗-NEP 抗体与胎儿足细胞上的 NEP 抗原发生反应，在上皮侧形成免疫复合物，从而导致新生儿膜性肾病。这是首次在人类膜性肾病患者中得到证实膜性肾病的原位免疫复合物是足细胞足突膜的固有成分与相应抗体在原位结合。

2009 年 Laurence 等对正常人肾小球的蛋白提取物，取自特发性或继发性膜性肾病患者、其他有蛋白尿的疾病或自身免疫病患者以及正常对照者的血清样本，进行了蛋白印迹分析。在有特发性膜性肾病的 37 例患者中，26 例（70％）的血清标本特异性地识别出存在于非还原性肾小球提取物中的一种 185kDa 糖蛋白。对该反应蛋白带的质谱分析，检出了 M 型磷脂酶 A_2 受体（PLA_2R）。有反应的血清标本可识别重组 PLA₂R,并与单一特异性抗 PLA₂R 抗体一样,结合相同的 185kDa 肾小球蛋白。膜性肾病患者血清标本中的抗 PLA₂R 自身抗体主要为 IgG4,这是肾小球沉积物中的主要免疫球蛋白亚类。PLA₂R 在正常人肾小球的足细胞中表达,并与 IgG4 共定位于膜性肾病患者肾小球的免疫沉积物中。在特发性膜性肾病患者中,从这种沉积物中洗脱出的 IgG 可识别 PLA₂R,但在狼疮性膜性肾病或 IgA 肾病患者中则无此现象。多数特发性膜性肾病患者有抗 PLA₂R 中构象依赖性表位的抗体。PLA₂R 存在于正常的足细胞中,以及特发性膜性肾病患者的免疫沉积物中,表明 PLA₂R 是这种病的一个主要抗原。

除此之外,在动物模型中还曾发现,有些带阳电荷的抗原可以从血液循环中通过肾小球内皮细胞及 GBM"种植"到上皮细胞下,可能多数继发性膜性肾病免疫复合物的形成是通过这一方式实现的。

(二)肾小球损伤机制

1.膜攻击复合物的形成　原位免疫复合物形成后,激活补体并形成膜攻击复合物 C5b-9 是导致肾脏损伤及大量蛋白尿产生的重要机制。目前研究发现,无论在 Heymann 肾病模型或是人类膜性肾病的肾脏病例切片或者尿液中,均可以发现 C5b-9,且与病理活动程度及预后平行;并且在补体全部缺失或者先天性缺失补体 C6、C8 的大鼠中建立 Heymann 肾病模型,因 C5b-9 不能形成,即使免疫复合物在上皮细胞下形成,也不会出现蛋白尿。

在补体活化过程中,最终将形成 C5b-9 膜攻击复合物,并插入到细胞膜脂质双层结构中。红细胞等无核细胞在此情况下较易溶解,然而有核细胞如足细胞,可以通过胞饮作用摄取 C5b-9,细胞膜很快得以修复。C5b-9 可由此穿过足细胞的胞质到达肾小囊腔内随尿排出。足细胞在上述过程中被活化,释放出活性氧,随而启动脂质过氧化反应,降解 GBM 的结构蛋白,最终产生蛋白尿。由足细胞释放的蛋白水解酶也参与了这个过程。足细胞被活化后,花生四烯酸产生增加,继而激活磷脂酶 A₂,加速细胞内的磷脂水解及内质网的应激反应,使内质网的完整性受到破坏。细胞因子如转化生长因子-β(TGF-β)、血小板源性生长因子(PDGF)也参与了细胞外基质的合成、基底膜增厚和"钉突"形成。上述损伤机制可导致 GBM 的完整性受到破坏,通透性增大,肾小球滤过屏障受损而引起蛋白尿。此外,尿液中的 C5b-9 还能插入近曲小管上皮细胞的刷状缘,导致局部炎症反应及细胞损伤,加重肾间质纤维化的进程。

2.足细胞的损伤　足突裂孔膜是肾小球滤过膜的最后一道屏障,其正常功能的发挥有赖于足细胞相关蛋白和足细胞本身结构的完整性。无论是动物模型还是人类膜性肾病的肾脏病理切片上,均能观察到足细胞减少,这是由于足细胞凋亡和脱落的结果。有研究发现,TGF-β 和血管紧张素 Ⅱ 可以诱导细胞凋亡。C5b-9 插入足细胞膜后,增加细胞周期调节蛋白激酶抑制剂 p21 和 p27 的表达,抑制细胞分裂增殖。此外,C5b-9 还能导致足细胞 DNA 的损伤,肾小球局部血流动力学异常,使肾小球毛细血管襻机械应力增加,足细胞长期过度伸展,会影响细胞骨架蛋白结构及其稳定性,触发足细胞凋亡和脱落。另外,足细胞被活化后,在足突裂孔膜与足细胞膜解体的同时,还伴随着足细胞借助整合素与 GBM 附着能力的减弱,继而导致足细胞脱落,裸露的 GBM 会进一步发生肾小球毛细血管襻粘连、坍塌及肾小球硬化。

三、病　理

膜性肾病的肾脏病理改变,始于上皮侧免疫复合物沉积。首先发生功能改变的是肾小球足细胞,继而肾小球滤过屏障的通透性发生变化,因而出现蛋白尿。该状态的持续存在,又会累及肾小管间质。疾病继续发展,使得 GBM 改变不断加重,出现基底膜增厚、溶解稀疏、形态不规则、钉突形成和结构的破坏。

(一)光镜

早期光镜下肾小球大致正常,毛细血管襻可略显扩张、僵硬,可见 GBM 空泡样改变,上皮细胞下可见细小的嗜复红蛋白沉积。病变明显时可见 GBM 弥漫增厚,可呈链环状,毛细血管襻受到挤压而闭塞,系膜基质增多,肾小球硬化。伴发的不同程度的肾小球及肾间质病变,其中包括肾小管上皮细胞变性,肾小管灶状萎缩,肾间质灶状炎性细胞浸润及肾小管纤维化。尚有少许报道提示,膜性肾病可伴有新月体形成,部分患者可检出抗-GBM 抗体,机制尚不明确。

(二)免疫荧光

特点是以 IgG、C3 为主沿毛细血管壁颗粒样沉积,在膜性肾病的诊断中有着重要意义。其免疫荧光也可见其他免疫球蛋白沉积(IgM,IgA),但强度较弱。目前研究发现,特发性膜性肾病肾组织沉积的 IgG 以 IgG4 亚型为主,而狼疮性肾炎 V 型则以 IgG1 亚型为主。特发性膜性肾病一般无肾小球外的免疫复合物沉积,若观察到肾小管基底膜上的 IgG 沉积,要注意排除自身免疫性疾病,如系统性红斑狼疮。

(三)电镜

电镜检查不仅能明确免疫复合物的部位,还能观察基底膜病变的范围和程度。目前采用公认的 Ehrenreich-Churg 的分期法,主要根据电镜表现进行分期,光镜有一定的辅助作用。

Ⅰ期:GBM 无明显增厚,足突广泛融合,GBM 外侧上皮下小块的电子致密物沉积。

Ⅱ期:GBM 弥漫增厚,上皮细胞下有较大块的电子致密物沉积,它们之间有 GBM 反应性增生形成"钉突"。

Ⅲ期:电子致密物被增生的 GBM 包绕,部分开始被吸收而呈现出大小不等、形状、密度各不一致的电子致密物和透亮区。

Ⅳ期:GBM 明显增厚,大部分电子致密物被吸收而表现为与 GBM 密度接近。

2006 年 Troyanov 等对 389 例成人膜性肾病患者肾活检结果进行半定量评估,评估的指标包括间质纤维化、小管萎缩、血管硬化、局灶节段肾小球硬化、补体沉积、电镜下致密物沉积的分期及新旧程度。评价这些指标与肾功能下降速度、肾脏存活、蛋白尿缓解情况及免疫抑制剂治疗效果之间的相关性,发现小管间质病变、血管硬化程度较重及有继发局灶节段肾小球硬化的患者年龄偏大,他们的平均动脉压较高而内生肌酐清除率较低。上述肾脏组织学特征与肾脏存活降低有关。除此之外,小管间质病变、血管硬化严重者并非导致免疫抑制治疗蛋白尿效果欠佳。电镜下致密物沉积的分期或新旧程度、补体沉积数量均无法预测肾脏存活,但补体沉积确定与病变进展速度相关。膜性肾病中某些组织学改变也与肾脏存活有关。

四、临床表现及并发症

膜性肾病起病隐匿,水肿逐渐加重,大多数患者以肾病综合征(NS)起病,约 20% 的患者表现为非 NS 性蛋白尿。膜性肾病患者每日蛋白尿定量波动较大,可能与患者的蛋白摄入、体位及活动量有关。约 20% ~55% 的患者存在镜下血尿,肉眼血尿罕见(多存在于肾静脉血栓形成或合并新月体肾炎);其中约 20%~40% 的患者合并高血压。患者往往起病隐匿,少数患者(4%~8%)起病时合并高血压及肾衰竭,预后通常较差。据研究报道,合并 NS 的膜性肾病患者 5~15 年后约 40%~50% 将进展至终末期肾脏疾病。

肾病综合征的各种并发症均可在本病中见到,但比较突出的是血栓及栓塞并发症,远高于其他肾小球疾病患者,常见于下肢静脉血栓、肾静脉血栓及肺栓塞,发生率高达 30%~60%。当患者存在大量蛋白尿,严重低蛋白血症(<20g/L)时需警惕血栓性事件,特别当患者出现双下肢水肿不对称(下肢静脉血栓)、胸闷、咯血、气紧(肺栓塞)、腰痛、肉眼血尿、不明原因急性肾衰竭(肾静脉血栓)时,应考虑血栓性并发症并行积极检查及治疗。

五、诊断及鉴别诊断

根据患者临床表现及实验室检查结果,诊断肾病综合征并不困难。膜性肾病的明确诊断有赖于肾组织活检。诊断特发性膜性肾病之前,应当排除继发性膜性肾病,常见的继发性因素包括系统性红斑狼疮、乙型病毒性肝炎、肿瘤及药物等。

(一)狼疮性肾炎 V 型

常见于青年女性,通常具有系统性红斑狼疮多器官损害的表现,部分患者早期可表现仅有肾脏受累。肾脏病理常表现为具有增殖性病变的非典型膜性肾病改变,除沿 GBM 分布的 IgG 和 C3 以外,常可有 IgA、IgM 和 C1q 呈颗粒样在系膜区和(或)沿 GBM 分布,呈现"满堂亮"现象;免疫荧光除 IgG4 以外,还显示其他的 IgG 亚类如 IgG1、IgG2、IgG3 也可沉积于肾小球,并且以 IgG1 沉积为主。免疫复合物除 GBM 上皮细胞侧沉积外,还可发现内皮细胞侧、系膜区、有时在肾小管基膜沉积。此外,系膜细胞及系膜基质的增生性病变也有助于与原发性膜性肾病相鉴别。电镜下有时在肾小球内可发现管网状包涵物也可作为重要参考。

(二)乙型肝炎相关性肾炎

多见于儿童及青少年,常见病理类型为膜性肾病。该类患者可伴有乙型病毒性肝炎的临床表现及血清标志物异常。肾脏病理常表现为具有增殖性病变的非典型膜性肾病改变,免疫荧光多为"满堂亮",除 IgG 外,还常可有 IgA、IgM 系膜区和(或)沿 GBM 呈颗粒样分布;HBeAg、HBcAg、HBsAg 可同时或单独沉积于肾小球。光镜下除有膜性肾病的病理特征外,常可有系膜细胞及系膜基质增生。电镜下除 GBM 上皮细胞侧外,内皮细胞侧、系膜区常可见电子致密物,有时在肾小球内可发现管网状包涵物。上述病理改变的特征有助于乙肝病毒相关性膜性肾病的诊断。

(三)肿瘤相关性膜性肾病

见于各种恶性实体瘤及淋巴瘤,其病理表现与特发性膜性肾病无明显区别。该类患者多发生在高龄患者,有报道 50 岁以上膜性肾病患者中恶性肿瘤相关性膜性肾病可达 20%,其中肺癌、乳腺癌、肾癌和胃肠道消化道恶性肿瘤更为常见,老龄和吸烟为重要的危险因素。有研究显示,每肾小球中超过 8 个白细胞浸润的膜性肾病,强烈提示恶性肿瘤相关性膜性肾病(特异性达 72%,敏感性达 92%)。在诊断恶性肿瘤相关性膜性肾病时,其临床表现与原发性 MN 并无明显不同,在诊断出该肿瘤之前常有 12~18 个月的尿蛋白病史。尿蛋白的减少、甚至膜性肾病的消失与恶性肿瘤的成功切除或相关治疗效果相关;相反,成功治疗后尿蛋白的复发也往往预示恶性肿瘤的复发。2004 年 Ohtani 等研究发现与特发性膜性肾病相比,恶性肿瘤相关性膜性肾病中免疫荧光 IgG1 和 IgG2 荧光强度显著性高于 IgG4。

(四)药物及毒物致膜性肾病

应仔细询问病史有无相关药物及毒物接触史,如金制剂、青霉胺、非甾体抗炎药、汞、甲醛等。其病理表现与特发性膜性肾病相似,多数患者在停药后可自行缓解,预后良好。

六、治疗方案

(一)免疫抑制治疗

膜性肾病自然进程预后的好坏决定着我们是否需要进行更为积极的免疫抑制治疗。目前关于特发性膜性肾病自然进程的文献报道差异较大。Schiepptei 对 100 位特发性膜性肾病患者平均随访 52 个月发现,患者 5 年蛋白尿的缓解率(包括部分缓解)为 65%,5 年及 8 年肾脏存活率分别为 88%、73%。而 Ponticelli 对 39 位特发性膜性肾病合并肾病综合征的患者随访至少 10 年发现,患者 10 年蛋白尿缓解率仅为 38%,10 年后约 40% 发展至终末期肾脏疾病(ESRD)或死亡。2005 年 duBuf-Vereijken 对此分析发现, Schiepptei 纳入的 100 位患者中,37% 未合并肾病综合征,而 Ponticelli 纳入的均为特发性膜性肾病合并肾病综合征患者。并对近 25 年关于特发性膜性肾病自然进程的文献进行总结得出,未合并肾病综合征的患者其 10 年肾脏存活率接近 100%,而合并肾病综合征的患者 5～10 年后约 50% 发展至肾衰竭。由此看来, 特发性膜性肾病合并肾病综合征的患者预后欠佳,需要更为积极的免疫抑制治疗。

2004 年 Troyanov 对 348 位特发性膜性肾病患者平均随访 5 年发现,相对于蛋白尿未获缓解的患者, 102 位蛋白尿完全缓解的患者发展至 ESRD 的风险度为 0,而 136 位获得部分缓解的患者其风险度为 0.08 (95% CI 0.03～0.19,P<0.001)。而经治疗后缓解和自然缓解的患者的预后无显著差异。由此可见,蛋白尿是影响特发性膜性肾病患者预后的重要因素。该文将蛋白尿完全缓解定义为蛋白尿<0.3g/24h;部分缓解为蛋白尿<3.5g/24h 并且尿蛋白下降 50% 以上。该定义也在后续的研究中被广泛认可。

1.特发性膜性肾病合并肾病综合征

(1)糖皮质激素:2004 年 Schieppati 等在一篇关于免疫抑制药治疗特发性膜性肾病合并肾病综合征的系统评价中共纳入 18 篇 RCT,包括 1025 位患者。其中在糖皮质激素与安慰剂的对照的亚组分析中得出单用糖皮质激素不能提高蛋白尿的完全缓解率(RR 0.96,95% CI 0.60～1.54,P=0.9)及部分缓解率(RR 2.98,95% CI 0.86～10.34,P=0.09),亦不能提高肾脏的长期存活率(RR 0.88,95% CI 0.39～1.97,P= 0.7)。因此,不应单用糖皮质激素治疗特发性膜性肾病。

(2)烷化剂或联用糖皮质激素:1995 年 Imperiale 等在一篇关于烷化剂治疗特发性膜性肾病显著蛋白尿的系统评价中,共纳入 4 篇 RCT 及 1 篇临床对照试验包括 228 位患者,试验组均使用烷化剂(或联用糖皮质激素),对照组仅给予对症支持治疗或糖皮质激素。发现烷化剂能明显提高特发性膜性肾病患者合并肾病综合征的蛋白尿缓解率。其中 4 篇 RCT 202 患者中,试验组的蛋白尿的总体缓解率优于对照组(RR 2.2; 95% CI 1.6～3.2;NNT 3.0),蛋白尿的完全缓解率明显高于对照组(RR 3.4;95% CI 1.6～7.1;NNT 5.2)。

2004 年 Schieppati 等的系统评价的亚组分析中指出:烷化剂(或联用糖皮质激素)与安慰剂相对照,能明显提高特发性膜性肾病合并肾病综合征患者的蛋白尿的完全缓解率(RR 2.37,95% CI 1.32～4.25,P= 0.004),其终点蛋白尿水平明显低于对照组(-2.36g/24h;95% CI -4.27～-0.46,P=0.02)。但在部分缓解率(RR 1.22,95% CI 0.63～2.35,P=0.56)及总体缓解率(RR 1.55,95% CI 0.72～3.34,P=0.27)上并无显著作用。在另一个亚组分析中指出常用的 2 种烷化剂苯丁酸氮芥(CH)与环磷酰胺(CTX)相对照,无论是在蛋白尿完全缓解率(RR 0.46,95% CI 0.14～1.49,P=0.2)、部分缓解率(RR 0.98,95% CI 0.68～1.42, P=0.9)及 ESRF 或死亡发生率(RR 0.91,95% CI 0.13～6.44,P=0.9)均无显著差异。

除此之外,目前有 RCT 研究发现烷化剂联合糖皮质激素有助于提高特发性膜性肾病合并肾病综合征的长期生存率。1995 年 Ponticelli 等使用苯丁酸氮芥联合糖皮质激素(CTX+MP)对 81 例患者进行随机对照随访 10 年发现,试验组未发展至终末期肾病或死亡的患者显著高于对照组(分别为 92% 和 60%,P= 0.0038),而且试验组蛋白尿缓解率明显高于对照组(分别为 83% 和 38%,P<0.0000),其中完全缓解率也明显优于对照组(40% 和 5%)。2007 年 Vivekanand 等前瞻性观察了 93 例患者,随机分为环磷酰胺联合糖皮质激素治疗组及对症治疗组,随访 10 年发现实验组患者的蛋白尿缓解率及肾脏生存率均明显好于对照组。

由此可见,烷化剂联合糖皮质激素能明显改善特发性膜性肾病合并肾病综合征患者的预后。其中在烷化剂之间的比较中,环磷酰胺的不良反应明显少于苯丁酸氮芥(RR 2.34,95% CI 1.25～4.39,P=

0.008)，其中白细胞减少最为多见。因此，目前比较推崇的是 Ponticelli 提出的副作用较小的环磷酰胺联合糖皮质激素交替使用的方案(CTX+MP)：第 1、3、5 个月使用甲泼尼龙 1g 静脉滴注，1/d，3d 后改为泼尼松 [0.5mg/(kg·d)]；第 2、4、6 个月使用环磷酰胺[2～2.5mg/(kg·d)]。CTX+MP 方案也是目前治疗特发性膜性肾病合并肾病综合征的经典方案。

(3)环孢素 A：2004 年 Schieppati 等的系统评价的亚组分析中得出：环孢素 A 与安慰药相比较，不能提高 IMN 合并 NS 患者蛋白尿的完全缓解率(RR 1.10，95% CI 0.41～2.96，P=0.8)、部分缓解率(RR 1.08，95% CI 0.76～1.55，P=0.7)及肾脏的长期存活率(RR 0.93，95% CI 0.32～2.71，P=0.9)。但与糖皮质激素(RR 3.70，95% CI 0.89～15.44，P=0.07)或烷化剂(RR 1.68，95% CI 1.06～2.65，P=0.03)相对照，有助于提高患者蛋白尿的部分缓解率。

2001 年 YAO 等使用环孢素 A 对 30 位特发性膜性肾病合并显著蛋白尿的患者进行前瞻性对照平均随访 44 个月发现，早期蛋白尿完全缓解率明显高于对照组(分别为 6/15 和 0/15，P<0.05)，但由于复发率高，随访终点 2 组蛋白尿完全缓解率及部分缓解率均无显著差异(分别为 4/15 和 3/15，P>0.05；分别为 5/15 和 2/15，P>0.05)。在近期 2007 年的一个病例对照研究中发现，与 CTX+MP 方案相比，环孢素 A 联合糖皮质激素在早期有助于提高特发性膜性肾病合并肾病综合征患者的总体缓解率(分别为 85% 和 55%)，但复发率较高(37.5%)，提示两组在肾功能保护方面作用相当。

(4)硫唑嘌呤：1976 年的一个对 9 位特发性膜性肾病合并肾病综合征患者的小型随机双盲对照试验中，使用硫唑嘌呤[2.5mg/(kg·d)]1 年，试验组(5 位)和对照组(4 位)蛋白尿缓解率无明显差异。1999 年 Ahuja 对 58 位特发性膜性肾病患者(尿蛋白含量大于 3.3g/24h)进行临床对照试验，试验组使用硫唑嘌呤 2mg/(kg·d)，1 年后减为 1mg/(kg·d)；并同时使用泼尼松 1mg/(kg·d)，6～12 个月后减至 5～10mg/(kg·d)。对照组给予支持治疗。随访至少 4 年发现，两组患者无论是蛋白尿缓解率或肾脏存活率均无显著差异。而在近期的一个随访 10 年的病例对照研究中，再次发现硫唑嘌呤并不能改善特发性膜性肾病合并肾病综合征患者的预后。由此可见，硫唑嘌呤不应作为诱导治疗的首选治疗药物，目前一般作为维持期的替代药物。

(5)新型免疫抑制药：目前已用于治疗特发性膜性肾病合并肾病综合征的免疫抑制药，包括霉酚酸酯、利妥昔单抗、Eculizumab、促肾上腺皮质激素、他克莫司等，因平均随访时间均≤2 年，并未对肾脏长期存活率进行评价。

霉酚酸酯：其活性代谢产物霉酚酸(MPA)能选择性抑制 T、B 细胞的增殖，防止淋巴细胞向炎症部位浸润，抑制单核-巨噬细胞和淋巴细胞的增生，阻断系膜细胞及平滑肌细胞的增殖，并可诱导活化的 T 细胞凋亡。在早期的小样本的系列病例研究中发现，霉酚酸酯(或联用糖皮质激素)能在短期内提高特发性膜性肾病合并肾病综合征的缓解率，对部分难治型肾病综合征(指激素、烷化剂或环孢素治疗无效)亦有一定疗效。在 4 个系列病例研究共 59 位特发性膜性肾病患者中(其中 21 位为难治型肾病综合征)，24 位(40.7%)患者达部分缓解，5 位(8.5%)患者达完全缓解。但因随访时间均过短(≤1 年)，无法对蛋白尿的长期缓解率进行评价。在近期的一个 64 例的病例对照研究中发现，与经典的 CTX+MP 方案相比，霉酚酸酯联合糖皮质激素在蛋白尿缓解率方面疗效相当，但复发率较高(38%)。2008 年 Bertrand 等进行的小样本 RCT 研究中发现，与对症治疗相比较，单用霉酚酸酯不能提高特发性膜性肾病合并肾病综合征的早期缓解率，降低蛋白尿效果也不明显。

利妥昔单抗：利妥昔单抗，商品名即美罗华，是一种针对 B 细胞表面抗原 CD20 的人鼠嵌合型单克隆抗体。Ruggenenti 等对 8 位给予对症支持治疗至少 6 个月无好转的特发性膜性肾病合并肾病综合征患者静脉滴注美罗华 375mg/m²，每 4 周一次。治疗 1 年发现其蛋白尿水平显著下降，由治疗前(8.6±4.2g)/24h

降至(3.0±2.5)g/24h(−66％,P<0.005),血清白蛋白上升41％,2位患者完全缓解,3位患者部分缓解。而在近期Ruggenenti等应用美罗华治疗14例患者发现,能显著降低肾小管间质病变较轻患者的蛋白尿水平,但对于肾小管间质病变较重的患者疗效欠佳。2008年Fervenza等再次观察了利妥昔单抗治疗14例特发性膜性肾病合并肾病综合征的患者,发现其能显著降低患者蛋白尿,可能有助于提高总体缓解率(57.1％),能否提高远期肾脏存活率尚有待证实。

Eculizumab:目前认为补体激活产生的C5b-9膜攻击复合体,是导致肾小球足细胞损伤及蛋白尿形成的原因之一。Eculizumab是一种人源性C5单克隆抗体,可抑制C5转化酶,阻止膜攻击复合体的形成。但在最近报道(摘要)的一个200位特发性膜性肾病患者的随机对照试验中,和对照组相比,采用不同剂量Eculizumab的2个试验组,无论是在蛋白尿水平上,还是肾功能,均无显著差异。但2个试验组使用Eculizumab的剂量均较小,而且副作用少见,所以中大剂量的Eculizumab的疗效尚待进一步评价。

促肾上腺皮质激素:促肾上腺皮质激素(ACTH)对于特发性膜性肾病的治疗受到的关注较少。Berg对14位难治型IMN合并NS患者给予ACTH 1mg肌内注射,2~3/周,使用8周后发现患者蛋白尿水平显著下降(−90％),而且血脂水平也有所降低。但9位患者均在停药后2月内复发,而持续治疗1年的5位患者随访30个月发现蛋白尿均达缓解,肾功能也明显改善。2006年Ponticelli对18例患者使用ACTH 1mg肌内注射,2/周共治疗1年,平均随访2年发现8位患者蛋白尿完全缓解,6位患者部分缓解,总缓解率达78％。由于缺乏ACTH的后续研究报道,其有效性及安全性有待进一步观察。

他克莫司:他克莫司(FK506)与环孢素A同属神经钙蛋白抑制药,其免疫抑制作用是环孢素A的10~100倍。其作用机制是抑制T细胞活化和增殖并影响B细胞生长及抗体产生。早期个案报道提示,FK506治疗特发性膜性肾病有较好疗效。2007年的RCT试验及一个队列研究中均证实,FK506能显著提高合并肾病综合征患者的早期缓解率(高达94％),但同时指出停药后复发率高(50％~73.3％)。如何避免停药后的复发,是FK506治疗方案亟须解决的问题。

雷公藤总苷:雷公藤总苷目前在国内已广泛应用于各种肾小球肾炎的治疗,已有研究报道能减轻特发性膜性肾病患者的蛋白尿水平,但其作用机制、远期疗效及不良反应有待进一步探讨。

2.合并肾衰竭的免疫抑制治疗　Hopper等的报道中,糖皮质激素的疗效未被Short等的研究所印证,因此糖皮质激素对合并肾衰竭的疗效尚不确定,而且因使用剂量较大副作用明显。

目前使用烷化剂和糖皮质激素联合治疗的报道较多,在1个随机对照试验中指出,使用环磷酰胺短期冲击联合糖皮质激素并不能提高蛋白尿缓解率及保护肾功能。在Branten等的一个临床对照试验中发现,环磷酰胺联合糖皮质激素治疗特发性膜性肾病合并肾衰竭,无论在蛋白尿缓解率方面(分别为15/17和5/15,P<0.01),还是在肌酐下降程度方面(分别为121umol/L和6.3umol/L,P<0.01),均要优于苯丁酸氮芥联合糖皮质激素治疗。2001年Branten再次对39位患者(血清肌酐2.48±0.83mg/dl)交替使用糖皮质激素和环磷酰胺的方案治疗1年,平均随访32个月发现,血清肌酐水平平均下降38％,11位患者蛋白尿完全缓解,15位患者部分缓解。在2002年Torres回顾性研究了39位合并肾衰竭的特发性膜性肾病患者(血清肌酐2.30±0.94mg/dl),试验组19位患者采取苯丁酸氮芥联合激素治疗6个月,对照组20位患者给予对症支持治疗,4年后试验组58％患者肾功能恢复至正常,36％患者蛋白尿完全或部分缓解,其肾脏存活率明显高于对照组(分别为90％和55％,P<0.001)。在2004年的一队列研究中,65位特发性膜性肾病合并肾衰竭的患者(平均血清肌酐1.93mg/dl)使用环磷酰胺和激素联合治疗。平均随访51个月发现,17位(26％)患者蛋白尿完全缓解,39位患者(60％)部分缓解;其中11位患者复发(5年复发率为28％),其中8位患者因肾功能恶化再次给予免疫抑制药治疗。随访终点16位(25％)患者完全缓解,31位(48％)患者部分缓解。5年及7年的肾脏存活率分别为86％和74％。2005年du Buf-Vereijken对近20多年使用

烷化剂治疗合并肾衰竭的报道进行总结得出:使用环磷酰胺(单独或与激素合用)组共 102 位患者,平均随访 34～83 个月,随访终点蛋白尿完全缓解率为 25%,部分缓解率为 43%;45% 的患者肾功能得到改善,38% 的患者保持稳定。使用苯丁酸氮芥(单独或与激素合用)组共 91 位患者,平均随访 17～51.8 个月,随访终点蛋白尿完全缓解率为 11%,部分缓解率为 18%;41% 的患者肾功能得到改善,16% 的患者保持稳定。由此可见,烷化剂能有效地保护伴有肾衰竭患者的肾功能,其中环磷酰胺的疗效应优于苯丁酸氮芥。

Bone 及 Brown 等的 2 个研究中均提示硫唑嘌呤联合糖皮质激素治疗合并肾衰竭的患者疗效明显,近 30% 的患者蛋白尿达完全缓解,半数以上的患者肾功能得到改善。但在 2006 年 Goumenos 等的随访 10 年的研究中指出,和仅给予支持治疗的安慰剂组相比,硫唑嘌呤联合糖皮质激素未能明显改善患者的蛋白尿水平及肾功能。

1995 年 Cattran 等对 17 位患者进行随机对照试验中发现,环孢素 A 能使患者的蛋白尿(蛋白尿减少:分别为 $-4.5g/d$ 和 $+0.7g/d$,$P=0.02$)及肾功能(CCr 改善:分别为 $+2.1$ 和 $+0.5$;95% CI 0.3～3.0,$P<0.02$)有所改善,但未能显示能提高蛋白尿的缓解率及肾脏的存活率。

3.免疫抑制药的不良反应　2004 年 Schieppati 等关于免疫抑制药治疗特发性膜性肾病合并肾病综合征的系统评价中指出,免疫抑制药治疗特发性膜性肾病合并肾病综合征总的不良反应为 5%(17/333),要明显高于安慰剂组(RR 6.28,95% CI 1.89～20.92,$P=0.003$),最常见的不良反应依次为白细胞减少、库欣样特征、胃肠功能紊乱。其中在不同免疫抑制药之间的比较中,烷化剂(或联用糖皮质激素)组(9/94)与糖皮质激素组(7/95)并无显著差异(RR 1.15,95% CI 0.43～3.10,$P=0.8$)。而在新型免疫抑制药中,因样本量小且均未设计对照,不能对其不良反应进行准确的评估,但国内外专家认为霉酚酸酯、美罗华、他克莫司的免疫抑制具有高选择性,其不良反应要低于传统免疫抑制药。

免疫抑制药治疗特发性膜性肾病合并肾衰竭的不良反应明显高于肾功能正常的患者。du Buf-Vereijken 观察 65 位合并肾衰竭患者的研究中,发现其不良反应明显增多,约 66% 的患者发生毒副反应,其中骨髓抑制(42%)和感染(26%)最为常见。

4.免疫抑制药治疗特发性膜性肾病的复发率及再次缓解率　2004 年一个对 348 位 IMN 患者平均随访 5 年的队列研究中指出,无论是经免疫抑制治疗缓解或是自然缓解均具有较高的复发率,两者并无显著差异。其中完全缓解后的复发率为 23%,部分缓解后的复发率为 47%,总复发率为 37%。学者总结既往文献发现 CTX＋MP 方案的复发率较低,约为 30%,其次分别为霉酚酸酯(40%)、环孢素 A(40%～50%)、他克莫司(50%～70%)。因此,经免疫抑制治疗后复发的特发性膜性肾病患者能否再次经治疗得到缓解值得关注。

目前对复发的特发性膜性肾病患者采用的治疗方案多为烷化剂或硫唑嘌呤联合糖皮质激素,其中以环磷酰胺联合糖皮质激素治疗的患者较多,霉酚酸酯、环孢素 A 及他克莫司仅有个案报道。学者总结既往研究报道共 30 位复发的特发性膜性肾病患者中,有至少 2 位患者(7%)的患者达完全缓解,而总体缓解率为 80%。

(二)非免疫抑制治疗

对于蛋白尿<3.5g、血浆白蛋白正常或轻度降低、肾功能正常的非肾病综合征的患者往往预后良好,其 10 年肾脏存活率接近 100%,因此并不主张一开始就给予免疫抑制治疗。此时多采用控制血压、纠正脂代谢紊乱和预防静脉血栓形成,从而达到减少蛋白尿、延缓肾功能、降低心血管并发症及栓塞事件。

患者的血压应控制在 125/75mmHg 以下,药物首选血管紧张素转换酶抑制药(ACEI)或血管紧张素 Ⅱ 受体拮抗药(ARB)。目前与其他降压药相比,ACEI/ARB 降低蛋白尿的优势已得到国内外学者的公认,但是否具有独立于降压以外的肾脏保护作用有待进一步证实。但目前的研究发现,单独使用 ACEI/ARB 并不能改善特发性膜性肾病患者合并肾病综合征的长期预后,降低蛋白尿作用并不显著,因此对于合并肾病综合征的患者,ACEI/ARB仅能作为一种辅助治疗手段。对于存在高脂血症的患者,可以采用他汀类调脂药。血脂应控制在胆固醇<2.6mmol/L(100mg/dl),三酰甘油<2.3mmol/L(200mg/dl)。对于存在大量蛋白尿的患者,应采取优质蛋白饮食,并控制蛋白摄入量[0.8g/(kg•d)],于此同时应给与充分的热量[35kcal/(kg•d)]以减少蛋白质的消耗。针对特发性膜性肾病血栓事件的高发生率,特别是大量蛋白尿、严重低蛋白血症及长期卧床的高危患者,建议给予常规抗凝治疗,临床上常用的有双嘧达莫、低分子肝素、氯吡格雷及中成药等。

降压、调脂、抗凝、控制饮食是特发性膜性肾病的常规治疗手段,但对于合并肾病综合征的患者,目前并无证据显示单独使用上述治疗能提高患者的蛋白尿缓解率及远期生存率,仅作为必要的辅助治疗手段。但患者出现肾衰竭或蛋白尿进行性加重超过6个月时,应考虑免疫抑制药治疗。

七、预后

特发性膜性肾病的自然进程差异较大,约20%～30%的患者蛋白尿可自发缓解,但同时有约30%～40%的患者将在10～15年后发展为终末期肾脏疾病(ESRD)。因此,对于具有发展至ESRD高危人群应给与积极的免疫抑制治疗。而我们如何得知哪些患者将发展至ESRD? du Buf-Vereijken等对特发性膜性肾病发展至ESRD的危险因素的相关文献进行总结发现,尿β_2微球蛋白(85%,82%)、尿IgG(89%,85%)及尿α_1微球蛋白(84%,94%)的敏感性及特异性较高;而临床常用的尿蛋白(>8g/24h持续6个月)及血肌酐水平(>1.5mg/dl,133μmol/L)的特异性较高,分别为88%及90%,但敏感性较低分别为66%及52%。目前国内外学者根据目前研究情况及临床的易操作性,多推荐根据蛋白尿及血肌酐水平进行风险分层,对高风险患者给予积极的免疫抑制治疗。2007年Ponticelli分析既往文献总结得出性别、年龄、肾功能、蛋白尿、尿IgG排泄率、尿β_2微球蛋白排泄率、肾病综合征是否缓解及肾脏病理有密切关系。

(张崭崭)

第八节　系膜增生性肾小球肾炎

一、概述

系膜增生性肾小球肾炎(MsPGN)首先报道于20世纪70年代初,但直至1977年,才被世界卫生组织正式列为原发性肾小球肾炎的一个病理类型,肾脏病理主要表现为局灶或弥漫性肾小球系膜细胞增生,以及系膜基质增多,也是临床上表现为肾病综合征的原发性肾小球肾炎之一。随着对IgA肾病和MsPGN认识的深入,目前,MsPGN已特指为非IgA肾病性系膜增生性肾炎。在20世纪80年代和90年代初期,MsPGN在我国大陆地区曾有较高患病率报告,但目前,相对于IgA肾病而言,MsPGN在我国大陆地区的患病率已经大幅度减少。据2004年国内某医院13519例肾穿刺活检报告,MsPGN占肾活检病例的25.62%。2009年国内某医院报告,在1993～2007年间3331例原发性肾小球疾病肾穿刺患者中,MsPGN所占的比例已经由10年前的19.9%下降至7.0%。目前,虽无MsPGN全国患病率的准确报告,但现在估测,MsPGN占我国原发性肾小球疾病肾穿刺患者数的比率应在10%以下,与国外报告的患病率相近,20

世纪 80 年代和 90 年代初期之所以有较高患病率的报告,有学者分析认为,可能与当时肾穿刺病理制片技术、试剂质量等因素有关。

由于原发性 MsPGN 的患病率已经比较低,并且有逐渐下降的趋势,因此,在一些新近出版的国内外肾脏病书籍中,未再把 MsPGN 作为一个单独章节阐述。

二、病因和发病机制

MsPGN 的病因和发病机制目前尚不完全清楚。系膜细胞和系膜基质是构成肾小球的主要成分,也是导致 MsPGN 的基础,各种导致系膜细胞损伤的因素,均可导致 MsPGN,MsPGN 的病因和发病机制同其他病理类型的原发性肾小球肾炎有一定相似之处。

三、病理表现

(一)光镜检查

肾小球病变呈现在弥漫性分部,表现为系膜细胞增生,或伴有系膜基质增生,增生的严重程度可分为轻、中和重度 3 个类型。一般以 1 个系膜区的细胞数量作为增生的标准,细胞数超过 3 个即判断为增生,但这一标准易受切片厚度的影响,因此,也有以系膜宽度与毛细血管内径间的关系作为判断依据,若增生的系膜细胞和(或)系膜基质未超过毛细血管直径,毛细血管腔尚未受到挤压,为轻度系膜增生;若增生的系膜细胞和(或)系膜基质超过毛细血管直径,毛细血管腔受到挤压,为中度系膜增生;若增生的系膜细胞和系膜基质已经破坏了毛细血管襻,使相邻的毛细血管腔消失,肾小球呈现节段性硬化,为重度系膜增生。Masson 染色可见增宽的系膜区有嗜复红蛋白沉积,亦为 MsPGN 病理特征性表现。当 MsPGN 为轻度系膜增生,肾小管和间质无明显改变;呈中度系膜增生时,可伴有肾小管局灶萎缩,肾间质中灶状淋巴细胞和单核细胞浸润,甚或纤维化,呈重度系膜增生时,肾小管间质损害进一步加剧。

(二)免疫病理检查

肾小球系膜区呈现一种(多为 IgG)或几种(如 IgG、IgM 等)多寡不等的免疫球蛋白沉积,伴(或不伴)有补体(如补体 C3、C1q)沉积,免疫病理检查也可均为阴性。

(三)电镜检查

肾小球系膜细胞增生和基质增宽,伴有低密度或云絮状电子致密物沉积,足细胞也可呈节段性融合。肾小管间质的改变与肾小球病变的严重程度密切相关。

四、临床表现

MsPGN 的患病年龄无明显特点,可见于各个年龄段,临床表现也缺乏特异性,既可隐匿起病,也可呈现急性起病,部分患者有前驱感染病史,临床主要表现为血尿,多为镜下血尿,少数也可出现肉眼血尿,以及蛋白尿、肾病综合征等,罹患时可伴有高血压、肾功能损害。临床表现的轻重,与患者系膜细胞和基质增生程度密切相关。

五、诊断

MsPGN 主要表现为血尿,以及蛋白尿、肾病综合征等,血清学检查对 MsPGN 诊断帮助不大,确诊需要肾穿刺活检,光镜检查可见系膜细胞和基质不同程度增生,免疫病理检查主要见 IgG 和补体 C3 在系膜区呈团块状沉积,电镜下可见系膜区电子致密物沉积。

六、鉴别诊断

(一)肾小球微小病变肾病

MsPGN 的临床表现以及肾脏病理光镜检查所见,均与肾小球微小病变肾病非常相似,常难于鉴别,两者的鉴别主要依据免疫病理检查和电镜检查,肾小球微小病变肾病免疫病理检查多为阴性,电镜下可见足细胞的广泛融合。

(二)局灶节段性肾小球硬化症

重度系膜增生的 MsPGN,临床表现、肾脏病理光镜下所见,以及免疫病理检查(常有 IgM 沉积),均与局灶节段性肾小球硬化症表现有相似之处,主要不同之处在于,MsPGN 存在弥漫性系膜细胞增生和基质增宽。

(三)IgA 肾病

目前,MsPGN 已特指为非 IgA 肾病性系膜增生性肾炎,两者临床表现和肾脏病理光镜检查难于鉴别,区分主要依赖于免疫病理检查,IgA 肾病肾小球系膜区主要以 IgA 沉积为主,如伴有其他免疫球蛋白和(或)补体沉积,强度均弱于 IgA。MsPGN 患者通常肾小球系膜区以 IgG 沉积为主,如伴有 IgA 或其他免疫球蛋白沉积,均弱于 IgG 沉积。

(四)表现为系膜增生的继发性肾小球疾病

常见的继发性肾小球疾病为狼疮性肾炎,主要见于狼疮性肾炎的 Ⅱ 型和 Ⅲ 型,但患者的临床表现和免疫病理检查所见,不难将狼疮性肾炎与 MsPGN 区别。少数乙型肝炎病毒相关性肾炎也可表现为 MsPGN,但免疫病理检查肾活检组织中可见乙型肝炎病毒抗原沉积。

七、治疗与预后

MsPGN 治疗方法和预后,与患者蛋白尿多少、肾功能水平以及系膜细胞和基质增生程度等密切相关。MsPGN 导致肾病综合征的治疗方法,疗效和预后同 IgA 肾一样也存在着较大差异性。

(赵　翠)

第九节　毛细血管内增生性肾小球肾炎

毛细血管内增生性肾炎是指病理上表现为肾小球毛细血管内细胞(内皮细胞、系膜细胞)增生,并常伴有白细胞浸润的肾小球肾炎。在原发性肾小球疾病肾活检中所占比例各家报道不一,国内资料为 2.7%～9.7%,常表现为急性肾炎综合征,即急性起病,以血尿、不同程度的蛋白尿、水肿、高血压、肾小球滤过率下降为特点。在临床表现为急性肾炎综合征的患者中,毛细血管内增生性肾炎占 51.5%～76.9%;最典型的疾病为急性链球菌感染后肾小球肾炎;但也可以见于其他病原体致的感染后肾小球肾炎及某些原发性肾小球疾病,如 IgA 肾病或某些继发于全身性疾病的肾小球肾炎(如系统性红斑狼疮,冷球蛋白血症)。本节主要叙述及与细菌感染相关的毛细血管内增生性肾炎。

一、急性链球菌感染后肾小球肾炎

【病因与发病机制】

急性链球菌感染后肾小球肾炎(APSGN)是链球菌感染引起的免疫复合物性肾炎。是由 A 族 β 溶血性链球菌中的致肾炎菌株感染引起。以呼吸道感染为前驱感染的多为 β 溶血性链球菌的 1、3、4、12、25、49 型;以皮肤、脓皮症为前驱感染的多为 2、49、55、57、60 型。不同菌株的侵袭率不一(1％～33％),同一菌型侵袭率也不同,可能与机体免疫状态、侵入途径不同有关。虽现已公认本病是由链球菌感染引起的免疫性肾小球肾炎,但有关其确切抗原及发病多个环节仍尚未完全阐明,现分几个方面叙述。

(一)链球菌的致肾炎抗原

1.肾炎相关链球菌纤溶酶受体(NAPlr)　为致肾炎菌株分离的 43000U 的糖酵解酶,具有甘油醛-3-磷酸脱氢酶的活性,能与纤溶酶结合。Yoshizawa 等研究表明:①NAPlr 可见于急性链球菌感染后肾小球肾炎起病早期(1～14d)的肾组织,主要在系膜区及部分肾小球基底膜;②92％的患者有高滴度抗体,而仅有链球菌感染未发生肾炎患者中抗体检出率为 60％;在 0.2～10 岁的对照组中仅为 26％;急性链球菌感染后肾小球肾炎患者体内抗体持续时间较久;③功能活性和氨基酸序列等同于甘油醛-3-磷酸脱氢酶;④在体外可活化补体旁路途径。作者还提出假说:认为 NAPlr 能与肾小球结合,并捕获循环中的纤溶酶,通过激活金属蛋白酶前体降解肾小球基底膜,从而引起肾小球炎性损伤,使 CIC 通过损伤的肾小球基底膜,在上皮侧聚集。一次 NAPlr 在急性链球菌感染后肾小球肾炎发病中起重要作用。

2.链球菌致热外毒素 B/链球菌致热外毒素酶原前体　SpeB 为化脓性链球菌产生的外毒素(SpeA,SpeB,SpeC 和 SpeD)之一,为一阳离子性蛋白,其 pKs 分别为 8.2 和 9.3。

早在 20 世纪 80 年代有学者已注意到阳离子化的抗原可被带负电荷的肾小球基底膜吸引,然后进入上皮侧,在"原位"与抗体结合,在上皮侧形成原位免疫复合物而致病。在实验性肾炎模式中,这些上皮侧复合物与急性链球菌感染后肾小球肾炎中所见的"驼峰"相似。Cu 等在 12/18 例急性链球菌感染后肾小球肾炎患者肾组织中检测出 SpeB 的沉积,且患者有高滴度的抗 SpeB 抗体。而无肾并发症的链球菌感染者或急性风湿热患者中抗 SpeB 抗体阴性。Batsford 等在患者肾组织"驼峰"中检测出 SpeB 沉积,这些都支持 SpeB 可能是急性链球菌感染后肾小球肾炎的主要致病抗原。SpeB 的其他生物活性,如与纤溶酶结合,诱导单核细胞趋化和移动抑制因子表达,从而导致肾组织炎细胞浸润,均可能参与介导急性链球菌感染后肾小球肾炎。

综上所述:①NAPlr 由于其与纤溶酶结合的活性,引发肾小球基底膜降解和炎症反应,从而利于免疫复合物通过受损肾小球基底膜而沉积于上皮侧。②SpeB/zSpeB 因其阳离子特性沉积于上皮侧,形成原位免疫复合物,且存在于急性链球菌感染后肾小球肾炎特征性的驼峰,及与免疫球蛋白和 C3 呈共定位,证明 SpeB 是急性链球菌感染后肾小球肾炎的主要致病抗原。③纤溶酶在致肾炎中的作用:因链球菌多种组分都具有将纤溶酶与肾小球结合的生物活性,故与纤溶酶结合可能是链球菌多种组分或产物引发急性链球菌感染后肾小球肾炎的最后共同途径,并继之引发补体活化、单核细胞趋化、肾小球基底膜降解而致病。

3.其他相关抗原　①M 蛋白是位于链球菌表面的发样蛋白,其 N 端突出于胞外,高度保守的 C 端锚于胞膜,具有多种血清型。20 世纪 60 年代曾有报道见于急性链球菌感染后肾小球肾炎的肾组织,但近年多数学者认为 M-蛋白在急性链球菌感染后肾小球肾炎发病中不起主要作用。②链球菌组蛋白样蛋白可影响细菌的毒力,可促进单核-巨噬细胞合成和释放细胞因子如白细胞介素-1(IL-1),肿瘤坏死因子-α,它是高度阳离子化的蛋白,实验动物模型中可与肾小球基底膜的蛋白聚糖选择性结合,形成原位免疫复合物。在人急性链球菌感染后肾小球肾炎尚无系统研究。

(二)免疫复合物和补体活化

链球菌组分或其产物作为抗原引起的机体体液免疫反应形成免疫复合物,激活补体,引发免疫病理改变而致病。开始大多认为是 CIC 致病,后来注意到身在受累的链球菌感染者虽然也存在 CIC,但 CIC 的量与临床病理相关性并不密切,特别是动物模型中 CIC 只能沉积在肾小球内皮下,很难介导急性链球菌感染后肾小球肾炎中上皮侧驼峰。近年学者们更关注原位免疫复合物在发病中的作用,即链球菌的阳离子化抗原可穿过负电荷的肾小球基底膜沉积在上皮侧,在急性链球菌感染后肾小球肾炎发病中起重要作用。

一般认为此病中 CIC 活化补体经典途径外,近年因 C3 下降比 C4 更为显著,且还可检出备解素沉积,旁路途径日益受到重视。Ohsawa 等提出甘露糖结合凝集素途径存在,可能是由于细菌壁上 N-乙酰葡糖胺残基或肾小球暴露于神经氨酸酶后,由半乳糖胺根激活 MBL 途径,但 MBL 途径在急性链球菌感染后肾小球肾炎发病中的意义仍待进一步证实。

(三)细胞免疫与急性链球菌感染后肾小球肾炎

20 年前已注意到肾活检标本中有免疫活性细胞(巨噬细胞及 T 辅助细胞)浸润,循环中 IL-6、IL-8、TNF-α 水平增高,提示细胞免疫在肾小球炎性损伤发生发展中起一定作用。近年研究显示,革兰阳性菌的毒素可作为超抗原活化 T 细胞。有学者认为,链球菌致肾炎菌株的超抗原即可选择性增加 T 细胞受体 β和活化大量 T 细胞,释放 IL-1 和 IL-6。

(四)体液免疫与急性链球菌感染后肾小球肾炎

鉴于急性链球菌感染后肾小球肾炎患者中 32%～43%血中有高滴度类风湿因子,86%肾活检组织肾小球中可有抗-IgG 抗体沉积等现象,提示本病中有 IgG 抗体参与。此外,本病中还常合并存在其他自身免疫反应现象,如可有 DNA-抗 DNA 抗体复合物,2/3 氮质血症者和 70%新月体形成者可检出抗中性粒细胞胞质抗体(ANCA)。多数学者认为上述自身免疫表现提示,本病可能存在自身免疫现象,并可能参与调节急性链球菌感染后肾小球肾炎的某些病理过程。

(五)宿主因素

因急性链球菌感染后肾小球肾炎仅发生于致肾炎菌株感染后的一小部分患者,显然宿主本身因素可以影响发病,但具体为何种因素尚不清楚。

【病理生理改变】

1.肾脏的病理生理改变　急性肾炎时肾脏病理生理的改变与免疫介导所引起的肾小球毛细血管炎症反应有关。

(1)肾小球基底膜受中性白细胞及血管活性物质及膜攻击复合物的破坏(甚至在电镜下呈现基底膜断裂),致使血管内血浆蛋白及红细胞、白细胞等逸至尿中。尿蛋白形成的另一个原因是肾小球毛细血管襻上唾液蛋白及硫酸糖胺聚糖的减少、滤过膜阴电荷屏障的破坏。

(2)肾小球毛细血管襻阻塞,肾小球滤过面积减少,故而引起肾小球滤过率下降,少尿及无尿,甚至氮质血症及尿毒症。

(3)应用对氨基马尿酸(PAH)清除率研究肾血流量证实,急性肾炎时肾血流量正常,甚至增加(因入球小动脉阻力下降)。因此,不同于慢性肾炎,本病肾脏并不处于缺血状态。因肾血流量正常而肾小球滤过率下降,患者的滤过分数下降。

(4)肾小管最大重吸收功能仅轻度受损或正常,肾小球滤过率损害程度超过了肾小管受损程度,滤过的原尿量减少,且通过肾小管的时间延长。此外,肾小球毛细血管襻炎症阻塞后,肾小管周围毛细血管压力下降。这两个因素均促使功能受损不严重的肾小管上皮可以充分重吸收原尿中的水和钠,引起少尿及水、钠潴留,肾脏钠排泄分数少于1％,此即"球管失衡状态"。

（5）由于循环血容量扩张,反射性引起血浆肾素活性及血管紧张素、醛固酮浓度下降,疾病恢复期则恢复正常;尿液中前列腺素 PGE2 及 PGF 和激肽释放酶水平持续下降。

2.全身性病理生理改变　中心环节是水钠潴留,血容量扩张。由此引起高血压及水肿,严重时可引起高血压脑病及心力衰竭等严重合并症,是急性肾炎的主要死亡的原因。因此,在急性肾炎的治疗中控制血容量,排出体内潴留的水、钠是关键。

【病理改变】

本病以弥漫性肾小球毛细血管内皮细胞增生、白细胞浸润,且病程早期有肾小球毛细血管襻上皮侧沉积物(驼峰)为特点。

1.光镜　肾小球细胞数明显增多,呈现弥漫性和球性增生的特点。除显著的肾小球内皮细胞增生及系膜增生外,起病初期(6周内)还常有中性粒细胞和单核细胞浸润,也可由嗜酸粒细胞及淋巴细胞浸润,故有作者描述为渗出性肾小球肾炎。急性期显著细胞增生时肾小球可呈膜增生性肾小球肾炎的分页性改变,毛细血管管腔狭窄。以高分辨率镜检尤其是 PASM 和 Masson 染色时在毛细血管襻上皮侧可见沉积物(即电镜下的驼峰)。足细胞数正常。数周后多形核细胞消散,毛细血管襻开放,仅遗留系膜细胞增生,这种状态可持续数月。少数重症患者急性期可有球囊粘连及新月体形成。

肾小管改变不明显,但当临床有大量蛋白尿时,近曲肾小管上皮细胞因存在蛋白吸收颗粒而出现玻璃样小滴,管腔内有红细胞、红细胞管型,病变早期多形核白细胞亦可见于肾小管管腔。

肾间质受累程度不一,可见间质水肿,散在炎性细胞浸润(多形核白细胞、单核细胞、淋巴细胞)。

多数患者(尤其是儿童)上述病理改变可逐渐消散,但少数患者肾小球系膜细胞及基质持续增生,还可进展至局灶节段性肾小球硬化,而转变为慢性肾小球肾炎。

2.免疫荧光　起病早期 2～3 周可见 IgG、C3 弥漫颗粒状沉积于肾小球毛细血管襻,由于融合可在某些区域呈短线状沉积。IgG、补体早期(C1、C4)和 IgA 不常见。随病程发展 IgG 可逐渐减弱而 C3 比较显著。

免疫荧光检查可表现为 3 种不同类型。星空型:常见于病程早期(2 周内),颗粒状免疫复合物沉积于毛细血管襻及系膜区,此型常转入系膜型。系膜型:即免疫复合物主要沉积于系膜区,蒂部更明显。此型常见于消散期(4～6 周),可持续数月甚至数年,此型还可见于亚临床患者。花冠型(或花环型):为致密或是融合的 IgG 伴 C3,沿肾小球毛细血管襻沉积,呈花冠状。此型多见于有大量蛋白尿者,尤其是病程上、消散慢的年长患者,病程后期重复活检时可见节段性肾小球硬化。

3.电镜　除上述光镜所见外,呈现本症特征性的"驼峰"。此为肾小球基底膜上皮侧散在的圆顶状电子致密沉积物。通常居于上皮侧,与肾小球基底膜致密层以一层透明层间隔,偶可融入致密层。一般宽<1μm,但也可达 3μm,长 6μm,致密度不一(较疏松者可为其逐渐消散状态)。此驼峰一般病后 6 周消散[自身溶解和(或)通过囊泡吞噬清除]。覆盖于驼峰处的足细胞常可有部分足突融合和浓集的胞质微丝,此外内皮下、系膜区及肾小球基底膜内也有不规则、小型的电子致密物。随疾病进展,肾小球系膜区增宽,基质增多,亦可见节段系膜插入到内皮下等非特异性病变。

【流行病学】

近年来,急性链球菌感染后肾小球肾炎的发病率有日益减少的趋势。北美、欧洲报道 1979～1988 年比 1960～1970 年减少 2/3。在我国也呈类似趋势,在 1979 年、1982 年和 1992 年的住院肾脏病患儿中此症分别占 64.8％、53.7％和 37％。发病率下降的原因可能与社会经济、卫生状况改变,及时发现并有效控制链球菌感染有关。前驱链球菌感染的部位还因地理、气候、社会经济水平、卫生习惯等条件不同而异。我国北方地区以呼吸道感染为主,南方湿热地区脓皮病比例较北方高。

【临床表现】

一般为散发性,偶见于链球菌感染流行期,也可于学校等集体单位呈局部流行,亦可聚集性发病。好发于小儿及青少年,2 岁以下及 60 岁以上者仅约 15%。

1.典型症状 发病前多有呼吸道或皮肤的链球菌前驱感染,然后经 1~3 周潜伏期发病。潜伏期长短与前驱感染部位有关:呼吸道感染者 6~12 天,皮肤感染者 14~28 天。

(1)血尿:肉眼血尿为常见初起症状之一,约 50%~70% 的患者可以表现为肉眼血尿,尿液呈洗肉水样或浓茶色,持续 1~2 周转为镜下血尿,镜下血尿可持续 1~3 个月,少数病例可持续半年或更久,但绝大多数均痊愈。

(2)蛋白尿:几乎全部患者均有程度不同的蛋白尿,仅少数达肾病综合征范围[成人尿蛋白≥3.5g/24h,小儿>50mg/(kg·24h)],常为非选择性蛋白尿。部分患者就诊时尿蛋白已转至微量。

(3)水肿:常为起病早期症状,70%患者有水肿,源于肾小球滤过率下降、水钠潴留。水肿为非可凹陷性,通常仅累及眼睑、颜面,偶及全身。若水肿持续发展,常提示预后不良。

(4)高血压:70%~80% 的患者出现高血压,多为轻中度血压增高,偶可见重度高血压,甚至发生高血压脑病。一般恢复较迅速,高血压与水肿的程度常平行,并且随利尿而恢复正常。若血压持续升高 2 周以上无下降趋势者,表明肾脏病变较严重。

(5)少尿:多数患者起病时尿量减少,且伴一过性氮质血症,2 周后尿量渐增,肾功能恢复。

(6)肾功能减退:常为一过性氮质血症,尿素氮及血肌酐轻度升高,部分可发生急性肾衰,经积极治疗(包括透析)度过急性期后,肾功能多可逐渐恢复,仅少数演变为慢性肾小球肾炎或慢性肾衰竭。

(7)全身表现:患者常有疲乏、厌食、恶心、呕吐、头晕、头痛,偶与风湿热并存。

2.复发 急性链球菌感染后肾炎罕见再发,以往认为可能是 β 溶血性链球菌 A 族中致肾炎菌株的数目相对少见,及初发急性链球菌感染后肾炎患者产生针对致肾炎菌株的保护性免疫反应。文献报道急性链球菌感染后肾炎再发的发生率为 0.7%~7.0%,但再发的病理生理机制仍不清楚,有研究表明青霉素可以抑制初发急性链球菌感染后肾炎患者对致肾炎菌株的保护性免疫反应,使患者易于再发。

3.实验室检查

(1)尿液检查:所有患者均有血尿。急性期多为肉眼血尿,以后转为镜下血尿。尿沉渣中大多为严重变形的红细胞。新鲜尿 60%~80% 可检测出红细胞惯性。病程早期还可检测出加多白细胞、白细胞管型、肾小管上皮细胞管型及颗粒管型。一般伴程度不一的蛋白尿,少数可达肾病综合征范围。蛋白尿属非选择性,并常含有纤维蛋白降解产物。

(2)血常规:常见轻度贫血,主要与血容量增加、血液稀释有关。白细胞计数可正常或增高,此与原发感染灶是否持续存在有关。血沉大多增快。

(3)肾功能和血生化:肾小球滤过率降低,部分患者有一过性的血尿素氮、血肌酐增高。肾血流量正常,肾小管重吸收及浓缩功能通常正常。可有轻度高氯血症型酸血症和轻度高钾血症。血浆白蛋白一般在正常范围,但大量蛋白尿者可有低白蛋白血症。血浆纤维蛋白原、纤溶酶增高,尿中纤维蛋白原降解产物增加,提示血管内凝血及纤溶作用增强。

(4)细菌学、免疫学检查:肾炎起病时大多数患者已经接受抗生素治疗,故病灶局部细菌培养阳性率不高。链球菌感染后机体产生抗体,其检测有助于证实感染并了解机体免疫情况。最长检测 ASO,其阳性率为 50%~80%,感染后 3~5 周时滴度最高,半数患者于半年时恢复最长。在评价结果时应注意:①阳性仅提示其前有链球菌感染;②前驱感染早期有效的抗生素治疗,常影响其滴度;③某些致肾炎菌株可能不产生溶血素,故 ASO 可为阴性;④高脂血症能影响检测结果;⑤前驱感染部位影响结果,脓皮病患者 ASO 常并不增高(因溶血素与皮肤中脂类结合,故 ASO 滴度不增高)但抗 DNA 酶 B 和抗透明质酸酶滴度升高。

(5)血清补体:病程早期 90％患者血清总补体 CH_{50} 及 C3、C4 显著下降,其后首先 C4 开始恢复,继之总补体及 C3 也与 1 个月后上升,6～8 周恢复正常。补体下降程度与病情严重性及最终预后无关,但持续低下,6～8 周尚未恢复者提示为非链球菌感染后肾小球肾炎,应探求其他致补体低下的原因,尤应注意是否为膜增生性肾小球肾炎。

【并发症】

1.严重循环充血状态、心功能衰竭、肺水肿　主要因水钠潴留、血容量增加及高血压所致。常以左心衰为主,但右心功能也常受累。表现为气急、心率快、心尖部收缩期杂音、肺底啰音,重则端坐呼吸、烦躁、奔马律、心脏扩大、肝大等;小儿患者还常诉腹痛。此类并发症尤多见于老年患者,未及时诊治可导致死亡。

2.高血压脑病　指血压急剧增高时伴发神经系统症状。一般认为是在全身性高血压基础上,颅内小血管痉挛或血管舒缩调节障碍、脑水肿、脑缺氧所致,此外水钠潴留也是重要原因。此类并发症多见于小儿患者。血压于短时间内显著增高、剧烈头痛、恶心呕吐、继之视力障碍、黑朦、嗜睡或烦躁,如未能及时治疗则可致惊厥、癫痫样抽搐、昏迷,甚至死亡。

3.急性肾功能损伤　发生率为 1％～2％,表现为少尿或无尿,血尿素氮增高,不同程度的高钾血症及代谢性酸中毒等尿毒症改变。

【诊断及鉴别诊断】

典型患者诊断不困难。链球菌感染后 1～3 周出现血尿、水肿、高血压,尿检查示肾小球性血尿、不同程度的蛋白尿,血清学检查有链球菌感染的免疫学改变及血清补体的动态变化(早期下降,6～8 周恢复)即可做出临床诊断。应注意排除下列情况:①前述的几种不典型患者勿漏诊或误诊。对以循环充血、高血压脑病为首发症状者如能及时尿检,可有助于诊断。②与非链球菌引发的感染后肾小球肾炎鉴别。如能注意各自临床特点多可鉴别。③与表现为急性肾炎综合征的其他原发性肾小球疾病或系统性时的肾脏受累区别。前者最多见的是 IgA 肾病,IgA 肾病常于呼吸道感染同时或 1～2d 内出现血尿,一般不伴水肿和血清补体下降,既往可有类似发作史;膜增生性肾小球肾炎(MPGN)常伴较多蛋白尿、持续低补体血症、肾功能损害等。狼疮性肾炎、过敏性紫癜性肾炎、血管炎肾损害、家族性肾小球肾炎等,依各自其他全身表现多可区别,必要时肾活检。④大量蛋白尿者常需与其他原因导致的肾病综合征鉴别。肾功能急剧减退者与其他病因所致急进性肾炎综合征相区别。参考病情、病程变化,常需肾活检。⑤慢性肾炎病程中某些诱因(如感染)导致慢性病变基础上急性发作。此外,还应注意与各种感染所致发热时引起的一过性蛋白尿,这是由于发热引起肾血流量及肾小球通透性增加所致,此种改变发生于高热、感染的早期,退热后,尿液恢复正常,不出现急性肾炎综合征的其他症状。

通常典型急性链球菌感染后肾小球肾炎,不行肾活检也可基本明确诊断,但出现下列情况为肾活检指征:①不典型表现,如大量蛋白尿、显著的氮质血症、持续存在少尿、缺乏链球菌感染的血清学证据、血中补体正常。②显著的血压升高和肉眼血尿持续 2～3 周以上,或持续蛋白尿伴或不伴血尿持续 6 个月以上。③持续的低补体血症,超过 4～6 周。

【治疗】

本病是一自限性疾病,急性期重点为对症治疗,纠正病理生理改变、防治并发症、保护肾功能,以利其恢复。

1.休息　宜卧床休息 2～3 周,至肉眼血尿消失、水肿减退、血压恢复方可逐步增加活动量,3 个月内宜避免剧烈的体力活动。

2.饮食　给予含丰富维生素的低盐饮食,维持充足的热量。水肿、血压升高者应限盐(<3g/d)。适当蛋白质饮食,过量限制蛋白质摄入量,对肾单位的修复不利。有氮质血症者应限制蛋白质入量,每天 0.6g/kg,并给予优质蛋白。此类病人应限制含钾食品。

3.清除感染灶　常选用青霉素,过敏者改用红霉素、克林霉素或头孢类抗生素,疗程 7～10d。抗生素的应用除可清除感染灶外,还有助于防止致肾炎菌株的扩散。

4.利尿药　经控制水盐入量仍有水肿、血压高、尿少者应给予利尿药。可选用氢氯噻嗪,25mg,每日 2～3次,小儿 1～2mg/(kg·d)分 2～3 次日服。当肾小球滤过率<25ml/(min·1.73m²)或急需迅速利尿时应用襻利尿药,呋塞米 20～40mg 口服或注射。禁用保钾利尿药。

5.控制血压　血压不超过 140/90mmHg 者可暂时观察。凡经休息、限盐、利尿药治疗而血压仍高者应给予降压药。可选用血管扩张剂,如肼苯达嗪;α₁ 受体阻断药如哌唑嗪或钙通道阻滞剂。儿科仍有时采用利舍平,首剂 0.07mg/kg(每次<2mg)口服或肌注,继之以 0.03mg/(kg·d)分次口服,也可同时合用肼屈嗪。

6.高血压脑病的治疗　常需迅速降压。可选用硝普钠静脉输注,小儿以 1μg/(kg·min)速度开始,成人自 15μg/min 开始,根据血压情况调整滴速,输液瓶需避光,应用时间长者则须监测硫氰酸浓度。此外还可应用拉贝洛尔,不良反应为眩晕及直立性低血压。高血压脑病除降压外还需给予止痉、吸氧、应用襻利尿剂以减轻水钠潴留、降压和减轻脑水肿。

7.急性严重循环充血的治疗　严格卧床,限制钠、水入量。应给予利尿、降压及减轻心脏前后负荷。临床上常用襻利尿药,再配合酚妥拉明或硝普钠。急性肾小球肾炎的心力衰竭主要不是源于心肌收缩力下降,一般不用洋地黄类强心药。如药物治疗无效,则可应用透析或血液超滤脱水。

8.急性肾功能衰竭　一般治疗同其他原因导致的急性肾功能衰竭。对合并新月体形成的肾功能减退者可给予糖皮质激素(包括静脉冲击治疗)和细胞毒类药物及血浆置换治疗。当出现下列情况时应给予透析或血液超滤。①少尿或无尿 2d;②血肌酐>422μmol/L,BUN>21mmol/L;③血钾>6.5mmol/L;④高血容量、左心衰竭、肺水肿;⑤严重代谢性酸中毒,内科治疗难于纠正;⑥严重尿毒症。

【预后】

急性链球菌感染后肾炎预后大多良好,小儿患者优于老年人及成年人。大部分患者肉眼血尿于数天至 2 周内消失,2～4 周出现自发利尿消肿,血压及肾功能恢复,但镜下血尿及少量蛋白尿可持续半年或更长久。多数学者认为此症虽预后好,但 6%～18%患者遗留程度不一的尿检异常、血压高,少数转入慢性肾小球肾炎,故应加强随访,尤其是急性期有大量蛋白尿、血压高持续时间长、肾功能受损严重、肾脏病理有新月体形成、免疫荧光呈花环型、电镜下"驼峰"改变不典型这更应定期随访治疗。

二、非链球菌感染后肾炎

【病原体】

除链球菌外,可以引发肾炎性损伤的病原体包括:

1.细菌　葡萄球菌、肺炎球菌、克雷伯菌、棒状杆菌、丙酸杆菌、不典型脑膜炎球菌、沙门菌、布氏杆菌等。

2.病毒　乙型肝炎病毒、丙型肝炎病毒、巨细胞病毒、肠道病毒、麻疹、风疹、水痘、腮腺炎、细小病毒、EB 病毒等。

3.寄生虫　疟原虫、弓形体、丝虫、血吸虫、毛线虫属、锥虫等。

4.真菌　球孢子菌、念珠菌、组织胞质菌。

5.其他　钩端螺旋体、梅毒螺旋体、支原体、衣原体、立克次体等。

【感染引发肾损伤的机制】

除链球菌外,其他多种感染本身或感染时引发的病理生理改变均可致肾损伤。可有多种机制先后获共同致病。例如,①病原体直接侵犯肾实质或集合系统,常见于脓毒症;②病原体释放内毒素或其他毒性物质,激活炎症级联反应;③感染性休克时肾灌注不足,导致缺血性损伤;④严重感染时有肾血管内皮损伤;⑤感染引起免疫系统改变,免疫复合物形成,致肾损伤;⑥感染时应用的多种药物及治疗措施致肾损伤。

感染时导致的肾损伤可累及肾小球、肾小管、肾血管和肾间质,临床常见的疾病见下文。

【临床常见的疾病】

1.感染性心内膜炎　急性或亚急性心内膜炎均可致肾损伤。感染性心内膜引起肾损害的发病机制,一般认为微栓塞是引起局灶性肾炎的原因,但免疫荧光和电子显微镜检查提供了免疫复合物发病机制的重要证据。弥漫性和局灶性肾小球肾炎的免疫荧光染色表现相似,主要表现为沿毛细血管壁有弥漫性颗粒状的 C3 沉积。毛细血管壁和系膜区尚有免疫球蛋白(主要是 IgG)的沉积。有些局灶性肾炎中免疫荧光沉积物也可在似乎是正常的肾小球中见到。通常在局灶性肾小球肾炎中见不到电子密度增加的沉积物,而在弥漫性肾小球肾炎中则常发生,大多位于肾小球基膜和内皮细胞之间以及在系膜内。有些患者在肾小球基膜内以及与上皮细胞足突之间也可有沉积物。在凝固酶阳性的葡萄球菌所致的心内膜炎患者中,沉积物主要位于上皮细胞下,与急性链球菌感染后的肾小球肾炎表现相似。

引起感染性心内膜炎的细菌或其产物作为抗原,产生相应抗体,两者组成循环免疫复合体。在肾小球内免疫复合体的沉积部位与细菌的类型、感染时期有关,但主要取决于抗原-抗体复合物的大小和溶解度。当抗原过剩时所形成的免疫复合物,体积较小而溶解度高,易在肾小球上皮细胞下沉积,多见于细菌性心内膜炎的败血症期,尤其是凝固酶阳性的葡萄球菌性心内膜炎,常伴有弥漫性增殖性肾小球肾炎。当抗体稍多于抗原时,所形成的免疫复合物呈中等度体积而溶解度差;当抗体明显多于抗原时,所产生的较大免疫复合体是不溶解的。这些中等度和大体积的免疫复合物常沉积于肾小球内皮下,引起局灶性或弥漫性肾小球肾炎,多见于草绿色链球菌所致的亚急性细菌性心内膜炎。此外,在血循环中可找到抗原-抗体复合物。本病尚有补体激活和利用,有人从病变的肾脏组织取得抗体,后者与同一患者血培养中获得细菌引起的阳性免疫反应。

临床上此类患者多现有感染性心内膜炎的全身及心血管症状,如发热、发力、多汗、皮肤黏膜出血点、脾大、心杂音改变或出现心杂音、进行性贫血等。肾脏受累常有多种表现,最常见是镜下血尿、蛋白尿或急性肾炎综合征,少数呈肾病综合征。血尿素氮、血肌酐可呈不同程度的增高。常有补体 C3、C4 下降,类风湿因子常阳性;冷球蛋白增高、循环中可检出免疫复合物。

治疗是彻底清除感染灶,充分抗生素治疗后肾小球病变可消散,但延迟诊治则血尿、蛋白尿持续存在。对某些不能控制的瓣膜感染,偶需外科手术置换,或引流瓣膜环处的脓肿,以彻底清除感染原。

2.分流性肾炎　分流性肾炎是指脑积水患者应用 Hoter valve 做脑室-心房(或颈静脉)分流术后,在分流部位发生继发感染而导致的肾小球肾炎,发生率约为 4%。本病多见于小儿,可于分流术后 3 周至 14 年发病,平均发病时间为 4.4 年,发病前都有前驱感染。病原菌大多为表皮葡萄球菌,偶为白喉杆菌。

临床表现主要有:①原发病有脑室分流手术史;②亚急性感染症状发热、贫血、肝脾肿大等;③肾脏病表现:镜下血尿最为常见,中等量蛋白尿,肾病综合征发病率约占 30%。高血压不多见,可发生氮质血症;④其他:偶伴荨麻疹、血管炎。尿检镜下血尿最常见,可有中等量蛋白尿。血清学检查常见血清补体 C3 下降,CIC 阳性,CRP 上升,类风湿因子阳性,冷球蛋白阳性。

肾脏病理多呈弥漫性增生性改变,有显著的系膜细胞增生及不同程度的炎细胞渗出。肾小球基底膜可呈双轨样增厚,肾小球呈分叶状,即呈膜性增生性肾小球肾炎的改变。有些患者呈局灶增生性肾小球肾炎。免疫荧光检查可见 IgM 和 C3 沿毛细血管襻及系膜区颗粒状沉积,有时可检出细菌抗原,电镜下可见系膜区、内皮下或上皮侧电子致密沉积物。

治疗主要针对感染源应用敏感抗生素,并去除分流装置,可使临床症状消除,血清学检查恢复正常,肾活检显示病理损害好转。半数患者可完全恢复,余则遗留血尿和(或)蛋白尿及不同程度的肾功能损伤。

3.内脏或深部感染时的肾损伤　除上述感染性心内膜炎时的肾损伤及分流性肾炎外,其他部位的感染如肺、腹腔、皮下、慢性骨髓炎等情况也可引发肾损伤。

临床上肾脏受累多表现为持续数月感染后出现轻重不一的肾损伤,轻者仅尿检异常,重者可致肾衰竭,偶见肾病综合征。血中补体常降低。肾脏病理最常见的是弥漫增生性肾小球肾炎或肾小球系膜增生性病变,可有不同程度的新月体形成,亦有报道为据早增生性或膜增生性肾小球肾炎改变。治疗主要针对基础感染、肾功能的恢复情况而定,新月体形成者预后较差。

(李　艳)

第十节　膜增生性肾小球肾炎

一、概述

膜增生性肾小球肾炎(MPGN)也称系膜毛细血管增生性肾小球肾炎(MCGN),主要临床表现为肾病综合征,可伴有血尿、高血压和肾损害,持续低补体血症是其重要的血清学特征。病理特征包括系膜细胞和基质弥漫重度增生,向内皮和基底膜之间插入,肾小球毛细血管壁增厚。根据免疫荧光和电镜特征不同可将原发性膜增生性肾小球肾炎分为 3 型,其中Ⅱ型因其电镜下可见毛细血管基底膜致密层内大量电子致密物沉积,因而也称为致密物沉积病(DDD)。近年来,研究发现Ⅱ型膜增生性肾小球肾炎无论在形态结构还是免疫发病机制等方面均与Ⅰ型和Ⅲ型不同,故认为Ⅱ型膜增生性肾小球肾炎为一类特殊的肾小球疾病,而并非膜增生性肾小球肾炎的一个亚型。

综合以往统计资料,MPGN 属于少见的肾小球疾病类型,且往往治疗效果不佳,预后较差。该病可发生于任何年龄,多见于年长儿童及青少年,男女比例无明显差异。国外报道显示,MPGN 占原发性肾小球疾病的 4%~7%。德国 1983~2006 年的一组数据显示 359 例肾活检病人中,MPGN 的发病率为 7%。巴西对 9617 例肾活检患者的回顾性研究显示,MPGN 的发病率为 4.2%。南京军区总院 2004 年对 13519 名肾活检资料统计结果显示,MPGN 占原发性肾小球肾炎的 3.38%。Ⅰ型 MPGN 是 MPGN 中最常见的病理类型。在 20 世纪 70 年代及 80 年代初,统计原发性Ⅰ型 MPGN 较为常见,欧美国家资料显示Ⅰ型占原发肾病综合征的 6%~20%。在我国,Ⅰ型占原发肾病综合征的 5%~10%。但近年来,MPGN 的发病率似有下降,这可能与人们对丙型肝炎病毒(HCV)感染等继发性 MPGN 病因认识水平的提高有关。来自韩国的一组数据显示,1987~2006 年间,MPGN 的总发病率为 4.0%,而 1987~1991 年和 2002~2006 年的数据分别为 6.7% 和 1.7%,说明近年来 MPGN 的发病率有所下降。一项印度单中心统计数据也显示,1986~2002 5415 名肾活检患者中 MPGN 的发病率为 3.7% 且近年来有下降趋势。某医院的资料统计,

2000～2001 年原发性 MPGN 仅占其总体肾活检数量的 0.66％。

MPGN 病变进展相对较快,有统计资料显示,约 50％的患者 10 年后进入肾脏终末期,并且移植后复发率高。法国儿科肾移植后的数据显示,MPGN 的复发率为 30％～100％,移植物损失率为 17％～61％。

二、病因及发病机制

MPGN 按病因可分为原发性和继发性,尤以继发性 I 型 MPGN 多见,可继发于多种疾病。

迄今为止,MPGN 的发病机制尚未完全阐明,且研究发现 MPGN 3 种不同分型其发病机制也相差甚远。通过近年来的一些相关研究,目前大家普遍认同 I 型和 III 型 MPGN 为免疫复合物介导的肾小球疾病,并有补体参与;而 II 型 MPGN 即 DDD 的主要发病机制为补体代谢障碍,补体旁路途经的异常活化。

(一)补体系统

补体系统广泛参与机体抗微生物的防御反应及免疫调节,但不恰当的激活也可导致机体免疫损伤。鉴于补体系统和 MPGN 发病的密切关系,首先要了解根据不同起始顺序激活补体系统的两条重要途径。

1.经典激活途径　参与该途径的成分包括 C_1～C_9,按其在激活中的作用人为分为 3 组,即识别单位(C_{1q}、C_{1r}、C_{1s}),活化单位(C_4、C_2、C_3)和膜攻击单位(C_5～C_9)。抗原抗体复合物作为激活物,从与 C_1 结合后开启了一系列的级联酶促反应,通过识别、活化、膜攻击 3 个阶段完成整个过程,是机体介导的体液免疫应答的主要方式。

2.旁路激活途径该途径　与经典途径不同之处在于激活时越过了 C_1、C_4、C_2 三种成分,直接激活 C_3 继而完成 C_5～C_9 的级联反应,同时激活不依赖于抗原抗体复合物,而是由细菌细胞壁成分-脂多糖等微生物或外源性异物直接作用于 C_3,激活过程有 B 因子、D 因子、P 因子的参与。

C_3 在上述两条激活途径中均占据着重要的地位,且 2 条途径具有共同的末端通路,即膜攻击复合物 C_5b-9 的形成,最终导致肾脏损伤。

(二)I 型 MPGN 的可能发病机制

循环中抗原抗体复合物形成后沉积于肾小球毛细血管内皮下以及系膜区,并通过持续激活经典补体途径进而导致肾小球损伤,目前被认为是 I 型 MPGN 的重要发病机制。但除了丙型肝炎等继发 MPGN 抗原明确外,原发性 MPGN 的抗原并不明确。抗原抗体复合物通过激活经典补体途径,消耗 C_1、C_4、C_3,最终产生 C_5a,膜攻击复合物 C_5b-9。C_5a 具有趋化作用,可刺激白细胞和血小板黏附,释放炎症因子、蛋白溶解酶、活性氧簇等导致肾小球滤过膜受损,蛋白漏出。另外这些炎症介质还可激活肾小球固有细胞如系膜细胞,刺激其增殖并产生多种细胞因子如白介素等,分泌更多的基质成分积聚,最终导致 I 型 MPGN 的病理改变,同时出现血清中 C_3、C_4 水平的明显降低。

(三)II 型 MPGN 的可能发病机制

与 I 型 MPGN 不同,在 II 型 MPGN 的肾组织免疫病理中,并未观察到免疫复合物的沉积。Jansen 等在猪的 DDD 模型中,用免疫电镜方法证实在肾小球基底膜上有 C_3 和末端膜攻击复合物 C_5b-9 的大量沉积,且总是伴随补体调节蛋白在基底膜上的共同沉积,但未见到免疫复合物的沉积,并观察到循环中广泛的补体活化,提示 II 型 MPGN 即 DDD 的发病机制可能与补体未受限制的持续激活有关。因此,目前认为 II 型 MPGN 是某些因素导致补体旁路途径异常活化的结果。这些触发补体系统功能紊乱的因素包括 H 因子以及 C_3 肾炎因子等。

1.H 因子功能失调　H 因子在补体旁路途径中起最重要的调节作用。该蛋白决定着由 C_3 新裂解的 C_3b 分子的命运:①H 因子是 C_3b 灭活因子——I 因子的辅助因子,可促进 C_3b 降解而失活;②可调节补体旁路 C3 转化酶 C3bBb 复合物的稳定性和生成。首先，H 因子可竞争性抑制 B 因子与 C3b 结合，其次还可使 C3b 从 C3bBb 复合物中置换出来，从而加速 C3bBb 的灭活，防止补体旁路途径的持续激活。

H 因子分子质量为 150kDa，由 20 个短保守重复序列结构域组成，而每个 SCR 由大约 60 个氨基酸组成，形成球状结构，含有 4 个保守的半胱氨酸残基（Ⅰ、Ⅱ、Ⅲ、Ⅳ），在Ⅰ～Ⅲ和Ⅱ～Ⅳ间形成二硫键。这些结构域可与配体如 C3b、肝素/糖氨聚糖等相互作用来发挥其调节作用。H 因子至少有 3 个与 C3b 结合的部位，分别位于 SCR1-4、5-8、20。研究发现，无论是 H 因子的遗传变异，或是体内 H 因子的抗体形成均可导致 H 因子缺乏或功能异常，进而引起 C3 失控性激活，导致Ⅱ型 MPGN 的病变发生。

来自美国的一例报道指出，1 例 13 个月的低补体患儿被分离出 H 因子 SCR9 上 C518R 基因以及 SCR16 上 C941Y 基因突变，这种遗传变异可导致 H 因子堆积在细胞内质网中不能释放，血中 H 因子缺乏引起Ⅱ型 MPGN。2004 年，Dragon 等报道了 H 因子 SCR2 上 R127L 基因突变的两兄弟均发展为Ⅱ型 MPGN。还有学者在动物试验中发现，携带 H 因子 SCR20 的 I 示 1166R 突变的挪威约克郡猪出现了Ⅱ型 MPGN，其表现为常染色体隐性遗传，显示过度的补体激活，血浆中 C3 水平低，末端补体复合物升高，这些动物肾小球内大量的补体沉积，通常早期由于肾衰死亡，这种自发性疾病是由于血浆 H 因子的遗传性缺乏所致。当补充 H 因子至正常水平时，病情好转，部分纠正低补体血症，延长动物的平均生存时间。

Okiranta 等报道，H 因子 SCR3 自身抗体通过抑制 H 因子对旁路调节导致Ⅱ型 MPGN，从低补体血症的Ⅱ型 MPGN 患者的血清中分离出一种分子质量为 46kDa 的循环因子，此因子与 C3 肾炎因子不同，经纯化证实此因子为单克隆 λ 轻链二聚体，称为 λL，以一种剂量依赖的方式激活补体旁路途径，直接与 H 因子的 SCR3 结合，证实为 H 因子 SCR3 自身抗体。此结合可阻断 H 因子的活性，显示与 H 因子完全缺乏相同的病理改变。

还有动物试验发现，H 因子和 B 因子同时缺失的大鼠模型并未出现 MPGN 的病理表现，B 因子的缺失阻断了 C3bBb 的形成，间接证实 H 因子的作用位点在 C3bBb 上。

在导致补体旁路途径异常活化的因素中除 H 因子外，研究还发现，在 80% Ⅱ型 MPGN 患者血清中可检测出 C3 肾炎因子（C3NF）的存在，C3NF 可与 C3bBb 结合，从而削弱了 H 因子对 C3bBb 的灭活作用。

2.C3 肾炎因子（C3NF）　在正常情况下，补体旁路 C3 转化酶 C3bBb 含量很低，且受 I 因子和 H 因子的调节，而 C3NF 是 C3bBb 的自身抗体，可与 C3bBb 或 C3bBb3b 结合，使 C3bBb 的半衰期延长近 10 倍，导致补体旁路持续激活，C3 不断降解为 C3a 和 C3b，并最终导致肾小球损伤。

（四）Ⅲ型 MPGN 的可能发病机制

其发病机制与Ⅰ型相似，亦为免疫复合物沉积所致的肾小球疾病，同时合并补体代谢异常。部分患者血清中检出终末肾炎因子 NFt，可作用于终末补体成分 C6～C9，有研究认为该因子是导致Ⅲ型 MPGN 低补体的重要因素。

三、病理

以肾小球基底膜及系膜为其基本病变部位，根据电镜下电子致密物的沉着部位及基底膜病变特点可进一步分为 3 型。

（一）Ⅰ型

光镜：随病变进展，病变肾小球呈弥漫性分布，肾小球体积增大，系膜细胞及基质重度弥漫增生，插入附近毛细血管壁的基底膜与内皮细胞之间，在 PASM 染色时呈"双轨征"或"多轨征"表现，导致光镜下毛细血管壁弥漫性不规则增厚，管腔狭窄。Masson 染色可见系膜区和内皮下的嗜复红蛋白沉积。本型的系膜增生最为严重,到病变后期可分隔肾小球呈分叶状,故又称为"分叶性肾炎"。少部分患者会出现新月体,但受累程度很少超过整个肾小球的 50%。小管间质无特异性改变,病变严重程度往往和肾小球的病变相一致,可见小管上皮细胞空泡和颗粒样变性,小灶状萎缩;肾间质水肿,灶状纤维化,淋巴细胞、单核细胞浸润。严重时可有多灶状或弥漫性肾小管萎缩,间质纤维化,这时临床往往出现进行性肾功能损害。

电镜:可见系膜细胞和基质增生,并向内皮细胞和基底膜间隙插入,双轨征形成。内皮下和系膜区可见团块样大小不等的电子致密物沉积。

免疫荧光:可见 IgG、IgM 和 C3 呈弥漫性、颗粒状沿基底膜周边性分布,也沉积于系膜及毛细血管壁,部分病例可伴有少量 IgA、C1q、C4 沉积。

(二)Ⅱ型

光镜:与Ⅰ型难以区别,但本型的突出病变在肾小球基底膜,毛细血管壁显著增厚,基底膜呈强嗜复红性,PAS 染色强阳性,其基底膜改变较Ⅰ型 MPGN 更为广泛;但系膜细胞和内皮细胞的增生不如Ⅰ型MPGN 显著,而中性粒细胞浸润和新月体形成较Ⅰ型突出。

电镜:有特异性表现,即可见毛细血管基底膜致密层内大量、大块电子致密物呈断续、条带状沉着,少数病人有上皮下大块免疫复合物沉着,系膜区亦可见电子致密物沉积,尚可见于肾小管和肾小球囊基底膜。

免疫荧光:仅以 C3 呈线样或条带样沉积于毛细血管壁,少有免疫球蛋白和其他补体成分沉积。

(三)Ⅲ型

光镜和免疫荧光:本型与Ⅰ型有相似改变。免疫荧光半数以 IgG 和 C3,另有半数仅表现为 C3 而无免疫球蛋白以细颗粒状沿毛细血管壁和系膜区沉积,C4 在Ⅲ型 MPGN 中少见。

电镜:根据电子致密物沉积部位不同,有学者将该型再分为两个亚型即Ⅲ-1 型,也称 Burkholder 型,在肾小球内皮下和上皮下均可见电子致密物沉积,基底膜钉突形成,被认为是膜性肾病与增生性肾小球肾炎的混合型。Ⅲ-2 型,也称 Anders 型,由 Anders 等在 1977 年报道,除内皮下电子致密物沉积外,还可见基底膜内电子致密物沉积,少见钉突结构形成。

四、临床表现及并发症

MPGN 的临床表现多样,预后较差,是原发性肾小球疾病中进展最迅速的类型之一。其中Ⅰ型在 MPGN 三种病理分型中最为常见,约占到 70%,Ⅱ型和Ⅲ型较少见。有资料统计Ⅱ型约占 MPGN 的 3%~20%,Ⅲ型发病率介于两者之间。MPGN 可见于各个年龄阶段的患者,但以年长儿童和青少年多见,90% 的Ⅰ型和 70% 的Ⅱ型患者在 8~16 岁之间发病,幼儿及老年人很少见,男女发病率大致相同。

MPGN 有半数以上患者出现肾病综合征,表现为大量蛋白尿,低蛋白血症,水肿和高脂血症。一组来自墨西哥的单中心回顾性研究纳入 47 名儿童Ⅰ型 MPGN 患者,其肾病综合征的发生率为 74.5%。来自某医院的报道显示在 17 例 MPGN 患者中肾病综合征 9 例占 52.9%,有的资料显示 22 例成人 MPGN 患者肾病综合征占 54.3%。几乎所有 MPGN 的患者均有不同程度的蛋白尿,蛋白尿多为非选择性,蛋白尿量越大,持续时间越长,病变进展速度越快,肾衰竭的发生率越高。

高血压为本病较为常见的临床表现,但通常程度较轻,部分患者特别是Ⅱ型患者易合并严重的高血压。但已有众多研究发现高血压及蛋白尿的程度会对 MPGN 的远期预后产生恶劣的影响。其中合并高血压的患者肾存活率明显低于血压正常的患者。

几乎所有的患者均存在血尿,绝大多数为镜下血尿,可见于起病时或疾病全程,少数表现为肉眼血尿。

儿童高血压、肾功能减退虽较成人少见,但肉眼血尿发生率却明显高于成人。研究显示肉眼血尿与 MPGN 的不良预后有关。约有 25% 的 MPGN 患者临床表现为无症状性血尿和蛋白尿,往往预后较好。

血清补体异常是 MPGN 最具特异性的临床表现,在 I 型 MPGN 中约有 80% 的患者出现补体降低,包括 C3 和总补体溶血活性 CH50 水平降低,部分患者可出现经典途径的早期补体 C1q 和 C4 的下降。还有 10%～20% 的患者血清 C3NeF 阳性。II 型 MPGN 中,C3 水平降低更是其重要特征。约 80%～90% 的 II 型 MPGN 患者 C3 持续降低,比 I 型更为显著和持久,早期补体 C1q 和 C4,C5 和终末补体成分多为正常,80% 的患者出现血清 C3NeF 阳性。一项来自德国的研究纳入 50 名 2～14 岁儿童,在平均 11 年的随访期中发现,I 型患者中 62% C3 水平持续正常,III 型中为 43%,而 II 型仅为 18%。研究结果显示,血清中 C3NeF 阳性与肾脏存活率并无相关性,且低补体 C3 和疾病预后无相关性。

部分患者可在起病后即出现正细胞正色素性贫血,与肾功能减退程度并不相符。其发生机制可能与红细胞表面补体激活有关,有研究提示低补体和低血红蛋白和肾病综合征的发生呈负相关。

绝大多数文献认为特发性 MPGN 的总体预后不佳,从发病到终末期肾衰竭或死亡的时间为 3～20 年,50% 进入终末期肾衰竭或死亡的时间在诊断后 10 年左右,5 年及 10 年的肾存活率仅为 50% 和 36%,MPGN 是所有原发性肾炎中预后最差的一种。有的资料也表明 MPGN 同样是我国原发性肾小球肾炎中预后最差的一类,5 年和 10 年的肾存活率分别为 80% 和 60%。这些患者中部分在肾活检时就已出现肾功能的损害,随着病情的迁延,肾功能状况急骤恶化,尤其是在病程第 5 年后更加明显。近期国外一组儿童 MPGN 的数据显示,10 年肾脏存活率为 83%,似乎优于成年人。

目前已有的资料显示,相比较而言,II 型 MPGN 中新月体肾炎及急性肾衰竭发生率高,而无症状血尿和蛋白尿少见,预后更差,肾移植后复发率更高。值得注意的是,II 型 MPGN 患者常伴有视网膜病变(脉络膜疣)和部分脂肪营养不良。1989 年 Duvall-Young 等首次报道了 1 例 MPGN II 患者出现眼底脉络膜疣,眼部病变后期可影响患者视力,其可能机制亦和基因突变导致补体旁路途径异常活化有关。

III 型患者更多仅表现为血尿和蛋白尿,起病较为隐匿,进展相对缓慢,总体预后好于其他两型。但限于观察样本量较少,仍需临床进一步观察统计。

五、诊断及鉴别诊断

MPGN 的明确诊断主要依据病理检查。临床上具有以下表现则需考虑本病并应及早行肾穿刺活检术:肾病综合征或持续性非选择性蛋白尿伴间断性肉眼血尿或持续性镜下血尿;持续性低补体血症;与肾衰竭不平行的贫血;伴有眼部病变和部分脂肪变性者更应考虑本病 II 型。

一旦肾脏病理提示为 MPGN,临床上要诊断原发性 MPGN 应首先除外继发因素,特别是那些中老年患者,这对于制定下一步治疗方案,判断预后具有重要意义。

鉴于 MPGN 的突出血清学特点是低补体血症,故在临床上应与下列几种常见的可引起血清补体降低的肾小球疾病加以鉴别。

1.急性链球菌感染后肾小球肾炎　部分 MPGN 患者有前驱呼吸道感染史,且以急性肾炎综合征为主要表现,应与急性链球菌感染后肾小球肾炎相鉴别。后者多在呼吸道感染 1～3 周后起病;病理光镜以内皮及系膜增生病变为主,电镜可见上皮下电子致密物呈驼峰样沉积;血清补体水平多在起病后 6～8 周恢复,而若为持续性血清低补体者应怀疑 MPGN。

2.丙肝相关性肾炎　是最为常见的继发性 MPGN,典型病理表现为 I 型 MPGN,也可有 C3,C4 补体的降低,且易合并混合型冷球蛋白血症。既往有丙肝感染病史,血清丙肝病原学检查阳性,免疫病理可见

IgG、IgM、C3 以及 HCV 抗原在系膜区和毛细血管壁沉积，电镜下有时可见病毒样颗粒和冷球蛋白的结晶物质。以上均为其与原发性 MPGN 的鉴别点。

3.乙肝相关性肾炎　也可有明显的低补体血症，肾病理多为不典型膜性肾病，免疫荧光中乙肝抗原染色阳性可以鉴别。

4.狼疮性肾炎　临床上多有原发病的多系统受累改变，血清中不仅补体降低，且多种自身抗体阳性，肾脏免疫病理检查呈"满堂亮"改变。以上可与原发性 MPGN 相鉴别。

在肾病理检查中还应与一些具有相似病理改变的其他病理类型相鉴别。如在中重度系膜增生性肾小球肾炎中可有局灶性或节段性系膜插入现象，而 MPGN 为弥漫性系膜插入，应加以鉴别。在Ⅲ期膜性肾病和不典型膜性肾病中，因肾小球基底膜内有免疫复合物沉积，PASM 染色时可见双层或多层现象，但该病变无系膜细胞和基质的重度增生表现，不同于 MPGN。MPGN 到了后期表现为"分叶状肾炎"时，应注意与结节型糖尿病肾小球硬化症、淀粉样变性肾小球病、单克隆球蛋白沉积性肾病相鉴别，后者以特殊蛋白沉积为主，无或轻微细胞反应表现，临床表现特异可以鉴别。

六、治疗

原发性 MPGN 为进展性疾病，到目前为止尚无有效的治疗方法，也缺乏大规模的循证医学研究的证据，一些现有方法也存在争议。

（一）糖皮质激素

早期研究多集中在儿童患者，而对于成人患者的治疗经验却不多，多参考儿科方案。

美国的一项随机、双盲安慰剂对照临床研究入选了 80 名儿童 MPGN 患者，分为泼尼松组和乳糖对照组，给药剂量为 $40mg/m^2$，用药时间为 3～4 年，以肾衰竭（Scr＞4mg/L）为终点事件，泼尼松组Ⅰ型和Ⅲ型 MPGN 治疗失败率为 33％，而乳糖组为 58％。130 个月时肾脏存活率泼尼松组为 61％，而乳糖组为 12％，提示长时期激素治疗可以改善 MPGN 预后。而Ⅱ型 MPGN 患者两组间疗效并未发现明显差异，两组到达终点事件的比例分别为 55.6％和 60％，无统计学意义。在一项针对儿童 MPGN 的非对照研究中，糖皮质激素 $2mg/kg$/隔天使用 1 年，3～10 年内逐渐减至 20mg/隔天维持，多数患者肾功能稳定，重复肾活检显示肾小球内细胞增生减少，但硬化仍有增多趋势。另有一些研究提出早期使用甲基泼尼松龙冲击与泼尼松隔日治疗有效。Bergstein 等报道 16 例Ⅰ型 MPGN，早期使用甲基泼尼松龙冲击与泼尼松隔日疗法，临床症状迅速改善，13 例中止治疗并随访 20.8 月，9 例尿常规和肾功能均正常。一项日本学校内体检发现的Ⅰ型 MPGN 儿童的研究也强调了激素的早期使用、必要时冲击治疗及隔日的维持治疗对于Ⅰ型 MPGN 缓解具有重要意义。来自土耳其的一项对照研究观察到，脉冲式应用激素和口服激素两种疗法治疗 MPGN 儿童，前者远期肾脏存活率优于后者，且无明显副作用发生。由此多数学者认为，大剂量隔天泼尼松治疗对于儿童 MPGN 尤其是Ⅰ型有效，可减少蛋白尿，稳定肾脏病变，延缓肾功能恶化。

有学者报道，长期隔日激素治疗对于改善肾脏预后Ⅰ型的疗效优于Ⅲ型。对于Ⅱ型，部分研究认为激素治疗无效，也有学者报道应用激素治疗，具体方案各异，多采用长期隔日激素治疗，可能对改善Ⅱ型 MPGN 长期预后有益，但疗效报道不一。

1999 年，LevinA 提出的激素治疗推荐：对于肾功能正常，蛋白尿＜3g/24h 的儿童患者，建议按 $40mg/m^2$ 隔日给药，维持 3 个月；对于肾病综合征和（或）肾功能不全的患儿，给药方法相同，建议持续 2 年。当尿蛋白减少和（或）肾功能改善，减量至 $20mg/m^2$ 维持 3～10 年。若治疗 1 年无效，应予以撤减激素。

对于激素在成人 MPGN 中的疗效目前尚无较大规模的研究予以证实，但一些回顾性的临床研究提示疗效并不理想。基于以上长疗程激素成功治疗儿童患者的经验，成人原发性 MPGN 也可试用，一般认为临床表现为肾病综合征或大量蛋白尿，可给予泼尼松 1mg/(kg·d)使用 3～6 个月，并定期检测肾功能、尿沉渣和尿蛋白定量，若应用 3 个月仍无效，建议加用免疫抑制剂，且应逐渐减少激素剂量。若患者已有慢性肾功能不全，则不再建议应用激素和免疫抑制剂治疗。

（二）免疫抑制剂

截止到目前为止，许多常用免疫抑制剂对于 MPGN 的疗效尚不确定，如临床观察发现，环磷酰胺、硫唑嘌呤等仅对部分 MPGN 患者有效。近期一些小样本或个例报道几种新的免疫抑制剂联合激素治疗可能对 MPGN 有一定疗效，但尚需大宗临床研究所证实。

1.环磷酰胺　一项研究显示，19 名儿童和成人 MPGN 患者，应用脉冲加口服甲泼尼龙强化治疗的同时联合环磷酰胺，其中 15 人达完全缓解，3 人部分缓解。基于上述结果，作者认为环磷酰胺对诱导疾病缓解和延缓肾功能恶化有益。但在应用激素的基础上加用环磷酰胺是否更优于激素的作用目前并无研究证实。即使这样，在肾功能快速恶化尤其是合并新月体肾炎时，环磷酰胺仍被大家所推荐使用。

2.霉酚酸酯（MMF）　来自某医院的报道，13 例合并有大量蛋白尿，高血压和肾功能异常的患者均对单纯激素治疗无效，加用 MMF 1.5mg/d，6 个月后观察到 24h 尿蛋白由初始的(4.1±1.4)g 降至(2.5±0.9)g(P<0.01)，血肌酐由(131.0±44.9)mmol/L 降至(97.2±27.3)mmol/L，12 个月时，疗效更为显著，24h 尿蛋白降至(1.5±0.6)g，而血肌酐水平稳定。

加拿大对一名 12 岁患有 Ⅰ 型 MPGN 儿童的报道，应用 MMF 初始计量为 500mg/d，以后逐渐加至 2g/d，泼尼松应用隔日疗法，规律减量至 7.5mg/隔日，共维持治疗 9 个月，在 4 个月时已观察到明显的疗效，尿蛋白由 13g/d 降至 40mg/d，肌酐由 156μmol/L 降至 64μmol/L，在 12 个月时患者仍处于缓解状态。

还有一组美国的对照研究显示，治疗组(MMF＋泼尼松)6 个月时尿蛋白由 5.09 降至 1.97g/24h(P＝0.003)，12 个月时降至 1.96g/24h(P＝0.003)，18 个月时为 2.59g/24h(P＝0.015)，肾功能持续稳定。而在对照组尿蛋白始终无明显降低，但肾功能却进行性恶化。

3.环孢素与他克莫司　来自美国的两例 Ⅰ 型 MPGN 儿童在激素治疗维持期加用他克莫司后取得了良好的疗效。其中 1 例患者应用隔日泼尼龙[2mg/(kg·d)]治疗有效，尿蛋白/肌酐(Up/c)由 6.4mg/mg 降至 1.9mg/mg。为达到临床完全缓解，同时避免长期应用激素的副作用，上述治疗 3 个月后，加用他克莫司[0.1mg/(kg·d)]，16 天后 Up/c 降至 0.32mg/mg，9 个月后达到完全缓解(Up/c<0.2mg/mg)，泼尼龙规律减量，加用他克莫司 20 个月后完全停药。另一例患者泼尼龙[2mg/(kg·d)]治疗有效，但停用 16 个月后复发，再次应用隔日激素治疗并加用他克莫司[0.1mg/(kg·d)]，4 个月后尿蛋白降至正常。

一例来自日本的报道，环孢素和隔日小剂量激素联合治疗对激素耐药的 Ⅱ 型 MPGN 复发患者有效。该患者为一名 8 岁儿童，首次发病应用激素治疗有效，但 21 个月后病情复发，单用激素[1mg/(kg·d)]疗效不佳，遂加用环孢素 A[5mg/(kg·d)]，7 周后尿蛋白由 3.7g/d 降至<1g/d，激素逐渐减至小剂量隔日应用[0.5mg/(kg·d)]，病情平稳，肾功能持续正常，除多毛症外无明显副反应发生。

1995 年，Matsumoto H 等报道，1 例 34 岁成年 MPGN 患者，存在大量蛋白尿，在应用甲泼尼龙冲击并维持治疗 5 个月无效后，单用环孢素 A[3mg/(kg·d)]6 个月尿蛋白明显降低，且停药数月后病情未反复。

2008 年来自伊朗的一项报道人选了 18 例 MPGN 患者，年龄在 18～50 岁，既往均对抗血小板、ACEI 以及激素治疗反应不佳，应用环孢素 A[4～5mg/(kg·d)]联合泼尼松[0.15mg/(kg·d)]以及 ACEI 类药物，平均随访 108 周，缓解率为 94.5%，只有 1 例出现肾功能减退。

上述研究局限于例数少，时间短，两种新型免疫抑制剂对于 MPGN 的远期疗效及安全性仍需大样本、随机、对照研究予以进一步证实。

4.雷公藤　雷公藤是迄今为止免疫抑制作用最可靠的中药之一，随着其制剂的不断改进，此药的毒副作用已明显减轻，而疗效提高。近 20 年来，雷公藤已作为免疫抑制药广泛应用于各种原发性和继发性肾炎的治疗。

2000 年，某大学报道的 23 例 I 型 MPGN 患者应用双倍剂量雷公藤多总苷（T II）即 2mg/（kg·d），2 周后改为 1mg/（kg·d）2 周，交替进行；泼尼松正规标准疗法 1mg/（kg·d），治疗 6 周，取得了良好的近期疗效。

2008 年，某医院报道了 7 例 II 型 MPGN 患者，应用激素联合环磷酰胺或环孢素或 MMF 治疗效果均欠佳，改为单用雷公藤总苷（20mg 3/d）或联合激素治疗后，尿蛋白有不同程度的下降。雷公藤总苷对 MPGN 的确切疗效仍需积累更多的临床资料。

（三）血浆置换和血浆输注

MPGN 的发病机制研究表明，I 型 MPGN 与免疫复合物导致补体激活有关，而 II 型 MPGN 时血清内可能存在 H 因子基因突变，C3NeF 活性增高，且 MPGN 肾移植后高复发率可能与此有关。因此有学者应用血浆置换的方法旨在清除患者血中抗体、免疫复合物、补体、肾炎因子以及炎症介质等物质，已取得一定疗效。

国外一项报道，一位 15 岁移植后 II 型病变复发的患者，通过 63 周 73 次血浆置换稳定了移植肾的功能，使肌酐清除率呈上升趋势，有效降低了血清中 C3NF 的水平。提示血浆置换法可延缓肾移植后复发 II 型 MPGN 患者慢性肾衰竭的发生。学者 Licht 等报道，对两例 H 因子 Repla 突变的患者采用每 14 天输注一次新鲜冰冻血浆（10～15ml/kg）具有良好的耐受性，可稳定患者肾功能。一例 I 型 MPGN 在肾移植 1 个月后复发患者，出现急性肾功能损伤和肾病综合征，应用激素联合血浆置换治疗取得良好疗效，肾功能得到改善，重复肾活检发现肾小球内皮下免疫复合物明显减少。

（四）抗血小板药物

既往研究证实肾病综合征的患者发生血栓并发症的几率明显高于正常人，应用抗血小板和抗凝治疗能明显降低患者的蛋白尿水平，改善肾功能，降低血栓发生率。在 MPGN 的治疗中，也观察到这一点。

一项针对 18 例原发性 MPGN 患者的对照研究，所有患者均表现为肾病综合征，且伴有轻度肾功能不全，随分机为两组，在均使用降压及限制蛋白摄入的前提下，一组联合阿司匹林（500mg/d）和双嘧达莫（75mg/d）治疗，一组应用安慰剂。治疗 3 年后，抗血小板组尿蛋白由（8.3±1.4）g/d 降至（1.6±0.7）g/d，显著优于安慰剂组［由（7.1±1.6）g/d 降至（4.3±1.1）g/d］，2 组的血肌酐值均较稳定。另外一组 I 型肾功能正常或轻度异常的 MPGN 患者，应用阿司匹林（1000mg/d）和双嘧达莫（300mg/d）治疗 24 个月后，尿蛋白明显下降，由基线的（6.8±2.4）g/d 降至（1.1±0.6）g/d（P<0.001），肾功能稳定，也显示了抗血小板治疗的重要性。因此 LevinA 在 MPGN 治疗推荐中提出，对于肾功能受损的成年患者，无论尿蛋白多少均可采用阿司匹林（325mg/d）和（或）双嘧达莫（70～100mg/d）治疗。

（五）血管紧张素转化酶抑制药（ACEI）和血管紧张素 II 受体拮抗药（ARB）

近年来，众多研究已证实，无论在糖尿病或是非糖尿病肾病中，ACEI 和 ARB 均具有菲血压依赖性的肾脏保护作用，此类药物可通过改善肾小球内部的血流动力学，限制白细胞在肾小球的浸润，减少细胞外基质聚集等机制发挥其药理作用，从而降低蛋白尿，延缓肾功能进展。南京军区总院在对 MPGN 患者的研究中观察到，ACEI 同样能明显改善 MPGN 患者肾功能损害的发展速度。

有动物试验表明，在 I 型 MPGN 模型 TSLPtg 大鼠中应用 ACEI 和 ARB 均可抑制肾小球内 SMA 及 PAI-1 的表达，从而抑制系膜细胞增生和系膜基质聚集，对免疫复合物导致肾小球肾炎具有保护作用，该效应不依赖于其降压作用。因此，应用 ACEI 和 ARB 类药物降压，减少蛋白尿在 MPGN 的非特异治疗中具有重要临床价值。

（六）治疗新进展

晚近，有学者提出应用舒洛地特治疗 MPGN 的蛋白尿可能有效。舒洛地特是一种具有显著抗血栓活性的糖胺聚糖（GAG），具有类肝素样作用，改善肾小球滤过膜损伤，减少白细胞黏附和局部炎症反应，激活血管壁纤溶系统，从而减少蛋白尿的生成。已有研究证实外源性 GAG 对肾脏组织具有良好的化学/解剖学重构作用，舒洛地特能够持久有效地降低糖尿病肾病患者的蛋白尿。

应用 C5 单克隆抗体 Eculizumab 可抑制补体膜攻击复合物 C5b-9 形成，拮抗 C5a 介导的肾脏损伤，可能为 MPGN 的治疗带来新的希望。

七、预后

MPGN 的总体预后不佳，有 50％的患者在起病 10 年后进入终末肾衰竭期。该病发生时提示预后较差的因素包括：临床早期出现肾衰竭、高血压，肾病综合征持续不缓解，以及肾脏病理存在新月体、重度系膜增生、严重的肾小管-间质损伤等改变。而血清补体降低水平和持续时间以及血清中肾炎因子的活性均与疾病预后无关。有研究指出在 MPGN 的三种病理类型中，Ⅲ型 MPGN 预后优于Ⅰ型和Ⅱ型，Ⅱ型预后最差，且移植后几乎全部复发。但也有研究指出Ⅱ型有更多新月体形成。控制了新月体的因素，Ⅱ型 MPGN 并不与更多的 ESRD 和肾移植后复发有关，提示疾病诊断时肾小球病变程度，而非Ⅱ型本身和不良预后有关。

（张崭崭）

第十一节　新月体肾炎

一、概述

新月体肾炎是指一组以肾小囊内大量新月体形成（占肾小球数的 50％以上）为病理学特征，临床表现为急性肾炎综合征（血尿、蛋白尿、水肿和高血压）伴快速进行性肾功能减退的肾小球疾病。我国目前采用的新月体性肾炎诊断标准为光镜下 50％以上的肾小球的肾小囊中有大新月体形成（新月体占肾小囊面积 50％以上）Ⅲ。该病病情危重、预后差，是肾小球肾炎中最严重的类型，如未及时治疗，90％以上患者于 6 个月内死亡或需依赖透析。近年来发现，本组疾病并不少见，其预后与诊断是否及时、治疗是否充分密切相关，如能早期明确诊断并根据不同病因及时采取正确的治疗，可显著改善患者预后。

新月体性肾炎最早由 Volhard 和 Fahr 在 1914 年首先描述，根据尸检资料，发现部分患者病理改变特征为肾小球严重破损，肾小囊内充满大量细胞，因而称为毛细血管外增生性肾炎，患者常于起病后数周至数月内死于尿毒症。1942 年，Ellis 提出"急进性肾炎"（RPGN）为一组病情发展急剧，由蛋白尿、血尿迅速进展为无尿（或少尿）型急性肾衰竭、预后极差的肾小球肾炎。大部分 RPGN 病理表现为新月体性肾炎，并认为与严重的链球菌感染相关。

新月体性肾炎在不同时期还有其他各种不同的称谓，如根据临床病理特点而称为急骤性肾炎、亚急性肾炎及恶性肾炎等。

新月体性肾炎可见于任何人种及除婴儿以外的任何年龄,从 2～87 岁均可发病。起病的年龄与病因极为相关,链球菌感染后肾炎和过敏性紫癜常见于青少年,而抗 GBM 抗体介导的新月体肾炎有 20～30 岁和 50～70 岁两个发病高峰年龄段,系统性血管炎多见于老年人。在不加选择的肾活检中,其发病率在世界各地有显著差异。国内早期的文献报道其发病率为 0.5%～0.71%,明显低于国外报道的 2%～5%。

二、病因和分类

新月体肾炎本身并非是单一性疾病,而是由各种疾病造成的后果。一般将有肾外表现或明确原发病者称为继发性新月体肾炎,如继发于过敏性紫癜、系统性红斑狼疮、IgA 肾病等;病因不明者则称为原发性新月体肾炎。根据新月体性肾炎的各种临床表现、病理形态、免疫组化和血清学检查的差异,并参照 Couser 等提出的 RPGN 分类方法,将新月体性肾炎分为 3 类:Ⅰ 型——抗肾小球基膜抗体型(伴或不伴肺出血),由抗 GBM 抗体介导,特征为循环抗 GBM 抗体阳性,抗体沿基底膜呈线性沉积;Ⅱ 型——免疫复合物型,常合并有不同免疫球蛋白在肾小球内呈颗粒样沉积,往往伴有增殖性病变,在新月体形成的同时合并可鉴别的继发性肾炎,如 SLE、过敏性紫癜、急性链球菌感染后肾炎、感染性心内膜炎、冷球蛋白血症、恶性肿瘤等;Ⅲ 型——寡免疫复合物型,特征为肾小球内无(或寡)免疫球蛋白沉积,多数患者血清抗中性粒细胞胞质抗体(ANCA)常呈阳性,又称 ANCA 相关性血管炎或原发性小血管炎。

目前,国外报道 Ⅲ 型新月体肾炎最多(可达 61%),Ⅱ 型其次(29%),Ⅰ 型最少(11%)。国内尚无大样本流行病学统计资料,一般为 Ⅱ 型最多,Ⅲ 型居中,Ⅰ 型最少。近年来随着血清 ANCA 检测技术的进展以及国内学者对肾组织血管病变的重视,Ⅲ 型新月体肾炎的诊断率大幅提高。

近年来,随着 ANCA 研究的不断深入,根据患者血清 ANCA 的检测结果,将原发性新月体肾炎进一步分为 5 型。即将原来的 Ⅰ 型依据 ANCA 阳性或阴性,进而分成 Ⅰ 型(ANCA 阴性)和 Ⅳ 型(ANCA 阳性);原 Ⅲ 型患者中,ANCA 阳性者为 Ⅲ 型,ANCA 阴性者为 Ⅴ 型。

三、发病机制

(一)新月体的形成机制及其转归

肾小球新月体的形成对肾小球结构与功能均产生重要影响,而新月体的组成成分及其形成途径则与不同的肾脏病理形态和临床表现有关。因此,新月体及其形成机制受到研究者的广泛关注。

1.新月体的形成过程　新月体形成的触发机制是肾小球基底膜的断裂,或形成孔隙。目前尚未找到促使基底膜断裂的确切因素,但通过抗体的直接作用、补体系统 C5b-9(膜攻击)成分的激活、活化的巨噬细胞蛋白水解酶活性以及系膜细胞增生挤压等均可使基膜薄弱断裂。目前已证实,肾小囊上相似的裂隙形成也参与了新月体的发生,其机制类似于基底膜。

基膜裂隙破坏了肾小球毛细血管的完整性,循环细胞、炎症介质及血浆蛋白通过毛细血管壁而进入肾小囊。同样,肾小囊的裂隙使得细胞和介质自间质中进入肾小囊中。此后,在凝血因子,尤其是纤维蛋白原的参与下,在多种增生细胞,包括巨噬细胞、肾小球壁层上皮细胞及间质成纤维细胞的作用下,逐渐形成新月体。

2.新月体的组成和分类　新月体由细胞和细胞外成分组成,细胞成分包括上皮细胞和炎症细胞,其中炎症细胞有巨噬细胞、淋巴细胞、中性粒细胞和成纤维细胞等。细胞外成分有纤维素、胶原、基底膜成分等。按照组成新月体的成分,新月体可分为细胞性新月体、细胞纤维性新月体和纤维性新月体 3 种。新月体的细胞组成,在不同情况下有很大差异,甚至在同一个肾活检标本中也有很大差异。在肾小囊完整的肾小球,新月体内含有较多的壁层上皮细胞;而在肾小囊有破裂的新月体内,绝大多数为巨噬细胞。因而认为肾小囊的完整性可能决定了新月体细胞的组成成分,但其确切的原因尚不清楚。

细胞性新月体的定义为肾小囊内至少有两层细胞增生。在人类新月体和动物新月体型肾炎模型中,细胞性新月体由以单核细胞为主的细胞在肾小囊中聚集而成。电镜下表现为多型细胞的混合体,包括类上皮样细胞、巨噬细胞等,有时伴有淋巴细胞、多形核白细胞及少量中性粒细胞。新月体中相当比例的细胞来源于单核细胞,在新月体形成早期由循环中单核细胞从肾小球毛细血管移行入肾小囊腔内而来。而另一部分上皮细胞究竟是由脏层还是壁层上皮移行而来抑或两者共同来源,目前尚不清楚。新月体在早期阶段可见较多巨噬细胞、中性粒细胞,并有纤维素沉积,后期可见上皮细胞增生,基膜样物质形成,随着病程进展成纤维细胞增生,胶原纤维逐渐增多,细胞成分减少,形成细胞纤维性新月体。纤维性新月体常无细胞成分。

3.参与新月体形成的细胞及其作用

(1)壁层上皮细胞(PECs):研究认为 PECs 是细胞性新月体的主要细胞成分,应用免疫组化技术可在肾活检标本的新月体上检测到 PECs 的标志物,如角蛋白、钙黏蛋白复合物等,且随着新月体从细胞性进展为纤维性,两者表达均减少。Nitta 等研究发现,细胞性新月体中细胞周期负调控蛋白 p27 表达下调,推测 p27 表达减少使 PECs 增殖,形成细胞性新月体。

(2)巨噬细胞:肾小球毛细血管壁的断裂可使循环中巨噬细胞进入肾小囊。PECs 也可产生趋化因子和黏附分子,使巨噬细胞从肾小球毛细血管襻迁移到肾小囊。同时,在肾小囊局部的巨噬细胞也发生增殖,增殖的巨噬细胞主要位于新月体等有严重组织损害的区域,与肾损害程度密切相关。Isbel 等研究发现,Ⅳ型狼疮肾炎和新月体肾炎患者的巨噬细胞集落刺激因子(M-CSF)表达上调,同时肾脏内 M-CSF 表达上调与肾小球及间质小管区局部的巨噬细胞增殖呈正相关。

(3)T 细胞:在有新月体形成的 IgA 肾病肾小球内,免疫活化的 T 细胞(IL-2 受体阳性)和巨噬细胞显著增多,且与肾功能的恶化相关,证实了肾固有细胞迟发型超敏反应的存在,支持细胞免疫在新月体形成中的作用。应用淋巴细胞去除法加甲基泼尼松龙治疗新月体性 IgA 肾病或寡免疫新月体肾炎的临床试验也证实了 T 细胞的关键作用。CD_8^+ T 细胞的缺失可完全抑制大鼠抗 GBM 肾炎模型巨噬细胞聚集、新月体形成和蛋白尿的产生。

(4)成纤维细胞:肾小球间质中成纤维细胞从肾小囊的裂隙进入肾小囊,成为新月体中Ⅰ型胶原的主要来源,促使细胞性新月体向纤维性新月体发展。成纤维细胞的增生可能和局部产生的生长因子如酸性和碱性成纤维细胞生长因子 1(FGF-1)和 FGF-2 有关。此外,新月体中的 PECs 和巨噬细胞也表达 FGF-1、FGF-2的 mRNA 和蛋白。

(5)中性粒细胞:Miyazawa 等认为中性粒细胞进入肾小球内是 SCG/Kj 小鼠新月体形成始动因素。肾小球内中性粒细胞的浸润和髓过氧物酶(MPO)-ANCA 的产生导致肾脏损伤。伴随着 TNF-α 和 MPO-ANCA 的活化,中性粒细胞产生超氧化物,启动新月体的形成。中性粒细胞上存在 Fcγ 受体(FcγR)可能是新月体形成的必要条件。Xiao 等发现,用单克隆抗体耗竭循环中中性粒细胞后,大鼠不会发生抗MPOIgG 诱导的坏死性新月体肾炎。因此减少循环中中性粒细胞可能对治疗该类疾病有益。

(6)足细胞:Le 等发现,在小鼠抗 GBM 肾炎早期,足细胞足突消失,或形成突起的微绒毛;后者还能和肾小囊基底膜相连,在毛细血管襻和肾小囊之间形成"足细胞桥"。足细胞桥现象可能启动 PECs 的增殖,形成细胞性新月体。来源于足细胞的 β-半乳糖苷酶阳性细胞在细胞性新月体形成的早期和肾小囊基底膜粘连,同时,β-半乳糖苷酶阳性和阴性细胞都表达核增殖标志 Ki-67,表明这两类细胞都在新月体中发生原位增殖。但新月体中的细胞都不表达足细胞的特异性抗原,提示足细胞可能发生了表型改变。Bariety 等也发现"足细胞桥"及足细胞在新月体中的表型发生了改变,证实足细胞参与新月体的形成。

4.参与新月体形成的细胞因子及其作用　白介素 4(IL-4)缺失小鼠肾炎模型形成的新月体较多,肾脏损害较重。Th-1 细胞介导的小鼠新月体肾炎可以经 IL-4 和 IL-10 的干预而好转;IL-12 缺失可阻止新月体肾炎进展。IFN-γ 基因缺失小鼠建立的新月体肾炎模型的新月体数目比在正常小鼠建立的新月体肾炎模型的新月体数显著减少,肾小球病变也比后者轻。新月体中巨噬细胞和 T 细胞的数量和该部位巨噬细胞迁移抑制因子(MIF)表达量密切相关。Niemia 等发现新月体肾炎患者肾组织 TNF-α 及 IL-10 表达异常增加。

趋化因子和黏附分子可促使巨噬细胞从肾小球毛细血管襻移行到新月体中,从而在新月体形成中发挥重要作用。研究认为,除纤维素可趋化大量巨噬细胞进入肾小球外,PECs 也可产生或活化一系列趋化因子,并"趋化"巨噬细胞浸润。

巨噬细胞可表达不同的黏附分子,如整合素家族的 VLA-4、Mac-1,两者可以和肾小囊内纤连蛋白和纤维蛋白原黏附。此外,VLA-4 和淋巴细胞功能相关抗原(LFA-1)可分别介导和表达血管-细胞黏附分子-1(VCAM-1)和细胞间黏附因子-1(ICAM-1)细胞的黏附。在实验性新月体肾炎兔发病早期,增殖的 PECs 高度表达 CD_{44}。CD_{44} 与肾小囊中沉积的透明质酸相互作用,促使 CD_4^+ 巨噬细胞向肾小囊移行和聚集。新月体内 PECs 表达 VCAM-1 和 ICAM-1 的显著上调对巨噬细胞向肾小囊的聚集起重要作用。同时,ICAM-1 参与了新月体早期肾小球内白细胞的聚集。在 ICAM-1 基因敲除小鼠抗 GBM 肾炎模型中,新月体形成和肾损害较少。Moon 等发现,ICAM-1 在细胞性新月体中表达最强,在细胞纤维性新月体中表达显著下降,两者差异有统计学意义。而 VCAM-1 在 3 种类型新月体中的表达差异无统计学意义,均为强表达。纤维性新月体只有 VCAM-1 表达。两者的 mRNA 和蛋白表达结果一致。

5.新月体的转归　新月体的产生并不等同于不可逆性的肾小球损伤。在 IgA 肾病的肉眼血尿发作期,肾小球可表现为细胞性新月体的形成,然而很少形成瘢痕。此种可逆性变化一般发生在新月体主要为细胞成分而无明显成纤维细胞或胶原成分时。

新月体的转归主要取决于肾小囊的完整性及其组成成分。当肾小囊产生裂隙,通过趋化作用,纤维蛋白原进入肾小囊内转变为纤维蛋白并伴炎性细胞浸润,活化的巨噬细胞产生细胞因子和生长因子,尤其是 IL-1 和肿瘤坏死因子(TNF),一方面参与毛细血管的破坏,另一方面引起壁层上皮细胞的增殖和 T 淋巴细胞的激活,与纤维性新月体相比,细胞性新月体中表达 IL-2 受体的细胞数量较多。成纤维细胞和巨噬细胞作为囊内主要成分时,预示间质胶原产生增加,新月体向纤维化方向发展。虽然纤维性新月体的存在常同时伴有肾小球的硬化,然而尚无确切证据证明导致新月体产生的机制也能对肾小球毛细血管造成损伤。例如,去纤维蛋白作用能阻断新月体形成,但不能改善肾功能。目前亦无确切证据表明细胞免疫所致肾小球损害究竟是由毛细血管内抑或由球旁组织开始。

(二)各型新月体肾炎的发病机制

通过对肾小球内沉积的免疫复合物和新月体肾炎动物模型的长期研究,目前对各型新月体肾炎的发病机制有了较深了解。免疫组化分析和临床病程提示新月体肾炎有 3 种不同的免疫发病机制,但 3 种不同免疫发病机制可同时存在,沉积于肾小球的免疫复合物也可发生相互转换,或在疾病的不同时期起不同的作用。

1.Ⅰ型新月体肾炎——肾小球内抗 GBM 抗体的沉积　占新月体肾炎患者的 10%～20%,免疫病理或电镜检查可见肾小球内沿 GBM 呈线性免疫球蛋白(主要是 IgG)沉积。患者血清中可检测出抗 GBM 抗体,部分患者的这一抗体与肺泡毛细血管基膜起反应,导致肺-肾出血综合征。此外,抗 GBM 抗体还可与肾小管基膜起交叉反应,导致更为严重的小管间质损害。

由抗 GBM 抗体引起的新月体肾炎,可在动物模型中复制。大鼠体内重复注射异种或同种的 GBM,可产生 Stebly 肾炎。用兔 GBM 诱导的抗 GBM 肾炎血清注入兔体内,抗 GBM 抗体将与兔 GBM 结合,可产生蛋白尿(肾毒性肾炎异种期)。随着病情发展,5～6d 后兔抗体与抗兔 GBM 抗体起反应,迅速进展至新月体肾炎(肾毒性肾炎自身期)。2 种模型为研究抗 GBM 抗体介导的新月体肾炎发病机制和新月体形成机制提供了帮助。

抗 GBM 抗体产生的原因尚不明了,可能与肾小球基膜化学或生化性质改变而产生抗原性有关;如在病理状态下,免疫系统对自身肾小球基膜抗原发生排异反应;自身非肾性抗原,如肺泡膜与肾小球基膜产生交叉抗原性;某些外因与肾小球基膜含有共同的抗原决定基因等。

Goodpasture 综合征和抗 GBM 抗体性新月体肾炎均含有抗基膜抗体,但后者为何无肺出血的临床表现,其原因尚不清楚。可能两者具有同样的发病机制,只有当肺组织理化和生物学特性发生变化时,才具有明显的肺部受累表现。

2.Ⅱ型新月体肾炎——肾小球内免疫复合物沉积 40%～70%的新月体肾炎患者免疫病理或电镜检查可发现免疫球蛋白和补体呈颗粒样沉积于肾小球毛细血管襻及系膜区,有力提示免疫复合物在其发病机制中起重要作用。然而,患者血清中难以检出循环免疫复合物。实际上,导致新月体性肾炎的抗原本身的性质还难于确定。免疫复合物引起的新月体肾炎可在动物中复制。根据动物对牛血清白蛋白(BAS)的抗体反应,每天给兔注射不同剂量的 BSA(慢性血清病模型),将导致血循环中出现大量 BSA-抗 BSA 免疫复合物,并在肾小球毛细血管襻和系膜内沉积。

3.Ⅲ型新月体肾炎——肾小球内寡免疫复合物沉积   占新月体肾炎患者的 20%～40%,免疫病理或电镜检查发现肾小球内无或仅有少量的免疫复合物沉积,因此,认为此类肾炎无体液免疫的参与,或体液免疫在此类肾炎的发生中不起重要作用,而细胞免疫在该类肾炎发病机制中的作用举足轻重。鉴于这部分患者中 80%血循环中可检出 ANCA,因而认为Ⅲ型新月体肾炎的实质是系统性血管炎,同时无系统性临床表现。在该类患者,细胞免疫可能起主要作用,可能是由于淋巴因子的释放,通过炎症细胞的参与或细胞毒 T 淋巴细胞作用造成组织损伤的结果。上述概念在 20 年前就已被证实。在体外实验中,新月体肾炎患者的淋巴细胞在 GBM 存在的情况下可引起迟发性变态反应。在新月体肾炎的肾小球和间质内可检出大量巨噬细胞,可能是由细胞介导的迟发性变态反应所致。当然,体液免疫造成的炎症反应也可导致巨噬细胞的浸润。

从理论上推测,新月体肾炎无免疫球蛋白沉积,可能是非体液免疫或非免疫机制造成的结果,如由恶性高血压造成新月体形成的肾小球毛细血管襻坏死。然而,在 20 世纪 80 年代初期,在新月体肾炎无(或寡)免疫球蛋白沉积的患者中,发现了特异性的血清标志物。1982 年 Davied 首先描述了 ANCA 的作用,可见于"特发性"新月体肾炎不伴肾外表现和新月体肾炎合并系统性坏死性小动脉炎的患者,包括结节性多动脉炎(PAN)和 Wegener 肉芽肿。随后越来越多证据表明,ANCA 在系统性血管炎发生中具有直接或间接的致病作用。

虽然 ANCA 存在各种不同的靶抗原,但 C 型 ANCA(C-ANCA)常见于 Wegener 肉芽肿;P 型 ANCA(P-ANCA)(主要靶抗原为髓过氧化物酶)主要见于微型多动脉炎和无免疫沉积的新月体肾炎。ANCA 不仅可作为诊断疾病的标记性抗体,而且在新月体肾炎的发病机制中也起重要作用。

四、病理改变

在新月体性肾炎急性期段,肾脏往往肿大,但也可正常,表面光滑,呈苍白或暗色。主要特征为肾脏表面伴有点状或片状出血,故称"蚤咬肾"和"大彩肾"。切面可见肾皮质增厚,髓质淤血。

(一)光学显微镜检查

肾小囊壁层上皮增生,单核、巨噬细胞浸润形成新月体或环状体为本型肾炎的特征性病理改变。受累肾小球达 50% 以上,甚至可达 100%。病变范围占肾小囊面积的 50% 以上,严重者可充填整个肾小囊。低于此标准者称"少量小新月体形成",不归属于本病之诊断。

发病初期在新月体细胞间仅有少许纤维素、红细胞及白细胞渗出者称为细胞新月体。当纤维组织逐渐增多则构成细胞纤维新月体,病程后期纤维组织持续增多,于数日至数周形成纤维新月体。3 类新月体可在同一肾穿刺标本中出现。新月体一方面和肾小球囊腔粘连,造成囊腔闭塞;另一方面压迫毛细血管丛,同时内皮、系膜及基质轻度增生,造成毛细血管襻萎缩、坏死、出血,结构严重破坏,整个肾小球纤维化、玻璃样变,功能丧失。

肾小管的急性病变与肾小球及间质病变的严重程度相关,肾小管上皮细胞可出现颗粒变性、滴状变性、脂肪变性或空泡变性等变化。有学者认为这类肾炎常有抗肾小管基底膜抗体存在,所以常出现肾小管的急性病变,甚至部分肾小管呈坏死性病变。但纠正上述病变,并不能改善肾功能。

本病常伴广泛肾间质病变,间质单核细胞浸润的多少与肾功能减退程度高度相关。疾病初期肾间质可见多少不等的中性粒细胞和嗜酸粒细胞浸润,疾病进展期则有弥漫性或灶性聚集的单核细胞、淋巴细胞及浆细胞浸润,其中 CD_4^+ T 细胞数明显增多,CD_4^+/CD_8^+ T 细胞数比值常大于 1。文献报道肾组织中 CD_4^+ 细胞浸润的程度是肾脏病变活动性指标之一,CD_4^+ 细胞浸润明显者常为积极治疗的指征。然而肾小球浸润细胞数与肾功能仅轻微相关。目前已有更多证据表明间质细胞浸润的程度和病变性质比肾小球病变程度具有更重要的临床意义。

除以上新月体肾炎共同病理表现外,各型新月体肾炎另有其光镜检查特点:Ⅰ型新月体肾炎主要是 GBM 断裂、突出,但毛细血管内增生不明显;Ⅱ型新月体肾炎多表现为毛细血管内增生性病变,毛细血管襻细胞及系膜细胞增殖明显。Ⅲ型新月体肾炎可见毛细血管襻节段性纤维素样缺血、坏死,甚至节段性硬化,系膜细胞增殖不明显,多表现为毛细血管外增生性病变。约 10%～20% Ⅲ型新月体肾炎在肾间质可见肾小球外的血管炎,如微小动脉、小动脉甚至弓状动脉分支均可受累。少数还可见肉芽肿形成。

(二)免疫组织化学改变

免疫组化可提供新月体肾炎的不同分类,更准确地确定其发病机制。

1. Ⅰ型新月体肾炎——抗 GBM 抗体介导　可见 IgG、C3(极少数为 IgA)沿肾小球毛细血管基膜呈连续线条状沉积。在肾小球严重受损时往往难以辨认,IgG 和 C3 以线样不规则或颗粒状沉积,有时易与其他类型新月体肾炎相混淆。此时应采用多切面标本,才能发现个别短的节段性基膜受损表现。

2. Ⅱ型新月体肾炎——免疫复合物型　通常伴有颗粒样免疫球蛋白和补体沉积。链球菌感染后新月体肾炎常有 IgG 和 C3 在毛细血管襻的沉积。如果系膜区内以 IgA 沉积为主,则更可能是 IgA 或过敏性紫癜。C3 沉积明显伴少量或无免疫球蛋白沉积时,可见于Ⅱ型膜增殖性肾炎。3 种免疫球蛋白伴全部补体同时沉积时,常为系统性红斑狼疮(SLE)或细菌性心内膜炎,后者 IgM 沉积尤为突出。在细胞性新月体内均可发现纤维蛋白沉积,有时在毛细血管襻和小血管内也可发现,在坏死区域内还可发现较弱的 C3 和 IgM 沉积。

3. Ⅲ型新月体肾炎——非免疫复合物型　在大多数伴有小血管炎的患者,免疫荧光检查除纤维蛋白外,通常无其他免疫球蛋白沉积。常预示患者伴有系统性血管炎,尤其当 ANCA 阳性时,可能性更大。

4. Ⅳ型——抗基底膜和血管炎混合型　患者血内 ANCA 和抗 GBM 抗体均阳性。

5. Ⅴ型——特发型　所有抗体均阴性。

（三）电镜检查

可见肾小囊内纤维素沉积、细胞增殖和浸润，进而基质增多、胶原纤维形成。GBM 呈卷曲压缩状，可见断裂，在 GBM 上皮侧、内皮侧、GBM 内及系膜区可有电子致密物。

Ⅰ型新月体肾炎因抗体直接与基底膜结合，故可见基底膜密度不均，而没有沉积物。毛细血管塌陷、基底膜处裂缝或局灶断裂，以致单核细胞、间质纤维细胞由这些裂隙移行入肾小囊壁，但少有电子致密物的沉积。

Ⅱ型新月体肾炎电镜检查的主要特征为系膜区散在的、内皮下不规则的电子致密物沉积。沉积物的位置、范围和程度有助于不同病因导致的Ⅱ型新月体肾炎的鉴别。一般来说，原发性肾小球疾病中沉积物相对较少。若沉积物主要位于上皮下并呈驼峰样外形，应寻找感染病因。上皮下沉积伴基底膜"钉突样"改变则为膜性肾小球肾炎。内皮下大量沉积物的存在（指纹样改变）则多提示原发性混合性 IgG 或 IgA 型冷球蛋白血症或 SLE。肾小球基底膜电子致密物样改变提示系膜毛细血管肾小球肾炎，而上皮下电子致密物沉积少并不能完全排除抗 GBM 抗体介导型疾病。

Ⅲ型新月体肾炎电镜检查显示系膜及毛细血管壁均未见电子致密物沉积，但肾小球基底膜破坏明显。

五、临床表现

新月体肾炎患者可见于任何年龄，但有青年和中、老年两个发病高峰，发病率约占肾穿刺病人的 2%，男女比例为 2 : 1。该病可急性起病，也可隐匿起病，前驱期可有链球菌感染症状。发病时患者全身症状明显，如疲乏、无力、精神萎靡，体重下降，可伴发热、腹痛，病情进展急骤，出现严重的少尿、无尿、高血压、贫血和肾功能减退，呈现急进性肾炎综合征。

通常来说，临床表现为 RPGN 患者，多为新月体肾炎；新月体肾炎患者，临床多表现为急进性肾炎综合征。值得注意的是，也有约 20% 的新月体肾炎患者表现为慢性肾炎综合征和（或）慢性肾功能减退。急性起病与缓慢进展者新月体病变无不同，但前者系膜细胞增殖轻，间质病变弥漫，预后更差。因此，临床上对双肾仍未缩小的慢性肾炎综合征和（或）慢性肾功能减退患者，应强调肾活检，必要时通过电镜检查明确诊断。

新月体肾炎的临床特点部分取决于原发疾病，Ⅰ型新月体肾炎中单纯抗 GBM 抗体阳性者多见于青年男性，全身多系统受累不多见，如出现肺出血则诊断为 Goodpasture 综合征。Ⅰ型新月体肾炎同时合并 ANCA 阳性者（即新五型分类中的新月体肾炎Ⅳ型）则多见于中老年女性，可有多系统受累表现。Ⅲ型新月体肾炎好发于中老年男性，多数患者有上感样前驱症状，常有发热、疲乏、体重下降等非特异性症状。虽然严格来说原发性新月体肾炎Ⅲ型一般以肾损害为主，但原发性小血管炎引起的Ⅲ型新月体肾炎在疾病不同时期可有肾外脏器受累表现，较为常见的肾外受累脏器为肺、关节、肌肉、皮肤和眼耳鼻等。肺受累可表现为咳嗽、痰中带血、咯血，严重者危及生命。胸片或 CT 检查多为单侧或双侧中下肺阴影、结节、严重者可有空洞，常被误诊为肺部感染、肺结核和恶性肿瘤，应引起高度重视。Ⅱ型新月体肾炎多发于中年，临床表现取决于引起该病的原发病。如链球菌感染后肾炎常伴有水肿、高血压及上呼吸道感染病史。新月体肾炎合并 SLE、心内膜炎或过敏性紫癜等疾病时，可出现这些疾病相应症状。

实验室检查 78%～100% 的患者有重度贫血。镜下血尿甚至肉眼血尿持续存在，红细胞为多形型，为肾小球病变特征。红细胞、颗粒和白细胞管型常见，但尿检异常与病变严重性并不密切相关。所有患者均伴有蛋白尿，表现为肾病综合征者约占 10%～30%，高于国外报道。病变极严重者较少合并大量蛋白尿，其与肾小球滤过率下降有关。血清和尿中纤维蛋白降解产物增加。血肌酐可反映近期肾功能状态，大部分患者血清肌酐和 BUN 短期内迅速升高,并伴有明显的尿毒症症状,肌酐清除率可降至 10ml/min 以下,肾衰竭程度与肾脏损伤的慢性化和病变严重程度有关,大部分患者在数周内或数月内进展为终末期肾衰竭。

Ⅰ型新月体肾炎血清中抗 GBM 抗体阳性,目前国际通行的检测方法是酶联免疫吸附法,使用可溶性人肾小球基底膜抗原,该法敏感度和特异度均较高。Ⅱ型新月体肾炎可有血清循环免疫复合物及冷球蛋白阳性及血清 C3 水平的下降。Ⅲ型新月体肾炎除 50%～80% 为 ANCA 阳性外,常伴有血沉增快(超过 100mm/h)、C 反应蛋白阳性和类风湿因子阳性。

B 型超声检查常显示肾脏通常肿胀,皮髓界限消失。静脉肾盂造影(IVP)显示功能不良,但肾动脉造影常显示肾脏血管内径正常,肾血流量不减少,甚至在系统性血管炎也如此。这是由于新月体肾炎受累的通常是更远端的小血管。核素肾图显示肾脏灌注和滤过减少,数字减影血管造影(DSA)可发现无功能的皮质区域。

六、诊断

新月体肾炎患者临床常呈急性肾炎综合征表现(急性起病、少尿、水肿、高血压、蛋白尿、血尿),若有进行性少尿及肾衰竭者,应考虑本病。然而,新月体肾炎属于病理学诊断范畴,故无论临床表现和实验室检查多么"典型",均不能诊断新月体性肾炎,确诊依赖于肾活检。新月体肾炎的病理诊断标准必须强调两点:①新出现的新月体为闭塞肾小囊腔 50% 以上的大新月体,不包括小型或部分型新月体;②伴有大新月体的肾小球数必须不小于全部肾小球数的 50%。值得关注的是,近年来发现新月体肾炎(尤其是Ⅱ、Ⅲ型)临床上并不总是表现为急进性肾炎综合征,有的仅表现为"缓慢"肾功能减退,少尿、水肿、高血压、蛋白尿、血尿均不严重。Nizze 等报道了 16 例新月体肾炎,其中 2 例临床表现为非 RPGN,均未出现肾衰竭。因此,必须高度重视相关症状、体征和实验室检查,及时肾活检是早期诊断和积极治疗的关键。

新月体肾炎分型主要依靠免疫荧光检查,如发现抗 GBM 抗体沿肾小球毛细血管、肾小囊和肾小管基膜呈线性沉积,结合血清抗 GBM 抗体阳性,可诊断为新月体肾炎Ⅰ型。新月体肾炎患者如免疫荧光提示除纤维蛋白外,少或无其他免疫球蛋白沉积,可诊断为新月体肾Ⅲ型,如 ANCA 阳性,可能性更大。伴有颗粒样免疫球蛋白和补体沉积者,常提示新月体肾炎Ⅱ型。

RPGN 并不是一个独立的疾病,而是一组临床表现和病理改变相似但病因各异的临床综合征,因此诊断新月体肾炎时还应做病因诊断,详细询问病史,积极寻找多系统疾病的肾外表现、体征,并进行相关检查,如抗 ds-DNA 抗体、抗核抗体、ANCA、抗 GBM 抗体、抗链球菌酶抗体等。

七、鉴别诊断

1.重症急性肾小球肾炎　本病临床呈急性肾炎综合征表现,病理改变为毛细血管内增生性肾炎(肾小球内皮细胞及系膜细胞弥漫增殖)。急性肾小球肾炎初期由于水钠潴留、尿量减少,病人可出现一过性轻度肾损害(仅肾小球滤过率下降,或血清肌酐轻度升高),但患者自发利尿后,肾功能即迅速恢复正常。少数重症患者,由于肾小球内皮细胞及系膜细胞高度弥漫增殖,致肾小球毛细血管腔闭塞,个别情况下还可出现少量新月体,可出现少/无尿及急性肾损伤,临床表现酷似急进性肾炎。此时,肾活检可做出明确诊断,但基层地区往往由于条件所限或随访不密切而忽视肾活检。重症急性肾小球肾炎为自限性疾病,只需对症处理(包括需要短时透析者),疾病即可逐渐恢复,预后佳。

2.急性肾小管坏死(ATN) 临床排除肾前或肾后性病因,而确定为急性肾实质性肾损伤患者,若以蛋白尿为主(即 24h 尿蛋白定量≥1.5g),有镜下或肉眼血尿伴或不伴高血压,并有少尿或无尿,应考虑肾小球病变所致的急性肾损伤,其与急性肾小管坏死的临床表现和演变截然不同,后者尿蛋白大多少于 1g/24h,常有明确的发病诱因如外科手术、休克、中毒(药物、鱼胆中毒等)、挤压伤、异型输血等,尿钠排泄增多超过或等于 20~30mmol/L,且尿中肾小球源性变形红细胞,无肾性蛋白尿,血清抗 GBM 抗体及 ANCA 阴性。

3.急性间质性肾炎(AIN) 24h 尿蛋白定量通常少于或等于 1g。少数情况下如严重感染、中毒、药物引起的 AIN,造成肾小球基膜通透性增加,产生大量蛋白尿甚至肾病综合征表现,临床表现类似肾小球病变,须依靠肾脏病理加以鉴别。

4.其他原发性肾小球疾病合并新月体肾炎 新月体肾炎可合并其他类型肾小球疾病如膜性肾炎、膜增生性肾炎、IgA 肾炎等,亦需依赖肾脏病理鉴别。

5.全身系统性疾病合并新月体肾炎 如 SLE、Goodpasture 综合征、ANCA 相关性血管炎、过敏性紫癜,一般均伴有特征性的相关临床表现,实验室检查示自身抗体(ANA、dsDNA、抗 GBM 抗体、ANCA 等)阳性。Ⅰ型新月体肾炎,如伴有肺出血需考虑 Goodpasture 综合征。Ⅱ型新月体肾炎临床则要除外 SLE、感染性心内膜炎、过敏性紫癜等全身系统性疾病。Ⅲ型新月体肾炎患者如有肺出血、鼻出血、发热、关节痛、皮疹等症状,则需考虑系统性小血管炎可能。

八、治疗

虽然新月体肾炎是病理改变发展迅速、预后极差的一组疾病,但近年来该病的治疗取得了较大进展,疗效明显较以往提高。Couser 综合分析了以往文献报道中的急进性肾炎 339 例,发现应用糖皮质激素和免疫抑制剂之前患者死亡或肾脏死亡率(依赖透析存活)高达 73%,而目前新月体肾炎经治疗后 5 年存活率(不依赖透析)可达 60%~80%。近年来,体外循环技术(血浆置换和免疫吸附)日趋成熟,新型免疫抑制剂(MMF、来氟米特等)的广泛应用,均为新月体肾炎的治疗提供新的有力武器。抗淋巴细胞疗法和特异性免疫调节因子疗法尚有待进一步临床验证,但已展现广阔的前景。本病治疗的关键取决于早期诊断,及时使用糖皮质激素冲击治疗,同时合并使用免疫抑制药、抗凝、抗血小板黏附和血浆置换等其他治疗,可显著改善患者预后。

新月体肾炎的免疫抑制治疗包括急性期(诱导)治疗和慢性期(维持)治疗两个阶段。

1.一般治疗 包括卧床休息、无盐或低盐饮食、维持水与电解质平衡、纠正代谢性酸中毒、严格控制高血压等。病情需要时应用利尿剂和血管扩张剂。

2.诱导期治疗 糖皮质激素联合环磷酰胺(CTX)静脉输注的"双冲击"疗法是经典的治疗方案。

在新月体肾炎急性期,对无禁忌证者采用甲基泼尼松龙 500~1000mg(或 15mk/kg)静脉滴注,每日或隔日 1 次,3~4 次为 1 疗程,间歇 1~2 周后可重复 1~2 个疗程,注意甲基泼尼松龙冲击治疗时静脉滴注时间应>60min。冲击间歇期和冲击后改为泼尼松或甲泼尼松口服,每日 1mg/kg,每日或隔日口服。糖皮质激素的维持时间根据原发病不同而异。如抗 GBM 抗体病和多系统疾病维持时间要长,减药要慢,一般足量激素治疗 4~8 周后,每 1~2 周减去前一剂量的 10%,整个疗程不应少于 6 个月。对 ANCA 相关性血管炎,激素撤减可稍快,但由于其复发率较高,维持治疗需要 2 年甚至更长。甲基泼尼松龙冲击疗法对Ⅱ型和Ⅲ型的疗效较Ⅰ型更好。

联合细胞毒制剂时首选 CTX,疗效肯定。口服法:CTX 2mg/(kg·d),根据年龄、肾功能、副作用、疗效调整剂量。冲击法:CTX 0.5~0.7g/m² 静脉滴注(双冲击疗法之一),每月重复一次,连用 6 次。CTX 有较明显的毒副作用,包括胃肠道反应、出血性膀胱炎、膀胱纤维化、骨髓抑制、卵巢功能衰竭、膀胱癌和血液系统肿瘤等。此外,重症感染也是常见死因之一。CTXAZAREM 研究结果证实,CTX 的不良反应与累计剂量相关,由于冲击疗法总累积剂量小、毒副作用相对较小,故仍是目前较多采用的疗法。用药期间应定期复查血常规、肝功能,监测药物副反应。诱导期治疗也有报道采用糖皮质激素联合 MMF、环孢素或他克莫司,缓解率与糖皮质激素联合 CTX 相似。

诱导期治疗应注意个体化,宜早期治疗,治疗方案应根据患者一般情况、肾功能、出血倾向、对既往 CTX 治疗的反应等进行调整。对于临床及病理改变已呈慢性化(即出现大量纤维性新月体、肾小球硬化、间质纤维化),或老年、伴有感染和消化道溃疡的患者,治疗不宜太积极,采取积极控制高血压和肾衰的治疗措施更为妥当,而不是应用强化的免疫抑制疗法。

3.维持期治疗:其他免疫抑制药　维持期治疗一般均采用糖皮质激素联合其他免疫抑制药口服,常用免疫抑制药包括:

(1)硫唑嘌呤:初期予 $2 \sim 3mg/(kg \cdot d)$。维持期常用,有效且耐受性好,长期使用副作用较 CTX 少。CTXAZAREM 研究中,比较 CTX 治疗 18 个月与 CTX 治疗 6 个月＋硫唑嘌呤治疗 12 个月,结果两种方案的疗效(存活率、肾预后)和复发率均相近。

(2)甲氨蝶呤(MTX):MTX 可以作为硫唑嘌呤的替代品,通过抑制酵素、二氢叶酸还原酶(嘌呤与嘧啶合成必须)达到免疫抑制作用。$0.3mg/kg$,每周 1 次可用于维持期和复发患者。MTX 在肾功能不全时更易发生肝及骨髓毒性,故需密切监测肝功能和血常规。

(3)霉酚酸酯(MMF):MMF 在器官移植抗排异疗法中的地位已获充分肯定,尤其是 MMF 能够逆转常规免疫抑制剂治疗无效的血管性排斥、预防和治疗慢性排斥反应的发生。MMF 具有独特的药理作用,不良反应小,因而现已将其应用扩展到其他免疫介导的疾病,如系统性红斑狼疮、系统性血管炎等。MMF 的作用具有以下特点:①高度选择性:主要作用于活化状态的淋巴细胞,而对体细胞如肝细胞及骨髓细胞的生长无明显影响;②抑制细胞毒性 T 细胞的产生;③能直接抑制 B 细胞产生抗体;④显著降低黏附分子的合成,减轻炎症部位白细胞的聚集;⑤抑制血管平滑肌细胞及血管内皮细胞、肾小球系膜细胞、成纤维细胞的生长;⑥对血管炎性病变疗效较好。值得关注的是,MMF 长期应用仍有骨髓抑制作用,尤其在肾功能不全并联合糖皮质激素治疗时,可能会导致威胁生命的重症肺炎,需高度警惕。MMF 的活性代谢产物通过肾脏排泄,药物的血浆浓度在不同个体有很大差异,为观察疗效及不同肾功能水平患者对 MMF 的耐受程度,应考虑监测 MMF 的血浆浓度。

(4)来氟米特:来氟米特作为一种新型免疫抑制药,对治疗类风湿关节炎及器官移植后防治移植物排斥已显良好疗效。近年来有学者将其用于血管炎维持期治疗,亦取得理想效果。Metzler 等选择经糖皮质激素及 CTX 联合治疗后处于完全或部分缓解的 20 例韦格纳肉芽肿(WG)患者,给予来氟米特 $20mg/d$ 联合小剂量糖皮质激素($\leq 10mg/d$)治疗 12 周,随后来氟米特增加至 $30mg/d$。观察 $1 \sim 2.5$ 年,发现 20 例患者中 11 例病情无活动或复发;8 例患者出现一过性病情活动,但来氟米特剂量增至 $40mg/d$ 后,病情均再次趋于稳定;仅有 1 例出现复发。本研究证实来氟米特可以有效维持 WG 的病情缓解,提示来氟米特可用于该病缓解期长期维持用药的替代方案。

4.四联疗法(又称鸡尾酒疗法)　糖皮质激素、细胞毒药、抗凝与抑制血小板聚集药物联合应用被称为四联疗法。由于在本病发病过程中,裂解的纤维蛋白原转换为纤维蛋白多肽,作为单核细胞的化学趋化物在新月体形成过程中起着重要作用,因此抗凝与抗血小板聚集药物应用具有一定的理论依据。在试验性新月体性肾炎中,已证实了凝血过程的作用。在出现肾小球损伤之前予以抗凝治疗,可减少新月体的形成,并减轻肾衰的程度。华法林也可减少新月体形成或使其缩小。然而,在肾毒性肾炎,静脉应用肝素可减少肾小球内纤维蛋白的沉积、新月体形成和肾衰,但所需剂量极大。而且,尽管使用大剂量肝素,某些肾小球仍可发生纤维蛋白沉积。故部分作者认为,凝血的发生机制,是在肾小球内局部起作用,故全身抗凝治疗难以奏效。

具体方法为:肝素剂量50～200mg/d,2～4周后改为口服抗凝药(华法林),1.25～5mg/d,调整剂量使PT延长,维持在正常1倍左右。亦可使用小剂量尿激酶(10万～30万 U/d),监测血纤维蛋白原,使其低于2g/L。双嘧达莫每日剂量300～600nlg,噻氯匹定0.25～0.5g每日1次口服,抗血小板黏附药可长期使用。CTX或硫唑嘌呤、泼尼松用法同前述。近年又有报道应用组织纤维溶酶原激活药(tPA)治疗实验动物有一定疗效,有待进一步临床验证。值得注意的是,急性肾损伤时凝血机制往往紊乱,Ⅰ型新月体肾炎尤其严重,故使用强化的抗凝疗法时需严格掌握适应证。

在采用上述治疗的同时常合用下列药物:①短期广谱抗生素;②H₂受体阻滞剂(尤其甲泼尼龙冲击时);③以往有结核病史者使用抗结核药;④高血压患者可用抗高血压药物;⑤少尿、水肿、严重低蛋白血症者应用利尿药,短期应用白蛋白;⑥肾功能不全时的治疗同常规疗法,包括避免使用肾毒性药物,避免感染等。

5.血浆置换　1976年 Lockwood 等首先将血浆置换用于各型新月体性肾炎的治疗。血浆置换在Goodpasture 综合征患者具有良好疗效。该法是用膜式血浆分离器或离心式血浆细胞分离器分离病人的血浆和血细胞,然后用正常人血浆或血浆成分(如白蛋白)进行置换,每天或隔天置换1次,每次置换2～4L,总共4～6次,从临床和实验室检查两方面评价疗效。血浆置换有效的患者一般在治疗后约10d肾功能开始改善。血浆置换可去除血浆中的抗体、免疫复合物、纤维蛋白原及补体等。血液中免疫复合物浓度下降,可使单核巨噬细胞系统原先已经饱和的 Fc 受体去饱和,从而清除新形成的免疫复合物。新月体肾炎Ⅰ型患者可首选血浆置换,治疗至血循环中抗 GBM 抗体水平转阴。重症狼疮性肾炎和Ⅲ型新月体肾炎,如伴有肺出血、需要透析或对常规治疗无效时亦可考虑血浆置换。采用血浆置换疗法的同时,必须给予糖皮质激素冲击和CTX治疗,以防机体在丢失大量免疫球蛋白后,继发大量合成免疫球蛋白而造成"反跳"。

血浆置换虽然清除效果确切,但也有一定局限性。由于治疗时要求丢弃大量包括各种凝血因子在内的自体血浆,故需输注新鲜冰冻血浆等血液制品,易诱发过敏反应及感染等血源性传染病,并可能对机体凝血功能产生影响(如因凝血因子被清除而导致出血、因抗凝血酶Ⅲ减少而引起血栓形成等)。因此必须严格掌握适应证,并积极防治感染、防止出血等严重不良反应的发生。

6.双重滤过血浆置换　是在强化血浆置换基础上发展起来的治疗方法。即从第1个膜式血浆分离器分离出的血浆不弃去,让其通过第2个膜式血浆分离器,此滤膜孔径较小,能阻挡免疫球蛋白等中、大分子蛋白通过,最后将滤过的不含上述成分的血浆输回体内。既能清除血中致病抗体及免疫复合物,又避免了输入大量异体血浆的弊端,安全经济。但迄今有关临床应用双重滤过血浆置换治疗 RPGN 的报道不多,疗效是否与强化血浆置换相同,尚有待验证。

7.免疫吸附治疗　免疫吸附(IA)是近十几年来在血浆置换基础上新发展起来的一种血液净化方法,临床上主要用于治疗自身免疫性疾病以及一些传统药物和手术难以奏效的免疫介导性疾病。该法是将抗原、抗体或某些具有特定物理化学亲和力的物质作为配基与载体结合,制成吸附柱(如能特异吸附抗 GBM抗体的吸附柱,或能广泛吸附 IgG 及免疫复合物的蛋白 A 吸附柱),利用其特异性吸附性能,选择性或特异性地清除患者血液中内源性致病因子,达到净化血液、缓解病情的目的。IA 最早于1979年由 Terman 等用于治疗系统性红斑狼疮。目前,已应用于风湿病、肾脏病、血液病和心血管疾病等的治疗。新月体肾炎主要是由免疫复合物致肾脏病变的急进性肾小球肾炎,病程进展迅速,早期 IA 治疗可改善预后。

血浆置换相比,IA 治疗时患者自身血浆回输,无须替代液,杜绝了输血反应及各种血源性传染病发生的可能。吸附具有选择性和特异性,对凝血因子等正常血浆成分影响较小,不必补充大量平衡液,对血糖、电解质及酸碱平衡的影响较小。因此,免疫吸附是相对高效而安全的血液净化方法。

8.大剂量免疫球蛋白　静脉滴注免疫球蛋白疗法[0.4g/(kg·d),5d 为一疗程]单独治疗难治性原发性小血管炎对部分患者有一定疗效。主要治疗机制可能是健康人 γ 球蛋白含有抗 MPO 和 PR3-ANCA 独特型抗体,这一独特型抗体封闭并抑制了 ANCA 的结合力。其他可能的机制还包括抑制 T 细胞功能、干扰细胞因子反应和阻断 Fc 受体等。免疫球蛋白疗法尚需积累更多经验。在合并感染等无法使用糖皮质激素和细胞毒药物的情况下,可试用此疗法。Jayne 报道 12 例原发性小血管炎静脉滴注免疫球蛋白,随访12 个月,11 例得到缓解,并可减少免疫抑制剂用量,ANCA 水平也下降 50%。

9.生物学靶向干预药物　有关生物学靶向干预药物研究进展非常迅速,其可能靶向包括肿瘤坏死因子(TNF)、γ-干扰素、基质金属蛋白酶和氧自由基、血小板衍生生长因子和血管内皮生长因子(VEGF)、IL-6、IL-10/IL-12 的相互平衡、IL-1/IL-1 受体拮抗药和其他共刺激因子等。目前已经有抗 TNF 受体拮抗药试用于 WG 的报道,短期效果肯定,长期不良反应有待观察。联合应用抗 CD_4^+ 和抗 CD_{52}^+ 的单克隆抗体治疗部分难治性 WG,诱导缓解,起效迅速,并有利于糖皮质激素和细胞毒药物的减量,感染不良反应甚少。主要治疗机制与消除循环中淋巴细胞、调整机体免疫平衡相关。该疗法为今后尝试治疗系统性血管炎甚至其他自身免疫性疾病,提供了一种新的特异性途径。

10.透析　一般选择血液透析。如患者出现少尿、肌酐清除率<10ml/min 应尽早开始血液透析治疗,为上述免疫抑制治疗"保驾护航"。如肾小球滤过功能不能恢复者则需维持性透析。

11.肾移植　移植后再次复发是本病(特别是 Ⅰ 型)治疗中应重视的问题,Ⅰ 型新月体肾炎移植后复发率可达 10%～30%,但循环抗 GBM 抗体转为阴性后再继续用药数月,则移植后复发并不常见。同样 Ⅲ 型亦应监测血清 ANCA 水平,以决定停药及移植时机。

综上所述,除非肾活检病理显示为不可逆性肾脏病变,任何新月体肾炎均应积极治疗,治疗方法的选择取决于新月体肾炎的类型和病因。免疫抑制药可采用糖皮质激素和 CTX(双冲击疗法),肝素等抗凝制剂及抗血小板制药并不常规应用。此外,应积极行重复肾活检,这对确定疗效及判断预后具有重要意义,并可根据常规病理检查、组织化学及血清学检查结果确定进一步治疗方案。如经积极治疗而病情明显好转,则不应持续大剂量应用免疫抑制药,以避免发生严重并发症。病情严重者,必要时在积极治疗同时,可进行透析治疗。

九、预后

若能得到及时诊断和早期强化治疗,可显著改善预后。早期强化治疗可使部分患者得到缓期,避免或脱离透析,甚至少数患者肾功能完全恢复。若诊断不及时,早期未接受强化治疗,患者多于数周至半年内进展至不可逆性肾衰竭。

影响患者预后的主要因素包括:

1.临床表现　一般认为临床上出现少尿、血肌酐≥600μmol/L、肌酐清除率<5ml/min 预示预后不良。但亦有报道治疗后肾功能仍可逆转,特别是 Ⅲ 型新月体肾炎。

2.免疫病理类型　Ⅲ 型较好,Ⅱ 型居中,Ⅰ 型最差,且与抗 GBM 抗体滴度无关。

3.强化治疗是否及时　临床无少尿、血肌酐<530μmol/L、病理尚未显示广泛不可逆病变(纤维性新月体、肾小球硬化或间质纤维化)时,即开始强化治疗者预后较好,否则预后差。

4.新月体性质与数量多少　细胞新月体为主者预后较好,如果肾小囊壁破坏严重、新月体内有巨噬细胞聚集,新月体易向纤维化方向发展,则预后不佳。有研究显示,新月体数量占肾小球数的百分比与起病初期的临床症状和肾衰严重程度成正比。但近年来随着应用早期强化治疗,屡有细胞新月体程度不影响预后的报道。

5.小球毛细血管襻和小管间质的病变性质　伴有肾小球毛细血管内皮细胞增殖的患者,预后优于无增殖者。肾小球毛细血管襻坏死、球性肾小球硬化和肾小球囊破裂、小管萎缩、间质纤维化及小动脉硬化者预后不良。

6.老年患者预后相对较差　本病缓解后的长期转归,以逐渐转为慢性病变,并发展为慢性肾衰竭较为常见,故应特别注意采取措施保护残存肾功能,延缓疾病进展和慢性肾衰竭的发生。部分患者可长期维持缓解。少数患者(以Ⅲ型多见)可复发,必要时需重复肾活检,部分患者强化治疗仍可有效。

(张　勇)

第十二节　隐匿性肾小球肾炎

隐匿性肾小球肾炎或称隐匿性肾小球疾病,是以轻度蛋白尿和(或)血尿、无水肿及高血压且肾功能正常为特征的一组原发性肾小球疾病,故又被称为无症状性蛋白尿和(或)血尿。本病多见于儿童及青少年,男性较为常见。据报道,本病的发病率占普查人群的0.79%。

隐匿性肾小球肾炎在中医古籍中无相应病名。现代中医学研究表明,蛋白尿是因脏腑功能异常、精微物质丢失所致。人体精微物质生于脾而藏于肾,故其来源及输布与脾的运化转输、肾的气化封藏密不可分。因此,可从精的生成及精的异常外泄等角度来探讨蛋白尿,与中医学之"尿浊"病因病机病证类似。《内经》云:"诸转反戾,水液混浊,皆属于热"。《医学入门》曰:"脾胃湿热,中焦不清,浊气渗入膀胱为浊"。《医学正传》说:"夫便浊之证,因脾胃之湿热下流,渗入膀胱,故使便溲或白或赤而浑浊不清也"。《医学心悟》云:"浊之因有二种,一由肾虚败精流注,一由湿热渗入膀胱"。上述记载指出,尿浊发病与湿热下注膀胱、肾虚精气下泄有关。以镜下血尿为表现的隐匿性肾小球肾炎,则可从中医学的"尿血"论治中去认识。"尿血"在文献中被称为"溺血"、"溲血"、"尿血"等。《诸病源候论》说:"心主于血,与小肠合,若心象有热,结于小肠,故小便血也"。论述了心火移热于小肠致尿血的发病机制。《血证论》云:"热结膀胱,则尿血"。它指出尿血可由于邪热下注膀胱而伤及阴络所致。《太平惠民和剂局方》曰:"夫尿血者,使膀胱有客热,血渗于脬故也。血得热则妄行,故因热而流散,致渗于脬内而尿血也"。论述了尿血的主要病机为热蓄膀胱。

一、病因病理

(一)中医病因病机

1.病因　隐匿性肾小球肾炎的发生多因禀赋薄弱,加之烦劳过度,或七情内伤,或饮食不节,或感受外邪等因素。

2.病机　本病总因湿热扰肾、脾肾不足、气阴亏虚,导致络伤血溢、精微外泄而发病。据其主症为蛋白尿、血尿,其发生机制分述如下:

(1)蛋白尿

1)湿热下注:外感水湿之邪,久郁化热,留滞体内,或饮食不节,脾气不振,湿热内生。湿热下注,郁阻膀胱,以致膀胱失约,清浊不分,则出现蛋白尿。

2)脾肾亏虚:先天不足、肾气亏虚,或饮食不节、日久伤脾,或劳欲过度、久病失调、伤及脾肾,以致脾肾亏虚。脾不升清,精微下注;肾失封藏,精微外泄,则出现蛋白尿。

病久,因气损及阴而致气阴两虚,或因水不涵木而致肝肾阴虚,或因瘀血内停而致脉络阻滞,则蛋白尿迁延不愈。

(2)血尿

1)心火炽盛:烦劳过度或七情所伤,以致心阴亏耗,心火亢盛,移热于小肠,则出现血尿。

2)湿热下注:湿热壅盛,热盛扰肾,灼伤血络,则出现血尿。

3)脾肾亏虚:最常见的是肾阴不足,阴虚内热,虚火扰络,肾络受损,以致迫血妄行,而形成血尿;其次是脾肾气虚,脾不统血、气不摄血,以致血不归经,而形成血尿。

病久,则因阴虚夹瘀、气虚夹瘀,以致瘀血阻络,肾络受损,则血尿迁延不愈。

总之,本病初起或因湿热下注者多为实证、热证;因久病不愈,可导致气阴两虚、肝肾阴虚、脾肾亏虚、瘀血阻络,则转化为本虚标实、虚中夹实之证。本病病位在脾肾,与心肝均相关。

(二)西医学的发病机制

1.病因　西医学认为隐匿性肾小球肾炎的病因尚不清楚,部分患者可能与链球菌感染有关。

2.发病机制　本病的发病机制与其他原发性肾小球疾病一样,都是由免疫复合物沉积所引起的肾小球疾病。

(三)西医学的组织病理类型

本病的病理改变皆较轻,主要见于:①肾小球轻微病变(弥漫性肾小球疾病,肾小球仅呈节段性系膜细胞及基质轻度增生);②轻度系膜增生性肾炎;③局灶节段性增生性肾炎(局灶性肾小球疾病,病变肾小球内节段性内皮及系膜细胞增生)等3种病理类型。据免疫病理表现,又可将它们分为 IgA 肾病(IgA 或 IgA 为主的免疫球蛋白,伴 C3 呈颗粒样沉积于系膜区或系膜及毛细血管壁)及非 IgA 肾病(国内常以 IgC 为主,伴 C3 亦呈颗粒样沉积于系膜区或系膜及毛细血管壁)。以单纯性血尿表现者多为 IgA 肾病。

二、临床表现

(一)症状

隐匿性肾小球肾炎无水肿及高血压等临床症状,起病隐匿,病情绵长。故多数患者仅在诊视其他疾病或体格检查时发现尿检查的异常,才确诊为本病。尿的异常以持续性或反复发作的无症状的少量蛋白尿和(或)镜下血尿为特点,亦有部分患者出现红细胞管型。以轻度蛋白尿为主者,尿蛋白定量＜1.0g/24h,但无其他异常,可称为单纯性蛋白尿;以持续或间断镜下血尿为主者,无其他异常,相差显微镜检查尿红细胞以畸形为主,可称为单纯性血尿。本病病情迁延,时轻时重,但绝大多数患者肾功能始终良好。

1.蛋白尿　一般为轻度蛋白尿(尿蛋白定量＜1.0g/24h),以白蛋白为主,呈持续性或反复发作性。部分患者蛋白尿与血尿相关联,血尿发作期蛋白尿也加重,血尿消失后蛋白尿也随之消失。

2.血尿　一般为镜下血尿,呈持续性或反复发作性。部分患者在感冒、高热、劳累、剧烈运动后出现尿中红细胞增多,甚至出现一过性肉眼血尿,但很快于短时间内迅速消失。

3.其他症状　少数患者在过度劳累或感染发热时偶可出现轻度水肿、头昏、乏力及腰部酸痛等症状。

(二)体征

本病多无水肿及高血压等临床症状,故患者一般无明显体征。

（三）实验室检查

1.尿液检查　一般为间断或持续性少量蛋白尿或镜下血尿，甚至可有反复发作性肉眼血尿。尿蛋白定性常在 1＋～2＋，呈持续性蛋白尿表现；定量常＜1.0g/24h，但部分患者可在 1.0～2.0g/24h，一般尿沉渣正常。无症状性血尿者尿中红细胞数量多不一，查尿红细胞形态于相差显微镜下见多型红细胞（肾小球源性血尿）；偶发肉眼血尿者亦为肾小球源性血尿。尿细菌培养、尿细胞学检查及尿结核菌检查均为阴性。

2.肾功能检查　血清尿素氮及肌酐、内生肌酐清除率等检查均正常。

3.血液检查　血常规、血沉、出凝血时间均正常，血抗链球菌素"O"、类风湿因子、抗核抗体、冷球蛋白均阴性，血清补体正常，部分患者血清 IgA 增加。

4.其他检查　肾脏 B 超、肾脏 CT、肾脏 ECT、膀胱镜、静脉肾盂造影、肾动脉造影等泌尿系有关检查均正常。

5.肾活体组织检查　对已确诊为原发性肾小球疾病呈血尿伴蛋白尿表现者，如尿蛋白≥1.0g/24h 应考虑进行肾活检；对随诊观察中出现肾功能恶化，尿检异常加重或出现水肿、高血压时应及时进行肾活检以助诊断及明确病理类型。

三、诊断要点

（一）中医辨病辨证要点

根据患者临床主症，以蛋白尿为主症者可辨为"尿浊"，以镜下血尿为主症者可辨为"尿血"。

1.辨虚实　本病初期以标实（湿热）为主，病久则以虚中夹实为多见，正虚多为脾肾亏虚，邪实则有湿热、热毒、瘀血之别。辨证重在舌脉，若舌苔黄腻、脉滑数者则多为湿热，若舌淡脉弱者多为气虚，若舌红苔少、脉细数者多为阴虚。

2.辨病位　本病初期病位多在心脾两脏，中后期则以脾肾肝三脏为主。

（二）西医诊断标准

1.以往无急、慢性肾小球肾炎或其他肾病病史。

2.无明显临床症状和体征，多于体检时偶然发现无症状性蛋白尿和（或）无症状性血尿，表现为轻度或少量蛋白尿（＜1.0g/24h）、肾小球源性血尿（镜下血尿为主，可偶见肉眼血尿），动态监测尿常规呈持续性或反复发作性表现。

3.无高血压、水肿及肾功能损害。

4.已除外生理性蛋白尿及功能性血尿。

5.已除外遗传性肾小球疾病、继发性肾小球疾病、急性肾小球肾炎、慢性肾小球肾炎及泌尿道炎症或肿瘤所致的血尿伴蛋白尿。

因此，在确诊隐匿性肾小球肾炎前要仔细进行鉴别诊断。仅在临床诊断不肯定或尿蛋白≥1.0g/24h 或病情加重时做肾活检病理检查。

（三）鉴别诊断

1.生理性蛋白尿　无症状性蛋白尿应与生理性蛋白尿鉴别：后者包括功能性蛋白尿（仅于剧烈运动、发热或寒冷时出现）及体位性蛋白尿（多见于青少年，直立腰椎前凸时出现，卧床后消失）。临床鉴别困难时需肾活检。有时临床诊断的生理性蛋白尿在肾活检病理检查后发现为隐匿性肾小球肾炎。

2.功能性血尿　此种血尿均为一过性，仅于剧烈运动、发热时出现，大都于休息后的次日晨间、发热缓解后消失。

3.遗传性肾小球疾病　无症状性血尿应与遗传性肾小球疾病鉴别,家系调查及病理检查在鉴别上具有重要意义。遗传性肾小球疾病主要指良性家族性血尿(呈常染色体显性遗传,肾组织电镜检查可见肾小球基底膜弥漫变薄)及早期遗传性进行性肾炎(又称 Alport 综合征,性连锁显性遗传最多见,肾组织电镜检查可见肾小球基底膜广泛变厚、劈裂分层,且与变薄的基底膜相间)。

4.继发性肾小球疾病

(1)系统性红斑狼疮性肾炎:若系统性红斑狼疮全身多系统损害表现不明显且肾脏受累较轻时(如狼疮性肾炎系膜增生型和局灶增生型),有可能会误诊为隐匿性肾小球肾炎。正确做出系统性红斑狼疮诊断是鉴别关键,故全身多系统损害表现及免疫学检查异常有助鉴别,明确病理类型须行肾活检病理检查。

(2)乙型肝炎病毒相关性肾炎:轻型乙型肝炎病毒相关性肾炎可表现为无症状性蛋白尿和(或)血尿,以前者为多见,有可能会误诊为隐匿性肾小球肾炎。对于慢性乙型肝炎患者或乙型肝炎病毒携带者,如出现无症状性蛋白尿和(或)血尿,应高度怀疑乙型肝炎病毒相关性肾炎,明确诊断须靠肾活检病理检查。

5.急性肾小球肾炎　亚临床型急性肾小球肾炎酷似隐匿性肾小球肾炎,较难鉴别。仔细检查疾病潜伏期(急性肾小球肾炎潜伏期多为 10～14 天)及血清补体 C3(急性肾小球肾炎起病 8 周内补体 C3 呈一过性下降)对鉴别有意义,必要时肾活检(急性肾小球肾炎的病理类型为毛细血管内增生性肾小球肾炎)。

6.慢性肾小球肾炎　有无水肿、高血压及肾功能损害是鉴别隐匿性肾小球肾炎与慢性肾小球肾炎的关键。如果其中某项阳性并由肾病引起时,即应诊断慢性肾小球肾炎。此外,单用尿蛋白定量来鉴别隐匿性肾小球肾炎与慢性肾小球肾炎一定要慎重。化验常有误差,决不能以一次化验结果定论,唯多次尿蛋白定量均远远超过 1.0g/24h 时才考虑慢性肾小球肾炎。

7.非肾小球疾病　本病还应与泌尿系炎症(如泌尿系感染、泌尿系结核)或泌尿系肿瘤所致的血尿伴蛋白尿鉴别。后者多以疾病本身症状为主要表现,行相应辅助检查可见异常结果(尿常规见尿白细胞增多,或尿细菌培养见致病菌,或尿结核菌检查为阳性,或肾脏 B 超、肾脏 CT、膀胱镜见明显占位性病变);如出现血尿,均为非肾小球源性血尿;如出现蛋白尿,多伴随肉眼血尿而出现且为轻度蛋白尿,并可随肉眼血尿的消失而消失。

四、治疗

(一)一般治疗

1.休息　无须卧床休息,但应注意劳逸结合,避免劳累,尤其对于有蛋白尿者更应注意适当休息,密切随诊。

2.饮食　一般无须严格控制入水量、钠盐及蛋白质的摄入量,但对于有蛋白尿者仍以优质蛋白(食物中蛋白质入量不宜过高)、低盐饮食为宜。

(二)中医治疗

1.中医治疗原则　本病的中医治疗应根据扶正驱邪及虚则补之、实则泻之的原则。扶正者,宜补脾、益肾、养阴、益气;驱邪者,则当凉血、止血、化瘀、清热、泻火、祛湿。分而言之,以蛋白尿为主症者,虚证居多,宜健脾固肾;而湿热蕴结者宜清热利湿。以镜下血尿为主症者,火证居多,实热(火)者宜清热泻火,虚火者宜滋阴降火。

2.中医分型论治

(1)尿浊(无症状性蛋白尿或以蛋白尿为主症者)

1)下焦湿热证

证候:尿色黄或尿中泡沫较多,尿蛋白反复出现,腰痛,口干欲饮,大便秘结,咽痛,口苦,舌质红,苔腻,脉濡数或滑数。

治法:清热利湿。

代表方:萆薢分清饮加减。

常用药:萆薢,石菖蒲,黄柏,车前子,土茯苓,甘草,滑石,石韦,萹蓄,茵陈蒿。

2)脾肾气虚证

证候:尿中泡沫增多,尿蛋白反复出现,小便频数,腰膝酸软,头晕耳鸣,面色萎黄,纳食减少,腹胀便溏,神疲体倦,少气懒言,舌质淡胖,舌边有齿痕,苔白,脉沉缓。

治法:健脾补肾,收敛固涩。

代表方:脾气虚为主者选用补中益气汤加减,肾气虚为主者选用水陆二仙丹合五子衍宗丸加减。

常用药:党参,山药,黄芪,白术,甘草,当归,升麻,金樱子,芡实,枸杞子,菟丝子,沙苑子,覆盆子。

3)气阴两虚证

证候:尿中泡沫增多,尿蛋白持续出现,神疲体倦,少气懒言,面色无华或两颧潮红,头晕耳鸣,腰膝酸软,五心烦热,手足心热,口干少饮,腹胀便溏,舌质偏红或淡红,边有齿痕,脉细数或沉细。

治法:益气养阴。

代表方:四君子汤合六味地黄汤加减。

常用药:党参,茯苓,白术,黄芪,山药,生地黄,山茱萸,泽泻,女贞子,旱莲草,丹参,益母草。

4)肝肾阴虚证

证候:尿中泡沫增多,尿蛋白持续出现,腰膝酸软,头晕耳鸣,视物昏花,口干咽燥,手足心热,舌质红,苔少,脉弦细或细数。

治法:滋养肝肾。

代表方:杞菊地黄汤合二至丸加减。

常用药:枸杞子,菊花,生地黄,山茱萸,山药,女贞子,旱莲草,牡丹皮,泽泻,茯苓,杜仲,黄芪,益母草。

(2)尿血(无症状性血尿或以镜下血尿为主症)

1)心火炽盛证

证候:尿血鲜红,心烦口渴,虚烦不眠,舌尖红苔微黄,脉细数。

治法:清心泻火,凉血止血。

代表方:导赤散加减。

常用药:生地黄,生甘草,竹叶,小蓟,藕节,炒蒲黄,滑石。

2)下焦湿热证

证候:尿血鲜红,或尿色黄有血丝,排尿灼热不畅,或有发热、心烦、口渴、便秘。舌质红或暗红,苔黄,脉数。

治法:清热利湿,凉血止血。

代表方:小蓟饮子加减。

常用药:生地黄,小蓟,竹叶,滑石,藕节,栀子,生甘草,炒蒲黄。

3)阴虚内热(火旺)证

证候:尿血鲜红,或显微镜下血尿,头晕耳鸣,腰膝酸软,心烦失眠,五心烦热,潮热盗汗,口干咽燥,舌质红,苔少,脉细数。

治法:滋阴清热,凉血止血。

代表方:二至丸或知柏地黄丸合小蓟饮子加减(阴虚内热、虚火不旺者选用二至丸,阴虚火旺者选用知柏地黄丸)。

常用药:女贞子,旱莲草,知母,黄柏,生地黄,茯苓,山药,山茱萸,泽泻,牡丹皮,小蓟,淡竹叶,滑石,藕节,栀子,生甘草,炒蒲黄,白茅根。

4)脾肾气虚证

证候:尿血淡红,常以镜下血尿为主,小便频数,腰膝酸软,头晕耳鸣,面色萎黄,纳食减少,大便溏薄,气短乏力,神疲懒言,舌质淡,舌边有齿痕,苔白,脉沉缓或沉细。

治法:健脾补肾,益气摄血。

代表方:脾气虚为主者选用补中益气汤加减,肾气虚为主者选用无比山药丸加减。

常用药:党参,山药,黄芪,白术,甘草,当归,升麻,茜草,金樱子,芡实,三七粉(冲服),枸杞子,菟丝子,桑寄生。

5)气阴两虚证

证候:血尿时轻时重,平时以少量镜下血尿为主,稍有劳累即见肉眼血尿,气短乏力,手足心热,口干咽燥,纳食减少,舌质红,苔薄白,脉沉细或细数。

治法:益气养阴,佐以止血。

代表方:大补元煎加减。

常用药:太子参,山药,枸杞子,生地黄,地骨皮,当归,丹皮,地榆。

3.中医其他疗法

(1)中成药

1)肾炎康复片:每次5片,每日3次,口服。本品益气养阴、清热利湿。适用于气阴两虚兼有湿热者。

2)肾炎舒片:每次3～6片,每日3次,口服。本品健脾补肾、益气祛湿。适用于湿热内盛、水湿停聚者。

3)黄葵胶囊:每次5粒,每日3次,口服。本品清热利湿、解毒消肿,适用于湿热壅盛者。

4)金水宝胶囊:每次3～6粒,每日3次,口服。本品为冬虫夏草制剂,有补肺益肾之功。适用于肾气亏虚者。

5)六味地黄丸:每次9g,每日2～3次,口服。本品滋阴补肾。适用于肾阴亏虚者。

6)知柏地黄丸:每次9g,每日2～3次,口服。本品滋阴补肾、降火清热。适用于阴虚火旺者。

7)补中益气丸:每次9g,每日2～3次,口服。本品健脾益气。适用于脾气亏虚者。

(2)单方验方

1)茅根车前饮:白茅根、车前子各50g,白糖25g。水煎服,每日1剂。适用于尿血之下焦湿热证。

2)止血胶囊:三七粉50g,琥珀粉、血余炭各30g,混匀后装胶囊,每次4粒,每日3次口服。适用于尿血久病夹瘀者。

3)加味参芪地黄汤:太子参、生黄芪、茯苓、泽泻、丹参各15～30g,生地、黄精、白术各10～15g,丹皮、山药、山茱萸各10g,菟丝子、覆盆子各15g。水煎服,每日1剂。适用于尿浊之气阴两虚证或肝肾阴虚证。

4)太子参茅根汤:太子参、白茅根各15～30g,丹参、连翘、玄参各10～15g,石韦、麦冬各15g,白花蛇舌草15～20g,甘草3～5g。单纯蛋白尿重用石韦、太子参、丹参;单纯血尿重用白茅根,加大蓟、小蓟。水煎服,每日1剂,用4～12周。适用于气阴两虚兼有湿热者。

(三)西药治疗

因多数患者无尿蛋白或仅有轻度蛋白尿,故目前西医对隐匿性肾小球肾炎一般无须特殊治疗,亦无有效药物治疗。患者基本以保养为主,平时应注意避免感冒、劳累;应定期(每3～6个月)门诊随诊,重点检查血压、尿常规(主要观察尿蛋白变化)、24小时尿蛋白定量及肾功能(需做内生肌酐清除率检查)。对于轻度蛋白尿者,可使用 ACEI 类药。

有反复感染病灶应予以及时去除,以避免血尿或蛋白尿加重,但同时应注意尽量避免不必要的治疗和肾毒性药物的应用。慢性扁桃体炎者在有急性感染时应及时控制炎症,确定与血尿、蛋白尿发作密切相关者可待急性期过后行扁桃体摘除术。

本病需要定期追踪观察。如发现尿蛋白和(或)尿沉渣红细胞持续增多、水肿、血压升高或出现肾功能损害者,应按慢性肾小球肾炎或肾病综合征治疗;也可做肾活检,根据病理改变进一步修订治疗方案。

五、预后与预防

(一)疗效判断

参照1992年的《原发性肾小球疾病分型与治疗及诊断标准专题座谈会纪要》中提出的原发性肾小球疾病疗效评定标准及2006年中华中医药学会肾病分会制定的《慢性肾小球肾病的诊断、辨证分型和疗效评定(试行方案)》中的疗效评定标准。

1.完全缓解　尿蛋白及尿红细胞持续转阴,尿蛋白定量<0.2/24h,肾功能保持正常。

2.基本缓解　尿蛋白及尿红细胞较治疗前减少≥50%,肾功能保持正常。

3.有效　尿蛋白及(或)尿红细胞较治疗前减少≥25%、<50%,肾功能保持正常。

4.无效　上述实验室检查指标均无明显改善或反加重者。

(二)预后判断

本病病情常时轻时重(劳累或感冒常使蛋白尿及血尿一过性加剧)、迁延不愈,但绝大多数患者病情稳定、进展缓慢,可长期保持肾功能正常,故总的预后良好。仅少数患者疾病转归与此不符,或逐渐自发痊愈,或尿蛋白渐多并出现水肿、高血压甚至肾功能不全而转成慢性肾小球肾炎。

(三)护理与预防康复

1.起居有常,适当锻炼,增强体质,节制房事,注意预防感冒、化脓性扁桃体炎等呼吸道感染或肠道感染,体质差者可常服玉屏风散。

2.避免使用对肾脏有损害的药物。

3.应以高热量、富含维生素饮食为主,忌食辛辣肥腻食物,戒烟酒,经常咽痛及血尿者尤应注意。避免高蛋白饮食对减轻肾脏负担有益。

4.女性患者一般准许妊娠,但妊娠全过程必须受妇产科及肾内科医师密切监护。如果肾病加重,妊娠即应终止。

六、中西医结合临床思路

隐匿性肾小球肾炎患者多病情稳定,无须西药治疗,通过保养及中医的辨证治疗便可获得完全缓解。同时,中医药治疗重视全身阴阳平衡、脏腑功能调节,能改善患者的体质,提高免疫功能。因此,中医药治疗本病在提高疗效及减少复发方面发挥了巨大的作用。

现代药理研究发现,金樱子、芡实、五味子、益智仁、煅龙骨、煅牡蛎、乌梅等固涩肾精之品对蛋白尿的消除有一定作用,可在临证时配伍运用。对于平时持续蛋白尿,中医认为久病入络、久病必瘀。这与西医学提出的凝血机制和血流动力学改变参与了肾小球疾病发病机制的理论相符。因此,可在辨证论治的基础上加用活血化瘀药物（如当归、赤芍、丹参、川芎、桃仁、红花、益母草、泽兰、三七、丹参）。

临床上治疗无症状性血尿，可在辨证的基础上选用止血药物。一般在血尿初期酌情加用凉血止血药（如仙鹤草、紫珠草、大蓟、小蓟、槐花、白茅根），血尿中期酌情加用活血止血药（如三七、生蒲黄、茜草根、琥珀），血尿后期酌情加用养阴固涩止血药（如血余炭、藕节炭、苎麻根）。对于平时持续镜下血尿，中医认为久病必瘀、久漏宜通，只有祛除瘀血方能引血归经。所以，治疗血尿不能见血止血，化瘀止血亦是治疗血尿的主要治则。临证时常灵活选用活血化瘀药物。其中三七在血尿中应用十分广泛，特别对于肉眼血尿者，或研末冲服，或用于复方中，有祛瘀不伤正、止血不留瘀的功效。现代药理研究表明，三七低浓度能收缩血管，高浓度能扩张血管，并有升高血小板、促进血液凝固等作用。

隐匿性肾小球肾炎的病情可能因急性感染而加重。临床实践证实，中医药治疗可迅速控制上呼吸道或肠道感染，减少抗原的侵入，明显改善蛋白尿及血尿。临证时可按急则治其标的原则给予清热解毒或芳香化湿的方剂，也可在辨证的基础上选用相应中药：急性咽炎者可加用银花、连翘、射干、山豆根、牛蒡子等，皮肤感染者可加用野菊花、蒲公英、紫花地丁、半边莲、半枝莲、连翘、赤小豆、土茯苓、苦参等，肠炎者可加用马齿苋、红藤、败酱草、黄连等，尿路感染者可加用蒲公英、车前草、知母、黄柏等。

隐匿性肾小球肾炎多数情况下以中医治疗为主，但对尿蛋白超过每日 1.0g 者应考虑行肾活检，并加用 ACEI 或 ARB 及雷公藤多苷片治疗。对随诊观察中出现尿蛋白持续增多、水肿、高血压、肾功能损害者，除及时进行肾活检外，应按慢性肾小球肾炎或肾病综合征治疗，而不可一味单用中药治疗，以免病情恶化。

目前，隐匿性肾小球肾炎的中西医诊治尚有一定的局限性。今后，中西医结合工作者在建立本病完善的诊疗系统、提高临床疗效、阻止病情发展与恶化等方面，仍需继续努力。可考虑在以下几个方面进一步提高和突破：①加强本病发病机制的实验研究；②加强本病的早期诊断和预防的临床研究；③加强中医药防治本病的实验研究；④加强制定本病统一的中医诊断、辨证分型及疗效判定标准的临床研究；⑤加强多手段多途径中医治疗方法（针灸、推拿、外治法）的临床研究。

（王孝东）

第十三节　IgA 肾病

IgA 肾病（IgAN）又称 Berger 病、IgA 系膜性肾炎等，是指一组不伴有系统性疾病，肾脏组织病理特点以系膜细胞增生为主，免疫病理特点是肾小球系膜区以 IgA 为主颗粒样沉积，临床上以反复发作性肉眼血尿或镜下血尿为主要表现的原发性肾小球肾炎。IgA 肾病是一个免疫病理学诊断名词，临床上可能被诊断为单纯性血尿、隐匿性肾小球肾炎或慢性肾小球肾炎等。本病不是一个单一的疾病，而是由各种原因引起的具有相同免疫病理特征的一组临床综合征。

IgA 肾病可发生于任何年龄，但 80% 在 16~35 岁发病，男女比例约 2~6：1。本病目前已成为公认的全球范围最为常见的肾小球疾病之一。黄色人种和白色人种的发病率明显高于黑色人种。在亚太地区，本病是最常见的原发性肾小球疾病，占肾活检患者的 30%~40%，在欧洲占 20%，而在北美只占 10%。在我国 IgA 肾病在占原发性肾小球疾病的 40%~47.2%。

IgA 肾病主要临床表现为肉眼血尿及镜下血尿，可从中医学的"尿血"论治中去认识本病。尿血在《内经》中称为"溺血、溲血"。如《素问·气厥论》有"胞移热于膀胱，则癃溺血"。《素问·痿论》有"悲哀太甚则胞络绝，胞络绝则阳气内动，发为心下崩，数溲血也"。对于尿血的病因病机，《金匮要略》云"热在下焦者，则尿血"。《伤寒论》指出"以热在膀胱，必便血也"。《诸病源候论》认为"心主于血，与小肠合，若心象有热，结于小肠,故小便血也"。《太平圣惠方》说"虚劳之人,阴阳不和,因生客热,则血渗于脬,血得温则妄行,故因热而流散,致渗于脬而尿血也"。《证治准绳》指出"五脏凡有损伤妄行之血皆得如心下崩者,渗于胞中,五脏之热皆得如膀胱之移热于下焦"。上述记载说明,不论是实证还是虚证,尿血的发病均与热有关。《医学入门》更分心热、实热、暑热、久虚、房劳、虚甚病久等辨治。在治疗上,《景岳全书》强调根据临床症状不同辨别溺血来源而予以相应治疗。《医学心悟》认为"凡治尿血,不可轻用涩药,恐积瘀于阴茎,痛楚难当也"。《血证论》则提出以虚实为纲、内外因为目,并总结出止血、消瘀、宁血、补血为治疗血证的四大方法。尿血的预后方面,《张氏医通》认为"溲血日久,形枯色萎,癃闭如淋,二便引痛,喘急虚眩,行步不能者,与死为邻矣",指出元气大伤、肾精枯竭者预后不良。

一、病因病机

(一)中医病因病机

1.病因　IgA肾病的发生,多由于人体御邪能力不足之时外感风热之邪,或由于饮食不节、思虑劳倦过度而损伤脾肾肝诸脏。因此,外感风热、饮食劳倦为发病的主要原因,而禀赋不足、体虚感邪则是发病的内在条件。

2.病机　机体因正气不足时外感风热之邪,或因饮食劳倦损伤脾肾肝,致气虚无力统血、湿热内扰脉络、瘀血阻滞脉络,血溢脉外,随尿而出,而成"尿血";湿热壅滞腰部,经络气机不畅,而成"腰痛"。邪实必伤正气,正虚易致邪侵,两者互为因果。病延日久或反复发作,正气损伤,邪气仍盛,病变由脾肾亏虚而致五脏俱损,则转为"虚劳"。

(1)风邪外袭:风邪夹热邪外袭,内舍于肺,肺失宣发;下传膀胱,水道不利,热结下焦,脉络损伤,血随尿出,可出现血尿。

(2)下焦湿热:饮食不节,脾气不振,湿热内生,下注膀胱,血络受伤,迫血下行,可出现血尿;热伤腰府经络,经气不畅,不通则痛,则腰酸腰痛。

(3)脾肾气虚:素体气虚,或饮食不节、劳倦过度,伤及脾肾,以致脾肾气虚。气虚不能摄血,脾虚不能统血,肾虚封藏失职,血不循经,随尿而出,可出现血尿;脾不升清,肾失封藏,精微外泄,则出现蛋白尿。

(4)肝肾阴虚:素体阴虚,或烦劳过度,或房事不节,以致水不涵木,肝肾阴虚,阴虚生内热,热伤肾络,迫血妄行,可出现血尿;肾失封藏,精微外泄,则出现蛋白尿。

本病病位主要在脾肾,与肺肝密切相关;病理性质总属本虚标实、虚实错杂。本虚多为脾虚、肾虚、气阴两虚,标实多为风热、湿热、瘀血,阴虚常兼湿热,气虚可伴血瘀。急性发作期一般多为风热犯肺,或湿热壅盛,致络伤血溢,以邪实为主;病位在肺脾,与肾相关。慢性持续阶段一般多因脾肾气虚,或肝肾阴虚,或气阴亏虚,或因虚致瘀,以致阴络损伤,以正虚为主,或虚中夹实;病位在脾肾肝。病延日久或反复发作,则因正虚邪盛且两者互为因果,使病机变化错综难辨,病情呈缓慢进展过程,病机转为五脏俱损,脏腑气化不利,机体阴阳气血俱虚。

(二)西医学的发病机制

IgA肾病的病因及发病机制目前还未完全清楚,多种因素与发病有关。

1.病因

(1)本病常于上呼吸道感染或消化道感染后发病或病情复发。可能为外源性抗原的细菌有链球菌、肺炎球菌、假单胞菌属等,病毒有腺病毒、柯萨奇病毒、带状疱疹病毒、巨细胞病毒和副流感病毒等。我国部分IgA肾病患者肾活检可见肾小球系膜区同时有乙型肝炎病毒抗原沉积。

（2）患者对特殊的食物成分过敏与本病发病相关。对牛奶过敏者、克罗恩病及麦胶性肠病患者易并发本病。可能为食物抗原的有大豆蛋白、大米蛋白、酪蛋白及麦胶蛋白等。

2.发病机制　迄今确切的发病机制尚未明确。多种因素参与 IgA 肾病的发生及进展。研究证实，系膜区 IgA 沉积物主要以多聚 IgA_1 为主，多聚 IgA_1 在肾小球系膜区沉积，触发炎症反应，引起 IgA 肾病的发生和发展。目前认为，IgA_1 分子的糖基化异常可造成 IgA_1 易于自身聚集或被 IgG 或 IgA 识别形成免疫复合物，这一过程可能是 IgA 肾病发病的始动因素，而遗传因素可能参与或调节上述发病或进展的各个环节。IgA_1 分子合成、释放及其在外周血中的持续存在，与系膜细胞的结合及沉积，以及触发的炎症反应这3个环节是 IgA 肾病"特异"的致病过程。

（1）免疫炎症反应：以往学者们强调黏膜免疫与本病发病机制相关。但近年的研究发现：

1）本病患者血清中 IgA_1 和 IgA 免疫复合物较正常人显著增高，IgA_1 抗体产生比 IgA_2 抗体多；肾小球系膜区沉积的几乎均为 IgA_1，而肾组织中未证实有分泌片段，提示与发病有关的为骨髓源性 IgA。

2）本病患者血清中 IgA_1 的交联区糖基化缺乏，这种结构异常的 IgA_1 不易与肝细胞结合和被清除，导致血循环浓度增高，并有自发聚合倾向形成多聚 IgA_1 或与结构异常 IgA_1 的自身抗体形成 IgA_1 结合蛋白，与系膜细胞有高度亲和力，两者结合后诱导系膜细胞分泌炎症因子、活化补体，导致 IgA 肾病病理改变和临床症状。

（2）细胞因子及炎症介质对肾小球的损害：研究证实，许多细胞因子及炎症介质（如 IL-1、IL-6、TNF-α、TGF-β、PDGF、ICAM-Ⅰ、VLA-5 等）在本病的肾小球系膜增生、炎症细胞聚集、肾小球硬化和间质纤维化过程中起了重要的作用。

（3）肾小球血流动力学异常：根据在本病时常有球旁器增生和小动脉的损害来看，局部血流动力学因素可能也起一定作用。系膜细胞有血管紧张素Ⅱ受体，血管紧张素Ⅱ可使系膜细胞收缩、肾小球毛细血管表面积和滤过减少，且可增加系膜对大分子物质的摄取。此外，肾小球内凝血系统激活所致的血流动力学改变可加剧肾小球损伤。故有学者提出，肾小球血流动力学异常对本病的发病有与免疫机理同样重要的作用。

（4）遗传因素：许多报道显示本病有一定的家族聚集现象，不同人群和性别差异其发病率亦不同。近20年来研究表明，本病与 HLA-B35、HLA-DR4、HLA-B12、HLA-DR1 等抗原有关，我国北方汉族 IgA 肾病与 HLA-DR12 明显相关。最近发现本病肾功能减退与血管紧张素转移酶 ACE/DD 基因型相关。诸多证据证明，IgA 肾病是一个多基因、多因素复杂性状疾病，遗传因素可能在 IgA 肾病的疾病易感性与病变进展过程的各个环节中都起重要的作用。

（三）西医学的组织病理类型

IgA 肾病主要为系膜增生性肾小球肾炎。

1.光镜检查　病变主要在系膜区，常见典型病变为局灶或弥漫性系膜细胞增多，系膜基质增生，系膜区增宽。常见系膜区嗜复红蛋白沉积。疾病早期呈轻度系膜病变，肾小球内可有多形核中性粒细胞和单核细胞。随疾病进展，肾小管和肾间质病变加重，肾间质中出现单核细胞，肾小管内有红细胞和蛋白质管型。疾病晚期有间质细胞浸润，肾小管萎缩和间质纤维化，导致肾间质增宽。

2.免疫病理检查　免疫病理检查是本病的特异性检查。最具特征性的表现为肾小球系膜区有单纯 IgA 或以 IgA 为主的免疫球蛋白沉积，一般呈团块状或散在的粗大颗粒分布。少数可见沉积于毛细血管襻和系膜旁区内皮下，这些患者的病情一般都比较严重。肾小球沉积的 IgA 以 IgA_1 为主，常伴有 C3 和 IgG 沉积，但强度较弱；IgM 沉积的报道各有不同；未见 IgD 和 IgE 沉积，而前期补体成分 C1q 和 C4 几乎很少见。

3.电镜检查 几乎所有病例在肾小球系膜区可见到细小均一的颗粒状电子致密物沉积,有不同程度的系膜细胞和系膜基质增生。部分病例电子致密物还可同时出现于基底膜内或上皮细胞下。

4.组织学分级 根据1982年WHO的标准,IgA肾病的病理分级可分为以下5级:

Ⅰ级:光镜下多数肾小球正常,少数部位有轻度系膜增生伴或不伴细胞增生,称轻微改变。无肾小管和间质损害。

Ⅱ级:少于50%的肾小球有系膜增生。罕见硬化、粘连和小新月体,称不严重的变化。无小管和间质损害。

Ⅲ级:局灶节段至弥漫性肾小球系膜增宽伴细胞增生。偶有粘连和小新月体,称局灶节段性肾小球肾炎。偶有局灶间质水肿和轻度浸润。

Ⅳ级:全部肾小球呈明显的弥漫性系膜增生和硬化,伴不规则分布的、不同程度的细胞增生,经常可见到荒废的肾小球。少于50%的肾小球有粘连和新月体,称弥漫性系膜增生性肾小球肾炎。有明显的小管萎缩和间质炎症。

Ⅴ级:与Ⅳ级相似但更严重,节段和(或)球性硬化、玻璃样变、球囊粘连。50%以上的肾小球有新月体,称弥漫性硬化性肾小球肾炎。小管和间质的损害较Ⅳ级更严重。

二、临床表现

(一)症状

IgA肾病可包括原发性肾小球病的各种临床表现,但几乎所有患者均有血尿,是原发性肾小球病中呈现单纯性血尿的最常见病理类型,约占60%~70%。其尿检特点为:①单纯血尿(镜下血尿或肉眼血尿);②血尿伴轻、中度蛋白尿;③单纯蛋白尿,甚者为肾病综合征。临床上以前两种情况多见。

1.发作性肉眼血尿 40%~50%患者表现为一过性或反复发作性肉眼血尿,多发生于儿童及青少年。肉眼血尿常于上呼吸道感染后24~72小时内出现,故有人称之为"咽炎同步血尿、感染同步性血尿";亦有少数患者在消化道或泌尿道感染后发作;肉眼血尿持续数小时至数天,一般2~3天后转为持续性镜下血尿;部分患者血尿可消失。肉眼血尿有反复发作的特点,每次发作间隔时间随发作次数的增加而延长。在肉眼血尿发作时可伴有轻微全身症状,如低热、全身不适、肌肉酸痛、尿痛、腰背痛,可有尿蛋白增多,肉眼血尿消失后尿蛋白减少或消失。约10%~15%患者除肉眼血尿外,常有轻度蛋白尿、一过性高血压、轻度浮肿等急性肾炎综合征的表现。

2.镜下血尿伴或不伴无症状性蛋白尿 30%~40%患者表现为无症状性尿检异常,为儿童及青少年IgA肾病的主要临床表现。起病隐匿,常在体检中偶然发现,表现为持续性或间发性镜下血尿,尿常规中红细胞管型少见,可伴或不伴轻、中度蛋白尿(<2.0g/24h)。

3.蛋白尿 60%患者表现为蛋白尿,但不伴血尿的单纯蛋白尿者非常少见。多数表现为轻度蛋白尿(<1.0g/24h),30%患者尿蛋白定量>1.0g/24h;7%~10%患者可出现肾病综合征,以儿童和青少年病例为多。

4.高血压病 IgA肾病早期高血压并不常见(5%~10%),随着病程延长高血压发生率增高。多见于年龄偏大者,成人占20%,年龄超过40岁的可高达30%~40%,儿童仅5%。肾功能正常的患者高血压发生率为24%,已有肾功能不全的患者约66%并发高血压。少数患者可为急进型高血压,持续性高血压是本病病情恶化的重要标志。

5.急性肾衰竭 IgA肾病中以急性肾衰竭表现者约占5%~10%,见于以下3种情况:①急进性肾炎综合征,少数(<10%)患者表现为持续性肉眼血尿、大量蛋白尿,肾功能进行性恶化,可有水肿和高血压及少尿或无尿,肾活检病理可见广泛新月体形成;②急性肾炎综合征,表现为血尿、蛋白尿,可有水肿和高血压,出现一过性肾衰竭,但血肌酐很少≥400μmol/L,肾脏病理同急性肾小球肾炎;③大量肉眼血尿,可因血红蛋白对肾小管的毒性和红细胞管型堵塞肾小管引起急性肾小管坏死,多为一过性,有时临床不易察觉。

6.慢性肾衰竭　随着病程的进展,相当一部分患者发生肾功能不全。10年内和20年内分别有10%～20%和20%～40%IgA肾病患者发展为慢性肾衰竭,也可粗略估计从IgA肾病诊断确立后每年约有1%～2%患者发展为慢性肾衰竭。

(二)体征

大多数患者无明显阳性体征。部分患者体检可见血压升高,颜面、眼睑浮肿及双下肢对称性凹陷性浮肿,咽部充血、扁桃体红肿。

(三)实验室检查

1.尿液检查　尿常规可见尿潜血和(或)尿蛋白阳性,尿沉渣检查见尿红细胞增多。大部分病例在肉眼血尿发作间歇期可有持续性镜下血尿,相差显微镜下见尿红细胞形态以变形红细胞为主(肾小球源性血尿),但有时可见到混合性血尿。尿蛋白定量多<1.0g/24h,少数患者呈大量蛋白尿甚至肾病综合征(尿蛋白定量>3.5g/24h)。

2.肾功能检查　早期正常,后期可见血清尿素氮及肌酐不同程度的升高、内生肌酐清除率不同程度的降低,血尿酸常升高;同时可伴有不同程度的肾小管功能的减退。

3.血液检查　30%～50%患者血清IgA升高,IgG、IgM正常或稍高,血清补体多正常。表现为肾病综合征者肝功见血清白蛋白降低(<30g/L)。少数患者抗链球菌素"O"滴度升高。

4.肾脏B超　早期双肾未见明显异常,后期可见双肾皮质变薄、弥漫性损害,双肾缩小。

三、诊断要点

(一)中医辨病辨证要点

根据IgA肾病不同的临床表现,可分别归属不同的病证范畴:病变早期以尿中带血为主症者属"尿血"范畴;病延日久,小便转清,以腰痛为主症者属"腰痛"范畴;病久尿色转淡,以乏力面白、心悸气短为主症者属"虚劳"范畴。病名诊断虽有不同,但辨证分型均以病机为据,故辨证诊断可合而论之。

1.辨病位　本病初期病位多在肺脾两脏,中后期则以脾肾肝三脏为主。

2.辨外感内伤　由外感所致者,以风热为主,发病急骤,初起兼见发热恶寒等表证;由内伤所致者,一般起病较缓慢,有气血亏虚或脾肾虚衰的全身症状。

3.辨虚实　实证应分风热、湿热,虚证则有阴虚、气虚、脾虚、肾虚之别。本病本虚以阴虚为最常见,标实以湿热为多。

4.辨尿色　尿色鲜红,属热盛迫血;尿色淡红,为气虚不摄血;尿中夹有血丝、血块者,属瘀血内阻。

(二)西医诊断标准

采用2007年中华中医药学会肾病分会制定的《IgA肾病的诊断、辨证分型及疗效评定(试行方案)》中的诊断标准。

1.发病者多为儿童或青年。

2.有肾损害的临床表现,可见血尿、甚至肉眼血尿和(或)不同程度的蛋白尿,伴或不伴有急、慢性肾衰竭。

3.具有咽炎同步血尿的特点,并经检测为肾小球性血尿。

4.必须有肾活检病理检查的结果,可见 IgA 为主在肾小球系膜区呈团块状或分散的粗大颗粒分布。

5.必须除外继发性的以 IgA 沉积为主的肾小球疾病。

(三)鉴别诊断

1.急性链球菌感染后肾小球肾炎(急性肾炎)　　两病均易发生于青年男性,于上呼吸道感染后出现血尿,可有蛋白尿、水肿和高血压,甚者肾功能异常。两病不同之处在于:①IgA 肾病患者于上感后很快即出现血尿(一般间歇 1～3 天),急性肾炎多在链球菌感染 2 周左右开始出现急性肾炎综合征的临床症状;②部分 IgA 肾病患者血清 IgA 水平增高,而急性肾炎血清 C3 下降、IgA 水平正常;③IgA 肾病患者血尿反复发作,少数患者可进展至肾衰竭;而急性肾炎经休息和一般治疗 8 周左右多可痊愈,预后一般较好。

2.继发性 IgA 沉积为主的肾小球疾病

(1)过敏性紫癜性肾炎:两病的临床、肾脏病理及免疫病理十分相似。但两病也存在着较明显的差别:①过敏性紫癜性肾炎多见于 5～15 岁儿童,而 IgA 肾病则多见于青壮年;②过敏性紫癜性肾炎起病多为急性,在发病早期即可出现较明显的肾炎及肾病综合征的表现,而 IgA 肾病则多起病缓慢,在发病早期仅出现复发性血尿和(或)无症状蛋白尿等表现;③过敏性紫癜性肾炎常有典型皮肤紫癜、腹痛、排黑粪、关节疼痛及全身血管炎改变等肾外表现,而 IgA 肾病则无肾外表现;④大多数过敏性紫癜性肾炎是一个急性自限性疾病,而 IgA 肾病则为慢性进展性疾病。

(2)乙型肝炎病毒相关性肾炎:部分乙型肝炎病毒相关性肾炎患者的肾组织学检查显示与 IgA 肾病相同的光镜与免疫病理变化。两病的主要鉴别点是:乙型肝炎病毒相关性肾炎免疫病理检查可见乙型肝炎病毒表面抗原(HbsAg)沿毛细血管襻沉积,并证实乙型病毒性肝炎的存在。

(3)系统性红斑狼疮性肾炎:本病的肾脏免疫病理也显示系膜区有 IgA 沉积,但因有全身多系统损害表现及免疫学检查异常等临床特点,不难与 IgA 肾病鉴别。

3.IgA 肾病的血尿的鉴别诊断

(1)薄基底膜肾病:IgA 肾病若表现以镜下血尿为主,且有家族倾向者则应与薄基底膜肾病相鉴别。后者主要表现为持续性镜下血尿,约 40% 患者有家族史,临床表现为良性过程,肾脏免疫病理显示 IgA 阴性,须靠肾活检电镜检查(弥漫性肾小球基底膜变薄)加以鉴别。

(2)胡桃夹现象:多见于瘦长体型的儿童及青少年,临床表现为无症状性镜下血尿、蛋白尿,是由于站立时腹主动脉及肠系膜上动脉夹角压迫左肾静脉致左肾静脉压力增高而致病。多数患者无须特殊治疗,临床症状随年龄增长而逐渐消失。故据腹部及肾血管彩超的影像学特点,可与 IgA 肾病鉴别。

(3)出血性感染性膀胱炎:部分 IgA 肾病患者于感染后出现血尿发作,伴低热、腰痛、不典型尿路刺激征等症状时,易被误诊为出血性感染性膀胱炎。查尿细菌培养及抗生素治疗效果可以帮助鉴别。当抗感染无效、尿细菌培养阴性时,应考虑 IgA 肾病,确诊依靠肾活检。

四、治疗

(一)一般治疗

1.休息　　应注意劳逸结合,避免劳累,并密切随诊。有高血压、蛋白尿及肾功能损害者更应注意适当休息。急性肾炎综合征者必须卧床休息至肉眼血尿消失、血压正常。

2.饮食　　一般应给予无麸质(麦胶蛋白)饮食。表现为肾病综合征或大量蛋白尿者,应予以优质蛋白低脂饮食,伴有水肿、高血压者,应予以低盐饮食(食盐 2～3g/d)。水肿且尿量少者,应控制入水量。伴有肾功能不全者,应予以优质低蛋白饮食并限制钾的摄入量。

(二)中医治疗

1.中医治疗原则　　本病的中医治疗总体根据"虚则补之"、"实则泻之"、"急则治标"的原则。初起或急性发作者,表现为纯属实证或以标实为主者,在治疗上以驱邪治标为原则,可采用宣肺、清热、利湿等治法,并根据病情配合凉血止血、活血止血之法。病久或处于恢复期者,因反复或持续出现血尿,易致阴阳气血俱虚、摄纳无权,更致尿血经久不愈;在治疗上宜以扶正兼驱邪为原则,可采用益气养阴、滋补肝肾、健脾固肾等治法,并根据病情配合益气养血、收敛止血、温阳摄血之法,可适当加入固涩收敛之药以增强止血效果。此外,在止血的同时,要注意不能留瘀。

2.中医分型论治

(1)肺卫风热,迫血下行证

证候:发热微恶风寒,头痛咳嗽,咽喉肿痛,尿红赤或镜下血尿,舌边尖红,苔薄白或薄黄,脉浮数。

治法:宣肺清热,凉血止血。

代表方:银翘散加减。

常用药:金银花,连翘,竹叶,荆芥,牛蒡子,薄荷,淡豆豉,芦根,桔梗,白茅根,蒲黄,大蓟,小蓟,甘草。

(2)下焦湿热,迫血下行证

证候:腹痛即泻,心烦口渴,或小便频数、灼热涩痛,腰腹胀痛,大便干结,尿红赤或镜下血尿,舌红,苔黄腻,脉滑数。

治法:清热利湿泻火,凉血止血。

代表方:小蓟饮子加减。

常用药:生地,小蓟,滑石,生蒲黄,藕节,栀子,淡竹叶,甘草,苍术,白术,萹蓄,车前子,大蓟,白茅根。

(3)气阴两虚证

证候:镜下血尿或伴见蛋白尿,神疲无力,腰膝酸痛,手足不温或手足心热,自汗或盗汗,易感冒,心悸,口不渴或咽干痛,大便偏干或溏薄,舌淡红边有齿痕或舌胖大,苔薄白或薄黄而干,脉细数而无力。

治法:益气养阴,摄血止血。

代表方:参芪地黄汤加减。

常用药:太子参,黄芪,生地黄,茯苓,山茱萸,泽泻,牡丹皮,大蓟,仙鹤草,山药,白茅根。

(4)肝肾阴虚证

证候:镜下血尿或伴见蛋白尿,五心烦热,咽干而痛,头目眩晕,耳鸣腰痛,大便偏干。舌红,苔干,脉细数或弦细数。

治法:滋阴清热,凉血止血。

代表方:知柏地黄丸合二至丸加减。

常用药:知母,黄柏,丹皮,山茱萸,茯苓,泽泻,生地,白茅根,小蓟,女贞子,蒲黄炭,地骨皮,旱莲草。

(5)脾肾气虚证

证候:镜下血尿或伴见蛋白尿,神疲乏力,腰膝酸软,夜尿偏多,大便溏薄或腹泻,口淡不渴,舌淡胖边有齿痕,苔薄白,脉沉弱。

治法:健脾补肾,益气摄血。

代表方:补中益气汤加减。

常用药:黄芪,芡实,党参,淮山药,枸杞子,菟丝子,桑寄生,茜草,金樱子,当归,白术,甘草。

3.中医其他疗法

（1）中成药

1）肾炎康复片：每次 5 片，每日 3 次，口服。本品益气养阴、补肾健脾、清热利湿。适用于气阴两虚兼有湿热者。

2）肾炎舒片：每次 3～6 片，每日 3 次，口服。本品健脾补肾、益气祛湿，适用于湿热内盛、水湿停聚者。

3）黄葵胶囊：每次 5 粒，每日 3 次，口服，8 周为 1 个疗程。本品清热利湿、解毒消肿，适用于湿热壅盛者。

4）金水宝胶囊：每次 3～6 粒，每日 3 次，口服。本品为冬虫夏草制剂，有补肺益肾之功，适用于肾气亏虚者。

5）六味地黄丸：每次 6g，每日 3 次，口服。本品滋阴补肾，适用于肾阴亏虚者。

6）杞菊地黄丸：每次 6g，每日 3 次，口服。本品滋阴补肾养肝，适用于肝肾阴虚者。

7）知柏地黄丸：每次 6g，每日 2～3 次，口服。本品滋阴补肾、降火清热，适用于肝肾阴虚火旺者。

8）补中益气丸：每次 6g，每日 3 次，口服。本品健脾益气，适用于脾气亏虚者。

9）保肾康：每次 200mg，每日 3 次，口服，8 周为 1 个疗程。本品是根据川芎主要成分经人工合成，适用于气虚血瘀者。

10）归脾丸：每次 9g，每日 2 次，口服。本品益气养血、健脾补心，适用于脾气亏虚不能摄血而致血尿持续出现日久不消者。

（2）单方验方

1）滋肾宁血饮：旱莲草 30g、女贞子 15g、生地 20g、丹皮 15g、山茱萸 15g、淮山药 15g、太子参 30g、白茅根 30g、仙鹤草 30g、益母草 30g、丹参 30g。水煎服，每日 1 剂，疗程 3～12 个月。本方适用于阴虚兼湿热者。

2）固本清瘀汤：首乌、生地、丹参、地榆、猫爪草各 20g，黄芪、益母草、白茅根各 30g，黄柏、知母各 10g。水煎服，每日 1 剂，15 天为 1 个疗程。本方适用于阴虚火旺者。

3）小蓟汤：小蓟 20～30g，取鲜品，水煎服，每日 1 剂，不宜久煎。本方适用于下焦热盛者。

（三）西药治疗

目前 IgA 肾病尚无特异性治疗方法，其治疗原则主要是对症治疗、减少肾脏的损伤、保护肾功能；其治疗方法应根据不同的临床类型结合病理改变给予综合性治疗。治疗中还应注意：①积极治疗持续性血尿、大量蛋白尿或伴有严重高血压患者，严密观察，并给予及时合理的防护措施，以阻滞病情发展进程；②对于重症患者（如重度系膜增生性肾炎及局灶节段性肾小球硬化，少数为系膜毛细血管性肾炎患者），只要能使尿蛋白减少，肾功能损害进展延缓就是成功，不能一味追求尿蛋白消失，以致过长期大量用药造成严重甚至致命性的副作用；③使用免疫抑制剂及雷公藤多苷片时应定期监测肝、肾功能。

1.反复发作肉眼血尿型　本型患者年龄相对较轻，发病前往往有上呼吸道感染或扁桃体炎等诱因。肾脏学病理检查一般不存在明显的硬化性改变，但在肉眼血尿发作 1～2 周内可以出现少量新月体。治疗上应积极去除诱发血尿反复发作的感染灶；如患者有反复扁桃体炎症且复发血尿与其相关，可在急性炎症控制和病情稳定的情况下行扁桃体摘除术。如患者表现为急性肾炎综合征，有轻度蛋白尿者可用雷公藤多苷片，有高血压者应控制血压。如患者同时伴有大量蛋白尿，肾脏病理检查显示有较多的新月体形成和毛细血管襻坏死，则应采取下述相应的措施，而不再按本型病例处理。

2.无症状尿检异常型（镜下血尿伴或不伴无症状性蛋白尿）　本型患者发病隐匿，通常不伴高血压。肾脏病理上多表现为不同程度的系膜病变，硬化性病变轻，或表现为局灶节段性肾小球硬化和间质病变。对于单纯镜下血尿者,除一般治疗、定期随访外,无特殊治疗。有轻度蛋白尿者,可用雷公藤多苷片、ACEI 和(或)ARB。患者一旦在随访中出现高血压及肾功能不全,则应按肾功能不全伴或不伴高血压型处理。

3.肾功能不全伴或不伴高血压型　本型患者尿检可以有血尿及蛋白尿,也可以有孤立性肉眼血尿,肾脏病理常表现为较多的硬化性病变、局灶节段性硬化以及较重的肾间质病变。治疗上可参照一般慢性肾小球肾炎治疗原则,重点是控制血压、保护肾功能以延缓肾功能恶化。降压目标力求把血压控制在 130/80mmHg 左右。常用降压药首选长效、双通道排泄 ACEI 类和(或)ARB 类,还可选用长效、二氢吡啶类钙离子拮抗剂(又称为钙通道阻滞剂,CCB)。上述药物均有较好地控制血压和延缓肾功能恶化的作用,并且有减少尿蛋白的作用。但当血肌酐＞350μmol/L 时一般不主张再选用 ACEI 类和 ARB 类。此外,可选用β受体阻滞剂、α受体阻滞剂、利尿剂。临床治疗时多采用联合用药:ACEI/ARB＋CCB、ACEI/ARB＋利尿剂、CCB＋β受体阻滞剂、利尿剂＋β受体阻滞剂。本型病例如进展至后期则基本上按慢性肾衰竭处理。

4.肾病综合征型或大量蛋白尿型　本型患者,尤其是初治病例及肾脏病理显示病变较轻者(如轻微性肾小球病变、轻度系膜增生性肾小球肾炎等),一般肾功能正常。治疗上选用糖皮质激素治疗(具体治疗方法同原发性肾病综合征)。对减撤药物过程中病情复发者可联合细胞毒药物(如环磷酰胺)、抗凝药(如肝素钠或肝素钙、尿激酶)及抗血小板聚集药(如阿司匹林、双嘧达莫)等。对于一些对激素治疗反应不佳或无效的患者,因部分已有肾功能损害,其肾脏病理往往呈局灶节段性肾小球硬化和(或)较重的肾小管间质病变,可采用四联疗法(激素＋雷公藤多苷片＋ACEI/ARB＋中药)治疗。

5.急进性肾炎综合征型　本型患者临床上常呈肾功能急剧恶化,应按急进性肾炎治疗。如肾脏病理显示主要为细胞性新月体者应予强化治疗(甲泼尼龙冲击治疗后改为口服泼尼松)、环磷酰胺冲击治疗、血浆置换清除循环免疫复合物(CIC)、抗凝药＋抗血小板聚集药。若患者已达到透析指征,应配合血液净化治疗。

五、预后与预防

(一)疗效判断

采用 2007 年中华中医药学会肾病分会制定的《IgA 肾病的诊断、辨证分型和疗效评定(试行方案)》中的综合临床疗效评价标准。

1.完全缓解　尿沉渣镜检红细胞数≤0.8×10^7/L 或≤3 个/高倍视野,24 小时尿蛋白定量≤0.3g,肾功能正常。

2.显效　尿沉渣镜检红细胞数较前减少≥50％,24 小时尿蛋白定量较前减少≥50％,肾功能正常。

3.有效　尿沉渣镜检红细胞数较前减少≥5％、＜50％,24 小时尿蛋白定量较前减少≥25％、＜50％,肾功能正常。

4.无效　上述实验室检查指标均无明显改善或反加重者。

(二)预后判断

目前在包括我国在内的一些地区,IgA 肾病是导致终末期肾病(ESRD)的主要原因。据统计,仅约 4％的 IgA 肾病患者可以完全自发缓解;多数患者病程呈缓慢进展性,约 33％的患者几年后可临床缓解,40％的患者出现肾功能异常且其中的 50％约在 10～20 年后发展为慢性肾衰竭;部分患者预后恶劣,短期内肾功能急剧恶化,在确诊后不久即进展到 ESRD。

IgA 肾病的病程与肾功能损害的进展速度差异较大,预后与临床表现及病理改变相关。无症状尿检异常型患者一般预后较好,肾功能可望较长期地维持在正常范围;肾病综合征型或大量蛋白尿型患者如蛋白尿长期得不到控制,预后较差,常进展至慢性肾衰竭;急进性肾炎综合征型患者预后差,多数患者肾功能不能恢复;突发性肉眼血尿的发作有可能预示急性肾衰竭的开始,但反复肉眼血尿的发作对病程的进展和预后并无明显意义。此外,40 岁以上起病的男性患者预后较差,高尿酸血症与肾脏病理分级程度、肾功能损害等预后因素密切相关。

提示预后较好的因素有:①临床特点,反复发作性血尿、少量或无蛋白尿,儿童患者;②组织学特点,病理显示肾小球、肾小管无病变。提示预后不良的因素有:①临床特点,初次发病或肾活检时已有肾功能不全(血肌酐≥133μmol/L)、持续性蛋白尿>1.0g/24h(蛋白尿是本病进展的独立危险因素)、高血压(难以控制的持续的中重度高血压)而无肉眼血尿发作史、持续性镜下血尿伴蛋白尿、持续性透明管型;②组织学特点,病理改变示肾小球硬化、球囊粘连及节段硬化、肾小管萎缩、间质炎症细胞浸润(尤其巨噬细胞及 T 淋巴细胞的浸润)、间质纤维化、肾小球毛细血管壁增厚、新月体形成。

(三)护理与预防康复

1.预防上呼吸道感染、扁桃体炎,以免使病情反复或加重。如体质较差、容易感冒者,可常服用玉屏风散。

2.避免使用对肾脏有损害的药物。

3.注意适当休息,节房事,避免因劳累过度或剧烈运动诱发和加重病情。

4.勿进肥腻、辛辣、燥热食物,少食油炸、油煎之食物,饮食上宜清淡,忌烟酒。

5.在无高血压及氮质血症的情况下,妊娠一般是安全的,但妊娠全过程必须受妇产科及肾内科医师密切监护。妊娠时机:内生肌酐清除率>70ml/min,肾活检无严重小动脉或间质的损伤,尿蛋白定量接近正常,已按疗程结束治疗。

六、中西医结合临床思路

目前西医治疗 IgA 肾病仍处于缓解症状及经验性治疗阶段,而中药辨证施治,扶正驱邪,整体调节,作用缓慢持久,可长期服用。中西医有机结合,取长补短,可提高疗效,缓解病情,缩短病程,延缓或阻止肾衰竭的进程。

临床上应根据 IgA 肾病不同的临床类型采用不同的采取中西医结合方法治疗。①西医对尿血者无特异性治疗方法,故一般尽可能根据辨证来首先应用中医药治疗。有上呼吸道感染或扁桃体炎者,治疗上一要清利咽喉、肃降肺气,二要清利湿热、凉血止血,同时注意顾护正气,勿使宣泄、苦寒过度,但扶正药仅一两味点到为止。对久病尿血者,除加强活血化瘀之品外,应注意加强健脾固肾、益气养阴。对于病久阳气不足、反复出现感冒加重病情者,不必拘泥于"温药动血"、"出血忌桂附"之说,可适当加入黄芪、附片、红参、仙茅、艾叶、仙灵脾之类以固表防寒、温摄止血。②对于轻度蛋白尿患者的治疗,可口服雷公藤多苷片配合中医辨证论治,辨证上可结合患者的实际情况灵活选用补肺、健脾、固肾、清热利湿、活血化瘀、祛风、温阳等法,可酌情选加生黄芪、白花蛇舌草、芡实等。表现为肾病综合征或高血压者,无论高血压的程度如何,选择 ACEI 类、ARB 类、CCB 类为主的降压药对减少蛋白尿、抑制肾小球硬化有利。严重蛋白尿病例应尽量有肾穿刺活检结果参考,特别在初发病例足量正规使用皮质激素、免疫抑制剂、雷公藤多苷片,可参照肾病综合征的治疗方法;在用药的不同阶段配合中药治疗以提高疗效并减轻副作用。③肾功能不全者,无论是否伴有高血压,治疗重点应该放在保护肾功能以延缓肾功能恶化,中医治疗则以健脾补肾、活血和络为主。

IgA 肾病是一种必须经过肾穿刺活检进行免疫病理检查才能确诊的肾小球疾病,临床有时无症可见、无症可辨,在中医学中属于"潜证"范围。因此,对本病的中医认识与治疗单靠中医辨证是不够的,必须建立在西医病理学(肾脏病理、免疫病理)的基础上。已有许多医家通过肾穿刺活检病理与中医辨证分型的相关性研究,探讨 IgA 肾病的中医辨证及治疗。研究表明:系膜细胞增生性肾炎多属外感初起、风湿热毒浸淫,宜清热解毒为主;局灶节段性肾小球硬化多夹虚夹瘀,重在活血化瘀;对病程较长,持续镜下血尿或兼有蛋白尿者,以气虚夹瘀型多见,宜予以补气活血。此外,也有学者采用宏观辨证结合微观辨证的方法,研究 IgA 肾病的中医辨证分型与西医病理变化的内在联系与规律。研究发现:以 IgA+C3 沉积的 IgA 肾病,临床上常有明显阵发性血尿或伴高血压,其中医辨证常为阴虚型,可选用滋阴药物;而以 IgA+IgM+C3 沉积的 IgA 肾病,临床上常见较多蛋白尿、浮肿,其中医辨证常为气虚型,可选用益气药物;至于以 IgA+IgM+IgG+C3 和 IgA+IgG+C3 沉积的 IgA 肾病,其临床中医辨证与免疫病理无明显相关性。上述研究结果为中医治疗本病的理法方药的确定提供了可靠的前提和依据。

目前中西医结合研究 IgA 肾病尚处于萌芽时期,还没有一套系统的理论和方法,存在许多需要解决的问题。因此,今后需加强以下几个方面的工作,以提高研究效果及临床疗效:①加强辨证论治的系统化、标准化和规范化研究;②加强临床治疗的大样本的前瞻性研究;③加强实验研究以建立属于中医不同证型的动物模型;④加强中西医结合治疗的系统方案的研究。

(李琦晖)

第六章　肾小管间质疾病

第一节　急性间质性肾炎

急性间质性肾炎(ATN)又称急性肾小管-间质性肾炎,是由多种原因引起,起病急骤,临床表现为急性肾衰竭,主要病变为肾间质的炎性细胞浸润。肾小管呈不同程度的退行性变。肾小球和肾血管大多数正常或轻度改变。

急性间质性肾炎可因许多损伤因素引起,常见的原因有药物和感染。有部分找不到病因,称之为特发性间质性肾炎。有文献报道,在有肾脏病的临床表现的肾活检患者中,急性间质性肾炎约占1%～5%。

急性间质性肾炎依据其临床表现,当属中医之"淋证"、"尿血"、"腰痛"、"关格"范围。历代医家均认为其与"热邪"、"湿毒"有关。如《素问·六元正气大论》"太阴初作气病中热胀,脾受积湿之气,小便黄赤,甚则淋。"由于感受湿、热、毒之邪,蕴结三焦,伤及脏腑,阻滞气机。致肾失开阖,膀胱气化失司,脾胃升降失调而为病。或素体虚弱,寒温失宜,感受寒湿之邪,损伤肾脏,邪气内聚,阻滞气机,开阖不利所致。总之,本病病性属于本虚标实,一般初起多为湿热,热毒壅盛,脏腑受损。以邪实为主,病至后期,肾与脾胃等脏腑气阴两伤,以正虚为主。

在治疗上,历代医家以清热解毒、利湿泄浊为主,后期则治以滋阴补肾。如李东垣用羌活胜湿汤加芍药、附子、苍术治湿热腰痛。王焘《外台秘要》用地黄丸治疗心气虚热所致尿血。而在《千金要方》一书中,提出了"开关格,通隔绝"的治疗大法,这些治疗法则,至今还常用于临床。

一、病因病理

(一)中医病因病机

1.病因　中医认为,本病的发病与"热邪"、"湿毒"相关,认为淋证的产生与湿热密切相关。其病机可责之为"热在下焦"而因热动血是尿血的主要原因,而湿浊内停,气机不畅,溺毒入血,血毒上脑,为关格产生的原因。

2.病机　由于感受湿热、毒热之邪,蕴结三焦伤及脏腑,阻滞气机致肾失开阖,膀胱气化失司,脾胃升降失调而致病或素体虚弱,有害物质中毒,损伤肾脏,脾肾亏虚,气阴两伤而发病。

外邪侵袭,气机失调,外感热毒、湿毒、药毒之邪,内陷入里、损伤气机,则见脏腑运化失常,出现一系列临床表现。

脏腑损伤,穷必及肾,由于其他脏腑阴精或阳气不足,日久必累及于肾,耗损肾中的阴精和阳气,导致肾的衰竭。

湿浊、瘀血为继发病因,湿浊中阻,则见脘痞、泛恶;湿浊聚下焦则生淋浊。血瘀阻碍气机,影响水液分布,可见血瘀水停之证。

总之,本病发病急,传变快可由卫分直接入营血分,伤阴动血闭阻里窍,一般急性期都以邪气实为主,后期以脾肾等脏腑虚损为主。

(二)现代医学的发病机制

目前其具体的机制尚不完全清楚,可肯定的机制主要有细胞免疫和体液免疫两种。此外,也有非免疫的因素。

1.病因

(1)药物引起的急性间质性肾炎:常用的药物有青霉素类、先锋霉素类、非固醇类抗感染药、利尿剂、抗结核药、磺胺类及某些中药等。

(2)急性全身感染所致变态反应性间质性肾炎:常见有黄色葡萄球菌、链球菌、肺炎球菌所致败血症。钩端螺旋体病、流行性出血热、白喉、猩红热、伤寒、感染性单核细胞增多症、麻疹、结核、疱疹病毒等所致间质性肾炎,是细菌、病毒其毒素引起的间质变态反应。

(3)系统疾病伴急性间质性肾炎:常见于系统性红斑狼疮、结节病、干燥综合征等。

(4)恶性细胞的浸润:见于多发性骨髓瘤、淋巴瘤、急性白血病等。

(5)特发性急性间质性肾炎:该组疾病没有明确药物过敏史,没有感染史。无系统疾病史。可伴眼色素膜炎,又称肾小管间质性肾炎-眼色素膜炎综合征。

2.发病机制

(1)细胞介导的免疫机制:近年来研究表明,急性间质性肾炎的发病机制中细胞免疫起主要作用,细胞介导的损害导致迟发型超敏反应及T细胞直接介导的毒性作用。目前与人间质性肾炎相关的靶抗原绝大多数尚不清楚。有人认为可能为肾小管基膜抗原,TH糖蛋白及抗小管刷状缘抗原相关。

(2)体液免疫机制:某些药物引起的急性过敏性间质性肾炎患者血液循环中或肾小管基膜(TBM)上可有抗TBM抗体,药物伴抗原由近段肾小管排泌时与TBM结合,从而具备免疫性诱导抗体出现。导致小管损伤和继发性间质性炎症。某些药物引起的急性过敏性间质性肾炎,患者血清IgE水平高。肾间质出现嗜碱粒细胞、嗜酸粒细胞及含有IgE的浆细胞。这些现象提示速发超敏反应参与了本病致病。

(3)其他免疫机制:间质损害中偶见补体蛋白的存在,提示补体的激活参与急性间质性肾炎的发病过程。

(4)直接损伤:感染性病变、细菌及其毒素也可直接侵袭肾脏引起急性间质性肾炎,一些药物、毒物、物理因素以及代谢紊乱可直接损伤间质;细胞毒的直接作用与浓度相关,它干扰细胞的氧化传递系统造成缺氧,改变细胞的通透性和(或)抑制某些酶的功能,对细胞造成直接伤害。另一方面,由于耗氧量增加,导致肾小管细胞生成活性氧增加和脂质过氧化物反应增强,加重了肾组织的损伤。

(三)病理改变

肾组织病理改变主要有:双肾肿大、肾间质有明显水肿及炎细胞浸润,以皮质深部最明显,髓质炎细胞浸润较少,浸润的炎细胞包括淋巴细胞、浆细胞、嗜中性多核细胞、单核细胞等。在急性药物损伤中,常可见大量嗜酸粒细胞。巨细胞和肉芽肿样改变,炎细胞浸润可以呈斑块状。也可呈弥漫型,肾小球通常正常或轻微病变,肾小管有多种多样表现,可以有变性、萎缩、局灶坏死,但无纤维化。部分患者免疫荧光检查显示沿肾小管基底膜有颗粒状IgG和C3沉积。

二、临床表现

（一）症状

1.腰痛　为本病的主要症状,多呈持续性酸痛或胀痛,亦有出现剧痛。

2.排尿异常　如肾功能突然减退,可出现排尿困难,少尿甚至无尿。多尿期尿量可超过 2500ml/d 甚至可达 4000ml/d。肾小管功能减退以口渴多饮、多尿、夜尿为主要表现,药物损害可致肉眼血尿。

3.消化系统症状　以食欲不振、便秘,严重患者可出现恶心、呕吐,药物损害可损害到肝脏,出现黄疸、胁痛、腹痛。

4.全身症状　严重感染者常出现高热寒战、面色灰白等败血症表现,药物过敏者则以发热、全身红色皮疹、关节酸痛为主。

（二）体征

1.腰痛　常突然发作,呈持续性,典型者两肋脊角压痛明显,两肾区有明显叩击痛。

2.发热　严重感染或过敏者多伴发热、体温在 38.5℃ 以上可持续数日,严重感染者尚伴寒战、面色灰白、四肢末端发凉等全身衰竭及中毒表现。

3.皮疹　药物过敏者 50% 有全身出现斑块状红色药疹,以面部、颈部、胸部、腹部和背部及四肢近心端皮肤多见,可伴有皮肤瘙痒及脱皮症状。

4.关节痛　以四肢关节酸痛为主。

5.淋巴结肿大　感染或药物损害者多伴有浅表淋巴结肿大、以颈下和腋下淋巴结为主。

6.黄疸　主要见于药物同时损害肝脏所致。

7.腹痛　疼痛以脐周为主,可见于部分药物损害所致者。

8.血尿　常见于药物损害者。

（三）实验室检查

1.尿常规检查　尿中少量蛋白尿,但非类固醇抗感染药物所致者常为大量蛋白尿,一般蛋白尿呈肾小管性蛋白(以溶菌酶、NAG、β-微球蛋白等小分子蛋白为主),尿沉渣中含有少量红细胞、白细胞,但由甲氧苯素霉素、利福平、别嘌醇引起的常可见肉眼血尿,部分患者尿沉渣中可见嗜酸粒细胞增多。若嗜酸粒细胞增多超过白细胞 10%,则是诊断急性间质性肾炎的重要依据。另外,尚可出现糖尿、氨基酸尿。

2.24 小时尿蛋白定量　大多数患者不超过 1.5g/24h,但非类固醇性抗感染药所致尿蛋白定量可不大于 3.5g/24h。

3.尿蛋白电泳试验　以低分子区带为主,属肾小管性蛋白。

4.尿放射免疫试验　以尿 β-微球蛋白增多为主,一般大于 $1000\mu g/ml$,而白蛋白及 IgG 增加不显著。

5.尿渗量试验　多有肾小管浓缩功能障碍,尿比重降低,禁水 12 小时尿渗量浓度小于 500～600mOsm/(kg·H$_2$O)。

6.滤过钠分数测定　大多数患者尿钠排泄量增加,滤过钠分数多大于 2%。

7.肾功能测定　其可引起不同程度的肾功能减退,肾小球滤过率下降,血肌酐、尿素氮异常升高,肾小管功能损害较严重,可出现肾性糖尿和低渗透压尿或出现范可尼综合征,并可出现近端小管或远端小管性酸中毒,电解质紊乱,特别是低钾血症或高钾血症。

三、诊断要点

(一)中医辨证要点

由中医外感热病引起的本病,以发病急、传变快。症见发热、发斑、腰痛、头痛、目赤咽红、恶心呕吐、少尿、神昏为特点。以感受湿热邪气而发病者,症见憎寒壮热、腰痛、头痛、恶心呕吐、小便淋漓涩痛、尿少、舌苔黄腻为特点。以药毒致病者,有明确的用药史,症见发热、肌肤发斑、尿血甚至少尿、恶心呕吐、呈现关格为特点。

(二)西医诊断要点

1.病史　有严重的全身感染、药物过敏反应及不明原因的急性肾衰竭病史。

2.尿检异常　无菌性粒细胞尿(包括嗜酸性粒细胞尿),伴有白细胞管型,镜下或肉眼血尿,轻度或重度蛋白尿。

3.肾功能检查　短期内出现进行性肾功能减退,近端或远端肾小管功能损伤及肾小球功能损害。

4.B超　双肾大小正常或偏大。

(三)鉴别诊断

1.急性肾小球肾炎　以上呼吸道感染者居多,一般不并发皮疹,无嗜酸粒细胞增多等全身过敏的表现,并以肾小球功能障碍为主,主要表现为血肌酐、尿素氮的升高,肾活检以肾小球病理改变为主。

2.过敏性紫癜性肾炎　本病多由细菌、病毒感染引起变态反应或药物、食物、花粉、冷刺激引起过敏性紫癜,其临床表现为皮肤紫斑、腹痛、关节疼痛、血尿和蛋白尿为主要表现。但肾脏损害多发生在过敏紫癜后2～3周,可出现不同程度的水肿及低蛋白血症、高血压病和肾功能减退。肾活检以IgA为主在肾小球内弥漫性沉积。

3.急性肾小管坏死　尿改变以颗粒管型为多,尿中可见小管细胞,血清IgE、嗜酸粒细胞正常,偶可见高氯性酸中毒。

四、治疗

(一)中医治疗

1.中医治疗原则　初期治以攻邪,以清热解毒、凉血止血、通腑降浊、清热利湿为主,后期治以补虚,以滋阴降火、健脾补肾、益气养血为主。

2.中医分型论治

(1)热毒炽盛证

证候:寒战高热,腰部疼痛,小便短赤,热涩不利,头痛,神昏,口干喜饮或皮肤斑疹隐隐,或伴皮肤黄染,腹胀腹痛,恶心呕吐,大便秘结。舌红苔黄脉数。

治法:清热解毒,凉血化瘀。

代表方:犀角地黄汤加减。

常用药:水牛角,生地黄,赤芍,牡丹皮,丹参,栀子,黄芩,玄参,连翘,玉竹,当归,甘草。

(2)湿热蕴结证

证候:腰痛,小便黄赤,尿频数,尿急,排尿不尽,尿痛,口渴不喜饮,恶心呕吐,舌质红苔黄腻脉滑数。

治法:清热利湿,泻火通淋。

代表方:八正散加减。

常用药:瞿麦,萹蓄,栀子,石韦,车前子,生地黄,黄柏,白茅根,滑石,大黄,旱莲草,甘草。

(3)肝肾阴虚证

证候:头晕耳鸣,五心烦热,腰膝酸软,两胁隐痛,尿频,尿急或肉眼血尿,口干欲饮,舌质红绛,舌苔薄黄脉细数。

治法:滋补肝肾,凉血止血。

代表方:知柏地黄汤加减。

常用药:知母,黄柏,生地黄,牡丹皮,泽泻,山药,白芍,当归,女贞子,旱莲草,白茅根,栀子。

(4)脾肾气虚证

证候:面色萎黄,神疲乏力,腰膝酸软,头晕耳鸣,腹胀纳呆,夜尿频多,恶心欲呕,舌质淡胖,舌苔薄白,脉沉细无力。

治法:健脾益气补肾。

代表方:四君子合六味地黄汤加减。

常用药:党参,茯苓,白术,陈皮,半夏,生地黄,淮山,山茱萸,泽泻,黄芪,当归,川牛膝。

3.中医其他疗法

(1)中成药

1)滋肾通关饮:每次 9g,每日 3 次。本方有滋阴清热、化气通关,用于热在下焦、湿热蕴肾者。

2)分清五淋丸:每次口服 9g,每日 2 次。本方有清热泻火、利水通淋作用,用于湿热下注、蕴结膀胱者。

3)茵陈五苓散:每次 10g,每日 3 次。本方有健脾和胃、清热利湿作用,用于湿热蕴结,脾胃运化失常者。

4)金水宝胶囊:每次 5 粒,每日 3 次。本药有补益肺肾作用,用于肺肾气虚者。

(2)静脉注射疗法

1)川芎嗪注射液:120mg 加入 10%葡萄糖注射液 500ml 中,静脉滴注,每日 1 次,每 2 周为 1 个疗程。

2)丹参注射液:20ml 加入 10%葡萄糖 100ml 中,静脉滴注,每日 1 次。

(3)灌肠透析疗法:用生大黄 30g、六月雪 30g、牡蛎 30g,煎成 300ml 保留灌肠,每日 1 次。

(二)西药治疗

多数与药物和感染相关的急性间质性肾炎在停药或控制感染后可以治愈,其主要的治疗原则就是找出并去除诱发本病的原因,具体的治疗有:

1.有应用半合成青霉素、磺胺类、氨基苷类、非类固醇抗感染药及先锋霉素、别嘌呤醇、氨基比林及噻嗪类利尿剂、呋塞米等药物者,应警惕发生本病可能,一旦发现,必须立即停用上述可疑药物,去除诱发因素,同时采取积极有效的治疗措施。

2.对于全身性细菌、病毒感染和败血症引起的急性间质性肾炎,应积极治疗原发病,控制感染,应尽早进行细菌培养,并有针对性地选择使用抗生素,清除感染病灶。

3.过敏性肾损害应早应用肾上腺皮质激素,对于轻症患者可口服泼尼松 20~40mg/d,重症可选用冲击治疗,用地塞米松 10mg 或甲泼尼松 0.5~1.0g 加入 250ml 葡萄糖注射液中静脉滴注,连用 3 天,后改为泼尼松口服,可改善急性肾间质肾炎的炎症反应。

4.对于少尿或无尿者,应尽早应用血管扩张剂和利尿剂。常选用莨菪类或酚妥拉明 5~10mg 加入液体中静脉滴注。呋塞米对于早期少尿患者有一定疗效。

5.对于并发急性肾衰竭者,应及早进行血液透析治疗。

6.肾脏病理检查无间质纤维化或仅有轻度、灶状间质纤维化,对肾上腺皮质激素治疗反应较差者,可加用环磷酰胺或环孢素,但用药时间不宜过长。

五、预后与预防

(一)预后

急性间质性肾炎患者一般预后较好,病因去除后病情好转较快,感染引起的急性间质性肾炎可依据感染途径和特点加以预防。如药物性急性间质性肾炎,在即刻停用相关药物后,症状可缓解,病情稳定。但若误诊误治,延误病机,可致病情恶化,出现不可逆的肾间质纤维化,如不能尽快解除因素。最终可能进展到终末期肾衰竭。

(二)预防与护理

1.感染引起的急性间质性肾炎,可根据感染的途径加以预防,先查清细菌的种类并依据药敏结果选择抗生素,使感染及早得到治疗,以减少肾小管间质性肾炎的发病率。

2.为防止药物过敏引起的急性间质性肾炎,在服用有可能导致过敏的药物应及早发现和治疗。

3.在生活上应注意休息,避免劳累,避风寒,防外感。

4.应以清淡饮食为主,忌辛辣厚味之品。

六、中西医结合临床思路

急性间质性肾炎的主要原因是严重的全身感染,而正气虚衰是导致全身感染的一个关键点,所以在临床上积极应用抗生素控制全身性感染的同时,辅佐以中药健脾益气、补肾助阳、清热解毒以达到驱邪扶正,提高和增强患者抗感染的能力和调整人体的免疫状态。

在急性间质性肾炎的后期,患者病情处在一个恢复阶段,而此时佐以中药来扶正,可加速患者体质恢复,肾脏病理损害修复,病情早日康复。

虫草类中药经药理实验证明,其对肾小管间质细胞有很好的修复和保护作用,同时也有实验研究发现人参皂苷能抑制肾缺血再灌注损伤时的尿素氮升高,促进对氨马尿酸盐在近曲小管的转运。保护肾组织再灌注时的损伤,同时也有动物实验研究发现猪苓汤有对抗庆大霉素肾毒性的效果,可用于防治庆大霉素所致的急性间质性肾炎。

(王孝东)

第二节　慢性间质性肾炎

慢性间质性肾炎(CIN)又称慢性肾小管-间质肾炎,是一组以肾间质纤维化及肾小管萎缩为主要病理表现的慢性肾脏病。

本病在终末期肾病占10%～33%,无明显的性别、年龄差异。但镇痛剂所致的慢性间质性肾炎,则以中年以上女性多见。慢性间质性肾炎临床上常表现为肾小管性小分子蛋白尿,少量细胞及管型,口干多饮或食欲减退、恶心呕吐、贫血,或肌无力、麻痹、软瘫,或尿频、尿急、尿痛等症状和体征。

本病依据其临床表现,属于中医学"消渴"、"劳淋"、"消瘅"、"肾劳"等范畴。其成因多由五脏虚弱,肾亏精少,再加上感受湿、毒之邪,而致肾的开阖失常,气化失司,水津与精微物质的输布失常,水液不循常道而致。正如《灵枢·五变》:"五脏柔弱者,善病消瘅";又如《素问·通评蓄势论》:"精气虚则夺";《诸病源候论》:"劳淋者,谓劳伤肾气而生热成淋也"。

本病的治疗上,由于其病机为本虚标实,在古籍中关于本病的治疗均以补虚为主,或兼以祛实邪。如在《金匮要略》中对消渴症就常用五苓散、肾气丸、文蛤散、白虎加人参汤来进行辨证施治。又如《医林正印》中云:"肾劳者,虚寒则遗精而浊,腰脊如折,宜羊肾丸;实热则小便黄赤涩痛,阴生疮,宜地黄丸"。而在《医宗必读》中将劳淋分为脾劳和肾劳,以补中益气汤和五苓散以治脾劳、肾气丸治肾劳等。这一系列的古人经验,对指导临床辨证施治本病具有很大意义。

一、病因病理

(一)中医病因病机

1.病因 中医将本病病因分为内在因素和外在因素两个部分:①内在因素,主要有先天禀赋不足,导致后天失养;饮食不节或暴饮暴食,饥饱无度损伤脾肾,以致精液不化;情志不遂,气火郁于下焦,影响了膀胱的气化功能。②外在因素主要有,毒物伤肾,损伤肾气,反复久延,进一步损伤肾之阴阳;素体久病,脏腑功能失调,而致下元亏虚。

2.病机 中医认为本病的形成多为脏腑虚弱,肾亏精少,再加外感湿、热、毒邪,使得肾失开阖,气化失司,以致水津和精微物质的输布、分泌清浊失职及水不循常道;后期肾病及脾,水谷精微不能化生精血,升降输布失常,精微外泄;肾病及肝,肝不藏血,筋经失养或病久脾胃运化功能失常,湿热内生,伤肾耗气伤阴,肾气不固,遂见多尿、夜尿;饮水自救见多饮口渴。病似"劳淋"、"消渴"病症。由于虚火伤肾或气虚不能摄血,而见尿血;也可气虚及阳,精微外泄,尿中蛋白;精微亏耗,筋脉失养,则见肢体麻木、痿病;病日久,脾肾阳虚,湿毒内盛,可见恶心、呕吐、尿少、尿闭等危重病症。

总之,本病的病理性质属本虚标实之证候。在疾病的初期以湿热下注,毒邪伤肾,或他脏病及肾,以邪实为主。病至后期,肾脏虚损,累及肝脾,封藏失司,肝风内动,气血虚衰,湿浊化生,转以正虚邪实为主。若慢性间质性肾炎久治不愈,酿生湿毒而致浊气上逆,凌心犯肺,而出现心悸、喘促、关格等危重症。

(二)西医学的发病机制

1.病因 西医认为本病的病因与伴有膀胱输尿管反流、尿路梗阻等复杂性尿路感染,重金属及镇痛药所致的慢性中毒及放射线等物理因素相关,并可由结缔组织病、血液病、肿瘤、代谢性疾病或原因不明的巴尔干肾病导致。部分找不到原因者,临床上称之为特发性慢性间质性肾炎。

2.发病机制 本病发病机制公认的有:

(1)感染、毒物等致病因素对肾脏的直接损害。

(2)免疫因素:有细胞介导免疫,免疫复合物沉积和抗 TBM 抗体导致。

(3)多因素导致肾间质血流量下降,部分肾小管功能丧失,导致残存肾单位代偿性高代谢,加速病变进展;另一方面,氨合成增加,激活补体,引起炎症细胞浸润,免疫介质生成和肾小管细胞胶原合成增加。最终导致肾间质纤维化的发生。

(三)病理表现

肾脏常萎缩,光镜下肾间质呈多灶性或大片状纤维化,伴或不伴淋巴细胞及单核细胞浸润,肾小管萎缩乃至消失,肾小球出现缺血性皱缩或硬化。免疫荧光检查阴性。电镜检查在肾间质中可见大量胶原纤维。

二、临床表现

(一)症状

本病多有尿路梗阻,长期的肾毒素接触或应用肾毒性药物史。早期多无典型症状,中晚期可出现症状和体征。

1.泌尿系统症状　夜尿、多尿或遗尿,或尿频、尿急、尿痛伴腰酸,肉眼血尿,尿中可见坏死组织排出。

2.消化道症状　口干多饮,食欲减退,腹胀便秘,有药疹出现者可伴随恶心、呕吐。

3.循环系统症状　可出现各种心律失常、肢体湿冷甚至心脏骤停。

4.神经系统症状　表情淡漠、嗜睡,严重者出现神志不清或烦躁不安或抽搐或肢体麻痹、软瘫等。

5.血液系统症状　贫血面容、口唇苍白、指甲苍白。

(二)体征

1.腰酸腰痛　大部分患者有腰酸或腰疼痛体征,呈持续性,轻重不一,严重者两侧肾区有明显叩击痛,当肾乳头坏死时,可突然发生肾区或上腹部绞痛。

2.肌无力　部分患者有肌张力不同程度的减退,四肢麻木甚至轻瘫。

3.心律失常　部分患者可出现心动过缓、室性早搏、心室颤动甚至肢体湿冷、心脏停搏。

4.贫血　晚期的肾衰竭时常见肾性贫血,口唇、指甲苍白。

5.水肿　晚期肾衰竭时可见双下肢浮肿。

6.高血压病　早中期多无高血压,至尿毒症时部分患者出现高血压。

(三)并发症

并发症主要有呼吸道感染、尿路感染、急性低血压发作及电解质平衡紊乱等。

(四)实验室检查

1.尿常规　多数人尿中只有少量蛋白、白细胞,常无管型和红细胞,还可测出尿糖、氨基酸等。当肾小管浓缩功能障碍时,尿比重明显下降,当肾小管中毒时,尿 pH 降低或升高。

2.24 小时尿蛋白定量测定　多数患者 24 小时尿蛋白定量不超过 1.5g,且常小于 0.5g。

3.尿液蛋白电泳　显示以低分子区带为主,尿溶菌酶及 β-微球蛋白等肾小管性小分子蛋白增多为主。

4.尿蛋白放射免疫试验　尿白蛋白及 IgG 增加不显著,以尿 β-微球蛋白的异常增多为主,其测定值大于 1000mg/ml 有助诊断。

5.血、尿渗量测定　尿比重降低,禁水 12 小时后尿渗重浓度小于 $500\sim600\text{mOsm}/(\text{kg}\cdot\text{H}_2\text{O})$ 者提示肾小管浓缩功能障碍。若尿液/血浆的渗透量比值经常相等,则提示肾脏的浓缩与稀释功能严重障碍。

6.血生化肾功能测定　血生化检测肌酐、尿毒氮异常升高,二氧化碳结合率明显下降,并有低血钠、血氨、血钾或高血钾等电解质紊乱。

7.血气分析测定　若 HCO_3^- 减少,BE 呈负值,pH 下降,是肾小管酸中毒的基本指征。

8.肾盂静脉造影　当显示肾盂积水,肾盂扩张和变钝时提示有尿路梗阻;当显示双侧肾脏大小不等,肾外形不规则,肾盏变形或肾乳头缺损时,则应考虑慢性间质性肾炎可能。

9.肾穿刺活组织检查　对部分病因不明,症状及临床表现不典型,肾功能逐渐下降的患者,可做肾穿刺组织活检。

10.其他　肾CT、肾图、氯化铵负荷试验等也可酌情选用。

三、诊断要点

（一）中医辨证要点

中医认为，本病以虚损为主，同时可兼有外邪，水湿及瘀血，呈虚实夹杂，本虚标实之证，并且临床上常以脾肾虚损为多见，如腰酸腿软、乏力、钠少、口渴多饮及消瘦等。若肝肾阴虚则常见头晕目眩、面色苍白无华或萎黄、乏力倦怠、动则心慌气促、爪甲色淡。病至后期，脾肾衰微，湿浊内阻，下关上格，常见尿少、尿闭、恶心、呕吐等症。

（二）西医诊断标准

1.病史　有慢性肾盂肾炎并有膀胱输尿管反流或机械性尿路梗阻病史，有长期接触肾毒素或用药史或存在肾小管功能不全的疾病史。

2.症状体征　中晚期出现间质性肾炎的相关症状和体征。

3.肾活检　呈慢性小管-间质性。

4.肾功能　一般有肾功能损害但无高血压，轻度蛋白尿，尿 β-微球蛋白排泄增加。影像学检查提示肾大小有差异，肾脏缩小或萎缩。

（三）鉴别诊断

1.慢性肾小球疾病　慢性肾小球疾病一般早期常有水肿和高血压，而慢性间质性肾炎无水肿和高血压。慢性肾小球疾病的尿蛋白以中、大分子蛋白尿为主，常伴有各种管型，24小时尿蛋白定量大于1.5g，而慢性间质性肾炎以肾小管性小分子蛋白尿为主，24小时尿蛋白定量小于1.5g，且常在0.5g以下，尿沉渣中仅有少量白细胞，管型少见。慢性肾小球疾病肾小球功能损害比较明显，至晚期才出现肾小管功能不全，而慢性间质性肾炎则以肾小管功能损害为主。

2.慢性肾盂肾炎　慢性肾盂肾炎与慢性间质性肾炎虽然在临床上均可有尿路刺激综合征，但慢性肾盂肾炎必须有病灶和细菌明确的尿路感染证据，且很少引起慢性肾功能减退，而慢性间质性肾炎多伴有尿路梗阻或膀胱输尿管反流，且常伴有肾功能进展性减退。

四、治疗

（一）中医治疗

1.中医治疗原则　慢性间质性肾炎临床上应以中医药治疗为主，以改善临床症状，保护肾功能，必要时配合西药对症处理。早期患者，湿热毒邪较甚，后期则以气阴两伤，肾精亏损，肝肾阴虚，脾胃虚弱等，故早期宜清热、利湿、解毒为主，后期以滋阴补肾、调理脾胃为先。

2.中医分型论治

（1）本证

1）脾肾阴虚证

证候：头晕头痛，口渴多饮，五心烦热，四肢麻木或微颤，形体消瘦，大便干结，小便短赤，舌红苔少，脉弦细。以上具备3项者可诊断本证。

治法：养血柔肝，滋阴补肾。

代表方：一贯煎加减。

常用药：生地，白芍，当归，麦冬，阿胶，鳖甲，玄参，枸杞，女贞子，旱莲草，牡蛎，龙齿。

2）气阴两虚证

证候：面色无华，气短乏力，腰膝酸痛，口干而不多饮，尿少色黄，夜尿清长，舌淡有齿痕，脉沉濡细。以上具有 3 项症状即可诊断本证。

治法：补益脾肾，益气养阴。

代表方：六味地黄丸加减。

常用药：生地，熟地，山药，山茱萸，茯苓，泽泻，丹皮，黄芪，党参，白术，女贞子，麦冬。

3）脾肾阳虚证

证候：倦怠乏力，食欲缺乏腹胀，腰膝酸软，形寒肢冷，大便溏软，夜尿清长，舌淡齿痕，脉沉细。以上具备 3 项症状即可诊断本证。

治法：温补脾肾。

代表方：金匮肾气丸加减。

常用药：熟附子，肉桂，生地，熟地黄，山茱萸，山药，茯苓，泽泻，牡丹皮，杜仲，仙茅，牛膝。

（2）标证

1）湿毒侵袭证

证候：尿频，尿急，尿痛；五心烦热；头身困重；胸脘痞闷；肢体浮肿；小便不利，大便溏而不爽；舌红，苔黄腻，脉濡数。以上具备 3 项症状即可诊断本证。

治法：滋阴降火，凉血止血。

代表方：知柏地黄丸和小蓟饮子加减。

常用药：知母，黄柏，生地，山药，泽泻，牡丹皮，山茱萸，茯苓，竹叶，通草，栀子，滑石，甘草。

2）邪毒内侵证

证候：烦躁，口干烦渴，腰酸，发热，小便不利，舌淡苔薄，脉沉迟。以上具备 3 项症状即可诊断本证。

治法：清热解毒，利尿养阴。

代表方：清心莲子饮加减。

常用药：党参，麦冬，地骨皮，车前子，莲子，茯苓，太子参，泽泻，苦参，甘草，六月雪，生地黄。

3）水湿潴留证

证候：面色㿠白，腰膝冷痛，肢体浮肿，小便不利，舌淡苔薄，脉沉迟。以上具备 3 项症状即可诊断本证。

治法：利湿消肿，温阳理气。

代表方：五皮饮合真武汤。

常用药：生姜皮，桑白皮，大腹皮，茯苓皮，陈皮，桂枝，白术，白芍。

3.中医其他疗法

中成药：

（1）甘露消毒丹：成人每次 6～9g，每日 3 次，口服。本方具有清热解毒、利湿化浊，用于湿热内蕴、气化不利者。

（2）知柏地黄丸：成人每次 1 丸，每日 3 次，口服。本方具有滋阴降火、清热利湿。用于肾阴已伤，湿热留恋者。

（3）下消丸：成人每次 6～9g，每日 3 次，口服。本方具有滋肾健脾、温补缩尿，用于脾肾阳虚者。

（二）西药治疗

西医治疗遵循"病因治疗"、"综合治疗"、"替代治疗"3 个原则，具体治法有：

1.病因治疗   针对潜在的慢性间质性肾炎的致病因素加以鉴别，并争取对其在导致肾损伤及肾功能减退之初进行去除,如尿路梗阻和感染引起者,应及时解除梗阻,并依据药敏结果使用抗生素。对镇痛药引起者应停止使用镇痛药等。

2.综合治疗

(1)纠正体液平衡紊乱:如出现尿崩症;轻、中度脱水应口服补液;重度脱水以静脉补液为主,补液量按失水量占人体重的10%,需补充1000ml水液计算,并注意观察患者尿量。若每小时尿量超过40ml以上,则说明血浆容量基本恢复。

(2)纠正电解质紊乱:主要针对慢性间质性肾炎常出现的低钠、低氯、低钾或高钾进行相应的治疗。

(3)尿酸碱失衡:慢性间质性肾炎的临床特点为肾小管功能不全,常出现肾小管性酸中毒,临床上应针对其具体情况进行相应治疗。

(4)抗感染治疗:针对复杂性尿路感染所致慢性间质性肾炎,应选用肾毒性小,对致病菌敏感的抗生素。

(5)支持治疗:慢性间质性肾炎临床上以肾小管功能不全为特征,可给予三磷腺苷片(ATP)120mg,每日3次,服用,致明显改善肾小管的重吸收和排泄功能。

(6)替代治疗:如慢性间质性肾炎发生肾衰竭则宜进行透析治疗或肾移植。

五、预防与预后

(一)预后

慢性间质性肾炎起病隐匿,早期无明显临床表现,常被忽视,所以一经发现即有一定程度肾功能损害。70%患者最终死于尿毒症。所以本病及早发现,及早去除原发病因,早治疗,改善、稳定肾功能,尚可延长和挽救生命,否则易发展为不可逆的慢性肾衰竭。

(二)预防与护理

本病病因众多,而且发病隐匿,早期难以发现,所以定期检查肾功能极为重要,特别是对于长期服用某些肾脏损害的中、西药及长期接触环境毒物者更应注意。同时在生活上应慎起居,避风寒,调情志,避免剧烈运动,而且应以清淡富含纤维素的食物、瓜果、蔬菜为主,保持精神舒畅,忌辛辣刺激之品,忌烟酒,忌食温热(如狗肉、羊肉)之品。

六、中西医结合临床思路

中西医结合治疗慢性间质性肾炎疗效显著。在西医方面,主要是强调病因治疗,纠正水、电解质、酸碱平衡,但疗效难以持久。而中医强调整体观念,强调整体调节,作用缓慢而持久,对恢复和改善肾小管功能已经引起重视,而且中药具有副作用小,可长期服用的特点,将两者结合起来,取长补短,充分发挥各自的优势,共同提高临床疗效。例如,在改善肾小管功能方面,以补肾类中药来进行治疗。如近端小管损害为主,表现为肾小管重吸收功能减退者,可用滋补肾阴兼有酸涩收敛的中药为主,如生地黄、熟地黄、枸杞子、女贞子、山药、龟板、鳖甲、冬虫夏草、酸枣仁、芡实、金樱子等。如针对远端肾小管损害为主表现为尿液浓缩功能减退者,一般可用温补肾阳、补肾摄纳为主的中药,可选用肉桂、熟附子、肉苁蓉、淫羊藿、巴戟天、紫河车等。同时在对致病原因,如镇痛药和重金属中毒及毒药物,除停药、洗胃、灌肠方法外,还应积极采用中药如大黄、玄明粉、甘草之类导泻,吸附解毒;或用茶叶、牛奶、鸡蛋清口服,阻止毒物的吸收及与重金属结合沉淀;可用绿豆、甘草、生姜、黄芩、茶叶口服,以祛除药物毒性或减少其毒性作用。

(王孝东)

第三节　肾小管性酸中毒

肾小管性酸中毒(RTA)是指由于肾小管碳酸氢根重吸收障碍或者氢离子分泌障碍或两者同时存在所致的一组转运缺陷综合征。主要表现为血浆阴离子间隙正常的高氯性代谢性酸中毒,同时可伴有水、电解质失衡,如低钾或高钾血症,低钠低钙血症;多尿、烦渴、多饮,不及时治疗可出现肾性佝偻病或骨软化症、肾钙化或肾结石等。

肾小管性酸中毒可发生于任何年龄,其中远端型肾小管酸中毒多发生于 20～40 岁,70% 为女性;近端肾小管性酸中毒多发生于男性婴幼儿;高钾型远端肾小管酸中毒则多见于有各种类型肾病的男性老年患者。

由于肾小管病变的部位不同,西医学一般将肾小管性酸中毒分为 4 种类型,各型肾小管性酸中毒的病因、发病机制和治疗有所不同,分述如下。

一、Ⅰ型(远端)肾小管性酸中毒(Ⅰ型 RTA)

(一)病因和发病机制

远端肾小管性酸中毒(dRTA)是由于远端肾小管酸化功能障碍所致,特征表现为管腔液与管周液之间无法形成高 H^+ 梯度,导致酸排泄减少而出现正常阴离子间隙的高氯性酸中毒。其病因可分为原发性和继发性。原发性者一般为常染色体显性遗传,继发者可见于多种疾病如慢性肾盂肾炎、镇痛剂肾病、梗阻性肾病等。

远端肾小管正常能分泌氢离子、产氨,从而排铵(NH_4)和可滴定酸(NaH_2PO_4)以酸化尿液。远端肾单位因遗传性病变或继发性损伤导致功能障碍时,表现为管腔液与管周液之间无法形成高 H^+ 梯度导致排出氢离子功能障碍,在全身酸血症的刺激下仍不能最大限度降低尿液 pH 到 5.5 以下。导致此障碍的可能机制有两点:

1.肾小管细胞氢泵衰竭　在原发性远端肾小管性酸中毒患者可见编码氢泵 β_1 亚基的基因 ATP_6B_1 的突变,这一突变可能导致氢泵的合成异常。而成人则常继发于高球蛋白血症或自身免疫性疾病,如干燥综合征,已有研究发现干燥综合征患者肾活检标本中,发现 α 型闰细胞上氢泵缺失。

2.非分泌缺陷性酸化功能障碍机制包括　①肾小管细胞膜通透性变化,分泌于腔内的 H^+ 又被动扩散到管周液,使 H^+ 梯度无法维持。②肾小管尤其是远端肾小管的管腔负电荷无法维持,使泌氢入管腔速率减慢,这类病变常同时合并钾分泌障碍,所以形成高钾性 dRTA。③从近端小管到肾髓质间质传递 NH_4^+ 的障碍导致远端肾小管分泌 NH_4^+ 减少。以上病理损害导致结果是排泄于尿中的氢离子减少,尿铵及可滴定酸排出减少,而产生酸中毒,即尿碳酸氢钠升高(pH 升高),而血碳酸氢盐减少(pH 降低)。此外肾浓缩能力受损和尿钾排出增加导致脱水和低钾血症。

(二)临床表现

本病多见于 20～40 岁女性。临床表现有主要表现有生长发育迟缓、多尿,隐性遗传患者还可并发神经性耳聋。

1.高血氯性酸中毒　这是由于排氢离子障碍,尿可滴定酸排出减少所致,故尿不能酸化,尿 pH>6.0;由于持续丢失钠而导致细胞外液容量收缩,肾小管回吸收 NaCl 增加,导致高血氯,而阴离子间隙一般正常。

2.肾性高钙尿症　慢性酸中毒使肾小管重吸收钙的能力降低和骨质脱钙,造成肾性高钙尿症。高钙尿症、碱性尿以及尿枸橼酸盐减少,极易钙盐沉着而形成肾结石和肾钙化,继发感染与梗阻性肾病。

3.肾性骨病　由于酸中毒引起骨质脱钙和由于活性维生素 D_3 产生不足所致。小儿和成人均可以发生骨病。小儿由于佝偻病导致生长障碍。这种生长障碍,在使用碳酸氢钠或其他碱性药物改善了酸中毒后能随之改善,而成人则发生软骨症。

4.多尿症和低钾血症　由于肾脏不能保持钾和浓缩尿液,故发生多尿症和低钾血症。可发生肌无力、周期性瘫痪、失钾肾病甚至导致死亡。

(三)诊断

1.多发病于 20～40 岁女性。

2.高氯性酸中毒、高钙尿、碱性尿(pH 大于 6)。

3.低血钾。

4.小儿可见佝偻病,成人发生软骨症。

5.无明显酸中毒而低钾血症、肾结石或肾钙化症时,行氯化铵试验有助不完全性远端肾小管酸中毒的诊断。

(四)治疗

1.纠正酸中毒:这是治疗的关键。补碱治疗非常有效,可服用碳酸氢钠。据病情轻重可服 4～10g/d,分 4 次服用。或用复方枸橼酸溶液(Shohl 溶液,1000ml 内含枸橼酸 140g,枸橼酸钠 98g,1ml 约等于 1mmol HCO_3^-)30～120ml,每日 4 次。宜用尿 pH 和二氧化碳结合力及高钙尿症做指标来调整剂量。每日用量一般是 0.5～2mmol/kg,分次服用。如能充分地治疗,可改善骨病,降低尿钙排泄至每日<12mg/kg,与近端 RTA 相反,补碱治疗后可缓解尿钾的丢失和低血钾。

2.纠正电解质失调:有低血钾者补钾盐。可用 10% 枸橼酸钾 10ml,每日 3 次。氯化钾会加重高氯血症,不宜应用。补钾应从小量开始,逐渐增加,以免因大量补钾抑制肾小管 H^+ 与 Na^+ 交换,加重酸中毒。有低钙血症者则应补充钙剂。

3.骨病的治疗:可用维生素 D_3 30 万～60 万 U/d,以配合碱性药物治疗。

4.不完全性 dRTA 可用氢氯噻嗪治疗:与治疗特发性高钙尿症一样。

5.继发性 dRTA 者,应治疗其原发病。

6.在治疗过程中,要经常复查各项生化指标,以免出现新的电解质紊乱:当高血氯性酸中毒、高钙尿症、尿 pH 等正常后,应追踪观察患者,每年复查 2 次,检测上述项目。

7.患者的家族成员,应作远端肾小管性酸中毒相关检查:因 dRTA 多为可治性疾病,早期治疗可避免严重的肾损害。

二、Ⅱ型(近端)肾小管性酸中毒(Ⅱ型 RTA)

(一)病因与发病机制

近端肾小管性酸中毒(pRTA)可分根据其病因为原发性与继发性两类。原发性者的病因与遗传有关。继发性者可见于多种原因,其中主要原因为:范可尼综合征、遗传性果糖血症、肾淀粉样变、肾移植等。

近端肾小管酸中毒发病机制主要是由于近端肾小管重吸收碳酸氢根障碍所致,表现为肾脏碳酸氢根重吸收阈值下降,而远端酸化功能则完好无损。除了原发性 pRTA 是由于遗传因素导致近端小管上皮细胞的功能损伤,凡是能累及到肾小管的各种原发病都可以导致继发性 pRTA。其机制主要是近端小管上皮细胞的刷状缘上存在钠氢交换子和氢泵,基底膜侧存在钠-碳酸氢根同向转运子和钠,钾 ATP 酶。细胞损伤可以导致这些离子的转运以及碳酸氢根的重吸收障碍,从而导致近端肾小管性酸中毒。本病较少表现为单项重吸收缺陷,通常是多项近曲小管重吸收缺陷之中的一项(如范可尼综合征)。

(二)临床表现

原发性患者,多见于男性婴儿,多伴有其他肾小管缺陷,在 1～2 年之后,Ⅱ型 RTA 多能自发地消失。继发性患者,多在其他疾病基础上,并发肾小管性酸中毒。主要的临床表现有:

1.高血氯性代谢性酸中毒 由于近端肾小管回吸收 HCO_3^- 障碍而大量排出,常达滤液含量的 15% 以上。由于远端肾小管尿酸化功能正常,尿 pH 仍可降至 5.5 以下,可滴定酸及铵排量正常。

2.低钾 一般患者低钾表现比较明显,而低钙与骨病较轻,肾结石、肾钙化亦较少,儿童病例也可以生长迟缓为仅有表现。

3.可同时有其他近端肾小管功能障碍 如糖尿、氨基酸尿等。

4.部分患者可呈不完全型 仅有尿中表现,而无系统性酸中毒。

(三)诊断

1.原因不明的代谢性酸中毒,而阴离子间隙正常,即高血氯性酸中毒。

2.低钾血症同时有高血氯性酸中毒。

3.原因不明的肾结石、肾钙化或软骨病,同时有代谢性酸中毒。

4.有近曲小管其他重吸收缺陷的证据,如肾性糖尿,尿氨基酸排出增多,范可尼综合征患者可能有近端 pRTA。

5.碳酸氢钠负荷实验,给患者口服或静脉滴注碳酸氢钠,纠正血浆 HCO_3^- 浓度至正常。测定尿 HCO_3^- 排泄分数,如尿 HCO_3^- 排泄分数大于 15%,则可确诊,若<10%,则诊断为混合型肾小管性酸中毒 [HCO_3^- 排泄率＝(尿 HCO_3^-×血 Cr 浓度)/(血 HCO_3^-×尿 Cr 浓度)]。

(四)治疗

轻症者一般不需治疗,当有严重酸中毒或小儿引起生长发育障碍者需予治疗。

1.宜用大剂量的碳酸氢钠补碱,每日剂量常需＞4mmol/kg(60kg 的人,约要补碳酸氢钠 20g 以上),甚至要用至 10mmol/kg(因碳酸氢盐在尿中迅速排出)。亦可用枸橼酸合剂。补碱后,可加重低钾血症,因由部分碳酸氢盐以钾盐的形式从尿中排出,故应予适当地补充钾。

2.噻嗪类利尿药,再加上低盐饮食,这就可引起轻度体液容量不足,从而增加近曲小管重吸收碳酸氢钠,因此,可减少重碳酸氢钠的用量。如存在维生素 D 缺乏的骨损害,应补充维生素 D 和磷酸盐。

3.继发性者,应注意基础疾病的治疗及其他可能存在的肾小管缺陷的治疗。

三、混合型肾小管性酸中毒

混合型肾小管性酸中毒(Ⅲ型 RTA)特点是Ⅰ型和Ⅱ型 RTA 的临床表现的混合存在。高血氯性酸中毒严重,尿中有大量 HCO_3^- 丢失,达到过滤量的 5%～10%,故酸中毒程度比Ⅰ型和Ⅱ型为重,且并发症多。因远端肾单位排泄 H^+ 减少,尿可滴定酸及铵排出减少。治疗与Ⅰ型和Ⅱ型 RTA 相同。

四、Ⅳ型肾小管性酸中毒

(一)病因及发病机制

Ⅳ型肾小管性酸中毒(Ⅳ型 RTA)又称高血钾型肾小管性酸中毒。本病虽有代谢性酸中毒,但不同于Ⅰ型的是尿液为酸性,不同于Ⅱ型的是尿排出碳酸氢盐低,与Ⅰ型和Ⅱ型还有不同的是:本病有高钾血症和尿铵排出低。本病没有范可尼综合征或尿路结石,故与Ⅰ型和Ⅱ型 RTA 均不相同。

本病多发生于老年男性,可由多种疾病引起:①引起低肾素血症性低醛固酮血症的疾病,如各种慢性小管、间质疾病、糖尿病肾病、高血压性肾小球动脉硬化症,肾移植后长期服用环孢霉素等;②肾小管对醛固酮反应性降低,伴有继发性高肾素血症和高醛固酮血症的疾病,如假性醛固酮缺乏症、失盐 Addi 炎及各种小管间质病变(如滥用镇痛剂、镰状细胞病和梗阻性肾病)等;③醛固酮分泌不足:如 Addison 病、先天性醛固酮合成缺陷等。

发 H^+ 制因基础疾病不同而有所差异:①慢性小管、间质肾脏病所致者,远端肾小管细胞功能有损害,排 H^+ 和 K^+ 减少,肾小管产铵减少导致排铵减少,进而发生酸中毒和高钾血症,或因同时有近端肾小管对 HCO_3^- 重吸收障碍,尿中大量 HCO_3^- 丢失,而加重酸中毒;②醛固酮分泌不足或肾小管对醛固酮反应降低所致者,远端肾小管排泌 H^+ 和 K^+ 障碍,以致 H^+ 和 K^+ 在体内潴留,HCO_3^- 从尿中丢失,而发生酸中毒和高钾血症。高钾血症由于抑制肾脏产铵,因而使 H^+ 排出受限制,也加重酸中毒。

(二)临床表现

1.患者临床表现为虚弱无力、厌食、恶心呕吐或呼吸加快。高钾血症轻者可无症状,严重者可表现为手足感觉异常,动作迟缓,肌张力减退,甚至可因呼吸肌麻痹而出现呼吸困难、心率失常。心电图表现为 T 波高尖,QRS 增宽,严重者出现室颤。

2.Ⅳ型 RTA 特征是高血氯性代谢性酸中毒及高钾血症,多数有低肾素血症性低醛固酮症,血浆肾素和醛固酮的浓度均低,甚至当细胞外容量不足时也是如此。

3.常有肾脏病作为基础疾病,如糖尿病肾病、高血压肾病和慢性小管间质病等,患者可伴有氮质血症。但一般在慢性肾功能不全之前,已有高氯血症性代谢性酸中毒和高钾血症,故其与肾小球病变无大关系,而主要是由于肾小管功能障碍。

4.Ⅳ型 RTA 的血、尿生化改变与近端 RTA 相似,尿 HCO_3^- 排出量增加,尿铵生成减少。酸中毒时,尿可呈酸性,但尿铵排出仍明显减少。

(三)诊断

酸中毒和高钾血症患者,不能用肾小球功能障碍解释者,应考虑Ⅳ型 RTA。

1.高氯性酸中毒、血钾升高。

2.严重酸中毒时尿呈高度酸性。

3.尿中 HCO_3^- 排泄率>10%。

4.尿中 NH_4^+ 排泄明显下降。

5.尿钾排泄率异常低。

(四)治疗

1.降低血钾 ①限制钾的摄入;②避免用含钾药物;③使用排钾利尿剂,如可用氢氯噻嗪或呋塞米;④严重高钾血症时需要加用葡萄糖加胰岛素降钾治疗;⑤血钾>6.5mmol/L 时需及时血液透析。

2.补碱 补充碳酸氢钠每日 1.5～2mmol/kg,一般可纠正酸中毒,这也有助于降低高钾血症。

3.盐皮质激素治疗　如用氢化可的松 0.1～0.2mg/d,有些需要 0.3～0.5mg/d。

4.利尿剂　呋塞米亦能改善高钾血症和酸中毒,但要充分摄入食盐,以防止用呋塞米后,细胞外液的容量不足。

5.积极治疗原发病。

五、中医对肾小管性酸中毒的辨证治疗

肾小管性酸中毒属西医病名,中医学典籍中无相关记载,但根据其临床表现特征及本病发生发展的一般规律,当可归属于中医学之"痿症"、"肾劳"、"消渴"、"虚劳"、"石淋"等范畴。如《素问·痿论》说:"故肺热叶焦,则皮毛虚弱急薄,著则生痿蹩也;心气热,则下脉厥而上,上则下脉虚,虚则生脉痿,枢折挈,胫纵而不任地也;肝气热,则胆泄口苦,筋膜干,筋膜干则筋急而挛,发为筋痿;脾气热,则胃干而渴,肌肉不仁发为肉痿;肾气热,则腰脊不举,骨枯而髓减,发为骨痿。"《灵枢·决气》说:"精脱者,耳聋……液脱者,骨属屈伸不利,色夭,脑髓减,胫酸,耳数鸣。"《难经》说:"损脉之为病奈何? 然……三损损于肌肉,肌肉消瘦,饮食不为肌肤;四损损于筋;筋缓不能自收持;五损损于骨,骨痿不能起于床。"《医学纲目》说:"肾劳精损",说明肾精不足是肾劳的主要因素。以上的描述与本病的临床表现颇为相似。

(一)中医病因

本病的形成,一方面是由先天禀赋不足,五脏柔弱,肾气亏虚,肝血失养,津液不足所致;另一方面多因摄生不慎,服用丹石,饮酒无度,房事太过,肾精耗伤;或恣食炙煿之品,致燥热化火,壮火食气,燔灼营血,伤津耗液,肾水不足所致。

1.先天禀赋不足　父母体虚,遗传缺弱,胎中失养,孕育不足或生后喂养失当,营养不良等因素,皆可造成禀赋不足,体质不强,特别是先天之精不足而导致其他脏器的虚损,在此基础上易形成脾肾亏虚,从而导致本病的发生。

2.饮食不当　营养不良,或暴饮暴食,嗜欲偏食及饮酒过度,误服有毒药物等,皆可伤及脾胃,使后天气血生化无源,后天不能充养先天,伤及肝肾,而成本病。

3.久病致虚　久病或他病伤及脾肾,最后导致脾肾亏虚,皮主四肢肌肉,脾气不足,则四肢肌肉痿软无力,亦可导致本病。

(二)中医病机

肾小管性酸中毒的中医病理性质总属本虚标实。发病与脾肾关系密切,涉及肺、胃、肝等脏腑,多因气血阴精亏损而致。

1.肾乃先天之本　父母体质虚弱,或胎儿在母体孕育时营养不足或母体受邪,以致先天肾气亏损。肾气不足则生长发育迟缓,故可见"五迟"、"五软"。肾气不足,开阖失司,人体的气化功能异常,使水津与精微物质的输送、散布、分清泌浊以及水液出入等不能循其常道,而诸疾变生;肾内寄元阴元阳,人体五脏六腑之阴阳均源于肾,故古人有"五脏之阴非此不能滋,五脏之阳非此不能发"之说。肾气虚弱,可直接导致其他脏器的虚损。肾阴不足,水不涵木,则可致肝血不足,肝血亏虚不能制阳,则可产生肝风内动诸证。肾藏精主骨,为作强之官,肝藏血主筋,为罢极之官。肝肾同源,精血充盛,则筋骨坚强,活动正常。肝肾不足,精血亏虚,筋骨经脉不得先天精血之灌溉,故可有手足无力瘫软或搐搦等症。

2.脾乃后天之本　脾主运化,为气血生化之源。营养不良或暴饮暴食、饮食偏嗜及饮酒过度、误服有毒药物等,皆可伤及脾胃,使脾失健运,水谷精微不能化生,而脾气的散精固摄功能紊乱,使精微物质外泄无度,亦可导致肾精不足。脾主四肢,脾气不足则四肢无力,形体羸瘦。脾失健运,亦可导致水湿内生或湿浊

中阻而导致恶心、呕吐。

3.久病致虚　本病的发生,亦可由于久病失治,或迁延难愈,久病及肾,耗伤正气,则可导致脾肾亏虚,阴损及阳,进而导致阴阳两虚。

由此可见,肾小管性酸中毒的病机以本虚为主,但由于正虚则邪易于乘虚而入,故临床也常见有兼夹水湿或湿热之证者,故本病的病理性质总属本虚标实。

(三)中医治疗

1.辨证治疗

(1)禀赋不足,后天失养证

证候:全身乏力,发育迟缓甚至"五迟"、"五软",形体矮小,口干,多尿,手足搐搦,或四肢疼痛、麻木,舌质淡,或舌红少津,脉细无力。

治法:补肾滋阴健脾。

代表方:七福饮加减。

常用药:人参,熟地黄,当归,白术,远志,紫河车粉(冲服),酸枣仁,炙甘草。

(2)脾胃虚弱,湿浊中阻证

证候:脘闷腹胀,恶心呕吐,食欲缺乏便溏,倦怠乏力,面色无华,舌淡胖有齿痕,舌苔白厚腻,脉沉滑。

治法:健脾化湿,和胃降逆。

代表方:香砂六君子汤加味。

常用药:人参,白术,茯苓,陈皮,半夏,木香,砂仁,生姜,竹茹,枳壳。

(3)肝血虚损,肝风内动证

证候:头晕头痛,眼睛干涩,视物模糊,眩晕耳鸣,口干,四肢麻木,形体消瘦,舌质红,苔少,脉细弦。

治法:养血柔肝,息风止痉。

代表方:三甲复脉汤加减。

常用药:生地,白芍,麦冬,阿胶(烊化),火麻仁,炙龟甲,炙鳖甲,龙骨,牡蛎,当归,川断。

(4)肾阴不足,下焦湿热证

证候:头晕乏力,腰膝酸软,五心烦热,尿频尿急,尿热涩痛、尿黄,舌质红,苔少,脉细数。

治法:滋阴补肾,清热利湿。

代表方:猪苓汤加味。

常用药:猪苓,茯苓,泽泻,阿胶(烊化),滑石,知母,黄柏,生地,山茱萸,泽兰。

(5)脾肾阳虚,水湿潴留证

证候:面色㿠白或面色无华,畏寒肢冷,倦怠嗜睡,下肢水肿,大便稀溏,小便清长,舌质淡,苔薄白,脉沉细。

治法:温阳益肾,健脾利水。

代表方:防己黄芪汤合金匮肾气丸。

常用药:防己,黄芪,白术,炙甘草,生姜,大枣,茯苓,车前子,炮附子,肉桂,茯苓。

2.食疗

(1)菟丝子粥:将菟丝子研碎,取 60g 加水 300ml,煎至 200ml,去渣留汁,加粳米 100g,再加水 800ml,白糖适量,煮成稀粥,每日 2 次。用于肝肾不足、腰膝筋骨酸痛、腿脚软弱无力、小便频数及尿有余沥等证。

(2)荠菜粥:新鲜荠菜 250g,洗净切碎,粳米 50～800ml,煮成稀粥,每日早晚餐温热服食。用于水肿患者。

（3）韭菜粥：新鲜韭菜 60g，洗净切碎。先用粳米 100g，加水 500～800ml，加细盐少许，煮粥。待粥将成时，加入韭菜，稍煮片刻。温热服食，每日 2～3 次。用于小便频数、腰膝酸冷等证。

3.中成药　金水宝胶囊：每次 5 粒，每日 3 次，口服，本品为冬虫夏草制剂，有补肺益肾之功。用于证属肺肾气虚患者，近年来多项动物实验和临床研究均证实其有助于保护肾功能、促进损伤的肾小管修复。

（四）护理与预防康复

1.积极治疗原发病　对于较易引起肾小管性酸中毒的疾病，在肾小管性酸中毒尚未发生时，即应及早采取预防手段，防其发生的可能。另一方面，对于继发性肾小管性酸中毒，应积极治疗原发病，防止肾小管的进一步损伤，预防肾功能不全的发生。

2.早诊断，早治疗　肾小管性酸中毒的治疗目前仍无特效药物，主要以对症治疗为主。晚期治疗疗效差，临床常进展为慢性肾功能不全，而原发性肾小管性酸中毒，也只有早期治疗疗效较好，因此，对于出现长期的原因不明的低血钾、多尿、多饮、碱性尿的患者，应予以重视，争取尽早做出诊断，并争取早期治疗，以获得较好的预后。

3.既病防变　预防病变向肾功能损害发展，对于病程长，病情较重的患者应早期预防，早期治疗肾功能损害。

（五）中西医结合临床思路

肾小管性酸中毒在肾内科患者中并不少见，但是其临床症状多不典型，且常常继发于其他疾病，所以在临床中经常被漏诊或误诊。西医在临床诊断肾小管性酸中毒主要依靠尿液的 pH、碳酸氢根、碳酸氢根排泄率、可滴定酸以及血液的电解质、pH、碳酸根浓度等的实验室检查，在此基础上分型治疗。在治疗上主要以原发病治疗和对症治疗为主。而中医治疗则从患者的年龄、饮食习惯以及四诊情况进行辨证，主要根据患者本虚标实特点来辨证论治。从临床实践来看，中医的辨证治疗肾小管性酸中毒不但能改善患者的临床症状和生活质量，也能改善患者的实验室检测指标。

（关新义）

第四节　反流性肾病

一、病因

反流性肾病是指某种原因引起的膀胱输尿管反流和肾内反流，导致肾脏瘢痕形成，最后可以发展为终末期肾脏病而致尿毒症。反流性肾病患侧肾脏皱缩、表面有不规则瘢痕。肾脏病理特征为慢性肾小管间质纤维化，部分患者可有局灶节段肾小球硬化，导致蛋白尿和肾功能逐步减退。本病好发于婴幼儿及儿童，成人 50 岁以下亦可患本病，成人中以女性好发，尤其是妊娠妇女，是儿童肾功能不全和终末期肾脏病（ESRD）的主要原因。儿童期膀胱输尿管反流导致肾瘢痕也是成人高血压和肾功能不全的原因之一。

二、临床表现

1.尿路感染　膀胱输尿管反流常合并尿路感染，且易反复或迁延难治。主要表现为尿频、尿急、尿痛和发热。严重时，表现为典型的急性肾盂肾炎症状。

2.高血压　高血压是后期常见的并发症,也是儿童恶性高血压的最常见病因。

3.蛋白尿　大多数患者在肾瘢痕数年后才出现蛋白尿,蛋白尿提示已经出现局灶节段性肾小球硬化,是预后不良的标志。

4.肾小管功能障碍　肾小管功能障碍的程度重于肾小球损伤。在肾瘢痕形成早期,尿中小分子量蛋白质如 β_2-微球蛋白、视黄醇结合蛋白和 NAG 酶升高,可作为早期检测肾实质损伤的敏感指标。肾功能轻度受损时就可出现明显多尿、夜尿增多、肾小管酸中毒和高钾血症。

5.肾功能不全　反流性肾病是幼儿终末期肾衰的主要原因之一,通常伴有蛋白尿和(或)高血压,尿沉渣镜检可以正常或少量白细胞尿。

6.泌尿系结石　反复感染或输尿管瘢痕形成容易并发结石。

7.其他　如遗尿、发热、腹痛、腰痛、血尿等,原发性膀胱输尿管反流有家族性倾向。

三、反流性肾病分级

国际反流性肾病协会根据影像学检查提出五级分类法:

Ⅰ级:尿反流只限输尿管。

Ⅱ级:尿反流至输尿管、肾盂,但无扩张,肾盏穹隆正常。

Ⅲ级:输尿管轻、中度扩张和(或)扭曲,肾盂中度扩张,穹隆无(或)轻度变钝。

Ⅳ级:输尿管中度扩张和(或)扭曲,穹隆角完全消失,大多数肾盏保持乳头压迹。

Ⅴ级:输尿管严重扩张和扭曲,肾盂、肾盏严重扩张,大多数肾盏不显乳头压迹。

四、辅助检查

1.排尿期膀胱尿路造影　是诊断膀胱输尿管反流最经典的方法,它能准确、清楚显示膀胱输尿管反流的位置及膀胱、输尿管、肾盂肾盏及肾乳头形态变化,特异性高。目前膀胱输尿管反流的国际分级标准即以此为依据。

具体方法是通过导尿管或耻骨上膀胱穿刺后向膀胱内注入无菌造影剂充盈膀胱,在膀胱充盈和排尿动作过程中摄片,观察有无输尿管反流和肾内反流,并判断膀胱输尿管反流的程度。

2.同位素扫描　同位素检查膀胱输尿管反流的方法有直接法(导尿管法膀胱造影)和间接法(静脉注射法膀胱造影),其中直接法比较敏感,可用于确诊膀胱输尿管反流和分级,而间接法由于敏感性和特异性低只能用于筛查。

3.超声检查　可以发现输尿管和(或)肾盂肾盏扩张、管壁增厚及其他尿路结构异常,如双肾盂、肾发育不良等。

4.膀胱镜检查　通过膀胱镜检查可以发现输尿管开口位置、活动度及形态异常。

五、诊断

1.反复发作的尿路感染患者有蛋白尿、高血压。

2.排尿期膀胱尿路造影检查发现有输尿管反流、扩张(或/及)肾盂、肾盏扩张。

3.同位素锝扫描发现肾脏萎缩和瘢痕形成。

4.膀胱镜检查发现输尿管开口异形,特别是高尔夫球洞样开口。

5.肾脏病理检查可以在瘢痕部位发现肾小管萎缩、间质增宽纤维化、淋巴细胞浸润。

六、治疗

主要是制止尿液反流和控制感染,防止肾功能进一步损害。

(一)内科治疗

长期低剂量抗生素应用,对预防患者发生感染有一定帮助,并无明显的副作用。可按膀胱输尿管反流的不同分级,采用以下治疗措施。

1.Ⅰ、Ⅱ级　常用抗生素有复方新诺明,剂量为治疗量的一半,睡前顿服,连服一年以上,或几种抗生素轮换使用。

预防感染有效者,每3个月须做尿培养一次;每年做核素检查或排空性膀胱尿道造影,观察反流程度;每两年做静脉造影观察肾瘢痕形成情况。因为反流有时可为间歇性,所以即使反流消失后,仍须3~6个月做尿培养一次。

2.Ⅲ、Ⅳ级　目前对于Ⅲ、Ⅳ级的患者进行手术治疗还是预防性药物治疗的预后还有争议。内科处理同Ⅰ、Ⅱ级,但须每隔6个月检查一次反流,每年做静脉肾盂造影。

3.Ⅴ级　应在预防性服用抗生素后,手术矫正。

(二)外科治疗

外科治疗通过延长输尿管膀胱黏膜下段长度恢复其抗逆流功能,手术分输尿管再植入术和内镜输尿管下注射术两大类。

(三)其他治疗

高血压可加速肾功能的恶化,故对反流性肾病患者应监测血压,出现高血压时应积极治疗,可选用血管紧张素转换酶抑制剂或钙通道阻滞剂。

避免应用肾毒性药物,出现肾功能不全时低蛋白饮食等均可延缓肾功能不全的进展。

此外,应鼓励饮水,养成两次排尿的习惯,以减轻膀胱内压,保持大便通畅和按时大、小便。

(郝峻岭)

第五节　梗阻性肾病

一、病因

梗阻性肾病是指因为尿流障碍致使梗阻上部尿路内压力增高,尿液逆流导致肾组织和功能损害的疾病。本病可以急性发生,在短时间内造成肾功能的急剧下降;也可慢性发生,成为慢性肾功能衰竭的重要原因。病变常为单侧性,但不少情况也可以是双侧性。尿路梗阻通常是造成梗阻性肾病的重要原因,但如果该梗阻并未影响到肾实质时一般并不称为梗阻性肾病。

二、临床表现

根据病因,梗阻程度及起病快慢而有不同,下列几组症状常常可以单独或同时出现。

1.疼痛 输尿管结石引起的梗阻性肾病典型的表现为肾绞痛,可以是持续性但常阵发性加剧并向会阴部放射。但在慢性逐渐产生的梗阻性肾病患者,有时疼痛不一定很突出,仅表现为腰酸不适等。肾脏体积在急性原因引起的梗阻性肾病可以明显肿大。

2.血尿 如梗阻的原因为结石或泌尿系肿瘤时,可有血尿。血尿为全程肉眼或镜下血尿。血尿的红细胞形态常为均一形。

3.排尿障碍 双侧完全性梗阻可以造成无尿,继续发作的病例有时可呈现在发作时可以无尿,发作间期多尿表现。

4.急性肾功能不全 当急性发作的尿路梗阻导致无尿时,可出现急性肾功能不全的表现,表现为少尿或无尿、胃肠道反应、肾小球滤过率及肌酐清除率下降、血清肌酐尿素氮进行性升高、电解质紊乱等。

5.感染 尿路梗阻所致的尿滞留是尿路感染的重要条件。在梗阻近端,由于尿液滞留,细菌较易生长。尿路梗阻减低机体抗感染能力,使尿路感染得以存在、发展和增剧。尿路梗阻引起的尿液滞留亦有利于尿路结石的形成而结石本身又可引起和加重尿路梗阻,两者互为因果。

三、辅助检查

1.超声波检查 超声波检查目前已成为尿路梗阻诊断的首选辅助检查方法,它可清楚地显示双肾形态、肾实质的厚薄、肾盂输尿管的扩张程度、有时也可显示梗阻部位(如输尿管结石、肥大的前列腺)。对下尿路梗阻,可了解膀胱内病变、残余尿、前列腺形态等。

2.腹部平片及肾盂分泌造影 腹部平片及肾盂分泌造影(KUB+IVU)是尿路梗阻的最有价值的诊断方法。平片上可显示不透光的结石阴影。造影可清楚地显示整个尿路的功能、形态、梗阻的部位、梗阻的程度,是尿路梗阻外科治疗前的必备检查项目。

3.逆行肾盂造影 在上尿路梗阻严重,患肾功能较差,肾盂分泌造影显影不良时,可作此项检查,以明确梗阻部位及上尿路情况。

4.肾盂穿刺造影 在肾盂分泌造影不显影、输尿管逆行插管不成功不能行逆行肾盂造影时,可作此项检查。

5.肾盂压力测定 经皮肾盂穿刺,以细导管缓慢注水入肾盂,注水(生理盐水或与造影剂的混合液)速度为10ml/min。上尿路正常无梗阻时注入的液体可顺利地进入膀胱。在液体灌注10～20分钟后测定肾盂压力。若无梗阻,肾盂压力约为 $12\sim15cmH_2O$;若影像学检查提示梗阻但压力在此范围内,可暂缓手术;若肾盂压力超过 $15cmH_2O$ 说明存在对肾功能有影响的梗阻病变,应积极治疗。

6.CT与磁共振成像 CT能清楚显示肾脏大小、形态、肾积水程度、肾实质的厚薄;还能明确尿路外的梗阻性病因如腹膜后肿瘤、盆腔肿瘤等。磁共振成像可清晰了解尿路梗阻部位、尿路扩张积水情况,可以取代逆行肾盂造影或肾穿刺造影,且无创伤性。

四、诊断及鉴别诊断

1.判断是否有梗阻性肾病 根据患者的病史、症状、体征以及辅助检查,梗阻性肾病的诊断不难确定。

2.判断引起梗阻的病因　明确病因非常重要,因为许多引起梗阻的病因是可以解除的,而当病因去除后肾功能往往迅速恢复。通过上述辅助检查多数可以明确肾后性梗阻的病因诊断。

五、治疗

尿路梗阻的原因很多,治疗方法复杂。因此,必须细致检查,全面考虑,并在此基础上选择治疗方针。梗阻合并感染时,感染能够明显加重梗阻造成的肾功能损害,因此需要很好的控制感染,但是梗阻时彻底控制感染很困难,所以应该尽可能的去除病因。

1.病因治疗　尿路梗阻疾病的治疗应在明确诊断,查明病因的基础上,消除引起尿路梗阻的原因,才能彻底治愈。例如,肾及输尿管结石可行体外震波碎石或手术取石术。前列腺增生症如病情允许,应行前列腺摘除术。尿道狭窄应行狭窄段切除及吻合或拖入术。双侧尿路梗阻的治疗原则为两侧肾功能尚可时,宜先对肾功能较差侧施行手术,使两肾功能均能充分恢复;如两侧肾功能均差时,应选择肾功较好的一侧先行手术,对侧亦应尽快施行手术。

2.梗阻以上造瘘术　如梗阻病因暂时不能解除,或患者情况不允许做较大手术时,可先在梗阻以上部位行造瘘术,以便尿液引流,使梗阻引起的损害逐渐恢复,待条件许可时,再解除梗阻的病因。上尿路梗阻时行肾造瘘术。下尿路梗阻时行膀胱造瘘术。

3.血液净化透析治疗　如患者的肾功能严重受损致病情不能经受病因治疗或造瘘术时,可先行血液净化治疗,待病情好转后再行病因治疗。要注意的是血液净化只是缓解病情的手段,要使患者彻底治愈,要尽快地针对病因治疗,以免长时间的梗阻造成不可逆的慢性梗阻性肾病。

(郝峻岭)

第七章　自身免疫性疾病与结缔组织疾病肾损害

第一节　系统性红斑狼疮性肾炎

系统性红斑狼疮(SLE)是一种多因素参与的(遗传、性激素、环境、感染、药物、遗传背景等)系统性自身免疫性疾病。患者表现为多种自身抗体并通过免疫复合物等途径造成全身多系统受累。多发病于育龄妇女。

红斑狼疮的肾脏病变称为狼疮性肾炎(LN),表现为蛋白尿和(或)肾功能减退。狼疮肾炎是系统性红斑狼疮的严重并发症,约50%以上的SLE患者临床上肾脏受累。狼疮肾炎既可与SLE的其他临床表现同时出现,少数情况下也可首先单独累及肾脏。肾脏病变的严重程度是直接影响SLE预后的重要因素,进行性肾衰竭是SLE的主要死亡原因之一。

中医无系统性红斑狼疮病名,其症状的描述,散见于阴阳毒、血风疮、日晒疮、面游风、蝶疮流注、温毒发斑等记载中。狼疮肾炎的描述,则见于水肿、尿浊、虚劳、关格等病证中。根据患者的不同形态和病情发展的不同阶段,有不同的命名。如"红蝴蝶"、"鬼脸疮"、"鸦陷疮"、"流皮漏"等形象称谓则基本对应于盘状红斑狼疮。而系统性红斑狼疮由于病情复杂多变,临床症状也变化多端,错综复杂。据其不同症状和累及脏腑不同可归属于不同的病症范畴。从症状来看,以关节症状为主的,属"痹证";以水肿症状为主者,属"水肿";以肝脏受损症状为主者,属"黄疸"、"胁痛";有胸水者,属"悬饮";有心肌损害症状者,可属"心悸";在病程后期出现虚象较明显者,则属"虚劳"范畴。从温病的卫气营血辨证来看,则有"温毒发斑"、"热毒发斑"、"血热发斑"。此外,还有"阴阳毒"、"日晒疮"等病名,如《金匮要略·百合狐惑阴阳病脉证治》记载:"阳毒之为病,面赤斑斑如锦纹,咽喉痛唾脓血";"阴毒之为病,面目青,身痛如被杖,咽喉痛"。阴阳毒的主要病状为皮疹、关节痛、发热、出血、咽喉疼痛,与系统性红斑狼疮很相似。明代《疮疡经验全书·鸦陷疮》则对皮损,尤其是面部皮损描述较细,"鸦陷者,久中邪热,脏腑虚寒、血气衰少,膜理不密,发于皮肤之上,相生如钱窍,后烂似鸦陷,日久损伤难治。"

最近发布的《中华人民共和国中医药行业标准》正式将红斑狼疮对应于中医病名"红蝴蝶疮",指出:"红蝴蝶疮是一种面部常发生状似蝴蝶形之红斑,并可伴有关节疼痛、脏腑损伤等全身病变的系统性疾病。相当于系统性红斑狼疮。"该标准也将红斑狼疮分为系统性红蝴蝶疮和盘状红蝴蝶疮来论述。病证名的统一和规范化,无疑地有利于中医临床诊断、治疗和科研观察。

一、病因病理

(一)中医病因病机

1.病因

(1)内因:禀赋不足,素体虚弱,肝肾亏虚,气阴两虚,脉络瘀阻。

（2）外因：感受邪毒，过度疲劳，七情内伤，房事不节，日光暴晒，药物所伤。

2.病机　该病病机错杂，变化多端，可见阴阳失衡，气血失和、经脉受阻等多种病机变化。临床表现可有上实下虚、上热下寒、水火不济等复杂病象。但总体而言，本病为本虚标实，本虚包括禀赋不足、脾肾亏损、气血失和、阴阳失调；标实则以邪毒炽盛为主。病位在经络血脉，主要脏腑为三焦，与肾、肝、心密切相关，可涉及肺、脑、皮肤、肌肉、脾胃、关节，遍及全身各个部位和脏腑经络。

本病初病在表，四肢脉络痹阻，由表入里，由四肢脉络入内而损及脏腑经络。在内，先在上焦，由上而下，渐至中焦，再及下焦，由轻渐重，由浅至深。在表在上较为轻浅，在里在下较为深重，也有先中内脏而体表未受明显损害者。若表里上下多脏同病，当为重症，如再由下而向上弥漫三焦，五脏六腑俱受损且上及巅脑者，更为危重。

（二）西医学的发病机制

遗传因素与环境因素相互作用，使患者免疫反应异常，导致了系统性红斑狼疮的发生。

1.病因

（1）遗传因素：如补体缺乏；HLA（如 DR2，DR3）；甘露糖结合蛋白、肿瘤坏死因子、Fc-γ 受体、HSP-70 的基因多态性。人类白细胞抗原（HLA）基因与 SLE 的发生有密切关系，美国 SLE 患者的 HIA-B8、HLA-DRW2、HLA-DRW 的基因频率，明显增高，而日本 SLE 患者则与 HLA-BW35 和 HLA-B40 有关。女性 SLE 患者多于男性，目前认为是由于表达 SLE 的有关基因与 X 染色体相关联。

（2）激素：女性 SLE 发病率明显高于男性，妊娠时及分娩后狼疮性肾炎可加重，这与雌激素代谢产物水平升高及血浆雌激素水平的降低有关。

（3）环境因素：有 1/3 的狼疮患者对紫外线敏感（光敏感），接触紫外线可使病情发作或加重。感染能刺激或诱发狼疮的发作。某些药物会诱发或加重狼疮（肼屈嗪、氯丙嗪、苯妥英、普鲁卡因胺及青霉胺等）。

2.发病机制

（1）B 淋巴细胞功能异常：SLE 患者活动期免疫球蛋白的产生明显增加，分泌 IgG 的细胞数量与疾病的活动程度呈明显相关。由于 SLE 患者多克隆 B 细胞的前身细胞在骨髓中过度产生，使多克隆 B 细胞激活而引起各种自身抗体产生过多。

（2）抗 DNA 抗体：DNA-抗 DNA 免疫复合物对肾脏具有致病性。血清和肾脏洗脱液抗 DNA 抗体滴度的升高与疾病严重程度明显相关。目前认为抗双链 DNA（dsDNA）抗体对确诊 SLE 价值较大。80％的 SLE 患者抗 dsDNA 抗体阳性。

（3）补体效应：补体系统在清除免疫复合物中起着关键作用。SLE 患者补体系统异常，导致免疫复合物异常沉积。先天性补体缺陷者，如 C1q、C1r/C1s、C4 或 C3 缺乏者中 SLE 发生率为 8％，C2 缺乏者有 60％发生 SLE。这类患者缺乏抑制免疫复合物沉积的机制。补体受体缺陷也与 SLE 的发生发展有关。

（4）细胞因子：SLE 患者 IL-2、IL4mRNA 表达明显降低，IL-1、IL-2 及 IL-2 受体均减少，但是血清中 γ 及 α 干扰素均增多。SLE 活动期 IL-6 水平明显增加。

3.西医学的病理生理　系统性红斑狼疮的基本病理变化是结缔组织的黏液样水肿，纤维蛋白样变性和坏死性血管炎。黏液样水肿见于疾病早期，发生在基质。纤维蛋白样变性是一种嗜酸性不定形物质，由自身免疫球蛋白、补体和 DNA 等抗原以及纤维蛋白混合构成。表面像纤维蛋白，系由结缔组织基质受损害所致，通常沿组织纤维和血管壁沉淀。类纤维蛋白病变区周围有轻度炎症反应，主要为淋巴细胞和浆细胞。中小血管壁的结缔组织发生纤维蛋白样变性，甚至坏死、血栓形成、出血和局部缺血等病变，构成坏死性血管炎。在炎症区可见一种苏木紫染色环，相当于狼疮细胞内细胞质包含的狼疮小体，是由中性粒细胞、淋巴细胞和组织细胞的胞核受相应的自身抗体作用后变性所形成的嗜酸性均匀团块。

肾脏是系统性红斑狼疮最易受累的内脏器官。肾小球先受累,而后出现肾小管病变,主要是肾小球毛细血管壁发生纤维蛋白样变性或局灶性坏死,内有透明血栓以及苏木素小体或毛细血管伴基底膜呈灶状增厚,严重时弥漫性增厚,形成典型的"铁丝圈"变化。肾小球也可见系膜细胞增生,肾小球囊壁上皮细胞形成新月体。晚期肾小球纤维组织增多,血管闭塞,甚或与囊壁粘连而纤维化。狼疮肾炎的病理变化据世界卫生组织的分类方法,可分为 4 型:①局灶增殖型(轻型);②弥漫增殖型(重型);③膜型;④系膜增殖型(微小病变型)。

二、临床表现

(一)肾外症状

1.全身症状

(1)乏力:有 80%～100% 的系统性红斑狼疮(SLE)患者早期出现乏力症状,可发生于皮损、关节肿痛等症状之前。糖皮质激素治疗后,乏力程度减轻或消失。病情加重时乏力常再度出现,因此,乏力可能是狼疮活动的先兆。

(2)体重下降:通常伴有其他的全身症状,病情恶化前体重可逐渐或急剧下降,有些患者可因糖皮质激素治疗或并发肾病综合征而引起水潴留,体重反而可能增加。

(3)发热:约有 90% 以上系统性红斑狼疮患者有发热,各种热型都可见到。长期低热较多见,年轻患者更易出现发热(疾病恶化时常有高热,伴畏寒、头痛等),12% 的患者有低热,糖皮质激素治疗能迅速退热。SLE 患者出现发热时,必须鉴别是否因感染所引起。约 40% 的 SLE 患者死于感染,所以在未能完全排除感染的情况下、如有可能应避免应用激素,并予抗生素治疗。

2.皮肤黏膜表现
系统性红斑狼疮的皮肤损害多种多样,表现不一。皮疹最常见,约 80%～90% 患者有皮疹。除皮疹外,还可见到光过敏、血管性皮肤病变等。

(1)皮疹:呈多形性,以水肿红斑最多见。发生在颧颊经鼻梁可融合成蝶翼状。面部蝶形红斑是本病特有的皮肤症状,颜色鲜红或紫红,境界清楚或不清楚,表面光滑或附有灰白色鳞屑,有痒或烧灼感。红斑一般在缓解期逐渐消退,遗留棕黑色色素沉着,偶见萎缩。另一种损害为斑丘疹,有痒与痛感,可局限性或泛发性。

(2)光过敏:光过敏现象是 SLE 患者常见的临床表现,约占 58%。患者受日光或其他来源的紫外线照射后,出现面部皮疹,有些患者感到全身不适。有关紫外线引起皮肤病变的机制尚不完全清楚。可能与紫外线引起皮肤的 dsDNA 或蛋白质变性,激发机体免疫系统反应有关。光过敏无特异性,并非所有光过敏患者均患有 SLE,避免日光照射是防止光过敏的有效方法。

(3)血管性皮肤病变:有 50% 的 SLE 患者出现血管性皮肤病变,由血管炎症或血管痉挛等导致,以血管炎性皮损、雷诺现象、甲周红斑、网状青斑、狼疮性冻疮和毛织管扩张等较为常见。

(4)脱发:是一种很重要的特征,呈局限性或弥漫性。呈橘黄状,易折断脱落,长短不齐,在缓解期毛发可再生。此外还可见皮肤黏蛋白沉积症及杵状指。

(5)无痛黏膜损害:有 7%～40% 的 SLE 患者伴有黏膜病变,可为 SLE 的首发症状,病变可累及全身各处的黏膜,但以口腔唇部黏膜最易受累。黏膜病变有两种,一种为与盘状狼疮相似的黏膜病变,另一种为非特异性黏膜糜烂。SLE 黏膜病变常是无痛的。

3.骨、关节、肌肉表现
这些表现常与 SLE 的病情活动有关,主要临床表现为关节痛和关节炎,可伴发肌病。关节病变常是 SLE 最早出现的临床表现,90% 以上病例可见关节疼痛,呈游定性。多发性,且可呈红肿热痛；或表现为慢性进行性多发性关节炎，常累及指、趾关节。SLE 关节病变多为对称性，一般不引起关节畸形，可累及大、小关节，最易受累的关节为近端指间关节、膝和腕关节。常见的症状为关节肿胀、疼痛，有时可伴有关节积液。其关节病变包括有炎症性关节病、晶体沉积性关节病、继发于 SLE 治疗和肾脏病变的化脓性关节炎。

无菌性骨坏死是 SLE 患者常见并发症之一，也是患者致残的重要原因。尤其是股骨头最常累及。几乎所有的患者在出现骨坏死的前两年内都有应用糖皮质激素史，而且一般所用剂量较大。最主要的临床表现为受累关节疼痛，疼痛进行性加重，可伴有关节僵硬、活动范围受限。骨坏死是由于骨的血供中断，邻近的骨组织充血，引起骨小梁变细，当受到压力影响时出现骨萎缩。糖皮质激素也是引起骨坏死的重要原因。

SLE 患者可出现肌痛、肌无力和肌压痛等肌炎的临床表现，但仅有 5%～10% 的患者伴发炎症性肌病。不少患者伴发的肌炎与药物治疗有关，常见的药物为糖皮质激素和氯喹，以糖皮质激素更为多见。

4.呼吸系统表现　SLE 患者也常可见到呼吸系统损害，大约有 50% 的患者肺部受累，其病变包括实质浸润性病变、肺间质纤维化、胸膜炎、肺动脉高压及肺功能障碍等。主要为间质性肺炎和干性或渗出性胸膜炎，出现咳嗽、胸痛、呼吸困难、发绀等症状。

5.心血管表现　SLE 并发心脏病变的发病率约为 50%～55%，包括心包炎、心肌炎、心瓣膜病变、冠状动脉病变、心律失常和高血压，其中心包炎最常见。SLE 病程越长，心肌受累发病率越高。SLE 患者的冠状动脉病变及其所引起的心肌梗死，是 SLE 患者死亡的重要原因之一。与冠状动脉粥样硬化病变不同的是，SLE 并发的冠状动脉病变多见于年轻患者，有的甚至发生于儿童和青少年。

高血压也是较常见的伴发疾病。其原因最常见的是系统性红斑狼疮的肾脏病变引起，在疾病早期较少见，严重高血压类型可因高血压程度严重而成为临床表现中的主要问题。但因为需要大剂量皮质激素治疗狼疮性肾炎，可使高血压恶化，因此治疗上发生困难。

约有 50% 病例的患者出现血管炎，血管炎也是 SLE 的基本病变之一，病变多累及小血管，较少累及中等，不累及大血管。因累及血管的不同，临床表现多种多样，如甲周红斑和网状青斑、雷诺现象、荨麻疹、血栓闭塞性脉管炎和游走性静脉炎等。

6.消化系统表现　胃肠道症状亦为 SLE 者所多见，约 25%～50% 的患者可以出现。常见胃肠道症状有食欲不振、恶心、呕吐、腹痛腹泻。在 SLE 的活动期，可见狼疮性肠系膜血管炎，并发缺血性肠坏死。肝脏也常被累及。出现肝大、黄疸等表现。SLE 患者还可出现"狼疮性肝炎"，其病理改变与慢性活动性肝炎相似。多为女性患者。

7.神经系统表现　中枢神经系统受累的发病率可达 50%～70%。研究资料表明：SLE 脑病的死亡率高达 48.8%。因此，中枢神经系统和肾脏的损害仍是决定预后的主要因素。由于免疫复合物在小血管中沉积的结果，可引起中枢神经系统的缺血、缺氧，也可引起周围神经系统的损害。神经系统的病变可以是局灶性的，也可以是弥散性的。所产生的症状以癫痫为最常见，其次为脑血管病（脑出血、脑梗死、蛛网膜下隙出血、一过性脑缺血、脑神经麻痹、颅内压增高、无菌性脑膜炎、横贯性脊髓炎、小脑共济失调、震颤、舞蹈病、周围神经病、头痛、眩晕等），往往出现于疾病的活动期，但有时也可成为系统性红斑狼疮的首发症状。

各种类型的癫痫都可发生，发作的原因多数是由于大脑皮质小血管炎引起血管闭塞，或是小血管破裂出血，或是蛛网膜下隙出血等引起。不少情况下，可见癫痫发作后数天至 1 个月内患者死亡，说明癫痫往往是疾病终末期的表现，也是引起系统性红斑狼疮死亡的主要原因之一。

8.血液系统表现　在 SLE 患者病程常可出现血液系统异常，活动期更为多见。也常常是 SLE 的首发临床表现。其中,贫血最常见,还可见到白细胞减少和血小板减少。

　　贫血的轻重与病程长短和疾病严重程度有关。SLE 并发贫血可见非免疫性贫血及免疫性贫血两类。非免疫性贫血多由慢性疾病和(或)肾脏疾病所致的贫血、缺铁性贫血、再生障碍性贫血及治疗药物等引起。此外,有 10%~40%的 SLE 患者出现溶血性贫血。此类贫血由抗红细胞抗体、冷凝集蛋白和药物所致。

　　白细胞减少、血小板异常亦为 SLE 患者所常见。

　　9.眼部病变　眼部病变主要表现为视网膜损害,其他有玻璃体内出血、巩膜炎等,是继发于小血管闭塞引起的视网膜神经变性。最常见为神经纤维肿胀及轴索结构增殖或退化。

(二)肾脏表现

　　肾脏受损是系统性红斑狼疮常见的临床表现。约 75%病例受累,经肾穿刺活检有肾损害者占 80%~100%。SLE 患者的肾脏受损从无任何肾炎临床症状的亚临床型狼疮性肾炎至终末期尿毒症均可见到。主要表现为肾炎或肾病综合征。肾炎时尿内出现红细胞、白细胞、管型和蛋白质,肾功能测定早期正常,后期可出现尿毒症。肾穿刺活检所见病理变化可分为局部灶性增殖性肾小球肾炎型和弥漫性增殖性肾小球肾炎型,前者病较轻,后者较剧,且进展较快,预后差。临床上有 25%~50%的狼疮性肾炎以肾病综合征出现,表现为全身浮肿和大量蛋白尿、低蛋白血症,血胆固醇正常或增高,见于膜性肾小球肾炎或弥漫性增殖性肾小球肾炎。后者除大量蛋白尿外,尿中可有较多红细胞和管型,有的并发低蛋白血症和高血压,多伴有肾功能明显减退。亦有部分患者临床上未出现任何肾脏病的症状,实验室检查也无蛋白尿、血尿、管型尿,肾功能正常而病理学上有狼疮性肾炎的特征性表现,常为系膜型。

(三)实验室检查

　　1.狼疮细胞(LEC)　本项检查对 SLE 的诊断价值很大,在病情重,又未用过激素的患者血中容易找到,其阳性率可达 50%左右。随病情好转,阳性率下降。部分患者临床症状已明显好转而 LE 细胞仍阳性。LE 细胞特异性不太强,在许多其他的结缔组织病如硬皮病、风湿病也可查及。非结缔组织病中如慢性活动性肝炎、结核、肾炎、白血病、多发性骨髓瘤、重症感染及应用保泰松、异烟肼、青霉素、磺胺等药物反应时亦可查到阳性。

　　2.抗核抗体(ANA)　ANA 是对各种细胞核成分抗体的总称,属自身抗体。此试验敏感性高,但特异性较差,未治疗的 SLE 者 90%~100%阳性,而除 SLE 外还出现在其他结缔组织病中,且在慢性活动性肝炎、慢性感染及服用某些药物后均可阳性。正常人年龄在 50 岁以上者也可以有低滴度(1:10 以下)的阳性。在 SLE 时 ANA 滴度较高。高滴度(至少大于 1:64)ANA 可以作为 SIE 标准之一。

　　3.抗脱氧核糖核酸(DNA)抗体　这包括两类:即抗双链脱氧核糖核酸(抗 ds-DNA)抗体和抗单链脱氧核糖核酸(抗 ss-DNA)抗体。抗双链脱氧核糖核酸(抗 ds-DNA)抗体为诊断 SLE 特异性的抗体,高滴度仅见于活动期 SLE,经治疗而病情缓解后滴度亦随之下降,阳性率 40%左右,特异性 90%以上,对 SLE 的诊断及活动性判断都很有意义。在缓解期,其阳性率下降以至阴转,终末期亦可为阴性。抗单链脱氧核糖核酸(抗 ss-DNA)抗体特异性差,在各种结缔组织病中可有不同程度的表现。在普鲁卡因胺、异烟肼等引起的狼疮综合征中亦可见到单链 DNA 抗体。

　　4.抗可提取核抗原(ENA)抗体　细胞核中可提取的抗原约 20 余种,均为非组蛋白。对 SLE 有诊断意义的主要有:

　　(1)抗 Sm 抗体:抗原为酸性非组蛋白,此为 SLE 标志性抗体,特异性高,常和抗 ds-DNA 抗体伴随出现,阳性率可有 30%。与疾病活动性无关,可作为回顾性诊断的参考指标。

　　(2)抗 RNP 抗体:抗原为核糖核蛋白,此抗体主要用于诊断混合结缔组织病,但在 SLE 中也可有

30％～40％的阳性。抗 RNP 抗体滴度的高低一般来说与疾病的活动不相关。

（3）抗 SSA 与抗 SSB 抗体：这些抗体与 SLE 及干燥综合征有关。在 SLE 患者中可有阳性，抗 SSA 阳性率约 30％，抗 SSB 抗体阳性率约 15％。

5.血清补体　狼疮性肾炎活动期患者其血清中 C3 含量大都减低（约为 78％）。当病情完全控制后，血清 C3 含量恢复正常，故 C3 测定不仅有助于诊断，还可借以判断疗效。

（四）病理

狼疮性肾炎的临床表现与病理类型并不完全平行，因此，肾活检可为治疗提供有用的信息。只要患者有狼疮肾炎活动的证据，就是肾活检的适应证。狼疮性肾炎不但不同的病理类型可以互相重叠，而且可以随着疾病活动和治疗效果的变化互相转变。

1982 年世界卫生组织（WHO）和国际儿童肾脏病研究协作组（ISKDC）关于狼疮性肾炎的病理学分类是一个比较成熟和工人的方案，对狼疮性肾炎的肾活检影响很大，持续了约 20 年。但该方案有一定的不足，其分型的主要根据是肾小球病变的严重程度，而忽略了肾小管间质损伤与肾脏的长期预后的相关性。因此，国际肾脏病学会/肾脏病理学会（ISN/RPS）于 2003 年修订了《狼疮性肾炎的病理组织学分型》，新标准更体现了临床与病理的结合。

三、诊断要点

（一）中医辨病辨证要点

狼疮性肾炎属本虚标实之证，故须辨明本虚和标实的主次。标实为主者，须辨明病之在气、在营、在血、何脏受累及病之轻、重、缓、急；本虚为主者，宜辨其气虚、血虚、阴虚、阳虚何者为主以及病位所在。本病中，肝肾阴虚、热毒侵袭为发病的关键，故滋阴降火、清热解毒为本病的治疗大法。临证需要根据标本虚实之主次及脏腑经络病位的不同而确立相应的治法。

1.辨虚实　本病临床表现多端、病机复杂，临床辨证要首分虚实，实是指邪气实，主要以热毒、痰瘀多见，临床可见到高热、神昏、发斑、出血、脉弦滑数或结代，苔腻，质红绛或紫。虚是指正气虚，如乏力、自汗、低热缠绵、神疲、眩晕，脉沉细弱，苔薄白，质微胖，边有齿痕，或舌光无苔等。

2.辨脏腑　本病可有多个脏器损害，涉及脏腑多，临床上要注意脏腑辨证定位。如神昏、心悸、怔忡、不眠之主证者，应归属心经病变；眩晕腰痛、耳鸣浮肿、带下缠绵、经少延期为主证者，多应归属肾经病变；胁痛、目胀、视物不清、关节疼痛为主证者，多归属肝经病变。

3.审气血　本病常见气血功能之紊乱，如气虚、气滞、血瘀、血虚等，但从整个病程来看，以气虚血瘀更为常见，气虚不能运血可导致或加重血瘀，血瘀不能载气，血不能"为气之母"，也能加重气虚，临床所见月经紊乱、毛细血管扩张、雷诺现象、结节红斑、甲周红斑、盘状红斑、肝脾肿大、舌质青紫和瘀斑都是血瘀为表现，临床辨证要注意详辨之。

（二）西医诊断标准

最敏感标准：ANA 阳性、关节炎、免疫异常。最特异标准：盘状红斑、神经系统异常、颧部红斑、光敏感、口腔溃疡、尿检异常、免疫异常。

判断 SLE 活动的指标：①关节炎；②实验室检查异常（白细胞减少、低补体血症、抗 DNA 抗体）；③红斑、黏膜溃疡、脱发；④浆膜炎，如心包炎；⑤惊厥、精神异常、狼疮性头痛；⑥血管炎，如皮肤或指端溃疡；⑦血尿。

存在 2 项以上表明 SLE 活动。CIC 是表明 SLE 活动的准确标志。

（三）鉴别诊断

1.药物性狼疮　本病多由普鲁卡因胺、肼屈嗪、米诺环素、甲基多巴等药物诱发,患者基本达到 SLE 的诊断标准,但病情较 SLE 轻,脏器受累较少,全身症状及关节炎较多见。少数患者有蛋白尿,血清 ANA 可阳性,抗组蛋白抗体阳性率很高,但抗 S_2 抗体、抗 RNP 抗体及抗 dsDNA 抗体阴性,补体正常。治疗关键是停药。一般不会复发。

2.类狼疮性肝炎　本病即自身免疫慢性活动性肝炎,多见于女性,血清内存在多种自身抗体及无肝炎病毒标志物。除肝脏外,可累及其他脏器,可伴有干燥综合征及肾小管性酸中毒。此种肝炎与 SLE 所致肝炎有不同之处:①肝大较明显;②皮疹、关节痛、肾损害、胸膜炎、溶血性贫血均较轻;③肝功能损伤较严重,血清 ANA、抗平滑肌抗体及 LE 细胞阳性。

四、治疗

（一）一般治疗

1.休息　狼疮活动时应注意休息,注意关节保暖。避免日光暴晒。避免受凉。

2.饮食　宜清淡饮食,摄入蛋白不宜过多,一般 0.8～1g/(kg·d)。进入慢性肾功能不全期后,宜优质低蛋白饮食,0.6g/(kg·d)。忌辛辣。

（二）中医治疗

1.中医治疗原则　扶正驱邪兼顾,标本兼治。应注意本病症候常随治疗而改变,特别是在中西医结合治疗时,应抓住主要矛盾,随证治之。

2.中医分型论治

（1）热毒炽盛证

证候:高热或高热不退,面部及其他部位皮肤红斑,日光照射后病情转剧、斑色紫红。烦躁口渴喜冷饮,关节酸痛,肌肉疼痛无力,肢体浮肿,目赤唇红,精神恍惚,严重时神昏谵语,手足抽搐。或见吐血、衄血、便血等出血症状。可见口舌生疮,大便秘结、小便短赤或浊。舌质红或紫暗或苔黄或黄干,脉弦数或洪数。本证多见于 SLE 活动期。

治法:清热解毒,凉血活血。

代表方:清瘟败毒饮加减。

常用药:生石膏,水牛角,生地黄,丹皮,赤芍,知母,玄参,黄芩,黄连,栀子,连翘,黄柏。

（2）阴虚内热证

证候:持续低热,手足心热,心烦,面颧潮红,自汗盗汗,口干咽燥,尿黄便干,腰膝酸软,脱发,舌质红,苔少或镜面舌,脉细数。本型多见于 SLE 的亚急性期或轻度活动期。

治法:滋阴降火。

代表方:知柏地黄丸加减。

常用药:知母,生地黄,山药,山茱萸,泽泻,茯苓,丹皮,金银花,菊花,枸杞。

（3）肝肾阴虚证

证候:不发热或偶有低热,两目干涩,腰酸腿痛,毛发脱落,月经不调或闭经,或头晕目眩耳鸣,口干咽燥,大便偏干,舌红少津,脉沉细。此型多见于 SLE 缓解期。

治法:滋补肝肾。

代表方:六味地黄汤和二至丸加减。

常用药:生地黄,山药,山萸肉,泽泻,茯苓,丹皮,女贞子,旱莲草,黄芪,太子参。

(4)脾肾阳虚证

证候:面色苍白,面目四肢浮肿,气短无力,腹胀纳呆,肢冷面热,腰膝酸软疼痛,尿少或清长,便溏,拒食或呕吐,甚至四肢拘急,短气喘促,动则喘甚。舌胖质淡有齿痕、苔白薄或厚腻,脉沉细小或沉滑无力。此型是系统性红斑狼疮侵及肾脏发生狼疮性肾炎或狼疮性肾病综合征的常见类型。

治法:温补脾肾,利尿解毒。

代表方:实脾饮加减。

常用药:厚朴,白术,木瓜,木香,草果仁,大腹皮,附子,茯苓,炮姜,炙草,白芍,生姜,车前子。

(5)气阴两虚证

证候:神疲体倦,少气懒言,自汗盗汗,头晕耳鸣,口干咽燥,五心烦热,脉细数。多见于经长期标准激素治疗后,疾病不活动,身体较虚弱者。

治法:益气滋阴。

代表方:四君子汤合六味地黄汤。

常用药:党参,白术,茯苓,熟地,山茱萸,山药,泽泻,丹皮,甘草。

3.中医其他疗法

(1)中成药

1)肾炎康复片:每次6片,每日3次,口服。本品益气养阴、清热利湿。用于狼疮性肾炎气阴两虚兼有湿热者。

2)金水宝胶囊:每次5粒,每日3次,口服,本品为冬虫夏草制剂,有补肺益肾之功。用于肺肾不足之恢复期患者。

(2)单方验方

1)血尿灵:白茅根30g、大枣10枚,煎汤代茶饮。治疗血尿。

2)双花茶:金银花20g、菊花20g、绿茶5g,沸水浸泡代茶饮。治疗风热犯肺、咽喉肿痛者。

(三)西药治疗

狼疮肾炎的治疗应包括免疫抑制治疗和针对相关变现和并发症的支持治疗。狼疮静止超过6~9个月,而且肾功能正常,才可考虑妊娠。

1.免疫抑制治疗

(1)轻微肾脏病变:对尿蛋白小于1.0g/24h、尿沉渣镜检阴性、肾功能与血压均正常、肾活检为轻微系膜病变者,可以不予治疗。但是,患者应定期复查以及时发现可能出现的病理转型并给予治疗。如有身外狼疮活动,应积极治疗。

(2)局灶增生性肾炎:如果没有狼疮活动的临床表现,也没有严重的组织学改变,可只给予对症治疗,而不使用作用强且毒性大的药物。也有学者提议用小剂量的糖皮质激素或细胞毒药物,以抑制免疫活动和避免狼疮性肾炎转化为严重的类型。对于有弥漫的节段性病理改变的患者,治疗同弥漫增生性狼疮性肾炎。

(3)系膜增生型狼疮肾炎:蛋白尿明显者,可予中等量的糖皮质激素的治疗(如泼尼松龙30~40mg/d),激素减量可根据临床和血清学活动情况。治疗无反应者可进展为更严重的临床类型。

(4)重症局灶或弥漫增生性狼疮肾炎:Ⅲ型和Ⅳ型属于同一类型的不同阶段,如果不经治疗,都易发展为慢性肾衰竭。因此,两者治疗相似。但Ⅲ型的长期预后可能比Ⅳ型更差。

治疗分成两部分:诱导缓解部分和维持阶段。

诱导阶段持续约 4～6 个月,应联合应用激素和环磷酰胺,使炎症状态尽快缓解,尽可能较少肾实质受损。随着疾病活动的缓解,维持阶段激素开始减量,可选用作用相对较弱,但毒性相对较小的药物替代强效但毒性强的免疫抑制剂。维持使用免疫抑制剂的目标是防止疾病的复发、防止肾功能进展性损伤,同时尽量减少药物的副作用。激素联合环磷酰胺较单用激素能更好保护肾功能,获得更长期的缓解。

环磷酰胺可静脉注射或口服,就严重副作用发生率来说,环磷酰胺使用持续时间比使用途径更重要。缩短环磷酰胺的使用时间可预防如出血性膀胱炎、永久闭经等严重并发症。

(5)膜型狼疮肾炎:单纯膜型狼疮肾炎(WHO V_a 和 V_b)通常表现为蛋白尿,狼疮活动的血清学指标不明显,其发生肾衰竭的风险较低。但是同时并发毛细血管内增生和(或)襻坏死(WHO V_c 和 V_d)的病例进展快,发生肾衰竭的风险高,狼疮活动的血清学指标明显。因此,增生型和膜型狼疮肾炎共同发生(WHO V_c 和 V_d)时,通常使用激素联合细胞毒药物治疗。但是,对单纯膜型狼疮肾炎,目前尚无最佳治疗方案。对此类患者,可单独予激素治疗,或激素联合细胞毒药物,或激素联合环孢素,或非免疫抑制剂治疗(仅针对轻度蛋白尿患者)。

2.支持治疗

(1)抗血小板聚集药物:双嘧达莫 100mg,每日 3 次,口服,可减轻蛋白尿,提高肌酐清除率,尤其对血管炎有明显疗效。

(2)抗凝药物:可予肝素、华法林及尿激酶等治疗,但应慎重,要考虑可能导致出血倾向而加重狼疮肾炎的并发症。

(3)降压药物:可选用 ACEI、ARB、CCB 等药物,严格控制血压。ACEI 或 ARB 尚有助于减少蛋白尿。

(4)降脂治疗:对于高脂血症,可予降脂药物,如他汀类的氟伐他汀、瑞舒伐他汀、阿托伐他汀等。有助于减少心血管并发症的发生。

(5)血液净化治疗:理论上,血浆置换能清除致病的免疫复合物、炎症介质和抗体。双重滤过血浆分离(DFPP)因具有不需要血浆、同时可避免血源传播性疾病等优势,拥有更优的临床前景。近来亦有用免疫吸附治疗狼疮肾炎的报道。对于重症肾病综合征重度水肿,亦可考虑持续性动静脉血液滤过(CAVH)。

(6)中药治疗:国内研究表明,中药雷公藤制剂与泼尼松合用对狼疮肾炎有一定疗效。

3.狼疮性肾炎终末期的治疗

(1)透析疗法:缓慢进展型肾功能不全者接受透析治疗的存活率与非 SLE 患者相当。而急速进展型肾功能不全者很多在透析开始后不久即死亡,仅少数患者肾功能恢复而停止透析。

(2)肾移植:SLE 患者肾移植的效果与其他患者相当,但提倡在透析 1 年后再行肾移植,以便使患者体内的激素和细胞毒药物得到充分清除,并使患者机体免疫状态得到充分恢复。

五、预后与预防

(一)疗效判断

1.疾病疗效判定标准

临床缓解:治疗后主症消失,主要化验指标恢复正常。

显效:治疗后主症好转,主要化验指标趋于正常。

有效:治疗后主症有所改善,主要化验指标数值有所下降。

无效:未达到有效标准。

2.征候疗效判定标准

临床痊愈：中医临床症状、体征消失或基本消失，征候积分减少≥95％。

显效：中医临床症状、体征明显改善，征候积分减少≥70％。

有效：中医临床症状、体征均有好转，征候积分减少≥30％。

无效：中医临床症状、体征均无明显改善，甚或加重，征候积分减少不足30％。

注：计算公式为［（治疗前积分－治疗后积分）/治疗前积分］×100％

（二）预后判断

近年来狼疮性肾炎患者的存活率正逐渐提高，患者的5年存活率在20世纪60年代只有25％～40％，目前已经提高到75％～85％，这归功于早期诊断和早期治疗以及治疗手段的改进。黑人、男性、经济状况不佳均是导致预后不良的因素。感染和活动性肾炎时发病后头几年最常见的死亡原因，晚期的主要死亡原因则是动脉硬化性心脏病。SLE患者晚期癌症患病率增高，也是导致死亡的一个相对常见原因，这与长期免疫抑制剂治疗使患者患癌症的危险性增加有关。影响预后的因素主要有：①SLE活动及反复发作，侵犯脑、心及肺，多死于狼疮脑、心力衰竭及呼吸窘迫综合征；②感染；③肾损害类型及肾功能。

（三）护理与预防康复

1.护理

（1）避免过度劳累，可适当参加体育锻炼和活动，增强体质。

（2）避免精神紧张或强烈的情志刺激。

（3）忌食洋葱、辣椒、韭菜及烟酒等辛辣、刺激之品。

2.预防康复

（1）预防外邪入侵，避免受凉，受湿和日光暴晒，以免诱发加重病情。

（2）服用激素者不可骤然减量，同时要注意预防感染及其他副作用。

（3）避免使用可诱发狼疮的药物，如磺胺类、青霉素、保泰松、口服避孕药、肼屈嗪、普鲁卡因胺、异烟肼等。

六、中西医结合临床思路

狼疮性肾炎的治疗是一个棘手的问题，其疗效关键在于早期诊断、早期规范治疗。根据肾脏病理类型，选择治疗方案可提高临床疗效、改善预后。为改善肾脏的预后，在免疫抑制的基础上，仍应加强支持治疗，包括严格控制血压和高脂血症。高血压是狼疮肾炎非活动期肾功能恶化和肾储备能力丧失的一个重要因素，同时高血压病和高脂血症又是心脑血管并发症的关键因素。随着医学的发展，死于狼疮活动的越来越少，血管疾病已成为病史较长的SLE的主要并发症。

在狼疮肾炎的治疗过程中，仍应重视肾外表现，如狼疮脑炎需要强化免疫治疗。

随着免疫抑制的规范治疗，狼疮肾炎的疗效逐渐提高，但免疫抑制剂的大量使用，不可避免地出现了毒副作用。在西药的基础上，结合中医辨证治疗，不但可以提高西药疗效，而且可以降低激素、细胞毒药物的副作用及减少用量。患者病本为肾虚，以肝肾阴虚，气阴两虚为多见，热毒炽盛只是病发过程中一种标证，多见于急性活动期。气虚无力运血，致血行不畅而血瘀，故在治疗过程中加上活血药物，有助于改善狼疮肾炎的高凝状态。

在急性活动期，多表现为热毒炽盛，需予大剂量激素及细胞毒药物，但大量激素及细胞毒药物易致机体抵抗力下降，同时容易并发药物副作用，此时辅以清热解毒、益气滋阴补肾、活血化瘀的中药，有助于提高机体抵抗力,减轻药物副作用,提高疗效。急性活动得到控制后,激素开始逐渐撤减,患者多表现为阴虚内热,易出现病情反跳和激素撤减综合征,此时辅以滋阴降火、活血化瘀,每可使病情反跳、激素撤减综合征等发生几率减少。狼疮病情缓解疾病基本不活动时,患者多因病变日久,且长期使用激素及细胞毒药物治疗,使正气亏虚,表现为神疲体倦、自汗盗汗、五心烦热等气阴两虚之象,此时应配合中药予益气滋阴。

在选择环磷酰胺治疗时,易致患者周围血白细胞减少,此时可在原方基础上家用一些补气养血的中药,如当归、鸡血藤、首乌等,或黄芪当归汤。

狼疮肾炎在长期激素或细胞毒药物治疗后,容易并发带状疱疹,可外用六神丸调醋涂擦患部。

(李琦晖)

第二节　紫癜性肾炎

紫癜性肾炎是指过敏性紫癜引起的肾脏损害,其病因可为细菌、病毒及寄生虫等感染所引起的变态反应,或为某些药物、食物等过敏,或为植物花粉、虫咬、寒冷刺激等引起。大量资料表明本病是一种免疫复合物性疾病:患者血清中可测得循环免疫复合物;皮肤小血管及肾小球、肠系膜血管均呈过敏性血管炎病变,病变血管及肾小球可检出IgA、C3颗粒状沉着;本病患者移植后的正常肾脏亦可发生同样病变。临床表现除有皮肤紫癜、关节肿痛、腹痛、便血外,主要为血尿和蛋白尿,多发生于皮肤紫癜后1个月内,有的或可以同时并见皮肤紫癜、腹痛,有的仅是无症状性的尿异常。如果蛋白丢失过多,亦可出现肾病综合征的表现,如果血尿、蛋白尿长期持续存在,亦可伴有肾功能减退,最后导致慢性肾衰竭。过敏性紫癜导致肾受累的比例为20%～100%,男性患者多于女性。本病预后良好,尤其在儿童患者。

本病中医一般归属于"斑疹"、"血证"。本病多与风、湿、热、毒邪有关。其病机可以认为是患者素有血热内蕴,外感风邪或食物有风动之品,风热相搏或热毒火盛,如灼伤血络,以致迫血妄行,外溢肌肤,内迫肠胃,甚则及肾,故有下肢皮肤紫癜、腹痛频作甚则便血、尿血。如属虫咬后,局部红肿水疱,为虫毒浸淫所致,湿毒化热,阻于络脉,气血循环不畅,迫血妄行,故亦可出现紫癜,甚则尿血。如寒邪外侵,内滞于血络,亦可发为紫癜,气不摄血或虚火灼络,均可出现尿血。

一、病因病理

(一)中医病因病机

1.禀性不足,素体虚弱　气虚卫外不足,易感外邪;阴虚之体,阴虚火旺,血分伏热。

2.外感六淫,扰动血络　外感风热,或风湿化热,热邪蕴毒,风热毒邪扰动血络而出现皮肤紫斑。风热外束,肺气郁闭;湿邪困脾,脾失健运;湿热下注,阻碍气机,灼伤肾络,而成水肿、尿血等。

3.饮食不节,滋生湿热　湿热阻滞筋骨,或下注伤肾,或有药毒所伤,毒扰伤血络。

4.病程日久　正气受损,气阴不足,渐致气血阴阳俱虚,而成虚劳之证。

(二)西医学的发病机制

1.病因　病因尚不十分清楚,可能的因素有:

(1)感染:许多患者有近期感染史,一般为呼吸道。常为细菌、病毒及寄生虫感染引起的变态反应。病原菌包括β-溶血链球菌、葡萄球菌、分枝杆菌、嗜血杆菌等。

(2)药物过敏:常见者为抗生素、磺胺、异烟肼、巴比妥、奎宁及碘化物等过敏。

（3）食物过敏：如乳类、鱼、虾、蛤、蟹等过敏。

（4）其他：如预防接种、植物花粉、虫咬、蜂蜇、寒冷刺激等。

2.发病机制　HSP的致病机制仍不十分清楚，但已明确它是一种系统性免疫复合物疾病，为IgA循环免疫复合物相关的小血管炎及毛细血管损害。其致病机制和IgA肾病相似，两者具有相同的肾组织学病变，在双胞胎感染腺病毒后同时发生HSP及IgA肾病则进一步支持两者具有相同的致病机制。在HSP及IgA肾病患者中，其肾脏病变均以IgA沉积为主，但肾脏的损害至少部分是由IgG自身抗体直接对抗系膜细胞抗原所介导。肾脏病变的病程和循环抗体的滴度大致平行，这些抗体在HSP无肾累及的患者中并不出现。另外，也有人认为T细胞激活功能受损亦参与HSP致病。

（三）西医学的病理生理

主要的病变是肾小球系膜细胞增殖，常伴有不同程度的内皮细胞和上皮细胞增殖。上皮细胞增殖处常与球囊粘连，并形成小新月体，被累及的肾小球多在50%以下，尽管一些很轻的局灶性病变，也可有新月体形成。因此，多数学者认为新月体形成是其突出的病理表现。

1.光镜　光镜下以肾小球系膜病变为主，由轻至重变化幅度很大。小球的主要病变为局灶节段性系膜增生伴不同程度的多种细胞增殖、小灶性坏死、渗出，毛细血管内血栓形成，肾小球玻璃样变，毛细血管节段性双轨改变等，常可伴有不同程度的新月体。急性期后肾小球可有局灶性节段性瘢痕形成而导致硬化。较严重的病例肾小管及间质出现病变，肾小管上皮细胞肿胀，空泡形成、坏死、萎缩、间质炎症细胞浸润或纤维化。Zollinger总结349例HSN病理改变，将其分为4个类型：①局灶增生性肾炎，49%；③轻微病变或系膜增生性肾炎型，37%；③新月体性肾炎型，5%；④系膜毛细血管性肾炎型，1%。根据病变由轻度系膜增生至伴不同程度新月体形成，按国际儿童肾脏病研究会（ISKDC）的标准，结合我国HSN的病理特点，可将HSN的光镜改变分为6级。Ⅰ级：微小病变；Ⅱ级：局灶性或弥漫性单纯系膜增生；Ⅲ级：局灶性或弥漫性系膜增生，新月体形成<25%和（或）肾小球硬化；Ⅳ级：同Ⅲ，新月体形成和（或）肾小球硬化，比例在25%～50%；Ⅴ级：同Ⅲ，新月体和（或）肾小球硬化比例在50%～75%；Ⅵ级：同Ⅲ，新月体和（或）肾小球硬化>75%，或膜增殖肾炎改变。

2.免疫荧光　免疫荧光检查主要免疫病理特征以IgA颗粒样弥漫性肾小球沉积为其特征。在系膜区有IgA、IgG、C3及纤维蛋白的弥漫性颗粒状或团块状等物沉积。上述物质亦可在内皮细胞下区域出现。在新月体或坏死区可见到纤维蛋白相关抗原沉积。

3.电镜　电镜下可见系膜细胞增生、基质增加。有广泛的系膜区及内皮细胞下不规则电子致密物沉积，应用免疫电镜技术证实了电子致密物中的沉着物系IgA成分。偶见上皮细胞下电子致密物沉积，伴基底膜断裂、管腔中性白细胞浸润。

二、临床表现

（一）症状

1.肾外表现　过敏性紫癜的特征性皮疹，发生在四肢远端、臀部及下腹部，加压不退色，为出血性斑点，稍高于皮肤表面，可有痒感。1～2周后逐渐消退，几乎全部患者均有此损害。常出现在上呼吸道感染、药物或食物过敏后，多发生在冬季。关节肿痛约占2/3，多发生在膝、踝关节，偶发生在腕和手指关节。约半数有腹痛，可并发黑粪、稀便，以上症状约在半数患者可重复出现，常在感冒后。

2.肾脏受累的表现　肾脏受累的表现可以发生在任何时间。但常发生在上述症状出现后数周内。最常见的临床表现为镜下血尿或间断肉眼血尿。儿童患者出现肉眼血尿的较成人为多。出现血尿的同时可有蛋白尿,可有下肢轻度浮肿。罕见并发有高血压。肾脏受累的表现可以持续几个月,少数患者可表现为肾病综合征,极个别患者起病后病情急骤进展,可在几个月内死于尿毒症。

(二)体征

1.皮肤紫癜

(1)部位:多出现在四肢皮肤伸面,以踝、膝关节部最常见,臀部及躯干部少见。

(2)特征:呈现出血性和对称性的特征,初期为红色斑点状,压之可以消失。以后逐步变为出血性紫红色皮疹,稍高出皮肤。消退时变成黄棕色。

2.关节受累表现　约50%的患者有关节受累症状,多见大关节受累,表现为关节疼痛和关节周围红肿,多无后遗症。

(三)实验室检查

1.尿液检查　尿中有多数红细胞或为肉眼血尿,蛋白尿及管型尿较轻,通常尿蛋白不超过 2g/24h。在肾脏损害严重者,尿中纤维蛋白降解产物明显增加。

2.血液检查　出血、凝血时间正常,血小板正常,毛细血管脆性试验阳性。血沉通常正常或稍快。血肌酐浓度大多正常。虽然患者在起病前常有上呼吸道感染史,但血清抗链"O"滴度大多正常,咽培养亦未能证明本病与甲组链球菌感染有关。血清 C3 水平正常,血 IgA 及含 IgA 的循环免疫复合物 IgA-FN 等常可升高。

3.肾活检　必要时肾活检可帮助诊断。

三、诊断要点

(一)中医辨病辨证要点

本病的辨证总属虚实两端,在病之初期,多以邪实为主,此时可能存在风热、湿热、热毒和瘀血等。过后则出现虚实夹杂,往往有气虚、阴虚的不同,至肾衰竭阶段,则可出现气血阴阳之不足,同时伴有湿浊之邪。

(二)西医诊断标准

必须具备过敏性紫癜和肾炎的特征才能确论。由于本病有特殊性皮肤、关节、胃肠道及肾脏受累表现,肾脏有以 IgA 沉着为主的系膜增殖性病理改变,因此,确诊并不困难。约有 25% 患者肾脏受累表现轻微,需反复尿液检查才是检出肾受累的主要依据。必要时有待肾脏组织病理学检查才能确诊。血清检查 IgA 及 IgM 大多升高,IgG 正常,不少病例血中冷球蛋白增多。

(三)鉴别诊断

1.IgA 肾病(IgAN)　HSN 单根据肾脏病理与免疫病理的改变难以与 IgA 肾病相区别。大部分作者认为 HSN 肾脏受累的临床、病理过程与 IgA 肾病很相似,故认为它们是同一疾病的两种不同表现,IgA 肾病以肾脏单独受累为主,HSN 除肾脏受累外还有全身系统受损。进一步的遗传学研究发现此两病发生于同一家族中,纯合子无效 C4 遗传表型频率均增高,都表现为产生 IgA 的免疫调节异常。如总 IgA 及大分子(多聚)IgA 增高,两者患者扁桃体淋巴组织中产生 IgA 浆细胞/IgG 浆细胞比值均上升。HSN 属于系统性血管炎,也是一种继发性 IgA 肾病,其在病理上与 IgA 肾病有很多相似之处,都以系膜病变为主,都伴有新月体形成和肾小球硬化,特别是 IgA 肾病患者表现为反复发作性肉眼血尿者,无论其在临床表现还是基因背景上,都较其他临床类型 IgA 肾病与 HSN 有更多相似之处。但尽管 HSN 和 IgA 肾病有众多相似之处,但两者仍存在明显差别。

2.小血管炎　以皮疹及肾炎综合征为表现的临床综合征,除 HSN 尚应注意与原发及其他继发性小血管炎鉴别。HSN 的皮肤小血管及肾小球免疫球蛋白沉着以 IgA 为主,而原发性小血管炎如显微型多动脉炎、韦格纳肉芽肿等,则常无免疫球蛋白沉着;而其他继发性小血管炎如系统性红斑狼疮、冷球蛋白血症等则以 IgG 及 IgM 沉着为主。

3.血液病所致紫癜　由于 HSN 血小板计数及出血、凝血时间正常,故可与血液病所致的紫癜区别。

4.急腹症　由于腹型过敏性紫癜易发生肾炎,尤其在紫癜出现之前,应与急性阑尾炎、出血性肠炎、肠穿孔或急性胰腺炎等相鉴别。

四、治疗

(一)一般治疗

急性期或发作期应注意休息、保暖。在有明确的感染或感染灶时选用敏感的抗菌药物,但应尽量避免盲目地预防性用抗菌药物。积极寻找并去除可能的过敏源,如药物、食物或其他物质过敏所致者应立即停用,重视对症治疗,服用维生素 C 及维生素 B 可改善毛细血管壁的脆性。

(二)中医治疗

1.中医治疗原则　本病的治疗,当根据疾病发生发展的不同时期而采用不同的辨证施治原则,应注意驱邪和补虚时机的掌握,在病的初期,以驱邪为主,清热解毒,活血化瘀,疏散风邪;后期或滋阴清热凉血.或补肾健脾摄血,或益气养阴,或滋补肝肾,总之根据证型之不同而妙用其法。

2.中医分型论治

(1)风热搏结证

证候:初起可有发热、微恶风寒、咽痛口渴、心烦、舌红、苔薄黄等症,继则风热伤络而有下肢紫癜,甚则尿血。

治法:祛风清热,凉血散瘀。

代表方:银翘汤加减。

常用药:金银花,白茅根,连翘,生地,薄荷,生甘草,桔梗,淡竹叶,麦冬,丹皮,藕节。

(2)热盛迫血证

证候:热毒火盛,病情较重,出血倾向亦重,下肢可见大片紫癜,肉眼血尿明显,烦躁不安,口干喜冷饮,舌质红绛。

治法:清热解毒,凉血散瘀。

代表方:犀角地黄汤加味。

常用药:犀角(或水牛角),丹皮,连翘,生地,赤芍,茜草,银花,白茅根,玄参,夏枯草。

(3)肝肾阴虚证

证候:虚火灼络亦可出现下肢紫癜及尿血,兼见手足心热,口干喜饮,大便干结,舌红少津。

治法:滋养肝肾,凉血散瘀。

代表方:小蓟饮子、知柏地黄汤或血府逐瘀汤加减。

常用药:生地,山药,赤芍,马鞭草,丹皮,山萸肉,当归,大蓟,小蓟,益母草,白茅根,生侧柏。

(4)湿热内阻证

证候:湿热阻络,迫血妄行,则见紫癜及尿血,兼见口苦口黏,口干不欲饮水、胸闷痞满,舌苔黄腻。

治法:清热利湿,活血化瘀。

代表方:三仁汤或四妙散加减。

常用药:苡仁,苍术,黄柏,川朴,法夏,泽兰,马鞭草,三七粉,滑石,通草,黄连,白蔻仁,丹参,赤芍。

(5)寒凝血滞证

证候:素体阳虚,寒邪外侵,内滞血络可以引起皮肤紫癜或见尿血等;兼见畏寒胶冷、神疲乏力、语声低微、口淡不渴、舌体胖大而润。

治法:温经散寒,活血化瘀。

代表方:当归四逆汤合桂枝茯苓丸。

常用药:当归,桂枝,茯苓,川芎,细辛,白芍,黄芪,川牛膝。

(6)脾气虚损证

证候:脾虚失统,气不摄血亦能血溢成斑,或有尿血。同时可见气短乏力、食少懒言、心悸、头晕、面色萎黄、舌淡齿痕。

治法:益气健脾,活血摄血。

代表方:归脾场合桂枝茯苓丸。

常用药:黄芪,党参,白术,茯苓,当归,远志,桂枝,赤芍,丹参,制附片。

3.中医其他疗法

(1)针灸疗法:取主穴中脘,辅穴曲池、合谷、血海、三阴交。中脘穴采用平补平泻手法,余穴均用泻法。在患者能耐受的情况下,施以较强的刺激,留针 30 分钟,每 5～10 分钟运针 1 次,隔日 1 次。

(2)耳针治疗:取穴神门、肾、肺、抗过敏区、皮质腺、脾、胃、耳尖。每次选 1 耳,将王不留行籽贴于 0.8cm×0.8cm 胶布上固定于相应耳穴区,并适当用力按压以加强刺激。另嘱患者每日自行按压 3～4 次至耳发红、充血。3 日 1 换,两耳交替治疗。

(3)拔罐疗法:取穴神阙。常规消毒后,用快速闪火法,迅速将火罐叩在神阙穴上,5～10 分钟拔 1 次,连拔 3 次。每日或间日 1 次。

(三)西药治疗

1.抗组胺药物　常用药物如氯苯那敏、阿司咪唑(息斯敏)、赛庚啶等均可使用,也可予氯雷他定片 10mg 睡前服用。10%葡萄糖酸钙 10ml 静脉注射,每日 2 次,连用 7～10 天。亦可用盐酸普鲁卡因 50～100mg 加入 5%葡萄糖水 250～500ml 中静脉滴注,每日 1 或 2 次,10～14 天为 1 个疗程。

2.止血药　无明显大出血,一般不用止血药。如出现严重咯血、消化道大出血,可选用酚磺乙胺(止血敏)或卡巴克洛(安络血)。

3.糖皮质类激素　由于 HSN 是一与免疫反应有关的过程,与机体本身的高敏状态有关,肾上腺皮质激素和免疫抑制剂相继应用于临床,糖皮质激素对控制皮疹、胃肠道症状、关节肿痛肯定有效,但对肾脏受累一般认为无效,但也有报道于肾脏受累之前给予皮质激素可减少及减轻肾受累。近年来对皮质激素在 HSN 中的应用有新的不同看法,认为临床表现为肾炎综合征、肾病综合征,伴或不伴肾功能损害,病理呈弥漫性增殖性改变者可用激素。也有认为 HSN 应用一般剂量激素多数无效,加大剂量可使部分患者症状缓解,血尿和蛋白尿减轻,但疗程不宜短于 8 周。如表现为急进性肾炎,病理呈弥漫增殖,广泛大新月体形成者,预后差,可采用大剂量激素冲击治疗,成人用甲泼尼龙 1g/d,加入 5%葡萄糖 250ml 中静脉滴注,1 小时滴完,连续 3 天为 1 个疗程,2 周后可重复使用,冲击间期及冲击以后以泼尼松 30～40mg/d 维持,一组儿科病例报道,对用甲泼尼龙冲击治疗的疗效可达 55%,而未治疗组仅 11%。伦敦 Guy's 医院的经验证明,不仅新月体肾炎,而且在肾脏炎症病变严重、肾功能损害严重的患儿应用激素冲击治疗和(或)血浆置换均能取得肾功能改善的良好反应。因此,目前不少临床工作者认为,合理使用激素,积极治疗,可获一定疗效。

4.细胞毒类药物 对重症 HSN 上述治疗无效者可采用环磷酰胺(CTX)、硫唑嘌呤(AZP)、噻替哌、长春新碱(VCR)等治疗。AZP 50mg,每日 3 次口服,或 CTX 200mg/隔日 1 次,静脉注射。对重症 HSN,肾小球有大量新月体形成的病例。近年来有文献报道应用大剂量甲泼尼龙＋CTX,或仅用 CTX 进行治疗,能改善近期肾功能,降低尿蛋白。因此,细胞毒类药物在重症 HSN 的治疗中起重要作用。黎磊石等认为,临床上对激素治疗无效,肾小球存在襻坏死或新月体及间质血管炎的病例,间歇 CTX 冲击治疗有明显疗效,CTX 冲击治疗方法为 CTX 剂量按 0.5～1.0g/m² BSA 计算,根据给药后外周血白细胞水平调节 CTX 剂量,最初间隔 1 个月给药 1 次。一般不超过 6 次,以后每 3 个月给药 1 次,CTX 冲击时,给予充分水化。

5.抗凝治疗 HSN 可有纤维蛋白的沉积、血小板沉积及血管内凝血的表现,故近年来也选用抗凝剂及抗血小板凝集剂治疗。可用肝素 100～200U/(kg·d),静脉滴注,监测控制凝血时间在 20～30 分钟,连续 4 周。也可口服双嘧达莫、华法林等。

6.ACEI 和 ARB 的临床应用 因其可降低肾内血流动力学,抑制有害细胞因子的产生,抑制系膜细胞、成纤维细胞和巨噬细胞活性,改善滤过膜通透性,减少尿蛋白排出等药理作用,故不论有无高血压、血压增高的程度如何,AGEI 或 ARB 有助于减少蛋白尿,进而保护肾脏。

（四）其他疗法

由于 HSN 属于免疫复合物性疾病,对临床表现为急进行性肾炎者,有人主张采用血浆置换疗法,可获得满意疗效。至于晚期肾衰竭病例,可进行血液或腹膜透析,择期做肾移植。有报道移植肾本病复发率高达 40%,特别当皮肤及胃肠道等活动性病变者容易出现移植后肾炎复发。因此,一般应在活动性病变静止 1 年以后再做肾移植。

五、预后与预防

（一）疗效判断

HSN 常为一自限过程,有自然恢复的趋势,但因病情轻重不一,故预后各家报道不一。本病预后与年龄、临床表现型别及肾组织学改变有关。小儿较年长儿童易完全恢复,日本报道 128 例患儿随访平均 5 年,结果 56% 临床痊愈,23% 轻微尿异常,5% 有大量蛋白尿和(或)高血压,16% 发展为慢性肾衰竭。对于成人患者预后的看法不一,一般认为成人预后较差,尤其是老年、起病为肾炎综合征者、持续性肾病综合征者预后较差。肾脏病理改变程度是决定预后的关键因素。Balow 总结近 200 名患者病理资料后指出,少于 50% 肾小球具有新月体的患者随访 3 年中肾功能无改变;而 50%～75% 新月体组约 300h,大于 75% 新月体组约 70% 患者进入终末期肾衰竭。

（二）护理与预防康复

1.积极预防呼吸道和肠道感染,避免粉尘、药物等过敏性物质的接触刺激。

2.积极治疗,注意休息,防止复发。

六、中西医结合临床思路

紫癜性肾炎在近年开展中医、中西医结合治疗方面做了大量的工作,取得了一定的成绩,尤其是在辨证分型治疗、中西医结合治疗方面提供了宝贵的经验。但是,突出的问题是辨证分型不够统一,临床研究缺乏临床对照,尤其是基础研究方面尚待进一步提高。

继续加强中医辨证分型的客观化、标准化、规范化的研究。从大量的报道看来,中医辨证分型治疗在中医治疗紫癜性肾炎中占主导性地位,取得了可喜的成绩。但是,辨证分型仍比较混乱,缺乏统一的尺度,难以为同仁所接受。并且在"证"的客观化研究方面尚比较浅显,有待于进一步深化。加大临床和动物实验的基础研究。动物实验从临床的报道资料上看研究工作围绕过敏性紫癜的多,而单独研究紫癜性肾炎的相对少,并且在临床研究方面客观化指标不够深入,缺乏代表性。总之,基础研究是治疗过敏性肾炎的前提和保障,只有加大基础研究工作才能有良好的临床治疗效果。

应用中西医结合治疗紫癜性肾炎具有广阔的前景,目前临床上已收到明显的效果。从大部分的资料看来均以中药为主辅以激素、免疫制剂及抗凝疗法,把两者有机地结合起来,取长补短,既可减少肾上腺皮质激素与免疫抑制剂的毒副作用,又可变相提高机体的免疫及抗过敏能力,从而协同提高疗效。

总之,中医、中西医结合治疗紫癜性肾炎大有可为,在中医基础理论指导下,充分利用现代科技手段,深入开展临床及实验研究,紫癜性肾炎的治疗将会取得突破性的进展。

(李琦晖)

第三节　系统性硬化症肾损害

【概述】

系统性硬化症肾损害是指系统性硬化症累及肾脏,急性者表现为硬皮病性肾危象,慢性者逐渐出现蛋白尿、血尿、高血压和肾功能不全等。系统性硬化症(SSC)是一种以皮肤变硬和增厚为主要特征的结缔组织病。除皮肤、滑膜、指(趾)动脉出现退行性病变外,消化道、肺、心脏和肾等内脏器官也可受累。系统性硬化症可归属于中医学之"皮痹"、"肺痹"、"痹证"范畴。

【诊断要点】

(一)临床表现

SSC 女性多见,多数发病年龄在 30～50 岁。

1.初期症状　SSC 最多见的初期表现是雷诺现象和隐袭性肢端和面部肿胀,并有手指皮肤逐渐增厚。约 70% 的患者首发症状为雷诺现象,雷诺现象可先于硬皮病的其他症状(手指肿胀、关节炎、内脏受累)1～2 年或与其他症状同时发生。多关节病同样也是突出的早期症状。胃肠道功能紊乱(胃烧灼感和吞咽困难)或呼吸系统症状等,偶尔也是本病的首发表现。患者起病前可有不规则发热、胃纳减退、体重下降等。

2.肾脏表现　SSC 肾病变临床表现不一,部分患者有多年皮肤及其他内脏受累而无肾损害的临床现象;有些在病程中出现肾危象,即突然发生严重高血压,急进性肾功能衰竭。如不及时处理,常于数周内死于心力衰竭及尿毒症。有些在病程中逐渐出现蛋白尿、镜下血尿和慢性肾衰竭等。

(1)硬皮病肾危象:10%～15% 的弥漫皮肤性 SSC 患者和罕见(1%～2%)的局限皮肤型 SSC 患者有硬皮病肾危象,多数病例发生在发病的头 12 个月内,约 1/4 的硬皮病危象患者在出现肾表现时才确诊为 SSC。

①发生肾危象的危险因素:症状发生时间＜4 年、皮肤硬化迅速进展、皮肤评分较高、环孢素的使用、大关节挛缩、肌腱摩擦声、新出现的贫血、新出现的心血管系统事件(心包渗液、充血性心力衰竭)、抗 RNA 多聚酶抗体阳性等。大剂量激素的使用也是发生肾危象的危险因素。对有高危因素的患者应至少每月监测一次血压,若出现高血压症状,应每天监测血压。

②临床表现:肾危象初期可无症状,但大部分患者感疲乏加重,出现气促、严重头痛、视物模糊、抽搐、

神志不清等症状。硬皮病肾危象的典型表现为急进性高血压和进展性肾损害,高肾素血症,微血管病性溶血性贫血;实验室检查可见重度贫血和血小板减少,尿液检查可见中等量蛋白尿和红细胞,血肌酐、血尿素氮升高,血清纤维蛋白原水平较前下降;外周血涂片见到破碎红细胞有助于早期诊断血栓性血小板减少性紫癜(TTP)。典型的病变是肾脏小叶间动脉和弓动脉血管改变,表现为血管内膜和中膜增生,内弹力板分裂成多层,呈"葱皮"样改变,纤维素性坏死、血栓形成、管腔变窄。有研究发现血管改变(葱皮样内膜增厚和血栓形成)与预后差相关。

(2)慢性肾损害:约45%的SSC患者存在微量白蛋白尿和肾小管蛋白尿,但肾功能恶化与显微镜下蛋白尿间并无明显的相关性。系统性硬化症在绝大多数内脏的病理特点是纤维化,但也可以发现炎症性肾病变。炎症性肾脏病变的主要类型是肾小球肾炎、血管炎或间质性肾炎。SSC患者出现大量蛋白尿($>1g/d$),提示存在肾小球病变,如果血清学检查提示有系统性红斑狼疮的特点,应立即行肾穿刺以确定是否为重叠综合征。尽管高达20%的系统性硬化症患者合并有其他结缔组织疾病的血清学特点,但肾小球肾炎并不常见,而肾活检更常见的并发病变有药物所致的损伤或重叠综合征中诸如系统性红斑狼疮等其他结缔组织疾病的病理改变。

3.皮肤表现　临床上皮肤病变可分为水肿期、硬化期和萎缩期。水肿期皮肤呈非可凹性肿胀,触之有坚韧的感觉;硬化期皮肤呈蜡样光泽,紧贴于皮下组织,不易捏起;萎缩期浅表真皮变薄变脆,表皮松弛。几乎所有病例皮肤硬化都从手开始,手指、手背发亮、紧绷,手指褶皱消失,汗毛稀疏,继而面部、颈部受累。患者胸上部和肩部有紧绷的感觉,颈前可出现横向厚条纹,仰头时,患者会感到颈部皮肤紧绷,其他疾病很少有这种现象。面部皮肤受累可表现为面具样面容。口周出现放射性沟纹,口唇变薄,鼻端变尖。受累皮肤可有色素沉着或色素脱失。

4.消化道和肺部表现　消化道受累也是SSC的常见表现。仅次于皮肤受累和雷诺现象。消化道的任何部位均可受累,其中食管受累最为常见。临床表现有张口受限、舌系带变短,牙龈退缩,吞咽困难,胸骨后灼热感,反酸,腹泻,体重下降,营养不良等。

在硬皮病中肺脏受累普遍存在。病初最常见的症状为运动时气短,活动耐受量减低;后期出现干咳。随病程增长,肺部受累机会增多。且一旦累及,呈进行性发展,对治疗反应不佳。肺部受累可表现为肺间质病变和肺血管病变,两者常同时存在,但往往是其中一个病理过程占主导地位。在弥漫性皮肤型SSC伴抗拓扑异构酶Ⅰ(SCl-70)抗体阳性的患者中,肺间质纤维化常常较重;在CREST综合征中,肺动脉高压常较为明显。

(二)诊断标准

1.系统性硬化症诊断标准　目前临床上常用的标准是1980年美国风湿病学会(ACR)提出的SSC分类标准,该标准包括以下条件。

(1)主要条件:近端皮肤硬化:手指及掌指(跖趾)关节近端皮肤增厚、紧绷、肿胀。这种改变可累及整个肢体、面部、颈部和躯干(胸部、腹部)。

(2)次要条件

①指硬化:上述皮肤改变仅限手指。

②指尖凹陷性瘢痕或指垫消失:由于缺血导致指尖凹陷性瘢痕或指垫消失。

③双肺基底部纤维化:在立位胸部X线片上,可见条状或结节状致密影。以双肺底为著,也可呈弥漫斑点或蜂窝状肺,但应除外原发性肺病所引起的这种改变。

判定:具备主要条件或2条或2条以上次要条件者可诊断为SSC。雷诺现象、多发性关节炎或关节痛、食管蠕动异常、皮肤活检示胶原纤维肿胀和纤维化、血清有抗核抗体、抗SCl-70抗体和抗着丝点抗体阳性均有助于诊断。

但是该标准的敏感性较低,无法对早期的硬皮病做出诊断,为此欧洲硬皮病临床试验和研究协作组(EUSTAR)提出了"早期硬皮病"的概念和诊断标准,即如果存在雷诺现象、手指肿胀、抗核抗体阳性,应高度怀疑早期硬皮病的可能,应进行进一步检查。如果存在下列 2 项中的任何一项就可以确诊为早期硬皮病:①甲床毛细血管镜检查异常;②硬皮病特异性抗体(如抗着丝点抗体阳性或抗 SCl－70 抗体阳性)。但早期硬皮病与未分化结缔组织病、混合性结缔组织病不易鉴别。

2.系统性硬化症临床分型　根据患者皮肤受累的情况将 SSC 分为 5 种亚型。

(1)局限性皮肤型 SSC 皮肤增厚限于肘(膝)的远端,但可累及面部、颈部。

(2)CREST 综合征是局限性皮肤型 SSC 的一个亚型,表现为钙质沉着,雷诺现象,食管功能障碍,指端硬化和毛细血管扩张。

(3)弥漫性皮肤型 SSC 除面部、肢体远端外,皮肤增厚还累及肢体近端和躯干。

(4)无皮肤硬化的 SSC 无皮肤增厚的表现,但有雷诺现象、SSC 特征性的内脏表现和血清学异常。

(5)重叠综合征弥漫性或局限性皮肤型 SSC 与其他诊断明确的结缔组织病同时出现,包括系统性红斑狼疮、多发性肌炎/皮肌炎或类风湿关节炎。

(三)辅助检查和实验室检查

1.血清自身抗体检测　这是诊断 SSC 的重要参考,SSC 患者抗核抗体阳性率达 90％以上,核型为斑点型、核仁型和抗着丝点型,抗核仁型抗体对 SSC 的诊断相对特异。抗 SCl－70 抗体是 SSC 的特异性抗体,阳性率为 15％～20％,该抗体阳性与弥漫性皮肤硬化、肺纤维化、指(趾)关节畸形、远端骨质溶解相关。抗着丝点抗体在 SSC 中的阳性率是 15％～20％,是局限性皮肤型 SSC 的亚型 CREST 综合征较特异的抗体,常与严重的雷诺现象、指端缺血、肺动脉高压相关。抗 RNA 聚合酶Ⅰ、Ⅲ抗体的阳性率分别为 40％、20％,常与弥漫性皮肤损害、SSC 相关肾危象相关。抗 u3RNP 抗体阳性率为 8％,在男性患者中更多见,与弥漫性皮肤受累相关。抗纤维蛋白 Th/T0 抗体阳性率约 5％,与局限性皮肤受累和肺动脉高压相关。抗 PM/SC1 抗体阳性率为 1％,见于局限性皮肤型 SSC 和重叠综合征(多发性肌炎/皮肌炎)。抗 SSA 抗体和(或)抗 SSB 抗体存在于 SSC 与干燥综合征重叠的患者。约 30％的患者类风湿因子阳性。

2.皮肤病理检查　可发现硬皮病特征性病理改变,硬变皮肤活检见网状真皮致密胶原纤维增多。表皮变薄,表皮突消失,皮肤附属器萎缩。真皮和皮下组织内(也可在广泛纤维化部位)可见 T 细胞大量聚集。甲褶毛细血管显微镜检查显示毛细血管袢扩张与正常血管消失。

3.影像学检查　对肺间质病变和消化系统受累有着不可替代的作用,高分辨率 CT 是检测和随访间质性肺病的主要手段,只要可能应该检查。钡餐检查可显示食管、胃肠道蠕动减弱或消失,下端狭窄,近侧增宽,小肠蠕动亦减少,近侧小肠扩张,结肠袋可呈球形改变。双手指端骨质吸收,软组织内有钙盐沉积。

【鉴别诊断】

系统性硬化症需与嗜酸粒细胞筋膜炎和混合性结缔组织病相鉴别。

1.嗜酸粒细胞筋膜炎　多发于青年,剧烈活动可诱发,表现为四肢皮肤肿胀、发紧,并伴肌肉压痛,肌无力,但不伴有雷诺现象,不侵犯内脏,抗核抗体阴性,血嗜酸粒细胞可以增加,皮肤活检约有 50％伴有嗜酸粒细胞浸润。

2.混合性结缔组织病(MCTD)　是指一组具有系统性红斑狼疮、系统性硬化症、多发性肌炎、类风湿关节炎的一些临床表现和实验室检查的指标,而又不能诊断为这些病中的一种,同时血清中伴有高滴度的抗 RNP 抗体。混合性结缔组织病部分可逐渐发展为系统性硬化症。

【治疗方法】

(一)西医治疗

早期治疗的目的在于阻止新的皮肤和脏器受累。而晚期的目的在于改善已有的症状。治疗措施包括抗炎及免疫调节治疗、针对血管病变的治疗及抗纤维化治疗三个方面。

1.一般治疗　如有关节疼痛明显时应注意休息,关节炎缓解后注意关节功能锻炼;如有雷诺现象,应注意防寒保暖,戒烟,避免手指外伤;如有消化系统受累,出现吞咽困难或反酸等,应进食易消化食物,避免酸辣刺激性食物;如有肺脏受累,应注意避免剧烈运动,常做深呼吸;有肺动脉高压者应予吸氧。

2.药物治疗

(1)抗炎及免疫调节治疗

①糖皮质激素:糖皮质激素对本症效果不显著。通常对于皮肤病变的早期(水肿期)、关节痛、肌肉病变、浆膜炎及间质性肺病的炎症期有一定疗效。激素的常用制剂有醋酸泼尼松片(每片 5mg)、甲泼尼龙片(每片 4mg),使用原则和方案如下。

长期应用激素可产生很多副作用。该病使用大剂量糖皮质激素可诱发硬皮病肾危象,如发现有肾危象临床表现,应及时处理并将激素快速减量甚至停药。

②免疫抑制剂:常用的有环磷酰胺、环孢素、硫唑嘌呤、甲氨蝶呤等。

有报道该类药物对皮肤、关节或肾脏病变可能有效,与糖皮质激素合用,常可提高疗效和减少糖皮质激素用量。甲氨蝶呤可能对改善早期皮肤的硬化有效,而对其他脏器受累无效。环磷酰胺常用于有肾脏受累和(或)肺部受累患者。

(2)硬皮病肾危象治疗:一般治疗包括休息、维持水及电解质平衡、慎用肾毒性药物等。发生肾危象时多数患者有血压升高,容易出现恶性高血压,降压是治疗硬皮病肾危象的重要措施,降压治疗的目标是每 24h 使收缩压下降 10～20mmHg,直到血压降至正常范围。如肾功能进行性下降,及时进行血液透析治疗,约 2/3 的硬皮病肾危象患者需要肾替代治疗,约一半患者最终能完全恢复以致终止透析。因有些患者的肾功能在长时间后方可恢复,有些患者甚至在透析 2 年以后肾功能才逐渐恢复,因次,判断是否终止透析或继续透析的时间应在透析 2 年后,透析 2 年以上肾功能仍未恢复的患者可以考虑肾移植。

降压首选 ACEI 类抗高血压药,若 ACEI 用到足量,仍不能有效控制血压,则可以合并使用血管紧张素Ⅱ受体拮抗剂、α 受体阻滞剂或钙通道阻滞剂。卡托普利是一个短效药物,可用于早期调节血压,6.25～12.5mg/86h,可每 12h 增加剂量,直到血压控制满意。长效 ACEI 药物用于需长期控制血压者更为方便。对严重的微血管性溶血性贫血,可应用血浆置换。已有报道静脉使用前列环素[0.2～2ng/(kg·min)]能增加肾灌注,对维持血压正常有帮助。应用 ACEI 药物作为硬皮病肾危象预防药物的合理性一直存在争议。一些实验已经开始研究预防性使用 ACEI 药物的益处。目前普遍的认识是,应用这类药物并不能保证不发生硬皮病肾危象。

(3)血管病变的治疗

①SSC 相关的指端血管病变(雷诺现象和指端溃疡甚至坏疽):常用的药物为二氢吡啶类钙通道阻滞剂和前列环素类药物。

硝苯地平可以减少 SSC 相关的雷诺现象的发生和严重程度,常作为 SSC 相关的雷诺现象的一线治疗药物。静脉注射伊洛前列素或口服贝前列素钠片可用于治疗 SSC 相关的严重的雷诺现象和局部缺血。

②SSC 相关的肺动脉高压:主要措施如下。a.氧疗,对低氧血症患者应给予吸氧;b.利尿药和强心药;c.肺动脉血管扩张药,目前临床上应用的血管扩张药有钙通道阻滞剂、前列环素及其类似物、内皮素-1 受体拮抗剂及 5 型磷酸二酯酶抑制剂等。只有急性血管扩张药物试验结果阳性的患者才能应用钙通道阻滞剂

治疗。

(4)抗纤维化治疗:迄今为止尚无一种药物(包括 D-青霉胺)被证实对纤维化有肯定的疗效。

①SSC 相关的皮肤受累:有研究显示甲氨蝶呤可改善早期弥漫性 SSC 的皮肤硬化,而对其他脏器受累无效。治疗弥漫性 SSC 的早期皮肤症状可选用甲氨蝶呤。其他药物如环孢素、他克莫司、松弛素、低剂量青霉胺和静脉人免疫球蛋白(IVIG)对皮肤硬化可能也有一定改善作用。

②SSC 的间质性肺病和肺纤维化:环磷酰胺被推荐用于治疗 SSC 的间质性肺病,环磷酰胺冲击治疗对控制活动性肺泡炎有效。近期的非对照性实验显示抗胸腺细胞抗体和霉酚酸酯对早期弥漫性病变包括间质性肺病可能有一定疗效。另外,乙酰半胱氨酸对肺间质病变可能有一定的辅助治疗作用。

(二)中医治疗

1.中药辨证论治

(1)寒湿痹阻

主症:皮肤紧张略有肿胀,肤冷肢寒,手指遇寒变白变紫,肢节屈伸不利,蛋白尿或镜下血尿。发热恶寒,关节冷痛,口淡不渴。舌淡,苔白,脉紧。

治法:祛风散寒,除湿通络。

代表方药:独活寄生汤加减。

(2)湿热痹阻

主症:皮肤紧张红肿而热、身热,或皮肤疼痛,蛋白尿或镜下血尿。大便干,小便短赤。舌红苔黄厚腻,脉滑数有力。

治法:清热除湿,佐以通络。

代表方药:二妙散和宣痹汤加减。

(3)气血亏虚

主症:皮肤紧硬,局部毛发稀疏或全无;或皮肤萎缩而薄,肌肉瘦削,肌肤麻木不仁;周身乏力,头晕目眩,声怯气短,面色不华,爪甲不荣,唇舌色淡。蛋白尿或镜下血尿,或慢性肾衰竭。舌有齿痕,苔薄白,脉沉细无力。

治法:益气养血,佐以通络。

代表方药:黄芪桂枝五物汤加减。

(4)痰阻血瘀

主症:皮肤坚硬如革,捏之不起,肤色暗滞,肌肉瘦削,关节疼痛强直或畸形,屈伸不利,胸背紧束,转侧俯仰不便,吞咽困难,胸痹心痛,口干不欲饮,妇女月经不调。蛋白尿或镜下血尿,或慢性肾衰竭。舌暗,有瘀斑、瘀点,苔厚腻,脉滑细。

治法:活血化瘀,祛痰通络。

代表方药:身痛逐淤汤合二陈汤加减。

(5)脾肾阳虚

主症:皮肤坚硬,皮薄如纸,肌肉瘦削,肢冷形寒,精神倦怠,面色㿠白,毛发脱落,腹痛泄泻,腰膝酸软,蛋白尿或镜下血尿,或慢性肾衰竭。舌质淡,舌体胖,苔白脉沉细无力。

治法:补益脾肾,温阳散寒。

方药:右归饮和理中汤加减。

2.中成药。

3.其他疗法　有关节痛者可予药酒外涂、中药散剂外敷、烫熨治疗等。中药熏蒸或外洗:制附子30g、桂枝 10g、艾叶 15g、赤芍 30g、川椒 10g,水煎外用。

4.针灸治疗。

（李琦晖）

第四节　干燥综合征肾损害

【概述】

干燥综合征是一种侵犯外分泌腺体尤以侵犯唾液腺和泪腺为主的慢性炎症性、自身免疫性结缔组织疾病。干燥综合征可分为原发性和继发性,临床上主要表现为口、眼干燥,也可有多器官、多系统损害。干燥综合征是最常见的伴有肾脏损害的自身免疫性疾病之一,其肾脏损害发生率文献报道为 30%～50%。该病临床表现轻重不一,轻者无症状或长期诊断为其他疾病,重者可因肾功能衰竭而死亡。中医可将其归属为"燥毒症"、"燥痹"之范畴。

【诊断要点】

（一）临床表现

该病多见于 30～50 岁中年女性,也可发生于任何年龄,包括儿童、青少年。根据 1997 年国际干燥综合征会议,将病变症状分为外分泌腺病变表现和非外分泌腺病变表现两大类。本书将其分为肾脏和肾外改变进行综述。

1.干燥综合征的肾脏损害

主要表现为:间质性损害、肾小管酸中毒、肾性尿崩症、肾钙化、范可尼综合征、肾小管性蛋白尿。血管炎:常见小动脉炎、坏死性小动脉炎。肾小球肾炎:常见膜型肾小球肾炎、膜增生性肾小球肾炎、局灶节段增生性肾小球肾炎、系膜增生性肾小球肾炎。

（1）肾小管性酸中毒:干燥综合征肾脏损害主要表现为肾小管功能障碍,突出表现为远端肾小管性酸中毒,肾小管泌氢、泌氨功能障碍。其临床特征是高氯性代谢性酸中毒、低钾血症、低钙血症、低钠血症、尿液不能酸化(尿 pH>6.0)等。临床表现可见:肌无力瘫痪,甚至发生呼吸肌麻痹,呼吸困难,血钾降低,尿钾增多,心电图呈现低钾表现,可伴有房室传导阻滞、心律失常等,骨痛,血尿、肾绞痛、尿路梗阻及反复发生尿路感染等。

少数患者可致以近曲小管为主的肾小管性酸中毒,表现为碳酸氢盐重吸收障碍,尿中大量丢失 HCO_3^-。部分患者无明显肾小管性酸中毒的临床症状,常规检查亦无明显异常,仅于氯化铵负荷试验后表现为肾小管酸中毒。

（2）肾性尿崩症:少数患者尿液浓缩功能降低,出现低渗尿,禁饮和注射加压素后,尿液渗透压和尿比重不能提高,表现为肾性尿崩症。

（3）范可尼综合征:个别干燥综合征患者有肾小管功能受累伴正常血糖性葡萄糖尿、氨基酸尿、磷酸盐尿、高尿酸尿等以近端肾小管功能受累为表现的继发性范可尼综合征。

（4）肾小管性蛋白尿:尿蛋白电泳显示少量低分子蛋白尿,24h 尿蛋白定量<1g,同时血、尿 β_2-MG 明显升高,可能由于肾小管对 β_2-MG 重吸收减少或局部受损组织淋巴细胞对其产生增加所致。

（5）泌尿系结石和肾钙化:干燥综合征合并泌尿系结石较正常人为高,尿液中钙离子浓度较高,易形成尿路结石。肾钙化多与肾小管酸中毒合并存在。

（6）肾小球肾炎:干燥综合征中肾小球病变不多见,可表现为血尿、蛋白尿甚至肾病综合征。病理可表现为膜性肾病、局灶节段增生性肾炎或系膜增生性肾炎。应该注意到干燥综合征中肾小球病变并非为主要肾脏损害,如出现肾小球病变时多想到是否合并系统性红斑狼疮或混合性冷球蛋白血症。

(7)肾功能衰竭:干燥综合征中小管间质受累严重者可合并不同程度的肾功能衰竭,其发生率约占原发性干燥综合征肾脏损害中的20%。发生肾功能不全危险因素包括:高龄,男性患者,大量蛋白尿,血 γ 球蛋白升高,未及时使用糖皮质激素或免疫抑制剂治疗。

(8)肾脏病理:干燥综合征中主要的肾组织学异常是患者均有不同程度的肾间质病变即慢性间质性肾炎。表现为肾间质内有大量弥漫性淋巴浆细胞浸润,肾间质区和肾髓质区均可受累,间质浸润严重时可压迫小管形成假性淋巴瘤。肾小管呈不同程度的萎缩,小管基底膜不规则增厚伴扩张,肾间质纤维化,病变晚期小管间质纤维化明显。肾间质浸润严重区域的肾小球多硬化,少数病例表现为肾小球肾炎,可见膜性、局灶节段增生性、系膜增生性肾小球肾炎等,个别为膜增生性肾炎,病理中亦可见肾脏坏死性血管炎、小血管炎的表现。免疫荧光:大部分病例中肾间质和肾小管中无免疫复合物沉积,部分病例中可见肾小管基底膜上有 IgG 和 C3 沉积。

2.干燥综合征的肾外改变

(1)局部表现包括:口、眼、鼻、喉-气管、咽-食管、皮肤、生殖道等器官局部炎症性病变致相应的腺体分泌减少而引起的症状。

①眼部表现:泪腺分泌减少所致干燥性角结膜炎,患者常有持续性眼内异物感或沙砾感、灼热感、眼睑沉重感、眼痒、眼干或眼前幕状遮蔽感、眼红、眼痛,晨起时睁眼困难,严重者可发生角膜溃疡、穿孔、前房积脓等。

②口腔表现:不同程度的口干,严重时讲话、咀嚼及吞咽动作困难,可伴有口腔黏膜溃疡及口唇干燥。由于唾液减少,易发生龋齿,严重者牙齿呈粉末状或小块状破碎脱落。典型患者常有双侧腮腺对称性肿大。

③耳鼻喉表现:病变累及耳、鼻、喉部位分泌黏液的黏膜,可引起鼻衄、鼻腔干燥结痂、黏膜萎缩、嗅觉不灵、喉咙干燥疼痛不适、声音嘶哑。少数患者可发生鼻中隔穿孔。

(2)系统病变表现:包括肺、肾、肝胆、胰腺、胃肠道等部位的外分泌腺病及炎性血管炎病变等。

①肺部:是干燥综合征最常见的受累内脏器官,可表现为干咳、呼吸困难,X 线上可见肺间质纤维化或肺部浸润阴影,肺功能检查可有弥漫功能障碍,限制性或阻塞性通气功能障碍。

②胃肠道:除口腔症状外,咽部和食管黏膜干燥,食管蠕动障碍,可引起吞咽困难;萎缩性胃炎伴腺体萎缩,消化液分泌不足可致消化不良。肝胆系统表现为肝、脾大,肝功能异常,黄疸及肝硬化;胰腺病变表现为慢性胰腺炎或胰腺功能不足。

③其他:单克隆 B 淋巴细胞病指霍奇金淋巴瘤和假性淋巴瘤。由于干燥综合征是以淋巴细胞浸润为特征,全身多脏器有广泛的较幼稚淋巴细胞浸润可形成假性淋巴瘤,并且在某种条件下而突然恶变为恶性淋巴瘤,干燥综合征并发恶性淋巴瘤的概率较正常人明显升高。

(3)炎性血管炎病变:包括皮肤紫癜、红斑、肌痛、肌炎、关节痛、关节炎、浆膜炎、中枢神经系统病变和外周神经病变。

①非炎性血管病变:包括雷诺现象和肺动脉高压。

②炎症介质诱导病变:包括发热、乏力、血液系统各种血细胞降低。

③自身免疫性内分泌病变:抗甲状腺球蛋白抗体及抗甲状腺微粒体抗体,部分病例可并发糖尿病。

(二)诊断标准

对于干燥综合征目前尚无统一的诊断标准,目前多采用 2002 年的欧美合议标准。

1.干燥综合征分类标准的项目

(1)口腔症状:①每日感口干并持续3个月以上;②成年后腮腺反复或持续肿大;③吞咽干性食物时需用水帮助。3项中有1项或1项以上。

(2)眼部症状:①每日感到不能忍受的眼干并持续3个月以上;②有反复的沙子进眼或沙子磨的感觉;③每日需用人工泪液3次或3次以上。3项中有1项或1项以上。

(3)眼部体征:下述检查任1项或1项以上阳性:①Schirmer Ⅰ试验(＋)(≤5mm/5min);②角膜染色(＋)(≥4VanBijsterveld计分法)。

(4)组织学检查下唇腺病理示淋巴细胞灶≥1。(指4mm²组织内至少有50个淋巴细胞聚集于唇腺间质者为一灶)。

(5)唾液腺受损:下述检查任1项或1项以上阳性:①唾液流率(＋)(≤1.5ml/15min);②腮腺造影(＋);③唾液腺同位素检查(＋)。

(6)自身抗:体抗SSA或抗SSB(＋)(双扩散法)。

2.上述项目的具体分类

(1)原发性干燥综合征指无任何潜在疾病的情况下,有下述2条则可诊断。

①符合上述诊断标准中4条或4条以上,但必须含有条目4(组织学检查)和(或)条目6(自身抗体)。

②条目3、4、5、6四条中任3条阳性。

(2)继发性干燥综合征指患者有潜在的疾病(如任一结缔组织病),而符合上述诊断标准中条目1、2中任1条,同时符合条目3、4、5中任2条。

必须除外:颈头面部放疗史,丙肝病毒感染,艾滋病,淋巴瘤,结节病,移植物抗寄主病,抗乙酰胆碱药的应用(如阿托品、莨菪碱、溴丙胺太林、颠茄等)。

(三)辅助检查和实验室检查

1.常规检查　血常规:可见正细胞,正色素性贫血常见,有时为低色素性贫血,白细胞减少及血小板减少。可有血沉增快。

2.免疫学检查　多数患者有高球蛋白血症,免疫球蛋白G(IgG)、免疫球蛋白M(IgM)、免疫球蛋白A(IgA)三种均可升高,而以IgG增高最为常见,少数患者血和尿中可以出现一过性κ链、λ链片段,另有少数患者出现巨球蛋白血症和冷球蛋白血症。

干燥综合征以抗SSA和抗SSB的抗体阳性率最高,阳性率分别达到50%～70%和40%～50%,尤其是后者的特异性高,对该病的诊断具有重要作用。

干燥综合征患者可出现抗双链DNA抗体阳性,但其结合率多低于30%。抗核抗体在50%～80%患者身上表现为阳性。干燥综合征患者的类风湿因子阳性率为70%～75%。

3.特殊检查

(1)Schirmer泪量测定试验:用滤纸测定泪流量,以35mm滤纸在5mm处折弯,放入下结膜囊内,5min后观察泪液湿润滤纸长度,大于15mm为泪腺正常,小于或等于5mm为功能减退。

(2)泪膜破碎时间:BUT试验,<10s为不正常。

(3)角膜染色:2%荧光素或1%刚果红或1%孟加拉玫瑰红活体染色,染色点<10个正常。

(4)唾液流量测定:先在腮腺管开口处放一个小杯,再向舌边滴柠檬汁数滴,5min后收集左右腮腺分泌液,少于0.5ml者为阳性;再咀嚼石蜡4g,并测定10min所分泌的唾液量,正常值为10～20ml,本病患者则减少。

(5)腮腺导管造影:自腮腺导管注入40%碘化油2～3ml,可显示出主导管不规则扩张和狭窄,边缘不整齐,分支导管亦有不同程度的扩张,3～4级小腺管数目明显减少或消失。严重者显示腮腺体实质破坏,碘油潴留,腺泡呈点状、小球状或棉团样扩张。

(6)腮腺 ECT 检查:用放射性核素^{99m}Tc 静脉注射后行腮腺正位扫描,观察其形态、大小。由于唾液能浓集^{99m}Tc,因而可同时收集唾液标本,测定其放射性计数,以反映唾液腺的功能。本病唾液腺功能低下。

(7)唇腺活检:病理显示腺泡减少、消失,代以脂肪和大量淋巴细胞、浆细胞、腺管上皮细胞增生,腺管腔狭窄、闭塞,可见特征性上皮-肌上皮岛,此可区别恶性淋巴瘤。

(8)肾损害诊断:原发性干燥综合征出现肾间质小管病变的表现,应考虑干燥综合征肾损害,肾活检发现间质灶状淋巴细胞浸润、肾小管萎缩及纤维化者更支持干燥综合征肾损害的诊断。患者表现为以肾小球损害为主的,临床要注意除外继发于其他免疫系统疾病的肾脏损害。

【鉴别诊断】

需进行鉴别诊断的肾脏疾病如下。

1.狼疮性肾炎　干燥综合征多见于中老年妇女,发热,但是高热不多见,口干、眼干明显,肾小管酸中毒为其常见而主要的肾损害,高球蛋白血症明显,低补体血症少见。而系统性红斑狼疮肾脏损害以肾小球肾炎多见,常见多系统损害及补体下降,脱发、发热、面部红斑等症状多见,而眼干、口干不常见。ds-DNA 抗体阳性有助于二者鉴别。

2.类风湿关节炎肾损害　干燥综合征及类风湿关节炎均可出现肾脏损害,病理表现亦可具有相似性,但干燥综合征以口干、眼干为主要症状,关节炎症状远不如类风湿关节炎明显和严重,极少有关节骨破坏、畸形和功能受限。类风湿关节炎以四肢小关节对称性肿痛为主要表现,晨僵明显,多无口干、眼干等,类风湿因子阳性而很少出现抗 SSA 和抗 SSB 抗体。

【治疗方法】

(一)西医治疗

目前对原发性干燥综合征的治疗目的主要是缓解患者症状、阻止疾病的发展和延长患者的生存期,尚无可以根治疾病的方法。治疗原则包括:①替代治疗;②刺激分泌腺的残余功能;③系统治疗。

1.一般治疗

(1)口干燥症:①牙齿护理,定期口腔检查。停止吸烟、饮酒及避免服用引起口干的药物如阿托品等。②使用含氟的牙膏。③不建议将含糖的食物滞留在口腔中太长时间。④经常咀嚼口香糖会刺激唾液分泌,建议使用无糖口香糖。⑤可以服用刺激腺体分泌的药物,使唾液分泌增加,以减轻口干症状。⑥使用保持口腔湿润的制剂。

(2)干燥性角结膜炎:医疗上通常使用人工泪液滴眼,以缓解眼干症状,保护眼结膜和角膜不受损伤。常用的人工泪液有以下几种类型:①含有聚乙烯醇或甲基纤维素的标准人工泪液。②不含防腐剂的人工泪液。③含 0.1%的右旋糖酐或 1%的甲基纤维素的人工泪液,具有较高的黏稠性,这种制剂在症状加重时有显著效果,但可能引起某种程度的视物模糊。④润滑药膏和羟丙基纤维素嵌入物,特点是有效时间长,但会留下残余物,引起视物模糊,通常在夜间睡前使用。⑤血清制品。比如小牛血清提取物,酸碱度与泪液相同,含有离子成分,比如钙离子、磷离子等,同时起到润滑作用,副作用较少。

2.药物治疗

(1)纠正肾小管酸中毒类药物:针对肾小管酸中毒及低钾血症,服用枸橼酸钾或缓释钾片,大部分患者需终身服用。多数患者低钾血症纠正后尚可正常生活和工作。忌用氯化钾,否则会加重高氯血症,只有严重低钾血症(<2.5mmol/L)危及生命时方可予氯化钾注射液稀释后缓慢静滴,同时做心电监护。补钾时宜从小剂量开始,逐渐增加,因肾小管功能调节差,大量补钾使 H^+-Na^+ 交换减少,酸中毒加剧,还使尿钠、尿

钙排出增多,产生低钠血症、低钙血症而发生手足搐搦症,故纠酸补钾时也宜补钙。补充钙剂及维生素 1,25-(OH)$_2$-D$_3$ 时,当血磷升高、碱性磷酸酶(AKP)降至正常时可减量或停用

(2)非甾体抗炎药:芬必得等非甾体抗炎药主要用于改善干燥综合征患者肌肉、关节疼痛症状,如无此类症状,则不必使用。由于干燥综合征侵蚀性关节病变罕见,所以没有必要常规使用改善疾病的抗风湿药物。

禁忌证:①对其他非甾体抗炎药过敏者禁用;②孕妇及哺乳期妇女禁用;③对阿司匹林过敏的哮喘患者禁用;④严重肝肾功能不全者或严重心功能不全者。

(3)毒蕈碱胆碱能受体激动剂:毛果芸香碱作为毒蕈碱胆碱能受体激动剂,可改善外分泌腺体功能的治疗:当使用唾液或泪液替代治疗效果不满意时,可予使用,刺激外分泌腺分泌。不良反应可见眉弓部疼痛、暂时性近视、瞳孔后粘连、虹膜囊肿。长期应用时注意活动眼球,以防止瞳孔后粘连。睫状环阻滞型青光眼禁用。

(4)免疫调节剂:酸羟氯喹可用于缓解干燥综合征患者的疲劳、关节痛和肌痛等症状,并可改善病情。

(5)糖皮质激素:糖皮质激素抗炎、抑制免疫作用,主要用于干燥综合征合并肾小球肾炎或急性肾间质肾炎患者,糖皮质激素剂量应根据病情轻重决定,对重症患者,往往需与免疫抑制剂同时使用。

糖皮质激素长期大量应用引起的不良反应如下。①物质代谢和水盐代谢紊乱:长期大量应用糖皮质激素可引起物质代谢和水盐代谢紊乱,出现类肾上腺皮质功能亢进综合征,如水肿、低钾血症、高血压、尿糖、皮肤变薄、满月脸、水牛背、向心性肥胖、多毛、痤疮、肌无力和肌萎缩等症状,一般不需特殊治疗,停药后可自行消退。②诱发或加重感染。③消化系统并发症:可诱发或加剧消化性溃疡;少数患者可诱发胰腺炎或脂肪肝。④心血管系统并发症,可诱发高血压和动脉粥样硬化。⑤骨质疏松及椎骨压迫性骨折。⑥神经精神异常。⑦白内障和青光眼。针对糖皮质激素常见副作用,可在使用糖皮质激素时,同时予补钙及抑酸护胃治疗。

(6)常用的免疫抑制剂:对干燥综合征肾损害者,宜在应用糖皮质激素的同时加用免疫抑制剂。

甲氨蝶呤可能出现的副作用:①胃肠道反应,包括恶心、呕吐、腹痛、腹泻、消化道出血。食欲减退常见,偶见假膜性肠炎或出血性肠炎等;②肝功能损害,包括黄疸、丙氨酸氨基转移酶、碱性磷酸酶、γ-谷氨酰转肽酶等增高;③大剂量应用时,可出现血尿、蛋白尿、尿少、氮质血症甚或尿毒症;④可引起药物性间质性肺炎;⑤骨髓抑制,主要为白细胞和血小板减少,长期口服小剂量可导致明显骨髓抑制,贫血和血小板下降而伴皮肤或内脏出血;⑥脱发、皮肤发红、瘙痒或皮疹;⑦白细胞低下时可并发感染。所以在应用甲氨蝶呤时要定期检查肝肾功能、血尿常规及胸片等。

硫唑嘌呤可能出现的副作用:过敏反应、致癌性、造血功能、易感性、胃肠道反应、肺部反应、脱发。

环孢素可能出现的副作用:①肾脏毒性、肝脏毒性,与用药量密切相关。②神经毒性,表现为震颤、手足烧灼感、头痛、精神症状、视力障碍、癫痫等。③胃肠反应有厌食、恶心、呕吐、腹痛等。④高血压、血栓、高血糖、颜面粗糙、多毛、齿龈增生等。⑤骨质疏松及游走性的关节疼痛伴血清碱性磷酸酶升高等。

环磷酰胺可能出现的副作用:①胃肠道反应,环磷酰胺有明显的胃肠道反应,如食欲缺乏、恶心呕吐等,可给甲氧氯普胺、多潘立酮等药物。②血液系统损害,应用环磷酰胺能抑制骨髓,使白细胞减少,大剂量使用可导致血小板减少,贫血,患者在使用环磷酰胺时要检查周围血象,如周围血中的白细胞低于 $4.0 \times 10^9/L$,一般暂不用环磷酰胺。③泌尿系统损害,患者使用环磷酰胺后有时会尿频、尿急、尿痛,还可出现血尿,高浓度使用时,易造成出血性膀胱炎;为减少其副作用,可在静点环磷酰胺时增加液体量,并增加饮水量,以使药物浓度稀释,有利排出体外。④增加肿瘤发病率,长期应用环磷酰胺可发生白血病、皮肤癌症、淋巴瘤等,有报道长期应用环磷酰胺的患者膀胱癌的发病率高于正常人 10 倍。据观察环磷酰胺诱发肿瘤

的概率与用药剂量,疗程长短成正比,采用低剂量、间歇给药疗法可以降低肿瘤的发生率。⑤其他:环磷酰胺能抑制卵细胞发育,影响生育,还可导致月经不调、暂时性脱发及皮肤、指甲色素沉着等副作用。

(7)生物制剂:该类药物治疗干燥综合征目前多用于临床试验,常使用抗 CD20(美罗华、抗 CD20 单克隆抗体)和抗 CD22 抗体,进行 B 细胞清除治疗,可以改善 SS 病情。

(二)中医治疗

1.燥邪犯肺

主症:口鼻干燥,眼干少泪,牙龈肿痛,干咳无痰或痰少黏稠,难以咳出。

舌干红,苔薄黄,脉细数。

治法:清燥润肺止咳。

代表方剂:清燥救肺汤加减。

2.心脾两虚

主症:面黄少华,头昏目涩,口干鼻干,疲乏无力。焦虑烦躁,失眠多梦,肌肤毛发枯燥。舌嫩红少津,苔少,脉细。

治法:滋阴润燥,养血安神。

代表方剂:归脾汤加减。

3.肝肾阴虚

主症:口干目涩,视物模糊,腰膝酸软,形体瘦削,烦热盗汗,眩晕耳鸣,少寐多梦。舌红苔少或无苔,脉细数。

治法:滋补肝肾,养阴生津。

代表方剂:杞菊地黄丸加减。

4.瘀血阻滞

主症:口干咽燥,眼干目涩,皮肤枯糙,肌肤甲错,四肢关节疼痛或活动不利,夜间痛甚。舌质暗,少津或有瘀点,脉细涩。

治法:益气活血,化痰祛瘀。

代表方剂:桃花四物汤加减。

5.阴虚燥热

主症:眼干目涩,口咽干燥,面部炙热,唇红口干,易于破溃,舌干无津、无苔,舌质殷红,脉细小而数。

治法:清热凉血,养阴润燥。

代表方剂:犀角地黄汤加减。

(关新义)

第五节　混合性结缔组织病肾损害

【概述】

混合性结缔组织病(MCTD)是一种具有多种结缔组织病(系统性红斑狼疮、系统性硬化症、多发性肌炎和类风湿关节炎)的混合临床表现为特征,血清中常有高滴度斑点型抗核抗体和高滴度的抗 nRNP(ulRNP)抗体的结缔组织病。约 25%患者有肾脏损害,多数表现为肾小球肾炎,有时也可引起肾病综合征,有些患者出现类似硬皮病肾危象的高血压肾危象。MCTD 在中医学文献中无相似的病名,根据其不同的临床表现,可归属于皮痹、肌痹、周痹、尢痹、脉痹、阴阳毒、历节病等;有肾损害者可属"肾痹"、"肾风"、"水肿"。

【诊断要点】

(一)临床表现

MCTD 的发病年龄从 4~80 岁,平均年龄 37 岁,其中 80% 为女性。患者可表现出组成本疾病中的各种结缔组织病(系统性红斑狼疮、系统性硬化症、多发性肌炎和类风湿关节炎)的任何临床症状。然而 MCTD 具有的多种临床表现并非同时出现,重叠的特征可以相继出现,不同的患者表现亦不尽相同。患者可出现雷诺现象、关节痛或关节炎、手肿胀、食管功能障碍、肺弥散功能降低、淋巴结病变以及炎性肌病和血管炎等表现。

肾损害表现:MCTD 肾脏受累的临床表现多种多样,轻重不一,多为轻型、非进展型。尿蛋白多为一过性、少量(<0.5g/d)蛋白尿,部分患者可表现为肾病综合征。血尿少见。病理改变也具有混合病变的特点,肾小球、肾血管和肾间质均可出现病变,肾中小动脉病变与系统性硬化症相近,肾小球病变类似于狼疮性肾炎,肾间质常见淋巴细胞、单核细胞和浆细胞大片状浸润。总体上 MCTD 肾脏受累时病理变化以膜性和系膜增生性为主,但缺乏规律性。

(二)诊断标准

对有雷诺现象,关节痛或关节炎、肌痛,手肿胀的患者,如果 ANA 呈高滴度斑点型,抗 u1RNP 阳性,抗 Sm 阴性者,要考虑 MCTD 的可能,如果抗 Sm 阳性,应首先考虑 SLE。高滴度抗 u1RNP 应高度怀疑 MCTD,因为它是诊断 MCTD 必不可少的条件。如临床确诊或高度怀疑 MCTD,同时出现尿检异常,应考虑 MCTD 肾损害。

MCTD 至今还没有统一的诊断标准,以下标准均被广泛应用。

1.Alarcon-Segovia 诊断标准(墨西哥)

(1)血清学标准:抗 u1RNP≥1:1600(血凝法)。

(2)临床标准:①手肿胀;②滑膜炎;③生物学或组织学证实的肌炎;④雷诺现象;⑤肢端硬化。

确诊标准:血清学标准及至少 3 条临床标准,必须包括滑膜炎或肌炎。

2.kahn 诊断标准(法国)

(1)血清学标准:存在高滴度抗 u1RNP 抗体,相应斑点型 ANA 滴度≥1:1200。

(2)临床标准:手指肿胀;滑膜炎;肌炎;雷诺现象。

确诊标准:符合血清学标准阳性、雷诺现象和以下 3 项中至少 2 项:滑膜炎、肌炎、手指肿胀。

【鉴别诊断】

1.MCTD 首先应与系统性红斑狼疮、系统性硬化症、多发性肌炎、皮肌炎、类风湿关节炎和干燥综合征 6 种弥漫件结缔组织病鉴别。MCTD 可能在某一时期以系统性红斑狼疮样症状为主要表现,在另一时期又以系统性硬化症或多发性肌炎/皮肌炎、类风湿关节炎样症状为主要表现,或最终转为某一特定的结缔组织病。因此,即使对已确诊为 MCTD 的患者,仍要密切观察病情发展。

2.与未分化结缔组织病(UCTD)相鉴别 结缔组织病早期阶段仅表现出 1~2 个可疑的临床和实验室特征,如有雷诺现象,伴有或不伴有不可解释的多关节痛和 ANA 阳性。通常不足以诊断一种明确的弥漫性结缔组织病和 MCTD,在这种情况下诊断为 UCTD 较为适当。

3.与其他重叠综合征相鉴别 其他结缔组织病可出现两种或两种以上独立的疾病发生在同一患者身上。临床表现也与 MCTD 相类似。但重叠综合征各临床表现能符合某个疾病的诊断标准,有其特有的抗体阳性,而 MCTD 的临床表现不能确诊为具体某一个弥漫性的结缔组织病。

【治疗方法】

(一)西医治疗

治疗 MCTD 以系统性红斑狼疮、多发性肌炎/皮肌炎、类风湿关节炎和系统性硬化症的治疗原则为基础。如出现肾脏受累,轻者不需特殊处理,如出现大量蛋白尿,可酌情使用糖皮质激素和免疫抑制剂,如进展至后期慢性肾衰竭可进行血液净化治疗。

1.一般治疗 如有疲劳、关节肌肉疼痛明显时应注意休息,关节炎缓解后注意关节功能锻炼;如有雷诺现象,应注意防寒保暖、戒烟,避免手指外伤。

2.药物治疗 治疗该病的药物主要有非甾体抗炎药(NSAID)、糖皮质激素和免疫抑制剂三类,另外羟氯喹、二氢吡啶类钙通道阻滞剂、ACEI/ARB 类药物也经常使用。

(1)非甾体抗炎药(NSAID):该类药物通过抑制前列腺素的合成发挥作用,主要适用于关节、肌肉疼痛的患者,可以减轻患者症状,但对疾病发展和预后无明显影响;NSAID 可产生中等程度的镇痛作用,镇痛作用部位主要在外周。对各种创伤引起的剧烈疼痛和内脏平滑肌绞痛无效。

用药注意事项如下。

①尽量避免不必要的大剂量、长期应用 NSAID。需要长期用药时,用药过程中注意监测可能出现的各系统、器官和组织的损害。

②下列情况应禁服或慎服 NSAID:活动性消化性溃疡和近期胃肠道出血者,对阿司匹林或其他 NSAID 过敏者,肝功能不全者,肾功能不全者,严重高血压和充血性心力衰竭患者,血细胞减少者,妊娠和哺乳期妇女。

③用药期间不宜饮酒,否则会加重对胃肠道黏膜的刺激。不宜与抗凝血药(如华法林)合用,因为可能增加出血的危险。

④不宜同时使用两种或两种以上的 NSAID,因为会导致不良反应叠加。特别注意一药多名、同一种化学成分的药物可能以不同的商品名出现,避免重复用药。

(2)糖皮质激素:该类药物常用的有泼尼松片、甲泼尼龙片、注射用甲泼尼龙等,临床上根据不同情况酌情选用。

小剂量糖皮质激素(泼尼松<10mg/d)适用于关节肌肉疼痛明显、对 NSAID 反应不好或有使用 NSAID 禁忌证者;标准剂量[泼尼松 1~1.5mg/(kg·d)]适用于以肌炎为主要表现或出现肾病综合征的患者;大剂量糖皮质激素(甲泼尼龙 500~1000mg/d)冲击治疗适用于出现严重系统损害或重要脏器损害,急性起病的肺间质病变和急性起病的指坏疽。

对于以肌炎或肾病综合征为主要表现者,泼尼松常用 1~1.5mg/(kg·d)(60mg/d),或等效剂量的其他糖皮质激素,常在用药后 1~2 个月病情开始改善,然后开始减量,一般每 1~2 周减原量的 10%,应遵循个体化原则,减量过快可导致病情复发加重。

(3)免疫抑制剂:该类药物常用的有甲氨蝶呤(MTX)、环磷酰胺(CTX)、来氟米特(LEF)和苯丁酸氮芥,MTX、LEF 主要应用于严重的关节炎、肌炎,可配合 NSAID 或糖皮质激素使用,对缓解病情、改善预后有好处;环磷酰胺用于出现血管炎患者,常用小剂量持续用药的用法,用于进展性蛋白尿甚至出现肾病综合征的患者,常用每月冲击疗法;苯丁酸氮芥主要用于进展性蛋白尿者。

该类药物共同的副作用有胃肠道反应(口腔炎、口唇溃疡、咽炎、恶心、呕吐、胃炎及腹泻)、肝损害(ALT、AST 升高)和骨髓抑制(白细胞下降,对血小板亦有一定影响,严重时可出现全血下降、皮肤或内脏出血),可出现脱发、致畸,远期增加肿瘤的发病率。LEF 尚可影响血压,导致血压升高;CTX 可能出现出血性膀胱炎,其消化道不良反应也较 MTX 多见。

用药注意事项如下。

①用药过程中注意监测可能出现的各系统、器官和组织的损害。用药前检查血常规、肝肾功能,如出现血细胞减少或肝肾功能异常,对症处理后复查正常后再使用。

②对于既往使用该类药物出现明显消化道反应者,可在用药前使用保护胃黏膜或促胃肠动力药预防,减轻消化道症状。

③妊娠早期使用可致畸胎,少数患者有月经延迟及生殖功能减退。对于有生育要求的妇女应慎用,使用该类药物时应采取避孕措施,病情缓解停药足够时间后才能受孕。

(4)羟氯喹:羟氯喹主要用于皮疹、关节炎、肌炎和血管炎患者,一般不单独使用,多与其他药物联合使用。常见副作用有心脏传导阻滞和视网膜病变,可引起心律失常和失明,故使用前应做心电图和眼底检查,如有房室传导阻滞和视网膜病变,应禁忌使用。羟氯喹在 G-6-PD 缺乏症患者可引起溶血,广西为 G-6-PD 缺乏症高发地区,故使用前也应该查 G-6-PD,若有缺乏,亦不能使用。

(5)二氢吡啶类钙通道阻滞剂:该类药物主要适用于雷诺现象,主要作用为扩张外周小动脉,增加四周末梢血供,改善雷诺现象;注意该类药物可降低血压,使用时应监测血压,如出现低血压现象,应酌情减量或停用。

(6)ACEI/ARB:该类药物主要用于 MCTD 出现蛋白尿患者,可减少尿蛋白;少量蛋白尿可试用 ACEI 联合阿司匹林或双嘧达莫,大量蛋白尿者应联合糖皮质激素和(或)免疫抑制剂。常见副作用有干咳和低血压,如出现干咳,首先应排除咽炎、感冒等引起的干咳,若确为药物引起,轻者可继续观察,一段时间后部分患者可耐受,部分患者不能耐受需要换药;严重干咳者需停用。使用时监测血压,如出现低血压现象,应酌情减量或停用。

(二)中医治疗

1.中药辨证论治

(1)风热犯肺(本证多见于 MCTD 早期轻症)

主症:发热恶风,肢体肌肉关节酸痛,眼睑水肿,多样红斑皮疹,手指水肿,咽痛咳嗽,小便多泡沫或镜下血尿,舌淡红,苔白,脉数。

治法:宣清肺卫,佐以通络。

代表方剂:银翘散合白虎汤加减。

(2)阴虚内热(本证在 MCTD 慢性活动期最为常见)

主症:长期低热,手足心热,面色潮红,指端青紫甚至坏疽,四肢肌肉关节酸痛,掌趾瘀点,五指难展,便秘,溲赤,肉眼或镜下血尿。舌红苔薄,脉细数。

治法:养阴清热,佐以化瘀通络。

代表方剂:玉女煎、增液汤加减。

(3)气营热盛(本证为热毒炽盛,气营两伤,相当于 MCTD 感染诱发急性发作期)

主症:高热不恶寒或稍恶寒,颜面红赤,关节酸痛,手指腊样肿胀,肢端皮肤变化明显或白或青紫,红斑红疹,掌趾瘀点,咽干口燥,渴喜冷饮,尿少、多泡沫或镜下血尿,舌红苔黄或舌红绛少苔,脉滑数或洪数。

治法:清热泻火,化瘀解毒。

代表方剂:石膏知母汤、清瘟败毒饮加减。

(4)瘀热痹阻(本证相当于 MCTD 慢性活动期中手足血管炎、雷诺现象、关节痛关节炎、多发性肌炎为主,并出现肾炎蛋白尿、血尿者,为瘀热痹阻,脉络受损,迫血妄行所致和痰瘀互结复感外邪而发)

主症:手足瘀点累累,斑疹斑块暗红,手指呈腊样肿胀,双手白紫相继,关节红肿热痛,口舌糜烂,鼻衄肌衄,双腿青斑如网,小便短赤,有蛋白血尿却无水肿,低热或自觉烘热,舌红苔薄或舌光红或边有瘀斑,脉细弦数。

治法:清热凉血,活血化瘀。

代表方剂:犀角地黄汤加减。

(5)热郁积饮(本证为热郁上焦,心肺受阻,相当于MCTD引起心肺损害,表现为间质性肺炎、心包炎、心肌炎、心瓣膜炎、肺动脉高压)

主症:咳嗽气喘,胸闷胸痛,心悸怔忡,手指呈腊样肿胀,肢端青紫,时有低热、咽干口渴、肌肉疼痛无力,舌红苔厚腻,脉滑数或濡数或偶有结代。

治法:清热蠲饮,化瘀通痹。

代表方剂:葶苈大枣泻肺汤、泻白散加减。

(6)脾肾两虚(本证可见于MCTD慢性期手指硬皮样改变明显,胃肠道蠕动缓慢,肾性低蛋白血症,肾功能不全)

主症:手水肿呈腊样肿胀,指尖皮肤变硬,甚至溃疡和坏死,肢端或白或青紫,斑疹暗红,面水肿,两腿水肿如泥,进而腰股俱肿,面色无华,但时有潮红,畏寒肢冷,但时而午后烘热,指甲无华,神疲乏力,纳呆食少,脘腹胀满,口干舌燥,小便短少,蛋白血尿,舌体胖,舌质偏红或偏淡,苔薄白或薄腻,脉弦细或细数或细弱。

治法:健脾益肾,化瘀利水。

代表方剂:独活寄生汤加减。

2.中成药。

3.其他治法。

(关新义)

第六节 抗肾小球基底膜病

【概述】

抗肾小球基底膜(GBM)病,是指血液循环中的抗肾小球基底膜抗体在脏器中沉积所引起的一组自身免疫性疾病,其特点是外周血中可检测到抗GBM抗体和(或)肾活检肾小球基底膜上见到抗GBM抗体呈线样沉积。由于肺泡和肾小球基底膜具有相同的抗原,且Ⅳ型胶原的含量最为丰富,因此该病的主要受累器官是肾脏和肺脏。中医可将其归属为"肾风"、"水肿"、"血尿"、"咯血"等范畴。

【诊断要点】

(一)临床表现

当本病病变局限在肾脏时称为抗GBM肾小球肾炎,发病人群以60~70岁女性多见,多表现为急进性肾炎综合征,以血尿、蛋白尿、进行性肾功能下降为主要表现。如同时出现肾脏、肺脏受累则称为"肺出血-肾炎综合征",多见于20~30岁男性,主要临床表现包括咯血、肺部浸润、肾小球肾炎等。合并ANCA阳性的患者还可以有小血管炎多系统受累的表现。

1.一般症状 病程中可有乏力、消瘦等全身表现,20%~60%的患者发病前可有上呼吸道感染或流感样症状。

2.肾损害 肾脏损害以血尿、蛋白尿为主,亦可表现为红细胞管型和肾病水平蛋白尿,但典型的肾病综合征并不多见。多数患者较早出现少尿和无尿,严重者伴肾功能进行性下降,数周或数月内可进展至尿毒症,亦有极少数患者呈现隐匿性进展,直至出现尿毒症症状和水钠潴留。

3.肺损害 约60%的患者可伴有轻重不等的肺出血,表现为咳嗽、痰中带血或血丝,也可以为大咯血,严重者可以发生窒息而危及生命。而少量肺泡出血多不能到达支气管而在肺泡吸收,表现为亚临床的肺出血。

4.其他 部分抗肾小球基底膜疾病患者可见全身性血管炎表现、小肠出血或全身局灶性坏死,中枢神经系统累及较为罕见。

(二)诊断标准

由于该病病情进展急骤、预后差,因此,可根据典型的临床表现(如反复咯血、血尿、X线征象及痰中含铁血黄素细胞阳性等),以及循环或肾组织中检出抗GBM抗体等进行确诊并立即开始治疗。早期、及时的肾穿刺活检,对于明确诊断、判断病情及估计预后均有重要意义。

(三)辅助检查和实验室检查

1.抗肾小球基底膜抗体 血清抗GBM抗体阳性对于本病的诊断具有重要价值,且多数研究认为抗GBM抗体滴度与病情严重度、预后等呈正相关,抗体滴度较高的患者,其血清肌酐迅速升高和肾小球中新月体形成的比例也更高。此外,动态监测血清抗GBM抗体滴度对于判断病情变化和疗效均有重要意义。

2.其他血清学检查 抗中性粒细胞胞质抗体(ANCA)阳性率为24%～47.8%,且以MPO-ANCA为主(约占80%)。

3.血常规 患者多有严重缺铁性贫血,血常规可表现为小细胞低色素性贫血。

4.红细胞沉降率(ESR)和C反应蛋白(CRP) 对鉴别诊断无帮助,但在治疗过程中动态监测二者的变化有助于评价对治疗的反应。一般在炎症反应加重期,可表现为CRP、ESR明显升高,经有效治疗,病情缓解后呈明显下降。

5.肾脏病变实验室检查

(1)尿常规:表现为镜下或肉眼血尿、蛋白尿。尿沉渣镜检红细胞多呈多形性,少数表现为均一型,血尿明显者可见红细胞管型。尿蛋白多为混合性,以大分子蛋白为主。

(2)肾功能:可在短期内出现血尿素氮、Scr进行性升高。

6.肺功能检查和胸片 慢性出血者痰液检查可见吞噬含铁血黄素的巨噬细胞,胸片可见弥漫性或局限性双肺由肺门向肺野扩散的肺泡浸润影,不伴结节状不透光影或空洞形成,严重者可表现为双肺满布棉絮样渗出。怀疑有肺出血的患者,可行支气管肺泡灌洗,如灌洗液中血性的成分逐渐增多,即可明确为肺泡出血。

7.肾活检 肾脏病理穿刺是明确诊断本病的重要手段,通常表现为新月体性肾炎,累及大多数肾小球,多数肾小球病变程度比较一致,可伴有纤维素样坏死。肾组织免疫组化见IgG呈线状沉积于肾小球毛细血管袢,可伴C3、IgA和IgM的沉积。

【鉴别诊断】

1.ANCA相关小血管炎 该病以老年人居多,临床表现为多系统受累,血清学检查ANCA(+),抗GBM(-),肾脏病理提示寡免疫沉积及新月体肾炎。

2.系统性红斑狼疮 该病多见于育龄期女性,临床表现为多系统受累,血清学检查ANA(+)、抗ds-DNA抗体(+)、抗Sm抗体(+)、C3下降等,肾脏病理提示免疫荧光常呈"满堂亮"。

3.过敏性紫癜性肾炎 临床表现有过敏史,可表现为皮肤紫癜、关节痛、腹痛、黑粪等,血清学检查可有IgA升高,肾脏病理以肾小球系膜区IgA沉积为主。

4.抗磷脂抗体综合征　临床表现可有习惯性流产、血栓栓塞病史,血清学检查抗心磷脂抗体(＋),狼疮抗凝物(＋),肾脏病理以肾小球毛细血管襻可有微血栓形成。

5.血栓性微血管病　临床表现以微血管病性溶血性贫血为主,大多数患者伴有血小板减少。血清学检查外周血涂片可见破碎红细胞。肾脏病理可见内皮细胞肿胀,内皮下增宽,内含疏松物质小动脉管腔狭窄,血栓形成。

【治疗方法】

(一)西医治疗

抗肾小球基底膜疾病是一种快速致死性疾病,一旦确诊即应当立即采取以下的治疗步骤:①清除抗GBM抗体;②抗感染治疗,促进新月体消散;③支持治疗,改善和保护肺功能、肾脏功能;④预防复发。

目前对该病的具体治疗方法包括血浆置换、糖皮质激素和环磷酰胺治疗等,其标准治疗方案为:血浆置换/免疫吸附＋糖皮质激素＋细胞毒药物(环磷酰胺/霉酚酸酯)。治疗过程中应动态监测血清抗GBM滴度,防止感染、出血等并发症。

1.抗体清除

(1)血浆置换:血浆置换治疗本病的疗效已得到肯定,尤其对出现肺出血的患者,不管肾脏损害如何,应立即开始血浆置换治疗。

血浆置换方案:血浆置换每天或隔天1次,每次置换1～2倍血浆量(50～60ml/kg),10～14次为一疗程或直到抗GBM抗体转阴;近期行肾活检和肺出血者,应在每次治疗结束前补充150～300ml新鲜冰冻血浆,以补充凝血因子。

(2)免疫吸附:免疫吸附疗法是通过体外循环,以抗原抗体或某些具有特定物理化学亲和力的物质作为配基与载体结合,制成免疫吸附柱,利用其特异吸附性能,选择性或特异性地清除血液中致病物质,从而达到净化血液、缓解病情的目的。

免疫吸附方案:采用葡萄球菌A蛋白吸附柱,每天或隔天1次,每次吸附血浆4000～6000ml。根据血清抗体及IgG水平,5～10次为一疗程,一般应达到GBM抗体转阴、肺出血停止。在血浆置换或免疫吸附后IgG<3.0g/L或发生感染者,可以静脉输注入免疫球蛋白(100～400mg/kg)。

2.免疫抑制治疗

(1)糖皮质激素:早期给予大剂量糖皮质激素冲击治疗,对迅速、有效控制抗GBM患者的病情进展以及改善长期预后具有非常重要的意义。如经肾脏病理活检,病理改变明确显示为慢性化改变者(包括肾小球硬化、纤维素样新月体比例较多及间质纤维化),除非患者有肺出血证据,否则不主张使用大剂量糖皮质激素治疗。

静脉冲击治疗:可在血浆置换的同时进行,给予甲泼尼龙10mg/(kg·d)(每次0.5g),静脉滴注,每天1次,连续治疗1～3天,对于重症病例可以在1周后再追加0.5～1.5g。

口服糖皮质激素:甲泼尼龙冲击治疗后,可改为泼尼松1mg/(kg·d)(最大剂量60mg/d),口服6～8周后逐渐减量,在6～9个月后可逐渐停用激素。在糖皮质激素治疗过程中,应注意根据肾脏病理及时调整用量及治疗疗程。

(2)细胞毒药物

①环磷酰胺(CTX):推荐所有早期抗GBM肾炎予CTX联合糖皮质激素加血浆置换作为初始治疗,以减少抗体的产生,延缓或逆转病情发展。

口服:适用于内生肌酐清除率>10ml/min的患者,剂量为2～3mg/(kg·d),持续2～3个月,>55岁者应适当减少剂量,不应超过100mg/d。在环磷酰胺治疗过程中抗BMG抗体滴度升高者,应延长环磷酰胺的疗程至4个月。

静脉冲击治疗:适用于不能按时服药、严重肾功能衰竭和少尿者,剂量按 $0.75g/m^2$ 计算,静脉滴注,每 4 周 1 次,直到连续 2 次检查抗 GBM 抗体转阴,总量不超过 9.0g。

环磷酰胺静脉冲击应注意以下事项:注意充分水化,防止出血性膀胱炎的发生;动态监测外周血白细胞和血小板的改变,在白细胞$<3.5\times10^9/L$ 或血小板$<100\times10^9/L$ 时应调整药物剂量或暂停用药;注意监测肝肾功能;注意观察有无生殖腺毒性。

②霉酚酸酯:目前霉酚酸酯治疗抗 GBM 病的有效性和安全剂量、疗程尚不明确,建议在环磷酰胺治疗期间仍有发作肺出血者,可尝试改为霉酚酸酯治疗。

(3)血液净化及肾移植:抗肾小球基底膜疾病患者肾衰竭的替代治疗可选择血液透析或腹膜透析。不伴有明显肺部损伤的患者在急性期可选择腹膜透析,但已有严重肺部损害的情形下仍应首选血液透析。由于体内抗 GBM 抗体持续存在,加之部分患者肾移植术后移植肾出现抗 GBM 抗体沉积甚至新月体形成,目前对发展至终末期肾衰竭的抗肾小球基底膜疾病患者是否行肾移植尚无定论。一般认为在病情控制稳定、血清抗 GBM 阴转 6 个月后或者至少治疗 1 年后方可接受肾移植,以降低移植肾抗肾小球基底膜疾病复发率。

(二)中医治疗

1.脾肾气虚

主症:腰膝酸软,肢倦乏力,口淡纳呆,面色少华,少气懒言,手足不温,血尿呈淡红色。舌淡有齿痕,苔白,脉沉缓。

治法:健脾补肾益气。

代表方剂:四君子汤合六味地黄汤加减。

2.肝肾阴虚

主症:腰酸腿软,头晕,耳鸣,口干咽燥,五心烦热,血尿色深红,大便干结。舌红,少苔,脉弦细数。

治法:滋补肝肾,益气养阴。

代表方剂:一贯煎合六味地黄汤加减。

3.气阴两虚

主症:口干咽痛,腰酸乏力,神疲食欲缺乏,耳鸣,手足心热,头晕,血尿色淡红。舌红少苔,脉细数。

治法:益气养阴,补肾健脾。

代表方剂:参芪地黄汤加减。

4.湿热内阻

主症:头身困重,脘闷不舒,便溏不爽,小腹胀痛,伴心烦口渴,渴不欲饮,尿色暗红。舌苔黄腻,脉沉细滑或细涩。

治法:清热化湿。

代表方剂:程氏革解分清饮加减。

5.浊毒内蕴

主症:精神萎靡,甚则神志昏迷,恶心呕吐,口气秽浊,食欲缺乏,恶心欲吐,少尿或无尿,疲乏无力,面色晦暗,水肿。舌苔白腻或黄腻,脉沉滑数或脉濡数。

治法:解毒泄浊。

代表方剂:黄连温胆汤加减。

(关新义)

第七节　类风湿关节炎肾损害

类风湿关节炎(RA)在我国是一种常见的以关节慢性炎症病变为主要表现的自身免疫性疾病,患病率约0.32%~0.34%。类风湿关节炎除侵犯手足小关节外,还可累及肺、心、肾脏等其他脏器。

类风湿关节炎患者可发生各种各样的病变。由于类风湿关节炎患者中多种因素可损害肾脏,如药物相关的肾损害、继发性淀粉样变以及各种类型的肾小球肾炎等,因此不同的研究,其肾脏受累的发病率报道不一,即5%~50%不等。近些年来,有研究发现,如果将肾小球滤过率的降低作为肾脏受损的指标,则在类风湿关节炎的发病过程中,肾脏受累可高达46.3%~57.0%,而且肾脏病变往往是导致类风湿关节炎患者死亡的重要原因之一。

类风湿关节炎肾脏病变的形式多样,主要包括:类风湿关节炎原发性肾损害、血管炎、继发性肾淀粉样变和药物性肾损害等。可出现多种肾脏病理表现,常见的有系膜增生性肾小球肾炎、膜性肾病,此外可表现为急进性肾小球肾炎、IgA肾病、肾小球轻微病变、纤维性肾小球肾炎、局灶节段坏死性肾炎和间质性肾炎等。不同的病变,临床表现轻重不一,治疗方法和预后也各不相同。

一、原发性肾损害

原发性肾损害是指发病时无其他原因的肾损害(除外继发因素引起的肾损害),包括:

(一)系膜增生性肾小球肾炎

系膜增生性肾小球肾炎(MePGN)(包括IgA肾病)是类风湿关节炎原发性肾损害最常见的病理类型。Nakano等报道158例类风湿关节炎伴肾损害的肾活检患者中,MePGN占34%,在用缓解病情抗风湿药(DMARDs)前已有肾损害。Helin等研究110例伴肾损害的类风湿关节炎患者发现,40例病理表现为系膜增生性肾小球肾炎,约占36%,IgA肾病8例,约占7%。临床表现为镜下血尿和(或)蛋白尿,少数可表现为肾病综合征,肾功能损害较轻。肾脏病理表现为系膜细胞增生,基质增多,肾小球基膜无明显变化;免疫荧光可见系膜区IgA和(或)IgM、C3颗粒状沉积,也可免疫荧光全部阴性,电镜下可见系膜区电子致密物沉积。有研究显示,肾小球IgM强度与类风湿关节炎病程、病情及血IgM水平无关,但与血IgM型类风湿因子水平呈正相关;肾小球颗粒状IgA沉积常伴有C3沉积,其强度与类风湿关节炎病程、病情严重程度及血IgA水平呈正相关。

(二)膜性肾病

虽然部分RA患者在使用青霉胺或金制剂等药物治疗之前,可发生膜性肾病,但大部分膜性肾病的发生为类风湿关节炎的治疗药物(青霉胺或金制剂)所致,类风湿关节炎原发性膜性肾病与继发性膜性肾病之比约为1:2~4。膜性肾病可表现为持续性中~重度蛋白尿,活动性尿沉渣少见,肾功能大多正常且可维持较长时间。病理表现为肾小球基膜增厚,晚期可见系膜基质增多毛细血管腔闭塞,免疫荧光可见上皮下免疫复合物沉积,以IgG为主。

接受青霉胺治疗的类风湿关节炎患者,其膜性肾病的发生率约为1%,而肠外金制剂治疗的膜性肾病的发生率为1%~3%。蛋白尿多发生于用药后的6~12个月内,亦可发生于3~4年后。停药后几乎所有患者尿蛋白均可消失,停药后9~12个月大多数患者尿蛋白可消失,少数患者尿蛋白可持续2~3年。

现今,由于临床上很少使用青霉胺或金制剂,因此类风湿关节炎患者膜性肾病的发病率较以往明显降低。

（三）膜增生性肾小球肾炎和新月体肾炎

类风湿因子免疫复合物沉积引起系膜细胞增殖及内皮细胞反应增强可导致膜增生性肾小球肾炎,但类风湿关节炎引起膜增生性肾小球肾炎并不多见。由于体液及细胞免疫异常导致肾小球免疫复合物沉积,故 RA 也可伴发新月体肾炎,可突发急性肾衰,新月体形成(由巨噬细胞及肾小球上皮细胞组成),免疫病理可见 IgG、IgM、C3 等颗粒状沉积于肾小球周围。

二、类风湿血管炎

血管炎是类风湿关节炎的基础病变之一,累及中小动、静脉。其中15%的类风湿关节炎患者可发生肾脏坏死性血管炎。肾脏坏死性血管炎多发生于类风湿关节炎病情活动时。坏死性血管炎虽然不常见,但却是类风湿关节炎肾损害严重的表现,往往伴有新月体的形成。临床常表现为高血压、血尿、蛋白尿、肾衰竭。病理表现以肾脏小血管(如叶间动脉、弓形动脉或小叶间动脉)节段性坏死为特点。病初肾小球细胞呈局灶节段性增生,后随巨噬细胞浸润和上皮反应可形成大小不等的细胞性新月体,同时可伴有弥漫性系膜和内皮细胞增生,毛细血管内微血栓形成。也可表现为局灶硬化性肾小球肾炎;肾小球周围炎症细胞浸润,甚至肉芽肿形成;肾小管萎缩坏死,肾间质水肿,单核细胞浸润。晚期肾小球硬化、肾小管萎缩、间质纤维化。大部分病例免疫病理呈免疫复合物全部阴性或微量 IgG、IgA 在坏死部位沉积。电镜下约20%可见细小散在的电子致密物。泼尼松、环磷酰胺或硫唑嘌呤、血液透析或血浆置换等治疗的短期疗效较好,但长期疗效仍有待提高。抗中性粒细胞胞质抗体(ANCA)是血管炎的标志物,类风湿关节炎合并肾坏死性血管炎可伴有血 ANCA 阳性。核周型 ANCA 阳性者易发生类风湿关节炎相关性肾病,且有时类风湿关节炎血管炎仅累及肾脏,故对于伴有发热、体重下降及尿检异常等表现的类风湿关节炎患者应经常检测 AN-CA,特别是核周型 ANCA,以明确有无坏死性肾小球肾炎的可能。

三、继发性淀粉样变

长期严重的 RA 患者约20%可并发继发性淀粉样变。淀粉样变肾病均有不同程度的蛋白尿,其中1/3～1/2表现为肾病综合征,易并发肾静脉血栓形成,晚期可出现高血压及肾衰竭。Nakano 等曾报道73%类风湿关节炎继发性淀粉样变患者发生肾功能不全,明显高于类风湿关节炎无继发性淀粉样变的31%。肾脏病理表现为肾小球体积增大,淀粉样物质在肾小球基膜、系膜区、肾小管间质和血管处沉积,基膜增厚,晚期毛细血管腔闭塞。免疫病理可见较弱的免疫球蛋白和 C3 在肾小球毛细血管壁、系膜区、肾小管壁和间质小动脉壁沉积。电镜可见系膜区和基膜有特征性的无分支的排列紊乱的淀粉样纤维结构。淀粉样变肾病暂无特异治疗,一般会发展至慢性肾衰。Uda 发现,类风湿关节炎合并肾淀粉样变的预后与淀粉样物质在肾脏沉积的部位有关,淀粉样物沉积于肾小球者其肾功能恶化明显快于肾小球无淀粉样物沉积(如淀粉样物沉积于血管壁)。另有类风湿关节炎淀粉样变肾病综合征经免疫抑制剂治疗而缓解的报道。类风湿关节炎淀粉样变可与膜性肾病、系统性血管炎和新月体肾炎同时或先后发生。

由于类风湿关节炎患者继发性淀粉样变的发生与炎症活动程度密切相关,随着控制炎症新的药物的出现,使炎症活动及严重程度得到有效控制,因而使得类风湿关节炎患者继发性淀粉样变的发病率大大降低。

四、药物性肾损害

类风湿关节炎患者肾损害除与类风湿关节炎病变本身有关外,部分与类风湿关节炎的治疗药物相关,包括：

(一)非甾体抗炎药肾损害

非甾体抗炎药(NSAIDs)是一类缓解 RA 患者症状的常用药物。因此,了解非甾体抗炎药对肾脏的作用,是关乎类风湿关节炎患者预后的非常重要问题。

非甾体抗炎药可通过改变肾脏局部血流动力学和引起急性间质性肾炎等而导致急性肾损伤(AKI),且常伴有肾病综合征的发生。这可能与非甾体抗炎药抑制前列腺素的合成有关。此外,非甾体抗炎药尚可致急性肾小管坏死、膜性肾病和慢性肾脏病等。

此外,非甾体抗炎药可通过肝肾细胞内 P_{450} 氧化酶系统代谢形成的活性产物以共价键形式与肾组织蛋白结合,可引起肾细胞的氧化损伤。非甾体抗炎药还引起小血管及毛细血管基膜均匀性增厚等微血管病变。

1.急性肾损伤　一般,生理状态下,在肾组织中,前列腺素的合成并不多,其作用的重要性并不突显。但当患者存在肾脏基础病变、低血流量、肾组织局部高血管紧张素 II 活性时,前列腺素(尤其是前列腺环素和前列腺素 E_2)的合成明显增加,拮抗血管紧张素 II 及其他血管活性物质的收缩血管作用,扩张肾血管,改善肾血流量,提高肾小球滤过率,保护肾功能。由此可见,当类风湿关节炎患者使用非甾体抗炎药时,可抑制前列腺素合成,引起肾脏缺血,降低肾小球滤过率,升高血清肌酐。此作用常发生于用药后的 3~7 天。

2.急性肾小管坏死　由于非甾体抗炎药可抑制前列腺素的合成,肾血管收缩,导致肾脏缺血,进而发生急性肾小管坏死。当同时应用其他肾毒性药物(如造影剂)时,其发生率则明显增加。因此,当患者需行造影剂检查时,应停用非甾体抗炎药。

3.急性间质性肾炎及肾病综合征　非甾体抗炎药致急性肾损伤的另一重要原因是急性间质性肾炎(表现为肾间质以 T 淋巴细胞为主的炎症细胞的浸润),常伴发肾病综合征(其病理常为微小病变肾病)。肾病综合征的发生与活化 T 淋巴细胞释放的毒性淋巴因子的作用有关。以上病变最多见于非诺洛芬,但也可由其他非选择性 NSAID 引起。另有报道,选择性 COX-2 抑制剂亦可引起该病理改变。

非甾体抗炎药致急性间质性肾炎及肾病综合征的机制尚不明确,可能与非甾体抗炎药抑制环氧合酶,增加花生四烯酸向白三烯转化,从而激活辅助 T 细胞的作用有关。

患者可表现为血尿、无菌性脓尿、白细胞管型、蛋白尿、肾小管酸中毒及血清肌酐的升高。典型过敏反应的表现如发热、皮疹、嗜酸细胞血症和嗜酸细胞尿症等并不多见,但可部分出现。病情常可于非甾体抗炎药停用数周至数月内自发缓解。当怀疑存在非甾体抗炎药导致的间质性肾炎时,则应终止使用 NSAID。

4.膜性肾病　早期的报道认为几乎所有非甾体抗炎药诱发的肾病综合征其病理均为微小病变,然而,有证据表明膜性肾病也是肾病综合征的原因之一。其发生与一种特殊的非甾体抗炎药,即双氯芬酸的使用有关。

此外,除上述病变外,每日长期使用非甾体抗炎药可使患者发生慢性肾脏病的风险增加,这可能与肾乳头坏死等因素有关。晚期可出现高血压和肾衰等。

非甾体抗炎药肾损害的治疗主要有:停用非甾体抗炎药,维持尿量在每日 2000ml 以上,慎用利尿剂,控制高血压和尿路感染。非甾体抗炎药急性间质性肾炎预后良好,几乎所有的早期患者在停药后数周至数月内肾功能恢复,肾病综合征缓解。对合并肾病综合征及肾脏病理显示广泛炎细胞浸润者,停用非甾体抗炎药 1~2 周后肾功能仍不能好转者,糖皮质激素治疗可能有疗效。终末期肾衰及未完全停用非甾体抗炎药者则预后较差。伴难治性高血压、高尿酸血症、尿路梗阻、局灶性肾小球硬化者在停用非甾体抗炎药后肾功能也常缓慢恶化,预后不佳。

（二）青霉胺肾损害

青霉胺所致的肾损害与青霉胺的剂量和时间等密切相关,青霉胺的剂量越大,治疗时间越长,越易导致肾损害。肾损害可发生于青霉胺治疗后 4～18 个月。青霉胺用量>500mg/d 者易出现蛋白尿,严重者出现肾病综合征。青霉胺较易引起膜性肾病,可能原因为青霉胺作为半抗原沉积于肾小球基膜,引起免疫复合物肾炎。使用糖皮质激素可使尿蛋白很快消失。青霉胺也可引起系膜增生性肾小球肾炎、新月体肾小球肾炎和狼疮样表现,甲泼尼龙冲击及泼尼松治疗可改善病情。

（三）金制剂肾损害

金制剂治疗常可引起蛋白尿、血尿,但肾病综合征少见,肾脏主要病理表现为膜性肾病。金可沉积于肾小管细胞的线粒体内和间质巨噬细胞内,引起小管间质性肾炎,进而小管上皮细胞损伤释放出抗原,通过免疫反应诱导自身抗体产生,形成免疫复合物,沉积于肾小球上皮下,从而发生膜性肾病。电镜下可见上皮细胞足突间免疫复合物(含有 IgG 和 C3)的沉积。停用金制剂并使用糖皮质激素可使尿蛋白、血尿改善或缓慢消失。Katz 等报道,1283 例 RA 口服金诺芬治疗后,41 例出现蛋白尿,其中 15 例轻度异常(0.15～1.0g/d),17 例中度异常(1.0～3.5g/d),9 例重度异常(>3.5g/d),停药后尿蛋白多于 1 年内缓解,不遗留永久肾损害。口服金制剂较静脉用金制剂副作用小,耐受性好。

（四）环孢素肾损害

环孢素(CsA)的治疗可引起肾损害。其机制可能与 CsA 引起肾血管收缩,进而降低肾小球滤过率,以及直接损伤肾小管细胞等有关。CsA 相关肾病可分为急性肾病和慢性肾病。急性 CsA 相关肾病的病理主要表现为急性肾小管坏死、间质水肿及淋巴细胞浸润,小动脉中层黏液样改变、血管壁透明样改变、肾小球系膜基质轻度增生。临床上可表现为急性可逆性肾衰竭、溶血性尿毒症综合征、动静脉栓塞等。慢性 CsA 相关肾病的病理可表现为肾小管空泡变性、坏死脱落及小管萎缩,肾间质局灶性条带状纤维化,小动脉壁透明样变性,少数可见局灶性肾小球硬化。慢性 CsA 相关肾病多发生于应用 CsA-年以上者,表现为蛋白尿、高血压及渐进性肾功能损害。一般认为小剂量 CsA 导致肾损害的可能性小。Rodriguez 报道,22 例 RA 患者接受 CsA 治疗,初始剂量小于 4mg/(kg·d),以后剂量小于 5mg/(kg·d),87 个月后肾活检证实未发生 CsA 相关肾病,肾功能未恶化。慢性 CsA 相关肾病的预后与肾功能异常持续时间相关。防治 CsA 相关肾病的措施主要包括合理掌握 CsA 用量,监测血 CsA 浓度和肾功能;应用钙通道阻滞剂减少 CsA 肾毒性,增加 CsA 的免疫抑制效果;合用小剂量 $1,25(OH)_2D_3$,减少 CsA 用药剂量,维持免疫抑制功能,从而降低 CsA 肾毒性。

（五）甲氨蝶呤肾损害

甲氨蝶呤可引起肝功能损害、骨髓抑制等,肾损害少见。本品主要由肾排出,其肾毒性与剂量有关。甲氨蝶呤经肾脏排泄时可引起肾小管阻塞或对肾小管的直接毒性作用而导致急性肾衰。适度水化(保持尿量>100ml/h),碱化尿液等措施可减少肾衰的发生。由于肾功能减退可使该药半衰期延长,故应根据肾功能调整其剂量。

（张　勇）

第八节　其他风湿病性疾病肾损害

一、风湿热的肾损害

（一）概述

风湿热（RF）是上呼吸道 A 组乙型溶血性链球菌感染后引起的一种自身免疫性疾病，可有全身结缔组织病变，尤好侵犯关节、心脏、皮肤，偶可累及神经系统、血管、浆膜及肺、肾等内脏。本病有反复发作倾向，心肌炎的反复发作可导致风湿性心脏病的发生和发展。

本病多发于冬春阴雨季节，潮湿和寒冷是重要诱因。初发年龄以 9～17 岁多见，主要发生在学龄期，4 岁以前发病很少见，而 25 岁以后也较不常见。男女比例相当。居室过于拥挤、营养低下、医药缺乏有利于链球菌繁殖和传播，多构成本病流行。虽然，在西方发达国家本病的发病率已有大幅度下降，但在发展中国家，如东南亚、非洲和中南美洲广大地区的发病率仍甚高。流行期受链球菌感染而未经治疗的患者，风湿热的发病率为 1%～3%。

风湿热有五个主要表现：游走性多发性关节炎、心肌炎、皮下结节、环形红斑、舞蹈病。这些表现可以单独出现或合并出现，并可产生许多临床亚型。皮肤和皮下组织的表现不常见，通常只发生在已有关节炎、舞蹈病或心肌炎的患者中。

（二）风湿热的肾损害

其机制目前尚未完全阐明，可能与链球菌细胞壁与人体组织间有"交叉反应性抗原"有关，这种交叉反应性抗原不仅存在于血管壁，也可存在于血管周围和肾脏的小动脉中，导致风湿热时的肾脏损害。其肾损害程度较轻，临床多表现为程度不等的蛋白尿和镜下血尿，偶有肾衰竭；肾脏病理改变多数呈阶段性或轻中度的弥漫性系膜增生，少数呈现典型的链球菌感染后肾小球肾炎的改变，持续时间相对较短，多在 1～6 个月内尿分析恢复正常。

（三）治疗原则

治疗目标：清除链球菌感染，去除诱发风湿热病因；控制临床症状，使心肌炎、关节炎、舞蹈病及其他症状迅速缓解，解除风湿热带来的痛苦；处理各种并发症和合并症，提高患者身体素质和生活质量，延长寿命。

风湿热和肾损害有共同的致病原，其肾损害程度较轻，病程短，非进行性改变，故无须特殊治疗。

二、炎症性肌病肾脏损害

炎症性肌病是一大组亚急性或慢性起病的获得性肌病，其主要病理特征是肌纤维坏死、再生及肌间质内炎症细胞浸润。按病因分类可以分成两大类：一类是有明确感染因素的炎症性肌病，包括病毒性肌炎、细菌性肌炎、寄生虫性肌炎；另一类找不到明确的感染因素，又称为特发性炎症性肌病，临床上分六种类型：Ⅰ型，多发性肌炎；Ⅱ型，皮肌炎；Ⅲ型，恶性肿瘤相关的多发性肌炎或皮肌炎；Ⅳ型，儿童期多发性肌炎或皮肌炎；Ⅴ型，其他结缔组织病伴发的多发性肌炎或皮肌炎；Ⅵ型，其他类型的肌炎（如包涵体肌炎、嗜酸粒细胞性肌炎、局限性结节性肌炎等）。从狭义上讲，炎症性肌病仅包括多发性肌炎、皮肌炎、无肌病性皮肌炎和散发性包涵体肌炎,临床上最常见的是多发性肌炎和皮肌炎。

(一)多发性肌炎和皮肌炎的常见临床表现

多发性肌炎(PM)和皮肌炎(DM)的临床特点是四肢近端、肩带肌、骨盆带肌的进行性无力,其发病率为 $0.5\sim8.4$/百万人,男女比例为 $1:2$,发病年龄有两个高峰,分别是 $5\sim14$ 岁和 $40\sim60$ 岁。

多发性肌炎的常见临床表现是进行性近端肌无力,典型表现是下蹲后站立困难,梳头、抬头困难。吞咽肌受累时可出现吞咽困难、构音障碍。少数患者因膈肌和肋间肌受累导致呼吸困难。通常不存在眼外肌的受累,患者不存在肢体感觉障碍,除了少数病情严重或肌肉萎缩的患者外,亦不存在腱反射障碍。和肌无力的普遍现象相比,肌肉疼痛并非常见,仅有不到 30% 的患者发生。皮肌炎除了具备多发性肌炎的临床表现外,还具有特征性的皮肤改变:①向阳疹:上眼睑水肿性紫红色斑;②"V 字征"和"披肩征":紫红色皮疹出现在前胸 V 形区和肩背部;③Gottron 征:掌指关节、近端指间关节伸面稍高出皮肤的鲜红色鳞屑性皮疹;④"技工手":在手指的掌面和侧面皮肤过多角化、裂纹及粗糙。

多发性肌炎/皮肌炎患者血清肌酶升高,肌电图提示肌源性损害,肌肉活检提示不同程度的炎细胞浸润和肌纤维坏死。部分患者自身抗体检查中抗 Jo-1 抗体阳性,临床上常出现肺间质病变、雷诺现象、对称性多关节炎、技工手、急性发热等现象,称为抗合成酶抗体综合征。

除了肌肉和皮肤病变,多发性肌炎/皮肌炎可造成其他器官的损害。超过 35% 的患者有关节受累,表现为关节痛,肘、膝、肩关节和指关节发生畸形和活动不便,多为邻近肌肉病变造成的纤维化挛缩所致。急性起病的患者可见心脏受累,表现有房室传导阻滞、心动过速和心肌炎。肺部受累可因呼吸肌受累或肺间质病变导致。皮肌炎患者可发生皮下钙化,主要见于肘、臀、背等受压部位,可因皮肤破溃导致感染和疼痛。

此外,一部分皮肌炎患者可出现系统性硬化症和(或)混合性结缔组织病的临床特点,如真皮层增厚、食管运动减弱、小血管炎、雷诺现象、钙质沉积等,称为重叠综合征。一般而言,同时具备上述特征,形成重叠综合征的多见于皮肌炎患者,而多发性肌炎患者很少出现类似的重叠现象。其他类型的自身免疫病如类风湿关节炎、系统性红斑狼疮、干燥综合征也较少与皮肌炎形成重叠综合征。

(二)多发性肌炎和皮肌炎肾脏损害的发生率

以往的观点认为多发性肌炎和皮肌炎很少累及肾脏,但近些年的一些报道提示多发性肌炎/皮肌炎的肾脏损害并非少见。Yen TH 对 65 例多发性肌炎/皮肌炎患者进行了回顾性研究,其中 14 例合并不同程度的肾脏受累,发病率为 21.5%,其中有 4 例 PM 患者和 5 例皮肌炎患者伴发急性肾损伤。国内钱莹等人对确诊的 146 例多发性肌炎/皮肌炎患者做了回顾性分析,有 30 例出现不同程度的肾脏损害,发病率为 20.5%。这些报道指向一个结论:多发性肌炎/皮肌炎患者发生的肾脏损害并非少见,只是相比于其他系统受损的表现,肾脏损害的临床表现并不显著,容易被忽视。

(三)多发性肌炎和皮肌炎肾脏损害的病理类型

1979 年 Dyck 等报道 5 例多发性肌炎的患者合并肾损害,其中 4 例肾活检病理为局灶性系膜增生性肾小球肾炎,免疫荧光显示 IgG、IgM 和 C3 沉积。在使用糖皮质激素治疗后,蛋白尿和尿检异常随着肌病的好转而消失。局灶性系膜增生性肾小球肾炎也被认为是 PM 比较常见的病理类型。Takizawa 等总结了文献中报道的 21 例 PM/DM 患者的肾活检病理,其中 15 例为多发性肌炎患者,6 例为皮肌炎患者,这些患者的肾活检病理中,12 例为系膜增生性肾小球肾炎,6 例为膜性肾小球肾炎,1 例微小病变,2 例新月体肾小球肾炎。21 例病理中有 19 例进行了免疫荧光检查,其中 14 例提示免疫球蛋白和补体沉积。这组资料中,所有病理为系膜增生性肾小球肾炎的病例均为 PM 患者,而病理为膜性肾病的病例超过半数为 DM 患者。

(四)多发性肌炎和皮肌炎肾脏损害的临床表现和发病机制

PM/DM 导致肾脏损害时主要有两种表现形式:①肌红蛋白血症和肌红蛋白尿可出现于 50% 左右的

PM/DM 患者,通常程度较轻,一些暴发性起病者,因广泛横纹肌溶解而导致急性肾损伤;②合并肾小球肾炎,患者可有蛋白尿、镜下血尿、低补体血症、轻中度高血压以及轻度肾功能受损等表现,少数出现肾病综合征。

肌红蛋白导致急性肾损伤的发病机制可能包括:①肾内血管的收缩;②肌红蛋白直接损伤肾小管以及缺血因素加重肾小管损害;③肌红蛋白阻塞肾小管腔。在生理状态下,肌红蛋白可以自由滤过肾小球,被肾小管上皮细胞通过内吞作用代谢分解,其肾阈值为 0.5～1.5mg/dl,当其浓度超过 100mg/dl 时才可见到典型的"浓茶尿"。当血容量不足或肾内血管收缩时,肌红蛋白容易在肾小管中浓聚,它与 Tamm-Horsfall 蛋白相互作用后沉积在肾小管中,这个过程更容易在酸性尿液中发生。肌红蛋白阻塞肾小管的现象较常发生于远端肾小管,而它对肾小管的细胞毒性作用则更多发生于近端肾小管。

Takizawa 等进行的文献总结中,有 21 例多发性肌炎/皮肌炎患者在临床和肾脏病理上均符合肾小球肾炎,并且经过激素和(或)免疫抑制剂治疗,PM/DM 和肾小球肾炎同步好转,提示这两者有相同的发病机制。Takizawa 等分析得出 PM 导致肾脏损害时病理多为系膜增生性肾小球肾炎,DM 导致肾脏损害时病理多为膜性肾病,提示多发性肌炎和皮肌炎通过不同的免疫机制影响到肾脏。PM 多为细胞免疫介导为主的自身免疫反应,它的靶器官是肌纤维。正常肌组织中不存在 MHC-Ⅰ类分子的表达,而免疫组织学证实 PM 患者肌细胞膜和细胞质中有 MHC-Ⅰ类分子表达,其结果导致大量 CD_8^+ T 细胞浸润在肌细胞周围,这些 CD_8^+ T 细胞释放各种细胞因子包括穿孔素、TNF-α 和颗粒酶等物质,进而造成肌纤维的破坏,并刺激系膜细胞增生。DM 是体液免疫介导为主的微血管病变,它的靶器官是血管。在体液免疫介导的过程中,补体激活,膜攻击复合物形成,它们沉积于毛细血管,导致肌纤维的缺血、坏死和肌束萎缩。这样的过程不仅限于肌纤维的血管,类似的过程也发生在血流丰富的肾脏,导致肾小球基膜的增厚和毛细血管保护机制的破坏。

(五)多发性肌炎和皮肌炎肾脏损害的处理

多发性肌炎/皮肌炎患者因广泛横纹肌溶解导致急性肾损伤发生时,治疗上强调早期积极补液,提高血容量,增加肾小球灌注压;碱化尿液,当尿液 pH 提高到 6.5 以上时,肌红蛋白的溶解度增加,减轻肾小管阻塞;可使用利尿剂使肌红蛋白尽快从肾脏排出,减少其对肾小管上皮细胞的毒性。当病情快速进展出现无尿时,则应严格控制入量,及时进行血液净化,清除肌红蛋白和炎症介质。

PM/DM 导致肾小球肾炎发生时,其处理关键在于原发病的治疗。通过原发病的控制,肾小球病变也会同步好转。多发性肌炎/皮肌炎的治疗首选糖皮质激素,治疗初期应足量,多使用泼尼松 1.0～1.5mg/(kg·d),通常病情在一个月内开始缓解。激素使用量的调整应根据临床症状的改善和肌酶的变化,并遵循个体化原则,逐渐缓慢减量,寻找最小的有效维持剂量。对泼尼松治疗反应不理想的患者,可加用免疫抑制剂,常用的药物有硫唑嘌呤、甲氨蝶呤和环磷酰胺等。多发性肌炎/皮肌炎治疗的新进展包括抗 TNF 单抗、抗 B 细胞抗体和抗补体 C5 抗体。

三、显微镜下多血管炎

(一)概述

显微镜下多血管炎(MPA)又称显微镜下多动脉炎,是一种系统性、坏死性血管炎,属自身免疫性疾病。该病主要侵犯小血管,包括毛细血管、小静脉或微动脉,但也可累及小和(或)中型动脉。免疫病理检查特征是血管壁无或只有少量免疫复合物沉积。可侵犯全身多个器官,如肾、肺、眼、皮肤、关节、肌肉、消化道和中枢神经系统等,在临床上以坏死性肾小球肾炎为突出表现,但肺毛细血管炎也很常见。

本病男性多见,男女比约 2∶1,多在 50～60 岁发病,我国的确切发病率尚不清楚。

(二)临床表现

1.症状与体征　好发于冬季,多数有上呼吸道感染或药物过敏样前驱症状。非特异性症状如不规则发热、疲乏、皮疹、关节痛、肌痛、腹痛、神经炎和体重下降等。

(1)肾脏:约 70%～80% 的患者肾脏受累,几乎全有血尿,肉眼血尿者约占 30%,伴有不同程度的蛋白尿,高血压不多见或较轻。约半数患者呈急进性肾炎综合征,表现为坏死性新月体肾炎,早期出现急性肾衰竭。少数患者肾功能呈缓慢减退,偶见肾功能正常。一般认为肾功能恶化程度与新月体形成的广泛与大小相关。

(2)肺脏:为仅次于肾脏最易受累的器官(约占 50%),临床上表现为哮喘、咳嗽、咯血痰/咯血。严重者可表现为肺肾综合征,表现为蛋白尿、血尿、急性肾衰竭、肺出血等,其与肺出血-肾炎综合征(Goodpasture 综合征,亦称抗基膜性肾小球肾炎)很相似,后者抗肾小球基膜抗体阳性以资鉴别。

(3)消化道:可出现肠系膜血管缺血和消化道出血的表现,如腹痛、腹泻、黑便等。

(4)心脏:可有心衰、心包炎、心律失常、心肌梗死等。

(5)耳部:受累可出现耳鸣、中耳炎、神经性听力下降,眼受累可出现虹膜睫状体炎、巩膜炎、葡萄膜炎等。

(6)关节:常表现为关节肿痛,其中仅 10% 的患者有关节渗出、滑膜增厚和红斑。

(7)神经:约 20%～25% 的患者有神经系统受累,可有多发性神经炎、末梢神经炎、中枢神经血管炎等,表现为局部感觉或运动障碍、缺血性脑病等。

(8)皮肤:约 30% 左右的患者有肾-皮肤血管炎综合征,典型的皮肤表现为红斑、斑丘疹、红色痛性结节、湿疹和荨麻疹等。

2.实验室检查

(1)一般实验室检查:白细胞增多、血小板增高等,以及与出血不相称的贫血,血沉升高、C 反应蛋白增高、类风湿因子阳性、γ 球蛋白升高、蛋白尿、血尿、血尿素氮、肌酐升高等。

(2)抗中性粒细胞胞质抗体(ANCA):是本病诊断、监测病情活动和预测复发的重要血清学指标,阳性率 50%～80%,其滴度通常与血管炎的活动度有关。ANCA 针对的两个主要抗原是丝氨酸蛋白酶 3(PR3)和髓过氧化物酶(MPO)。MPO-ANCA 又称为 pANCA(核周型),70% 的 MPA 该抗体阳性;PR3-ANCA 又称为 cANCA(胞质型),多见于韦格纳肉芽肿,但无肾外表现的坏死性新月体肾小球肾炎患者中有 20%～30% PR3-ANCA 阳性。

(3)肾活检:病理特征为白细胞对血管壁的浸润和血管壁的坏死性变化。基本病理改变:小静脉、小动脉壁内皮细胞肿胀、增生、中层纤维素样坏死伴炎症细胞浸润。肾小球毛细血管丛节段性纤维素样坏死、血栓形成和新月体形成,坏死节段内及周围偶见大量嗜中性粒细胞浸润。免疫学检查无或仅有稀疏的免疫球蛋白沉积,极少有免疫复合物沉积。其典型肾脏病理表现为寡免疫复合物局灶节段坏死型肾小球肾炎或新月体肾炎。

80% 原发性小血管炎有肾脏受累的临床表现,但病理活检则几乎 100% 有肾脏受累。

(三)诊断要点

本病尚无统一诊断标准,以下情况有助于 MPA 的诊断。

1.中老年,以男性多见。

2.具有上述起病的前驱症状。

3.肾脏损害表现蛋白尿、血尿或(及)急进性肾功能不全等。

4.伴有肺部或肺肾综合征的临床表现。

5.伴有关节、眼、耳、心脏、胃肠道等全身各器官受累表现。

6.pANCA 阳性。

7.肾、肺活检有助于诊断。

（四）鉴别诊断

1.结节性多动脉炎（PAN）　主要累及中型和（或）小型动脉，无毛细血管、小静脉及微动脉累及。是一种坏死性血管炎，极少有肉芽肿，肾损害为肾血管炎、肾梗死和微动脉瘤，无急进性肾炎，无肺出血。周围神经疾患多见（50%～80%），约 20%～30%有皮肤损害，表现为痛性红斑性皮下结节，沿动脉成群出现。ANCA 较少阳性（<20%），血管造影见微血管瘤、血管狭窄，中小动脉壁活检有炎症细胞浸润。

2.变应性肉芽肿性血管炎　主要累及小、中型血管的系统性血管炎，有血管外肉芽肿形成及高嗜酸细胞血症，患者常表现为变应性鼻炎、鼻息肉及哮喘，可侵犯肺及肾脏，出现相应症状，可有 ANCA 阳性，但以 cANCA 阳性为多。

3.肺出血-肾炎综合征　以肺出血和急进性肾炎为特征，抗肾小球基膜抗体阳性，肾病理可见基膜有明显免疫复合物沉积。

4.狼疮肾炎　具有典型系统性红斑狼疮表现，加上蛋白尿即可诊断，肾活检见大量各种免疫复合物沉着，借以与 MPA 鉴别。

（五）治疗方案及原则

治疗可分三个阶段：诱导期，维持缓解期和治疗复发。

1.诱导期和维持缓解期的治疗

（1）糖皮质激素：泼尼松（龙）1mg/(kg·d)，晨顿服或分次服用，一般服用 4～8 周后减量，等病情缓解后以维持量治疗，维持量有个体差异。建议少量泼尼松（龙）（10～20mg/d）维持 2 年，或更长。对于重症患者和肾功能进行性恶化的患者，可采用甲泼尼松（龙）冲击治疗，每次 0.5～1.0g 静脉滴注，每日或隔日一次，三次为一疗程，一周后视病情需要可重复。激素治疗期间注意防治不良反应。不宜单用泼尼松治疗，因缓解率较低，复发率较高。

（2）环磷酰胺（CTX）：可采用口服，剂量一般 2～3mg/(kg·d)，持续 12 周。也可采用 CTX 静脉冲击疗法，剂量 0.5～1g/m² 体表面积，每月一次，连续 6 个月，严重者用药间隔可缩短为 2～3 周，以后每 3 个月一次，至病情稳定 1～2 年（或更长时间）可停药观察。口服副作用高于冲击治疗。用药期间需监测血常规和肝肾功能。

（3）硫唑嘌呤：由于 CTX 长期使用副作用多，诱导治疗一旦达到缓解（通常 4～6 个月后）也可以改用硫唑嘌呤，1～2mg/(kg·d)口服，维持至少 1 年。

（4）吗替麦考酚酯：吗替麦考酚酯 1.0～1.5g/d，用于维持缓解期和治疗复发的 MPA，有一定疗效，停药可能引起复发。

（5）甲氨蝶呤（MTX）：有报道 MTX 5～25mg，每周一次，口服或静脉注射治疗有效，应注意不良反应。

（6）丙种球蛋白：采用大剂量静脉注射用人免疫球蛋白[IVIG 0.4g/(kg·d)]，3～5 天为一疗程，部分患者有效，但价格昂贵。在合并感染、体弱、病重等原因导致无法使用糖皮质激素和细胞毒药物时可单用或合用。

（7）特异性免疫吸附：应用特异性抗原结合树脂，吸附患者血清中相应的 ANCA，有少量报道证实有效，但该治疗方法尚在探索中。

2.暴发性 MPA 的治疗　此时可出现肺-肾衰竭，常有肺泡大量出血和肾功能急骤恶化，可予以甲泼尼龙 0.5~1.0g/d,连用三天,为一个疗程,后应用泼尼松(龙)40~60mg/d;根据病情和治疗反应,一周后可再应用甲泼尼龙 1~2 个疗程。同时联合环磷酰胺(CTX)1.0g/次,每半月一次冲击治疗;以及对症支持治疗。血浆置换疗法:每次置换血浆 2~4L,每天一次,连续数日后依情况改为隔日或数日一次。该疗法对部分患者有效,但价格昂贵,副作用有出血、感染等。血浆置换对肌酐、尿素氮等小分子毒素清除效果差,如患者血肌酐明显升高宜联合血液透析治疗。

3.复发的治疗　大多数患者在停用免疫抑制剂后可能复发。典型的复发发生于起病最初受累的器官,一般比初次发病温和,但也可能引起主要器官受损,导致进一步的功能障碍。CTX 不能阻止复发。如果患者还在初次治疗期间出现较温和的复发,可暂时增加泼尼松剂量控制病情,换用其他免疫抑制剂如吗替麦考酚酯、硫唑嘌呤、环孢素和来氟米特等,如果治疗无效则可进行血浆置换。

4.透析和肾移植　少数进入终末期肾衰竭者,需要依赖维持性透析或进行肾移植,肾移植术需血管炎症状控制,特异性抗体阴性 1 年以上,方可考虑。肾移植后仍有很少数患者会复发,复发后仍可用糖皮质激素和免疫抑制剂治疗。

5.其他　对有肾损害的患者应严格控制血压在正常范围内,推荐使用血管紧张素转化酶抑制剂或血管紧张素 II 受体拮抗剂。

(六)预后

经糖皮质激素联合免疫抑制剂治疗后,其一年生存率达 80%~100%,五年生存率已从未治疗患者的 10% 提高到约 70%~80%。一般认为影响预后的主要因素有:①广泛间质纤维化,肾小管萎缩、弥漫性肾小球硬化和纤维性新月体形成;②一般临床因素,如高龄,血 WBC 明显升高(>$16×10^9$),血肌酐明显升高和血压高者,预后较差;③合并神经系统受累、胃肠道受累,较单纯性肾受累预后差;④早期诊断和及时联合肾上腺糖皮质激素与细胞毒药物治疗是影响预后的关键。

四、贝赫切特综合征肾脏损害

1937 年土耳其医生 Behcet 报道了首例贝赫切特综合征,故以其名字命名。贝赫切特综合征高发地区为地中海、中东、中国和日本,欧美少见;男性患者较多,且病情偏重,发病年龄多在 20~35 岁。贝赫切特综合征是一种以小血管炎为病理基础的多器官受累的系统性疾病,可侵犯皮肤、黏膜、关节、胃肠、心血管、泌尿、生殖、神经等。常见临床表现为反复发作的口腔溃疡、生殖器溃疡、眼炎和皮肤病变。肾脏受累发病率国内外报道不一,在 1.87%~35.9% 不等。

(一)贝赫切特综合征肾损害的发病机制

贝赫切特综合征本身的发病机制仍不清楚。微生物感染学说(结核感染、链球菌感染),多种免疫学异常及遗传易感因素(地中海及亚洲地区患者其 HLA-B5 以及其亚型 HLA-B5 的阳性率高于正常人 6~13 倍)在贝赫切特综合征发病中起重要作用。

贝赫切特综合征肾脏损害机制可能与免疫复合物、IgA 的沉积,中性粒细胞抗体有关。

(二)肾脏损害的病理类型

贝赫切特综合征肾脏病理改变可分为 4 种:

1.肾小球肾炎　为贝赫切特综合征最常见肾脏改变,约占 30%。患者大多表现为新月体肾炎或 IgA 肾病。典型的光镜表现为:肾小球毛细血管襻局灶节段性坏死,肾小球系膜细胞增生,伴不同程度的新月体形成;也有表现为肾小球弥漫性系膜细胞增生,而无血管襻坏死者。免疫荧光显示 IgA、IgG、IgM、C3 沿肾小球毛细血管襻和系膜区沉积。

2.肾脏淀粉样变　也为贝赫切特综合征肾损害常见表现,约占贝赫切特综合征患者 0.1%～4.8%,多在贝赫切特综合征起病 10 年后出现症状。主要是继发于贝赫切特综合征的长期未控制炎症反应。光镜下可见到肾小球系膜区和部分小血管壁中刚果红染色阳性的无定形物质沉积,上述物质偏振光下显示为苹果绿色,其为 AA 型淀粉样蛋白。

3.间质性肾炎　较少见。光镜下表现为:肾间质水肿及纤维化、肾小管上皮细胞空泡变性,肾间质少量炎症细胞浸润。

4.肾微血管病变　表现为叶间及小叶间动脉管壁纤维素样物质沉积、管周纤维化,免疫荧光可显示血管壁 C3 和纤维素样物质沉积。

(三)临床表现

贝赫切特综合征系统受累中以口腔、生殖器、皮肤及眼部受累最为常见。临床典型表现为眼-口-生殖器三联症,即反复发作性口腔阿弗他溃疡、眼葡萄膜炎及生殖器溃疡。其他系统受累包括:神经系统受累时表现为脑膜脑炎、神经炎;关节疼痛;心血管病变几乎可累及全身所有血管,大小血管均可受累,以静脉受累多见,最常见的是静脉血栓形成;肠道受累可表现为溃疡、穿孔或瘘管形成,以回盲部常见。

肾脏为贝赫切特综合征较少累及的器官。土耳其学者 2008 年荟萃分析了 Pubmed 报道的 94 例贝赫切特综合征肾受损表现,其中肾淀粉样变与肾小球肾炎为最常见,分别占 41.4% 和 39.3%,这两种类型均可出现肾病综合征,占 12%;肾血管病变占 20%;而间质性肾炎仅有 1 例。根据不同病理种类其临床表现略有不同。

1.肾小球肾炎　表现为血尿和(或)蛋白尿,约 10.8% 贝赫切特综合征患者可存在类似尿检异常。可伴有血压升高。从诊断贝赫切特综合征到出现尿检异常平均时间为 8 年。临床表现轻重不等,若仅表现为无症状血尿或蛋白尿,则肾脏预后与无肾脏受累者无差别。极少数患者可表现为肾病综合征和急进性肾炎,病理表现为新月体肾炎,部分患者可合并 IgA 肾病。

2.肾脏淀粉样变　主要表现为肾病综合征,从诊断贝赫切特综合征至出现肾淀粉样变平均时间为 9.6年,男性多见。多合并静脉栓塞、动脉瘤或动脉壁闭塞。肾脏淀粉样变是贝赫切特综合征造成肾衰竭最主要的原因。

3.血管病变　肾脏大血管、微血管均可受累。大血管病变包括肾静脉栓塞、动脉闭塞、动脉瘤。男性多见,肾动脉受累主要临床表现为高血压,可出现在肾动脉的任何部位,动脉瘤可发生破裂,肾动脉闭塞可导致肾梗死。肾静脉血栓形成主要表现为肾脏增大、腰痛、低热、尿蛋白增加。微血管改变可为肾内微血管瘤,类似节结性多动脉炎,表现为血尿、轻度蛋白尿。

4.间质性肾炎　临床极少见。血尿、蛋白尿不突出,主要表现为肾功能异常。

5.其他　贝赫切特综合征治疗过程中的药物性肾损害等,如 NSAID。

(四)诊断

首先应当符合贝赫切特综合征的诊断。贝赫切特综合征无特异性血清学抗体,诊断主要依靠临床症状。贝赫切特综合征国际诊断标准(1989 年):

1.反复口腔溃疡　阿弗他溃疡,1 年内发作 3 次。

2.反复生殖器溃疡　阿弗他溃疡;必须为医师观察到或由患者本人提供并被确认为是可靠的。

3.眼病变　前和(或)后葡萄膜炎,裂隙灯检查可见到玻璃体内细胞或视网膜血管炎。

4.皮肤病变　节结性红斑、假性毛囊炎、脓性丘疹、痤疮样皮疹(未服用糖皮质激素而出现者)。

5.针刺实验阳性　以无菌 20 号小针头,斜行刺入皮内,经 24～48 小时后由医师看结果判定,局部若有红丘疹或红丘疹伴有白疱疹,则视为阳性结果。

存在反复口腔溃疡并合并其他 4 项中 2 项以上,且除外其他疾病,则可诊断贝赫切特综合征。符合贝赫切特综合征诊断后,若伴随肾病综合征、尿检异常、肾功能异常时,需考虑肾脏受累可能,必要时应进行肾脏穿刺活检以明确其他诊断。

(五)治疗与预后

贝赫切特综合征肾脏受累患者的治疗目前并无循证医学证据。但按照贝赫切特综合征的治疗原则,存在重要脏器受累时,需要积极治疗,常需使用糖皮质激素和免疫抑制剂如环磷酰胺、环孢素、硫唑嘌呤等。糖皮质激素对控制急性症状有效,常用糖皮质激素泼尼松 40～60mg/d。对于细胞性新月体型肾炎患者可考虑大剂量甲泼尼龙 1g/d 冲击 3～5 天,并联合每月环磷酰胺 1g 静脉冲击。

肾脏淀粉样变者,有报道可应用秋水仙碱抑制中性粒细胞向炎症部位移动、抑制炎症从而减少淀粉样蛋白。还可考虑血浆置换治疗。存在肾脏大血管受累时可考虑放射介入治疗,但同时应注意联合免疫抑制治疗。肾静脉血栓形成急性期应当考虑抗凝治疗。

合并坏死性肾小球肾炎、新月体肾小球肾炎、肾脏淀粉样变者预后较差。前两种肾脏损害者肾功能常持续减退。因此,在贝赫切特综合征患者中应常规进行尿常规检查和肾功能筛查。

五、结节性多动脉炎肾损害

(一)概述

结节性多动脉炎(PAN)主要侵犯中小肌性动脉,损害呈节段性分布,易发生于动脉分叉处,并向远端及周围扩散,浅表动脉可沿血管行经分布而扪及结节。病因不明,可能与感染(病毒、细菌)、药物及注射血清等有一定关系。组织学改变见血管中层病变明显,急性期为多形核白细胞渗出到血管壁各层和血管周围区域,组织水肿,病变向外膜和内膜蔓延而致管壁全层坏死,其后有单核细胞及淋巴细胞渗出。亚急性和慢性过程为血管内膜增生,血管壁退行性改变伴纤维蛋白渗出和纤维样坏死,管腔内血栓形成,重者可使血管 20 闭塞。结节性多动脉炎有两个重要的病理特点:①个体血管病变呈多样化。在相距不到 $20\mu m$ 的连续切片上,病变已有明显差别。②急性坏死性病损和增殖修复性改变常共存。该病在美国的发病率为 1.8/10 万人,男性发病为女性的 2.5～4.0 倍,发病年龄 40 岁以上多见,起病可急骤或隐匿。

(二)临床表现

1.全身症状　结节性多动脉炎多有不规则发热、头痛、乏力、周身不适、多汗、体重减轻、肌肉疼痛、肢端疼痛、腹痛、关节痛等。

2.系统症状　可累及多个器官系统:肾脏、骨骼、肌肉、神经系统、胃肠道、皮肤、心脏、生殖系统等,肺部受累少见。

肾脏损害:本病肾脏损害的发生率为 70%～80%,以肾脏血管损害为主,主要表现肾血管性高血压,急性肾衰竭多为肾脏多发梗死的结果。疾病的急性阶段,可有少尿和尿闭,也可于数月或数年后发生。在病理和临床上有两种不同的肾损害表现,可单独或合并存在:①中动脉的急性炎症,主要累及叶间动脉和弓形动脉,病变特点为动脉壁弹性纤维破坏,纤维素样坏死。临床上可出现肉眼血尿、高血压和肾功能不全。②坏死性肾小球肾炎,为缺血性改变所致,表现为节段性或弥漫性肾小球纤维蛋白样坏死,伴系膜细胞增生。临床上表现为少量蛋白尿、镜下血尿、高血压等。肾脏血管造影常显示多发性小动脉瘤及梗死,由于输尿管周围血管炎和继发性纤维化可出现单侧或双侧输尿管狭窄。

3.辅助检查

(1)一般检查:反映急性炎症的指标:轻度贫血、白细胞增多,血沉(ESR)和 C 反应蛋白(CRP)升高,可见轻度嗜酸性粒细胞增多,血小板增多,肾脏损害者常有显微镜下血尿、蛋白尿和肾功能异常,类风湿因子(RF)可呈阳性,但滴度较低,部分患者循环免疫复合物阳性,补体水平下降,血清白蛋白降低,冷球蛋白阳性,约 1/3 患者乙肝表面抗原(HBsAg)阳性,可有肝功能异常。

(2)抗中性粒细胞胞质抗体(ANCA):ANCA 分为 pANCA(核周型 ANCA)及 cANCA(胞质型 ANCA)两种。本病中约 20% 患者 ANCA 阳性,主要是 pANCA 阳性。

(3)影像学检查:①彩色多普勒:中等血管受累,可探及受累血管的狭窄、闭塞或动脉瘤形成,小血管受累者探测困难;②计算机体层扫描(CT)和磁共振成像(MRI):较大血管受累者可查及血管呈灶性、节段性分布,受累血管壁水肿等;③静脉肾盂造影:可见肾梗死区有斑点状充盈不良影像。如有肾周出血,则显示肾脏边界不清和不规则块状影,腰大肌轮廓不清,肾盏变形和输尿管移位;④选择性内脏血管造影:可见到受累血管呈节段性狭窄、闭塞,动脉瘤和出血征象。该项检查在肾功能严重受损者慎用。

(三)诊断要点

1.诊断标准 目前均采用 1990 年美国风湿病学学会(ACR)的分类标准作为诊断标准:

(1)体重下降≥4kg(无节食或其他原因所致)。

(2)网状青斑(四肢和躯干)。

(3)睾丸痛和(或)压痛(并非感染、外伤或其他原因引起)。

(4)肌痛、乏力或下肢压痛。

(5)多发性单神经炎或多神经炎。

(6)舒张压≥90mmHg。

(7)血尿素氮>40mg/dl 或肌酐>1.5mg/dl(非肾前因素)。

(8)血清 HBV 标志物(HBs 抗原或抗体)阳性。

(9)动脉造影见动脉瘤或血管闭塞(除外动脉硬化,纤维肌性发育不良或其他非炎症性病变)。

(10)中小动脉壁活检有中性粒细胞和单核细胞浸润。

上述 10 条中至少有 3 条阳性者可诊断为结节性多动脉炎。其诊断的敏感性和特异性分别为 82.2% 和 86.6%。

2.鉴别诊断

(1)显微镜下多血管炎:①以小血管(毛细血管、小静脉、小动脉)受累为主;②可出现急剧进行性肾炎和肺毛细血管炎、肺出血;③周围神经受累较少,约占 10%~20%;④ANCA 阳性率较高,约占 50%~80%;⑤与乙型肝炎病毒(HBV)感染无关;⑥治疗后复发率较高;⑦血管造影无异常,依靠病理诊断。

(2)变应性肉芽肿性血管炎:①病变可累及中、小动脉,也可累及小静脉;②肺血管受累多见;③血管内和血管外有肉芽肿形成;④外周血嗜酸性粒细胞增多,病变组织嗜酸性粒细胞浸润;⑤既往有支气管哮喘和(或)慢性呼吸道疾病的病史;⑥如有肾受累,则以坏死性肾小球肾炎为特征;⑦2/3 患者 ANCA 阳性。

(四)治疗

应根据病情轻重,疾病的阶段性,个体差异及有无合并症而决定治疗方案。目前该病治疗的主要用药是糖皮质激素联合免疫抑制剂。治疗前应寻找包括某些药物在内的致病原因,并避免与之接触。

(五)预后

肾小球肾炎合并肾衰竭者部分治疗有效,但无尿与高血压是不祥之兆,肾衰竭是死亡的主要原因。年龄大于 50 岁者预后差。及时诊断、尽早用药,尤其是糖皮质激素及免疫抑制剂的使用,已使存活率大大提高。

六、血清阴性脊柱关节病肾损害

血清阴性脊柱关节病（SpA）是血清类风湿因子阴性，脊柱关节受累的一组疾病的总称，包括强直性脊柱炎（AS）、银屑病关节炎（PsA）、莱特尔综合征、炎症性肠病关节炎等一系列疾病，多数患者具有各种特征性关节外表现，如葡萄膜炎、皮肤黏膜损害、肺纤维化、主动脉根部损害等。此类疾病的肾脏受累并不多见，除了合并肾脏原发损害外，一部分是继发于药物的肾毒性（主要是 NSAID）。

（一）强直性脊柱炎

强直性脊柱炎肾脏受累发生率在 $10\%\sim35\%$，常见病变包括 IgA 肾病、非 IgA 系膜增殖性肾炎、肾脏淀粉样变性、膜性肾病、镜下血尿、微量白蛋白尿、肾功能损伤等。淀粉样变性多见于进展性、活动性强直性脊柱炎患者以及病史较长的老年患者。Gratacose 等对 137 例 AS 患者进行脂肪活检，淀粉样变发生率为 7.3%，随访 5 年，其中半数患者出现蛋白尿且预后较差。

（二）莱特尔综合征

莱特尔综合征合并肾脏病变非常少见，仅少量个案报道，以 IgA 肾病多见，也有非 IgA 系膜增殖性肾炎的报道。Satko 等总结了 7 例莱特尔综合征合并 IgA 肾病的病例，其临床特征除肾脏病变外，与其他莱特尔综合征患者并未发现不同。

（三）炎症性肠病

炎症性肠病（IBD）肾脏/尿路疾病发病率为 $4\%\sim23\%$。以尿路结石、肾脏淀粉样变性、肾小管间质疾病、肾小球肾炎以及药物性肾损伤为常见。IBD 患者尿路结石发生率在 $12\%\sim28\%$，结石成分以尿酸结石、草酸钙结石为主。继发性淀粉样变性发病率在克罗恩病为 $0.3\%\sim10.9\%$，在溃疡性结肠炎为 $0\%\sim0.7\%$，男女比例 $2.6：1\sim3.5：1$。临床上表现为蛋白尿、肾病综合征或肾功能不全。针对淀粉样变性的治疗尚存在争议，肠道手术、糖皮质激素、免疫抑制剂的使用均有报道，结论不一。近年有试用肿瘤坏死因子（TNF）抑制物成功治疗克罗恩病相关肾脏淀粉样变的报道。以往认为小管间质性肾炎是继发于药物损伤，但近年的研究证实了肾小管性蛋白尿与肠道炎症的活动性相关，因此目前倾向于认为小管间质性肾炎是炎症性肠病本身所致，还可能与肠源性高草酸尿症、低血钾、肾淀粉样变性、尿路疾病等有关。肾小球肾炎很少见，IgA 肾病、IgM 肾病、微小病变、膜性肾病、抗肾小球基膜肾炎、膜增殖性肾炎、局灶节段肾小球硬化、新月体肾炎等均有报道。内在机制尚不清楚，可能与肠道黏膜炎导致的抗原暴露、IgG 代谢、T 细胞功能异常等有关。肾炎常随着肠道病变的好转而缓解。另外治疗炎症性肠病的药物引起肾损伤也是肾脏病变的重要原因之一，包括环孢素、美沙拉秦、TNF 抑制物等。

总之，血清阴性脊柱关节病合并肾脏损害的情况比较少见，以 IgA 肾病等免疫复合物介导的肾小球肾炎为多。内在机制尚不清楚。有学者认为，血清阴性脊柱关节病常造成黏膜炎（口腔、生殖道、肠道等），从而促使黏膜组织合成 IgA 增多、免疫复合物形成并在肾脏沉积而致病。

七、复发性多软骨炎肾损害

复发多软骨炎（RP）是一种主要以软骨复发性炎症和进行性破坏为特点的自身免疫性疾病，较为少见。最常累及的部位为软骨丰富的耳、鼻、喉、气管、关节，此外还可累及眼、心脏。肾脏也可受累但较少见。RP 可与其他自身免疫性疾病如类风湿关节炎、干燥综合征、系统性红斑狼疮、溃疡性结肠炎等伴发。

RP 肾脏受累似乎并不常见，但 Chang-Miller 1987 年报道了 129 例 RP 中 29 例存在肾脏受累，而对于

47 例 RP 患者进行的尸检也发现 13 例存在肾脏病理改变。因此 RP 肾损害可能远远多于目前我们的认识。

(一)复发多软骨肾损害的发病机制

目前 RP 的发病机制仍不明。较公认的学说为软骨基质在受到炎症、过敏、外伤等影响后抗原暴露,导致机体对软骨及与软骨类似的基质成分组织如巩膜、葡萄膜、玻璃体、主动脉中层及内层、关节滑膜等器官的损伤,造成上述组织炎症细胞浸润,基质坏死、溶解、液化,并可出现肉芽组织,最终基质逐渐消失、肉芽基化,结缔组织皱缩,相应的组织或器官塌陷变形。肾脏的损害也为上述免疫机制介导,可导致肾小球及小管基膜皱缩、塌陷,功能丧失,炎症细胞浸润。当主动脉受累累及肾动脉时则可出现肾性高血压或动脉瘤。

(二)肾脏损害的病理类型

Chang-Miller 1987 年报道的 129 例 RP 中 29 例存在肾脏受累,其中 11 人进行了肾活检以及另有的 43 例尸检病例中 13 例存在肾脏病理异常,这是截至目前关于 RP 肾损害病理最大宗的总结,其他多为 1～2 例的个案报道。在 Chang-Miller 报道中 RP 肾脏病理改变以轻微系膜扩张伴细胞增殖及局灶节段性坏死性肾小球肾炎伴新月体形成为主要改变,可伴随间质病变。其他文献报道的病理改变包括新月体肾炎、局灶节段坏死性肾小球肾炎、IgA 肾病、肾脏微血管瘤形成、肾小管间质肾炎、肾血管炎、肾小球硬化;免疫荧光,可见 C3 和(或)IgG 或 IgM 在系膜区沉积;电镜中可见到系膜区少量电子致密物沉积。若合并其他免疫性疾病如 SLE、pSS 等则可出现相应的肾脏损害病理改变。

(三)临床表现

RP 发病无性别及家族倾向,任何年龄均可发病,但以 30～60 岁多见,起病突然,常反复发作。活动期可有乏力、食欲缺乏等非特异症状,发热、贫血、肌痛、体重减轻为急性期主要的全身症状,受累器官如耳、鼻、喉、关节等可有局部疼痛。此后病情可能反复发作,长达数年,到病变晚期软骨组织破坏可出现松软耳、鞍鼻、气管塌陷,导致听力、嗅觉、前庭功能受损、吸气性呼吸困难、非破坏性关节炎等。眼部受累为 RP 特征性表现,可出现巩膜炎、虹膜炎、角膜炎、非肉芽肿性眼葡萄膜炎、视神经炎,可造成眼球穿孔、失明。心血管受累可出现主动脉关闭不全、大血管动脉瘤。

RP 肾脏受累可分为三类:

1.肾小球肾炎 可仅表现为镜下血尿,蛋白尿,还可表现为急进性肾小球肾炎,肾功能迅速恶化。

2.肾动脉受累 常为肾动脉瘤或微动脉瘤,临床上以高血压为主要表现,严重者出现肾功能改变。

3.在 RP 治疗过程中常常应用 NSAID 等,因此还可能出现药物性肾损害。

(四)诊断

首先应当符合 RP 诊断标准(1981 年《中华耳鼻咽喉科杂志》):

1.排除其他疾病。

2.两处或两处以上软骨复发性炎症,其中至少包括一个特殊感官。

3.偶然或突然出现鞍鼻。

4.耳廓软骨损害。

5.一侧突眼或伴各类眼炎。

6.损害处骨活检表现为炎症细胞分隔的软骨岛。

7.一般症状为发热、体重减轻、贫血。

8.激素治疗有效。

符合 RP 诊断后出现高血压、尿检异常、肾功能改变,肾脏病理证实存在系膜细胞增生型肾小球肾炎、局灶节段性坏死性肾小球肾炎伴或不伴新月体型,除外其他继发性肾炎;或影像学提示存在肾动脉受累,则可诊断 RP 肾损害。

(五)治疗与预后

1.RP 的一般治疗包括 急性期卧床休息,根据受累器官,若存在喉部受累可给予流食或半流食,若存在气道受累则应注意保持呼吸通畅、预防窒息。对于疼痛严重者可给予 NSAID 止痛。

2.特异性治疗 主要为免疫抑制治疗:急性发作可应用糖皮质激素,以减少复发频率及病情的严重程度。病情较重者可给予泼尼松 30～60mg/d,晨起顿服。如存在新月体肾炎则可给予甲泼尼龙冲击,并同时加用免疫抑制剂甚至血浆置换。免疫抑制剂可选用 CTX 每周 0.4g 或隔日 0.2g,也可选用环孢素 A、硫唑嘌呤。肾动脉受累可考虑放射介入治疗。

RP 是一种进展性疾病,多数患者后期出现受累器官功能障碍,如耳聋、发声困难、视力受损、呼吸困难。若存在肾脏受累则预后更差,病死率明显高于无肾脏受累患者。

八、银屑病关节炎的肾损害

银屑病是由免疫介导的慢性炎性疾病,以皮肤为主要受累器官,临床表现为全身多发的慢性皮肤红斑疹,可有鳞屑。部分患者可累及关节,称为银屑病关节炎(PsA),但肾脏受累并不多见。

1.银屑病患者的肾脏受累常见的有以下几种情况:

(1)银屑病关节炎由于长期的慢性炎症可继发肾脏淀粉样变。

(2)治疗银屑病的常用药物所导致的医源性肾损伤。如环孢素、甲氨蝶呤、依那西普等。至于银屑病本身是否可导致肾损伤目前尚存争议,文献仅有散发病例报道。

根据有限的临床文献,肾脏病变多见于男性青壮年,一般出现在皮损发生多年后。银屑病患者微量白蛋白尿发生率可达 22％～42％,可看作肾小球受累的早期指标。严重者可有高血压、血尿、蛋白尿、低蛋白血症、高脂血症等表现。

2.肾脏病理缺乏特异性表现,在银屑病皮损部位可见的广泛微血管损伤的特征性病理改变在肾脏病理上并未得到证实。肾脏病理可表现为 IgA 肾病、非 IgA 系膜增生性肾炎、膜性肾病、局灶增生性肾小球肾炎、膜增殖性肾炎。其中以 IgA 肾病报道最多。

3.治疗:多针对原发病进行治疗,若肾脏病理活动或临床蛋白尿较显著,可考虑使用糖皮质激素、环孢素、雷公藤多苷、他克莫司等免疫抑制药物。ACEI 也有一定疗效。

4.预后:肾脏损害多与皮损病程长短、严重程度有一定关系,常随皮损改善而好转。病程长的患者可出现不同程度的肾功能损伤。

（张 勇）

第九节　肉芽肿性多血管炎

一、概述

肉芽肿性多血管炎(Granulomatosis with Poly-angiitis，GPA)是一种以系统性坏死性肉芽肿小血管炎为主要特征的特发性疾病，病变累及小动脉、静脉及毛细血管，偶尔累及大动脉，典型的GPA表现为上、下呼吸道炎症和肾小球肾炎的"三联症"。病理以血管壁的炎症为特征，通常以鼻黏膜和肺组织的局灶性肉芽肿性炎症为开始，继而进展为血管的弥漫性坏死性肉芽肿性炎症。GPA病变可为全身性或局限性，临床常表现为鼻炎和鼻窦炎、肺病变和进行性肾衰竭。还可累及关节、眼、皮肤，亦可侵及心脏、神经系统及耳等。无肾脏受累者被称为局限性GPA。GPA男性多发，虽然各个年龄阶段均可发病，但以40～50岁之间为高发年龄段。早期病变有时仅局限于上呼吸道某一部位，临床上容易误诊。各人种均可发病，根据美国Hoffma的研究，GPA的发病率为1/30000～50000人，其中97%是高加索人，2%为黑种人，1%为其他种族。未经治疗的GPA病死率高达90%以上，经激素和免疫抑制药物治疗后预后明显改善。该病有类似炎性过程，但尚无独立的致病因素，病因至今不明。

大约80%的GPA患者最终可出现肾脏损害，仅20%患者以肾损害(如尿液检验、肾功能异常等)为首发症状。GPA患者一旦出现肾脏损害，若不予以治疗，平均存活时间仅为5个月；即使给予适当的治疗，仍有42%患者可发生慢性肾衰竭。75岁以上老年GPA患者病死率明显高于其他年龄段患者。尤其是在明确诊断后的前6个月内死亡风险更高，患者的死亡风险与肾损害程度明显相关，因此GPA患者肾损害及其治疗对预后有重要意义。

二、病因和发病机制

GPA的病因和发病机制尚不明确，免疫异常、感染、药物、遗传、环境等多种因素都可能成为病因。遗传因素中可能与多个HLA抗原有关；感染因素中金黄色葡萄球菌过敏可能较为重要；多数学者认为免疫介导的损伤机制可能是发病的最重要部分，GPA的组织损伤是在一定的环境和遗传背景下，机体产生的异常免疫反应。近年发现，抗中性粒细胞胞质抗体(ANCA)的水平与GPA发病和疾病的严重程度密切相关，推测坏死性血管炎和内皮损伤是对中性粒细胞颗粒蛋白炎症和免疫反应相互作用的结果，从而引起肉芽肿性血管炎。细胞免疫及体液免疫反应均参与了GPA的发病。GPA具有Ⅳ型超敏反应的许多特点，特异抗原可激活淋巴细胞，淋巴细胞不仅介导了ANCA的产生，还可引起其他淋巴因子释放、巨噬细胞聚集及上皮组织细胞和巨细胞的激活和转化，直接损害组织，形成肉芽肿病变，在此过程中，CD4阳性的T细胞起着重要的免疫调节及致病作用。ANCA具有直接的致病作用，ANCA、中性粒细胞的激活、血管内皮细胞的受损等可导致毛细血管、小动脉、小静脉发生坏死，形成肉芽肿等特征性改变，而肺毛细血管及肾小球毛细血管则成为主要的靶器官受到损伤。肺及肾容易受累原因尚不明确。

三、病理

肾病理改变主要表现为局灶性节段坏死性肾小球肾炎和(或)新月体性肾小球肾炎。不同患者受损害的肾小球比例差异较大,肾小球坏死性改变往往呈节段性分布。在 GPA 的早期肾损害中可见肾小球毛细血管内血栓形成,血栓内含有嗜酸性纤维蛋白样物质及肿胀的内皮细胞,多核粒细胞浸润及细胞固化、核溶解,部分患者的肾小球内可出现含有上皮细胞和巨噬细胞的肉芽肿性新月体,纤维蛋白原染色常常呈阳性。肾小管可表现为局灶性退行性改变或肾小管再生的表现,肾间质可出现淋巴细胞、单核细胞、浆细胞、多形核白细胞的浸润。约有 20%的 GPA 患者会发生肾乳头坏死,肾乳头坏死通常是双侧的,可影响到大多数肾乳头,其原因可能与髓质毛细血管炎导致肾乳头血供不良有关,部分患者也可出现肾脏皮质层的梗死。坏死性肉芽肿性血管炎病变主要影响到肾脏的小或中等大小动脉、静脉及毛细血管。另外,抗 MPO-ANCA 阳性患者比抗 PR3-ANCA 阳性患者的肾脏组织学损害表现得更为明显。

四、临床表现及并发症

(一)临床表现

GPA 肾脏损害的临床表现差异很大,除了一些系统性非特异性症状(如发热、乏力、体重下降、关节或肌肉疼痛)和呼吸系统的症状外,肾方面的临床症状通常并不明显,部分患者可能出现腰痛、水肿等表现,体格检查可能出现腰部叩击痛。肾病变的主要表现是尿液检查异常,表现为轻度的蛋白尿、显微镜下血尿和红细胞管型沉渣。若肾小球受累较严重,可出现大量蛋白尿和肾小球滤过率的下降,偶可出现肾病综合征。部分 GPA 患者由于血管炎病变引起输尿管狭窄、肾乳头坏死或动脉瘤破裂导致肾周血肿,或因为使用免疫抑制药出现的淋巴网状细胞恶性肿瘤浸润在肾实质内等还会出现肾盂肾炎、肾积水等表现。多数患者肾盂造影检查是正常的,血管造影检查提示血管瘤也不常见。

(二)实验室检查

GPA 肾脏损害患者的实验室检验异常可能出现正细胞、正色素性贫血,轻度的粒细胞增多和轻度血小板计数的增多;非特异性炎症指标如血沉、C 反应蛋白、类风湿因子等多为阳性,且与病情活动程度有一定的相关性;其他的一些血清学检查如抗核抗体、血清补体水平、冷球蛋白等往往是正常或者阴性。88%～96%GPA 肾损害患者的血液中可以检测到 AN-CA,其中髓过氧化物酶(MPO)-ANCA 阳性者占 61%,蛋白酶 3(PR₃)-ANCA 阳性者为 38%,如果没有肾损害,ANCA 的阳性率可降至 70%左右。虽然目前对 ANCA 水平与 GPA 疾病活动程度是否有关联尚存争议,但是 ANCA 从低滴度增高则预示着肾病变的活动、加重或复发。

五、诊断及鉴别诊断

(一)诊断

GPA 的诊断现主要靠临床表现、血清学检查和组织病理学检查。ANCA 在 GPA 的诊断中起着非常重要的作用,ANCA 滴度可以预测疾病的活动性和复发。ANCA 主要作用于中性粒细胞的 2 个成分:PR₃ 和 MPO。其中抗 PR3 抗体具有特异性。现有免疫荧光和酶联免疫吸附 2 种方法来测定 ANCA,联合应用 2 种方法可以使敏感性和特异性分别达到 90%和 98%。但是大约有接近 20%的未经治疗的 GPA 患者 ANCA 为阴性,在局限性 GPA 患者中,30%为 ANCA 阴性。病理学检查也是 GPA 诊断的重要方法,普遍的病理表现为多种炎细胞浸润的非特异性炎症,还可见肉芽肿、多核巨细胞、实质性坏死和血管炎。

目前,GPA 的诊断标准采用 1990 年美国风湿病学会分类标准。①鼻或口腔炎症:痛性或无痛性口腔溃疡或鼻腔分泌物;②X 线胸片异常:胸片示结节、固定浸润病灶或空洞;③尿沉渣异常:镜下血尿(红细胞

＞5/HP)或出现红细胞管型;④病理性肉芽肿性炎症改变:动脉壁或动脉周围,或血管(动脉或微动脉)外区域有中性粒细胞浸润形成肉芽肿性炎变。符合以上2条或2条以上时可诊断为GPA。

GPA在临床上常被误诊,为了能早期诊断,对有以下情况者应反复进行活组织检查:不明原因的发热伴有呼吸道症状;慢性鼻炎及鼻窦炎,经检查有黏膜糜烂或肉芽组织增生;眼、口腔黏膜有溃疡、坏死或肉芽肿;肺内有可变性结节状阴影或空洞;皮肤有紫癜、结节、坏死和溃疡等。

(二)鉴别诊断

1.显微镜下多血管炎(MPA)　MPA为一独立的系统性血管炎,主要累及小血管,可侵犯肾、皮肤和肺等脏器的小动脉、微动脉、毛细血管和小静脉。常表现为坏死性肾小球肾炎和肺毛细血管炎,累及肾脏时出现蛋白尿、镜下血尿和红细胞管型。ANCA阳性是MPA的重要诊断依据。60%～80%为MPO-ANCA阳性,荧光检测法示核周型ANCA(P-ANCA)阳性,胸部X线检查在早期可发现无特征性肺部浸润影或小泡状浸润影,中晚期可出现肺间质纤维化。

2.变应性肉芽肿性血管炎(CSS)　特征为有重度哮喘,肺和肺外脏器有中小动脉、静脉炎及坏死性肉芽肿,周围血嗜酸粒细胞增高。GPA与CSS均可累及上呼吸道,但前者常有上呼吸道溃疡,X线胸片示肺内有破坏性病变如结节、空洞形成,而在CSS则不多见。GPA病灶中很少有嗜酸粒细胞浸润,周围血嗜酸粒细胞增高不明显,也无哮喘发作。

3.淋巴瘤样肉芽肿病　是多形细胞浸润性血管炎和血管中心性坏死性肉芽肿病,浸润细胞为小淋巴细胞、浆细胞、组织细胞及非典型淋巴细胞,病变主要累及肺、皮肤、神经系统及肾间质,但不侵犯上呼吸道。

4.肺出血-肾炎综合征　是以肺出血和急进性肾小球肾炎为特征的综合征,抗肾小球基底膜抗体阳性,由此引致的弥漫性肺泡出血及肾小球肾炎综合征,以发热、咳嗽、咯血及肾炎为突出表现,但一般无其他血管炎征象。本病多缺乏上呼吸道病变,肾病理可见基底膜有免疫复合物沉积。

5.复发性多软骨炎　是以软骨受累为主要表现,临床表现也可有鼻塌陷、听力障碍、气管狭窄,但该病一般均有耳郭受累,而无鼻窦受累,实验室检查ANCA阴性,活动期抗Ⅱ型胶原抗体阳性。

六、治疗

虽然GPA肾脏损害的患者预后不良,但是,有效、及时、合理的免疫抑制药及辅助治疗仍可明显改善GPA患者病程。

(一)糖皮质激素

GPA伴肺泡出血、肾功能进行性恶化或肾病理提示新月体、坏死性肾小球肾炎者,给予糖皮质激素冲击治疗,500～1000mg,连用3天,以后改为1.0mg/(kg·d)泼尼松口服,根据病情逐渐减量。同时加用免疫抑制剂增强疗效,减少复发。

(二)环磷酰胺

环磷酰胺是GPA基础免疫抑制药治疗,通常给予口服1.5～2.0mg/(kg·d),严重病例可给予CTX冲击治疗,每3～4周1次,同时给予口服CTX 100mg/d,可使用1至数年。CTX治疗患者的8年和10年存活率可达87%和64%。联合使用泼尼松[1.0～2.0mg/(kg·d)]和环磷酰胺可以使85%到90%的患者病情得到缓解。尽管有一半的患者最终可能会出现病情复发,但也有不少患者在停用免疫抑制药情况下可以长期处于缓解状态。

静脉给予环磷酰胺对缓解患者病情效果优于口服途径,但是复发率略高,但由于静脉给予环磷酰胺剂量远远低于口服剂量,且副作用更小,所以临床上多采用静脉给药途径。

环磷酰胺治疗可能出现多种严重并发症,如感染、不育、出血性膀胱炎、患恶性肿瘤的风险增加,故若患者不耐受,临床上也可采用其他低毒性免疫抑制药进行治疗。

(三)硫唑嘌呤

为嘌呤类似药,有抗炎和免疫抑制双重作用,有时可替代 CTX,一般用量为 $2\sim2.5mg/(kg \cdot d)$,总量不超过 200mg/d,但需根据病情及个体差异而定,用药期间应监测不良反应。如 CTX 不能控制病情,可合并使用硫唑嘌呤或改用硫唑嘌呤。

(四)甲氨蝶呤

一般用量为 $10\sim25mg$,1 周 1 次,口服、肌内注射或静脉滴注疗效相同,如 CTX 不能控制可合并使用。

(五)环孢霉素

作用机制为抑制白细胞介素-2 合成,抑制 T 淋巴细胞的激活,优点为无骨髓抑制作用,但免疫抑制作用也较弱,常用剂量为 $3\sim5mg/(kg \cdot d)$。

(六)霉酚酸酯

初始用量 1.5g/d,分 3 次口服,维持 3 个月,维持剂量 1.0g/d,分 $2\sim3$ 次口服,维持 $6\sim9$ 个月。

(七)丙种球蛋白

静脉用丙种球蛋白与补体和细胞因子网络相互作用,提供抗独特型抗体作用于 T、B 细胞。大剂量丙种球蛋白还具有广谱抗病毒、细菌及中和循环性抗体的作用。一般与激素及其他免疫抑制药合用,剂量为 $300\sim400mg$,连用 $5\sim7d$。

(八)生物制剂

近年来,虽然研制出多种针对免疫反应的生物制剂,如 etanercept、rituximab、infliximab、alemtuzumab 等,但在控制 GPA 病情及降低复发率等方面与环磷酰胺相比,并未见到更好的疗效。

(九)血浆置换

在环磷酰胺治疗基础上给予血浆置换治疗并不能明显提高 GPA 疗效,但是对于存在有严重的肾衰竭、肺出血、抗肾小球基底膜抗体或者其他所有治疗失败的患者来说,加用血浆置换治疗则可能起到一定的治疗效果。尤其是对于存在坏死性肾小球肾炎患者。仅给予激素加环磷酰胺治疗通常难以阻止肾功能的恶化,但加用血浆置换治疗后肾功能可得到改善。对于 ANCA 阳性、血肌酐显著升高的肾小球肾炎患者来说,在给予口服激素及环磷酰胺治疗基础上给予血浆置换可以提高患者的疗效。

(十)透析及肾移植

严重肾衰竭的 GPA 患者可以通过透析来彻底缓解肾脏及肾外的临床症状,约有 50% 的 GPA 透析患者可在尿毒症症状缓解、停止透析后保持病情平稳达数年。目前血液透析及肾移植用于 GPA 肾脏损害治疗的患者数量逐渐增多,部分患者进入肾衰竭期后,GPA 病情活动可能消失,但多数患者仍存在复发的风险,需要继续给以免疫抑制药的治疗。大多数肾移植患者需要环孢素、泼尼松和他克莫司等免疫抑制药的维持治疗,因此可不再需要加用环磷酰胺,仅有 $15\%\sim20\%$ GPA 患者肾移植后可再次出现活动性肾小球肾炎。

七、预后

GPA 患者一旦出现肾脏损害,可在数天或数周内发展成严重的肾小球肾炎,通常活动性新月体性肾小球肾炎可以在数天或数月内快速发展到肾衰竭,严重坏死性肉芽肿性肾小球肾炎也很容易进展到终末期肾衰竭(ESRD)阶段。若不进行治疗,患者的平均生存期仅为 5 个月。本病如能早期诊断、合理治疗,预后相对较好,约有 80% 的患者存活时间超过 5 年。GPA 患者治疗后 2 年内复发率为 18%～60%,肾损害患者 15 个月存活率在 23% 左右。但是,如果延误诊断或治疗不合理,尤其是伴有严重肾损害患者,本病的临床病死率仍较高。一项对 160 例寡免疫复合物型新月体性肾小球肾炎(其中 89 例为 GPA 患者)的回顾性研究发现,1 年后患者肾的预后依赖于首次肾活检时肾功能及肾间质纤维化的程度。肾病理改变中细胞性新月体往往提示病变较早,如能及时、合理治疗,预后相对较好;若肾小球硬化和间质纤维化较重,则预示患者的肾功能较差,即使给予积极的免疫抑制药治疗,部分患者最终仍可发展成为 ESRD。

总之,GPA 早期即可损伤肾,GPA 肾损害的多样性可为 GPA 诊断提供临床依据,另外肾病变的类型及轻重程度也是 GPA 治疗的重点,同时肾病变可以反映 GPA 病情活动的程度,并决定 GPA 患者的预后。

(李玉梅)

第八章　代谢性疾病肾损害

第一节　糖尿病肾脏疾病

2007 年美国肾脏病基金会(NKF)制定了第一个针对糖尿病并发慢性肾脏疾病(CKD)的《K/DOQI 糖尿病及慢性肾脏病临床实践指南》,它摒弃了传统糖尿病肾病(DN)概念,提出了"糖尿病肾脏疾病(DKD)"作为糖尿病肾损害的临床诊断,而肾脏病理明确为糖尿病肾损害的则被定义为糖尿病肾小球病(DG)。临床实践发现,2 型糖尿病(T2DM)患者的肾损害具有很大的异质性,其病理表现部分符合典型 DG,部分符合非糖尿病肾病(NDRD),还有部分肾脏病理表现不典型。

一、糖尿病性肾血管病变

糖尿病性肾血管病变即是指狭义的糖尿病性肾脏疾病,是糖尿病最常见最严重微血管并发症之一,其患病率随着糖尿病患病人数的增加逐年增加。调查显示,我国 1 型糖尿病(TIDM)患者的糖尿病性肾脏疾病累积患病率 30%～40%,2 型糖尿病为 15%～20%。由于 2 型糖尿病的患病人数多,其所致的糖尿病肾脏病变的人数明显多于 1 型糖尿病。糖尿病肾病引起的终末期肾病已经成为威胁糖尿病患者生命的主要原因。在我国糖尿病肾病导致的终末期肾衰竭占总的终末期肾衰竭 8% 左右,部分经济发达地区已增至15%。糖尿病性肾血管病变导致的死亡在 1 型糖尿病患者中居首位,在 2 型糖尿病患者中仅次于大血管并发症。

(一)糖尿病性肾血管病变的发病机制

糖尿病性肾血管病变既有肾小球硬化,也有肾小管间质的硬化。肾小球硬化在糖尿病肾病早期及中晚期均存在,肾小管病变与肾病的进展密切相关。目前人们认识到 2 型糖尿病肾损害的临床及病理过程与 1 型糖尿病相似,只不过 2 型糖尿病患者肾损害的进展比 1 型快(约每 3～4 年进展一期),这可能由于 2型糖尿病多发生于中、老年人,肾脏已有退行性变,且多有胰岛素抵抗,常合并高血压、高脂血症及高尿酸血症,这些因素也同时损伤肾脏。

近年来,有关糖尿病肾病的发生机制研究的进展,主要表现在以下四个方面:①鉴定出一些 1 型糖尿病和 2 型糖尿病并肾病的遗传易感基因和因素;②肾小球硬化症与肾血流动力学有关,即与肾入球动脉扩张使肾小球压力升高有密切关系;③白蛋白排泄量既是判断糖尿病肾病病情的良好指标,又是糖尿病肾病的病因之一;④认识到葡萄糖对组织的毒性作用,并将葡萄糖毒性作用的研究深入到了分子水平。1 型糖尿病和 2 型糖尿病其糖尿病肾脏病变的发病时间可能不一致,但最终的病理生理学机制相似,都与高血糖有关。除此之外,2 型糖尿病可能还存在其他损害肾脏的因素,如高血压、高血脂、高尿酸、肥胖等代谢异常。可以肯定的一点是,糖尿病肾脏疾病的病因和发病机制是多因素的,各因素之间具有协同或交互作用。

1.遗传因素　并不是所有的糖尿病患者均发生糖尿病肾病。有些患者尽管血糖控制不佳,但并不发生肾损害;而有些患者尽管血糖控制良好,却发生了肾损害,因此提示糖尿病肾脏病变的发生与遗传因素有关。糖尿病肾脏病变种族发病的差异性也提示其与遗传有关。遗传易患性的机制可能包括家族性高血压、胰岛素抵抗、红细胞膜上钠-锂反转移活性升高以及 N-脱乙酰酶、血管紧张素转化酶基因、Na^+/K^+-ATP 酶基因和醛糖还原酶基因的多态性或亚型差异等。在 2 型糖尿病肾脏病变中,基因改变有:血管紧张素转化酶(DCPⅠ)、血管紧张素原(AGT)、转脂蛋白 E、肝细胞核因子(HNF1)、IL 受体 1 拮抗物(IL-1RN)及激肽释放酶 3(KLK3)、基质金属蛋白酶 9 等。在 1 型糖尿病肾脏病变中,应用多态性方法筛出的相关基因主要有:Ⅳ 型胶原(COL4A1)、心房钠尿肽(ANPHpA11)、醛糖还原酶(ALDR1)、G 蛋白亚单位(GNB3)、转化生长因子(TGF)$β_1$、血管紧张素Ⅱ受体、转脂蛋白 E、内皮素 A 受体及 $β_2$-肾上腺素能受体等。以上基因多态性的发现对于了解糖尿病肾脏病变的发病机制有帮助,但仍存在问题,如大多数的检查是在发生糖尿病肾脏病变以后做的,很难确定基因改变是疾病本身的原因还是疾病导致的后果,并且糖尿病肾脏病变常合并其他许多疾病(如高血压、脂质代谢紊乱、心血管病变等),很难确定糖尿病就是导致肾脏病变的唯一因素。另外,糖尿病肾脏病变的发生不一定是单基因异常所致,同时环境因素也是促成糖尿病肾脏病变发生的另一个重要因素。

2.血流动力学异常　肾脏血流动力学异常是糖尿病肾脏病变早期的重要特点,表现为高灌注[肾血浆流量(RPF)过高]状态。导致高灌注的原因主要有:①扩张入球小动脉的活性物质(包括前列腺素、一氧化氮、心房钠尿肽等)过多或作用过强;②肾小管-肾小球反馈(TGF)失常;③肾髓质间质压力过低。常常导致蛋白尿生成,肾小球毛细血管切应力改变,局部肾素-血管紧张素兴奋以及蛋白激酶 C(PKC)、血管内皮生长因子(VEGF)等基因进一步激活。近来认为,近端肾小管中钠、葡萄糖协同转运过强使钠盐在该处过度重吸收是发病的关键。由于这种过度重吸收使鲍曼囊压力降低,肾小球滤过被迫增多;与此同时又使到达致密斑的氯化钠减少,肾小球反馈的抑制作用减弱;同样的机制又使髓质间质的压力改变,反馈性地使入球小动脉过度扩张。导致近端肾小管对 Na 重吸收过强的原因不明,可能与血管紧张素Ⅱ在该处的作用过强有关。不少学者在糖尿病肾脏病变(主要在 1 型)动物模型或患者中发现,与健康对照相反,其肾小球滤过率(GFR)和 RPF 在低盐时不仅不下降,反而更上升,即摄盐与 RPF 改变呈矛盾现象。因此推测:摄盐减少,导致 RAS 更兴奋,近端肾小管摄盐更多,启动增加 RPF 的机制更明显。肾血流量增加和肾高灌注状态可使肾系膜细胞增生。血流动力学改变和一些细胞因子(如 TGF-β 等)的交互作用在糖尿病肾病的发生中起重要作用。血流动力学的异常可通过自分泌或旁分泌使细胞因子和生长因子释放增加,导致细胞外基质蛋白的产生增加。

3.糖代谢异常

(1)高血糖:高血糖对肾脏的影响有:①引起肾脏肥大及基膜增厚,增加内皮细胞对白蛋白的渗透性及系膜蛋白质的合成;②导致肾小球内皮细胞、上皮细胞、系膜细胞和肾小管细胞释放转化生长因子(TGF),使细胞增生肥大;③慢性高血糖(尤其是波动性高血糖)增加多元醇通路的活性,在不需要胰岛素的情况下,增加糖的摄取和山梨醇在组织的积累。如在肾组织,山梨醇积聚增多,可引起细胞肿胀,使细胞外液的肌醇进入细胞受限,细胞内肌醇减少,进而影响磷酸化过程,从而使 Na^+/K^+-ATP 酶活性降低以及细胞生理功能发生障碍。

(2)糖基化终产物:血糖增高时,葡萄糖分子中的羧基可与蛋白质中的氨基结合形成醛亚胺,醛亚胺再发生一个分子结构的重排反应,形成性质较为稳定的酮胺化合物。在糖化蛋白与未糖化蛋白分子之间以及糖化蛋白分子之间互相结合,酮胺化合物分子逐渐增大、堆积,互相交联形成更为复杂的糖基化终产物(AGEs),这一过程进行得非常缓慢且不可逆,不需要酶催化,因而多发生在机体内代谢周期长的蛋白质分子,如胶原蛋白、晶体蛋白等。AGEs 可能是一种致尿毒症性毒性物质,与糖尿病肾脏病变的发生发展相关。AGEs 通过与 AGEs 受体(RAGE)结合后发挥作用,RAGE 在各种肾细胞广泛存在,是 AGEs 的信号转导受体。受体刺激后通过激活 NF-KB 使前炎症细胞因子表达增加,RAGE 也可作为一种内皮细胞黏附受体使白细胞聚集从而产生炎症作用。AGEs 主要在肾小球滤过,近端小管重吸收。RAGE 激活导致内皮细胞转变成肌纤维细胞使肾小管萎缩和间质纤维化。在糖尿病,RAGE 自身表达上调。

AGEs 损伤肾小球的机制可能是:①刺激肾小球系膜细胞产生和释放细胞外基质(ECM)成分,引起肾小球肥大、肾小球硬化;②基膜上的 AGE 可"捕捉"循环血液中的蛋白到基膜上,引起尿蛋白排出增多;③引起单核-巨噬细胞向 ECM 迁移;④于局部形成免疫复合物;⑤与血管内皮细胞结合,引起血管通透性增加,促进释放细胞因子和细胞生长因子,引起肾小球增殖性病变。

透析患者可发生"透析相关性肾淀粉样变性",其主要原因是 AGEs 与 β_2-微球蛋白结合引起淀粉样变性。这些透析患者的血糖可升高,亦可正常,说明蛋白质的糖化和由 AGEs 形成的组织损害并非糖尿病所特有。AGEs 的溶解度低,对酶抵抗,任何原因所致的晚期肾衰都不能用透析来清除 AGEs。

AGEs 也加速动脉硬化的进展速度。AGEs 与血管中的蛋白质交联后,改变血管基质成分的结构和功能,使血小板互相聚集,最终形成动脉硬化,使血管弹性下降,脆性增加,但这些改变并无特异性。老年人、肾功能不全者、老年痴呆、皮肤病和白内障患者,也可出现这些病理过程,这可能与这些疾病的病因和病情进展有关。非糖尿病性肾衰竭时,由于尿毒症的氧化作用和羧化作用(氧化应激),使 AGEs 的生成增多并堆积于肾实质内,造成肾脏的各种损害。只是糖尿病患者的蛋白质糖化和 AGEs 生成比其他疾病所致的肾病病变更明显,胰岛移植使血糖正常后,或用药物治疗控制糖尿病后,可防止蛋白质的进一步糖基化,AGEs 的生成亦相应减少。

4.细胞因子和生长因子

(1)生长因子:肾脏多种实质细胞,尤其是系膜细胞合成分泌 TGF-β,并拥有其特异性受体。TGF-β 在糖尿病肾病的发生发展中起着重要的作用,可引起细胞内糖摄入增加。TGF-β 启动分子中有一个被称为"葡萄糖反应元素"的核苷序列,可刺激系膜外基质蛋白的产生,包括纤维连接素以及Ⅰ型、Ⅱ型和Ⅳ型胶原的产生,促进基膜增厚;刺激足突细胞分泌内皮细胞生长因子,从而诱发基膜剥脱与肾小球硬化。高糖、阿马都利以及 AGEs 都增加肾小管、系膜细胞 TGF-βmRNA 和蛋白的表达,通过抑制基质金属蛋白酶从而抑制细胞外基质的降解。结缔组织生长因子(CTGF)是一个富含半胱氨酸的肽(分子量 36000～38000),目前认为它是在 TGF-β 下游发挥作用,CTGF 可促进肾脏成纤维细胞增殖、细胞外基质合成和化学趋化作用。血管上皮生长因子(VEGF)是一种具有很强微血管渗透性的血管源性因子,VEGF 可以增加滤过屏障对蛋白的通透性,促进肾小球基膜增厚。VEGF 目前发现至少存在 5 种异构体,在足突细胞、远端小管和集合管均有表达。在足突细胞,细胞外基质蛋白调节 VEGF 的转录。在糖尿病肾病早期 VEGF mRNA 和蛋白的表达是增加的,AGEs 可使 VEGF 表达增加,用抗 VEGF 的单克隆抗体处理糖尿病大鼠,能降低高滤过、白蛋白尿和肾脏肥大。

肾脏是合成胰岛素样生长因子(IGF)的重要部位,系膜细胞上拥有 IGF-1 的受体,并可持续合成和分泌 IGF-1,明显增加 GFR 和肾血流量(RPF),刺激系膜细胞合成胶原Ⅲ。IGF-1 参与糖尿病肾脏病变早期肾小球高滤过肾小球肥大的发生。PDGF 是一种主要来源于血小板,并对多种细胞具有生长促进作用的肽类细胞活性因子。PDGF 可直接作用于系膜细胞,增加细胞外基质。在代偿性肾肥大及糖尿病肾脏病变的发生机制中,PDGF 及其受体表达增强,使系膜细胞增生,促进肾小球肥大。还有其他的如肝细胞生长因子(HGF)、成纤维细胞生长因子(FGF)等在糖尿病肾脏病变的发病机制中都有一定作用。如 HGF 可导致细胞外基质蛋白在肾小球间质中积聚,导致慢性进行性肾衰。FGF 可促进肾小球通透性增加,系膜细胞增殖和活化以及新生血管形成等。

(2)肾脏的 RAAS 系统:肾脏能生成肾素、血管紧张素和醛固酮。已经证实血管紧张素转化酶抑制剂(ACEI)和 Ⅰ 型 AT-2 受体拮抗剂能减轻糖尿病肾脏病变,其不仅改善了血流动力学异常,而且还具有抗炎症和抗纤维化的作用。AT-2 本身在肾细胞能诱导许多前炎症因子、前纤维蛋白生成因子、生长因子、细胞因子、趋化因子的生成。高糖能刺激肾系膜细胞和肾小管细胞肾素和血管紧张素原的产生,继而使局部 AT-2 浓度增加,然后通过自分泌或旁分泌机制使细胞因子和生长因子分泌增加。局部 AT-2 的增加可抑制足突细胞 nephrin,nephrin 分子为肾小球滤过屏障,位于上皮细胞足突之间的裂孔隔膜上,它参与肾脏滤过屏障的正常发育并维持其正常功能的表达,使足突细胞对尿蛋白呈超滤过状态,蛋白超滤过又可加重足突细胞的损害。AT-2 受体通过激活 NF-KB 诱导前炎症因子产生。近期研究发现醛固酮在糖尿病肾脏病变的发生中存在不依赖 AT-2 的作用,醛固酮拮抗剂,螺内酯能抑制链佐星诱导的糖尿病大鼠肾脏胶原纤维的沉积和 TGF-β_1 表达的增加。新的醛固酮拮抗剂——依普利酮能减少 2 型糖尿病患者的微量白蛋白尿。

(3)炎症因子与氧化应激:糖尿病患者的肾组织活检和糖尿病动物模型可发现,在肾小球和小管间质中存在炎症状态和单核细胞浸润。单核细胞趋化因子-1(MCP-1)是巨噬细胞/单核细胞的重要趋化因子。在系膜细胞,高糖可导致 MCP-1 增加。蛋白尿能与高血糖和 AGEs 相互作用,在足突细胞、肾小管细胞促进趋化因子的表达,浸润的单核细胞释放蛋白酶和纤维蛋白生成细胞因子,包括 TGF-β,这些前炎症因子使肾单元破坏。用抗炎症药物如吗替麦考酚酯(商品名骁悉)可防止糖尿病肾脏病变的发展。人 TNF-α 是由 233 个氨基酸组成,分子量为 26000 的蛋白质,TNF-α 能使过氧化脂质代谢产物增多,在培养的人肾小球系膜细胞中,可诱导前列腺素(PG)等炎性介质的合成。TNF-α 也能刺激胶原的产生和成纤维细胞的增殖。C 反应蛋白(CRP)是一种由肝脏合成非糖基化的聚合蛋白。受遗传因素、激活的单核细胞、成纤维细胞及某些细胞因子如 IL-1,TNF-α,IL-6 等的调节。CRP 也能直接诱导内皮细胞产生血浆 PAI-1mRNA 和 PAI-1 蛋白的表达,同时抑制一氧化氮(NO)酶,使内皮功能受损。纤溶酶原激活物抑制因子(PAI-1)是调节纤溶活性的关键因子。通过基因转染技术使 PAI-1 基因在肾脏中定位表达,结果显示,随 PAI-1 表达水平增加,局部出现细胞外基质(ECM)过度积聚,在肾小球纤维化区域也可检测出 PAI-1 表达增高。白介素-6(IL-6)作为急性时相反应的调节因子,刺激肾小球系膜的增殖和细胞外基质的产生,促进糖尿病肾病的发生发展。

氧化应激与糖尿病肾脏病变的发生发展密切相关。有研究发现,从 2 型糖尿病的启动到临床发病的多年时间中,当轻度高血糖导致氧化应激后,蛋白氧化损伤就已经发生。而且在糖尿病肾脏病变患者,氧化应激可促进单核巨噬细胞活化,介导炎症因子释放,导致蛋白氧化损伤。糖尿病肾脏病变患者的血清蛋白氧化较无糖尿病肾脏病变患者增强,并且与糖尿病肾脏病变氧化应激状态和慢性炎症状态有关。在肾系膜细胞有葡萄糖转运蛋白 4 和 1(GLUT4、GLUT1)。GLUT1 在系膜细胞过度表达刺激细胞外基质蛋白的产生。葡萄糖进入细胞后由于糖酵解和三羧酸循环增加,使电子供体还原型辅酶 Ⅰ(NADH)和烟酰胺腺嘌呤二核苷酸磷酸(NADPH)产生增加,其结果使超氧化物增加,解偶联蛋白-1(UCP-1)过度表达,蛋白激酶C(PKC)激活,这些均可使线粒体活性氧(ROS)产生增加。在足突细胞,高糖可使花生四烯酸代谢通路激活,这是不依赖线粒体产生 ROS 的另一条途径。另外,山梨醇旁路激活也可使氧化应激增加。高血糖使甘油二酯(DAG)形成增加,DAG 增加使 PKC 激活,PKC 激活进一步使有丝分裂原活化蛋白激酶

（MAPKs）通路激活，MAPKs 也可能通过 ROS 激活，这些通路之间可能存在交互作用。

5.其他因素

（1）高血压：高血压作为一个危险因素，与糖尿病肾脏病变的发生发展有密切联系。糖尿病肾脏病变与高血压可同时存在，互为因果，形成恶性循环。体循环血压增高，使肾脏呈高灌注和肾血流动力学异常。肾小球内异常的血流动力学通过增加物理的和机械的张力改变肾小球、系膜和上皮细胞的生长和功能，结果导致系膜基质的形成和基膜增厚。异常的肾小球血流动力学也影响某些调节血管舒缩的生长因子肽类的表达，如内皮依赖的松弛因子、内皮素-1 和纤溶酶原激活物等。

（2）脂代谢紊乱：研究发现对糖尿病患者强化治疗，包括控制血压、血糖、脂质紊乱，不仅降低大血管事件，而且减少微血管并发症如糖尿病肾脏病变（危险率比 HR 0.39）、视网膜病变（危险率比 HR 0.42）和自主神经病变（HR 0.37）。脂代谢紊乱促进肾小球硬化的机制包括：①升高肾小球毛细血管内压；②改变肾小球血液流变学等；③经氧化和糖化的低密度脂蛋白（LDL）清除降解减少，促进单核-巨噬细胞释放多种细胞因子和生长因子如 PDGF-B 等，进一步促进肾小球硬化；④胆固醇合成过程中代谢产物可直接激活 NF-κB、PKC 等，诱导内皮素（ET-1），转化生长因子-β_1（TGF-β_1）等表达。

（3）围生期危险因素：新生儿糖尿病多为先天性或 1 型糖尿病，其发生糖尿病肾脏病变以及糖尿病肾脏病变的严重性概率与围生期的一些因素有关。Rudberg 调查瑞士全国糖尿病肾脏病变患者的围生期指标发现，出生时低体重儿与成年后的心血管病变、高血压和胰岛素抵抗有关；孕妇吸烟、文化程度较低也增加子女日后发生糖尿病肾脏病变的可能性。这些因素与遗传因素一起或独立起作用，而持续性高血糖是上述危险因素致糖尿病肾脏病变的前提。

（4）蛋白尿：硫酸乙酰肝素（HS）是硫酸乙酰肝素蛋白多糖（HSPG）的阴离子蛋白多糖侧链。HSPG 存在于基膜的细胞基质中和细胞膜表面。近年来发现，HSPG 的主要结构形式——集聚蛋白存在于肾小球基膜上。实验证明，用肝素酶水解 HS，或用 HS 抗体中和 HS，肾小球基膜的通透性增加，这说明基膜的选择性通透功能主要是由 HS 决定的。但不同疾病引起蛋白尿的发病机制并不相同。例如，由链佐星诱发的糖尿病肾脏病变动物以及由含高糖培养液培养的肾小球细胞，高糖通过降调节使 HS 合成减少，HS 的硫化程度降低，出现蛋白尿。

蛋白尿不仅仅是糖尿病肾脏病变的一种表现，而且是肾功能损害的独立预测因素，蛋白尿本身可加重肾小球硬化和肾小管间质损伤，蛋白的滤过和重吸收引起炎症和血管活性物质的释放，导致纤维增殖、间质炎症和系膜细胞损伤。

（5）羰基化应激：在氧化应激过程中，也产生羟甲赖氨酸和戊糖素，并可与丙醛赖氨酸、4-羟化弹性蛋白物、丙烯醛蛋白等一起沉积于糖尿病肾脏病变病灶内。以上五种化合物都是蛋白质的氨基和羟基在氧化应激催化下进行羰基胺缩合的产物。前者由糖类、脂质和氨基酸衍化而来。糖、脂类和氨基酸的毒性产物使蛋白质的羰基化化学修饰过程称为羰基化应激。这类应激可导致糖尿病性肾小球损害。

（6）离子型放射造影剂：离子型放射造影剂为肾毒性物质，糖尿病肾脏病变患者须慎重使用，在有脱水、肾功能严重减退和心衰时须禁用。造影剂对肾小管上皮细胞可能有直接损伤作用，导致急性肾小管坏死，要尽可能减少低渗、等渗造影剂的用量。

（7）低氧：研究发现轻微贫血增加 2 型糖尿病伴肾病进展的危险。目前贫血与糖尿病肾脏病变进展的精确机制尚未完全明了。研究认为贫血可能引起肾脏低氧，低氧可诱导 VEGF 和 TGF-β 的生成。细胞因子和生长因子由缺氧诱导因子（HIF-1）调节。

（二）病理改变

糖尿病肾脏病变是一种全肾的病变。肉眼观察可见肾脏体积增大，早期肾脏表面光滑，终末期可呈颗粒状肾萎缩表现。组织学基本病变是基膜样物质增多,并累及系膜细胞,同时有毛细血管基膜增厚和系膜细胞轻度增生。电镜检查示系膜细胞中细胞器增多。免疫荧光检查可见有 IgG、IgM、补体 C3 和纤维蛋白原呈颗粒样沉着基膜,最终导致肾脏出现典型的肾小球硬化,肾脏体积可增大、缩小或正常。早期病理改变是系膜区扩张,主要是由于细胞外基质沉积和系膜细胞增生所致,肾小球基膜增厚也在早期可见,主要是由于细胞外基质合成增加,排出减少。肾小球上皮细胞(足突细胞)通过 $\alpha_3\beta_1$ 和 $\alpha_2\beta_1$ 整合素黏附在基膜,高糖可使整合素表达调节紊乱,足突细胞减少伴功能障碍。

肾小球的病理改变有三种类型,包括结节性肾小球硬化、弥漫性肾小球硬化、渗出性病变,其中以结节性肾小球硬化最具特征性,又称毛细血管间肾小球硬化或 Kimnel-Steil-Wilson 结节(K-W 结节)。

1.弥漫性病变　肾小球系膜基质为嗜酸性的 PAS 染色阳性物质,局限于小叶的中央部分或广泛地播散于毛细血管间,与结节相似。肾小球毛细血管基膜有不同程度的增厚,轻者仅少数毛细血管累及,病理表现如系膜增生型肾炎;如果毛细血管较多,基膜增厚较著,则与基膜增生型肾炎相似。在一个患者中可同时存在结节性病变和弥漫性病变。1 型糖尿病患者在糖尿病起病 4～5 年后即可出现,而在 2 型糖尿病患者则无法预估。

2.结节性病变　完全形成的结节呈近乎圆形或锥形,直径 $20\sim200\mu m$,由糖蛋白、糖和脂质组成的一种透明样沉积物,结节随年龄或病程而增大。增大的结节中心呈分叶状,外周可见同心圆形排列的系膜细胞核。肾小管及间质也可发生病理改变,远端肾小管细胞普遍肿胀,上皮细胞空泡变性,基膜增厚,间质病变主要表现为间质纤维化,晚期可见肾小管萎缩、基膜增厚和管腔扩张。

一般认为,Kimnel-Steil-Wilson 结节为糖尿病肾脏病变的特异性损害,常呈局灶性分布。需与特发性结节性肾小球硬化症鉴别。后者的肾脏病理特征是肾小球硬化呈结节状,伴入球和出球小动脉硬化,肾小球基膜增厚,并见局灶性肾小球系膜溶解和毛细血管微血管瘤形成。在这些病例中,实际上多数仍存在糖代谢紊乱或糖尿病,真正的特发性结节性肾小球硬化罕见。病因未明,可能是肾小球动脉狭窄致肾小球缺血所致。此外,糖尿病性结节性肾小球硬化还应与继发性局灶性肾小球硬化鉴别。

3.渗出性病变　渗出性病变主要表现为包曼囊内的滴状物"肾小囊滴"或肾小球毛细血管周围半月形纤维素帽"纤维素冠"或小动脉玻璃样变。性质似纤维素,有时含脂类物质,病变无特征性。

(三)糖尿病肾病的分期

1987 年 Mogensen 建议将糖尿病所致肾损害分为 5 期,该分期法现已被临床广泛使用。具体分期如下:

1 期:肾小球高滤过期。此期主要表现为患者肾小球滤过率(GFR)增加,可增加约 20%～40%,同时肾脏体积增大。如果及时纠正患者高血糖,上述变化仍可逆转。此期病理检查除可见肾小球肥大外,无其他器质性病变。

2 期:无临床表现的肾损害期。此期可出现间断微量白蛋白尿,患者休息时尿白蛋白排泄率(UAE)正常($<20\mu g/min$ 或 UAE$<30mg/d$),应激时(如运动等)即增多超过正常值。在此期内,患者 GFR 仍可较高或已恢复正常,血压多正常。此期病理检查(常需电镜检查确定)已可发现肾小球早期病变,即系膜基质轻度增宽及基膜轻度增厚。

3 期:早期糖尿病肾病期。出现持续性微量白蛋白尿为此期标志,即使患者未活动 UAE 亦达 $20\sim30\mu g/min$ 或 $30\sim300mg/d$ 水平,但是做尿常规化验蛋白定性仍阴性,此期患者 GFR 大致正常,血压常已开始升高。病理检查肾小球系膜基质增宽及肾小球基膜(GBM)增厚已更明显,小动脉壁出现玻璃样变。由于糖尿病肾病(糖尿病肾脏病变)病理改变并非增殖性病变,故血尿并不突出。一般认为,从此期起肾脏病变已不可逆转。

4 期:临床糖尿病肾病期。从尿常规化验蛋白阳性开始糖尿病肾损害已进入此期,而且,常在此后 2～3 年内病情迅速进展至大量蛋白尿(UAE>3.5g/d)及肾病综合征。严重肾病综合征病例常出现大量腹水及双侧胸水,利尿治疗相当困难。此期患者 GFR 常进行性减低,血压明显升高。病理检查肾小球病变更重,部分肾小球已硬化,且伴随出现灶状肾小管萎缩及间质纤维化。

5 期:肾衰竭期。从出现大量蛋白尿开始,患者肾功能即迅速坏转,常在 3～4 年内发展至肾衰竭,伴随出现肾性贫血。糖尿病肾脏病变患者常与多数原发性肾小球疾病患者不一样,虽已进入慢性肾衰竭,但是尿蛋白量却不减,仍然呈现肾病综合征。这一特点将会增加晚期糖尿病肾脏病变患者肾脏替代治疗的困难,因为更难维持患者营养,更易出现多种并发症。此时若做病理检查,将只能见到肾脏晚期病变,即多数肾小球硬化、荒废及多灶性肾小管萎缩及间质纤维化。

(四)实验室检查

1.尿蛋白　白蛋白分子直径小于肾小球基膜滤孔孔径,其电荷极性为负,正常时被肾小球基膜负电荷屏障阻挡而不能通过,当肾小球基膜上的电荷屏障被破坏时,均可使血浆蛋白经肾小球滤出增加、肾小管重吸收减少及组织蛋白释放增加,使尿液中蛋白质含量增加,形成蛋白尿。根据尿白蛋白排出量可将糖尿病肾脏病变分为早期肾病期和临床肾病期。早期肾病期又称微量白蛋白尿期,指 24 小时或白天短时收集的尿白蛋白排泄率在 30～300mg/24h(20～200μg/min)。由于尿蛋白受尿液稀释程度及蛋白饮食等诸多影响,因此目前国际上用尿白蛋白/肌酐的比值(mg/g 肌酐)表示,当比值 30～300mg/g 肌酐可诊断微量白蛋白尿阳性,但必须 2 次以上阳性,临床上才有意义。夜间尿则其数值下降 25%。如果是半年内连续 2 次尿白蛋白排泄率(UAE)均在 30～300mg/d 之间,并排除其他可能引起 UAE 增加的原因,如酮症酸中毒、泌尿系感染、运动、原发性高血压和心衰等,即可诊断早期糖尿病肾脏病变。微量白蛋白尿检测是当前国内、外公认的糖尿病肾脏病变的早期诊断指标。微量白蛋白尿的测定不仅用于糖尿病肾脏病变的早期诊断,还可用于肾功能(GFR)下降的预测。

如常规方法测定尿蛋白持续阳性,尿蛋白定量>0.5g/d,尿中白蛋白排出量>300mg/d,或白蛋白的排泄率>200μg/min,或尿白蛋白/肌酐的比值>300mg/g 肌酐,排除其他可能的肾脏疾病后,可确定为临床糖尿病肾脏病变。在 1 型糖尿病伴明显蛋白尿患者,肾小球滤过功能每年大约下降 12ml/min,10 年大约50%发生 ESRD,20 年大约 75%发生 ESRD。在 2 型糖尿病中,因为糖尿病症状的不典型,糖尿病起病时间不确定,尿蛋白和肾小球滤过功能的关系变化较大。

2.糖尿病肾病早期诊断的其他生化指标

(1)尿胱蛋白酶抑制剂 C:尿胱蛋白酶抑制剂 C 由肾小球滤过,不被肾小管重吸收和分泌,在近端肾小管上皮细胞被分解代谢。而且不受性别、肌肉量、饮食、炎症、胆红素、溶血等因素的影响。Mojiminiyi 等报道在 DN 早期,尿胱蛋白酶抑制剂 C(Cys C)反映肾小球滤过功能较 β_2-MG、肌酐等更敏感。

(2)Ⅳ型胶原:高血糖刺激肾小球系膜基质中Ⅳ型胶原合成和沉积增加。已发现Ⅳ型胶原在糖尿病患者无尿白蛋白时就高于正常对照者,随着糖尿病肾脏病变进展其增高更明显。在合并其他微血管病变(视网膜病变、神经病变)时,Ⅳ型胶原也都升高,并与尿白蛋白排泄量相关。

(3)硫酸乙酰肝素蛋白多糖(HSPG):在正常情况下,HSPG 维持肾小球毛细血管负电荷屏障。在糖尿病时,肾小球上含量减少,而尿中排出增多。

(4)纤维连接蛋白(Fn):Fn 是肾小球细胞外基质中的固有成分。血浆中 Fn 由肝细胞、血管内皮细胞和血小板产生,与凝血、维持血小板功能、组织修复、红细胞与内皮细胞黏附等有关,与糖尿病微血管病变发生有关。尿中含有 Fn 降解产物,其排泄量也与尿白蛋白呈正相关,与肌酐清除率呈负相关。

(5)转铁蛋白(TRF):转铁蛋白(TRF)是一种铁结合单体 β_1 球蛋白,属铁结合蛋白家族成员之一。成熟的蛋白分子是由一个氨基酸残基组成的单链糖蛋白,相对分子量为8万左右 TRF 的等电点比白蛋白高。一般来说,具有较高等电点的蛋白质更易滤入肾小球囊,因为后者表面负电荷层对其排斥降低。所以当肾小球发生损害时,TRF 要比白蛋白更早从尿中排出。用 L-精氨酸抑制肾小管重吸收 TRF,发现尿白蛋白排泄量不变而 UTRF 排泄量增加,提示尿 TRF 升高可能是由于肾小管重吸收功能障碍,因而认为尿 TRF 既反映肾小球滤过功能,也反映肾小管吸收功能的损害,可能是较尿白蛋白更早地反映肾损害的标志物。

(6)免疫球蛋白:IgG 是血液中主要免疫球蛋白,多数以单体形式存在,主要由脾和淋巴结合成,不经肾小球滤过,故正常人尿液中含量极低。IgG 为基本不带电荷的大分子蛋白,若尿中增多,表示肾小球病变已达到滤孔屏障损伤阶段。

(7)唾液酸:唾液酸(SA)是构成肾小球基膜的非胶原酸性蛋白成分,构成负电荷屏障。基膜损伤时,尿中 SA 排出增多,特别是尿中与糖蛋白结合的 SA 与总 SA 的排泄率比值与尿白蛋白排泄率呈正相关关系。

(8)转化生长因子 β(TGF-β):TGF-β 是调节肾小球细胞间质沉积物合成和分解的主要生长因子之一。测定尿和血中 TGF-β 的含量可反映肾小球系膜细胞 TGF-β 的生成量,能间接了解肾小球病变的情况,与肾间质纤维化有关。

3.反映肾小管功能障碍的标志物　尿中尚有另一类分子量<7000000、可自由滤过肾小球的低分子蛋白质。当肾小管功能正常时,它们可在肾小管全部被重吸收。一旦尿中出现这些蛋白,则表示肾小管重吸收功能障碍。

(1)β_2-MG:β_2-MG 是一种低分子蛋白质,其分子量11800,是由100个氨基酸残基组成的一条多肽链,易被肾小球滤过。β_2-MG 从肾小球滤过后,其中99.9%部分由近曲小管以胞饮方式摄取,转运到溶解体降解为氨基酸,所以滤过的 β_2-MG 并不回到血液循环中。正常人血中 β_2-MG 含量极微,且合成和分泌非常稳定。血中 β_2-MG 反映肾脏的滤过功能,是判断肾脏早期受损敏感而特异的指标。β_2-MG 是检查肾功能的一种方法,估计 GFR 较血肌酐敏感,可以早期判断肾脏受损。长期糖尿病引起肾小球动脉硬化,使肾小球滤过功能下降,从而导致血 β_2-MG 增高;当肾小管受损时,β_2-MG 重吸收下降,β_2-MG 清除率降低,从而尿中 β_2-MG 明显增高。总之,血 β_2-MG 和尿白蛋白的检测都是糖尿病肾脏病变早期极敏感的检查指标,对尿常规检测蛋白阴性的糖尿病患者,经常联合检测血 β_2-MG 和尿白蛋白,对及早发现肾小球和肾小管的病变,及时控制糖尿病肾脏病变并发症的发生具有重要意义。

(2)α_2-MG:有报道在尿白蛋白排出正常时,尿中 α_2-MG 已显著升高,并与尿转铁蛋白(UTr)、尿白蛋白排出量正相关,它可能比尿白蛋白更早预示糖尿病肾脏病变。

(3)视黄醇结合蛋白(RBP):游离的 RBP 可自由滤过肾小球,在近曲肾小管有99.97%被重吸收,并在血液循环中降解。与 β_2-MG 相比,无论在酸性尿,还是不同温度中均很稳定。当尿 pH>6 时,尿 β_2-MG 与 RBP 高度相关。故测量尿 RBP 能更可信地反映近曲小管的功能。

(4)尿蛋白-1(UP1):又叫 Clara 细胞蛋白,由终末支气管内 Clara 细胞分泌,青春期男性尿道也分泌 UP1。在2型糖尿病患者中,已发现 UP1 比 α_2-MG 更敏感地反映肾小管功能。

4.尿酶检测　N-乙酰-D 氨基葡萄糖苷酶(NAG)、碱性磷酸酶、γ-谷氨酰转肽酶、β-半乳糖苷酶(GAL)、溶菌酶、氨肽酶和胸腺核糖核酸酶(RNase)等。常用的有 NAG、分子量130000,广泛存在于近曲小管上皮细胞溶菌酶体内的一种糖分解酶。主要来源于肾组织。研究发现,在糖尿病肾脏病变早期,NAG 已开始升高,并与肾小球损坏程度呈正相关。有些病程不足2.5年,尚无肾脏组织学改变时,NAG 就已显著升高,故可作为早期较敏感的诊断指标。

5.其他蛋白

(1)Tamm-Horsfall 蛋白(T-H 蛋白):分子量9500,位于 Henle 襻升支上皮细胞内。当远曲小管受损时,尿 T-H 蛋白增加,随着肾单位减少其排量也减少,可作为 Henle 襻上升支转运功能的标志物。

(2)α_2 糖蛋白 1(又称载脂蛋白 H):有人比较尿白蛋白阴性的糖尿病患者,尿 α_2 糖蛋白 1 比尿 RBP 升高更明显,可能要比尿 RBP 更敏感地反映肾损害。

糖尿病肾脏病变并不仅是肾小球的病变,肾小管损害可能早于肾小球的损害,因为在尚无尿微量白蛋白时,尿中已有多种肾小管蛋白存在。由于对尿白蛋白的基础与临床研究进行得最早、最多,从目前众多的糖尿病肾脏病变生化标志中看,仍以尿白蛋白预测糖尿病肾脏病变最可信,特别是在肾小球病变时,而在其他的标志中,以 UTr、尿 RBP、N-乙酰基葡聚糖胺(NAG)的测定较为敏感、可靠。由于糖尿病肾脏病变是包括肾小球和肾小管损害在内的发展过程,多种指标的测定能更准确地反映糖尿病肾脏病变的真实面貌。

6.肾活检病理学诊断 具有早期诊断意义,即使在尿检正常的糖尿病肾脏病变患者,其肾脏可能已存在着组织学改变。光镜下,可见具特征的 K-W 结节样病变;电镜下,系膜细胞增殖,毛细血管基膜增厚。但由于肾活检是一种创伤性检查,不易被患者所接受。在以下情况下,应作肾活检以排外其他肾病:①有管型尿;②有非糖尿病肾病史;③1 周内尿蛋白迅速增加,蛋白尿>5g/24h;④有蛋白尿而无视网膜病变者;⑤肾功能下降无蛋白尿者;⑥肾功能快速下降而无明显可解释的原因。

7.肾小球滤过率和肾脏体积测量 对糖尿病肾脏病变的早期诊断也有一定的价值。早期肾体积增大,GFR 升高,后期 GFR 下降。糖尿病肾脏病变患者的肾脏体积与慢性肾小球肾炎者不一样,无明显缩小。放射性核素测定肾血浆流量和 GFR,可以反映早期的肾小球高滤过状态。肌酐清除率、血肌酐和血尿素氮浓度测定可反映肾功能,但血尿素氮和血肌酐不是肾功能检测的敏感指标。

(五)临床转归与并发症

糖尿病肾脏病变一旦形成,其病变的发展是很难逆转的,因而糖尿病肾脏病变治疗困难。糖尿病肾脏病变将依其自然发展规律,由早期进展为中期,再进入终末期。经过积极的干预治疗后,其自然病程会明显延长,病情减轻,预后改善。即使发生了终末期糖尿病肾脏病变,积极的治疗也可改善肾功能。而肾移植可使肾功能恢复正常,但因为糖尿病的存在,单独的肾移植效果较差,移植肾仍可迅速发展为糖尿病肾脏病变。胰-肾联合移植或胰岛-肾联合移植将成为治疗终末期糖尿病肾脏病变的最有效途径。

(六)防治

1.一般建议

(1)为了降低肾脏病变风险或延缓肾脏病变进展速度,应当把血糖控制在最佳水平。

(2)为了降低肾脏病变风险或延缓肾脏病变进展速度,应当把血压控制在最佳水平。

2.筛查

(1)病程≥5 年的 1 型糖尿病患者和所有 2 型糖尿病患者从明确诊断起应当每年检测 1 次尿白蛋白排泄率。

(2)所有成年糖尿病患者,不管尿白蛋白排泄率如何,都应当每年至少检测 1 次血清肌酐。如果有慢性肾脏疾病(CKD),血清肌酐用来估计肾小球滤过率(GFR)和 CKD 分期。

由于尿蛋白排泄率存在变异性,因此,3～6 个月内检测结果有 2/3 异常才考虑患者尿蛋白排泄率异常。运动(24 小时内)、感染、发热、CHF、明显高血糖及明显高血压可使尿蛋白排泄率升高。

3.预防 糖尿病肾病预防可分为三级:①一级预防是指阻止早期糖尿病肾脏病变的发生;②二级预防是指阻止早期糖尿病肾脏病变向临床糖尿病肾脏病变发展;③三级预防是指阻止已确定为临床糖尿病肾脏病变的患者向 ESRD 发展。

预防的具体措施:①持久而良好地将血糖控制在理想范围内。这是防治糖尿病肾脏病变发生发展的关键,糖尿病防治和并发症试验(DCCT)已肯定了理想的血糖控制能有效地预防糖尿病肾脏病变的发生发展;②持续良好地控制血压。这是保护肾脏并阻止糖尿病肾脏病变进展的重要因素;血压最好控制在正常范围或接近 17.3/11.3kPa(130/85mmHg);③定期检测、及时发现微量白蛋白尿。微量白蛋白尿是早期诊断和逆转糖尿病肾脏病变的重要标志。2 型糖尿病一经诊断就应检查是否有糖尿病肾脏病变,因在 2 型糖尿病诊断时,就有 7%的患者存在微量白蛋白尿;1 型糖尿病在诊断后 5 年要进行糖尿病肾脏病变的评估。如果糖尿病患者开始无微量白蛋白尿,以后每年要对其进行肾病情况评估,尤其是对代谢控制不好者;④系统教育、系统监测和系统治疗糖尿病,这是科学、规范地防治糖尿病肾脏病变的可靠途径;⑤发生糖尿病肾脏病变后,要尽量避免使用对肾有损害和疗效不确切的药物;⑥适时透析及肾或胰肾联合移植可延长患者的生命,减少糖尿病肾脏病变患者的早逝。

(七)治疗

糖尿病肾病的治疗应是综合性的,除了内科的一般治疗和对症治疗外,特殊而较有效的治疗方法主要有三种:①血液透析;②门诊患者连续腹膜透析(CAPD);③肾移植或胰-肾移植。但对糖尿病肾病患者来说,单独的肾移植效果较差,最理想的是胰-肾联合移植或胰岛-肾联合移植。

常规治疗措施主要包括饮食治疗、控制血糖、控制血压、纠正脂代谢紊乱等。

1.一般治疗

(1)戒烟、减轻体质量:吸烟可加重蛋白尿、加速各种原因所致 CKD 的病情进展。体质量指数的增加是 CKD 进展的独立危险因素。肥胖使肾小球内压增加,导致肾脏血流动力学改变,使肾损害发生的危险性增加。体质量减轻可改善血流动力学、减少尿蛋白的排泄。

(2)避免高蛋白饮食:限制蛋白饮食可减少尿蛋白,对于蛋白尿基线水平较高者尤其明显。高蛋白饮食可减弱肾素.血管紧张素系统(RAS)阻断剂的降尿蛋白作用。ACEI 治疗结合低蛋白饮食可获得比单一治疗更好的效果,ACEI 使肾小球后血管扩张,而低蛋白饮食使肾小球前血管收缩,两者均降低了肾小球内压,改善了滤过膜通透性。对于肾功能正常的临床糖尿病肾病患者,蛋白质宜控制在 0.8g/(kg·d),而对于肾小球滤过率已下降者,蛋白质摄入量应减少至 0.6g/(kg·d),有条件的可每天补充复方 α-酮酸制剂0.12g/kg。肾功能不全时,最好选择动物蛋白,尽量以鱼、鸡等白色肉代替猪、牛等红色肉,一般认为,要少用或不用植物蛋白。但近年的研究认为,干制豆类食物的营养素和纤维素丰富,为高质量蛋白质类,除提供营养成分外,对机体还有某些保护作用,如豆类食品可降低血清胆固醇,改善糖尿病病情,有助于减轻体重。此外,大豆中含有的异黄酮等具有许多生物作用,除降低胆固醇、改善血管功能和维持骨矿密度外,还可减轻女性行经期的不适,对保护肾脏也有益。对肾功能正常的糖尿病肾脏病变患者来说,只要不超过蛋白质的允许摄入量,豆类蛋白质至少不亚于其他来源的蛋白质。透析后按透析要求增加蛋白量,可能对某些患者更有利。总热量基本与非糖尿病肾病患者相似,除非是肥胖患者,一般患者应保证每日 125.5～146.4kJ/kg热量,防止营养不良。

(3)限制盐摄入:高盐饮食与蛋白尿加重相关,控制饮食中盐摄入量,可改善蛋白尿。低盐饮食降低蛋白尿与血压降低及肾脏血流动力学改善有关。对于服用 ACEI、ARB 等药物的患者,低盐饮食可增加这些药物的降尿蛋白作用,还具有独立于降压作用以外的降蛋白作用。盐应少于 6g/d,出现肾功能不全时应降至 2g/d。

2.控制血糖　英国糖尿病前瞻性研究(UKPDS)、DCCT 等研究均证实,严格的血糖控制可以明显减少糖尿病肾病的发生。但是否有助于延缓糖尿病肾病的发展还缺乏足够的证据。目前多数指南均将糖化血红蛋白 A1c(HbA1c)目标值定为 6.5%以下,但 2008 年 2 个大型循证医学研究糖尿病和心血管病行动(ADVANCE)、控制糖尿病患者心血管疾病风险性行动(ACCORD)的结果提示,将 HbA1c 控制在 6.5%以下，虽然可以减少糖尿病肾病的发生，却不能减少心血管事件，反而可能增加患者的病死率。因此，2008 年美国肾脏病协会指出，无论是否并发糖尿病肾脏病，糖尿病患者的 HbA1c 应控制在 7.0％左右，不宜过低。另外，我们在应用 HbA1c 做为血糖监测指标时，需要注意某些疾病状态对其检测值的影响，例如贫血或其他可致红细胞寿命缩短的疾病可导致 HbA1c 检测值偏低，而尿毒症（由于酸中毒及氨甲酰化的影响）能使检测值偏高。

因此，临床上应积极采取饮食、运动、药物和血糖监测等多种手段，尽可能使患者的 HbA1c＜6.5％，空腹血糖＜6.0mmol/L，餐后 2 小时血糖＜7.8mmol/L。由于糖尿病肾脏病变时肾脏对药物的排泄能力下降，有肾功能不全时更明显，使用经肾排泄的药物需相应减少剂量，以避免低血糖的发生，而且在降糖药物的选择上，以不加重肾损害的药物为主。有部分研究提出噻唑烷二酮类（TZDs）可减少蛋白尿，但目前循证医学证据不足。CKD 3～5 期的糖尿病患者由于胰岛素和口服降糖药物的肾脏清除率下降，且肾脏糖异生功能受损，患者发生低血糖风险增加。应该加强血糖监测，调整药物剂量，并避免使用完全依赖肾脏排泄的口服降糖药物如第一代磺脲类、双胍类药物等。在糖尿病肾脏病变的早期和肾功能正常或轻度受损时，1 型糖尿病患者选用胰岛素治疗，可适当加用 α-葡萄糖苷酶抑制剂，2 型糖尿病可选用格列喹酮、非磺酰脲类胰岛素促泌剂、胰岛素增敏剂和 α-葡萄糖苷酶抑制剂。二甲双胍以原型由尿排出，肾功能不全时，可导致其在体内大量聚集而可能引起乳酸性酸中毒，因此，糖尿病肾脏病变患者仅有轻度的肾功能不全时，即应严格禁止使用。由于肾功能受损，胰岛素的降解和排泄均减少，易产生蓄积作用，发生低血糖，因此胰岛素应从小剂量开始，最好选用半衰期短的短效或超短效制剂。

3.降压治疗　高血压可导致糖尿病肾脏病变的发生和发展，并促使肾功能损害加重。研究显示长期有效地控制血压可减慢 GFR 的下降速度和改善生存率，无论对早期或后期的糖尿病肾脏病变都有良好的作用。在微量白蛋白尿阶段，控制血压可完全阻止部分患者糖尿病肾脏病变的进展。降压药物首选 ACEI 和 ARB。常与利尿剂或钙通道阻滞剂（CCB）合用。此外，β 受体阻滞剂等也可选用。理想的抗高血压药物应减慢或阻止肾病进展的作用，而且不增加胰岛素抵抗，对糖、脂肪代谢无不良影响。

（1）RAS 抑制剂

1）ACEI：有高血压的糖尿病和 CKD 1～4 期患者应使用 ACEI 或 ARB 治疗，同时联合利尿剂可增强其疗效。ACEI 和 ARB 类药物可通过减少尿蛋白排泄，延缓肾脏病进程。协助研究组（CSG）卡托普利试验证实，ACEI 用于 1 型糖尿病大量白蛋白尿患者可有效降低白蛋白尿，减慢 GFR 下降速度和肾衰竭的发生。

近年来的大量研究证实，ACEI 不仅具有良好的治疗高血压的作用，而且还有许多特殊的肾脏保护作用。如：①ACEI 通过拮抗 AT-2 相对优势地扩张出球小动脉，改善肾小球内高压、高灌注和高滤过状态；②缩小肾小球滤过膜孔径，改善肾小球滤过膜选择通透性，减少血浆大分子物质滤出，可使蛋白尿减少 30％～50％，降低蛋白尿的危害，防止毛细血管基膜增厚；③阻止系膜细胞对一些大分子颗粒的吞噬作用，可减轻因蛋白尿导致的系膜增生；④减慢细胞外基质形成，促进细胞外基质的降解，使已损伤的肾脏组织得到某种程度的恢复；⑤改善肾小管间质的病变。即使是"正常血压"者，ACEI 仍有减少尿蛋白、延缓糖尿病肾脏病变肾损害进程的治疗作用。而在临床蛋白尿阶段，抗高血压治疗对减慢糖尿病肾脏病变恶化的疗效相对较差。因此，有人提倡，糖尿病肾脏病变一旦确诊，就应给予一定量的 ACEI 保护肾脏。ACEI 减少了尿蛋白排出量，降低了 GFR，其降低尿蛋白排泄量的作用往往比其降压更明显，这是 ACEI 成为目前控制糖尿病肾脏病变患者高血压中应用最广泛的首选药物的主要原因。但 ACEI 对 1 型糖尿病和 2 型糖尿病并发肾脏病变的疗效有一定差异。在 2 型糖尿病患者中，ACEI 的疗效有差异，有些患者可表现出肾脏保护作用，而另一些患者则没有，甚至其降压作用也很差。其原因未明，可能与个体的疾病特征有关（如

ACE 基因多态性），也可能与一些肾脏因素改变了机体对 ACEI 的反应性有关。所谓肾脏因素主要指 GFR 与尿蛋白排泄率的"偶联"，包括肾血管、肾小球、肾小管、肾小管间质及年龄等因素。

糖尿病肾脏病变合并高血压的目标血压：尿蛋白<1g/d 时，血压应降低至 130/80mmHg（平均动脉压为 95mmHg）；尿蛋白>1g/d 时，血压应降至 125/75mmHg（平均动脉压为 92mmHg）。但对存在肾动脉硬化的老年人，应从小剂量开始，以免降血压过度。若非血压极高需迅速降压，一般宜首选长效 ACEI。ACEI 较为常见的不良反应为持续干咳，停药可消失，偶可出现高血钾、粒细胞减少、皮肤红斑、味觉异常和直立性低血压等。当肾衰竭进入终末期时，ACEI 易于在体内蓄积，使血钾和血肌酐增加不超过 20%～30%，如升高十分明显，往往提示有血容量不足、肾灌注减少或肾动脉狭窄等器质性病变存在，应考虑减量或停药。使用 ACEI 应注意的是：①血肌酐<265μmol/L，可用 ACEI，首选双通道排泄药物；②血肌酐>265μmol/L，有争议，若用需高度警惕高血钾（监测血肌酐及血钾变化，用药后两个月，宜每 1～2 周检测一次）；③双侧肾动脉狭窄患者禁用；④脱水患者禁用；⑤孕妇禁用；⑥血液透析患者，需注意所用 ACEI 药物的蛋白结合率，结合率低者易被透析清除，需透析后服药；⑦ACEI 与促红细胞生成素合用，可影响其疗效；⑧与非甾体抗炎药合用时，可能影响 ACEI 的降压疗效，并致血肌酐异常升高。

2）ARB：ARB 是近十余年来新出现的一类抗高血压药物，疗效与 ACEI 相似，但作用位点不同。ARB 选择性阻滞 AT-2 的 1 型受体，因此血浆中的 AT-2 增加，AT-2 又作用于其 Ⅱ 型受体，使之兴奋，其结果是受 AT-2 的 Ⅱ 型受体调节的组织出现继发性血管扩张和抗增生作用，从而达到治疗糖尿病肾脏病变的目的。ARB 除用于糖尿病肾脏病变的治疗外，对充血性心衰有特别疗效。但对糖尿病肾脏病变的疗效是否比 ACEI 更佳，尚待进一步观察。RENAAL 等试验对 2 型糖尿病大量白蛋白尿患者的研究证实，ARB 可减慢 GFR 下降速度和肾衰竭的发生。目前的资料显示，与 ACEI 比较，ARB 对心血管的血流动力学影响小于 ACEI，达到与 ACEI 相同降压效应所引起的不良反应比 ACEI 少。

现用的制剂有缬沙坦和厄贝沙坦。缬沙坦每日用量 80mg，如果血压降低不理想，可将剂量增加至 160mg，或与其他抗高血压药合用。可与食物同服，亦可空腹时服用。突然停用不会出现血压反跳或其他临床不良反应。已知对该产品各种成分过敏者以及孕妇、哺乳期妇女禁用。厄贝沙坦成人通常起始和维持剂量为每次 150mg，每天 1 次，可与或不与食物同时服用，治疗 3～6 周后达到最大抗高血压效应。在部分患者中，每天剂量可增加到 300mg。血容量不足的患者（例如应用大量利尿剂）起始剂量应为每次 75mg，每天 1 次。老年人或有肾功能损害的患者，包括透析的患者不必调整起始剂量。ARB 同样有可能引起高血钾，因此要注意监测，特别在肾功能不全时，但其高血钾的发生率和程度均较 ACEI 低。

（2）钙通道阻滞剂：CCB 通过阻断钙依赖的受体后信号传导抑制细胞膜上钙通道，降低细胞内钙浓度，导致血管舒张，降低肾小球毛细血管压力，从而起到保护肾功能的作用。CCB 是 ADA 推荐的用于糖尿病肾脏病变的二线降压药，不宜单独用于治疗糖尿病肾脏病变高血压，常和 ACEI 或 ARB 合用，有更明显的降压效果和减少蛋白尿的作用，特别适合于收缩期血压增高者。常用药物有尼群地平、氨氯地平、硝苯地平等。尽管理论上 CCB 抑制钙离子通过细胞膜进入胰岛素 B 细胞而影响胰岛素的分泌，但实际应用中，该药小剂量即能起降压作用，而不影响胰岛素分泌和糖代谢。INSIGHT（硝苯地平控释片的国际研究：治疗高血压的一线用药）试验还证实硝苯地平控释片可减少新的糖尿病的发生。

（3）β 受体阻滞剂：一般认为，β 受体阻滞剂可能影响血脂代谢、加重外周血管病变、降低胰岛素的敏感性和掩盖低血糖反应，还可能增加糖尿病的发生率，因此不太适合糖尿病患者的降压治疗。但在 UK-PDS 中，用选择性 $β_1$ 受体阻滞剂阿替洛尔和卡托普利治疗 2 型糖尿病患者可同样有效地降低微量白蛋白尿和白蛋白尿的发生率。另一项对 1 型糖尿病合并高血压及蛋白尿的患者进行的短期研究发现，阿替洛尔和依那普利均可以显著降低白蛋白尿，但前者不能抑制 GFR 的下降。因此，ADA 推荐其作为治疗糖尿病肾脏病变的二线降压药物。

(4)利尿剂:包括噻嗪类利尿剂和襻利尿剂,其降压机制与减少总体钠量有关。利尿剂尤其是噻嗪类利尿剂可使血糖升高,产生高尿酸血症等,不应作为糖尿病肾脏病变降压治疗的一线药物。一些国际大型研究中提示利尿剂可增强 ACEI 或 ARB 的降压作用,有助于患者的血压达标。

(5)α 受体阻滞剂:哌唑嗪、酚妥拉明对糖和脂类代谢无不利影响,可用于治疗重症高血压,但此类药有反射性心动过速及直立性低血压等不良反应,而糖尿病肾脏病变患者常合并自主神经病变,易出现直立性低血压,因此应用此类药物时应注意。

4.调脂治疗 血脂紊乱[高密度脂蛋白胆固醇(HDL-C)降低,甘油三酯和低密度脂蛋白胆固醇(LDL-C)升高]在糖尿病并发慢性肾脏病患者中十分常见,它增加了患者的心血管疾病风险。

(1)糖尿病并发 CKD 1～4 期患者 LDL-C 目标值应该低于 1000mg/L,治疗目标是使其降到 700mg/L以下。

(2)CKD 1～4 期患者在 LDL-C＞1000mg/L 时应该开始他汀类药物治疗。研究证实他汀类药物可有效降低 LDL-C 水平,从而降低糖尿病并发 CKD 1～3 期患者的心血管风险。

(3)无心血管疾病的 2 型糖尿病血液透析患者不推荐常规使用他汀类药物治疗。CKD5 期患者需要区别对待,有大型临床对照试验证实阿托伐他汀不能改善 2 型糖尿病持续性血液透析患者的心血管疾病预后,因此对于无心血管疾病的 2 型糖尿病血透患者不推荐常规使用他汀类药物治疗。

5.降低尿蛋白 蛋白尿不仅是糖尿病肾病的主要临床特征之一,而且也是糖尿病肾病发生、发展的独立危险因素。虽然我们强调控制血糖、血压、血脂,但其控制目标都有一个下限,唯独对于尿蛋白的控制则是越低越好。然而目前还缺乏疗效确切的降蛋白药物,ACEI 和 ARB 类药物仍然是目前公认的降蛋白药物,但其降蛋白效果往往需要应用较大剂量。其他常用的降蛋白药物包括胰激肽原酶、己酮可可碱、前列地尔、舒洛地特及中药等,但对于大量蛋白尿疗效均不肯定。目前,学者开始尝试应用免疫抑制剂治疗大量蛋白尿,取得了一定疗效,但尚处在临床摸索阶段。

6.科学规律运动 糖尿病肾病早期,可以选择以快走为主的有氧运动,每天饭后半小时左右,避免长时间强度非常大的能持续升高血压的运动。若出现临床蛋白尿就不宜进行较大强度的运动。

7.其他治疗

(1)吡多胺:吡多胺能抑制麦拉德反应,使 AGEs 和羧甲基赖氨酸显著下降,并显著抑制糖尿病大鼠蛋白尿、血肌酐的升高,表明吡多胺能改善氧化还原失衡,抑制糖尿病肾脏病变的进展。

(2)氨基胍(AG):AG 是 AGEs 的抑制剂,能够阻止结缔组织生长因子的表达,降低 AGEs 在组织中的水平,抑制系膜细胞的肥大。目前在美国此类药物已经进入临床研究阶段。一些胍类复合物(氨基胍)比蛋白质中赖氨酸的 ε-氨基更活跃,可与早期糖基化蛋白质形成一种不活泼的物质,代替了 AGEs 的形成,阻止 AGEs 在血管壁上的积累,同时可抑制醛糖还原酶及一氧化氮(NO)合酶的作用。NO 是一种很强的扩血管物质,直接升高组织血液流量并介导其他内皮细胞依赖的扩血管物质如组胺、缓激肽与 5-羟色胺的扩血管和增加血管通透性的作用。一些动物实验提示糖尿病早期组织器官血流量增加如血管通透性的改变部分由 NO 合成增加所致。目前尚无氨基胍对糖尿病患者慢性并发症防治的临床报道,其药物动力学及临床长期应用的不良反应有待评价。

(3)阿利吉仑:可结合到肾素分子的活性位点上,阻断肾素裂解血管紧张素原,同时抑制血管紧张素Ⅱ(AngⅡ)和醛固酮的产生,伴有器官损害的动物模型发现肾素抑制剂具有远大的前景,临床实验正在进行中。

(4)血管紧张素转化酶-2(ACE2):ACE2 与 ACE 分布基本相同,也存在于肾组织中,能催化 AngⅠ生成 Ang129,并催化 AngⅡ(128)生成 Ang127,通过与其受体结合发挥扩血管等效应,也能通过拮抗 AngⅡ而发挥上述效应。2002 年已有用血管肽酶抑制剂奥马曲拉治疗自发性高血压大鼠的试验,发现它能增加 ACE2 活性,刺激 Ang127 生成,降低高血压,但由于其不良反应明显而未应用于人类。目前,这类新药还在继续研究中。

(5)葡萄糖耐受因子(GTF):能够通过增加血糖在肝细胞、脂肪细胞和心肌细胞中的转运而减少脂质过氧化产物的产生,从而逆转糖尿病大鼠糖耐量异常导致的损害。试验表明,与未接受 GTF 治疗的大鼠相比,治疗组能明显降低含氮氧化物的免疫活性,推测 GTF 可能在细胞水平表达胰岛素样作用并减少氧化应激物质的产生而达到治疗作用。

(6)螺内酯:炎症在糖尿病肾脏病变的发病机制中起重要作用,醛固酮通过前炎性介质和致纤维化细胞因子诱导心肌纤维化和血管炎症,还通过 NF-KB 转录途经的激活诱导 MCP-1 的过量表达。实验证明在培养的系膜细胞和近端小管细胞,醛固酮的阻断剂-螺内酯能抑制 NF-KB 转录途径的激活和减少 MCP-1 的产生,减慢肾脏炎症进展,对肾脏有保护作用,但对 2 型糖尿病大鼠的血糖和血压并没有影响。

(7)吗替麦考酚酯:是一种新型、高效的免疫抑制剂,主要通过非竞争性、可逆性抑制嘌呤从头合成途径的限速酶——次黄嘌呤单核苷酸脱氢酶,强烈抑制 T、B 淋巴细胞增殖而发挥免疫抑制作用。吗替麦考酚酯联合胰岛素治疗糖尿病大鼠在高血压、蛋白尿、肾小球高滤过、巨噬细胞浸润和广泛的肾小球硬化方面比单用胰岛素效果明显,但对血糖影响不明显。

(8)线粒体内膜转移酶 44(TIM44):氧化应激反应中产生的活性氧主要由线粒体产生,在糖尿病微血管病变中起重要作用。TIM44 的功能是将线粒体热休克蛋白 70 结合到 TIM23 复合物上的锚着点,并将线粒体中的一些前蛋白转运到线粒体基质。将 TIM44 质粒通过转基因技术每周注射到单侧肾切除链佐星(STZ)糖尿病大鼠的尾静脉中,8 周后发现该治疗能缓解蛋白尿和肾脏的肥大,抑制超氧化物的产生和肾脏细胞的分裂、凋亡。体外实验证明,TIM44 的转基因治疗逆转了高糖诱导的代谢和细胞异常。这些实验表明 TIM44 可作为糖尿病肾脏病变干预治疗的一个新手段。

(9)蛋白激酶C(PKC)抑制剂:PKC 抑制剂芦布妥林在动物试验中能降低尿白蛋白,使 GFR 正常,减轻肾小球损伤。大剂量的维生素 B_1 的应用可减轻尿白蛋白,可能是阻断了 PKC 所致。

(10)ALT-711:一种 AGEs 的交联断裂剂。在动物试验中,能明显降低血压、尿蛋白排出和肾损害。

(11)醛糖还原酶抑制剂:可减少细胞内山梨醇积聚,能降低糖尿病肾脏病变早期的蛋白尿和 GFR。

(12)弹性蛋白酶:用弹性蛋白酶治疗 2 型糖尿病患者,结果显示:大量蛋白尿组治疗 6 个月及 12 个月后尿蛋白排出无明显差异;微量白蛋白尿组治疗 6 个月及 12 个月后尿蛋白排出均明显下降。弹性蛋白酶为一种胰蛋白酶,能通过水解弹性蛋白调节动脉和结缔组织的弹性蛋白质代谢。在动物实验中,发现弹性蛋白酶可抑制肾小球基膜增厚,对 2 型糖尿病肾病患者也有治疗作用。

8.肾功能不全的治疗 其治疗方案与其他原因所致的慢性肾功能不全相似。包括结肠透析药物的使用(包醛氧淀粉,商品名析清)、透析(以维持性血液透析和持续的不卧床腹膜透析)、肾移植或胰-肾联合移植以及支持对症治疗。对终末期糖尿病肾脏病变患者,只能接受透析治疗,以延长生命。透析时机的选择:无论是血液透析还是腹膜透析,终末期糖尿病肾脏病变的透析时机应稍早于非糖尿病的慢性肾衰。当肌酐清除率在 20mol/min 时,应考虑透析治疗或肾移植。血液透析治疗 3 年存活率 50%,5 年存活率 30%,9 年存活率仅 10%左右。肾移植 5 年存活率可高达 65%,10 年存活率可达 45%左右。因此肾移植是较有效的治疗方法,但单纯肾移植的缺点是不能防止糖尿病肾脏病变的再发生,也不能使其糖尿病并发症和合并症改善。移植后使用免疫抑制剂对糖尿病患者有种种不利影响。因此,胰-肾联合移植为目前最理想的方法。多数糖尿病肾脏病变患者接受的是胰-肾联合移植术,少数患者先行肾移植继行胰腺(胰岛)

移植或仅作胰腺(胰岛)移植。不同的移植方式、移植种类及移植程序对疗效有较大影响。资料表明,肾移植是1型糖尿病患者伴肾脏病变的有效治疗途径。由于目前尚有移植技术的众多问题没有解决,故必须在手术风险、免疫抑制剂不良反应和生命质量(QOL)之间权衡利弊。对于那些非终末期肾衰的糖尿病肾脏病变患者来说,并无充足的理由接受胰(胰岛)-肾移植,除非其糖尿病肾脏病变本身危及生命的风险程度已经超过了移植手术的风险。除同种移植外,近10年内已开始在人体内用异种胰岛移植。

总之,对糖尿病肾脏病变目前尚无特效治疗,其治疗应是综合性的,但各期的治疗效果有所不同,重在预防,定期检测,早期发现,早期治疗,控制血糖及血压在理想水平。对终末期糖尿病肾脏病变患者,胰-肾联合移植为其最理想的治疗选择。

二、糖尿病肾感染病变

糖尿病患者免疫功能低下,易发生感染,其发生率约 $35\%\sim90\%$,而且患者多病情较重,感染不易控制,同时感染加剧了糖尿病的糖、脂肪、蛋白质的代谢紊乱,容易诱发高血糖危象。病程的长短和并发症的存在亦与糖尿病肾感染的发生频率密切相关。

1.常见的主要病因如下:

(1)皮肤的完整性是机体抵御细菌的第一道防线,糖尿病的血管及周围神经病变常使皮肤容易破损,导致细菌的入侵。

(2)高浓度血糖利于细菌的生长繁殖,且抑制白细胞的趋化性、移动性、黏附力、吞噬能力及杀菌力,同时糖尿病易存在高黏血症及大中血管病变,导致血流缓慢,妨碍细胞的动员和移动。

(3)糖尿病伴营养不良及低蛋白血症,免疫球蛋白、抗体、补体生产减少。

(4)糖尿病常伴有失水,有利于细菌的生长繁殖。

(5)血管硬化,血流减少,组织缺血缺氧,有利于厌氧菌的生长。

2.糖尿病常见的肾感染是急性肾盂肾炎和急性局灶性细菌性肾炎,比较严重的感染是肾皮质化脓性感染,急性肾乳头坏死。

(1)急性肾盂肾炎(APN):是由各种病原微生物感染直接引起的肾小管、肾间质和肾实质的炎症。

1)临床表现:急性肾脏感染主要表现为严重菌尿伴有寒战、高热、腰痛和肋脊角叩痛的一组综合征,查体可以发现肾区叩痛以及肋脊角压痛等体征。如尿检提示大量白细胞、大量脓尿或严重菌尿,则可做出急性肾盂肾炎的临床诊断。APN是肾实质的感染性炎症,病变不仅限于肾盂,在一部分APN患者的肾组织内可有瘢痕形成,CT描述为"急性小叶状肾单位"。这种表现尤见于有糖尿病和有膀胱输尿管反流的APN患者。

糖尿病患者存在易于发生泌尿系感染的背景因素,包括自主神经病变使膀胱排空延迟、发生糖尿病肾病导致机体整体防御功能下降等,导致糖尿病患者的急性肾盂肾炎逐渐增多,且多数反复发作,尤以女性居多。

2)实验室检查:尿液分析和尿细菌培养有助于确诊急性肾盂肾炎。美国传染病学会对肾盂肾炎的定义是:尿液细菌培养中菌落 ≥10000 集落单位/ mm^3 ,并有相应的临床症状;菌落计数为 $1000\sim9999$ 集落单位/ mm^3 时,对男性和妊娠妇女的确诊有帮助。尿液标本通常为无菌技术采集的中段尿。几乎所有急性肾盂肾炎患者均有脓尿,脓尿可经白细胞酯酶试验和氮试验确定。尽管在其他疾病状况下也可见到白细胞集落,但同时出现尿路感染的症状时,则特别提示急性肾盂肾炎。糖尿病患者肾盂肾炎主要的病原菌是大肠杆菌,其次是β链球菌,并且容易发生真菌性感染。

尿液的革兰染色分析和抗体包被细菌检测可帮助选择最初治疗的抗生素，并帮助确定亚临床性尿路上部感染病例的具体患病位置。90%的急性肾盂肾炎患者的尿液细菌培养呈阳性，尿培养样本的采集应在首次应用抗生素治疗前。并对住院患者进行血液培养，其中约20%的患者可呈阳性结果。但是血培养的结果并不能改变急性肾盂肾炎患者的治疗措施，而且阳性结果并不意味着急性肾盂肾炎的病程复杂。因此，血培养在临床不能确诊时有意义。

APN主要声像图表现为肾盂壁充血、水肿，黏膜糜烂、溃疡形成，肾盂壁厚度≥1.2mm，呈"双线征"，其内侧的强回声带为肾盂黏膜表面与肾盂腔内液体所形成的界面反射，中间低回声带为黏膜、肌层回声，外层的强回声带为外膜回声，此为肾盂肾炎的直接征象；同时由于肾盂黏膜表面脓性纤维性渗出物以及由于累及肾间质破坏肾小管的重吸收和浓缩能力，毛细血管流体静水压增高，肾盂静脉通透性增高，常引起肾盂轻度扩张，内可见液性暗区，此征可作为肾盂肾炎的间接征象。

3）治疗：急性肾盂肾炎治疗的目的主要为：①清除进入泌尿道的致病菌；②预防和控制败血症；③防止复发。许多因素可使糖尿病患者易于发生泌尿系感染，但是血糖控制的不良，并不会直接增加泌尿系感染的发生。大肠杆菌仍是主要的病原菌，其次是B链球菌。与正常人相比，糖尿病患者更容易发生真菌感染。抗生素的选择与其他非糖尿病患者一样，但建议用足14天的疗程，最好静脉用48小时的头孢菌素。如果复发，疗程应延长至6周，并做影像学检查，如果为真菌感染，治疗应更加积极用抗真菌药冲洗肾盂，口服或肠外使用抗真菌药物。在治疗前还应该进行尿培养及药敏试验。如果在用药48～72小时仍未见效，应根据药敏试验选用有效药物治疗，在治疗后追踪复查。如连续治疗5～7天后仍有菌尿，则需复查尿细菌培养及药敏试验，并据此改用更有效的药物，静脉用药治疗的时间可以延长至2周，此后改为口服抗生素治疗。如果患者近1年中已有多次症状性尿路感染发作，则应在抗感染治疗的同时进行背景疾病筛查。对于有高热、剧烈腰痛、血白细胞显著升高或出现严重的全身中毒症状的中、重度急性肾盂肾炎患者，宜采用联合使用多种抗生素治疗。

（2）急性局灶性细菌性肾炎（AFBN）：是指局限于一个或多个部位的肾实质的无液化细菌感染性炎症。目前认为本病为逆行感染所致，感染范围是由反流到肾脏的叶或多个叶所决定，故也称为急性叶性肾炎。其病因及病理与急性肾盂肾炎相同。

本病多发生于青壮年，急性起病，以患侧腰痛和发热为主要表现，可伴有寒战、恶心呕吐、间断肉眼血尿、尿频尿急、腹痛等非特异性症状。患者血白细胞均有不同程度升高，符合急性细菌性炎症的一般表现。绝大多数患者肾功能无明显异常，体检多出现患侧肾区叩击痛，部分患者可触及肿大的肾脏。

影像学检查的典型表现：B超多见患肾体积增大，肿物局部回声减低，皮髓质分界消失。脾脏增大是此病炎症性改变的一个特征。静脉肾盂造影见肾盏穿隆变细，受压移位。CT检查平扫患肾轮廓增大，肿物呈等或低密度改变，边界不清，增强扫描不均匀强化，边界趋于清楚但不规则。CT重建显示楔形改变是AFBN特有征象。

本病属非特异性炎症，及时合理的抗感染治疗后，病灶可以消退，否则可发展为肾脓肿、肾周脓肿。血或尿培养为合理应用抗生素提供了准确依据，在培养未果或阴性时，则按经验用药。如进展为肾脓肿或肾周脓肿，应尽早采用手术引流或B超引导下经皮穿刺抽脓。

（3）肾皮质化脓性感染：是一种比较少见的肾实质感染性疾病，临床表现与普通的肾盂肾炎极为相似，但其危害性和严重程度要远远超过普通的肾盂肾炎，如治疗不及时可能导致病情恶化甚至死亡。

肾皮质化脓性感染的发病机制较为复杂，局部和全身抵抗力下降，如患有糖尿病，使用免疫抑制剂等易感染此病。主要发病原因是身体其他部位的化脓性感染病灶经血液到达肾皮质并引起感染。脓肿未形成前多称为急性局灶性细菌性肾炎或急性细菌性叶间肾炎、急性多灶性细菌性肾炎，脓肿形成后称肾皮质脓肿、肾皮髓质脓肿和肾多发性脓肿。

肾皮质化脓性感染的诊断和分型主要依靠B超和CT检查。目前的CT平扫加增强被认为是最敏感和有特殊意义的检查方法。它不仅能确定诊断，还能明确病变范围和评估肾感染程度以及是否存在其他的潜在疾病（如肾结石等）。MRI检查主要用于碘过敏试验阳性或不适合做CT检查的患者，静脉肾盂造影检查可帮助除外肾结核等疾病，但其表现为间接征象，且需要做肠道准备。

对于肾皮质脓肿，应在积极抗感染的同时，采用手术切开引流或B超引导下穿刺引流治疗。一般认为，当脓肿直径<3cm时可保守治疗，直径>5cm、中心部液化坏死，且明显突向肾外，或破入肾周围的脓肿应及时手术切开引流，如肾皮质破坏严重，而对侧肾功能正常时，可考虑行患肾切除。术前要积极加强对潜在疾病和原发病的控制，对较短时间内改善患者的病理生理紊乱至关重要。对于糖尿病患者，只有有效控制感染，才能使患者血糖降低，病情稳定。

（4）肾乳头坏死：又名坏死性肾乳头炎、肾髓质坏死、坏死性肾盂肾炎等。本病多伴发于严重肾盂肾炎、糖尿病、尿路梗阻及止痛剂肾病等，是一种严重的肾间质疾病。本病的发生与肾缺血、髓质乳头血管病变及感染有关。

肾脏血流量的85%～90%分布在皮质，髓质仅占10%～13%，越近肾乳头血供越差，其血源几乎皆由近髓肾单位的出球小动脉经直小血管而来，且受髓质中浓度梯度的影响，黏稠度逐渐增高，血流缓慢，故为肾乳头缺血性坏死的常见部位。

1）临床表现：肾乳头坏死按起病急缓可分为急性和慢性两型；按病理部位可分为肾髓质型及肾乳头型。患者年龄多在40岁以上，女性多于男性。急性肾乳头坏死常在糖尿病基础上突然起病，寒战高热，肉眼血尿及脓尿，多伴有尿路刺激征和腰痛等急性肾盂肾炎的表现，如肾乳头坏死组织脱落或血块堵塞输尿管则引起绞痛及少尿，甚至无尿，严重双侧广泛性肾乳头坏死者可出现急性肾衰竭。病情进展迅速，如未及时治疗，预后极差，患者多死于败血症或急性肾衰的并发症。慢性肾乳头坏死多在慢性间质性肾炎基础上发生，起病隐袭，临床表现类似慢性间质性肾炎或反复发作性慢性肾盂肾炎，患者可出现肾小管功能障碍，如多尿、夜尿、尿浓缩功能及酚红排泌率降低，尿酸化功能障碍而引起肾小管酸中毒等，并有持续镜下血尿和脓尿以及进行性肾功能减退，最后出现慢性肾衰竭、尿毒症。

2）肾乳头坏死的诊断：主要依据：①尿液中找到脱落的肾乳头坏死组织，病理检查证实；②静脉肾盂造影见肾乳头部有弓形或环形阴影，乳头坏死脱落或被吸收可见杵状或斑点状阴影及充盈缺损，慢性者尚可见肾髓质及乳头部钙化阴影，肾影缩小，轮廓不规则。如肾功能不全静脉肾盂造影可能不满意，可做逆行肾盂造影明确诊断。临床上如有糖尿病患者出现明显血尿、严重尿路感染、肾绞痛及对治疗反应差，肾功能日趋恶化，应高度拟诊肾乳头坏死，并积极进行有关检查。

3）肾乳头坏死的治疗：主要是控制病因，积极治疗原发病，防治感染，根据感染细菌种类及药敏结果，早期选用足量有效抗菌药物；加强支持和对症处理。早期局部可予肾区透热或肾囊周围封闭；大量出血应予以止血及输血等；如坏死组织或血块致梗阻时，可插入输尿管导管用链激酶冲洗肾盂或置管引流，并可由此注入抗生素；对单侧急性肾乳头坏死，如呈暴发性感染，或乳头坏死大量血尿不止，或引起严重梗阻者应作病肾切除；双侧广泛肾乳头坏死，出现急性肾衰竭时则按急性肾衰处理。

（张崭崭）

第二节　尿酸肾病

随着经济水平的提高及生活水平的改善,居民饮食结构发生了巨大的变化,高蛋白质和高嘌呤食物的不断摄入,使得高尿酸血症的发生率不断增加。高尿酸血症逐渐变成一种常见病,在西方国家的发病率平均为15％左右,我国发病率约10％,且近年发病率有增高趋势。高尿酸血症常伴随肾脏疾病和心血管疾病,因此目前对其的研究已成为热点。国外研究发现,高尿酸血症是肾脏疾病发生和发展的独立危险因素,其危险指数高于蛋白尿。为了真正认识高尿酸血症对肾脏的影响,国外已成功建立了高尿酸血症的实验动物模型,这为今后的研究打下了基础,有力地推进了该方面研究的进展。

一、定义及病因

1.定义　血尿酸水平男性大于416μmol/L,女性大于386μom/L,诊断为高尿酸血症。

2.病因　尿酸是嘌呤代谢的终产物,人体内尿酸总量的4/5由细胞内核酸分解代谢产生,其余的1/5是由人体摄入的含有丰富嘌呤的食物产生。尿酸生成过程中有谷酰胺磷酸核糖焦磷酸转移酶、次黄嘌呤核苷磷酸脱氢酶、腺嘌呤琥珀酸合成酶、次黄嘌呤鸟嘌呤磷酸核糖转移酶和黄嘌呤氧化酶五种酶的参与。人体每天生成并排泄的尿酸有600～700mg,其中1/3通过肠道排泄,另外2/3通过肾脏排泄。尿酸的排泄分为四步:首先100％通过肾小球滤过,然后98％～100％被近曲肾小管重吸收,随后50％左右的尿酸被肾小管重分泌,分泌后的约40％再次被肾小管重吸收。最终从尿中排出的尿酸是重吸收后的剩余部分,大约有10％左右。

二、发病机制

人类缺少尿酸分解酶,而其他大多数动物体内均存在尿酸分解酶,能使尿酸进一步分解成尿囊素,尿囊素为无毒物质,水溶性好,容易随尿排出,很少在体内蓄积,不产生结晶,也不会沉积在组织内形成痛风结石,因此高尿酸血症和痛风是人类特有的疾病,尿酸升高机制可分为产生过多和(或)尿酸经肾脏清除过少两种。

(一)尿酸升高机制

1.尿酸生成过多

(1)外源性的嘌呤摄入过多:血清尿酸含量与食物内嘌呤含量成正比,严格控制嘌呤摄入量可使血清尿酸含量降至60μmol/L,尿中尿酸分泌降至1.2mmol/L,正常人尿中尿酸排出量随血尿酸浓度增加而增加。正常成人进食低嘌呤饮食,每日尿中尿酸排出量可低于400mg;如进食高嘌呤饮食,每日尿酸排出量可大于1g;在正常饮食情况下,每日尿酸平均排出量为700mg。可见,严格控制饮食中的嘌呤含量对降低血尿酸是非常重要的。

(2)内源性嘌呤产生过多:内源性嘌呤代谢紊乱较外源性因素更重要。嘌呤合成过程中酶的异常如磷酸核糖焦磷酸酸合成酶活性增加,次黄嘌呤-鸟嘌呤磷酸核糖转移酶缺乏,葡萄糖-6-磷酸酶缺乏,谷酰胺磷酸核糖焦磷酸转移酶和黄嘌呤氧化酶的活性增加,均可导致内源性嘌呤含量的增加。

(3)嘌呤的代谢增加:某些情况如横纹肌溶解,肿瘤的放化疗,过度运动等都可加速肌肉ATP的降解,产生过量的嘌呤。

2.肾脏对尿酸的清除减少　尿酸通过肾脏代谢的途径主要经过肾小球的滤过、近端肾小管对原尿中尿酸的重吸收、分泌和分泌后重吸收。肾功能减退使肾小球滤过率降低,或近端肾小管对尿酸的重吸收增加或(和)分泌功能减退时,均可导致血尿酸升高而致病。

3.尿酸生成过多和肾脏对尿酸的清除减少两种因素并存。

(二)尿酸引起肾脏损伤机制

1.高尿酸血症引起肾脏内皮细胞的损伤　有研究发现,尿酸可通过抑制 NO 产生和刺激内皮细胞增殖而导致内皮细胞损伤。

2.高尿酸血症诱导高血压和肾小球肥大　有动物试验显示:高尿酸血症的大鼠解剖后发现肾小球肥大、纤维化甚至硬化。

3.高尿酸血症诱导产生肾小球血管病变　高尿酸血症大鼠模型肾脏病理显示:高尿酸血症导致肾脏损伤主要表现为入球小动脉增厚,肾皮质血管收缩,肾小球内高压,轻度小管间质纤维化和肾小球肥大,最终出现肾小球硬化。此外,尿酸可通过激活 P38MAPK 和 AP-1 途径,增加 MCP-1 的表达从而刺激炎症反应,引起血管平滑肌的损伤。

三、临床表现

1.尿酸肾病　又称痛风性肾病,该病起病隐匿,多见于中老年患者,85%的患者在 30 岁后发病,男性多见,女性多在绝经后出现。早期表现为轻微的腰痛及轻度的蛋白尿,尿蛋白以小分子蛋白尿为主。由于尿酸结晶沉积于肾小管-肾间质,导致肾小管损伤,所以尿浓缩和稀释功能障碍为肾脏受累的最早指征。晚期,肾病变累及肾小球,使肌酐清除率逐渐下降。

2.尿酸结石　原发性高尿酸血症发生尿酸结石的危险性高,是正常人的 1000 倍,尿酸生成增多且从肾脏排泄量增大,可促进高尿酸患者形成尿酸结石。结石大者可引起肾绞痛及肉眼血尿。大的结石可引起尿路梗阻致使尿流不畅,引起继发性尿路感染,在临床上表现为肾盂肾炎。

3.急性尿酸肾病　起病急骤,由短时间内大量尿酸结晶堆积于肾脏集合管、肾盂和输尿管所致少尿型急性肾衰竭。

四、诊断及鉴别诊断

具备以下条件提示尿酸肾病的诊断:①男性患者有小至中等量的蛋白尿伴镜下血尿或肉眼血尿、高血压、水肿、低比重尿伴发关节炎症状;②血尿酸升高($>390\mu mol/L$),尿尿酸排出量增多($>4.17mmol/L$),尿呈酸性($pH<6.0$);③肾脏病和关节炎并存或肾脏病前后出现关节炎者。肾活检为肾间质-肾小管病变,在肾小管内找到尿酸盐结晶可确诊。

鉴别要点:①尿酸肾病:血尿酸和血肌酐升高常不成比例,血尿酸/血肌酐>2.5,而其他原因引起的慢性肾衰竭血尿酸/血肌酐<2.5,并且高尿酸血症出现于氮质血症之前。②高尿酸血症:多为间质性肾损害,并常有尿酸性尿路结石。③排除肿瘤及化疗和利尿剂所导致的继发性高尿酸血症。

五、治疗

控制高尿酸血症是防治高尿酸血症肾病的重要措施。

1.饮食控制　避免进食嘌呤含量丰富的食物如动物内脏、沙丁鱼等。避免过多的肉食,肉类含嘌呤多且使尿呈酸性。控制蛋白摄入量,不超过 1.0g/(kg·d),多食新鲜蔬菜及水果和富含维生素的饮食。避免饮酒,乙醇可使血乳酸量增高,乳酸对肾小管排泄尿酸有竞争性抑制作用。

2.多饮水　每日饮水 2000～4000ml,维持每日尿量 2000ml 以上,有利于排除尿酸,防止尿酸盐结晶形成及沉积。

3.碱化尿液　有利于防止尿酸在肾间质沉积,将尿 pH 维持在 6.5～6.8 范围最为适宜。碱化尿可使尿酸结石溶解。但过分碱化有形成磷酸盐及碳酸盐结石的危险。常用的碱性药物为碳酸氢钠 1.0～2.0g,1 日 3 次,口服;或枸橼酸合剂 20～30ml,1 日 3 次,口服。

4.促进尿酸排泄的药物　此类药物适用于血尿酸高但肾功能正常的患者。此类药物能阻止近端肾小管对尿酸的主动重吸收,增加尿酸的排泄从而降低血尿酸。常用的药物有:丙磺舒,开始用量为 0.25g,1 日 2 次,如果没有食欲下降,恶心、呕吐等不良反应,可将剂量增至 1g,1 日 3 次,口服;当血尿酸水平降至 360μmol/L 时改为维持剂量,0.5g/d。苯溴马隆适用于长期治疗高尿酸血症与痛风。

5.抑制尿酸合成的药物　此类药物通过竞争性抑制尿酸合成过程中的酶来减少尿酸的生成。此类药物不增加尿酸的排泄,对肾脏无损害,适用于大多数血尿酸高的患者。主要有别嘌醇,起始剂量为 100～200mg,1 日 2 次,口服;必要时增至 300mg,1 日 2 次,口服;血尿酸水平降至 360μmol/L 时改为维持量 100～200mg/d。肾功能不全者,可酌情减量。常见的不良反应是肝功能损害。

6.另外,高尿酸血症的患者特别是关节炎急性发作时,应避免应用水杨酸、噻嗪类利尿剂、呋塞米、依他尼酸等抑制尿酸排泄的药物。急性期控制关节炎疼痛的药物以秋水仙碱效果最好,起始剂量为 0.5mg,每小时一次或者 1mg,每日 2 次,直至有胃肠道反应如腹部不适、稀便即停药。

新近的一些研究提示高尿酸血症是肾脏病进展的一个独立危险因素。因此严格控制血尿酸是减少肾损害及降低心血管系统疾病发生率的重要措施。

（王孝东）

第三节　脂蛋白肾病

脂蛋白肾病(LPG)临床通常表现为类似Ⅲ型高脂蛋白血症伴有血清 ApoE 的明显升高,同时肾活检病理可见肾小球内大量脂蛋白栓子形成。自 1987 年日本学者 Saito 等在第十七界日本肾脏病学会地区年会上首次将该病报道后,1989 年 Sakaguchi 等正式将该病命名为脂蛋白肾病并获公认,目前已报道约 65 例,大多数来源于亚裔,国内自 1997 年陈惠萍等首例报道以来,病例数逐渐增多,其中南京报道例数最多为 17 例,广东、上海、北京等地也有零星报道。发病年龄从 4～69 岁不等,男女之比为 2:1,多数患者为散发性,少数表现为家族性发病。

一、发病机制

本病的发病机制目前尚不十分明确,由于所有患者血浆 ApoE 水平为正常人 2 倍以上(即使无高脂血症时 ApoE 也异常升高),加上部分患者有明确的家族史,目前普遍认为其发病与脂蛋白的代谢有关,血浆载脂蛋白 E 的异常以及载脂蛋白 E 基因变异在本病的发生中可能起了重要作用。

1.ApoE 家族及其多态性　ApoE 是由 299 个氨基酸残基组成的糖蛋白,分子量为 34145,主要存在于血清乳糜微粒(CM)及其残体、极低密度脂蛋白(VLDL)中,也存在于β-VLDL及高密度脂蛋白(HDL)的亚群HDL1中,主要由肝脏合成,肝外组织如肾、脾、大脑、单核、巨噬细胞也能合成。其一级结构为单链多肽,二级结构为富含α-螺旋结构和β-片层结构,以保持分子结构的稳定性,并形成两个分别位于氨基末端和羧基末端的对水解作用较稳定的区域,但其三级结构相对比较松散易变。ApoE与脂类结合后形成VLDL、CM和一部分HDL,成为构成这些脂蛋白所必需的蛋白成分。ApoE是存在于肝脏的LDL受体及肝与肝外组织ApoB/E(LDL)受体的配体,在肝脏等组织摄取CM残粒、HDL1及VLDL时起重要作用,有助于将外周的胆固醇运至肝脏经代谢排除,ApoE是血液中最重要的载脂蛋白成分之一,对机体的脂类代谢影响极大。第140~160位氨基酸为受体结合部位,该位置的氨基酸发生变化,会改变ApoE与受体的结合力,从而影响脂类代谢。

2.ApoE的遗传多态性　ApoE基因位于19q13.2,该染色体还编码ApoC-2及LDL受体基因。该基因包括四个外显子和三个内含子。ApoE基因经过点突变成为复等位基因,故在人群中常表现为遗传多态性,即出现多种异构体。根据正常人群中血清ApoE蛋白等电聚焦电泳的带谱表型可以将ApoE分为3种异构体即E2、E3、E4,它们分别是等位基因ε2、ε3、ε4的编码产物,这3种表型的氨基酸序列在112/158位存在多态性。E3(112Cys/158Arg)是最常见的表型,其次为E4(Cys112-to-Arg),E2较少见,有4个基因型,分别为E2(Arg158-to-Cys),E2(Lys146-to-Gln),E2(Arg145-to-Cys),E2-Christchurch(Arg136-to-Ser),其中E2(Arg158-to-Cys)最常见。这种基因型和表型之间的矛盾提示,在LPG患者中存在ApoE异构体。不同的ApoE异构体与脂蛋白受体亲和力不同,目前LPG可能的发生机制如下:不同的ApoE异构体对肝脏ApoE受体结合力不同,导致清除减少;不同ApoE异构体所带电荷不同,受肾小球基膜负电荷屏障的作用,而使其清除产生差异;脂蛋白对毛细血管襻和系膜区有亲和性,而在肾脏局部原位沉积;肾脏本身能够产生ApoE,局部代谢清除障碍。

也有人认为脂蛋白肾病发生的另一可能机制是ApoE基因存在多个突变位点。对ApoE基因型和表型不符的LPG患者的ApoE进行测序分析,发现所有患者均携带新的突变位点,目前报道的有ApoE-2 Kyoto(25Arg→Cys),ApoE-2 Sendai(145Arg→Pro),ApoE-1 Tokyo(在141~143缺失Leu,Arg,Lys),ApoE-1在487~540外显子54bp的缺失(在156~173缺失18个氨基酸),ApoE Maebashi(在142~144缺失3个氨基酸)。最近,美国又报道了1例新的突变位点(Arg147→Pro)。而将ApoE2 Sendai基因转染到ApoE基因缺失的小鼠,使小鼠患LPG,进一步证实ApoE2 Sendai与脂蛋白肾病有关。尽管如此,ApoE发生突变是否是LPG的发病机制仍存在争议,如国内陈姗等对17例LPG患者ApoE基因的全长序列分析,并未发现基因突变的存在。同时目前已知的ApoE突变体很多,但不同基因型或不同突变体患者临床表现和肾脏病理改变并未发现明显差异,是否还有其他因素参与了脂蛋白肾病的发病还需进一步探索。

3.ApoE多态性与LPG　尽管LPG常伴有高脂血症或类似Ⅲ型高脂蛋白血症,但绝大多数患者病变仅限于肾脏,这一现象似乎表明LPG在原位形成。Watanabe等报道一种肾脏形态学改变类似LPG的非肥胖和非糖尿病大鼠,血浆胆固醇和甘油三酯水平无明显升高,认为聚集在肾小球中的ApoE和ApoB(与血浆脂质水平无关)加速了肾小球病变的进展和蛋白尿。因此,有人提出LPG的发生是由于ApoE-2与肝脏ApoB/E受体的结合力远比ApoE-3低,从而导致了携ApoE-2基因型患者血清ApoE水平的升高,此外,ApoE-2比ApoE-3多带一个负电荷,肾小球基膜的负电荷屏障使ApoE-2的清除率较低,从而导致其在肾小球的沉积。尽管如此,目前对异常ApoE的脂蛋白结构引起肾小球直接损害的发病机制尚未完全清楚。

二、病理改变

1.光镜 肾小球体积明显增大,毛细血管襻高度扩张,襻腔内充满淡染的、无定形、不嗜银的"栓子"(脂蛋白栓子),可为层状及网眼样结构,有时呈现为"指纹样"外观。无明显"栓子"的肾小球可见系膜区轻至重度增宽,基质增多,由于重度系膜增生,肾小球也可呈现分叶状改变。晚期肾小球则呈现局灶节段或球性硬化。系膜细胞及基质呈轻重不同的节段性增生,基膜未见明显增厚。周围肾小管细胞中可见散在的细小脂滴,间质未见明显病变。

2.免疫组化/免疫荧光 油红O染色阳性和苏丹Ⅲ阴性证实襻腔内为脂蛋白"栓子",而特征性病变为特殊免疫荧光染色可发现栓子内有ApoB、ApoE和ApoA沉积,尤其是ApoB和ApoE必不可少。此外常可见免疫球蛋白和补体沿肾小球毛细血管襻沉积,但无特异性。

3.电镜 肾小球毛细血管襻腔内充满排列成指纹状的低电子密度的嗜锇样物质(脂蛋白"栓子"),内含有许多大小不等的颗粒和空泡,红细胞和内皮细胞被挤压至毛细血管襻边。其他非特异性超微结构改变包括上皮细胞足突融合、微绒毛化、胞质内富含溶酶体,系膜细胞和基质的插入及新形成的基膜等。

三、临床特点

LPG病变主要累及肾脏,且以肾小球受损为主。典型LPG临床表现为中至重度蛋白尿,常表现为肾病综合征;异常血浆脂蛋白类似Ⅲ型高脂蛋白血症;常伴肾功能进行性减退。最近尚有研究发现大多数患者呈多形性镜下红细胞尿。LPG患者可以有高脂血症,尽管大多数患者以甘油三酯升高为主,但患者血脂的改变仍缺乏特征性。最具有特征性的指标是血清ApoE水平异常升高,常高于正常的两倍以上。但系统受累的临床表现罕见,动脉粥样硬化、肝功能异常等病变也不常见。部分患者血压可升高,但恶性高血压少见。肾脏体积常增大。近年来解放军肾脏病研究所总结了16例脂蛋白肾病,与Saito等于1999年总结的全世界32例患者相比较(其中25例为日本患者),发现中国人脂蛋白肾病患者虽然在年龄分布、男女性别比以及临床表现和病理改变上与国外报道一致,但还存在自己的一些特点:①国外常见家族性发病,亲属中可见蛋白尿,肾功能异常和血浆ApoE水平升高。而国内的研究中仅2例表现为家族性发病,尚未发现大的家系发病;②国外报道脂蛋白肾病可为轻~重度蛋白尿,多表现为肾病综合征,血尿不常见。而国人多存在不同程度的镜下血尿;③国外高脂血症不常见,有时类似Ⅲ型高脂血症,血浆ApoE常为正常值的2倍以上,而国内的研究中所有患者均存在高甘油三酯血症,总胆固醇正常或只是轻度升高,ApoE虽显著增高,但仅5例超过正常值两倍以上;④此外,国人多存在不同程度贫血,而且贫血和肾功能、小管间质病变无相关性,骨髓中未见大量脂质沉积;⑤多数患者肾脏体积明显增大。

四、鉴别诊断

(一)肾脏原发性脂类沉积症

1.Fabry病 临床上主要表现为感觉异常、肢端疼痛及血管角质瘤。肾脏受累时,常表现为蛋白尿,尿浓缩功能受限。病理检查见肾小球足细胞呈严重的泡沫样改变,电镜下可见大量含有髓磷小体的溶酶体聚集,系膜细胞及内皮细胞也可有类似改变。肾小管以远曲小管和集合管受累为主,血管内皮细胞常出现空泡样变,严重者可出现动脉硬化。

2.Niemann-Pick 病　本病鞘磷脂在单核巨噬细胞及内皮细胞中蓄积。肾脏受累的主要特征性病变为肾小球毛细血管内皮、足细胞、小管上皮、血管内皮及肾间质中有较大的空泡细胞存在。

3.异染性白质萎缩病　大脑是本病的主要受累器官,但肾脏也常出现脂类的异常沉积。肾脏脂类沉积主要发生在远端集合管、远曲小管及髓襻细段的细胞内,肾功能常不受影响。

4.黏膜脂质病　本病主要累及机体的成纤维细胞。在肾脏主要累及肾脏成纤维细胞、肾小球足细胞,表现为明显的气球样变,内含多量清亮的空泡。

5.家族性卵磷脂胆固醇酰基转移酶缺乏症　肾损害是本病的主要表现之一,患者可出现蛋白尿、镜下血尿,晚期有时可发生终末期肾衰竭。病理上主要表现为肾小球内泡沫细胞的积聚以及系膜区内皮下出现大量致密的不规则样颗粒。

6.家族性Ⅲ型高脂血症　脂蛋白肾病患者存在某些类似Ⅲ型高脂血症的脂蛋白代谢紊乱的临床表现,因此以下几点有助于两者鉴别:脂蛋白肾病患者不存在加速性动脉硬化症的临床表现;脂蛋白肾病患者不发生黄色瘤和透壁性心肌梗死;Ⅲ型高脂血症患者常为 ApoE2/2 表型;Ⅲ型高脂血症患者肾小球系膜区可见泡沫细胞,无确切的肾小球形态学改变。

(二)继发性脂类沉积病

1.肾病综合征　各种原因导致的肾病综合征,大量脂类物质经滤过重吸收后,都会导致其肾内沉积,其主要累及近端小管,表现为空泡变性;也可累及肾小管基膜,引起基膜的增厚、撕裂及空泡变性。

2.Alport 综合征　本病无高脂血症,肾脏主要表现为基膜增厚、撕裂及变薄等改变。

3.肝硬化　肝病累及肾脏的主要表现为系膜区增宽、系膜基质增生、系膜区及内皮下出现致密的不规则脂类颗粒沉积。

(三)其他肾小球肾炎

1.局灶性节段性肾小球硬化　本病无论在疾病早期还是晚期,肾小球毛细血管襻膨胀不明显,无脂蛋白栓子。

2.膜增生性肾小球肾炎　本病增生性病变明显,呈分叶状,周边襻弥漫双轨征,无脂蛋白血栓。

五、治疗

到目前为止,LPG 尚无可靠治疗方案。曾经应用激素、免疫抑制剂和抗凝药物治疗,但效果欠佳,近年来采用降脂及免疫吸附等疗法取得了较好效果。降脂治疗不仅能减少尿蛋白,改善高脂血症,而且有可能逆转肾小球病理变化。如 Arai 等使用苯扎贝特(400mg/d)治疗 1 例 LPG ApoE2Kyoto(Arg25Cys),2 年后血浆白蛋白从 2.1mg/ml 渐升至 4mg/ml,病理检查肾小球内脂蛋白栓子几乎完全消失。Ieiri 等联用非诺贝特(300mg/d)、戊四烟酯(750mg/d)、二十碳五烯酸乙酯(1800mg/d)和普罗布考(500mg/d)治疗 1 例 36 岁表现为肾病综合征的 LPG 的女性患者,11 个月后尿蛋白消失,肾小球内脂蛋白栓子完全消失。

某学者于 2000 年首次创新性地使用葡萄球菌蛋白 A(SPA)免疫吸附(IA)治疗 LPG,8 例 LPG 患者接受 SPA 免疫吸附治疗后,尿蛋白、血清肌酐、胆固醇、甘油三酯及 ApoE 水平均明显下降,重复肾活检示肾小球毛细血管襻内脂蛋白栓子显著减少或消失。长期随访显示,吸附治疗有保护肾功能,延缓疾病进展的作用,对 LPG 患者定期行免疫吸附治疗有益于延缓疾病进展,改善患者预后。全血脂蛋白直接吸附(DALI)是最近发展起来的新的血脂净化技术,可以直接从全血中清除脂蛋白。吸附柱由聚丙烯酸盐配体包裹的聚丙烯酰胺珠组成,带负电荷的聚丙烯酸盐配体与带阳电荷的 ApoBLDL 和 Lp(a)结合,选择吸附这些脂质成分,使血 LDL、Lp(a)及 TG 水平明显下降。脂蛋白肾病患者体内可能存在 ApoE 变异体,其与

LDL 受体的亲和力下降,而致清除减少,而 DALI 治疗可通过化学作用直接清除血中的脂蛋白成分,减少局部的脂蛋白沉积。既往 Saito 等曾报道 2 例应用特异性 LDL 吸附治疗脂蛋白肾病的患者,治疗效果不佳。但解放军肾脏病研究所应用 DALI 治疗 1 例患者后,肾组织局部脂蛋白栓子明显减少,患者尿蛋白减少,血肌酐维持稳定。

尽管如此,LPG 治疗仍仅限于个案报道,均缺乏有力的数据支持。LPG 致终末期肾病肾移植亦偶有报道,但移植后 LPG 均复发。

(李 艳)

第四节 代谢综合征

一、代谢综合征的定义

代谢综合征(MS)是由遗传基因(胰岛素、胰岛素受体及受体后胰岛素信号传递途径中物质基因突变)和环境不利因素(体力活动减少、营养过度等)综合作用导致机体出现胰岛素抵抗(IR)而诱发。多个国际学术机构都对 MS 做出诊断标准或定义,1999 年世界卫生组织对 MS 所做的定义是糖耐量减退或糖尿病,并伴有另外二项或二项以上的成分,如高血压、高甘油三酯血症和(或)低高密度脂蛋白(HDL)胆固醇血症、中心型肥胖或微量白蛋白尿。2005 年 4 月 14 日国际糖尿病联盟(IDF)又发布了 MS 的新定义:中心性肥胖(定义为欧洲人腰围男性＞94cm,女性＞80cm,中国人、日本人及南亚人有其种族特有的腰围标准),并有以下诸项中的两项:①甘油三酯升高,至少 1.7mmol/L(150mg/dl);高密度脂蛋白,胆固醇降低[男性＜0.9mmol/L(40mg/dl),女性＜1.1mmol/L(50mg/dl)];②血压升高,高于 130/85mmHg;③空腹高血糖,定义为血糖＞5.6mmol/L(100mg/dl)或过去诊断过糖尿病或糖耐量受损。几项大型流行病学研究显示,MS 的各种成分之间并非互相独立,而是彼此相关的,它们均与高胰岛素血症存在一定的关系。IR 是 MS 的中心环节,是共同病因学基础,但血管内皮功能异常、微量白蛋白尿、高瘦素血症、高尿酸血症、高凝状态等非传统因素亦参与其中。

二、代谢综合征性肾脏损害的流行病学

代谢综合征发病率日益增加。由于 MS 患者具有高血压、高血糖、高血脂、肥胖等多种代谢紊乱,而这些因素单独或合并存在时均可引起肾脏损害,甚至肾衰竭,因此对代谢综合征与肾脏疾病的关系更加值得关注。微量白蛋白尿(MA)是肾脏受损的早期标志物之一。来自第三次美国国家营养健康调查报告的多因素分析显示:代谢综合征显著增加慢性肾脏病(CKD)和微量白蛋白尿的危险性(经过调整的相对危险比分别为 2.6 和 1.9);并且随着代谢综合征组分数目的增加,CKD 和微量白蛋白尿的危险性也相应增加(含有 3、4、5 个组分时,则 CKD 的多变量调整相对危险比分别为 3.38、4.23、5.85;微量白蛋白尿的多变量调整相对危险比分别为 1.62、2.45、3.19)。最近,一项 6217 例的流行病学研究表明代谢综合征患者发生 MA 和慢性肾脏疾病的危险性分别增加 5.85 倍和 3.1 倍,Rowley 等最新的研究表明,代谢综合征患者中 MA 的发生率为 22.2%(男性)、26.9%(女性),并且随着代谢综合征数的增加,MA 的发生率可增高至 36%。

三、代谢综合征对肾脏的损害作用

实验研究发现代谢综合征动物模型较正常动物肾小球滤过率(GFR)和肾血浆流量显著增加,血浆肾素和胰岛素浓度均高出2～3倍;早期肾脏病理改变为肾小球体积增大,鲍曼囊腔扩大,系膜细胞增生,肾小球转化生长因子β表达增加。代谢综合征可引起肾小球高灌注、高滤过状态进而使肾小球增生肥大,如不给予积极干预则引起肾脏组织结构重塑,最终导致肾脏纤维化和肾功能的进行性丧失。

四、代谢综合征对肾脏损害的表现和可能机制

1.代谢综合征的中心性肥胖导致的肾脏损害　肥胖是代谢综合征的核心组成成分,目前国外有研究显示肥胖可导致肾脏的损害,即肥胖相关性肾病(ORG)。Kambham等分析1986～2000年间6818例肾活检资料后发现:ORG的发病率从0.2%增加到2%,ORG临床起病隐匿,发病年龄较晚,与原发性局灶节段性肾小球硬化(FSGS)相比,较少出现大量蛋白尿和肾病综合征,血浆白蛋白较高,血浆胆固醇较低,水肿的发生较少。肥胖相关性肾病肾脏病理在光镜下表现为两种形态,单纯性肾小球肥大者称为"肥胖相关性肾小球肥大症"(OB-GM),肾小球肥大及局灶节段性肾小球硬化者,称为"肥胖相关性局灶节段性肾小球硬化症"(OB-FSGS),还有一部分表现为类糖尿病样改变,如轻度、灶性系膜硬化或轻度系膜增生等。OB-GM患者肾小球滤过率(GFR)常增高或正常,OBFSGS患者GFR常随肾脏病理改变加重而下降,但肾功能损害进展相对缓慢。以往认为ORG预后好,较少进展为终末期肾脏疾病(ESRD),但此后有研究显示OB-FSGS的5年肾存活率为77%,10年肾存活率为51%。肥胖相关性肾病的具体机制尚不明确,但有研究表明脂肪组织分泌的脂肪细胞因子[如瘦素]可激活交感神经系统,并通过肾素血管紧张素和肾脏浓缩作用而减弱尿钠排泄,增强肾小管对钠的重吸收导致钠水潴留,引起继发性高血压,也可由于其引起的长时间的肾小球高滤过导致肾小球的损伤。而脂肪组织通过分泌瘦素、TNF-α和IL-6会影响能量代谢,促进炎症反应,通过增加胰岛素抵抗、氧自由基的增多、减少抗氧化酶的表达等机制均可引起肾脏损伤。总的来说,肥胖可能通过肾脏血流动力学改变、系膜细胞增生和肥大、脂质的沉积及高瘦素血症等机制加重肾脏损害。

2.代谢综合征的胰岛素抵抗引起的肾脏损害　目前认为胰岛素抵抗最常发生于代谢综合征患者,是发病的中心环节及致病基础。它不仅提示了新发糖尿病、心血管事件及全因死亡的高危险性,同样也是发生肾损害、导致肾衰竭的独立危险因素。且有动物实验证实,肾脏的结构和功能改变在发生临床糖尿病前的高胰岛素血症阶段已出现。临床可表现为蛋白尿、高血压,也可是肾病综合征。病理改变是肾小球毛细血管基膜的增厚,系膜基质增多和肾小球的硬化,典型表现为结节性肾小球硬化和弥漫型肾小球硬化症。其损伤机制分析如下:①胰岛素抵抗对肾脏的直接影响:胰岛素主要作用于肾小管,胰岛素抵抗时出现的高胰岛素血症使血压的钠敏感性增加,肾小球内压力增高,从而导致微量白蛋白尿。Vedovato等研究证实肾小球内压力与微量白蛋白尿及胰岛素抵抗程度呈正相关。②胰岛素抵抗通过生长因子加重肾损害,胰岛素抵抗及高胰岛素血症增强肾小球系膜细胞分泌胰岛素样生长因子(IGF-1),并促进细胞增生,抑制系膜细胞的凋亡,降低基质金属蛋白酶的活性,导致基质增多及肾脏的纤维化,IGF-1还可以显著增加肾血流量和肾小球滤过率,加重肾脏损害。多元醇通路活性的增加引起肾脏细胞功能异常。③胰岛素抵抗通过一氧化氮(NO)加重肾损害:胰岛素可促进NO释放增加从而导致内皮依赖性的血管舒张,而IR可导致内皮功能障碍,引起微量蛋白尿。④另外有研究显示,胰岛素抵抗的一个特征是游离脂肪酸(FFA)的增多,导

致血管内皮功能受损,进而可能导致肾脏损害。胰岛素抵抗所致肾小球血流动力学改变引起肾脏高滤过、高灌注以及蛋白激酶 C(PKC)活性升高最终导致肾小球细胞外基质增多、积聚等。

3.代谢综合征的高脂血症和肾脏损害　　高脂血症可以引起肾脏损害在动物实验及临床研究中都得以确认,Moorrh 等首先提出"脂质肾毒性"的概念,动物研究结果表明血脂异常与局灶性肾小球硬化和肾功能损害有密切的关系。有研究表明 MS 患者随血脂升高,血、尿 β_2-MG 升高,UAER 增加。脂质紊乱肾损害可表现为肾小球脂质的沉积、肾小球硬化和上皮细胞的损伤,系膜细胞增多和细胞外基质的聚集及肾脏间质的损伤。高血脂可刺激肾脏固有细胞增殖及细胞外基质大量合成,加速肾功能恶化。肾小球内脂质聚集,单核细胞吞噬脂质形成泡沫细胞。泡沫细胞可以释放多种炎症因子,促进系膜基质产生,从而参与肾小球硬化的发生。而且高脂血症对足突细胞有直接毒性作用。在诱导的肥胖及 2 型糖尿病动物模型中发现甘油三酯和胆固醇合成的重要转录因子 SREP-1/2 表达增多,LDL 增多,脂质沉积损伤内皮细胞,导致动脉粥样硬化而引起肾脏的损害。

4.代谢综合征的高血压肾脏损害　　在代谢综合征人群中高血压患病率极高。高血压是肾脏损害的重要独立危险因素,增加肾脏疾病的发病率以及肾衰竭的发生率和致死率。高血压肾损害病理改变主要表现为良性肾血管硬化。入球小动脉较出球小动脉更易受累,表现为动脉玻璃样变和动脉肌内膜增厚、管壁-管腔比值增加、顺应性下降、管腔狭窄,引起某些肾单位的缺血性皱缩至硬化、肾单位功能低下、肾小管萎缩及肾间质纤维化、肾小管功能受损。临床上病情进展缓慢,患者常首先出现夜尿多、尿比重低及尿渗透压低等远端肾小管浓缩功能障碍表现,尿改变轻微(轻度蛋白尿、少量镜下血尿及管型尿),而后才逐渐出现肾小球功能损害。其损伤机制是高血压引起的血流动力学改变和非血流动力学因素如活性氧簇的增加和代谢异常等导致肾脏血管及肾脏实质的损伤。2002 年 Fogo 等对 62 例高血压肾硬化症患者肾脏病理进行了半定量分析,发现血压水平与肾脏形态学变化并不平行,支持其他因素参与致病;目前认为脂肪组织本身也是一个"内分泌器官",它能够分泌包括 PAI-1、瘦素、抵抗素等能参与局灶节段肾小球硬化致病的物质。国际著名肾脏病学者 Kincaid-Smith 最近提出新观点认为高血压肾硬化症患者中肥胖和胰岛素抵抗比高血压本身发挥更大致病作用。

5.代谢综合征与尿酸相关性肾脏损害　　代谢综合征中肥胖、高脂血症、糖耐量异常可分别引起嘌呤代谢加速,抑制肾小管上皮细胞对尿酸的排泄以及促进 5 磷酸核糖合成途径,尿酸生成增多,尿酸盐析出结晶,沉积于肾小管及间质,引起高尿酸性肾病,表现为间质性肾炎、肾小管功能受损及肾脏尿酸结石。Toprak 等对 266 名高尿酸血症患者研究发现,肾病发生率为 15.1%,而血尿酸水平正常的人群,肾病发生率仅为 2.9%,提示高尿酸血症是肾脏功能损害的又一危险因素。Abate 等进一步研究发现,胰岛素对正常肾脏的尿液酸化功能具有调控作用,由于尿酸性肾结石患者对胰岛素抵抗而使肾脏 H^+ 排泄增加、尿 NH_3^+ 和枸橼酸等碱性物质排泄减少导致尿 pH 过低,提示尿 NH_3^+ 排泄减少和低尿 pH 可能是肾脏对胰岛素抵抗的表现之一,这些缺陷可导致尿酸沉淀增加而促进尿酸结石的形成。这可导致尿酸沉积的危险,进而引起或加重以肾小管间质损害为主的慢性痛风性肾病。研究证实肾损害与血尿酸升高的水平和持续时间长短呈正比。即使是轻度尿酸增高也会导致血管收缩、肾小球高压、引起肾脏损害。

6.代谢综合征与慢性炎症反应所致肾脏损害　　目前已经证实,炎症标志物升高与代谢危险因素及动脉粥样硬化性疾病进展加速有关。继而加重了 MS 患者肾脏损害的发生和发展。脂肪组织内大量脂肪细胞和巨噬细胞均可释放多种炎症因子,如 C 反应蛋白(CRP)、细胞因子白介素-6(IL-6)、肿瘤坏死因子-α(TNF-α)、瘦素、转化生长因子-β(TGF-β)。上述因子促进并加重了肾小球肥大,激活肾素-血管紧张素系统,导致肾小球出现高灌注、高滤过、加重肾小球硬化。2 型糖尿病患者血液中的 CRP、IL-6、TNF-α 等炎症标志物和炎症因子较健康人群显著升高。而高血糖导致的氧化应激又可加剧炎症反应。所以系统性慢性炎症直接参与了糖尿病的发生与发展。炎症因子不仅可以通过调节炎症过程的关键激酶 IKK 等,导致外周组织 IR,而且也会诱发胰岛 β 细胞本身的 IR 而影响葡萄糖对胰岛素合成和分泌的调节作用。早在 2005年 Sesso 及其同事报道:在女性健康研究的参加者中,血清 CRP 水平增加与发生高血压的危险呈正相关。这种高的 CRP 水平可以增强炎症反应,而直接作用于动脉壁,内皮细胞或其他细胞,促进动脉炎症,升高血压,促进动脉粥样硬化形成,最终导致肾脏损害。

总的来说,代谢综合征由于其包含的多个因素,其导致的肾脏损害的机制可能是相互联系,表现多样性,且肾脏损害的临床表现也是多种多样的。

五、代谢综合征引起肾脏损害的预防与治疗前景

虽然肾脏具有强大的代偿功能,代谢综合征引起的肾脏损害可能是隐匿性和慢性迁延的,但仍应给予足够重视。丹麦 Steno 糖尿病中心研究证实全面控制 MS 各组分,可使 2 型糖尿病患者肾脏损害风险下降61%,危险比率 0.39(95% 可信区间,0.17~0.87),所以防治 MS 肾损害必须对其各危险因素进行综合干预。在二级预防方面,特别强调对代谢综合征的基本发病机制的治疗和调节,进而防止代谢综合征各危险因素对肾脏等器官的损害。

改变不良的生活方式,包括戒烟、改变饮食结构、适量增加运动以降低体重,可改善胰岛素抵抗,降低蛋白尿,最终达到预防及改善糖尿病和心血管疾病目标。合理的饮食(低胆固醇、减少单糖摄入量,增加蔬菜、水果、粗粮)能显著降低肾小球的高压力、高滤过状态以及减轻肾小球肥大等组织学改变,而且应该作为首选和基础治疗。有研究发现,通过减轻体重可以减缓高血压,减少 MA,减轻肾脏高灌注、高滤过状态。降低体重最适宜的目标为 1 年内降低体重的 7%~10%,持续体重减轻直至 BMl<25kg/m2。研究显示通过控制饮食能减少代谢综合征的流行程度,改善内皮细胞功能,改善血浆甘油三酯、血糖、血压水平。增加体力活动应以实用、规律、适度为原则,推荐标准方案为每周至少 5 天,每天至少 30 分钟中等强度运动(如快走)。单纯吸脂术也能达到改善腹型肥胖的目的,但并不能改善胰岛素抵抗和心血管危险因素。通过改变生活方式逆转体内 IR 状态,积极控制血糖、血压、调节脂代谢紊乱,改善机体代谢紊乱对肾脏也具有积极的保护作用。

综合性治疗代谢综合征的各危险因素包括:①控制体重,如饮食和运动,必要时辅以减肥药物如奥利司他及盐酸西布曲明;②控制血脂,主要降低 TG 和 LDL-C 水平及升高 HDL-C 的水平,可选用他汀类或贝特类药物治疗,力争使各项血脂指标达到正常水平。研究表明积极的降脂治疗可以改善肾小球滤过、减少蛋白尿的排出,并可抑制慢性免疫炎症反应;③控制血压,首选血管紧张素转化酶抑制剂(ACEI)及血管紧张素 II 受体拮抗剂(ARB),必要时联合钙通道阻滞剂、β-受体拮抗剂等其他降压药治疗,目标血压应控制于 140/90mmHg 以下。糖尿病患者目标血压降至 130/80mmHg,若出现临床糖尿病肾病,尿蛋白大于1g/d 时则需降低至 125/75mmHg。ACEI 和 ARB 类药物尚有对肾脏直接的保护作用。Toblli 等证实,联合应用贝那普利和依贝沙坦降压治疗,可以明显减轻大鼠肾小球硬化;④降低胰岛素抵抗及调节糖代谢异常是代谢综合征的治疗中心环节,目前改善胰岛素抵抗常用药物有 ACEI/ARB、PPARγ 激动剂、二甲双胍类降糖药等,特别是 ACEI/ARB 类药物能促进胰岛素信号传导,增加胰岛素的敏感性,增加葡萄糖转运子-4的表达和活性,增加脂连素的水平,降低 TNF-α、IL-6 等水平。某些 ARB 类药物如替米沙坦尚能选择性激活 PPAR-γ,增强胰岛素敏感性,降低 TG 和 LDL-C,减轻炎症及氧化应激的发生,降低血压,抑制血管平滑肌和内皮细胞的增生。研究发现 2-羟基雌二醇抑制肥胖的发展,提高内皮功能,控制血压,降低血浆胆固醇水平。同时有研究证实 MS 患者给予抗炎及抗氧化应激治疗及上调 AMPK 和丙二酰 CoA 的表达也可

能是有效的干预手段。

随着对 MS 肾损害发病机制的深入研究,全面控制和干预 IR、肥胖及 MS 各个组分,监测肾脏损害的早期指标,可以减轻和延缓与 MS 相关的肾脏病变的发生及发展。

(张　勇)

第五节　肾淀粉样变性病

【概述】

淀粉样变性是由多种原因造成的淀粉样物质在体内各脏器细胞间的沉积,致使受累脏器功能逐渐衰竭的一种临床综合征,包括一组疾病。淀粉样物质为一种结合黏多糖的蛋白质,遇碘时被染成赤褐色,再加以硫酸则呈蓝色,与淀粉遇碘时的反应相似,故称之为淀粉样物质。淀粉样物质常沉积于小血管的基底膜下和细胞之间,或沿网状纤维支架分布。光镜下 HE 切片中,淀粉样物质呈淡伊红染色、均匀一致、云雾状、无结构的物质。刚果红染色为橘红色,偏光显微镜下呈苹果绿双折光。电镜下,淀粉样物质为直径 $7\sim9nm$ 无分支的丝状纤维构成。系统性淀粉样变性中,淀粉样物质可在体内各器官和组织的血管壁内沉积,产生多器官病变。局限性淀粉样变性中,淀粉样蛋白沉积在特定的组织或器官。淀粉样蛋白在组织或器官的积聚,导致了相应组织的结构破坏和器官功能紊乱,肾脏是系统性淀粉样变性常见的受累器官。

肾淀粉样变性是指淀粉样物质沉积在肾组织所导致的肾脏病变。主要表现为肾病综合征,以大量蛋白尿、低蛋白血症、水肿为主要表现,晚期可发生肾功能衰竭。本病发病以中老年为主,男性多于女性,现各国报道该病发病率占住院患者的 $0.09\%\sim0.8\%$。中医可将其归属为"虚劳"、"水肿"、"积聚"范畴。

【诊断要点】

(一)临床表现

多见于 50 岁以上患者,男性多于女性,男女比例为 5∶2,男性发病年龄的中位数为 63 岁,而女性为 59 岁,40 岁以前者甚少。老年(>60 岁)肾病综合征中 15% 的病因为肾淀粉样变,是老年继发性肾病综合征中最主要的病因之一。肾淀粉样变性所致慢性肾衰竭需要透析的患者占透析人群的 $0.6\%\sim6.0\%$。原发性淀粉样变性病为一种全身性疾病,除有肾脏受累外,尚有其他脏器受累。由于受累的脏器不同,轻重程度及病变部位不同,故临床表现亦不同;继发性者由于基础疾病不同其临床表现各异,结合病理特征及临床表现,淀粉样变性可分为 6 型。

1.肾脏受累

(1)蛋白尿:淀粉样变性累及肾脏最常见的表现是蛋白尿。可作为唯一的肾异常表现存在多年。在有些轻型病例,微量到中等量蛋白尿可贯穿病程始终,这在原发性淀粉样变性患者中较为多见,而表现为大量蛋白尿、低蛋白血症、高脂血症者,常提示病情严重,预后较差。在继发性淀粉样变性并发肾脏损害时,肾病综合征的发生率较高,且常常伴有不同程度的肾功能损害。

(2)血尿:多无血尿,偶有镜下血尿,若出现肉眼血尿则可能为膀胱受累所致。

(3)小管间质改变:少数患者可出现多尿、低比重尿等尿浓缩功能受损的表现。也有少数患者出现肾性糖尿、肾小管酸中毒,偶见典型的范可尼综合征。

(4)肾静脉血栓:40% 病例伴肾静脉血栓,一旦肾静脉血栓形成则可加速肾功能恶化,甚至发生急性肾衰竭。

(5)肾功能衰竭:继肾病综合征之后,出现进行性肾功能减退,导致尿毒症。

（6）血压异常：1/4～1/2患者出现高血压，但亦有部分患者因周围神经病变出现直立性低血压。

2.肾外器官受损

（1）原发性淀粉样变性病（AL型）：常见体重减轻、虚弱和疲乏无力，常见多脏器受累。

①肾脏受累最为常见，占50%。

②心脏受侵犯者约占40%，引起心肌病变、心脏扩大、心律失常及传导阻滞，严重者可猝死，50%心脏受累患者死于充血性心力衰竭及心律失常，为原发性AL蛋白型者的最常见死因。

③胃肠道黏膜受累可引起便秘、腹泻、吸收不良及肠梗阻等症状，黏膜下血管受累可伴发消化道出血，甚至大出血致死。舌受累出现巨舌，患者言语不清，吞咽困难，仰卧时巨舌后垂而发出响亮的鼾声。胃受累时症状如胃痛，反复呕吐难以进食。

④自主或周围神经受累约占19%，表现为多发性周围神经炎、肢端感觉异常（手套或袜子样分布的感觉减退麻木）及肌张力低下和腱反射低下；尺神经损害及周围肌腱因淀粉样物沉积表现为腕管综合征；可导致自主神经功能失调，表现为直立性低血压、胃肠功能紊乱、膀胱功能失调或阳痿。老年患者中枢神经系统受累表现为痴呆。

⑤骨髓受累可引起代偿性红细胞增多症。平滑肌及骨骼肌受累表现为肌无力。

⑥关节受累表现为多发关节肿、痛，或由于骨受累表现为骨囊性变。

⑦肝损害为16%，皮肤紫癜为5%～15%。

（2）继发性肾淀粉样变性病（AA型）：肾脏病的症状常被原发病症状所掩盖，肝、脾亦为主要受累脏器，肝、脾多肿大，肝区痛，重者肝功能减退、门脉压升高，可出现腹水，黄疸罕见，多见于病程之晚期。此外，肾上腺亦常受累，病变以接近髓质的皮质层最为严重，肾上腺皮质肿大，常因肾上腺静脉血栓形成而引起组织坏死，功能减退，表现为艾迪生病（Addison病）。

（3）多发性骨髓瘤伴发的肾淀粉样变性病：主要症状为难忍的骨痛。X线片见骨质破坏或骨折现象。因骨破坏常引起血钙升高，继发性高尿酸血症，血清球蛋白异常增多，尿中出现凝溶蛋白（本-周蛋白）。

（4）遗传性家族性淀粉样变性病：遗传性家族性淀粉样变性病少见，其包括多种疾病，常见为家族性地中海热（FMF），属常染色体隐性遗传病，肾小球淀粉样变性以蛋白尿（常为肾病综合征）和进展性肾功能不全为常见，常有反复发作的荨麻疹和耳聋症状，其他有芬兰型淀粉样变等。遗传性家族性淀粉样变性病可分为肾病型、神经病变型和混合型。

（5）局限性淀粉样变性病：局限性淀粉样变性病是指淀粉样病变仅见于个别器官或组织，如大脑、心血管、皮肤及尿道。前两者多见于老年患者。

（6）血液透析相关性淀粉样变性病：长程血透析患者血中 β_2 微球蛋白多聚体的淀粉样蛋白（$A\beta_2$-M）异常增高，与患者的骨、关节并发症密切相关。其临床表现如下。①腕管综合征（CTS）：患者1只手或双手疼痛、麻木和运动障碍。透析小于5年者发病率低，透析9年者发病率为5年的13倍，透析超过17年者发病率为100%。腕管组织、尺神经及其周围肌腱鞘中均有 $A\beta_2$-M 沉积。②淀粉样关节炎：长程透析患者的肩、髋、膝、腕、胸锁、指骨间、踝、肘、颈椎及腰椎关节均可受累，以前四者受累最多。关节肿痛、功能受限、强直。X线片示关节腔变窄，骨质破坏，关节附近可见囊性透光区的骨损害。手指关节受累时可因肌腱鞘炎引起"扳机指"、肌腱断裂。③病理性骨折：囊性骨损害发生在股骨头、股骨颈或髋臼处可发生病理性骨折。④$A\beta_2$-M 骨外沉积少见。$A\beta_2$-M 可沉积于胃肠道、心、肝、脾、肺、肾上腺、前列腺、睾丸等骨外组织，受累部位的血管壁可见 $A\beta_2$-M 淀粉样蛋白沉积，因沉积部位不同引起的病状亦不同。

（二）诊断标准

1.疑似诊断　以下情况之一者应高度怀疑本病。

(1)肾脏受累伴有心脏增大和(或)心律失常、心衰及消化道造影异常者,或有前驱慢性感染及炎症史伴肝脾大和贫血者。

(2)多发性骨髓瘤合并肾病综合征或肾功能损害。

(3)类风湿关节炎合并蛋白尿。

(4)40岁以上肾功能衰竭而无明显的肾脏萎缩,且原因不明者。

(5)40岁以上顽固性肾病综合征而无高血压,且易出现低血压,尤其是直立性低血压者。

(6)肾小管疾病伴有本-周蛋白尿。

2.明确诊断　病理学检查仍是本病最可靠的确诊方法。85%～95%为肾活检阳性;肝活检阳性率较低,又有大出血的危险,故应慎重;直肠黏膜、牙龈、舌、口腔黏膜、皮肤及肌腱、抽吸的腹壁脂肪等标本易得,阳性率可达90%,也可优先考虑。活检组织刚果红染色阳性,在偏光显微镜下呈现特征性的红绿双折光,这是诊断本病的关键指标。组织电镜检查表现为无分支的细纤维丝样结构有一定的特征性,应同时检查。由于组织病变范围与程度的不同,活检阴性不能排除本病。

(三)临床分期

超出3/4的淀粉样变患者有肾脏病的表现,肾脏受累者的临床表现分4期。

1.临床前期(Ⅰ期)　无任何自觉症状及体征,化验亦无异常,仅肾活检方可做出诊断。此期可长达5～6年之久。

2.蛋白尿期(Ⅱ期)　见于76%患者。蛋白尿为最早表现,半数以上者主要为大分子量、低选择性蛋白尿,程度不等。蛋白尿的程度与淀粉样蛋白在肾小球的沉积部位及程度有关,可表现为无症状性蛋白尿,持续数年之久。镜下血尿和细胞管型少见。伴高血压者占20%～50%,直立性低血压是自主神经病变的特征表现。

3.肾病综合征期(Ⅲ期)　大量蛋白尿、低白蛋白血症及水肿,高脂血症较少见,少数仅有长期少量蛋白尿。肾静脉血栓是肾病综合征之最常见并发症,大多起病隐匿,表现为难治性肾病综合征,少数病例为急性起病,有腹痛、血尿加重、蛋白尿增多及肾功能恶化,腹平片或B超检查发现肾脏较前明显增大。肾病综合征由AA蛋白所致者占30%～40%,AL蛋白所致者占35%。一旦肾病综合征出现,病情进展迅速,预后差,存活3年者不超过10%。

4.尿毒症期(Ⅳ期)　继肾病综合征之后,出现进行性肾功能减退,多达半数者有氮质血症,重症死于尿毒症。肾小管及肾间质偶可受累,后者表现为多尿,甚至呈尿崩症表现,少数病例有肾性糖尿、肾小管酸中毒及低钾血症等电解质紊乱。由肾病综合征发展到尿毒症需1～3年不等。肾小球的淀粉样沉积的程度与肾功能的相关性很差。

(四)辅助检查和实验室检查

1.尿液检查　蛋白尿程度轻重不同,或伴有镜下血尿及红细胞管型尿,少数患者表现为单纯性血尿。浓缩尿可检查出单株峰球蛋白(原发性检出率为90%、继发性检出率为50%)。部分患者尿本-周蛋白阳性。少数患者出现低比重尿、肾性糖尿、尿酸化功能障碍及范可尼综合征。

2.血液检查　血清单株峰球蛋白阳性(原发性检出率为90%,继发性检出率为50%),通常位于α_2和γ之间。血液生化检查可见纤维蛋白原减少,纤溶亢进及凝血因子缺乏现象。血中SAA蛋白测定,其值升高提示为AA蛋白所致继发性淀粉样变性。在类风湿关节炎、溃疡性结肠炎、结核、肿瘤及慢性感染急性期时,SAA均升高且同时伴C反应蛋白升高,可通过SAA高低区别感染活动期及非炎性感染情况 SAA>0.2μg/ml见于活动性炎症时,感染控制后SAA水平降低。血中β_2微球蛋白异常升高有助于淀粉样变性骨病的诊断。

3.影像学检查　X线腹平片、超声波检查或静脉肾盂造影,如见肾影增大(特别是合并肾静脉血栓时)可助于诊断,但肾影大小正常或晚期缩小时也不能排除诊断,肾静脉造影有助于诊断肾静脉血栓形成。

4.淀粉样蛋白的氨基酸序列分析　淀粉样蛋白的氨基酸组成及残基的排列顺序有助于鉴别 AL 蛋白和 AA 蛋白。

5.二维超声心动图　二维超声心动图对确定心脏的淀粉样变性有较高的敏感性。

6.肾脏病理　肾淀粉样变性特征性的组织形态学特点为:呈均质、弱嗜伊红性的淀粉样物质可广泛沉积于肾小球系膜区和血管祥基膜,也沉积于肾小管基膜、肾动脉和肾间质。

光镜观察:沉积于肾小球系膜区的淀粉样物,可呈节段性或弥漫性,有时也可呈嗜伊红性结节,PAS 染色呈弱阳性,银染结果呈阴性;血管祥基膜常呈不均匀一致性增厚,可出现胡须样突起。随着病变进展,肾小球可完全被沉积的淀粉样物所替代。肾小管常有灶性萎缩、间质灶性炎症细胞浸润伴纤维化等病变。淀粉样物常可沉积于各种不同类型的血管,以入球动脉、出球动脉和小叶间动脉最为多见。

免疫荧光:在 AL 型以及 AA 型肾淀粉样变性中,肾小球内淀粉样物沉积中往往伴随免疫球蛋白(IgG、IgA 和 IgM)以及补体(C1q、C3 和 C4)的沉积。其中,IgG 和 C3 的沉积率可分别达 50％左右;AA 型 IgA、IgM 及 C3 沉积较 AL 型更为常见。

电镜检查:淀粉样物呈微纤维状,其排列紊乱、微细、僵硬、不分支,直径为 $5\sim30nm$,平均为 $7\sim9nm$。尤其有助于鉴别早期的 AL。

刚果红染色:刚果红染色是诊断淀粉样变的金标准。刚果红染色阳性,在偏光显微镜下显示其双折射的苹果绿,但须确定病理类型。高锰酸钾预处理试验:AL 刚果红染色仍阳性,AA 转为阴性,该法简便易行,但有一定误差。免疫荧光或酶标检查 AL 和 AA 的抗体,可协助鉴别原发性和继发性淀粉样变性。

【鉴别诊断】

1.微小病变病　早期肾淀粉样变性应与微小病变相鉴别,因为两者具有共同的临床特点,如存在大量蛋白尿/肾病综合征,临床表现均无高血压,无肉眼血尿,极少镜下血尿等。但微小病变患者发病年龄轻,激素治疗敏感,无其他脏器受损的临床表现。肾活检免疫荧光染色基本阴性,电镜下仅存在广泛足突融合及微绒毛化,无丝状结构。相反肾淀粉样变性患者的发病年龄较大,以男性为多,激素治疗无效。电镜观察则可见特定直径的丝状结构。

2.膜性肾病　膜性病变也需与肾淀粉样变性相区别。从形态学观察分析膜性病变患者光镜下肾小球外周祥呈扩张状、僵硬,六胺银染色上皮侧"钉突"首先见于外周祥而非系膜旁区,硬度较大,长短一致,有时其间见嗜复红物或外周祥呈链条状改变,而肾淀粉样变的嗜银物则较软、较长,多先见于系膜旁区。

【治疗方法】

(一)西医治疗

淀粉样变性的治疗主要是抑制前体蛋白,控制基础疾病的慢性炎症是治疗反应性 AA 淀粉样变性的基本原则。对原发病的有效治疗常能减缓或终止继发性淀粉样变性的进程。其中包括对慢性感染性病灶的清除,如骨髓炎的清除,慢性支气管扩张、肺化脓性感染病灶的切除;有效的抗感染药物治疗;控制 RA 活动;肿瘤病灶的早期切除等。AL 淀粉样变性前体蛋白是单克隆性免疫球蛋白轻链,由异常的浆细胞生成。骨髓瘤中约 10％合并 AL 淀粉样变性,AL 淀粉样变性约 20％的基础疾病是骨髓瘤和淋巴增生性疾病,因此采取与骨髓瘤等血液病同样的治疗。

下面简要介绍 AL 淀粉样变性治疗进展。

1.MP 方案　美法仑＋泼尼松龙

AL 治疗尚无理想方案,疗效不佳。化疗可抑制淋巴浆细胞的异常增生和轻链产生。经典的 MP 方案可使中位生存时间由 8.5 个月延长至 18 个月,该方案平均起效时间 12 个月,重症 AL 患者常无足够的生存期接受充足疗程的 MP 治疗而延长生存时间。美法仑经肾脏排泄,肾功能减退时应减量或改用其他方案,同时其对干细胞有抑制作用,如考虑行自体干细胞移植者不宜用。

2.VAD 方案　即长春新碱、多柔比星(阿霉素,A)地塞米松(D)联合疗法

VAD 方案反应率高,反应时间短,在小于 70 岁患者中作为一线治疗,但要注意心脏毒副作用。

3.大剂量静脉应用美法仑联合自体外周造血干细胞移植　自 21 世纪以来,大剂量静脉应用美法仑联合自体外周造血干细胞移植(HDM/SCT)已逐步成为治疗 AL 型淀粉样变病的主要方法,一项持续 6 年包括 200 多例患者的前瞻性观察结果显示,HDM/SCT 可显著延长患者生存时间并提高其生活质量。

4.透析治疗和肾移植　当患者进入终末期肾脏病后,可以考虑行透析治疗和肾移植。如果除肾脏之外的其他脏器损害不明显,则透析的效果与其他原因所致的慢性肾衰竭相似。如原有合并症较多、感染未能控制、心肌淀粉样变性,血管壁淀粉样物沉积,则效果较差,患者可很快死于多种合并症。肾移植之效果和预后也较其他原因引起之慢性肾衰竭为差。多数在 1 年内死于多种并发症。有些移植肾在短期内复发淀粉样变性。

(二)中医治疗

1.中药辨证论治

(1)痰水瘀交阻

主证:全身水肿,面色黛黑萎黄,胸闷脱痞,心悸头眩,胁下痞块,腰胀痛或刺痛,口中黏腻,小便短少,大便不畅,舌体大僵硬,舌质暗紫或有瘀点瘀斑,苔白腻,脉沉滑或弦滑。

治法:化痰利水,活血消癥。

代表方剂:二陈汤合桂枝茯苓丸加减。

(2)脾肾气虚

主症:面浮肢肿,面色萎黄,少气乏力,胸闷脘痞,纳呆便溏,腰酸刺痛,舌质暗淡或有瘀斑,苔白腻,舌边有齿痕,脉细弱。

治法:补脾益肾,化痰利水消癥。

代表方剂:大补元煎加减。

(3)肾阴亏虚

主症:轻度水肿,口干咽燥,手足心热,口苦口黏,腰酸刺痛,小便短赤,大便干结,舌质偏红有瘀点瘀斑。苔微腻花剥,脉细数或弦细数。

治法:滋阴益肾,化痰利水消癥。

代表方剂:六味地黄汤加减。

(4)气阴两虚

主症:肢体微肿,而色无华,神疲乏力,或易感冒,心悸气短,咽干口燥,腰酸刺痛,或见血尿,舌质暗红有瘀斑瘀点,苔微腻花剥,脉细弱。

治法:益气养阴,化痰利水消癥。

代表方剂:参芪地黄汤加减。

(5)脾肾衰败,阴浊内盛

主症:面色晦滞而虚浮,精神萎靡,形体消瘦,胸闷腹胀,纳呆厌食,恶心呕吐,尿少或清长量多,腹泻或便秘,心悸气短,甚则烦躁不宁,昏迷不醒,抽搐惊厥,舌质淡胖,苔白或灰腻或黄腻,脉沉细或弦细。

治法:扶正降浊。

代表方剂:温脾汤加减。

2.中成药。

3.中药保留灌肠　中药保留灌肠具有排毒降浊功效,适用于肾淀粉样变性出现肾功能损害患者。

(李琦晖)

第六节　儿茶酚胺增多症

一、概述

　　儿茶酚胺增多症是体内嗜铬细胞分泌过多的儿茶酚胺(肾上腺素、去甲肾上腺、多巴胺)从而引起以高血压和代谢紊乱为主要特征的临床综合征,主要包括肾上腺嗜铬细胞瘤(PHEO)、副神经节瘤(PGL,即肾上腺外嗜铬细胞瘤)和肾上腺髓质增生等。虽然儿茶酚胺增多症仅占高血压患者的0.1%～0.6%,但其检出却是十分必要的,因为严重的高血压危象可以致命;手术切除肿瘤或增生的病灶可以治愈;约10%的肾上腺嗜铬细胞瘤为恶性,副神经节瘤恶性率更高,为15%～35%;确诊嗜铬细胞瘤后可以为寻找其他内分泌肿瘤提供线索。手术切除是嗜铬细胞瘤最有效的治疗方法,肾上腺髓质增生也常采用手术治疗,妥善的围手术期处理是降低手术风险和保证手术成功的关键。

二、病因

　　嗜铬细胞瘤是第一种在肾上腺发现的肿瘤,1926年Roux首次成功地切除了嗜铬细胞瘤;肾上腺髓质增生是一种临床少见的疾病,1977年吴阶平首先提出肾上腺髓质增生是一种独立疾病,通常双侧发病。到目前为止,嗜铬细胞瘤和肾上腺髓质增生的病因都不明确,但有几种特殊情况可能与其发病原因有关:

　　1.多发性内分泌肿瘤(MEN)　多发性内分泌肿瘤是一种累及多种内分泌器官的伴有常染色体显性遗传的遗传性肿瘤综合征,临床表现多样,两个或两个以上的内分泌腺体同时或先后发生功能性肿瘤,引起相应激素过剩的临床症候群。分为MEN-1、MEN-2a、MEN-2b、MEN-1和MEN-2混合型等4型。其中,MEN-2a型:又称Sipple综合征,包括嗜铬细胞瘤或肾上腺髓质增生症并甲状腺髓样癌、原发性甲状旁腺功能亢进症。MEN-2b型:除有MEN-2a型的肿瘤外,还可发生多发性皮肤或黏膜神经瘤。

　　2.家族性嗜铬细胞瘤　家族性嗜铬细胞瘤系常染色体显性遗传疾病,有高度外显率。家族性嗜铬细胞瘤的发病率占嗜铬细胞瘤的6%～10%,多为双侧多发或两个以上内分泌腺体受累,发病年龄较早,常见于儿童;双侧性嗜铬细胞瘤中约50%为家族性,同一家族的发病成员其发病年龄和肿瘤部位往往相同。家族性嗜铬细胞瘤患者存在各种各样的基因缺陷,如SDHD、SDHB或SDHC基因突变,具有这类基因缺陷的胚胎,一部分外胚层的神经嵴细胞可迁移至身体的其他部位,衍化成特殊的细胞群即APUD细胞系统,肿瘤可分泌多肽激素,形成以嗜铬细胞瘤为主的各型内分泌肿瘤综合征,常与MEN-2a型和(或)MEN-2b型和(或)神经外胚层发育异常同时存在。另外家族性嗜铬细胞瘤还可以与神经纤维瘤病、视网膜血管瘤、脑脊髓血管母细胞瘤等并发。

　　3.多内分泌功能性嗜铬细胞瘤　有报道嗜铬细胞瘤能分泌两种以上的内分泌激素。以前对嗜铬细胞瘤并发高血钙原因有过多种猜测,直到1981年Fairhust从瘤组织中分离出类甲状旁腺活性激素,1985年

Shanberg 在 10 例患者中证实嗜铬细胞是自主分泌异位性甲状旁腺素的肿瘤,而并非是儿茶酚胺增高后刺激甲状旁腺素分泌增加所致,因而提出"多内分泌功能性嗜铬细胞瘤"这种新的概念。虽然此类患者的甲状旁腺素增高但其甲状旁腺往往是正常的,既无增殖现象,亦无肿瘤。嗜铬细胞瘤还可分泌 ACTH,70%为小形 ACTH,是人类标准的 ACTH,若分泌过量即可形成典型的 Cushing 综合征,它与肺癌及其他肿瘤所分泌的大形 ACTH 有所不同。此外嗜铬细胞瘤还可分泌 α-MSH、血管活性肠肽(VIP)、前列腺素、P 物质、神经肽 Y、生长抑素等物质而引起相应的特征表现,其临床意义有待进一步明确。

4.特殊部位的嗜铬细胞瘤　嗜铬细胞瘤可遍布盆腔以上的身体各部。若生长在特殊部位,则其病因及临床表现更为复杂。如肾门部的嗜铬细胞瘤通过直接压迫和内分泌作用可造成肾动脉狭窄;肾实质内的嗜铬细胞瘤可造成肾素分泌增高;胰腺后方的嗜铬细胞瘤可引起血管内浸润、肾血管性高血压;膀胱内嗜铬细胞瘤可导致排尿性高血压、晕厥等。

5.神经外胚层发育异常　神经外胚层发育异常是一组伴有皮肤损害的中枢神经系统疾病,有明显的家族性。因为嗜铬细胞来源于神经外胚层的神经嵴,故神经外胚层发育异常可伴有嗜铬细胞瘤。常见的有:①多发性神经纤维瘤病:NF 基因突变所致,5%～23%的嗜铬细胞瘤可并发本病;②VonHippel-Lindan 病(VHL 病):VHL 基因突变所致,是一种伴有囊性小脑或血管细胞瘤视网膜畸形的视网膜血管瘤;③结节性硬化症:以多发性皮脂腺瘤样面痣和智力减退为特征,可同时伴有多发性神经纤维瘤病、癫痫发作,也常见血管畸形和囊肿;④Sturge-Weber 综合征:又称三叉神经多发性血管瘤,以沿三叉神经走向部位的面部血管瘤为其特点,并伴有脑及脑膜血管畸形,可并发嗜铬细胞瘤。

三、病理和病理生理

嗜铬细胞瘤主要来源于肾上腺髓质,多为单侧,双侧者占 10%左右,但遗传性者多为双侧、多发。10%～15%的嗜铬细胞瘤来源于肾上腺外,包括源于交感神经(腹部、盆腔、胸部)和副交感神经(头颈部)者,也称为副神经节瘤,主要位于腹部和盆腔,常见的部位有腹主动脉旁、肾门附近、下腔静脉旁、膀胱、胸腔纵隔、头颈部等。

嗜铬细胞瘤病理上可分为良性、恶性和混合性三类。良性居多,良性嗜铬细胞瘤一般呈圆形或卵圆形,直径大小不一,多 3～5cm,表面光滑,血供丰富,有完整包膜,其包膜发出的纤维索伸入瘤组织内将瘤组织分割成分叶状,而瘤组织外的正常髓质可无变化或被挤压而萎缩。肿瘤体积大小并不与功能强弱呈正比。恶性者直径多＞5cm,重量多＞80g,肿瘤质地较硬,向周围浸润生长,表面血管怒张,包膜不完整,形态不规则,瘤体剖面可有退行性囊性变或形成血肿,有粗肿瘤结节或多个结节,邻近肿大或发硬的淋巴结内有嗜铬细胞或组织。肿瘤组织的细胞很不规则,有的由正常的髓质细胞所组成,有的则由瘤细胞组成。瘤细胞呈不规则的多面形,较大,胞质丰富,并含有嗜铬性颗粒,细胞核大而圆,内含空泡,细胞内的颗粒及空泡内含有大量升压物质。仅根据病理组织学特征本身不能鉴别肿瘤的良恶性,在良性和恶性肿瘤细胞中都可以看到重的嗜铬性颗粒、奇特的核分裂象、血管内浸润性生长、瘤细胞形成的肿瘤假包膜等肿瘤组织浸润现象。瘤细胞形态异常可能是内分泌功能行为的一种表现,不能作为良、恶性肿瘤鉴别诊断的最终依据。恶性嗜铬细胞瘤的诊断只能是在没有嗜铬组织的区域出现嗜铬细胞(转移灶)时才能成立,如淋巴结、肝脏、肺及骨等处。

肾上腺髓质增生和肾上腺嗜铬细胞瘤在细胞学上无差异,但有组织学差异,肾上腺髓质增生是肾上腺髓质弥漫性或结节状增生的改变,没有包膜;在肾上腺尾部和两翼都有髓质存在(正常情况下不存在);肾上腺髓/皮质之比发生根本变化,肾上腺髓质的绝对重量增加 2 倍以上,且多为双侧病变。

儿茶酚胺增多症主要分泌去甲肾上腺素和肾上腺素,极少数分泌多巴胺。儿茶酚胺、交感神经系统及α受体、β受体下调和敏感性降低等多种因素参与维持其血流动力学变化。嗜铬细胞瘤还可以分泌其他35种以上激素或多肽如血管活性肠肽、P物质、神经肽Y、ACTH、阿片肽、生长激素释放因子、生长抑素、心房钠尿肽、甲状旁腺素相关肽等而引起不同的病理生理和临床表现。

四、临床表现

儿茶酚胺增多症患者的临床表现某种程度上取决于肿瘤或增生组织分泌产物的种类和量,其临床表现千变万化,犹如多种不同的疾病,故被称为"伟大模仿者",但多数患者表现为肿瘤或增生组织分泌过多儿茶酚胺为基础的症状和体征。严重患者可表现为高血压危象、恶性高血压、急腹症或心血管并发症,此时常需紧急药物处理和(或)手术治疗;相反,大约10%的"功能隐匿性嗜铬细胞瘤"可无儿茶酚胺增多症的典型症状和体征。嗜铬细胞瘤的临床表现与其肿瘤大小并不成正比,小的肿瘤儿茶酚胺含量虽少,但它们通常结合儿茶酚胺不紧密,可直接释放儿茶酚胺进入血液循环,造成其症状有时可能较严重;大的肿瘤儿茶酚胺含量高,但是结合儿茶酚胺比较紧密,并且大部分在肿瘤内直接生成代谢产物,因此只有相对少量的血管活性肽及大量无活性的代谢产物分泌,故其临床症状有时反而较轻。

高血压是本病最常见的典型特征,发生率80%～90%,可伴有典型的头痛、心悸、多汗"三联征"。高血压本身作为一种体征,也有多种表现,主要有以下三种形式:①持续性高血压:发生率50%左右,患者表现为波动较小的持续性高血压,此类高血压用常用的降压药效果不佳,而钙通道拮抗剂、硝普钠、α受体阻滞剂有效,此类型多见于儿童和MEN-2型患者。②阵发性高血压:系本病特征性表现,发生率45%左右,患者平时血压正常,无症状,高血压突然发作时可达200～300/130～180mmHg,同时伴有其他症状和体征。阵发性高血压有发作渐频、间隔渐短的趋势,最终可成为持续性高血压。这一类高血压通常比较容易引起嗜铬细胞瘤的怀疑,阵发性高血压女性通常比男性更多。③持续性高血压阵发性发作:平时血压即高于正常,在某些诱因或无诱因情况下可出现血压阵发性急剧增高,甚至出现高血压危象。另外有患者表现为高血压与低血压交替,大约5%的嗜铬细胞瘤患者血压可正常,10%～50%的患者可出现直立性低血压。

高血压发作的频率差别较大,从1年几次到1天几次,每次发作持续时间从几分钟到几小时。75%的患者每周发生1次或以上,80%的患者发作时间不超过1小时。通常发作迅速,症状逐渐消失。随着初次发作以后,患者的发作频率增加,虽然发作严重程度可有或者可无改变。高血压发生可以无明显诱因刺激,但许多因素可以诱发高血压危象,包括挤压肿瘤、体育锻炼、某一特定姿势、直接的外伤、穿紧衣服、用力大小便或呕吐、膀胱膨胀、性交、大笑、打喷嚏、咳嗽、干呕、Valsalva动作、用力呼吸等引起腹内压增高;精神刺激、麻醉诱导期;富含酪胺的食物、啤酒、白酒、成熟干酪;可能诱发高血压危象的药物有:酪胺、组胺、肾上腺素、去甲肾上腺素、尼古丁、胰高血糖素、三环类抗抑郁药、四乙胺、醋甲胆碱、琥珀酰胆碱、吩噻嗪类、ACTH、β受体阻滞剂(如普萘洛尔等)。

与儿茶酚胺分泌过度和高血压有关的症状和体征多种多样但又缺乏特异性,包括:严重头痛、全身多汗、心悸、心动过速、苍白、面红;焦虑、紧张、恐惧震颤、头昏、晕厥、脑出血、脑栓塞症状;胸痛、腹痛、腰痛、腹股沟区疼痛;恶心、呕吐、食欲减退、便秘、腹泻;虚弱、乏力、疲劳。与并发症有关的表现有:充血性心力衰竭、心肌病变、心肌梗死、脑血管意外、缺血性小肠结肠炎、氮质血症、低钾血症、高血糖、脂代谢紊乱、壁间动脉瘤、脑病、休克。其他并存疾病或综合征有关的表现有:胆石症、甲状腺髓质癌,以及分泌5羟色胺、降钙素、前列腺素或ACTH样物质产生的效应,甲状旁腺功能亢进症、黏膜皮肤神经瘤、角膜神经增粗、消化道神经节神经瘤病、神经纤维瘤及其并发症、Cushing综合征、VHL病、性征异常、Addison病、肢端肥大症。其他还有转移或侵犯邻近组织而产生的临床表现。总之患者个体差异很大。肾上腺髓质增生症患者最主要的临床表现是高血压,多无代谢表现。

妊娠期嗜铬细胞瘤是嗜铬细胞瘤中较严重的一种,确诊前母婴的死亡率超过 40％,即使确诊后并采取一定的措施,其死亡率仍较高,严重危及母婴的生命安全。妊娠期嗜铬细胞瘤的症状通常与子痫、先兆子痫、毒血症相似,头痛、多汗、视觉障碍、心悸和高血压(阵发性或者持续性)都常见。妊娠期嗜铬细胞瘤在分娩以前得到确诊的只有 1/3,大部分情况下是在产后或分娩时突然发生高血压或晕厥,潜在的嗜铬细胞瘤才被注意到。即使患者曾经有过顺利的生产,但是如果患者有不稳定的高血压或直立性高血压、充血性心力衰竭或心律失常等,应考虑嗜铬细胞瘤的诊断。

儿童嗜铬细胞瘤较少见,约占总的嗜铬细胞瘤的 10％,其表现与成人相比有某种改变:头痛、恶心、呕吐、体重减轻和视觉困难较成人常见;烦渴、多尿,以及惊厥在成人中少见,而在儿童中发病率可达 25％;11％的儿童患者可有水肿、发红、发绀的手部表现;儿童嗜铬细胞瘤的患者中,90％有持续性的高血压,阵发性高血压＜10％;相比成人,儿童的家族性嗜铬细胞瘤、双侧嗜铬细胞瘤、多发性嗜铬细胞瘤、肾上腺外嗜铬细胞瘤、恶性嗜铬细胞瘤发病率较高。与成人发病率在性别上相反,小儿嗜铬细胞瘤男性多于女性,男女之比为 2∶1。男性儿童的发病按年龄随机分布,9～12 岁年龄组为该病的好发年龄,女孩则 62％的患者发生于月经初潮时期。

五、诊断和鉴别诊断

儿茶酚胺增多症的诊断首先是根据临床表现做出初步诊断,然后运用生化检查做出定性诊断,运用解剖影像学和功能影像学做出定位诊断,以明确病变的部位、大小、对邻近脏器的影响以及有无远处转移等(图 3-1)。

$$
诊断方法
\begin{cases}
定性诊断
\begin{cases}
24\ 小时尿儿茶酚胺(CA)及其代谢产物(MNs\ 和\ VMA)\\
血浆儿茶酚胺(CA)及其代谢产物(游离\ MNs)\\
抑制试验;激发试验
\end{cases}\\
定位诊断
\begin{cases}
解剖影像学定位:CT、MRI、B\ 超\\
功能影像学定位:^{131/123}I\text{-间碘苄胍扫描}\\
^{18}F\text{-多巴胺正电子断层扫描}
\end{cases}
\end{cases}
$$

图 3-1 儿茶酚胺增多症的主要诊断方法

1.24 小时尿儿茶酚胺(CA)及其代谢产物(MNs 和 VMA) CA 包括 NE、E 和 DA;MNs 包括甲基福林(MN)和甲基去甲福林(NMN),分别为 E 和 NE 的中间代谢产物;香草基扁桃酸(VMA)为 CA 的最终代谢产物。测定 24 小时尿 CA 和 VMA 为传统的定性诊断方法,目前仍然是主要的生化检查手段,常用于初步筛检,98％的儿茶酚胺增多症患者 24 小时尿 CA 增高,但症状不发作时尿内 CA 可正常,并且有许多食物或者药物可以影响尿中儿茶酚胺及其代谢物的水平,故检查结果阴性不能排除诊断。对于结果阴性而临床高度可疑者需重复多次和(或)高血压发作时或发作后留尿测定。MNs 化学结构稳定,受食物或药物影响较小,特异性可达 97％,敏感性稍低,为 69％,适于低危人群的筛检。

2.血浆儿茶酚胺(CA)及其代谢产物(游离 MNs) 血浆 CA 亦为传统的定性诊断方法。但血浆 CA 不稳定,NE 在血液中的半衰期仅 2 分钟,并且血浆 CA 受应激、活动、失血、吸烟及多种药物的影响较大,所以血浆 CA 测定不如 24 小时尿 CA 测定价值高。血浆游离 MNs 受血循环中 CAs 和精神因素的影响较小。测定血浆 MN、NMN 诊断嗜铬细胞瘤的敏感性为 97％～99％,特异性为 82％～96％,假阴性率仅 1％～2％,为较好的生化检测指标,适于高危人群的筛检,目前应用尚不普及,建议推广。孙福康等研究发现患者血浆 NMN 在不同时间点有明显变化,而 MN 相对稳定,提示 MN 是诊断肾上腺嗜铬细胞瘤更为稳定的监测指标。

3.抑制试验　目前常用可乐定或喷托铵(安血定)进行抑制试验来鉴别假阳性。可乐定可兴奋中枢 α_2 受体,抑制交感神经末梢释放 NE 和肾脏分泌肾素,故能降压。口服可乐定 0.3mg,服药前和后1、2、3小时各抽血测定血浆 CA,或服药前、后各留取 24 小时尿测定 CA 及其代谢产物。服药后血浆或尿 CA 降至正常范围(<500pg/ml)或下降 50% 以上者是抑制阳性,提示为神经源性的血压升高或非儿茶酚胺增多症性高血压,抑制阴性提示儿茶酚胺增多症。当血浆 CA 浓度轻度升高难以区分原发性高血压和儿茶酚胺增多症时,可进行可乐定抑制试验。喷托铵为神经节阻滞剂,也有降压作用,同样可用于抑制试验。

4.激发试验　随着现代检查方法的进展,胰高血糖素、纳洛酮、甲氧氯普胺(灭吐灵)等激发试验目前已较少实用。对于阵发性高血压发作间期较长、高血压发作不易观察以及血浆 CA 在 400～2000pg/ml 者,也可尝试进行激发试验。

5.CT　CT 平扫＋增强扫描为首选的影像学定位诊断检查,可发现肾上腺 0.5cm 和肾上腺外 1.0cm 以上的肿瘤,其定位诊断的准确性达 90% 以上,CT 在检测肾上腺外嗜铬细胞瘤方面已经取代了动、静脉造影和超声显像等。肿瘤内密度不均和显著强化为其特点,能充分反映肿瘤形态及与周围组织的解剖关系。但 CT 较难鉴别嗜铬细胞瘤与其他肾上腺肿瘤,也无法预测肿瘤的良、恶性。若 CT 检查显示肾上腺体积增大但无肿瘤征象,可间接支持肾上腺髓质增生的诊断。

6.MRI　在识别病变的准确度上与 CT 不分伯仲,而且无电离辐射、无造影剂过敏之虞,冠状位和矢状位成像可以获得绝佳的肿瘤与周围脉管系统之间解剖关系以及静脉引流途径的信息。适用于儿童、孕妇和肾上腺外嗜铬细胞瘤的诊断。嗜铬细胞瘤血供丰富,在 T_1WI 低信号、T_2WI 高信号,反向序列信号无衰减为其特点。

7.B 超　敏感性低,不推荐用于定位,但因其简单、无创、价廉,可作为初筛检查,特别是可疑颈部嗜铬细胞瘤及婴幼儿、孕妇等。

8.[131/123]I-间碘苄胍扫描([131/123]I-MIBG)　[131]I-MIBG 和 ^{123}I-MIBG 扫描是诊断儿茶酚胺增多症的一种安全、灵敏、特异和无创的技术,是目前肿瘤术前定位及术后随访的重要方法。MIBG 为去甲肾上腺素类似物,能被嗜铬细胞儿茶酚胺囊泡摄取,肾上腺髓质发生肿瘤或增生时,摄取的 MIBG 增多,行 γ 照相时能显影。[131/123]I-MIBG 对儿茶酚胺增多症既能做出定性诊断,又能做出解剖和功能的定位诊断。一次性注药可做全身检查,对家族性、小病变、多发性、肾上腺外、复发或转移性肿瘤有较大的诊断价值,其中对于发现肾上腺外嗜铬细胞瘤的敏感性高于 CT 检查,对骨转移能比 X 线更早发现,对恶性嗜铬细胞瘤和肾上腺髓质增生还有治疗作用。应用 [131/123]I-MIBG 对肾上腺髓质扫描,对嗜铬细胞瘤和肾上腺髓质增生可在形态上显示比较明确的区别。对于 CT 和 MRI 检查阴性或不能明确诊断而临床怀疑者,[131/123]I-MIBG 是有效的替代手段。

9.[18]F-多巴胺正电子断层扫描　[18]F-多巴胺正电子断层扫描(PET)是诊断嗜铬细胞瘤的新方法,优于 MIBG,其敏感性和特异性可达到 100%,其显像对肿瘤转移及复发的诊断较为有利。常用于症状提示嗜铬细胞瘤,对生化试验阳性,但常规影像学检查不能定位的肿瘤。

10.鉴别诊断　儿茶酚胺增多症的鉴别诊断范围极其广泛,主要包括:原发性高血压、各种原因的继发性高血压、焦虑紧张、癫痫发作、甲状腺功能亢进、阵发性心动过速、冠状动脉灌注不足综合征、血管舒张性头痛、急性高血压性脑病、交感神经系统的肿瘤、糖尿病、肾上腺皮质肿瘤、多发性神经炎、多发性神经根炎、甲状腺髓样癌、甲状旁腺功能亢进等。

区分嗜铬细胞瘤的良、恶性对于早期诊断、治疗及判断预后具有重要意义。但目前根据临床表现、生化指标、影像学检查及组织病理学结果并不能完全区分肿瘤的良、恶性。沈周俊研究认为,下列指标符合越多恶性的可能性越大:①肿瘤直径>5cm,重量>80g;②影像学检查示肿瘤内部结构紊乱,密度不均匀,可有液化坏死,呈囊实混合性结构,肾上腺结构消失,血管周围淋巴结增大;③异位或多发性嗜铬细胞瘤;④复发性嗜铬细胞瘤的恶性率增高;⑤进行性消瘦、血沉快、多脏器受累表现;⑥术中见肿瘤质地较硬,向周围浸润生长,表面血管怒张,包膜不完整,形态不规则;瘤体剖面有囊性变,有粗肿瘤结节或多个结节;⑦术中取邻近淋巴结,特别是肿大或发硬的淋巴结做病理检查,如发现其内有嗜铬细胞或组织;⑧镜下肿瘤细胞小、缺乏胞质玻璃样小球;⑨免疫组织化学缺乏神经肽类的表达和(或)S-100阳性的支持细胞;⑩术前有高血压者在术后仍表现为持续性的血压升高,考虑恶性的可能性较大。

六、治疗

手术切除是治疗嗜铬细胞瘤最有效的方法。单侧散发的嗜铬细胞瘤常将单侧肾上腺切除;双侧、家族性或具有遗传背景者常实施保留肾上腺的肿瘤切除,以避免皮质激素终身替代;肾上腺外嗜铬细胞瘤需切除异位的肿瘤;恶性嗜铬细胞瘤需行肿瘤根治性切除,并辅以[131]I-MIBG放射性核素治疗和放化疗;双侧肾上腺髓质增生常采用肾上腺次全切除术(一侧全切,另一侧2/3~4/5切除)。积极的围手术期准备、恰当的术式选择、精细的术中操作以及术后的相应处理是确保手术成功的关键。

1.术前准备　嗜铬细胞瘤切除较其他肾上腺病变的手术危险性为大,充分的术前准备对于儿茶酚胺增多症特别是嗜铬细胞瘤患者具有极其重要的意义,以往未常规使用α受体阻滞剂等进行术前准备时,手术死亡率高达50%,充分的药物准备可使手术死亡率降至1%~5%。首先要充分认识儿茶酚胺增多症低血容量性高血压的特点。长期高浓度的儿茶酚胺使血管收缩、血压增高、血容量减少,术中切除肿瘤后其表现更为突出,同时高浓度儿茶酚胺对心肌的损害也十分严重,可引起心律失常、心力衰竭,使手术危险性增大。故术前进行有效降压、扩容及营养心肌治疗非常重要,也极为必需。术前准备的目标在于阻断过量CA的作用,维持正常血压、心率和心律;改善心脏和其他脏器功能;纠正有效血容量不足;防止手术、麻醉诱发CA的大量释放所致的血压剧烈波动,减少急性心衰、肺水肿等严重并发症的发生。

(1)控制血压:①α受体阻滞剂:最常用的是长效非选择性α受体阻滞剂,如酚苄明,初始剂量5~10mg,2次/日,每2~3日递增10~20mg,直到血压稳定,并有轻度的直立性低血压。通常,剂量需要达到每日30~60mg。有研究认为选择性α$_1$受体阻滞剂如哌唑嗪(2~5mg,2~3次/日)、特拉唑嗪(2~5mg/d)、多沙唑嗪(2~16mg/d)具有更好的效果;比如,上海交通大学医学院附属瑞金医院泌尿外科即在术前常规应用选择性α$_1$受体阻滞剂甲磺酸多沙唑嗪控释片(商品名:可多华),最大剂量为12mg/d,最小剂量为4mg/d,同时在术中补充血容量,使术前准备时间明显缩短,中位时间为11天,且术中血压更稳定。②钙离子通道阻滞剂:钙离子通道阻滞剂能够阻断NE介导的钙离子内流入血管平滑肌细胞内,达到控制血压和心律失常的目的,它还能防止CA相关的冠状动脉痉挛,有利于改善心功能。其疗效与α受体阻滞剂相当,但不会引起直立性低血压。对于单用α受体阻滞剂血压控制不满意或α受体阻滞剂严重副作用患者不能耐受或血压仅间歇升高时,可换用或联合使用钙通道阻滞剂,如硝苯地平、维拉帕米等。

(2)纠正心律失常:对于CA或α受体阻滞剂所导致的心动过速或室上性心律失常多使用β受体阻滞剂,如阿替洛尔、美托洛尔、埃莫洛尔等。β受体阻滞剂用于手术和麻醉前的准备还可以减少α受体阻滞剂的使用量。但应用β受体阻滞剂必须在α受体阻滞剂使用2~3日以后,因单用β受体阻滞剂可阻断肾上腺素兴奋β$_2$受体扩张血管的作用而可能诱发高血压危象、心肌梗死、肺水肿等致命的并发症。

(3)扩容疗法:儿茶酚胺增多症患者多数存在血容量绝对不足,加之术前使用α受体阻滞使血管床扩张,血管容积相对增加,这可造成腺瘤切除或肾上腺切除后,回心血量及有效心排血量锐减,患者可发生严重的低血容量性休克,故术前应补充液体使血容量恢复至正常生理状态,再根据患者术中的中心静脉压、即时动脉血压及心电监测结果指导术中补血补液。

术前准备时间一般 10～14 天,发作频繁者需 4～6 周。沈周俊、张荣明等研究认为术前准备应达到以下标准:①血压控制在 140/90mmHg 以下,心率＜80 次/分,直立性低血压不低于 80/45mmHg,阵发性高血压发作次数减少或不发作;②心电图 ST 段与 T 波的改变恢复到正常,极少发生室性期前收缩;③低血容量得到有效纠正,即术前血细胞比容下降≥5% 并伴有体重增加;④轻度鼻塞,四肢末端发凉感消失或有温暖感,甲床红润等表明微循环灌注良好。

2.手术方式　合适的手术方式取决于患者的病情、体形,肿瘤的大小、部位及与周围血管的关系,以及手术医生的经验和习惯等。①腹腔镜手术:对于直径＜6cm、无局部浸润或远处转移的嗜铬细胞瘤常首选腹腔镜手术。与开放手术相比,腹腔镜嗜铬细胞瘤切除术具有术中 CA 释放少、血压波动幅度小、创伤小、术后恢复快、住院时间短等优点。单纯肿瘤大小并非绝对限制,这与术者的经验有关,国外有报道直径12cm 的肾上腺肿瘤经腹膜腔安全切除者。分为经腹腔和腹膜后两种途径,两者无显著差异,但腹膜后途径恢复更快、应用较多。②开放手术:对于巨大、怀疑恶性、肾上腺外嗜铬细胞瘤,仍首选开放手术,更有利于充分暴露肿瘤和周围脏器,探查肿瘤的其他好发部位。开放手术切口选择如下:经肋间切口(10 或 11 肋间)方便、简单,组织创伤小、术后并发症少、恢复快、对胸腔及腹腔的干扰少并且更适合泌尿外科手术习惯,适用于肿瘤局限于肾上腺者;腹部正中切口的手术视野显露好,可以探查全腹腔发现转移病灶,在恶性嗜铬细胞瘤手术中应用较多;上腹部 L 形切口是在腹部切口的基础上向右或向左水平延长至腋中线,从而使肾上极、肾上腺、肝门、门静脉下方、腔静脉内上方、脾脏等都能得到充分暴露,应用也较多;肿瘤巨大、位置较高、广泛转移或有下腔静脉癌栓者可选用胸腹联合切口或胸膜外胸腹联合切口。

手术选择全身麻醉,手术医师和麻醉医师需密切配合。术中持续监护极其重要,包括心电图、血压(包括监测动脉压的动脉置管)、尿量和中心静脉压的监测等。术中要彻底切除肿瘤,避免肿瘤种植播散,在接触肿瘤时应尽量减少对肿瘤组织的挤压,先结扎肿瘤内侧血管组织,以减少肿瘤内激素进入血循环。肿瘤切除后若血压下降不明显或下降后又很快回升,则应警惕有肿瘤残余或转移瘤的存在,此时对于肿瘤好发部位应仔细探查并密切监测血压。在处理右侧肾上腺肿瘤时应特别注意防止损伤下腔静脉。

3.手术技巧　无论选择什么样的手术方式,其手术原则都相同:对肾上腺进行精细分离以获得对肾上腺组织的最轻微操作,这种无接触操作技术确保了肿瘤完整切除并且防止儿茶酚胺释放。肿瘤一般为中等大小,即使是良性肿瘤也往往与附近正常的肾上腺组织紧贴,因此手术时常将同侧肾上腺与肿瘤一并切除。当肿瘤与周围组织紧密粘连,无法包膜外剥离时,可切开包膜,迅速将肿瘤自包膜内剜出。此法可避免损伤周围器官,创面出血也较易控制。手术时避免挤压肿瘤,及时注入 α 受体阻滞剂和补充血液。手术时应注意多发肿瘤的可能,肿瘤切除后如血压不降更应详细检查双侧肾上腺和其附件组织,以及主动脉旁交感神经系统等处。

4.术后处理　术后密切监测血压、中心静脉压、尿量、心电图等,及时发现并处理可能的心血管和代谢相关并发症。给予吸氧,及时调整输液速度和输液量,防止低血压和低血糖的发生。当出现低血压时,增加补液量的同时适当给予多巴胺或去甲肾上腺素等升压药物治疗。术后必要时适当补充皮质激素以减轻毛细血管脆性,防止组织水肿,同时弥补肾上腺切除后体内激素分泌不足。

5.其他治疗　对于肿瘤不能切除、存在手术禁忌证、多发转移、恶性嗜铬细胞瘤术后以及术后肿瘤残留或复发等情况,可选用大剂量[131]I-MIBG 放射性核素治疗,环磷酰胺、长春新碱、氮烯唑胺等联合化疗,外放射治疗和甲基酪氨酸等。但这些方法长期疗效欠佳,易复发或转移。

七、预后和随访

儿茶酚胺增多症的预后取决于患者的年龄、肿瘤的良恶性、有无家族史及治疗的早晚等。总体上良性者 5 年生存率达 95% 以上,而在心血管系统未出现不可逆性损伤之前,手术切除则可以完全治愈,但仍存在 6.5%～17% 的复发率,复发可能出现在手术后很长时间,家族性、肾上腺外及右侧者更易复发。恶性嗜铬细胞瘤不可治愈,5 年生存率约 50%,肝、肺转移较骨转移者预后差,其中 50% 死于 1～3 年,但约 50% 可存活 20 年以上。

组织病理检查难于鉴别肿瘤的良恶性,有些病理为恶性特征,但临床表现良性过程;有些病理表现为良性肿瘤,但随访过程中出现转移等恶变表现。加之肿瘤易复发、多发,因此术后随诊非常重要。术后第 1 年内每 3 个月随访 1 次,以后每年 1 次,至少连续 10 年,高危患者则需终生随访。包括临床症状(如高血压)、生化指标(血浆游离 MNs、24 小时尿 CA、MNs 等)、CT 扫描等。

(张永乐)

第九章　肾脏与高血压

第一节　原发性高血压肾损害机制

　　肾脏是血压调节的重要器官,对血容量、电解质平衡以及肾素-血管紧张素系统调节起着重要作用。正常的肾功能对于维持血压的稳定有着重要作用。长期高血压一方面可以造成肾脏损害,另一方面各种原因造成肾脏的损害除可诱发及加重高血压外,又能使高血压对肾脏的损害加重。

　　几乎所有的原发性高血压患者均可合并肾小管间质损伤和肾小动脉硬化,而且高血压与肾小动脉硬化相关的程度,远高于与其他器官中小动脉硬化的相关程度。高血压所导致的终末期肾病(ESRD)发生率呈上升趋势。在过去 10 年中,美国 ESRD 的发病率以每年 9% 的速度增长,其中因高血压而引起的 ESRD 新患者占 28%,我国 ESRD 患者中原发性肾小球肾炎仍占第一位,但随着经济发展和人民生活水平提高,高血压肾损害近年已在快速增长。据统计,良性小动脉性肾硬化症在腹膜透析及血液透析的 ESRD 患者中,分别占第 2 位(14.8%)及第 3 位(8.9%),在腹膜透析中仅次于肾炎,在血液透析中仅次于肾炎及糖尿病肾病。而这个比例还会大幅度上升,将有更多的高血压患者需要肾脏替代治疗,给社会、家庭带来沉重的经济负担。因此,探讨高血压肾损害的发病机制.为防治高血压肾损害提供理论依据,就显得尤为重要。

一、病理生理

　　高血压肾损害一般发生于良性高血压发病后的 5～10 年,开始为小动脉病变,其管壁增厚及管腔狭窄到一定程度,造成肾小球和肾小管的缺血性病变。肾小管的血液供应来源于肾小球,对缺血更敏感,早期混浊肿胀,以后肾小管萎缩,基膜增厚,肾间质纤维化。故高血压肾损害最早的临床表现就是肾小管功能障碍,主要表现为夜尿增多,低比重尿、低渗透压尿。当肾小球出现缺血性损害时,会出现尿成分异常,表现为轻、中度蛋白尿,而尿中有形细胞成分较少。黄为民等发现,在宽动态血压(APP)的高龄高血压患者中,尿溶菌酶活性(UMA)水平更高,表明其早期肾功能损害更明显,且以肾小球滤过功能受损为主。

　　高血压肾损害分为两个阶段。第一阶段常由肾外刺激引起,如高尿酸血症、血管紧张素、儿茶酚胺类、内皮功能损伤等。该阶段肾小动脉结构尚属正常或仅有轻微异常,但存在功能性狭窄导致的肾血流量下降、肾小管损伤、间质炎症和肾脏缺血等表现。此时,机体可以通过自我调节以避免肾小球及管周毛细血管高压力。第二阶段以肾皮质血管收缩为特征。该阶段肾脏结构已发生改变,主要表现为入球小动脉硬化及间质炎症。在间质炎症中,单核巨噬细胞可产生氧化剂和细胞因子,引起血管收缩而小动脉结构改变进一步促进间质炎症反应、加重肾缺血。这时肾脏微血管结构改变并不一致,导致肾实质灌注程度也不一致。因此,在相同肾动脉灌注压下,部分肾小球超灌注,另一部分却灌注不足。超灌注的肾小球出现小球内高压力,而低灌注肾小球则出现缺血改变,促进球旁器肾素的分泌。

二、发病机制

(一)血流动力学因素

原发性高血压早期阶段,由于肾动脉肌内膜肥厚,肾血管阻力增加以及肾血管阻力对血管收缩因子的反应增强,肾血管收缩,所有近端的系统阻力血管,包括叶间动脉、弓形动脉、小叶间动脉等肾小球前动脉显示出血管重构的倾向,出现血流动力学异常。但由于出球小动脉的收缩程度较入球小动脉更为显著,肾小球滤过率(GFR)尚可保持在正常范围内。随着高血压的进展,出现肾小动脉硬化,管壁增厚,管腔狭窄,入球小动脉和叶间小动脉血管自我调节能力下降,使某些肾单位出现高压、高灌注的状态。肾内动脉对长期高血压状态产生功能和结构的反应,如平滑肌细胞增生、中层肥厚、管壁管腔比值增加。当管壁肥厚、管腔狭窄到一定程度将造成某些肾单位的缺血性病变,并导致局灶性肾小球硬化。由于部分肾单位被毁坏,残存肾单位为代偿排泄代谢废物,肾小球即会出现高灌注、高压力及高滤过。所以,原发性高血压患者的肾脏既有缺血性低灌注的肾单位,也有以高灌注为特征的肾单位,以后者居多。在良性高血压时,血压缓慢升高,肾脏自我调节血压的界限可以改变,使肾脏不至于遭受更大的损害。但在恶性高血压时,由于肾脏的自我调节机制不能及时适应,即使是同等程度的血压升高,恶性高血压造成的损害会明显重于良性高血压。

(二)非血流动力学因素

高血压使肾小球毛细血管内皮承受着较高的压力和切应力,引起内皮细胞功能损伤,释放转化生长因子 β_1(TGF-β_1)、纤溶酶原激活物抑制剂(PAI)、血管紧张素 Ⅱ(Ang Ⅱ)、内皮素-1(ET-1)、血栓素 A_2(TXA$_2$)、血小板源生长因子(PDGF)等细胞因子和血管活性因子,导致血管收缩,刺激系膜细胞增殖和胶原沉积,促进细胞外基质(ECM)积聚。肾小球内高压力还可以导致肾小球脏层上皮细胞损伤,使基膜的通透性增加,引起蛋白尿。上述病变最终导致肾小球硬化。氧化应激、细胞凋亡、胰岛素抵抗、高胰岛素血症、血管紧张素转化酶基因的基因多态性、血管紧张素型受体基因型等对高血压肾损害均存在显著影响。此外,年龄、吸烟、性别、体重指数等因素也与高血压患者发生肾损害相关。

1.血管活性物质平衡失调　肾小球内高压引起的血管内皮细胞功能损伤和肾脏缺血可使舒血管物质一氧化氮(NO)和前列环素生成减少,而肾脏局部肾素-血管紧张素系统(RAS)激活,血管紧张素 Ⅱ(Ang Ⅱ)、ET-1 和 TXA$_2$ 等生成增加,收缩肾脏小动脉。

(1)ET-1:高血压患者血浆 ET-1 水平较正常人高。慢性肾衰时,前 ET-1 原表达增加,循环和肾组织中的 ET-1 产生增多。除肾血管内皮细胞及平滑肌细胞外,如肾小球内皮细胞、上皮细胞、系膜细胞和肾小管上皮细胞等肾脏的大部分细胞均能合成 ET。ET 对血管有强大的收缩作用,而肾血管对 ET 的反应尤为敏感。因此,肾脏既是合成 ET-1 的重要器官,也是 ET-1 的重要靶器官。ET-A 膜受体诱导血管收缩,而 ET-B 膜受体则诱导血管扩张,ET 可通过改变 ET-A 和 ET-B 的比值来调节肾血管和系膜细胞能力,促进细胞增生和基质形成,进一步导致肾小动脉痉挛,肾脏缺血,肾小球滤过率下降,从而加速肾小球硬化。选择性阻断 ET-A 可防止高血压的进展和血管及肾脏的损害。

(2)NO:不对称二甲基精氨酸(ADMA)是内源性 NO 合成酶的抑制剂,与血管内皮功能损害及动脉硬化相关。Perticone 等发现 ADMA 水平与血管内皮对乙酰胆碱的扩血管反应呈负相关。ADMA 还可作为评价 eGFR 的独立参数,因此,血浆 ADMA 水平升高可能提示高血压肾早期损害。另外,Garcia 等应用 ACEI 加利尿剂治疗 NO 缺乏所致高血压大鼠,发现内皮 NO 合成酶表达激活,氧化应激参数正常化,并起到了肾脏保护作用。

(3)神经肽 Y(NPY)：Bischoff 认为 NPY 可引起肾小血管收缩、肾小血管管腔狭窄、肾小球硬化等，因而引起高血压患者的肾功能损害。原发性高血压患者血浆 NPY 及神经降压肽(NT)水平与靶器官损害的研究发现，非勺形高血压患者及肾损害患者各时间点的 NPY 水平均较勺形高血压患者和无肾损害患者高，故推测 NPY 升高和 NT 降低参与了肾损害的发生。

(4)胰激肽原酶：胰激肽原酶作用于激肽原，促进缓激肽(BK)生成，BK 与 B_2 受体结合后诱导血管内皮产生舒张因子，从而扩张血管，降低外周血管阻力并调节肾脏的钠盐排泄，参与机体血压的调节。此外，胰激肽原酶还能提高 NO、PGI_2 水平，在扩张血管和抗血小板聚集方面起协同作用，共同发挥肾保护作用。章文莉发现自发性高血压大鼠模型(SHR)在胰激肽原酶治疗 3 周后，血压明显下降。

2.$TGF-\beta_1$　$TGF-\beta_1$ 是一类多功能的细胞因子，它可刺激 ECM 产生，促进 ECM 积聚，抑制基质蛋白酶(MMP)产生，增加蛋白酶抑制剂(TIMP)生成，对大多数间充质细胞及几乎所有的上皮细胞、T 淋巴细胞、B 淋巴细胞及内皮细胞，均具有抑制细胞生长，免疫抑制，细胞凋亡，参与黏附、硬化和增殖等过程，被认为是最重要的促纤维化因子。$TGF-\beta_1$ 介导高血压肾损害的机制可能是：①使血管和肾组织中的 ET-1 产生增加、ET-B 受体减少、PAI-1 活性增高；②促进 ECM 的生成和沉积，抑制 MMP 产生而减少基质降解；③促进肾小球系膜细胞和肾小管上皮细胞肥大，抑制其增殖；④使肾小管上皮细胞发生表型转化为肌成纤维细胞；⑤促进细胞凋亡，导致肾小管萎缩，肾功能损害；⑥可能参与免疫抑制作用。

血管紧张素Ⅱ可直接刺激血管平滑肌细胞增生、肥厚，并诱导氧自由基等氧化剂产生和释放，进一步诱导肾脏系膜细胞产生 $TGF-\beta_1$。在原发性高血压肾损害的过程中，血清 $TGF-\beta_1$ 水平与血浆血管紧张素Ⅱ浓度呈正相关。Zhu S 等通过实验证明，血清 $TGF-\beta_1$ 水平与尿蛋白-肌酐比值(ACR)呈正相关，给予贝那普利或缬沙坦 12 周后，尿 ACR、血清 $TGF-\beta_1$ 水平均显著降低。血管紧张素转化酶抑制剂(ACEI)和血管紧张素Ⅱ受体拮抗剂可通过下调 $TGF-\beta_1$ mRNA 和蛋白质的表达，减少肾小球 ECM 沉积，延缓肾小球硬化。另外，不同基因型的 $TGF-\beta_1$ 对于血压和肾脏损害的作用略有不同，近来，Zhao C 等进一步证明具有 CC 基因型 $TGF-\beta_1$ 的患者较 TC 及 TT 型更易发生原发性高血压和肾损害。因此，$TGF-\beta_1$ 在监测原发性高血压肾损害的发生发展过程中是一个有利指标。

3.ECM 积聚　ECM 异常降解的机制尚不十分清楚，可能与 MMP、TIMP 及 MMP/TIMP 比值失调有关。研究表明，$TGF-\beta_1$ 和 ET-1 均参与影响 MMP 和 TIMP 的表达和活性。在卒中易感型 SHR 肾脏中为了使 MMP 的活性不至于过度增高，机体也相应增加 TIMP 的表达，从而在 MMP 激活后通过 TIMP 调控其活性。但由于 MMP 表达及活性较 TIMP 上升更为明显，最终 MMP 的"净"活性增高。学者观察到 SHR 处于肾纤维化发展及恶化阶段时，进一步使用多西环素(DOX)非特异性抑制 MMP 活性后，导致降解 ECM 的作用受损，从而加速肾脏纤维化进展。

4.炎症与氧化应激　C 反应蛋白(CRP)与内皮对乙酰胆碱扩血管作用的反应和 GFR 成反比，提示炎症反应可能在原发性高血压肾损害过程中起一定作用。

活性氧(ROS)主要来源于血管内皮细胞及血管平滑肌细胞胞膜上的烟酰胺腺嘌呤二核苷酸磷酸(NADPH)氧化酶；此外，内皮细胞黄嘌呤氧化酶(XOD)也是 ROS 的来源之一。在许多高血压肾损害的动物模型中，都存在 ROS 的大量生成及活性的增加、抗氧化酶活性的降低。ROS 可影响 ECM 代谢，降低 NO 的生物利用度，使脂质氧化，通过氧化应激机制导致血管重塑。ROS 还能增加血管内皮的通透性，促进白细胞黏附，降解肾小球基膜，损伤肾小球及肾小管功能，被认为是原发性高血压致肾损害的关键介质。使用抗氧化剂维生素 E、维生素 C、拉唑类固醇、二甲硫脲(DTTU)以及 SOD 模拟剂均能不同程度降低血压，减轻蛋白尿和肾小球硬化的程度。

5.细胞凋亡　细胞凋亡可参与高血压肾损害的发生，并在调节靶器官细胞数量方面发挥重要作用。高血压肾损害的细胞凋亡是一种由基因控制的主动细胞死亡方式。高血压可能作为一种触发因素，激活凋亡基因表达，从而诱导或抑制细胞凋亡，参与高血压所致肾损害。细胞凋亡在高血压肾损害中有双重作用，一是保护、修复作用，二是损伤、致病作用。当 RAS 激活时，细胞凋亡增加，消除损伤细胞。不适当的细胞凋亡可导致器官增生或萎缩及功能减退。

6.肥胖、胰岛素抵抗和高胰岛素血症　近年研究发现，胰岛素抵抗与高血压所致进展性肾衰竭相关，肥胖和胰岛素抵抗与高血压肾硬化的关系可能比血压更密切。高胰岛素血症通过直接或间接作用，使肾脏对水钠重吸收增加，导致高血压和肾小球灌注压升高。高胰岛素血症还能下调 Ca^{2+}-ATP 酶活性，使细胞内 Ca^{2+} 浓度升高，增加血管平滑肌的收缩力。此外，高胰岛素血症可以刺激 ET-1 的分泌，破坏内皮细胞，减少 NO 释放，产生强烈的收缩血管作用。近来，Sarafidis 等提出，胰岛素与氧化应激之间亦存在密切的联系。

7.自身免疫　研究发现高血压患者的抗血管紧张素 II 1 型(AT1)受体和抗 α_1-肾上腺素能受体的自身抗体较血压正常者高，提示自身抗体在高血压的发病机制中发挥一定的作用。有人在高血压肾损害患者血清中检测到高滴定度的抗 β_1 和 α_1 受体的自身抗体，这些抗体的阳性率与血清肌酐水平相关。AT1、β_1、α_1 受体同属于 G 蛋白偶联受体，这些受体受刺激后内化、降解，与相应的 MHC 分子结合后呈递给免疫细胞诱发自身免疫反应。此外，持续的高血压造成血管壁以及肾小球毛细血管内膜的损害，导致隐蔽抗原暴露，诱发自身免疫应答，亦可产生自身抗体。抗体可能与受体特异性结合，产生受体激动剂似的活性，导致肾组织细胞钙超负荷，而引起肾组织损害，自身抗体通过相应受体所引起的病理效应可能是高血压合并肾损害发生发展的重要因素。因此，对 β_1 受体自身抗体阳性患者长期给予 β_1 受体阻滞剂治疗，可减少受体过度刺激作用，可能对肾脏有保护作用，对减缓肾脏病理和功能改变起到重要作用。

8.遗传与基因　有高血压家族史，尤其是父母双亲均患有高血压的子女与无高血压家族史的高血压患者比较，肾脏早期损害明显增加，说明遗传因素可加重高血压肾损害。种族因素对高血压肾损害也有一定影响，黑人是发生 ESRD 的特殊危险人种，发病率是白人的 6 倍。

血管紧张素转化酶(ACE)基因插入/缺失(I/D)多态性与原发性高血压肾小动脉硬化明显相关，ACE 基因型易出现早期的肾损害；AT1 受体基因型对高血压患者肾功能有显著影响，AC 基因型或 C 等位基因可能恶化肾功能。klotho 基因表达产物主要位于肾脏和脑脉络膜，并在肾小管上皮细胞中出现高表达。klotho 基因可抑制内源性血管紧张素 II 产生，降低 ATIR 表达，并上调 ACE，增强其活性，因此在保护肾功能，减少蛋白尿，防止肾小管间质损伤纤维化中起重要作用。血管紧张素 II 诱导的肾脏 klotho 基因表达下调可能是肾脏损害加重的重要因素之一。

高血压患者常伴代谢综合征或胰岛素抵抗。胰岛素受体基因第 8 外显子具有多态性。我国原发性高血压患者，尤其是肾损害者，该基因第 8 外显子 N2 等位基因频率高，提示 N2 等位基因可能是中国人发生原发性高血压，特别是原发性高血压肾损害的一个重要易感基因。

N^5,N^{10} 亚甲基四氢叶酸还原酶(MTHFR)在同型半胱氨酸(Hcy)的代谢过程中起重要作用。MTHFR 的常见基因多态性即第 677 位核苷酸 C 至 T(丙氨酸至缬氨酸)突变，可引起该酶不耐热性增加，从而降低酶的活性，引起 Hcy 再甲基化生成甲硫氨酸的缺陷，导致血浆 Hcy 水平升高。Hcy 能增强机体的氧化应激反应，减少 NO 生成，从而使血管舒张作用减弱；Hcy 还促进平滑肌细胞增生，刺激动脉壁内弹性蛋白的分解，增加动脉壁的硬度。因此，MTHFRT 等位基因被认为是原发性高血压患者早期动脉硬化性器官损伤进展的一个独立危险因素。Koupepidou 等对 221 例慢性肾功能不全患者进行 MTHFR 基因多态性分析后得出结论，具有纯合 677TT 或杂合 677CT/1298AC 基因型者易出现高血压肾损害及肾功能不全。不过也有人对此持保留意见。

9.其他 血脂异常普遍存在于高血压肾损害患者中。其中,高 TG、高 LDL、高小密度 LDL 血脂异常普遍存在于高血压肾损害患者中。其中,高 TG、高 LDL、高小密度 LDL 和低 HDL 血症与高血压肾脏损害发生发展有关。Tylicki 通过对 82 例出现微量或大量蛋白尿的原发性高血压患者进行试验与观察,提出无论主动或是被动吸烟均可诱发氧化应激反应,损害血管内皮功能,加重高血压肾损害。衰老与肾小球前血管管壁增厚、玻璃样变性、肾功能受损及盐敏感性高血压的高发病率亦存在相关性。

三、肾脏在原发性高血压中的作用

1960 年 Dahl 建立了盐敏感性高血压遗传性大鼠,1978 年和 1979 年先后依据高血压患者和血压正常个体对饮食高盐摄入的血压反应提出了"血压盐敏感"的概念,即高盐摄入所引起的血压升高。在高血压人群中盐敏感性高血压高达 28%～74%,而且血压的盐敏感性随年龄增长而增加。

高血压患者的肾脏可能存在钠排泄能力的生理性缺陷,对于非盐敏感性的高血压患者,高盐饮食时近端肾小管钠重吸收率降低;相反,对于盐敏感性高血压患者,高盐饮食时近端肾小管的钠重吸收率则是增加的,而且不伴有肾脏血流动力学的变化。正常情况下,血压急剧升高时,钠排泄随之增加,然而在高血压患者中,排泄一定钠负荷所需的血压要高于无高血压者,这种差异可表现为压力-利尿钠曲线右移。盐敏感性高血压盐负荷 1 周后,肾内 PGI_2 生成减少而 TXA_2 合成增加。PGI_2 通过维持肾小管细胞两侧的离子梯度,抑制肾小管的重吸收,还能降低血管平滑肌对缩血管物质的敏感性,尚可舒张肾小球入、出球小动脉,从而降低肾小球毛细血管内压,而合成不足可减弱盐敏感者的压力-利尿钠效应,使压力-利尿钠曲线趋向更高的血压水平。

随着研究的深入,发现一些基因与肾脏水盐代谢异常密切相关,这些基因所编码的蛋白都直接或间接参与了肾小管钠转运。

(一)远端肾小管

1.水孔蛋白 2(AQP2) 低肾素型原发性高血压(LREH)患者由于钠通道的数量和(或)活性增加,钠重吸收增加,导致钠潴留,血浆晶体渗透压升高,引起下丘脑视上核、室旁核合成和分泌精氨酸加压素(AVP)增加。血浆中的 AVP 浓度升高,一方面作用于主细胞管周膜上 V2 受体,通过短期调节和长期调节诱导肾脏集合管主细胞内的 AQP2 穿梭、表达增加,水重吸收增加,导致水钠潴留,引起钠-血容量依赖型高血压;另一方面,血浆 AVP 受体作用于血管平滑肌的 V1 受体,发挥强烈的缩血管作用,进一步维持了这种高血压状态。而血浆 AVP 浓度的持续升高进一步抑制了肾素的分泌与合成,最终导致了 LREH。

2.WNK 在爪蟾卵、哺乳动物细胞以及小鼠模型体内存在 WNK,WNKs 被上游激酶活化或自身磷酸化后,与 SPAK/OSR1 结合并使之磷酸化,进而活化 Na-Cl 协同转运蛋白(NCC)和 Na-K-Cl 协同转运蛋白(NKCCs),增加水钠潴留(NKCC2)、提高血管阻力(NKCC1),并且减少肾素的释放。另外,WNK4 还可下调质膜上 NCC 的数量,进而抑制 NCC 的活性。WNK1 则可以通过抑制 WNK4 而间接影响 NCC。WNK4、WNK1 能够引起 Gordon 综合征或假性醛固酮减少症 2 型(PHA2);而 WNK4 突变则可以活化噻嗪敏感性 NCC,引起家族性低钾型高血压(FHHT),Yang CL 等通过突变型 WNK4 转基因方法,发现大鼠动脉血压和血钾升高。

(二)近端肾小管

1.α 内收蛋白(α-adducin) α 内收蛋白与膜蛋白如离子通道及离子泵等具有相互作用,参与细胞信号转导及改变肌动蛋白细胞骨架调节离子转运,尤其与多种钠离子转运密切相关,包括 Na^+-Li^+ 反转运,Na-H 交换、Na-K-Cl 协同转运及钠泵等。近来的人群多态性研究认为其变异的结果可能改变了细胞膜骨架的结构和钠离子跨膜转运,也可能通过上调 Na^+-K^+-ATP 酶活性使肾小管钠重吸收增加,进而引起近端肾小管钠重吸收的增加，水钠潴留，长期发展可致小动脉痉挛，管壁剪切应力增加，缺氧及内皮功能减退，因此认为该基因与盐敏感有关。cDNA 序列分析发现第 10 外显子第 614 位存在核苷酸 G 被 T 替换的变异，使氨基酸序列第 460 位的甘氨酸被色氨酸取代，GT、TT 基因型的 α 内收蛋白高血压患者对噻嗪类利尿剂的降压反应优于 GG 基因型患者。因此，α 内收蛋白可作为盐敏感性高血压较为可靠的标志，用来增加预测盐敏感性高血压的灵敏性，对高血压的个体化药物治疗有指导作用。

2.G 蛋白偶联受体激酶(GRK)　在轻度钠增多时，多巴胺起主要的抑制作用，而在钠缺乏时，血管紧张素Ⅱ则可起到刺激作用。这些作用均通过 GRK 控制的 G 蛋白偶联受体才能发生。此外，GRK2 还能够磷酸化钠离子通道 WW3 结构域中的泛素连接酶 Nedd4 和 Nedd4-2。GRK 的基因多态性引起 GRK 活性异常，从而导致盐敏感性高血压。其中一种多态性可引起 GRK4 过度磷酸化，降低多巴胺受体 1 的敏感性并使其内化，从而减少腺苷酸环化酶的活化，同时又上调 AT1 的表达。相反，反义 GRK4 则可以增加钠排泄并降低动脉血压。因此，阻断这种多态性的异常恢复受体的正常功能，可能是治疗盐敏感性高血压的一种新方法。

3.NEDD　NEDD4L 在钠离子通道中能通过泛素介导的胞饮和溶酶体消化作用，调节远端肾单位的钠离子重吸收过程。Russo CJ 等在美国白人、黑人和希腊人 3 种人群中，发现 NEDD4L 外显子 1 最后一个核苷酸的单核苷酸多态性(SNPs)即 rs4149601 与原发性高血压相关。

4.其他　肾脏氯离子通道 CLC-Ka(基因 CLCNKA)、CLC-Kb(基因 CLCNKB)和亚单位 Barttin(基因 BSND)在调节水钠平衡中起重要作用。BarlassinaC 等研究发现，CLCNKA 的四种 SNPs 与钠负荷的血压变化密切相关，它们分别是 5′上游的 Rs848307、rs1739843、非编码区的 Rs1010069 与非同义 rs1805152，从而推断 CLCNKA 是盐敏感性高血压新的易感基因。

11β-羟基类固醇脱氢酶 2(11βHSD2)使肾脏 11-羟基类固醇失活，从而防止非选择性盐皮质激素受体与糖皮质激素结合。Williams 等发现，编码 11βHSD2 的基因去功能性突变可导致盐皮质激素过度激活，进而引起盐敏感性高血压。而且 CA 重复片段与血压对氢氯噻嗪的反应性强烈相关。

氨肽酶 A(APA)缺陷的小鼠能够出现高血压，Mizutani 等人在 SHR 中发现 RAS 系统激活，而 APA 活性下降，以上两者均提示 APA 可能通过降解血管紧张素Ⅱ而影响血压。

新近发现，肾脏分泌的肾胺酶是一种黄素腺嘌呤二核苷酸依赖性胺氧化酶，能够降解循环中的儿茶酚胺，并调节心肌功能和血压变化。Zhao Q 等在两组高血压病例对照研究中发现，高血压组中肾胺酶 rs2576178 G 等位基因和 rs2296545 C 等位基因出现的频率较对照组高。肠外注射天然或重组肾胺酶能够降低血压、减慢心率。SHR 中亦发现有肾胺酶的缺陷。而反义 RNA 抑制肾胺酶的表达后能提升基线血压，并加强肾上腺素的升压反应。故而推测肾胺酶基因与原发性高血压之间存在密切的相关性。

(张崭崭)

第二节　肾实质性高血压

一、概念

由各种肾实质疾病引起的高血压统称为肾实质性高血压，占全部高血压的 5%～10%，是最常见的继发性高血压。与同等水平的原发性高血压相比，肾实质性高血压造成的心血管并发症更多，预后更差，而且是加速慢性肾脏病进展的最主要原因。

二、发病机制

目前关于肾实质性高血压的发病机制尚不明确。肾脏调节血压的因素很多,其中"容量依赖"和"肾素依赖"是肾实质性高血压多数学者公认的重要的发病机制。

1."容量依赖型"高血压　"容量依赖"即肾实质损害后,肾小球滤过率下降,肾脏排钠能力降低,引起体内水、钠潴留,血容量和细胞外液量增多,心输出量增加;同时亦使血管平滑肌细胞内水、钠及钙含量增加,导致血管壁增厚,阻力增加,血压升高。

肾是排水和钠的主要器官,当肾实质受累时,使水、钠排泄障碍而致水、钠潴留。由于水、钠潴留,导致血容量和细胞外液量扩张,心搏出量增多,易产生高血压。心搏出量增加,流经各组织器官的血液增加,通过自身调节机制,全身小动脉收缩,周围血管阻力增加。肾性高血压的早期是容量扩张和心搏出量增加的结果,其后高血压的维持是由于周围血管阻力增高的结果,由于水、钠潴留使血管平滑肌细胞内水、钠含量增加,血管壁增厚,血管内皮细胞肿胀引起血管内腔缩窄,弹性减低,血管阻力增加。同时血管对儿茶酚胺的反应性增强,并使血管紧张素对血管受体的亲和力提高,增加升压反应。

2."肾素依赖型"高血压　"肾素依赖"是指肾脏病变引起肾血流灌注减少,引起的肾缺血可刺激肾小球旁细胞分泌大量肾素,通过肾素-血管紧张素-醛固酮系统(RAAS)使血管收缩、水钠潴留,血压升高,其中最主要的是血管紧张素Ⅱ(AngⅡ),AngⅡ能使周围小动脉强烈收缩及心脏搏动增强,导致高血压发生。

血液中肾素主要来源于肾脏的肾小球旁器。肾外肾素约占体内肾素总量的10%,主要来自较大动脉、肺、子宫等。肾实质疾病时肾血流量不足,肾脏灌注压降低、交感神经兴奋及到达致密斑的小管液中钠离子浓度降低,可导致肾素释放增加,通过RAAS的作用,全身小动脉收缩,引起肾素依赖性高血压。

3.肾脏分泌的其他血管活性物质

(1)利钠激素:利钠激素的生理作用有增加肾小球滤过率(GFR),增加尿钠排泌,并且抑制肾素、醛固酮和血管升压素(VP)的分泌,并直接舒张血管平滑肌,起到降压效果。

(2)血管升压素:是下丘脑内一些神经元合成和释放的一个九肽,即抗利尿激素,又称精氨酸加压素。它具有很强的生物活性,参与对肾和心血管活动的调节。其受体有两类,即V1受体和V2受体。V1受体分布在血管平滑肌,被激活后引起血管平滑肌收缩,血管阻力增加而升高血压;V2受体分布在肾小管髓襻升支粗段和集合管上皮细胞的表面,被激活后可增加钠、水、尿素的重吸收。

其他的血管活性物质如内皮素、血管内皮源舒张因子(EDRF)、降钙素基因相关肽(CGRP)、胰岛素等均与高血压的发生、发展有关联。但在肾实质性疾病中,这些因素的作用尚待进一步说明。

4.交感神经系统　肾的传出交感神经兴奋性增高可使肾血流量和GFR下降,促进肾素分泌,并可直接作用于肾小管使钠潴留,还可以促使动脉收缩,造成全身血管阻力增加,并通过增加心率,每搏量和总的心输出量使血压升高。

三、治疗

1.治疗原则　①早期治疗;②控制血压达到靶目标;③以一般治疗为基础,特别注意限制钠摄入量(<2.4g/d)和蛋白摄入;④循序渐进地使用降压药,应从单一种药物、小剂量开始,若疗效欠佳,再逐渐增加剂量,联合用药。过快、过猛地降低血压可能损伤肾小动脉的自身调节能力,导致GFR明显变化。

2.血压控制的目标值　K/DOQI提出肾实质性高血压的降压靶目标值应根据尿蛋白排泄量确定:尿蛋

白<1g/24h 者,靶目标值为 130/80mmHg;尿蛋白>1g/24h,靶目标值为 125/75mmHg。美国肾脏病学会制订的糖尿病肾病降压的靶目标值为 130/85mmHg,临床显性糖尿病肾病患者则应降低至 125/75mmHg。

3.降压药物的选择　治疗肾实质性高血压的药物选择原则是:①具有稳定的降压效果;②降压的同时兼顾肾脏的保护作用;③对糖、脂肪、尿酸代谢有益或无害的药物。

(1)肾素-血管紧张素系统抑制剂(RASI):包括血管紧张素转化酶抑制剂(ACEI)和血管紧张素Ⅱ受体拮抗剂(ARB),能够特异性地阻断肾素-血管紧张素系统的活性,不仅能有效降低血压,而且对肾脏具有确定的保护作用,是目前最常用的治疗肾实质性高血压的药物。通过血流动力学效应和非血流动力学效应两条途径实现对肾脏的保护作用。

RASI 血流动力学效应包括:①通过降低血管阻力和血容量降低系统血压;②扩张肾小球出、入球小动脉,且出球小动脉扩张大于入球小动脉。上述两种作用间接和直接地缓解肾小球内高压力、高灌注和高滤过的"三高"状态,延缓肾损害的进展。

非血流动力学效应包括:①阻断血管紧张素Ⅱ(AngⅡ)对转核因了(TGF-β)等生长因了的激活作用,抑制细胞肥大和细胞增殖;②阻断 AngⅡ促进肾小球细胞外基质(ECM)生成的作用,降低 AngⅡ对纤溶酶原激活剂抑制物(PAI)的刺激作用,提高 ECM 的降解。更为重要的是 RASI 能减少蛋白尿,其机制可能是通过降低肾小球内跨膜压,选择性地降低肾小球基膜对大分子物质的通透性,以及激活缓激肽等,这是 RASI 肾脏保护作用很重要的机制。此外,与其他降压药相比,ACEI 还能提高胰岛 β 细胞的敏感性,某些 ARB(如氯沙坦)具有降低尿酸水平的作用。

应用及注意事项:首先选择一种 ACEI 或 ARB 类药物,从小剂量开始使用,根据疗效和毒副作用情况进行调整。近年研究显示,RASI 降尿蛋白的作用与剂量相关,降尿蛋白所需的剂量大于降压的剂量。该类药物降压作用的剂量曲线比较平坦,在一定范围内增加剂量不致引起低血压。虽然 ACEI 与 ARB 的药理作用相似,但是 ARB 对 AngⅡ的阻断作用更特异、更完全,而 ACEI 还具有促进缓激肽水平升高的作用,因此,ACEI 和 ARB 联合使用能增强降压和保护肾脏的疗效。多项研究已证实,ACEI 和 ARB 联用对降低蛋白尿、延缓肾损害进展具有协同作用,但不增加副作用的发生。近年研究表明轻~中度肾衰竭患者(血肌酐 1.5~3.0mg/ml)应用 20mg/d 贝那普利及联合应用络沙坦治疗,在控制高血压、降低蛋白尿及保护肾功能方面均取得理想结果,并且是安全的。

某些因素可影响 RASI 对肾脏的保护作用,包括:①原发病:高滤过疾病(如新月体肾炎等)、IgA 肾病和良性肾动脉硬化对 RASI 减少蛋白尿的作用反应较好,而膜性肾病和原发性局灶节段性肾小球硬化(FSGS)的反应欠佳;②高血压的控制程度:达到目标血压者效果较好;③RAS 基因多态性:ACE 基因型为Ⅱ的糖尿病肾病和 ACE 基因型为 DD 的非糖尿病肾病效果较明显;④体重:肥胖会降低 RASI 的治疗效果,故体重超重者应同时减轻体重;⑤摄盐量:高摄盐量减低 RASI 降血压和降尿蛋白的作用;⑥蛋白摄入量:过高蛋白饮食影响 RASI 降尿蛋白的作用。慢性肾衰竭患者使用 RASI 早期可发生 GFR 降低,其机制是肾小球的"三高"状态被减弱,通常 Scr 升高不超过基础值的 30%,为药物的正常反应,无须停药。若 Scr 升高≥基础值的 50%,需首先排除肾动脉狭窄、循环血容量不足、使用非甾体抗炎药或严重肾功能减退等诱因。如存在上述诱因,应在祛除诱因后再用药。肾衰竭患者在使用 RASI 时避免同时服用大剂量利尿剂,严重呕吐、腹泻时暂停服用 RASI。由于抑制了醛固酮的作用,减少肾脏和消化道的钾排泄,ACEI 可能诱发高钾血症,尤其在肾衰竭时,高钾血症的发生率更高。因此,有人建议血钾>5mmol/L 时应避免使用 ACEI,并且在应用 ACEI 时慎用保钾利尿剂和含钾药物。ACEI 引起咳嗽的发生率各国报道不一,我国约为 20%。其机制可能与 P 物质、缓激肽、前列腺素积聚有关,也可能与 ACE 基因多态性有关。咳嗽的发生与 ACEI 的剂量和种类无明确关系。ARB 的咳嗽发生率比 ACEI 低。

(2)钙通道阻滞剂(CCB):CCB 治疗系统高血压、包括肾实质性高血压的疗效早已肯定,但是该类药中二氢吡啶类 CCB 在治疗肾实质性高血压时,对肾脏的作用多年来却存在严重争议。二氢吡啶类 CCB 同 ACEI 类似,除能降低系统高血压外,对肾小球血流动力学也有直接作用,但是它对后者的作用却正好与 ACEI 相反,是扩张入球小动脉强于扩张出球小动脉。因此有学者认为,二氢吡啶类 CCB 虽能降低系统高血压,但它同时扩张入球小动脉,故而肾小球内"三高"不但不降低,反而可能增加,对肾脏保护不利。这一观点主要来自于某些动物试验,但是另一些动物试验对此观点并不支持,因此一直存在争论。近年一些临床研究的结果似乎已能对此争论澄清,即用二氢吡啶类 CCB 治疗肾实质性高血压时,对肾脏有无保护作用关键要看它能否将系统高血压控制到目标值。试验证明,只要把系统高血压降达目标值,二氢吡啶类 CCB 同样具有肾脏保护作用,此时该药降低血压的效益已能克服其扩张入球小动脉的弊端,而使肾小球内"三高"的血流动力学变化得到改善。所以,用二氢吡啶类 CCB 时,严格将高血压控制达标极为重要。此外,二氢吡啶类 CCB 也可能具有非血流动力学的肾脏保护作用。已有报道,该类药能减轻肾脏肥大,减少系膜组织对大分子物质捕获,减弱生长因子有丝分裂反应,抑制自由基形成,增加一氧化氮合成,拮抗血小板聚集,改善线粒体钙负荷及降低残存肾单位代谢等,它们都可能对保护病肾有益。与 ACEI 比较,CCB 类药还有如下优点:降血压效果强,疗效不受食盐入量影响,故而 ACEI 或 ARB 降压疗效不佳时,常需并用 CCB;不诱发高血钾,不升高 Scr,肾功能不全或肾动脉狭窄患者仍能照常用药,所以 ACEI 及 ARB 用药存在禁忌时,仍能选用 CCB。这些优点使得 CCB 在治疗肾实质高血压时应用十分广泛。

(3)其他:已证实目前常用的其他降压药,如利尿药、β 受体阻滞剂及 α 受体阻滞剂等,都具有血压依赖性肾脏保护效应,使用这些药物治疗肾实质性高血压时,只要把系统高血压降达目标值,均能延缓肾功能损害进展。但是,至今尚未发现这些药物具有非血压依赖性肾脏保护效应,所以一般只将它们作为配伍药应用。

(张崭崭)

第三节　肾血管性高血压

一、概念

肾血管性高血压指因单侧或双侧肾动脉的主干或其分支狭窄性病变,使受累的肾脏缺血引起高血压,约占所有高血压患者的 $0.5\% \sim 5\%$。多数肾血管性高血压经治疗使病变血管重新通畅后,高血压可被治愈,受累肾功能减退情况可以逆转。但若高血压患者存在肾动脉狭窄时,并不能说明其高血压完全因肾动脉狭窄所致;因为可能系原发性高血压促进动脉壁粥样斑块产生,进而造成肾动脉的狭窄。另一方面,血压正常者也可有肾动脉狭窄存在。

二、病因、发病机制

引起肾血管性高血压的原因很多,常见病因有三种:动脉粥样硬化性病变、纤维肌性发育异常和大动脉炎。肾动脉粥样硬化可占肾动脉狭窄病因的 $70\% \sim 90\%$。肾动脉粥样硬化常见于糖尿病和有其他动脉粥样硬化症患者,50~70 岁的男性患者多见,多累及肾动脉开口和近段 1/3 部位,病变进展可致动脉完全闭塞、肾实质内动脉弥漫性粥样硬化,常伴随其他血管粥样硬化性疾病,4%~50%的患者呈进行性狭窄。在年轻患者中大动脉炎及纤维肌性发育异常为常见病因,其中大动脉炎在我国多见,常发生于年轻女性患者。其他病因包括肾动脉血栓、栓塞性疾病、主动脉瘤、结节性多动脉炎、神经纤维瘤及创伤等。

在肾血管性高血压初期,肾素是引起血压增高的主要因素,当肾动脉狭窄≥50%时常激活血浆肾素-血管紧张素系统(RAS)而引起血压升高;激肽释放酶、激肽、前列腺素系统亦受影响;随后水、钠潴留容量扩张;当肾功能逐渐减退,分泌肾素及产生各种降压物质的能力也随之减低;加以全身血管顺应性下降,此时虽然解除了肾动脉狭窄,高血压的改善亦可能不明显。

三、临床表现

1.病史　高血压的病程短,病情进展快或高血压病程较长但突然恶化。无高血压的家族史;一般降压药物治疗效果不佳;大动脉炎或纤维肌性发育异常;好发于青年女性,50 岁以上男性患者多为动脉粥样硬化所致。

2.高血压　大部分患者为严重的高血压,收缩压高于 200mmHg 和(或)舒张压高于 120mmHg 者约占 60%,以舒张压明显增高为特点,肾动脉狭窄越严重舒张压越高。

3.腹部杂音　约 40%~80%的肾血管性高血压患者在上腹部正中或脐两侧各 2~3cm 范围内,偶有在背部第二腰椎水平处可听到粗糙响亮的收缩期杂音或收缩期与舒张期双期杂音。杂音强弱与肾动脉狭窄程度无平行关系。腹部杂音并非肾动脉狭窄的特有体征,部分原发性高血压或年龄＞50 岁者亦可在上腹部听到轻度血管杂音。

4.眼底改变　大部分患者有高血压视网膜病变,表现为小动脉狭窄、痉挛或硬化。病情急骤者病变可特别显著,可有视网膜出血、渗出。大动脉炎患者眼底有特异性改变,分三期:①血管扩张期;②吻合期;③并发症期。

5.大动脉炎表现　临床表现多样化。有的患者表现为头昏、晕厥、视力障碍,甚至脑血栓、偏瘫、脑缺血的症状;有的患者表现为肢体缺血的症状,上肢较下肢多见,表现为无脉、两侧肢体收缩压差别增大、颈部闻及二级以上血管杂音和(或)触及震颤,患侧肢体无力、发凉、酸痛、易疲劳或间歇性跛行。大动脉炎处于活动期时还可出现发热、末梢血白细胞增高、血沉增快、贫血等症状。

6.肾脏节段性梗死　多发生于纤维肌性发育异常者,为动脉瘤血栓形成致。表现为血压急骤增高,腰背痛、恶心、呕吐、发热,可伴血尿、蛋白尿,但肾功能正常。患侧肾脏缩小,肾素水平较健侧高。

四、诊断和鉴别诊断

1.当临床表现提示肾动脉狭窄时,需通过以下影像学检查进一步确诊。

(1)超声:简单易行、无创,能够提供肾动脉影像,并可评价动脉血流和压力波形。敏感性及特异性可达 80%以上,其缺点为对副肾动脉及肾动脉分支观察效果欠佳,不能明确肾动脉狭窄的解剖情况及侧支循环,检查失败率较高,易受到检测人员技术水平、患者肠腔气体、肥胖等因素的干扰而影响效果。

(2)放射性核素检查:常规肾图检查的准确度较差,但应用卡托普利后行肾图检查,不仅能显示肾动脉狭窄的存在,而且能预测血管再通术的效果,可提高对肾动脉狭窄诊断的敏感性及特异性。但对于双侧肾动脉狭窄及肾功能下降的患者,核素检查的准确性明显下降。

（3）磁共振血管成像（MRA）和螺旋 CT 血管造影（SCTA）：多数研究显示 CTA 及 MRA 对肾动脉狭窄诊断的准确性较高，其敏感性及特异性均可达 90％以上，能够评价肾动脉和主动脉系统，可补充卡托普利肾图对于双侧肾动脉狭窄及肾功能不全的患者检查准确性差的不足，但很难观察远端肾小血管。

（4）肾动脉 DSA：肾动脉造影是诊断肾动脉狭窄的金标准。可以明确肾动脉狭窄的诊断和病因、评价肾实质内血管病变程度、测定肾脏面积大小和了解是否合并主动脉瘤样扩张或狭窄。但是为有创性检查，有可能引起动脉粥样斑块的脱落，导致栓塞等严重并发症，还可发生造影剂肾损害，特别是老年人及肾脏病患者更应注意，因此不作为肾动脉狭窄的常规筛查性检查。

对于临床高度提示的患者，可直接进行 DSA 的检查。对于临床表现不明显的，可首先通过肾脏血管彩色多普勒超声进行筛选，之后根据肾功能的情况选择螺旋 CT 血管造影或 MRA，有肾动脉粥样硬化病变，行选择性肾血管造影确诊。

2.两个重要的诊断步骤：①高血压患者是否有肾动脉狭窄。提示性的诊断线索靠临床表现、放射性核素检查、B 型超声检查等。肾动脉造影有肯定性诊断意义。②确立肾动脉狭窄是否为高血压的原因。血浆肾素活性及双肾静脉肾素活性测定对诊断及判断预后有一定价值。

3.可疑肾血管性高血压的线索

（1）高血压发生在 30 岁以前，无高血压家族史，特别在青年女性或 50 岁以上舒张压＞110mmHg 或恶性高血压。

（2）原有高血压突然恶化。

（3）一般降压药物治疗效果不佳或原用药物能控制的高血压现无效。

（4）上腹部或背部发现高调粗糙收缩期或双期杂音。

（5）影像学检查提示一侧肾脏缩小。如发现以上线索，应进行超声、放射性核素检查、血浆肾素活性测定、肾血管造影等检查以明确诊断。

良性小动脉肾硬化也可有肾动脉狭窄相应表现，多见于老年人，因此对于老年、体胖、有冠心病病史、吸烟、尿检无明显异常伴不明原因氮质血症、高血脂、高血糖、双肾大小不对称等，需注意除外良性小动脉肾硬化的可能。

五、治疗

治疗的主要目标是控制血压以防止高血压的各种并发症，纠正严重的肾动脉狭窄以防止肾功能减退或使已受损的肾功能得到改善并恢复。

1.外科手术治疗　包括肾血管重建术肾血管旁路移植术（RABG）、肾动脉内膜剥脱术、肾动脉再移植术、肾动脉狭窄段切除术、离体肾动脉成形术、自体肾移植术及肾切除术。对较高的肾动脉起始部狭窄，自体肾移植术是临床上较为理想的选择。

2.血管介入治疗　包括经皮腔内肾动脉扩张术（PTA）及肾动脉支架植入术（PTAS）介入治疗同外科手术相比，具有创伤小、并发症少等优点。肾动脉支架置入术较经皮腔内肾动脉扩张术成功率高，术后狭窄率远低于后者，但远期再狭窄率尚待进一步观察。在药物难控制的高血压患者，介入治疗在控制血压方面略优于药物。在血压控制较好的高血压患者，介入治疗未显示出较药物治疗更容易控制血压，但可减少降压药物的剂量。

介入治疗适用于：①有显著血流动力学异常、合并下述情况的 RAS 患者：急进性高血压、顽固性高血压、恶性高血压、合并不明原因单侧肾脏缩小的高血压以及不耐受药物治疗的高血压；②合并进展性慢性肾脏疾病的双侧 RAS 或孤立肾的 RAS 患者；③有显著血流动力学意义的 RAS 患者以及合并 RAS 的不明原因、复发性充血性心力衰竭或不明原因的突发肺水肿患者；④合并不稳定性心绞痛的、有血流动力学意义的 RAS 患者。

不太能从介入治疗中获益的疾病：①肾脏已明显萎缩，肾脏长径＜7～8cm 或彩超显示肾脏阻力指数＞0.18；②患侧肾脏肾小球滤过率＜10ml/min；③明确的造影剂过敏或胆固醇栓塞病史。

Leeeouwer 等进行的荟萃分析结果表明，678 例患者行 PTAS 治疗，644 例患者行 PTA 治疗，PTAS 手术成功率为 98％，20％患者高血压得到良好控制，49％患者高血压好转，30％患者肾功能得到改善，38％患者肾功能稳定，没有继续恶化。随访 6～29 个月，再狭窄率为 17％。而 PTA 手术成功率为 77％，再狭窄率平均为 26％，仅 10％的患者高血压得到控制。因此可以认为 PTAS 是目前治疗的最佳方法。

3.药物治疗　血管紧张素转化酶抑制剂（ACEI）和钙拮抗剂可以有效控制 RAS 患者的高血压，并延缓了肾脏疾病的进展，多发性大动脉炎患者血压升高的主要原因是 RAS 系统的激活，因此 ACEI 是首选药物。有证据表明，利尿剂和 B 受体阻滞剂也可以使 RAS 患者的血压降至目标水平。但药物治疗对于进展期粥样硬化性肾动脉疾病的益处在于包括戒烟、治疗其血脂异常和服用阿司匹林的综合治疗。血管紧张素受体拮抗剂（ARB）也可以降低 RAS 患者的血压，但其效果还需要大规模随机试验的证实。

血管紧张素转化酶抑制剂（ACEI）、血管紧张素Ⅱ受体拮抗剂通过抑制血管紧张素系统可起到较好的降压作用，但在双侧肾动脉狭窄或孤立肾动脉高度狭窄的患者应用 ACEI 后会使肾脏灌注严重下降导致肾功能迅速恶化，停药后肾功能不全多能逆转，因此在此两类患者 ACEI 应为禁忌。有研究指出对于单侧患者，当基础肾功能受损时，应用该类药物可能会导致肾功能下降，故应用时宜慎重从最小量用起，并密切监测血压及血肌酐变化。利尿剂可刺激肾素-血管紧张素系统，对高肾素性高血压不宜选用。其他各类降压药可作为联合用药的成分应用。目前多采用联合用药，以加强疗效及减少副作用。

外科手术或 PTA 前须将血压控制到适当水平，经此两种方法处理后的患者血压如未能得到满意控制以及对一些不愿或不能接受手术或 PTA 治疗的患者，均须用药治疗。对于某一具体患者的治疗要从多方面考虑，权衡利弊。对于年轻患者，其病因多为大动脉炎或纤维肌性发育异常，考虑到长期服药的不良影响，更适合行血管再通术；对老年肾动脉狭窄患者，多为粥样硬化性病变，既要考虑到动脉硬化的全身影响，也要考虑到长期高血压造成的肾损害是否能纠正，要充分考虑介入治疗失败的可能性。对纤维肌性发育不良性肾动脉狭窄患者行肾动脉介入治疗是有效的方法。

六、展望

尽管近些年在此领域已进行大量的研究，但仍有很多疑问，尤其是治疗方面存在非常大的争议。在当前高血压治疗药物十分丰富的条件下，虽然肾动脉狭窄介入治疗对于难治性高血压的疗效是肯定的，但是对大部分 RAS 患者的血压控制是否必须？其效/价比如何？是个值得分析的问题。而血管介入治疗对于保护和（或）改善肾功能究竟能带来多大好处，还是一个有争议的、需要进一步研究的问题。

（张　勇）

第四节　高血压肾病

　　高血压肾病通常是指由原发性高血压所导致的肾脏小动脉或肾实质损害。高血压的发病与肾脏的关系是十分密切的。肾脏既是血压调节的重要器官,同时又是高血压损害的主要靶器官之一。

　　据有关文献报道,近 10 年来,终末期肾病的发生率逐渐上升,自 1987 年以来,每年以 5.7% 的速度增加,而其中由于高血压致终末期肾病的发生率以每年 8.3% 的速度上升。流行病学研究显示,收缩压由 120mmHg 升至 130mmHg,发生终末期肾脏病的风险明显升高。而高血压导致的慢性肾脏病目前已成为发达国家引起终末期肾脏病的第二位或第三位的原因。目前在美国,新增加的终末期肾病患者中,有 25% 是高血压所致。据近年来北京市的透析登记资料显示,高血压导致的肾损害也已经是终末期肾病的第三位病因。

　　高血压肾病中医无相应病名,据其临床演变过程属中医学"眩晕"、"水肿"、"关格"等病范畴。《灵枢·海论》最早记载了眩晕的临床表现:"髓海有余,则轻劲多力,自过其度;髓海不足,则脑转耳鸣,胫酸眩冒,目无所见,懈怠安卧。"关于水肿的论述在《内经》中称之为"水",并根据不同症状分为风水、石水、涌水。《素问·至真要大论》认为眩晕的产生乃"诸风掉眩,皆属于肝"。水肿的产生在《素问·水热穴论》有过论述:"其本在肾,其末在肺";《素问·至真要大论》又指出"诸湿肿满,皆属于脾"。《证治汇补·癃闭》阐述关格的病机:"既关且格,必小便不通,旦夕之间,陡增呕恶;此因浊邪壅塞三焦,正气不得升降,所以关应下而小便闭,格应上而生吐呕,阴阳闭绝,一日即死,最为危候"。

一、病因病理

(一)中医病因病机

　　1.阴虚阳亢　长期的精神紧张或忧郁恼怒,可使肝气失疏,气郁化火,致肝阴暗耗,肝阳上亢,风阳升动,上扰清空,发为眩晕。肝阳上亢,下汲肾阴,肾阴亏虚,封藏失职,精气流失而出现蛋白尿。

　　2.肾气不固　年老肾虚,或久病失养,肾气亏耗,失其封藏固摄之权,出现夜尿多,尿中精微物质下泄而出现蛋白尿。

　　3.痰瘀交阻　饮食不节,过食肥甘厚味损伤脾胃,健运失司,水谷不化,聚湿生痰,湿浊内阻,气机运行不畅,气滞血瘀或久病瘀血阻络,湿瘀交阻,三焦气化不利,水液代谢失常,发为水肿。

　　4.脾肾阳虚,湿浊内阻　年老肾阳虚衰,或久病损伤阳气,肾阳虚衰不能温煦脾阳而致脾肾阳虚,肾失气化,脾失温运,湿浊内留,阻滞中焦,胃失和降而出现恶心呕吐。水湿内停,溢于肌肤而为水肿。肾为胃之关,胃主受纳,关门不开,浊邪不降,久则格拒不纳呈关格之候。

(二)西医发病机制

　　高血压病引起的肾脏损害的机制大体上可分为高血压所致的血流动力学作用以及继发于血流动力学损伤后,血管内皮激发的细胞因子作用。

　　1.高血压血流动力学作用　主要体现在高血压导致的肾脏血管压力负荷增加。正常情况下由于肾脏血管的自身调节机制,肾小球的血流量在一定程度上相对稳定,可以保护肾脏免受血压波动的影响。在良性高血压时,血压缓慢升高,肾脏自身调节血压的界限可改变,使肾脏不致遭受更大的损害。但在恶性高血压时,由于肾脏自身调节机制还没有来得及适应,因此,即使是同等程度的血压升高,恶性高血压造成的损害会明显重于良性高血压。然而,在有些情况下,血压并不明显升高也会引起肾血管的硬化,如单侧肾脏切除或早期 1 型糖尿病患者,其肾脏毛细血管的血流仍明显增加,也可以导致肾脏的硬化。

2.非血压依赖的肾损害　在高血压情况下,血管内皮承受着较高的压力及切应力,会导致内皮细胞损伤,损伤的血管内皮会释放细胞因子,如 TGF-β、纤溶酶原激活物抑制剂(PAI)-1。高血压本身可导致肾脏肾素-血管紧张素-醛固酮系统的激活及氧化应激反应。这些因素共同作用可导致肾脏受损、基质纤维增生及组织硬化。

以往对 RAS 系统在肾脏受损中的作用过于强调了它的非血流动力学对下游细胞因子的作用,夸大了非压力依赖的肾脏损害作用。但通过生物遥测学技术对血压进行不间断的连续监测发现,血管紧张素 Ⅱ 和醛固酮受体拮抗剂的肾脏保护作用主要依赖于对血压降低程度,而非血压依赖的保护作用证据并不充足。在临床上也会发现,在一些引起 RAS 系统激活而没有血压增高的情况下,如低盐饮食,充血性心力衰竭或肝硬化,很少患者有肾脏明显受损的证据。

总之,高血压病的肾脏损害是继发于动脉高压造成的血管病变。肾小球血流动力学异常是造成高血压病肾损害的主要机制。此外,细胞因子、血管活性物质及细胞外基质均参与其病变过程。

(三)西医病理生理

一般将高血压性肾损害的病程分为 3 个阶段:

1.第 1 阶段　血压轻度升高但不稳定。肾血流量和肾小球滤过率均增加,盐负荷后有钠利尿现象。肾小动脉壁可见不规则灶状玻璃样物质沉积。肾小球一般正常。

2.第 2 阶段　血压持续稳定升高,但舒张压<110mmHg。肾血流量有一定程度降低,肾小管对缺血敏感,可能出现轻度损伤,表现为尿中 N-乙酰-β-葡萄糖苷酶(NAG)、β₂-微球蛋白排出增加,尿浓缩功能减退,夜尿增多,肾小球滤过率一般正常,滤过分数增加。肾小动脉有普遍的玻璃样变,小叶间动脉出现中层肥厚和纤维化,但内径并未缩小,肾小球和肾小管可以有轻度的缺血性变化:局限性毛细血管壁增厚和毛细血管襻皱缩、局灶性小管萎缩、基底膜增厚。

3.第 3 阶段　舒张压明显升高>110mmHg。肾血流量继续减少,开始时出球小动脉收缩、张力增加,肾小球滤过率和球内静水压尚能维持,以后肾小球滤过率开始下降。肾小动脉壁明显增厚,管腔狭窄,肾小球有程度不等的缺血性病理改变甚至全球硬化,硬化的和正常或代偿肥大的肾小球交叉存在,小管萎缩,间质纤维化。

二、临床表现

(一)症状

蛋白尿前一般有 5 年以上原发性高血压病史。首发的临床症状是夜尿增多,尿浓缩功能开始减退,继之出现蛋白尿。蛋白尿的程度一般轻至中度(＋～＋＋),24 小时定量一般不超过 1.5～2g,有时可出现大量蛋白尿,随着病情发展,肌酐清除率开始下降,当降至 50ml/min 以下时,即可在应激情况下(如发热、外伤、感染及药物中毒等)出现氮质血症,进而无应激情况下亦出现程度不等的氮质血症,晚期可出现尿毒症。

(二)体征

早期无特殊体征,出现大量蛋白尿时,可出现眼睑、颜面或双下肢浮肿,甚至腹水,有肾衰竭时可出现贫血貌。

(三)实验室检查

1.血常规　一般血常规正常,若出现肾衰竭时,可有贫血表现。

2.尿常规　轻度-中度蛋白尿(＋～＋＋)，红、白细胞及颗粒管型等有形成分较少，尿比重降低。

3.24 小时尿蛋白　一般不超过 1.5～2g。

4.渗透压测定　可以出现晨尿渗透压降低[正常人晨尿渗透压为 600～1000mOsm/(kg・H_2O)]。

5.尿蛋白圆盘电泳　尿蛋白以低分子蛋白为主，当损及肾小球可出现中、大分子的尿蛋白。

6.莫氏稀释浓缩试验　可以出现夜尿增多、低比重尿。

7.生化检查　早期尿素氮、肌酐均正常，随着病情进展，可有不同程度的增高。有些患者可有血尿酸增高。

三、诊断要点

(一)中医辨病辨证要点

高血压肾病病位在肾、肝，涉及脾、心、脑。病理性质本虚标实，肝、脾、肾气阴两虚为本，痰浊、瘀血、水湿、阳亢为标。临证时应根据证候之标本、缓急、主次详加辨治。

(二)西医诊断标准

高血压肾病的诊断主要基于临床表现做出，通常并不常规进行肾穿刺活检进行病理证实。当确诊高血压病[收缩压大于 140mmHg 和(或)舒张压大于 90mmHg]的患者在疾病过程中出现持续性微量白蛋白尿或轻到中度蛋白尿，或出现肾小球功能损害(如血肌酐升高)等临床特征时，应考虑高血压肾病的诊断。若患者有高血压家族史(一般直系亲属)、本人经超声心动或心电图检查证实存在左心室肥厚更支持诊断，临床确诊有赖于除外肾毒性物质暴露史、遗传或先天性肾脏病或其他系统疾病可能导致的肾损害。

(三)鉴别诊断

1.慢性肾小球肾炎继发高血压　有一段时间尿异常，之后出现高血压、水肿、贫血明显提示慢性肾小球肾炎可能性大。反之，原发性高血压引起的良性小动脉肾硬化可能性大。若病史中高血压和尿异常先后分辨不清，尤其已有肾功能不全的晚期病例，鉴别诊断可能出现困难，必要时可做肾活检。

2.慢性肾盂肾炎继发高血压　慢性肾盂肾炎患者可伴有轻、中度蛋白尿和高血压，需与高血压肾小动脉硬化相鉴别。慢性肾盂肾炎以女性多见，常有多次泌尿系感染发作史，尿异常在先而高血压续后，尿白细胞增加，肾区叩痛(尤其一侧为主)，多次尿培养获阳性结果，B超双肾大小不等，核素肾图双侧不一致，肾盂造影有肾盂、肾盏扩张和变形等影像学表现以及抗感染治疗有效，均有利于慢性肾盂肾炎的诊断。

四、治疗

(一)一般治疗

在膳食中应控制食盐，每日约 5g。限钠有助于利尿剂的降压效果，并减少利尿剂导致失钾，超体重者应减轻体重，减少每日摄入的热量，并进行适量的体育运动，均有助于降低血压。在饮食中给以充分的钙、钾、低动物脂肪，并戒烟戒酒可减轻或延缓并发症的发生。

(二)中医治疗

1.中医治疗原则　主要治疗原则是虚补实泻，调整阴阳。虚者以精气虚居多，精虚者填精生髓，滋补肾阴；气血虚者宜益气养血，调补脾肾。实证以痰浊、瘀血、水湿、阳亢为常见，痰湿中阻者，宜燥湿祛痰；肝火偏盛者，则当清肝泻火；肝阳上亢，化火生风者，则宜清镇潜降，阴虚阳亢者，治疗当以清火滋阴潜阳。

2.中医分型论治

(1)阴虚阳亢证

证候:眩晕,头痛,视物模糊,耳鸣,健忘,腰膝酸软,五心烦热,心悸欲呕,口干口苦,面色潮红,尿黄,舌质红苔薄白或薄黄,脉弦细。

治法:滋阴潜阳。

代表方:天麻钩藤汤合六味地黄丸加减。

常用药:天麻,钩藤,生石决明,川牛膝,桑寄生,夜交藤,熟地,山茱萸,茯苓,泽泻牡,丹皮。

(2)肾气不固证

证候:头晕,腰酸,夜尿频甚或不禁,尿后余沥,或有男子滑精早泄,女子带下清稀,舌淡苔薄白,脉沉弱。

治法:益气固摄。

代表方:五子衍宗丸加减。

常用药:菟丝子,五味子,枸杞子,覆盆子,金樱子,芡实,桑螵蛸,白术,莲子,车前子。

(3)湿瘀交阻证

证候:面色晦暗无华,腰酸痛,乏力或水肿,腹胀,纳呆,口干不欲饮,唇舌紫暗或有瘀斑,苔白腻,脉濡或涩。

治法:活血化瘀利湿。

代表方:桃红四物汤加减。

常用药:桃仁,红花,生地,川芎,当归,赤芍,黄芪,泽泻,佩兰。

(4)脾肾阳虚证

证候:纳少腹胀,恶心呕吐,身重困倦,形寒肢冷,面色苍白,腰膝酸冷,面浮肢肿,舌淡,舌体胖有齿印,苔白厚腻,脉沉迟。

治法:温补脾肾。

代表方:实脾饮加减。

常用药:白术,茯苓,党参,木香,草果,干姜,巴戟天,淫羊藿。

3.中医其他疗法

(1)中成药

1)杞菊地黄丸:功效滋养肝肾之阴。主要用于本病肝肾阴虚阳亢证型者。用法用量:每次 6g,每日 3 次,大便稀溏者酌减。

2)金匮肾气丸:功效温补肾气。主要用于本病肾气不固者。用法用量:每次 6g,每日 3 次。

3)黄芪注射液:功效补益肺肾之气,可用于本病肾气不固证,或兼体虚易外感者。用法用量:每次 20～40ml,用 5% 葡萄糖液 250ml 稀释后静脉滴注,每天 1 次,7～14 天为 1 个疗程。

4)复方丹参注射液:由丹参、降香等药物组成。功效活血化瘀为主,兼以行气。可用于本病湿瘀交阻患者。用法用量:每次 20～40ml,用 5% 葡萄糖液 250nd 稀释后静脉滴注,每天 1 次,7～14 天为 1 个疗程。也可口服复方丹参片,每次 4 片,每日 3 次。

(2)单方验方

1)玉米须汤:玉米须 15g、鲜品 30g,每日 1 剂,水煎服;适应于尿少、浮肿有蛋白尿者。

2)二子加味方:桑椹子 30g、枸杞子 15g、当归 15g、黄芪 30g。共为粗末,每次 10g,注水当茶饮,适应于气血不足有蛋白尿者。

3)补肾填精方:猪肚、乌龟、益母草、芡实各适量,将猪肚、乌龟洗净剁成小块,入药,用文火炖成糊状,去药渣食肉。

(3)针灸疗法

1)体针:常用穴位是风池、百会、合谷、阳陵泉、三阴交、足三里等,均用平补泻法。

2)耳针:耳穴取降压沟、脑干、内分泌、神门、眼、心。可用王不留行籽贴压耳穴,或埋针法,每日按压2～3次。

3)梅花针:轻叩头部,脊柱两侧,每次1.5分钟,每日或隔日1次,7～10次为1个疗程。

(4)食疗

1)桑寄生红枣茶:桑寄生30g、红枣5枚,滚开水泡,代茶,适用于一般高血压血虚者。

2)沙葛或芹菜炒肉片:沙葛120g,或芹菜120g、瘦猪肉50g或兔肉50g或鱼肉50g,加适量油盐共炒至熟。

3)粉葛或西洋菜煲汤:鲜粉葛根250或西洋菜250g、瘦猪肉50g、罗汉果1片,水适量煲汤,油盐调味。

4)天麻炖鱼头:天麻10g、鳙鱼头半只、生姜2片、大枣2枚,水1碗,炖熟,油盐调味。

(三)西药治疗

并发高血压肾损害的患者在生活方式调整的同时应开始使用药物治疗。降压药物的选择、应用剂量、配伍及其服用方法对于充分控制血压都是十分必要的。研究显示,并发肾脏损伤的高血压病患者常需多药联合以达到目标血压。联合用药选择药物的原则是:与当前用药联合更有效,减轻当前用药的副作用,对并发症有益,同时考虑对生活质量、费用及依从性的影响。

具体药物选择上,不同种类的降压药物均有其不同的适应证,ACE抑制剂(ACEI),血管紧张素Ⅱ受体阻滞剂(ARB)是高血压肾损害的首选治疗药物。研究显示,使用RAS系统阻滞剂不但有降压的作用,还有非血压依赖性的肾脏保护作用。同时,已有一些大型研究显示,应用RAS系统阻滞剂还可减少高血压心血管并发症。因此,如无禁忌证,首选RAS系统阻滞剂进行治疗。如果血压不能达标,则可联合应用利尿剂、β-肾上腺受体阻断剂或钙通道阻断剂进行治疗。但目前尚无大型前瞻对照研究就最佳联合用药方案进行过研究,临床可根据患者具体情况进行联合。需强调的是,无论采用哪种单药或联合治疗方案,血压控制达标都是第一位的。

(四)其他疗法

由于高血压病患者的蛋白尿和肾脏的进展密切相关,因此,降低蛋白尿的治疗措施目前也引起临床医师的高度重视。除ACEI和ARB外,人们还在探索非甾体类固醇和COX-2抑制剂的可能作用,但目前尚未有一致结论。

五、预后与预防

(一)预后判断

高血压肾病虽然最终可发展为终末期肾病,但若能早期诊断治疗,积极控制血压及其他肾损害因素,其预后尚好。只有少数患者发展为终末期肾病,因为多数患者在出现肾衰竭之前已并发心脑血管病变,部分患者在出现肾衰竭之前已死于心脑并发症。有效的降压药未被临床广泛应用之前,患者多在良性高血压患病后15～25年死亡,约40%死于心脑并发症,50%死于中风,10%死于尿毒症。

(二)护理与预防康复

1.预防

(1)高血压病的预防:注意劳逸结合,保证足够睡眠,适当的体育锻炼;吸烟者应戒烟,肥胖者应控制体重,限制饮食;少吃盐。

（2）肾硬化及肾衰竭的预防:应积极控制高血压,最好使用对肾脏保护作用的降压药物如血管紧张素转换酶抑制剂（ACEI）及血管紧张素Ⅱ受体拮抗剂、钙离子拮抗剂等。同时应限制钙盐的摄入,控制高血糖、高血脂,避免高蛋白饮食的摄入,避免肾损害药物的使用等。

2.护理

（1）一般护理:生活有规律,养成良好的生活习惯。避免过度劳累,可适当参加太极拳、气功等健身活动。戒烟,戒酒,饮食宜清淡。

（2）饮食护理:饮食宜清淡,尽量低盐饮食,忌食肥甘厚味,进入肾功能不全者应高热量,优质低蛋白及低磷饮食。

六、中西医结合临床思路

西医认为高血压病的发展演变规律基本上是按Ⅲ期逐步加重的。在这点,中西医的认识略同。祖国医学认为,本病的发生是由于心、肝、肾三脏的阴阳虚实的消长失其平衡所致。在早期,病机仅仅是肝阳上亢,故多发头晕,而无其他脏器症状;到中期,由于阴虚阳亢,致肝肾阴虚、心肾不交,从而使疾病症状较早其复杂加重;至于到后期,其病机重点多是阴损及阳,阴阳两虚。因此,中医学的分型与辨证施治对于高血压的3个分期的治疗确实有据可依,疗效肯定。同时据现代中药学的临床实验报道,平肝潜阳的夏枯草、草决明,补益肝肾的首乌、杜仲、桑寄生,清热泻肝的黄芩、菊花,益气活血的黄芪、青木香等许多单味中草药多有较好的降压作用。

从大量的文献来看,中西医结合治疗高血压肾病具有疗效稳定、副作用少、延缓疾病的发展的优势。并能有效地预防中风。这种重视疾病的整体调治,采用中西医结合治疗的方法已经取得了可喜的突破,但是,如何在中西药结合用药之外找到更有效、更安全的结合点,独辟蹊径,还望广大同仁积极探索。

（李琦晖）

第十章　肝脏疾病引起的肾损害

第一节　乙型肝炎病毒相关性肾炎

　　乙型肝炎病毒相关性肾炎(HBV-GN)是指乙型肝炎病毒感染引起的一种肾小球肾炎。本病由乙型肝炎病毒诱发的肾小球损害,并经血清免疫学及肾脏病理活检所证实,同时排除系统性红斑狼疮等其他病因所致的肝肾病变的一种疾病。

　　HBV 感染率在世界各地存在着差异。普通人口 HBV 携带率在美国、西欧为 0.1%～1.0%,东欧 1.0%～5.0%,亚洲 2.20%。我国为 HBV 感染高发区,已≥10%。HBV 感染率越高,肾炎的发病率越高,两者呈正相关。HBV 感染伴发肾小球肾炎的发生率 6.8%～20%。肾炎患者 HBV 携带率明显高于普通人群,且与人群 HBV 携带率呈正相关。

　　中医学对 HBV 相关肾炎并未作为独立病证加以认识。根据右胁疼痛、疲乏无力、纳少便溏、水肿等临床证候,分别在"胁痛"、"臌胀"、"黄疸"、"水肿"及"虚劳"等病证中论述了其辨证治疗。《金匮要略·水气病脉证并治》提出:"肝水者,其腹大,不能自转侧,肋下腹痛,时时津液微生,小便续通……脾水者,其腹大,四肢苦重,津液不生,单苦少气,小便难。肾水者,脐肿腰痛,不得溺,阴下湿如牛鼻上汗,其足逆冷,面反瘦。"《脾胃论·脾胃胜衰论》曰:"肝木妄行,胸胁痛,口苦舌干,往来寒热而呕,多怒,四肢满闭,淋溲便难,转筋腹中急痛,此所不胜乘之也。"对于本病的治疗,历代中医名著也有论述。如《素问·汤液醪醴论》提出:"去菀陈莝"。《素问玄机原病式·吐下霍乱》认为:水肿是湿热相间,蕴蓄而成,治以"辛苦寒药为君而大利其小便也。"《景岳全书·水肿论治》曰:"……治以温脾补肾,此正法也。"《景岳全书·水肿论治》又曰:"血有蓄而结之,宜破之逐之……"。

一、病因病理

(一)中医病因病机

　　1.病因　本病的病因主要有两个方面:外因多为饮食不洁,感受湿热疫毒之邪;内因多与肝肾不足,禀赋薄弱有关。内外因两者密切相关。

　　2.病机　若饮食不洁,过度劳累,山水跋涉,容易感受湿热疫毒之邪,疫邪由表入里,寄居于肝,以致肝失疏泄而出现木郁土壅,脾运呆滞;或因先天禀赋薄弱,后天气血不足,大病久病,脏腑失养,皆可导致肝肾不足。肝肾精血同源,又同居下焦,一脏有病易波及他脏。肝肾阴亏,虚火扰动,或湿热疫毒下注于肾,肾络受损,血溢络外而见血尿;邪扰肾关,肾失封藏,精微下泄而见蛋白尿;湿热疫毒蕴结,障碍肾脏气化,肾主水功能失司,以致湿聚水潴,溢于肌肤而见水肿;湿热疫毒恋滞不化,日久耗气伤阴,导致肝肾阴亏,脾肾气(阳)虚或气阴两亏,则临床上可出现虚实兼夹之候。病程中常因湿热疫毒阻滞气机,影响血运,导致肾络瘀阻而使血尿、蛋白尿加重,甚至瘀血阻滞肾关,而出现癃闭、关格之变。

(二)西医发病机制

目前发病机制迄今尚不十分清楚,但多数学者倾向下述 4 种观点。

1.HBV 抗原与抗体复合物致病　免疫荧光双重染色已证实 HBV 抗原与免疫球蛋白在肾小球内同一位点沉积;患者肾组织洗脱试验,已从洗脱液中找到 HBe 及抗 HBs 抗体;用豚鼠血清与患者肾切片孵育,已发现肠鼠补体能结合到 HBV 抗原与 IgG 沉积部位上。这些试验提示:HBV 相关肾炎患者肾小球中,确有能与补体相结合的 HBV 抗原-抗体复合物,从而为该免疫复合物致病提供了依据。晚近研究认为,上皮下免疫复合物(IC)主要为原位形成,其抗原是 HBeAg,因它很小,可穿透基膜先定位于上皮下,再结合相应抗体形成原位 IC 致病。

2.HBV 感染导致自身免疫致病　感染后体内出现多种自身抗体,如抗 DNA、抗细胞骨架成分及抗肝细胞膜脂蛋白抗体,就证实了这一自身抗体存在,有可能由其导致肾炎。

3.HBV 直接感染肾脏致病　用鸭 HBV 感染鸭后,已从肾组织中发现了鸭 HBV-DNA,提示 HBV 直接感染肾脏致病的可能。亦有作者用免疫电镜观察到完整的 HBV 颗粒在肾小球内,说明 HBV 直接感染肾脏致病的可能性,此观点已渐被多数肾脏病及肝脏病学者所公认。

4.免疫缺陷及遗传因素　患者可能有免疫调节功能的缺陷,不能产生高效抗体来中和 HBV 抗原,容易转变为慢性 HBsAg 携带者。

(三)西医病理生理

HBV 相关肾炎最常见的病理类型是膜性肾病(HBV-MN),其次为系膜毛细血管性肾炎(HBV-MCGN)、系膜增生性肾炎(HBV-MsPGN)及膜增殖性肾炎(HBV-MPGN)。各病理类型的 HBV 相关肾炎与相应类型的原发性肾小球肾炎表现相似。但电镜检查时,在上皮下、内皮下、系膜区可见病毒样颗粒及管状网状包涵物。免疫荧光检查在毛细血管壁及(或)系膜区可见 HBsAg、c 抗原和 e 抗原以及 IgG、IgM、IgA。用单克隆抗体检测显示:膜性肾病之 HBV 抗原沉积物以 e 抗原为主;HBV-MCGN 之 HBV 抗原沉积物以 HBsAg 为主。

二、临床表现

(一)症状

HBV 相关肾炎多见于儿童及青壮年,其临床症状以肝炎症状为主,如食欲减退、胃肠功能紊乱、肝区隐痛等。肾脏方面的表现与相同类型的原发性肾小球肾炎极相似,如浮肿、乏力、腰酸肢软等,少数患者可有肉眼血尿或黄疸,75%的病例有高血压。

(二)体征

水肿、严重时出现腹水等肾病综合征表现,可有血压升高。部分患者可伴有慢性肝炎的临床表现。

(三)实验室检查

1.尿液分析　少量至中等量的蛋白尿、血尿及管型尿(个别病例可出现胆汁管)。

2.血清学和其他检查　血清谷丙转氨酶增高,伴絮状试验阳性,乙肝病毒表面抗原(HBsAg)阳性,γ-球蛋白增高,15%~64%的病例 C3 和 C1q、C4 水平下降,循环免疫复合物(CICs)升高,且其中含 HBsAg 或 HBeAg。少数病例可有内生肌酐清除率(Ccr)下降。

三、诊断要点

(一)中医辨病辨证要点

本病以肝、肾为中心,而兼及于脾,是由湿热疫毒先行伤肝,日久浸淫及肾,导致肝肾同病。湿热疫毒内蕴是其病机中的重要内容。瘀血内阻是病机中不可忽视的方面,而肝肾阴虚,或脾肾气(阳)虚以及气阴两虚是本病虚证的重要证型。

(二)西医诊断标准

HBV 相关肾炎国际上尚无统一诊断标准,1989 年北京座谈会建议试用下列标准诊断:①血清 HBV 抗原阳性;②患肾小球肾炎,并可除外狼疮性肾炎等继发性肾小球疾病;③肾活检切片上找到 HBV 抗原。其中第③点为最基本条件,缺此不能诊断。若在肾切片上 HBV 抗原检查阴性,可补充检查肾组织洗脱液具有抗 HBV 活性这一项,若阳性亦可诊断。

(三)鉴别诊断

HBV 相关肾炎主要与原发性肾小球肾炎及其他继发性肾小球肾炎鉴别。下述几点可供参考:①流行病学资料,有肝病史或肝炎密切接触史;②血清学资料,有无 HBsAg 和(或)HBeAg 及 HBcAb 阳性,以及肝功能异常;③病理资料,肾切片上是否找到 HBV 抗原或肾组织洗脱液具有抗 HBV 活性。其中第③条最为重要。

四、治疗

(一)一般治疗

预防感冒,禁酒,注意休息,清淡易消化饮食,有水肿者低盐饮食,血中白蛋白过低者可适当进食鲤鱼、鳝鱼等补充蛋白质。

(二)中医治疗

1.中医治疗原则　本病湿热瘀毒互结,肝脾肾气血同病。治疗上以辨证与辨病相结合,以扶正驱邪、标本兼治为治疗原则。驱邪重在清热利湿解毒,兼以理气化瘀;扶正以补脾益气、滋补肝肾为法。

2.中医分型论治

(1)肝郁脾虚证

证候:胁肋胀痛,脘闷腹胀,食欲缺乏口苦,神疲乏力,肢体水肿,便溏不爽,尿少色黄,多泡沫,舌红苔黄腻,脉弦数。

治法:疏肝健脾。

代表方:柴苓汤(小柴胡汤合五苓散)加减。

常用药:人参,虎杖,白术,甘草,泽泻,茯苓,猪苓,柴胡,川芎,地龙,车前草。

(2)脾肾两虚证

证候:纳少腹胀,饭后尤甚,腰膝酸软,耳鸣健忘,大便溏薄,乏力困倦,肢体水肿,舌淡苔白,脉沉弱。

治法:补益脾肾,利水除湿。

代表方:防己黄芪汤加减。

常用药:汉防己,黄芪,白术,甘草,车前草,五味子,大枣,山药,当归,山茱萸。

（3）浊瘀内阻证

证候：胁痛隐隐，食欲缺乏消瘦，神疲乏力，面颊胸臂有血痣、丝状红缕，手掌齿痕，腰胀痛，肢体水肿，便溏不爽，尿少色黄，舌暗红或有瘀斑，脉弦细。

治法：化瘀泄浊。

代表方：桃红四物汤合五苓散加减。

常用药：制大黄，桃仁，红花，川芎，地龙，车前草，猪苓，当归，丹皮，泽泻，土茯苓，水蛭，黄芪。

3.中医其他疗法

（1）中成药

1）参苓白术散：每次 1 袋，每日 2～3 次，功效：健脾益气。本方适用于脾气虚弱者。

2）血府逐瘀口服液：饭后口服，每次 10ml，每日 3 次，功效：活血化瘀。本方适用于有瘀血内阻者。

3）雷公藤多苷片：适用于肝功能无明显损害者，每次 20mg，每日 3 次，功效：清热祛湿，减少尿蛋白。本方适用于蛋白尿较多者。

（2）单方验方

1）蚕蚕汤：蚕体 15g、僵蚕 10g、蛇床子 10g、生黄芪 10g、丹参 20g、仙灵脾 5g、蝉蜕 5g、赤芍 10g、香附 10g、甘草 5g。每日 1 剂，水煎服。功能：解毒祛湿、温肾健脾。

2）滋肾清热利湿汤：女贞子、旱莲草、苍术、黄柏、白花蛇舌草、石韦、萆薢、牛膝、车前草、半边莲、半枝莲、虎杖。每日 1 剂，水煎服。功能：滋养肝肾、清利湿热。

（三）西药治疗

目前尚缺乏特效的治疗，多主张依据 HBV 有无复制、肝病及肾病表现情况给予以不同的治疗措施，包括激素、免疫抑制剂、抗病毒治疗及对症处理。

1.激素和免疫抑制剂　多主张慎用，因激素虽可使部分患者获得短期缓解，但可削弱宿主清除病毒的能力，延迟中和抗体的生成，促进 HBV 复制而加重病情；此外 HBV-MN 50％可自然缓解。若病理类型为 HBV-MN 或临床表现为肾病综合征者，且肝病病情稳定，血清 HBV 无复制（HBV-DNA、HBV-DNA 多聚酶、HBeAg 及高价 HBe-IgM 阴性）时可予泼尼松 1mg/（kg·d），4～6 周为 1 个疗程，必要时加用环磷酰胺，但必须监测 HBV 复制指标及肝功能。雷公藤多苷为非特异性免疫抑制剂，临床上用于治疗 HBV-GN 有一定疗效，但注意肝毒性。

2.抗病毒治疗　更适用于 HBV 复制者。常用者有 α-干扰素（IFN-α）、阿昔洛韦（无环鸟苷）、阿糖腺苷（Ara-A）等。可使部分患者血 HBsAg 或 HBeAg，HBV-DNA 转阴，某些肾病也随之缓解或好转。但 HBV-MN 缓解是否一定需要清除病毒尚不肯定。干扰素通过与细胞表面受体特异性结合，激活某些酶以阻断病毒的繁殖和复制，但不能进入宿主细胞直接杀灭病毒，此外尚具有免疫调节作用。此种患者内源性 IFN 水平下降。一般主张 IFN-α 100 万 U～300 万 U 肌内注射，每周 3 次，维持 3～6 个月，有报道有效率可达 53％。阿糖腺苷（Ara-A）在人体转为三磷酸阿糖腺苷（Ara-ATP），能抑制 DNA 多聚酶和核苷酸还原酶，从而抑制病毒的复制，剂量 15mg/（kg·d），2 周为 1 个疗程，以后胸腺提取物（TMN）2mg/（kg·d），肌内注射，连用 6 个月。

近年来临床抗乙肝病毒药物有所增加，常用药物有拉米夫定 10mg，每日 1 次口服，或恩替卡韦 10mg，每日 1 次口服。

3.降低蛋白尿　血管紧张素转化酶抑制剂降低肾小球内压，改善基底膜的通透性，抑制系膜增生等，可减少尿蛋白，可用于 HBV-GN。

4.对症处理　对症处理包括支持、抗凝、降压等。HBV-MN 者多伴高凝，可用肝素、尿激酶、双嘧达莫等。

五、预后与预防

(一)预后判断

本病的预后与肾脏损害的病理类型有关。膜性肾病型患者肾功能衰退的进展速度较慢,患者多长期生存;膜增生性肾炎多较快进展至慢性肾衰竭。部分乙型肝炎患者血清 HBeAg 阳性或 HBsAg 阳性转为抗-HBe 阳性或抗-HBs 阳性后,其肾脏病变可自行缓解。

(二)护理与预防康复

1.预防 使用乙型肝炎疫苗预防该病毒感染;尽量避免不适当应用血液制品;使用一次性输液(血)、注射器等;做好与传染期乙型肝炎患者的隔离和污染物品的严格消毒等。

2.护理 忌酒,避免劳累,定期进行肝脏、肾脏有关检查。

六、中西医结合临床思路

乙型肝炎病毒相关性肾炎由于形成的原因与免疫有关,使肝炎相关性肾炎在治疗上自相矛盾,往往疗效不佳,特别是远期疗效较差。治疗肝炎,清除病毒是对因治疗。常用的干扰素是一种免疫激活剂,其激活免疫的作用往往使肾炎加重,临床上表现为蛋白尿增多;肾上腺皮质激素是一种免疫抑制剂,可以缓解各种免疫反应造成的损害,因而常用于治疗肾炎,对控制尿蛋白确实有效,但对清除乙肝病毒,治疗肝炎起相反的作用。而且事实证明有些患者反复使用上述疗法,疗效并不明显,且引起许多不良反应。

乙型肝炎病毒相关性肾炎虽已研究探索了十余年,但由于迄今对乙型肝炎病毒的预防还无切实公认的办法,故中医药对乙型肝炎病毒相关性肾炎的研究、探索有着极其广阔的前景。中西医结合治疗,是目前对乙肝病毒相关性肾炎治疗有效的、安全的方法。既克服了单用西药副作用大,容易复发的缺点,又充分体现了中医整体调治、攻补兼施、副作用小的优点。目前西医研究认为乙肝及其相关性肾炎的发生、发展、转归与机体免疫反应关系密切,治疗乙肝相关性肾炎,促使 HBV 抗原转阴是阻断肾脏病变的关键。故清化湿热疫毒是本病治疗的重要内容。近年来的研究表明,中药白花蛇舌草、半边莲、仙鹤草、生薏仁、白头翁、虎杖、猪苓等多种解毒利湿类药有促使 HBV 转阴的作用。而培补正气也是本病治疗中不可忽视的方面。现代医学也认为,细胞免疫功能低下能使 HBV 在体内持续存在。故在本病的治疗上应始终不忘顾护正气,强调扶正驱邪,标本兼治。并依据病情或以治本为主,或以治标为急。现代中药药理研究发现,黄芪、女贞子、桑寄生、仙灵脾等益气、养阴、补益肝肾类药具有提高细胞免疫功能的作用,似可在辨证论治的基础上加以选用。

中医药治疗 HBV-GN 的证治规律,探索 HBV-GN 的辨证特点、证候演变规律、中西治疗方案干预的效果及可能的作用机制,可以拓展中西医结合治疗 HBV-GN 的研究内容,是将来中医药治疗乙肝病毒相关性肾炎的研究方向。

(赵琳娜)

第二节　丙型肝炎病毒相关性肾小球肾炎

丙型肝炎病毒（HCV）是一种单链的 RNA 病毒，其基因组总长度为 9600bp。丙型肝炎病毒感染后易转为慢性，最终约有 85％患者发展为慢性肝炎，疾病进展比较缓慢，20～30 年后 1/3 的患者进展至肝硬化。HCV 感染除了肝炎表现外，肝外表现较多见，包括关节炎、眼部干燥症、扁平苔藓、灶性淋巴细胞性涎腺炎、原发性混合性冷球蛋白血症、自身免疫性甲状腺炎、肾小球肾炎等。

1989 年 Choo 应用分子克隆技术，获得 HCV 的病毒抗原，在此基础上建立了血清抗 HCV 抗体的检测方法，为 HCV 感染的诊断提供了实验基础。此后，临床 HCV 感染引起了医学界的广泛关注。自 1991 年 Rollino 等首先报道了与 HCV 感染相关的免疫复合物型肾小球肾炎以来，不断有与 HCV 感染相关的肾小球疾病的研究报道。

一、流行病学

HCV 感染的流行状况有明显的地域差异。依据 20 世纪资料，一般人群的发病率为 0.52％～3.51％。非洲某些地区感染率居全球之冠，高达 3.5％～6.4％。日本与南欧感染率在 1.2％～1.5％。美国及中欧国家为 0.6％左右。加拿大和北欧感染率最低，约为 0.3％。我国人群感染率约 2.15％，占散发性病毒性肝炎的 2.4％～17.3％。目前，全球估计有 HCV 感染患者 1.7 亿例。

HCV 的传播途径主要是输血或应用血液制品，其次为静脉用药或静脉毒瘾者使用污染的注射器传播，再次是性交或密切接触传播，母婴可以传播，但目前报道较少。此外，有器官移植引起 HCV 感染的报道。

鉴于 HCV 是高度变异病毒，人体难以产生保护性抗体，故慢性感染、反复感染以及持续性病毒携带状态比 HBV 更多见。王海燕等 1994 年应用酶联免疫吸附（ELISA）方法检测了 570 例各类肾小球疾病的标本，发现血清抗 HCV 阳性者 34 铡，占 6.0％，进一步对这 34 例采用逆转录-聚合酶链反应（RT-PCR）方法检测 HCV RNA，检出 21 例阳性，其中 HBsAg 阳性者 2 例，但肾组织内未做 HCV 的相关检测，尚难以确定 HCV 与肾小球肾炎的关系。1995 年学者报道 1 例 47 岁血清抗 HCV 阳性的膜性肾小球肾炎患者，血冷球蛋白增高，HCV RNA 阳性，肾组织 RT-PCR 测定 HCV RNA 阳性。此后，不断有肾组织中发现 HCV RNA 的报道，这表明 HCV 可在肾组织中复制，并可能导致肾小球肾炎等肾脏损害。

二、病因和发病机制

目前，HCV 诱发肾脏损害，引起肾小球肾炎及肾损伤的病因和发病机制不甚清楚，可能与 HCV 感染导致的体液与细胞免疫功能及自身免疫紊乱等因素有关。

（一）体液免疫机制

Horikoshi 研究表明，肾小球基底膜有病毒样颗粒、细纤维沉积，甚至肾小囊亦有 HCV 样颗粒致密物沉积，免疫荧光检查肾小球毛细血管壁有 IgG、IgM 等沉积，系膜细胞增殖部位用 RT-PCR 可检测到 HCVRNA。Okada 等利用免疫组织化学方法成功显示 HCV 核心抗原在 HCV 相关肾小球肾炎的小球损伤部位高度表达。更重要的是，HCV 相关肾小球肾炎与 HBV 相关肾小球肾炎这两种疾病在血清学检测及肾活检病理上有高度的相似性,因而推测其发病机制可能是由于在肾小球原位形成 HCV-抗 HCV 免疫复合物或循环免疫复合物沉积而致。

此外,HCV 的慢性感染与 HBV 慢性感染相似,亦可引起免疫自稳失调,机体可出现多种自身免疫紊乱现象,体内产生大量的自身抗体是其显著特征。自身抗体包括 I 型肝肾微粒体抗体(LKMAb-1)、抗核抗体(ANA)、类风湿因子(RF)、抗平滑肌抗体(ASMA)等。自身抗体可与相应自身抗原相互作用形成免疫复合物,沉积于肾小球,最终导致肾损害。

另一方面,在许多自身免疫性风湿病中,抗 HCV 阳性率明显升高。如系统性红斑狼疮、类风湿关节炎等疾病患者中,抗 HCV 的阳性率高达 28.6% 与 21.9%。高度提示 HCV 感染与自身免疫病的发生存在某种联系,但详细机制尚需进一步研究。此外,免疫功能紊乱状态可成为肾小球疾病的潜在发病基础。

(二)HCV 直接感染肾脏诱导损伤

目前已有许多研究证实肾组织内检出 HCV 感染,并提出 HCV 直接感染肾脏可能诱导肾损伤。Davda 对因骨髓移植感染 HCV 并发生肾病综合征的患者的肾组织进行研究,RTPCR 发现 HCV RNA 阳性,地高辛标记的 HCV 探针进行斑点杂交试验证实其为 HCV 基因。此外,有利用 RT-PCR 在尿液中发现 HCV RNA 的报道。考虑到 RNA 的不稳定性以及 PCR 的假阳性,有学者提出 HCV RNA 在肾组织或尿液的检出未必能证实 HCV 相关抗原在肾小球沉积。HCV 同 HBV 一样,存在有限泛噬性的特点,可感染单核细胞与淋巴细胞,如果这些血细胞污染标本,HCV RNA 便可阳性。Migiani 等研究证实,HCV 携带者亦可在肾组织检测到 HCV RNA;Yamabe 采用间接免疫荧光技术,以兔抗 HCV 核心抗原的多克隆抗体为一抗,异硫氰酸荧光素(FITC)结合的羊抗兔 IgG 为二抗,在肾组织中发现了 HCV 抗原的沉积。但这些研究只能提示 HCV 可能直接感染肾脏致病。

(三)HCV 感染后的冷球蛋白血症

冷球蛋白(CG),是一组在低温下发生可逆性沉淀的免疫球蛋白或抗原抗体复合物。血清冷球蛋白由 Winrtoobe 等于 1933 年首次报道,1947 年 Lerner 等证实其本质为 γ 球蛋白。这种 γ 球蛋白也属于免疫球蛋白。这种冷球蛋白存在于许多临床疾病中,能固定补体产生炎症反应,类似免疫复合物引起的疾病。

冷球蛋白血症可发生于 HCV 感染合并肾脏损害时,Johnson 等对 8 例 HCV 感染合并混合性冷球蛋白血症的患者行肾穿刺活检,肾脏病理学证实病变类型为膜增生性肾小球肾炎,免疫荧光可在肾小球毛细血管壁发现 IgM、IgG 以及补体 C3 的沉积,电镜下发现电子致密物与冷球蛋白相似。HCV 感染后的冷球蛋白血症主要是单克隆免疫球蛋白的 II 型冷球蛋白血症,少数为多克隆免疫球蛋白的 III 型冷球蛋白血症。

三、病理

据目前国外研究资料,HCV-相关性肾小球肾炎的组织病理学改变以膜增生性肾小球肾炎多见,其次是膜性肾病,但我国的资料与此有一定差别,以膜性肾病为主,其次才是膜增生性肾小球肾炎。虽有 IgA 肾病、毛细血管内增生性肾小球肾炎的报道,但与 HCV 的关系尚不明确。其他的病理类型,如急性 HCV 感染后肾小球肾炎、局灶节段性肾小球肾炎以及肾血管炎(包括小血管炎与小叶间坏死性动脉炎)也有报道;新近有报道称在 HCV 感染患者肾脏中发现血栓性微血管病变。

(一)HCV 相关性膜性肾病

HCV 相关性膜性肾病的病理特点与原发性膜性肾病的特点不尽相同。HCV 相关性膜性肾病在电镜下,可见系膜细胞轻度增生,系膜基质轻度增加,弥漫性毛细血管壁增厚,上皮下可见大量的电子致密物沉积,基底膜有不规则增厚,电子致密物亦可见于系膜区。免疫荧光检测可发现 IgG 与 C3 在上皮下呈颗粒样沉积,有时可见到 IgA、IgM 及纤维样结构沿毛细血管壁沉积,部分肾小管亦可见到这些沉积。

(二)HCV 相关膜增生性肾小球肾炎

HCV 相关膜增生性肾小球肾炎电镜下以Ⅰ型膜增生性肾小球肾炎多见,少数为Ⅲ型。Johnson 等报道的 34 例 HCV 相关膜增生性肾小球肾炎中,82% 为Ⅰ型,9% 为Ⅲ型。肾组织病理光镜下表现为肾小球增大,毛细血管壁不规则增厚,系膜区增宽,系膜细胞数目增多,基质增加,沿内皮下插入,使基底膜增厚呈双轨征。系膜区有白细胞浸润,细胞类型主要为淋巴细胞与单核细胞。肾小球分叶改变明显,可同时合并肾小球硬化;部分小管间质区域可见炎细胞浸润,部分肾小管萎缩,可有间质纤维化;免疫荧光检测可见IgG、IgA、IgM 及 C3、C1q 沿毛细血管周围及基底膜沉积,其中 IgG 比例最大,IgG、IgM 与 C3 的阳性率分别为 88%、65% 和 82%;电镜下可见内皮下及系膜区大量电子致密物呈颗粒状沉积。

四、临床表现

部分患者有明显的病毒性肝炎接触史或血液制品应用史。HCV 感染后的潜伏期通常为 6~12 周,随后发生病毒性肝炎,但病毒血症与临床表现无明显平行关系。临床表现可有急性与慢性,多为慢性。按病情程度分为轻型与重型,以轻型多见。慢性丙型肝炎无明确临床症状、体征,单项 ALT 增高为唯一异常表现。此外,可伴有肝外表现,如多种皮肤病变、关节炎、浆膜炎、血管炎、结肠直肠炎、月经紊乱、男性乳房发育、睾丸萎缩或阳痿。部分患者出现眼部干燥症,扁平苔藓、灶性淋巴细胞性涎腺炎、原发性混合性冷球蛋白血症、自身免疫性甲状腺炎、肾小球肾炎等等。目前已发现了至少 36 种与 HCV 感染相关的多种肝外病变表现。

HCV 相关性肾小球肾炎的起病多缓慢,但也可以表现为急进性肾小球肾炎。临床表现以蛋白尿为主,部分表现为肾病性蛋白尿,少数为非肾病性蛋白尿,可有急性肾炎综合征表现,也可出现肾功能不全,大约 10% 患者会进展至终末期肾病,需要肾脏替代治疗。

通常情况下,肾脏损害无明显临床症状。对于伴有膜增生性肾小球肾炎的病人,镜下血尿和蛋白尿是最常见的表现。50% 的病人会表现为轻到中度肾功能不全,另 20%~25% 表现为典型的急性肾炎综合征症状:镜下血尿和高血压等。在伴有肾脏侵害的病人中,25% 以肾病综合征为首发表现。也可以表现为血液高凝、甲状腺功能障碍、维生素 D 缺乏和高脂血症等。

超过 80% 的 HCV 相关性膜性肾小球肾炎患者表现为突出的肾病综合征。其余表现为非肾病范围的孤立性蛋白尿。约 75% 的病人血清转氨酶升高,但仅有 25% 的病人有慢性肝病的临床征象。在一项研究中,仅有 18% 的病人有明确的肝脏疾病证据,但 89% 的患者有肝脏损害的组织学证据。

五、自然史

HCV 相关肾小球肾炎的自然病程研究不多,最终进展至终末期肾病而需要透析或肾移植的比例等问题尚不清楚。Brunkhorst 报道 1 例 HCV 膜增生性肾炎(MPGN)所致终末期肾衰竭病例,成功进行肾移植术后肾功能仅维持 3 个月,1 年后移植肾功能进行性减退,2 年内血尿与蛋白尿恢复至移植前水平,肾穿刺证实为 HCV 膜增生性肾炎(Ⅰ型)复发,证实了本病在肾移植后可能复发。

六、实验室检查与病理

HCV 相关性肾小球肾炎的实验室检查包括:病毒标志物检测、肝功能检测以及肾小球疾病相关的实验室检查等。

初次感染 HCV 后 1～3 周以及开始出现临床症状时，可以检测到 HCV RNA。开始出现症状时，只有 50%～70% 的患者可以通过酶免疫法（EIA）检测到抗 HCV 抗体，3 个月后，这一比例可增加到约 90%。酶免疫法检测抗 HCV 抗体，易重复、费用低，适用于对高危人群的筛查。第 3 代 EIA 法的敏感性和特异性都达到了 99%，不再需要重组免疫印迹分析（RIBA）法验证。一些透析患者及免疫功能缺陷患者可能出现 EIA 检测的假阴性，自身免疫性疾病患者可出现假阳性。对于这些患者来说，HCV RNA 的检测有助于诊断。RIBA 法对于大规模血液制品的筛查仍是有效的补充试验。

急性感染期，血浆或血清中的病毒基因水平可达到 $10^5 \sim 10^7/ml$。在慢性感染者中，HCV RNA 水平在不同个体之间存在相当大的差异，其变化范围可从 5 万到 500 万，但同一个体的 HCV RNA 水平是相对稳定的。对 EIA 阳性的 HCV 持续感染者需要 HCV RNA 定性实验进一步验证。

HCV 相关肾小球肾炎患者多为血尿、蛋白尿及异常蛋白尿，部分患者有糖尿等肾小管功能异常表现。肾功能异常可见血肌酐、尿素氮的升高，肾小球滤过率下降。可有 15%～64% 患者血清补体如 C3、C4 降低。

病理学检查的诊断有重要意义。除了常规光镜、电镜及免疫荧光外，针对 HCV 的检测十分重要，常用的包括 HCV RNA，HCV 抗原检测等。检测手段有免疫组化检测抗原、RT-PCR 等方法。肾组织 HCV RNA 的检测对 HCV 相关性肾小球肾炎至为关键，常用 RT-PCR 一步法。

七、诊断与鉴别诊断

HCV 感染是临床常见疾病，同时存在肾小球肾炎可能是偶然的巧合，也可能有肯定的病理联系。鉴于国际上尚无统一的 HCV 相关肾小球肾炎的诊断标准，参照 HBV 相关肾小球肾炎的诊断标准，一般认为诊断 HCV 相关肾小球肾炎需要满足以下几点：①HCV 感染的证据。包括输血史、肝脏病史，血抗 HCV 与 HCV RNA 阳性，尿液相关检测阳性，冷球蛋白血症患者冷沉淀物中可有抗 HCV 及 HCV RNA，以及肝活检有相应病理改变。②患有肾小球肾炎，并可排除狼疮性肾炎等继发性肾小球疾病。出现血尿、蛋白尿、高血压、水肿和肾功能损害等临床表现，肾穿刺病理证据确凿。③肾组织中找到 HCV 抗原，含有 HCV 抗原及相应免疫复合物，及 HCV RNA 阳性。目前关于肾组织中 HCV RNA 检测的报道越来越多，为诊断 HCV 相关性肾小球肾炎提供了有力证据，但也有正常肾组织 HCV RNA 阳性的报道，可能是病毒抗原在损伤组织的暂时滞留。因此，抗原相关检测指标的综合分析尤其重要。其中，第 3 条为基本条件。此外，有学者认为干扰素治疗有效对于该疾病的诊断也有重要意义。

HCV 相关性肾小球肾炎的诊断应首先排除原发性肾小球肾炎，并与系统性红斑狼疮性肾炎、紫癜性肾炎等相鉴别，这些疾病在临床与病理上均有相似性。

八、治疗

针对 HCV 相关肾小球肾炎，尚无特异性治疗。除主要措施抗病毒治疗以外，延缓肾小球硬化治疗以及免疫调节也很重要。

（一）一般治疗

除了休息、饮食控制以外，依据不同临床表现，进行对症治疗，保护肾脏：稳定血压、降低血脂、抑制血小板黏附，应用血管紧张素转换酶抑制药（ACEI）或血管紧张素 II 受体阻断药（ARB）减少尿蛋白。若已经出现肾功能不全,则需要应用红细胞生成素、肾必氨基酸等慢性肾功能不全的治疗原则治疗。其中 ACEI 或 ARB 的应用对减缓肾脏损伤,改善远期预后有重要意义。

(二)抗病毒治疗

抗病毒治疗是 HCV 相关肾小球肾炎治疗的主要手段。抗 HCV 常用药物为 α-干扰素与利巴韦林,胸腺肽 α₁ 常用作辅助免疫调节治疗。

1.α-干扰素　α-干扰素是目前治疗慢性 HCV 感染的首选药物。200 万～300 万 IU 肌内注射,1 周 3 次,6 个月后可抑制 HCV 复制,可使血液、肝组织以及淋巴细胞的 HCV RNA 转阴,降低转氨酶,改善肝功能,大约 50% 患者对治疗有反应,20% 有持续应答。Johnson 应用 α-干扰素治疗 4 例 HCV 膜增生性肾炎 2～12 个月,随着 HCV RNA 阴转,所有患者蛋白尿减轻,3 例完全阴转,2 例合并肾功能损害的病例肾功能恢复正常。另有一组 40 例 HCV-MPGN 接受 α-干扰素治疗后,65% 蛋白尿减轻,但肾功能改善无统计学意义。停药后连续检测 HCV RNA,若 6 个月以上连续阴性,可视为临床持续缓解,可长期保持肝功能正常,改善肝脏病变。治疗早期血 HCV RNA 阴转者临床疗效较佳。部分患者停药后可复发,再次出现肝功能异常与肾病表现。另有部分患者对 α-干扰素始终无治疗反应。α-干扰素治疗效应与 HCV 基因型、肝组织病理学特征以及初始 HCV RNA 水平有关,治疗后持续缓解者较复发与无效者初始 HCV RNA 低。初始 HCV RNA 在 2×10^6 Eq/ml 以下者,对 α-干扰素治疗才有反应。

α-干扰素治疗可降低冷球蛋白水平,改善相关临床肝外症状如紫癜、关节炎等。α-干扰素对改善肾脏的组织病理学损伤有肯定的作用,但组织病理学的改善与临床肾功能的改善未必平行。对于表现为急进性肾小球肾炎的患者,大剂量 α-干扰素可能有效。Kissinger 应用 500 万 U/次的剂量治疗 1 例临床表现为急进性肾小球肾炎的患者,1 个月后转氨酶恢复正常,肾功能明显改善。Yamabe 用大剂量短疗程 α-干扰素治疗 HCV-MPGN 取得良好效果,停药后 HCV RNA 持续阴性,肾病综合征完全缓解。Sarac 报道大剂量 α-干扰素(1000 万 U 肌内注射,1 周 3 次)可诱导常规剂量无效者达到持续缓解,但副作用较大。聚乙烯二醇化干扰素近年应用于抗 HCV 治疗,抗病毒作用强,半衰期长,疗效持久,只需 1 周注射 1 次。

2.利巴韦林　利巴韦林为广谱抗病毒药物,其机制是进入病毒感染的细胞后迅速磷酸化,其磷酸化产物作为病毒合成酶的竞争性抑制剂,抑制肌苷单磷酸脱氢酶和 mRNA 鸟苷酸转移酶,引起鸟苷酸减少,影响病毒 RNA 和蛋白质合成,病毒复制与传播受抑。本药不改变病毒吸附、侵入和脱壳过程,也不诱导干扰素的产生。α-干扰素与利巴韦林联合已经成功应用于慢性 HCV 感染,对 HCV 相关肾小球肾炎也有一定疗效,优于单独 α-干扰素治疗,但研究资料尚少。Lopes 曾对 1 例 HCV-MPGN 应用利巴韦林,6 个月后发现其临床症状减轻,蛋白尿消失,停药后持续缓解。利巴韦林主要经肾脏排泄,肾功能不全者(肌酐清除率 <50ml/min)应减量。其不良反应主要是胃肠道反应与贫血。体重小于 75kg 者,常用 400mg 晨口服、600mg 夜口服;大于 75kg 者口服 600mg,2 次/d。用药期间血红蛋白降低至 85g/L 者,永久停药;低于 100g/L 者,剂量调整为 600mg/d。有心脏病史者,用药期间血红蛋白降低至 120g/L 者,永久停药;任一阶段 4 周降低≥20g/L 者,剂量调整为 600mg/d。

3.胸腺肽 α₁　胸腺肽 α₁ 是一种由 28 个氨基酸组成的多肽,具有免疫调节作用,其分子机制仍不完全明确,可能与增加内源性 α-干扰素、γ-干扰素、IL-2 和 IL-3 的产生,增加 IL-2 受体亲和力,激活 CD2、CD4 与 NK 淋巴细胞有关。α-干扰素与胸腺肽 α₁ 联合应用可显著提高 HCV RNA 的转阴率,但有关用于治疗 HCV 相关肾小球肾炎的研究尚少。常用 1.6mg 皮下注射,1 周 2 次,6 个月为 1 个疗程,不良反应少。

(三)糖皮质激素、免疫抑制药与血浆置换

糖皮质激素、免疫抑制药可改善肾脏病变,但不能阻止肾小球肾炎与肾外症状复发,尤其可降低 T 细胞功能,促进 HCV 复制,可能加重肝脏病变,故应用时要权衡利弊,严格选择适应证,不宜长期使用。对于

重症冷球蛋白血症性 MPGN，尤其肾功能快速进展，系统性血管炎症状严重者，需要联合应用激素、免疫抑制药物与血浆置换。通常在急性期大剂量甲泼尼龙 0.5～1.0g 静脉冲击治疗，连用 3d 后改为口服；血浆置换每次 3L，1 周 3 次，连用 2～3 周；联合环磷酰胺 2mg/kg 口服，2～4 个月。血浆置换可清除部分冷球蛋白，但不能抑制其产生，加之有出血、低血压等并发症，单独应用效果不佳，必须与激素等联合应用。当泼尼松减量至 20mg/d 时，可应用抗病毒治疗。有 MMF 联合 α-干扰素与血浆置换抢救成功的报道。因 α-干扰素的免疫刺激作用可加速血管炎进展与肾脏病变恶化，若血管炎复发不可立即加用。

（四）CD20 抗体

利妥昔单抗是一种人鼠嵌合的 CD20 单克隆抗体，能够选择性直接作用于 B 细胞，对 B 细胞非霍奇金淋巴瘤的患者有效，且有很好的耐受性。最近利妥昔单抗被用来治疗混合性冷球蛋白血症和 HCV 相关性冷球蛋白血症、MPGN。Zaja 等利用利妥昔单抗 375mg/m^2，疗程 4 周治疗 HCV 相关性冷球蛋白血症 MPGN，其中 2 例患者对传统治疗（包括 IFN、血浆置换、类固醇以及环磷酰胺）无效，结果 1 例新近出现肾小球肾炎的患者尿蛋白和红细胞很快消失，HCV RNA 的滴度下降不明显；另 1 例患者因出现视网膜动脉血栓而停止治疗，没能观察到改善的状况。Roccatello 等利用利妥昔单抗治疗 6 例 HCV 相关性冷球蛋白血症 MPGN 患者，1 例患者接受标准的为期 4 周的治疗，另 5 例在标准治疗方案的基础上在第 1、2 月时各多输注 1 次利妥昔单抗，结果所有患者的尿蛋白均减少，2 例患者的血清肌酐水平降低，1 例上升，余 3 例保持不变。所有患者的 HCV 滴度都下降或保持不变。Base 等发现利妥昔单抗对 HCV 阳性或阴性冷球蛋白血症相关性 MPGN 肾移植受者有益，但会出现较多感染并发症，这可能与这些患者的 T 细胞和 B 细胞的功能缺陷有关，目前还需要进一步随机对照研究来明确利妥昔单抗的确切指征、剂量以及对丙型病毒性肝炎的长期疗效。

（五）其他

脾是重要的免疫器官，B 细胞与 T 细胞发育及发生免疫应答的重要场所。有报道称，HCV 相关肾小球肾炎患者脾切除后，症状明显改善，肾功能恢复。

九、预防

防止 HCV 感染是预防 HCV 相关肾小球肾炎的最有效措施，但无 HCV 疫苗。严格献血管理，避免不恰当的血液制品应用，减少注射治疗，严格医疗操作和器械消毒对避免传染有重要意义。

十、预后

一般认为 HCV 相关肾小球肾炎的预后尚可，10% 可完全或部分缓解；30% 患者出现间歇性加重或缓解；30% 患者为慢性肾炎，持续尿检异常，可持续数年并不进展至终末期肾衰竭；大约有 10% 发展至终末期肾衰竭。影响预后的因素：①病毒基因型和 HCV RNA 水平；②临床因素：老年、紫癜反复发作、肾组织有大量单核细胞浸润、起病时肌酐已升高、严重冷球蛋白血症者预后差；③恰当的治疗可改善预后。国外有报道 HCV 相关肾小球肾炎的 15 年生存率约 50%，死因有心血管并发症、感染、肝功能衰竭及并发淋巴瘤、终末期肾病等。

（梁晓光）

第三节　肝硬化肾损害

一、概述

慢性肝病常合并肾脏损害。1863 年 Flint 首次报道了肝硬化相关性肾脏损害,1946 年 Baxter 和 Ashworth 更深入研究了肝硬化肾小球病变。随着 20 世纪 60 年代中后期免疫荧光技术应用于肾小球疾病诊断,一系列研究显示肝硬化患者常合并以 IgA 沉积为主的肾小球疾病。肝炎肝硬化患者中约 9.2% 可出现血尿和中等量的蛋白尿。尸检和肾活检研究证实晚期肝硬化患者(肝移植时证实)几乎 100% 均存在肾小球病变。Noble 等均报道行肝移植的儿童受者肾小球异常率高达 100%。另外有研究发现慢性肝病亦可引起肾小管酸中毒,发生率约 30%,其中以原发性胆汁性肝硬化发生率最高,绝大部分为不完全性远端肾小管酸中毒,少数为显性远端肾小管酸中毒。

二、病因和发病机制

(一)肝硬化肾小球损伤的发病机制

正常生理情况下,肠道中少量食物抗原、细菌、毒素等抗原物质进入门静脉后通过肝脏库普弗细胞的 FCa 受体或肝细胞表面的糖蛋白受体清除,不诱发全身免疫反应。但在肝脏病理情况时,由于受损的肝脏清除免疫复合物功能障碍,致使免疫复合物在肾脏内滞留引起 IgA 肾病及肾小球硬化。同时肝硬化导致门静脉高压、侧支循环开放、肠道分泌性 IgA 减少,也削弱了肠道局部黏膜免疫屏障作用,抗原直接进入循环并刺激全身免疫系统,诱发了全身免疫反应。

肝炎相关的 IgA 肾病是最常见的继发性 IgA 肾病之一。酒精性肝硬化患者血清中 IgA 升高尤为明显,除上述 2 条途径异常外,病情早期酒精可引起胃肠道黏膜通透性增加,后期因酒精长期刺激和炎症作用使黏膜屏障作用减弱或丧失,更多的肠道抗原可刺激肠道固有层浆细胞分泌 IgA 和 IgG。由于肠道黏膜柱状上皮细胞、多聚免疫球蛋白受体转运作用障碍,最终血清 IgA 水平升高达 2～4 倍,表现为 IgA 不仅沉积在肾小球,肝窦、皮肤毛细血管上也可检出线状沉积的 IgA。另外,免疫复合物清除异常不仅限于 IgA 类,IgG、IgM 类免疫复合物的清除同样发生异常,终末期肝病患者血清 IgG、IgM 以及免疫复合物水平均上升,伴有补体 C3、C4 下降。尚不清楚补体下降是由于免疫复合物激活后补体耗竭,抑或肝脏合成降低所致。而在肾小球内检出补体 C3、C1q,提示部分由于肾脏内补体激活、消耗所致。

有学者证实部分肝切除大鼠注射同位素标记的多聚 IgA 后,肾脏 IgA 沉积较正常对照组明显增加,提示肝脏在处理 IgA 免疫复合物或多聚 IgA 中有重要作用。Amore 等给 Lewis 大鼠用酒精灌胃,使大鼠肝脏形成桥型纤维化和硬化结节,给大鼠喂养缺乏抗脂肪肝物质的食物,使其出现脂肪肝和转氨酶升高。结果显示,60%～70% 的大鼠肾小球系膜区出现 IgA 和 C3 沉积,并出现明显血尿和轻度蛋白尿。Amore 等进一步应用同位素示踪方法发现聚合 IgA 在上述不同实验组中清除明显延长。

肝硬化患者由于体内免疫功能紊乱,使 IgA 免疫复合物或多聚 IgA 生成增多,肝脏清除 IgA 和多聚 IgA 的能力下降,同时单核巨噬系统功能受抑,最终可导致肝硬化患者发生以 IgA 肾病为主的肾小球疾病。

（二）肝硬化肾小管酸中毒的发病机制

从慢性活动性肝炎、原发性胆汁性肝硬化、隐源性肝硬化患者的肾活检中发现远曲小管和间质组织被致敏的单核细胞或自身抗体所损害，从而揭示肝硬化可导致肾小管损伤，但发病机制尚未完全阐明。Tsantoulas 等发现自身免疫性肝病患者的肝细胞表面抗原与 Tamm-Horsfall 糖蛋白有交叉反应，而这种蛋白质存在于髓襻升支和远曲肾小管细胞。当肝细胞受损时，机体产生相应的抗肝细胞表面抗原的抗体，继而这些抗体与髓襻升支和远曲肾小管细胞发生免疫反应，导致远端肾小管酸中毒，在自身免疫性肝病伴有肾小管性酸中毒的患者中产生抗 Tamm-Horsfall 糖蛋白抗体的有 91%。此外，动物实验显示患者的淋巴细胞对肾小管细胞有细胞毒作用。肾脏损害主要在远端肾小管可能与以上机制有关。

原发性胆汁性肝硬化发生肾小管性酸中毒的另一个发病机制可能与铜代谢紊乱有关。铜主要通过胆汁排泄，当疾病进展引起胆道阻塞，铜不能从肝排泄，则主要依靠血浆铜蓝蛋白的产生，但肝病时铜蓝蛋白合成速率降低，因此发生全身性铜潴留，肾小管上皮细胞因铜沉积而受损。Pares 等报道 18 例原发性胆汁性肝硬化患者中，较无肾小管酸中毒病例，6 例肾小管酸中毒患者血铜、尿铜显著升高。肝豆状核变性患者，其全身组织（肝、肾、脑和角膜）有铜沉积，血清铜降低而尿中铜排泄增加，损害肾小管尿酸化作用，表现为近端型和远端型，归因于铜毒性的直接损害。

（三）病理

肾组织学改变与原发性 IgA 肾病类似，以系膜细胞增殖、基质增生为主。免疫荧光可见 IgA 在系膜区沉积，以多聚 IgA 为主。电镜检查可见小的致密物在系膜基质中沉积，常见系膜插入。典型病理改变为：①系膜基质增宽，并可插入肾小球基底膜与内皮细胞间呈双轨征，产生类似肾小球基底膜增厚样变化；②系膜区有弥漫性以 IgA 为主的沉积，伴 IgG 和（或）IgM 和（或）C3 沉积；③在肾小球系膜区和（或）毛细血管壁有电子致密物沉积；④基底膜样物质和某些沉积物中可见圆形疏松区；⑤肾小球硬化。系膜区轻度扩张、系膜细胞轻度增多，基膜分层呈双轨样变。电镜示系膜区电子致密物沉积，系膜细胞及内皮细胞肥大，系膜插入。内皮下区域增宽，致密物呈颗粒状、簇状沉积。内皮细胞胞质渗入内皮下区域。免疫荧光示 IgM 沉积为主，也可见 IgG、IgA。补体成分 C3、C1q 常见。

此外，不少学者还观察到肝硬化患者可表现为膜性肾病、毛细血管内皮增生性肾炎、膜增生性肾炎、新月体性肾炎及局灶性肾小球硬化等类型，也曾有学者报道胆汁性肝硬化患者表现为 IgM 相关性膜性肾病和皮肤血管炎。

三、临床表现及并发症

（一）临床表现

肝硬化继发肾损害者临床表现的发生率很低，Nakamoto 等报道 752 例肝硬化患者有尿检异常发生率为 9.2%，肾病综合征 1.6%。Berger 等研究 100 例肝硬化患者，仅 2 例有尿检异常。早期患者往往无明显临床症状，仅有少量蛋白尿。肝硬化继发 IgA 肾病患者肾功能恶化缓慢，呈良性过程。部分患者有系膜细胞、内皮细胞和（或）上皮细胞增殖，伴有系膜区及内皮下免疫复合物沉积，这些患者常有蛋白尿及血尿，也可出现水肿、高血压及肾功能减退。

肝硬化继发肾小管酸中毒的临床表现与非肝病者相似。患者多有严重肝病症状和体征，同时伴有持续性碱性尿、高钙尿、低枸橼酸尿，可合并尿路结石及继发性甲状旁腺功能亢进等。肝病性肾小管酸中毒时除肾脏排泌 H^+ 的能力减低外，还常伴有明显的低钾血症。此外，由于肾脏排泄氨的能力降低，可诱发或加重肝性脑病。

低钠血症和高血浆肾素活性是肝硬化腹水患者发生Ⅰ型肝肾综合征的独立预测因素,血钠下降,细胞外水分向细胞内转移,有效循环量减少,血压下降,肾血流低灌注,刺激入球小动脉压力感受器,使肾素分泌,肾素-血管紧张素-醛固酮系统(RAAS)激活,肾皮质血管收缩,肾小球滤过率下降,尿量及尿钠排泄减少,血尿素氮、肌酐上升等诱发肾功能损害或肝肾综合征。学者发现肝硬化腹水患者发生低血钠时肾素活性、血管紧张素Ⅱ、醛固酮升高,易诱发肾功能损害,使尿量减少,腹水消退更困难,肾功能损害严重者可致命。

(二)并发症

1.肝肾综合征　失代偿期肝硬化出现大量腹水时,由于有效循环血量不足等因素,可发生功能性肾衰竭,即肝肾综合征。表现为少尿、氮质血症、低血钠、尿钠排出量减少,而尿常规检查常无明显异常,肾组织学检查也正常或病变轻微。

2.肾结石　肾小管性酸中毒的严重并发症是肾钙质沉着和肾结石。由于H^+分泌排出减少,持续碱性尿、高钙尿和低枸橼酸尿的环境,使钙盐容易沉着于肾脏和尿路中。

四、诊断

当肝硬化患者出现血尿、蛋白尿和管型尿时应考虑肝硬化伴有肾小球损害的可能。肾活检可帮助确诊。蒲武等研究发现肝硬化患者尿微量白蛋白、肾小球标志蛋白(尿 α_1-微球蛋白、尿 β_2-微球蛋白、尿转铁蛋白、尿视黄醇结合蛋白)的活性不但可以早期发现肾功能损害,还可以明确损害是否延及肾小球和肾小管。另外,学者发现血清半胱氨酸蛋白酶抑制剂C(Cys C)比血肌酐(Scr)可更敏感地反映肾小球滤过率(GFR)改变,与国外报道相符。Cys C 的诊断灵敏度、特异性优于 Scr,提示 Cys C 可能是潜在的诊断肝硬化患者早期,肾功能损害的指标。

本病组织学改变主要是肾小球内免疫球蛋白沉积,以 IgA 为主和少量的 IgG、IgM 和(或)C3。某些患者有系膜沉积物而无细胞增殖。电镜下肾小球系膜基质有颗粒状沉积物;肾小球硬化;基膜及某些沉积物中出现圆形稀疏区;免疫球蛋白,特别是 IgA 及 C3 沉积。如具备全部 4 项改变,则为肝性肾小球硬化的特异性改变。"肝性肾小球硬化"在不同时期可有不同改变,在早期只有肾小球硬化,而无沉积物,至晚期则出现上述典型病变。实验室检查可有肾小球肾炎,肾小管酸中毒的病变表现,如蛋白尿、血尿、碱性尿、高钙尿及尿路结石等,并有低钠、低钾血症及多种免疫球蛋白升高,血 IgA 升高尤为突出,血清 C3 水平下降时,则诊断可成立。

五、治疗

合并尿检异常或肾功能下降的肝病患者宜行肾活检,明确病理改变后再予适当治疗。

(一)肝硬化伴有肾小球损害治疗

本病无特殊治疗。由于本病由病毒性肝炎、肝硬化、HBsAg 携带者转化而来,主要是针对肝病本身的治疗。应注意保护肝脏,避免有害刺激,防止肝功能进一步损害。肾炎的治疗可参照原发性肾小球肾炎的治疗,但肝功能损害时忌用糖皮质激素和细胞毒药物。

(二)肝病性不完全性肾小管酸中毒治疗

无低血钾及代谢性酸中毒时可不治疗。但这些患者使用利尿药或静脉滴注葡萄糖过程中易诱发低钾血症,治疗中应引起注意。糖皮质激素治疗可使部分患者好转。主要针对以下几方面进行合理治疗。

1.针对病因,保肝治疗:予适量的蛋白质、碳水化合物,保证能量供应,给予多种维生素,特别是 B 族维生素,应注意微量元素的补充。

2.肾上腺皮质激素:以泼尼松龙为首选。可合并使用小剂量免疫抑制药如硫唑嘌呤或环磷酰胺。

3.纠酸补钾:纠酸用枸橼酸钠合剂(枸橼酸 140g、枸橼酸钠 98g,加水至 1000ml),每次日服 20～30ml,3 次/d。低钾明显者可加枸橼酸钾 98g 于上述枸橼酸钠合剂中,或口服 10%枸橼酸钾溶液 10～20ml,3 次/d。

4.肝硬化腹水患者在用利尿药同时尤其在尿量较多情况下,不应严格限钠,而应适当补钠,以防血钠过低,致肾素活性、血管紧张素Ⅱ、醛固酮升高,而使肾功能受损害,并且在利尿治疗过程中,要注意复查血钠水平,一旦发现血钠过低,应及时适当补充。

5.治疗骨病:可补充钙剂,常用碳酸钙 1g,3 次/d 口服,亦可应用乳酸钙或葡萄糖酸钙,但忌用氯化钙以免增加酸中毒。同时可用维生素 D 20 万～60 万 U/d 口服或肌内注射。严重者可应用骨化三醇(罗钙全)0.25～0.5μg/d 口服。用药期间应定期检测血钙,以调整剂量或减少维持量。并应用丙酸睾酮 25mg,每天或隔天肌注,或苯丙酸诺龙 25mg,每周 1～2 次肌注,但要视肝功能情况而定。

六、预后

肝病合并肾小球疾病的患者,肾脏受累的临床表现、病理类型多样,轻重不一,预后不一。凡肝脏损害较轻,治疗后能迅速改善者;腹水和氮质血症持续时间较短,且没有做腹腔穿刺放液者;能维持正常血压者;能找出引起肾衰竭的诱因并及时纠正者均预后较好。凡出现少尿,明显氮质血症,深昏迷及低血压等终末期变化者;血清钠低于 125mmol/L,尿钠排出量低于 5mmol/L 者;以及出现肝性脑病,消化道出血,感染等并发症者均预后极差。肝肾综合征一旦发生,预后不良,病死率极高。氮质血症发生后平均寿命少于 6 周,死亡原因主要为肝脏并发症而非肾脏病变。

(耿　云)

第四节　肝肾综合征

【概述】

肝肾综合征(HRS)是慢性肝病患者出现进展性肝衰竭和门静脉高压时,以肾功能不全、内源性血管活性物质异常和动脉循环血流动力学改变为特征的一组临床综合征。本病属中医"臌胀"、"黄疸"、"癥瘕"等,发展至严重阶段归属于"癃闭"、"关格"等范畴。

【诊断要点】

(一)临床表现

肝肾综合征大多发生于慢性肝脏病和肝硬化末期或急性肝功能衰竭,约 20%肝硬化合并自发性腹膜炎的患者,在感染过程中或感染后立即诱发肝肾综合征,肝肾综合征患者常有食欲减退、乏力、腹胀、水肿、出血倾向、内分泌系统失调、黄疸等,患者均有腹水,常有不同程度的门脉高压、低蛋白血症。既往常有肝硬化、原发性肝癌、转移性肝癌、酒精性肝病、急性重型肝炎等病史。

体征可见患者肝病病容、蜘蛛痣、肝掌、男性乳房发育。腹壁和胸壁皮下静脉曲张,严重者脐周静脉突起呈水母状并可听见静脉杂音,肝脏早期肿大可触及,后期缩小至肋下则不易触及,可有脾大。

(二)诊断标准

2007 年国际腹水协会提出了 HRS 的 6 条诊断标准。2009 年美国肝病研究学会成人肝硬化腹水诊疗指南(简称 AASLD 指南)和 2010 年欧洲肝病协会(EASL)肝硬化腹水指南(简称 EASL 指南)也基本上采用了 2007 年的诊断标准。

1.肝硬化合并腹水。

2.血清肌酐(Scr)＞133μmol/L(1.5mg/L)。Ⅰ 型肝肾综合征:2 周内 Scr 浓度为 2 倍基线值,＞2.5mg/L(226μmol/L)。

3.停利尿药至少 2 天以上并经白蛋白扩容后 Scr 值没有改善[未降至≤133μmol/L,白蛋白推荐剂量为 1g/(kg·d),最大量 100g/d]。

4.排除休克。

5.目前或近期没有应用肾毒性药物或扩血管药物治疗。

6.排除肾实质性疾病:尿蛋白＞500mg/d,显微镜下观察血尿＞50 个红细胞或超声检测结果为肾实质性病变。

(三)辅助检查和实验室检查

1.血常规　代偿期多在正常范围,失代偿期可出现轻重不等的贫血。有感染时白细胞升高,脾功能亢进时白细胞、红细胞和血小板计数减少。

2.尿常规　尿常规一般在正常范围,一般尿蛋白＜0.5g/24h,无明显镜下血尿,肾小管功能正常,尿钠＜10mmol/L,钠滤过分数＜1%。尿浓缩功能正常,尿渗透压＞血浆渗透压。有黄疸时可出现胆红素,并有尿胆原增加。

3.粪常规　消化道出血时出现肉眼可见的黑粪及血便,门脉高压性胃病引起的慢性出血,粪潜血试验阳性。

4.血生化　代偿期大多正常或仅有轻度的肝酶学异常,失代偿期可出现结合胆红素和总胆红素升高。血清酶学一般为轻至中度升高,酒精性肝硬化患者谷丙转氨酶/谷草转氨酶(AST/ALT)≥2,肝细胞严重坏死时则 AST 升高更明显,90% 肝硬化患者 γ-谷氨酰转移酶可升高,70% 肝硬化患者 ALP 也可有升高。血清白蛋白下降,球蛋白升高,A/G 倒置,蛋白电泳显示以 γ 球蛋白显著增高。凝血酶原时间不同程度延长,且不能为注射维生素 K 纠正。Ⅲ型前胶原氨基末端肽(PⅢP)明显升高,Ⅳ型胶原可升高,肝硬化时血清透明质酸升高。肾功能出现 Scr 升高(＞135μmol/L)和 Ccr 下降(＜40ml/min)。晚期肝硬化常并发稀释性低钠血症。

5.B 超声检查　超声检查肝脏表面凹凸不平、肝叶比例失调、肝实质回声不均匀增强、脾大、门静脉扩展和门腔侧支开放,部分患者可探及腹水。肾血管超声可见血流量减少、肾血管阻力指数增大。

6.门静脉压力测定　经颈静脉插管测定肝静脉楔压与游离压,二者之差为肝静脉压力梯度(HVPG),反映门静脉压力。正常多小于 5mmHg,大于 10mmHg 则为门脉高压症。

【鉴别诊断】

1.肝硬化合并慢性肾小球肾炎　患者除肝硬化病史外,有反复的血尿、蛋白尿、水肿、高血压等病史,尿比重高而固定,尿钠显著增高,这些特点与肝肾综合征有区别。

2.肾前性急性肾衰竭　多由大失血、心衰、产后脱水、频繁呕吐、腹泻、放腹水引起全身循环血量不足,造成肾脏缺血损伤,可有少尿或无尿,尿钠＜10mmol/L 与 HRS 相似,但前者常有低血容量情况,经扩容补液后肾损伤可有效纠正,而 HRS 扩容后疗效差,HRS 常无休克。

3.急性肾小管坏死　由于肾缺血及肾毒性药物的作用所致急性肾小管坏死患者,常出现少尿或无尿,尿比重低,固定于 1.010～1.015,尿钠浓度高,一般为 40～60mmol/L,尿溶菌酶试验阳性,尿常规检查有明显的蛋白及管型等。肝肾综合征者,少尿伴有尿比重高,而尿钠反低,尿常规检查常无蛋白有助于二者的鉴别。

【治疗方法】

(一)西医治疗

治疗的首要目的是治疗肝脏原发病、改善肝脏功能,进一步治疗肾功能衰竭,延缓病情发展,包括药物治疗、经颈静脉肝内门体分流术、血液净化治疗及肝移植等。

1. 一般治疗

(1)饮食:低蛋白、高碳水化合物和高热量饮食,以降低血氨、减轻氮质血症,并使机体组织蛋白分解降至最低限度。肝性昏迷患者应严格限制蛋白摄入。给予泻药、清洁灌肠以清洁肠道内含氮物质。

(2)积极治疗肝脏原发病及并发症:如上消化道出血、肝性昏迷、积极控制感染,避免使用损伤肝脏的药物及镇静药。维持水、电解质、酸碱平衡。

(3)及时排查纠正诱发急性肾衰竭的因素,停用利尿药,避免一次大量放腹水。

2. 药物治疗　目前药物治疗仅限于血管收缩药物,目的是通过收缩内脏血管,同时直接舒张肾脏血管而增加肾脏血液灌注。包括血管加压素类似物鸟氨酸加压素及特利加压素、生长抑素类物奥曲肽和 α 受体激动剂米多君和去甲肾上腺素。严重低蛋白血症时,可以因为血浆渗透压低,引起大量腹水和血容量相对不足,此时强有力的利尿会降低血容量,引起血浆浓缩,导致血栓和肾功能加重。此时应该在输注白蛋白基础上再利尿,相对安全。但过多输注白蛋白会加重肾小管负担,加重肾病。

血管加压素类似物通过与血管平滑肌 V1 型血管加压素受体结合收缩血管,鸟氨酸加压素因导致缺血性不良反应发生率高,目前临床已很少使用。特利加压素是一种人工合成的长效血管加压素类似物,在体内经氨基肽酶作用,缓慢地被酶裂解并释放出有活性的赖氨酸加压素,半衰期长,可间隔用药,副作用相对较少,目前使用较为广泛,且对 Ⅱ 型肝肾综合征的疗效优于 Ⅰ 型肝肾综合征,特利加压素联合白蛋白对 60%～70% 的 Ⅱ 型 HRS 有效,特利加压素与白蛋白联合疗法被认为是目前较好的肝移植前过渡疗法,可以提高其生存时间。该药长期应用耐受性好,且更有效。国际腹水俱乐部将血管加压素,尤其是特利加压素与白蛋白联合应用推荐为 Ⅰ 型 HRS 的一线治疗方法。其治疗目的是充分改善肾功能,如血肌酐降至 $133\mu mol/L(1.5mg/dl)$ 以下称完全反应。如治疗 3 天后,血肌酐不能减低 25% 以上,特利加压素应逐步加量至 2mg/4h。对于只有部分反应(血肌酐不能降至 $133\mu mol/L$ 以下)或血肌酐未减少的患者,特利加压素应在 14 天内停用。特利加压素的禁忌证包括缺血性心血管疾病,应用特利加压素治疗者应密切监测心律、内脏或肢体缺血、液体超负荷等情况,并及时处理不良反应。

奥曲肽是人工合成的八肽环状化合物,天然生长激素释放抑制因子的长作用类似物,其作用是介导抑制某些内脏源性的舒血管肽,引起内脏血管收缩,单独应用治疗肝肾综合征无效。有报道联合应用 α 受体激动剂米多君(7.5～12.5mg,1 日 3 次,口服)和奥曲肽(100～200μg,1 日 3 次,皮下注射),并配合每天静脉补充 10～20g 白蛋白,治疗肝肾综合征可显著改善患者肾功能和延长生存期。

α 受体激动剂去甲肾上腺素的疗效与特利加压素相比无明显差异,而花费较少,临床更适合选择。去甲肾上腺素平均剂量每分钟 0.2μg/kg(0.5～3mg/h)连续静滴,疗程不超过 15 天,其改善循环程度与血管加压素类药物类似。值得注意是其可引起缺血性不良反应如心肌缺血。

3. 其他治疗

(1)经颈静脉肝内门体分流术(TIPS):通过经颈静脉插入连接门静脉和肝静脉的肝内支架,降低门脉压力,抑制肝肾反射、增加有效循环血容量。在 Ⅰ 型肝肾综合征,TIPS 可改善循环功能和减少血管收缩系统的活性。这些作用使 60%患者缓慢、温和、显著地增加肾脏灌注、GFR 和减低血肌酐水平。Ⅰ型肝肾综合征患者 TIPS 治疗后,平均生存时间为 2～4 个月,有较明显延长。当与缩血管药物联合应用,可改善肾功能及延长平均生存期。TIPS 可能导致不可逆的肝衰或者慢性致残性肝性脑病。因此,TIPS 并不适用于严重肝衰竭[血清胆红素浓度很高和(或)Child-Pugh 评分＞12 分]或者严重肝性脑病者。TIPS 在Ⅱ型肝肾综合征的应用,具有一定改善肾功能、更好地控制腹水以及降低发展为Ⅰ型肝肾综合征风险的疗效。然而,根据一项对Ⅱ型肝肾综合征患者不完全的分析,其中包括对肝硬化及难治性腹水患者进行 TIPS 和反复抽腹水加输注白蛋白的随机对比研究,TIPS 与后种治疗方法相比,无明显延长生存期疗效。因此,TIPS 的有益之处为能减少腹水的复发率和进展至Ⅰ型肝肾综合征的可能,而不利之处在于不能改善生存期、增加肝性脑病的发病风险和增加医疗费用,故应权衡利弊而正确抉择。2009 年的 AASLD 指南推荐对缩血管药物治疗无应答的Ⅰ型 HRS 患者可以考虑 TIPS 治疗。2010 年 EASL 指南指出虽然 TIPS 可以改善部分 HRS 患者的肾功能,但始终没有充分证据支持。

(2)肝移植:肝移植可以同时治愈肝病和与之相关的肾衰竭,随着肝移植手术日趋成熟,肝移植成为有适应证的肝硬化并发Ⅰ型肝肾综合征患者最佳的治疗方法。对肝肾综合征患者而言,肝移植最常见的禁忌证有高龄、酒精中毒以及感染。Ⅰ型肝肾综合征患者接受肝移植的主要问题是肝脏供体的来源紧张及其患者能等候肝移植的时间很短,故解决好尸体肝脏供给的优先权是极为关键的问题。对于无肝移植禁忌证的 HRS 患者,肝移植是唯一有效的治疗方法,即使是对血管收缩剂或 TIPS 完全有反应的患者,若不行肝移植,仍然预后较差。肝移植前进行缩血管药物联合白蛋白治疗可肝移植后的复发率和病死率,这与肝移植前缩血管药物改善肾脏功能相关。2010 年 EASL 指南中推荐 HRS 患者应在短期内尽快接受肝移植术,术前使用缩血管药物等可以提高术后效果;对缩血管药物治疗应答者应该行肝脏移植,对缩血管药物治疗无应答或部分应答者,经过短期肾脏支持治疗后行肝脏移植,如果肾脏支持治疗＞12 周,可以考虑肝肾联合移植。

(3)血液净化治疗:对于纠正氮质血症、酸中毒、高钾血症和体液过多有一定疗效。目前较为一致的观点认为,血液透析虽常用于治疗Ⅰ型肝肾综合征,尤其是拟接受肝移植的患者,目的在于维持患者生命直至肝移植或者自发性肾功能好转。除此之外,血液透析真正的治疗效果和益处并不明确。当 HRS 患者 Scr＞300μmol/L、动脉血气分析 pH＜7.20 或出现液体容量负荷过度及高钾血症、肺水肿、难以纠正的酸中毒时,应考虑行血液净化。由于 HRS 患者肝功能严重受损,凝血机制较差,因此行血透时易发生出血、DIC、休克等严重并发症。临床经验表明,多数Ⅰ型肝肾综合征患者不能耐受血液透析,并可发生严重的副反应,包括严重低血压、出血及感染,甚至导致治疗过程中死亡。而且肝肾综合征患者常缺乏需要肾脏净化治疗的指征,如严重的液体超负荷、酸中毒或高钾血症等,尤其在Ⅰ型肝肾综合征早期。因此,Ⅰ型肝肾综合征的早期治疗应该以改善循环功能为目的,如缩血管治疗、TIPS 等,而不是血液透析。连续性肾脏替代治疗(CRRT)如连续性动-动脉或静-静脉血液滤过或血液透析滤过,此类方法显著优点是可促成体液负平衡而不诱发低血压,因此对于严重全身性水肿的患者有帮助。最近二重血浆置换的临床应用对于提高肝肾综合征的治疗重要意义。

分子吸附再循环系统(MARS)是一种改良的透析方法,即应用白蛋白的透析液循环和灌注,通过碳和阴离子交换柱,去除血浆中自蛋白结合的非水溶性毒素(如胆红素、胆汁酸等)。MARS 仍保留血液透析循环,可同时去除血浆中水溶性毒素,故具有改善肝肾功能的作用和提高肝肾综合征患者的生存率。尽管 MARS 是有希望的治疗方法,但价格昂贵,尚需更大样本病例分析总结,以期得出正确、可靠的结论。

（二）中医治疗

1.肝脾血瘀

主症：胁痛如刺，痛处不移，朱砂掌，或蜘蛛痣色暗或毛细血管扩张，胁下积块，胁肋久痛，面色晦暗，舌质紫暗，或有瘀斑瘀点，脉涩。

治法：活血软坚。

代表方剂：膈下逐瘀汤加减。

2.脾虚湿盛

主症：食欲缺乏或食后胃脘胀满，便溏或黏滞不畅，腹胀，气短，乏力，恶心或呕吐，自汗，口淡不欲饮，面色萎黄，舌质淡，舌体胖或齿痕多，苔薄白或腻，脉沉细或细弱。

治法：健脾利湿。

代表方剂：参苓白术散加减。

3.肝肾阴虚

主症：腹大胀满，甚则青筋暴露，烦热口苦，渴而不欲饮，小便短少赤涩，大便稀薄而热臭，舌红，苔黄腻，脉弦数。

治法：滋养肝肾，清热祛湿。

代表方剂：一贯煎合茵陈蒿汤加减。

4.浊毒壅滞

主症：纳呆腹满，恶心呕吐，大便秘结或溏，小便短涩，舌苔黄腻而垢浊或白厚腻，脉虚数。

治法：扶正降浊，和胃止呕。

代表方剂：黄连温胆汤合温脾汤加减。

5.邪陷心肝

主症：头痛目眩，或神昏谵语，循衣摸床，唇舌手指震颤，甚则四肢抽搐痉挛，牙宣鼻衄，舌质红，苔薄，脉弦细而数。

治法：凉血清热，息风止痉。

代表方剂：犀角地黄汤合羚羊钩藤汤加减。

（赵琳娜）

第十一章 血液病引起的肾损害

第一节 多发性骨髓瘤肾病

【概述】

多发性骨髓瘤(MM)是浆细胞异常增生的恶性肿瘤,故又称浆细胞骨髓瘤或浆细胞瘤。病变时异常浆细胞即骨髓瘤细胞侵犯骨髓及骨质引起骨骼破坏,血液出现单克隆(M)免疫球蛋白,尿内出现本-周蛋白(凝溶蛋白)和 κ 型、λ 型免疫球蛋白轻链。在临床上表现为骨痛、病理性骨折、贫血、出血、肾功能损害及反复感染。多发性骨髓瘤引起的肾功能损害称为多发性骨髓瘤肾病(MMN),中医可将其归属为"虚劳"、"水肿"范畴。

【诊断要点】

(一)临床表现

1.肾外表现

(1)全身骨痛:早期主要症状,可有骨质破坏,甚至出现病理性骨折。

(2)感染:免疫球蛋白明显减少,T 细胞亚群失调等,极易继发呼吸道及泌尿道感染,甚至出现败血症。

(3)贫血及出血倾向:骨髓瘤细胞浸润,使红细胞生成减少而出现贫血。由于血小板减少、M 蛋白包裹血小板表面等原因,患者有出血倾向,如鼻及齿龈出血等。

(4)血黏度过高:部分患者血浆 M 蛋白增多,产生高黏滞血症,血管内血流缓慢,组织淤血、缺氧,患者常有头晕、眼花、视力障碍甚至昏迷。

(5)高钙血症:恶心、呕吐、脱水、意识障碍等。

(6)其他:部分有冷球蛋白血症者还可有遇冷后四肢麻木、青紫甚至发生雷诺现象等症状。浆细胞骨髓外浸润者有肝、脾、淋巴结肿大。

2.肾脏表现

(1)单纯蛋白尿型:蛋白尿是骨髓瘤肾病早期的表现,部分患者仅表现为蛋白尿,数年后才出现骨髓瘤的其他症状或肾功能不全。尿蛋白量可多可少,24h 尿蛋白从几克到十多克不等,偶可达 20g,国外报告最多者可达 70g。

(2)肾病综合征:多见于伴有肾淀粉样变者,血胆固醇常不增高。多无镜下血尿,无高血压,双肾体积增大。

(3)急性肾衰竭:多由于下列原因诱发:①各种原因(如腹泻、呕吐、利尿等)引起的脱水及血容量不足;②原有高尿酸血症,化疗后血尿酸急剧增高;③严重感染;④肾毒性药物的使用。

(4)慢性肾衰竭:25% MM 患者可发生慢性肾衰竭,占 MM 死因的第 2 位,仅次于感染。主要由肾小管-间质病变发展而来。其特点是：①贫血出现早，与肾功能程度不成比例；②临床多无高血压，有时甚至血压偏低；③双肾多无缩小。

（5）肾小管功能不全：MM患者肾损害以肾小管最早和最常见。①近曲小管功能障碍，表现为范可尼综合征；②远曲小管功能障碍，表现为肾性尿崩症。

（二）诊断标准

凡临床上遇40岁以上，原因不明的慢性肾病；贫血和肾功能损害不成比例；肾病综合征血尿不突出、血压低者；或早期肾功能不全伴高钙血症者，应高度警惕本病。

1.诊断MM的主要指标

（1）骨髓中浆细胞＞30%。

（2）活检组织证实为骨髓瘤。

（3）血清蛋白电泳出现M蛋白（IgG＞35g/L，IgA＞20g/L，IgM＞15g/L，IgD＞2g/L，IgE＞2g/L）或尿本-周蛋白＞1g/24h。

2.诊断MM的次要指标

（1）骨髓中浆细胞10%～30%。

（2）血清中有M蛋白，但未达上述标准。

（3）出现溶骨性病变。

（4）其他正常的免疫球蛋白低于正常值的50%。

诊断MM至少有一个主要指标和次要指标，或者至少包括次要指标（1）、（2）在内的三条次要指标。在此基础上出现蛋白尿、尿本-周蛋白阳性，BUN增高等可诊断为骨髓瘤肾病。必要时可行肾穿刺活检。

（三）辅助检查和实验室检查

1.血液检查

（1）血常规：大多数为中度正细胞正色素性贫血，白细胞分类中淋巴细胞相对增多，晚期全血细胞可减少，血涂片见红细胞呈缗钱样排列。

（2）红细胞沉降率：血沉明显增快，多在100mm/h以上。

（3）血清蛋白异常：高球蛋白血症，白/球比例倒置。多位于γ或γ与β之间发现单株异常蛋白区带（M带）。

（4）血生化检查：①血钙增高；②血尿酸增高；③肾功能不全时BUN、Scr增高；④碱性磷酸酶多正常或轻度升高。

2.尿液检查　尿中可见大量蛋白和管型，25%～50%患者尿中可出现凝溶蛋白。尿蛋白电泳可属κ型或λ型。

3.骨髓检查　出现典型的骨髓瘤细胞，可占6%～96%。其特点是：①细胞大小不一，有时可见巨型、多核骨髓瘤细胞；②核染色质细致，并有1～2个核仁；③胞质着色异常，可见"火焰细胞"、"桑葚状细胞"及"葡萄状细胞"，核周围淡染区常不明显或消失，可含少量嗜苯胺蓝颗粒或空泡。

4.X线检查　可见弥漫性骨质疏松，溶骨现象及病理性骨折。其特点：①典型溶骨性病变为凿孔状、虫蚀状或小囊状破坏性病灶，常见于骨盆、肋骨、颅骨及腰椎等处；②骨质疏松以脊柱及盆骨多见；③病理性骨折常发生在肋骨、脊柱及胸骨等处。

5.肾脏病理学检查及分类　肾脏病理检查如下。①管型肾病：光镜下骨髓瘤管型伴周围巨细胞反应为MMN特征性改变。管型色泽鲜亮，中有裂隙，肾小管变性、坏死或萎缩；小管间质内有钙盐、尿酸盐沉积；间质炎症细胞浸润、纤维化，部分有淀粉样物质沉积，较少见浆细胞浸润。免疫荧光管型中可见κ或λ轻链蛋白、T-H 蛋白和免疫球蛋白沉积沉积。②轻链沉积性肾病：为累及肾小球的主要类型。光镜下可显示类似糖尿病系膜结节样改变,也可显示肾小球系膜基质不同程度的增宽。轻链在肾小球结节区沉积,肾小球基底膜、肾小管基底膜、肾小球囊壁则呈弥漫性、线条样分布。③AL 型淀粉样变性病。

【鉴别诊断】

1.反应性浆细胞增多症 骨髓瘤中浆细胞增多有限,均为正常成熟浆细胞。免疫球蛋白呈正常多克隆性,水平升高有限(如 IgG<30g/L)。临床表现取决于原发病,无 MM 相关临床表现。

2.原发性巨球蛋白血症 骨髓病理为淋巴细胞样浆细胞增生,一般无溶骨性病变。高钙血症、肾功能不全少见。

3.原发性系统性淀粉样变性 临床表现是由于淀粉样物(即免疫球蛋白的轻链)沉淀于组织器官中而引起。实验室检查可能(但并不一定)发现血清和(或)尿中有单克隆免疫球蛋白轻链,尿本-周蛋白阳性,低白蛋白血症,肾功能不全(血尿素氮、血肌酐升高)。骨髓中无骨髓瘤细胞浸润,骨骼无溶骨性病变,无高钙血症、高黏滞综合征。

4.甲状旁腺功能亢进所致的肾损害 甲状旁腺功能亢进所致,肾损害可有骨骼损害、高钙血症甚至出现肾功能衰竭,但其血浆蛋白电泳正常,无异常免疫球蛋白增多,碱性磷酸酶常增高,骨穿检查无骨髓瘤细胞。常见并发症主要有肺炎、泌尿系感染、败血症、肾功能衰竭、病理性骨折。

【治疗方法】

(一)西医治疗

MM 并发肾损害的治疗可分为两个方面：一是减少骨髓瘤细胞数量及其 M 蛋白的产量,可通过全身化疗、放射治疗、骨髓移植、血液净化等方法;二是全身支持疗法及其诱发因素的防治。

1.一般治疗 给予低钙、富含草酸或磷酸盐的饮食,以减少肠道对钙的吸收。必要时口服磷酸盐 3～6g/d;同时充分水化并利尿,以纠正高钙血症。

2.化学药物治疗

(1)MPT 方案：MPT 方案是初次治疗可选最常用的方案,其中沙利度胺(反应停)有抑制新生血管生长的作用,每天 1 次,连续半年。美法仑片每 4 周重复一次,至少半年。

(2)VAD 方案：VAD 方案不含烷化剂,适用于 MPT 无效者。长春新碱静脉滴注共 4 天,每 4 周重复给药。多柔比星 10mg/d 静脉滴注,共 4 天。

3.放射治疗 适用于局限性骨髓瘤及有骨髓压迫症而发生偏瘫者。局部骨痛或有病理性骨折者,局部照射可减轻症状,但对病程经过帮助不大。一般照射量可达 12～15Gy(1200～1500rad)即可控制,有时量达 2～3Gy 时,骨骼疼痛已有减轻。

4.骨髓移植治疗

(1)异基因骨髓移植：化学诱导缓解后异基因骨髓移植可使瘤细胞大量减少,约半数患者获完全缓解。但本病患者多数年龄较大,不适宜做异基因骨髓移植。

(2)自体骨髓移植和外周血干细胞移植：化学治疗不能改善和延长患者的生存期,而异基因骨髓移植对老年患者不适宜,故应积极提倡自体骨髓移植和外周血干细胞移植治疗。

5.肾损害的防治 本病常见和致死的并发症是感染和肾衰竭。因此,除肿瘤本身的化疗之外,应以防治感染和针对肾损害有关因素进行合理治疗。

(1)充分饮水,保持足够尿量：大量饮水,保持尿量>2～3L/d,有利于轻链蛋白、尿酸和钙盐的排泄,以防肾小管及集合管内管型形成。如遇轻度脱水时更应多饮水,必要时需静脉补液。在化疗或放疗期及期后应更多补充水量。

（2）防治尿酸肾病：在高尿酸血症时服用别嘌醇 0.1～0.3g，2～3 次/天，尤其在化疗开始数月内应用，更有价值。碱化尿液可减少尿酸及轻链蛋白在肾内沉积和管型形成。

（3）防治高钙血症

①充分补充生理盐水可达到扩张血容量和促进排钙。

②静脉快速输入等渗盐水（5～10L/d），同时注入呋塞米（速尿）100～200mg，每小时 1 次，能有效地降低血清钙。值得注意的是此时钾和镁从尿中排出亦大大增加，易发生低钾血症和低镁血症，应及时补充，通常在等渗盐水中加钾 20～40mmol/L 及镁 0.6～1.2mmol/L。

③糖皮质激素（氢化可的松或地塞米松）静滴或静注，能降低肠道钙的吸收，增加尿钙排泄，数天后可使血清钙明显降低。

④磷酸氢盐对各种原因的高钙血症都有效，但须警惕高磷血症，血磷超过 1.6mmol/L 者慎用。

⑤血清钙＞3.2mmol/L 时，可用普卡霉素 25μg/kg 静脉注射，或降钙素 50～100MRC 单位静脉或肌注，每 6h 1 次，能较快地使血清钙降低，但停药后数小时又出现高钙血症。

（4）抗感染治疗：密切监测，发现隐匿性感染或早期感染征象，采用有效抗生素积极治疗。应避免使用肾毒性抗生素，另外应注意采用抗生素预防感染常无益。

（5）血液净化治疗：MM 患者半数以上会发生急性肾衰竭，部分进入终末期肾病及部分患者可并发顽固性高钙血症（或危象），这些并发症都应进行透析治疗。不论血液透析或腹膜透析均能使患者迅速转危为安，争取时间进行化疗。腹膜透析对清除游离轻链蛋白较血液透析有效，故有些学者认为在血液透析前做腹膜透析较好，但腹膜透析易并发感染。血液透析发生心血管问题较多，尤其是老年患者。另外，MM 并发急性肾衰竭患者血液中均存在大量单克隆免疫球蛋白及其片段（即轻链蛋白），而透析疗法只能清除部分轻链蛋白。因此，为延长患者生命，除积极化疗和透析外，应同时进行血浆置换治疗。

（6）肾移植：MM 发生不可逆肾衰竭的患者是否可行肾移植，主要取决于患者选择得当与否。移植前患者 MM 病情必须完全静止，如果病变活动，移植肾很快会发生肾功能不全。移植后主要死亡原因仍为感染。多数移植肾能保持肾功能，少数移植肾也有轻链蛋白沉积。

（二）中医治疗

1.肝肾阴虚夹瘀

主症：头晕，耳鸣，神疲乏力，手足心热，腰痛，胸胁疼痛，固定不移，肢体屈伸不利，行动困难，咽干，大便干结，舌暗红或有瘀点，苔少脉细数。

治法：补养肝肾，化瘀通络。

代表方剂：杞菊地黄丸合桃红四物汤加减。

2.脾肾阳虚夹痰湿内阻

主症：不欲进食，恶心呕吐，痞满不舒，倦怠乏力，面色苍白，腰酸，小便清长，形寒肢冷，肢体麻木，骨痛有包块，舌淡有齿印，苔白脉沉细。

治法：温脾肾，化痰通络。

代表方剂：实脾饮合清瘰丸加减。

3.气血亏虚

主症：少气懒言，倦怠乏力，面色少华，爪甲不润，头晕，心悸，筋骨酸痛，时轻时重，纳呆，便溏，舌淡苔白或无苔，脉濡细或细弱。

治法：益气养血通络。

代表方剂：归脾汤加减。

4.热毒炽盛

主症:骨痛,高热口干,或神昏谵语,烦躁不宁,腰痛,发斑,吐血,咯血,尿血,舌绛苔焦黄或芒刺,脉虚戈而数。

治法:解毒泄热凉血。

代表方剂:清瘟败毒饮加减。

（王孝东）

第二节　溶血性尿毒症综合征肾损害

溶血性尿毒症综合征(HUS),是机体在病毒、细菌、药物等因素的影响下,以微血管内血栓形成伴相应器官受累为表现的一组临床综合征。该病于 1955 年首先由 Gasser 报道,临床特点为微血管性溶血性贫血、血小板减少和急性肾衰竭,构成三联症。

一、分类及病因

(一)类志贺毒素(Stx)相关 HUS

类志贺毒素相关 HUS 又称腹泻相关性 HUS(D$^+$ HUS),多见于儿童,由产类志贺毒素大肠杆菌感染所诱发,常有血性腹泻表现,但亦有约 25% 患者无腹泻表现。

(二)非类志贺毒素相关 HUS(non-Stx HUS)

非类志贺毒素相关 HUS 包括一组非产类志贺毒素大肠杆菌感染所致的 HUS 患者,呈散发性或家族性。基因分析表明呈家族性分布的这些病例均存在补体调节蛋白的遗传缺陷,而散发性分布的病例常合并其他细菌病毒感染、药物、妊娠及系统性疾病,部分呈特发性或伴有基因缺陷见表 11-1。

表 11-1　溶血性尿毒症综合征分类及常见病因

疾病	病因
类志贺毒素相关 HUS	产类志贺毒素大肠杆菌
	志贺痢疾杆菌 1 型
非类志贺毒素相关 HUS	
散发性	细菌(肺炎链球菌)
	病毒(HIV)
	药物(抗肿瘤药、抗血小板药物、免疫抑制剂等)
	移植
	妊娠相关
	产后
	系统性疾病(系统性红斑狼疮、硬皮病、抗磷脂综合征等)
	特发性
	基因缺陷(H 因子,MCP,I 因子)
家族性	

二、发病机制

（一）类志贺毒素的作用

Stx 可分为两类，即 Stx1 和 Stx2，均由一个分子量 32000 的 A 亚基（酶活性亚基）和五个分子量 7700 的 B 亚基（结合亚基）组成分子量 70000 的 AB5 全毒素复合体。Stx1 与志贺痢疾杆菌 1 型产生的志贺毒素结构几乎相同，与 Stx2 有 50% 的同源性。Stx 可以直接通过肠黏膜上皮细胞进入血液循环，并经红细胞、血小板、激活的单核吞噬细胞和中性粒细胞运输至肾脏。由于 Stx 与这些细胞上的受体亲和力较肾小球内皮细胞上的受体低 100 倍，因而被释放出来与内皮细胞表面中性糖脂受体 Gb3 结合，胞吞进入细胞内。此时 A 亚基与 B 亚基解离，A 亚基具有 N-糖苷酶活性，作用于真核细胞核糖体 28SrRNA 组分，使其发生脱嘌呤，氨酰 tRNA 无法进入 rRNA 受位，导致肽链延长受阻，蛋白合成受抑制。Stx1 和 Stx2 与 Gb3 受体结合表位不同，结合力及解离系数也存在明显差异。Stx1 结合快也易于解离，Stx2 结合慢难以解离，因此 Stx2 更容易进入内皮细胞，其直接细胞毒性作用是 Stx1 的 1000 倍。Gb3 受体在人体微血管内皮的表达明显高于大血管内皮，胎儿及幼儿 Gb3 受体对 Stx 的结合力较成人强，因此 Stx 主要引起微血管的损伤，并且儿童发病率远远高于成人。Stx 除了通过上述作用直接损伤内皮细胞，还可抑制抗凋亡蛋白 BCl-2 家族成员 MCl-1 的表达，诱导内皮细胞凋亡，并通过免疫反应介导内皮损伤。基因芯片研究表明内皮细胞给予亚致死量 Stx，在未阻断蛋白合成时，即可引起多种趋化因子（IL-8，MCP-1）、细胞因子（TNF-α，IL-1β）、细胞黏附因子（P-选择素，ICAM-1）以及转录因子（EGR-1，NF-κB2，NF-κBIA）的表达上调，引起白细胞的活化并黏附于内皮细胞介导炎症损伤，最终导致血管内凝血。此外，体内试验同时证实在大肠杆菌 O157:H7 诱发的儿童 HUS 患者中存在凝血异常，凝血酶原增加，纤溶酶原激活物抑制剂 1（PAI-1）表达增高，纤溶活性受抑。

（二）H 因子 1（HF1）缺乏

HF1 是一种单链血浆糖蛋白，分子量 150000，由 20 个完全相同的重复序列组成。它是 C3b 裂解酶 I 因子的辅因子，调控 C3b 转化酶 C3bBb 的形成和降解，其降解 C3b 作用依赖于其羧基端与多聚阴离子结合，增加 C3b 裂解酶 I 因子与 C3b 的亲和力并暴露活性位点。正常生理情况下，人体肾小球内皮细胞及基膜富含多聚阴离子，HF1 与之结合在距细胞膜 120nm 处形成一道外屏障防护补体的攻击。HF1 基因突变是家族性 HUS 的主要原因：补体 H 因子缺乏或功能异常，不能有效的抑制 C3bBb 复合物形成和辅助 C3b 裂解酶 I 因子对 C3bBb 进行降解，致使补体通过旁路途径过度激活，最终导致 HUS。HF1 基因突变大多属杂合型，血清 HF1 水平正常，尽管存在部分功能缺陷，但生理情况下足以保护机体免受补体的激活和攻击。在某些诱因，如病毒、细菌毒素或药物等潜在损害因素作用下，出现局部血管内皮损伤和血管内血栓形成，后者进一步促进 C3bBb 转化酶的形成而启动补体旁路途径。而此时，由于 H 因子的数量不足或功能异常，补体过度活化，从而导致 HUS 的发生。在部分 Non-Stx-HUS 患者，虽然不存在 HF1 突变，但可能存在获得性自身免疫性 HF1 缺陷，此类患者血清中可检测到 HF1 的抗体。此外，HF1 基因多态性（C-257T、A2089G、G2881T）会影响 HF1 基因突变携带者的表型。

（三）膜共因子蛋白（MCP）缺陷

MCP 是一种与细胞紧密结合的小分子补体调节蛋白，是一种广泛表达的跨膜糖蛋白，主要功能是作为 I 因子的辅因子裂解沉积于宿主细胞表面的 C3b 和 C4b。MCP 由含四个补体蛋白调控区（CCP）的功能区、富含色氨酸-酪氨酸-脯氨酸区、跨膜段及胞内段组成。MCP 在肾小球内皮细胞上高度表达，在距细胞膜 20nm 处形成了内屏障，与 H 因子共同参与补体调节，防止内皮细胞损伤后 C3 补体过度激活。与 H 因子相似,MCP 基因突变仅在病理情况下导致补体级联激活,C3b 因子结合力下降及 I 因子功能缺陷,致使补体通过旁路途径过度激活产生 HUS。Noris 等在 121 例 Non-Stx-HUS 患者中检测了 MCP 的突变,结果发现 25%的家族性 HUS 及 6%散发性 HUS 患者存在 MCP 基因突变。

(四)I 因子缺陷

目前已在 3 个散发性 Non-Stx-HUS 病例中发现了 I 因子突变,进一步证明 HUS 是补体功能缺陷导致的疾病。其他补体成分如 DAF、CR1、CD59、C3 和 B 因子缺陷与 HUS 的关系有待进一步研究。

(五)其他

新近从毒力更强的大肠杆菌(O113：H21)分离出一种新毒素,它包括一个分子量 35000 的 A 亚基和分子量 13000 的 B 亚基五聚体,可导致 HUS 暴发流行,提示大肠杆菌可通过非类志贺毒素引起 HUS。肺炎链球菌引起 HUS 的致病机制主要是通过肺炎链球菌产生的神经氨酸酶可破坏细胞膜上的唾液酸,暴露 Thomsen-Friedenreich 抗原并激活机体产生循环 IgM 抗体,后者与血小板及内皮细胞上的新生抗原结合引起血小板积聚和内皮细胞损伤诱发 HUS。药物、移植和妊娠相关性 HUS,发病机制尚未完全明确,但内皮细胞的损伤可能是共同的始动因素。

三、临床表现

(一)Stx HUS

总发病率 0.21/万,主要集中在儿童。由于产类志贺毒素大肠杆菌在正常牲畜肠道中常居并可污染水源,可通过消化道及接触传播,因此呈现明显季节性,夏季高发。患者常有前驱腹泻史,然后出现急性肾衰竭,两者间隔平均时间 3 天(1~8 天)。典型临床表现为起病时腹痛和非血性腹泻,70%患者在 1~2 天后出现血性腹泻,常伴有呕吐、发热、白细胞升高。肾脏症状包括血尿、蛋白尿(多为肾病性)、少尿或多尿。少尿、液体潴留和高血压可引起充血性心力衰竭。长时间的少尿和(或)持续性高血压是病情恶化的标志,并常导致残余肾功能的破坏。血白细胞计数高于 $20 \times 10^9/L$,提示预后不良。尿毒症、低钠血症或某些发生脑血栓的患者常伴有神经症状,如嗜睡、神志不清甚至昏迷,这些症状多随病情缓解而消失,但一些后遗症可持续多年,包括发育迟缓、认知及行动障碍、病灶性神经元损伤及惊厥等。

(二)non-Stx HUS

non-Stx HUS 总发病率 0.02/万,可发生于各个年龄段,多见于成人,无季节性及前驱腹泻史,呈散发性或家族性。常有感染、药物、移植及妊娠等诱因。表现为严重胃肠道前驱症状、无尿和恶性高血压。由于严重的胃肠道受累、神经系统受累和约 50%进展到终末期肾病,这组患者预后差,病死率高。无腹泻的 HUS 多数肾功能进行性恶化或主要累及神经系统而类似于血栓性血小板减少性紫癜(TIP)。其中肺炎链球菌感染引起的 HUS 临床表现严重,伴有呼吸窘迫、神经系统症状及昏迷。亦有部分患者无明确诱因,称为特发性 HUS。

四、实验室检查

(一)血常规

短期内血红蛋白迅速下降,一般降至 70~90g/L,最严重者可能达到 30g/L,需紧急输血。网织红细胞比例增加,白细胞常增多。90%患者血小板减少,可低达 $10 \times 10^9/L$,平均 $50 \times 10^9/L$,持续 7~14 天后逐渐升高,其减少与血小板大量消耗有关。

（二）外周血涂片

可见形态多样的破碎红细胞,呈三角形、盔甲形、芒刺形等。

（三）尿常规

尿蛋白(＋～＋＋＋),小部分患者有肉眼血尿,绝大部分患者均有镜下血尿。严重溶血患者有血红蛋白尿。

（四）生化检查

血清乳酸脱氢酶(LDH)明显增高,为本病活动性的标志。肾功能检查可见血尿素氮和血清肌酐明显增高,并伴有代谢性酸中毒、低血钠、低血钙、高血钾及高尿酸血症。溶血危象时血清间接胆红素增高,可有血红蛋白血症,结合珠蛋白含量下降。直接和间接 Coomb 试验均阴性。

（五）特殊的病原学检查

依赖于粪检中直接查到大肠杆菌 O157:H7 和类志贺毒素,或者培养出产 Stx 大肠杆菌,血清学检查可发现 Stx 及 O157 内毒素抗体,常在腹泻出现后 6 天内可诊断。vWF 裂解金属蛋白酶 ADAMTS13 活性测定有助于排除血栓性血小板减少性紫癜(TTP),HUS 患者常＞50％,而 TTP 患者＜5％。但由于该检测方法目前尚未统一,因此对其临床应用前景尚存在争议。对于家族性及 non-StxHUS 患者,体外 HF 及 MCP 活性检测方法还不成熟,必须依靠相关基因突变检测方可确诊。

五、肾脏病理

主要有以下三种表现:

1.肾小球病变　系膜增宽;毛细血管壁增厚、内皮细胞肿胀、管腔狭窄、内皮下间隙扩大,可出现双轨征;可伴有广泛毛细血管微血栓形成。

2.肾小动脉病变　小叶间动脉血栓形成、动脉内膜水肿、肌内膜增生,伴肾小球缺血性改变。

3.肾小球及肾动脉病变　无论以何种表现为主,均不伴有明显的细胞增生及炎细胞浸润。免疫荧光及电镜检查可见血栓以纤维蛋白成分为主,无大量免疫复合物沉积,内皮下可见"绒毛状"透明疏松物质,基膜结构正常。

六、诊断与鉴别诊断

严重溶血性贫血、血小板减少及急性肾衰竭三联征时应高度怀疑本病,相关辅助检查(见上述)的阳性结果进一步支持该诊断,确诊需肾活检。

HUS 在临床上常与产后妊娠并发症、感染性多脏器功能衰竭、系统性红斑狼疮、血栓性血小板减少性紫癜之间症状有相似的地方,应该注意鉴别。

（一）血栓性血小板减少性紫癜

HUS 与 TTP 有被认为是同一疾病的不同表现,有时可呈交叉性表现,两者在临床上均有微血管性溶血性贫血、血小板减少和肾功能减退,病理上均有微血栓。但 HUS 主要发生于小儿,微血管病变主要是肾脏;TTP 常侵犯成人,有更广泛各脏器的小动脉微血栓形成,病变以中枢神经系统受累为主。电镜下 HUS 可见广泛的内皮下间隙增宽和电子透明的疏松物质沉积;TTP 上述改变轻微,毛细血管内微血栓多见。但两者表现可有重叠,鉴别要点见表 11-2。

表 11-2　HUS 及 TTP 的鉴别诊断

鉴别要点	Stx-HUS	TTP
流行病学	夏季高发,有疫区接触史	无季节性及疫区接触史
发病人群	多见于儿童	多见于成人
诱因	前驱胃肠道感染,常有血性腹泻史	感染、药物、移植、妊娠及系统性疾病
神经系统症状	少见、轻	常见、重
肾功能损害	·重	轻
ADAMTS 13 活性	正常	明显降低
诊断	分离出产 Stx 大肠杆菌或检测到 Stx 及 O157 内毒素抗体	ADAMTS 13 活性下降或检测到血清中存在的抑制剂,以及 ADAMTS 13 基因突变分析
治疗	支持治疗为主	血浆治疗,免疫治疗
预后	良好,很少复发	差,易复发

（二）妊娠合并症

产后 HUS 与妊娠合并症除发病因素不同外,前者存在抗凝血酶Ⅲ（AT-Ⅲ）缺乏,体内前列腺环素刺激因子(PSF)生成不足或活性降低。

（三）感染性多脏器功能衰竭

两者发病机制不同,受累的靶器官也不同,根据各自临床和实验室特点不难鉴别。鉴别诊断时强调凝血时间的重要性,凝血时间延长要考虑败血症的发生。

（四）系统性红斑狼疮

系统性红斑狼疮是因免疫失调产生一系列自身抗体导致的自身免疫性疾病,多见于年轻女性,可出现肾脏损害、精神症状、血小板减少和溶血性贫血,可伴皮肤损害、多浆膜腔积液及关节炎,红斑狼疮免疫学检查多为阳性,而外周血涂片无变形和破碎的红细胞。肾脏活组织检查呈不同时期的病理形态改变。

七、治疗

（一）Stx HUS 的治疗

1.急性期治疗　目前尚无特效治疗,以支持治疗为主,包括纠正水、电解质及酸碱失衡,胃肠休息和适当的营养维持。对于产 Stx 大肠杆菌感染是否应用抗生素治疗尚无定论。Wong 等研究表明在产 Stx 大肠杆菌感染时应用抗生素可增加 HUS 的发生风险,可能是抗生素破坏细菌细胞壁造成毒素释放所致。但是近来综合了 26 个研究的荟萃分析并未发现应用抗生素会增加发生 HUS 的风险。Chiurchiu 报道在一个大肠杆菌 O157:H7 诱发的成人 HUS 合并菌血症及泌尿系感染病例中,早期应用抗生素快速缓解血液学及肾脏病变。与大肠杆菌 O157:H7 诱发的 HUS 不同,志贺痢疾杆菌 1 型感染引起的 HUS 常伴有菌血症,若不早期应用抗生素会导致患者死亡。因此,在产 Stx 大肠杆菌感染合并败血症或志贺痢疾杆菌 1 型感染诱发 HUS 时,应该考虑抗生素治疗。一组有关 Stx 结合剂 SYNSORBPk 的研究结果令人失望,口服 SYNSORB 与安慰剂相比无明显疗效。至于其他治疗方法,包括血浆置换、静脉用免疫球蛋白、促纤溶药物、抗血小板药物、皮质激素及抗氧化剂,已被证实在 HUS 急性期无明确疗效。

2.急性肾衰竭的治疗　早期透析以纠正内环境紊乱,减少输血时血容量超负荷和高钾血症的危险性,故主张确诊之后立即进行透析治疗。

3.肾脏移植　对于进展至 ESRD 的儿童患者,肾脏移植为首选治疗。Stx-HUS 儿童患者移植肾预后良好,复发率低于 10%,10 年成活率高于其他病因进行肾移植的儿童患者。

4.其他治疗　目前,有越来越多的证据表明控制血压及阻断肾素-血管紧张素系统(RAS)可以改善 Stx-HUS 遗留肾脏损害患者的长期预后,最近一组研究对 45 例 HUS 遗留肾脏损害的儿童患者随访 9～11 年,结果显示,早期限制蛋白摄入及应用 ACEI 可保护肾功能,并使治疗组 1/Cr 有所上升。另一组研究也证实,严重 Stx-HUS 患者给予 ACEI 治疗 8～15 年,可保持血压正常,减少蛋白尿,改善肾功能。

(二)non-Stx HUS 的治疗

1.血浆置换　血浆治疗反应良好,使其病死率从 50% 降至 25%。血浆置换由于可清除患者循环中潜在的毒性物质,因此较血浆输入疗效更佳,尤其当患者存在心肾功能不全时,应首选血浆置换。血浆治疗应当在临床症状出现 24 小时内开始,治疗延迟会导致治疗失败。标准血浆置换量为 40ml/kg,强化治疗需要增加置换量,对于部分顽固病例可给予每日 2 次的标准血浆置换量以减少输入血浆的再循环。血浆输入首日推荐剂量为 40ml/kg,此后每日 10～20ml/kg,持续至症状完全缓解后 2 天。但在肺炎链球菌感染引起 HUS 患者,血浆治疗是禁忌的,因为成人血清中含有针对 Thomsen-Friedenreich 抗原的抗体可能会加重病情。

2.肾切除　少数患者肾活检呈广泛微血管血栓形成,并伴有顽固性高血压及高血压脑病征象,传统治疗无法控制病情,仍有持续严重的血小板减少及溶血性贫血,双侧肾切除可明显改善预后。

3.肾移植　non-Stx-HUS 进展至 ESRD 的患者,肾移植并非理想选择,复发率高达 50%,并且复发病例尽管给予血浆输入或血浆置换、大剂量激素、停用环孢素等积极治疗,仍有 90% 发生移植肾失功。对于第一次移植肾失功的复发病例应放弃再次肾移植,活体肾移植应当避免。H 因子基因突变导致的 HUS 肾移植后复发率高,原因在于 H 因子主要由肝脏产生,单纯肾移植并不能纠正其功能缺陷。肝肾联合移植亦无法成功纠正 H 因子缺陷,2 例 H 因子基因突变导致的 HUS 儿童患者接受肝肾联合移植后分别发生了急性排斥和缺血再灌注损伤导致的不可逆的肝衰竭。MCP 基因突变导致的 HUS 患者肾移植预后良好,目前报道的 4 例患者均未发生复发。其原因可能在于健康移植肾的内皮细胞表达正常 MCP,可纠正局部的 MCP 功能不全,防止疾病复发。

4.其他治疗　其他治疗方法如抗血小板药物、前列腺素、肝素、促纤溶药物、皮质激素及静脉用免疫球蛋白,目前尚无确定疗效。由钙调磷酸酶抑制剂诱发的 HUS 必须停药,西罗莫司可作为替代治疗药物。

八、预后

1.Stx HUS　总体预后较好,70% 患者肾功能恢复正常。但它并非一种良性病变,急性期 70% 患者需要输血,50% 需要透析,25% 出现神经系统症状包括脑卒中、癫痫及昏迷。近年来随着对于该疾病认识的深入及早期干预,病死率已明显降低,但仍然有 3%～5% 的患者在急性期死亡。一组对于 Stx HUS 预后的荟萃分析(3476 例患者,平均随访期 4.4 年)显示,12% 进入 ESRD 或死亡,25% 患者 GFR<80ml/min。起病时症状的严重程度,尤其出现神经系统症状,以及是否需要透析,与预后差明显相关。志贺痢疾杆菌 1 型感染引起的 HUS 病情严重,常合并菌血症、感染性休克、多系统血管内凝血、急性肾皮质坏死及肾衰竭,因此病死率高达 30%。

2.Non-Stx HUS　预后较差,50% 患者进展为终末期肾病或遗留不可逆的神经系统症状,25% 患者在急性期死亡。肺炎链球菌引起的 Non-Stx HUS 临床表现严重,病死率高达 50%。药物诱发的 HUS 停药后可防止其复发,但丝裂霉素导致的 HUS 预后差,4 个月内病死率可达 75%。妊娠相关 HUS 通常作为子病前期并发症出现,部分患者可进展为危及生命的 HELLP 综合征。产后 HUS 大多在产后 3 个月内发病,预后差,病死率可达 50%～60%,存活患者亦存留高血压及肾损害。家族性 HUS 的遗传方式为常染色体显性或隐性遗传,其中常染色体隐性 HUS 患者起病早,儿童期即发病,预后差,病死率达 60%～70%,而常染色体显性 HUS 患者则大多在成年时发病,预后同样较差,50%～90%患者最终进入 ESRD 或死亡。

(王孝东)

第三节　血栓性血小板减少性紫癜肾损害

血栓性血小板减少性紫癜(TTP)是一种多系统受累的微血管血栓出血综合征。1924 年,Moschcowitz 报道了首例患者。1958 年 Amorosi 和 Vltman 总结了该病临床的五大特征,即血小板减少性紫癜、微血管病性溶血、中枢神经系统症状、发热以及肾脏损害,并称为 TTP 五联征。本病较为少见,据美国疾病预防控制中心的资料统计,目前的发病率每年约 3.7/100 万,尤好发于育龄期、妊娠期、流产和分娩后。本病多为急性起病,进展迅速,病情严重,病死率高。

一、病因和发病机制

多数患者无明确病因可寻,称为原发性。少数患者可有遗传、感染、药物过敏、异常免疫、肿瘤、妊娠、造血干细胞移植后等原因,则称为继发性。发病机制尚未完全阐明,可能与以下几方面有关。

(一)血浆中异常血管性血友病因子(vWF)多聚体过多及其切割蛋白酶(vWF-CP)缺乏

vWF 是正常止血过程中必需的成分,在高剪切力血流状态时,内皮细胞表面、血小板表面受体和 vWF 多聚体三者之间相互作用,介导血小板与内皮细胞黏附,vWF 水平过高会造成慢性内皮细胞损伤,导致血栓性疾病。慢性反复发作性 TTP 患者缓解期血浆中存在异常的大分子 vWF 多聚体(UL-vWF),这些 UL-vWF 多聚体与内皮细胞及血小板表面的受体具有更高的亲和力,在剪切力作用下促进血小板黏附、聚集,在微血管内形成血小板血栓,引起本病。正常人血浆中存在一种裂解 vWF 的蛋白酶,即 vWF-CP,属于具有凝血酶敏感蛋白 I 基序的裂解素和金属蛋白酶(ADAMTS)亚家族中的一个新成员,又称为 ADAMTS13,基因定位于染色体 9q34。ADAMTS13 作用于 vWF,将其水解为小分子肽段,降低 vWF 与内皮下胶原和血小板等的黏附能力。遗传性 TTP 患者血浆中缺乏 ADAMTS13,不能正常降解大分子的 vWF 多聚体,聚集的 UL-vWF 和血小板结合,促进血小板的黏附和聚集,增加它们在毛细血管内的滞留,导致毛细血管内微血栓的形成,引起 TTP。在获得性 TTP 患者体内,ADAMTS13 含量可以正常,但血浆中存在抗 ADAMTS13 的自身抗体,可中和或抑制 ADAMTS13 的活性,诱发血小板血栓形成,导致 TTP 的发生。

微血栓的形成不仅会引起血小板的消耗性减少,继发出血,而且还会造成微血管的狭窄,影响红细胞的顺利通过,致使红细胞变形、损伤甚至破碎,发生微血管性溶血性贫血。微血管内血栓形成还会引起微循环障碍,使受累器官出现功能损害。

(二)内皮损伤

vWF 由血管内皮细胞和巨核细胞合成,内皮细胞是合成和分泌 vWF 多聚体的主要场所。血管内皮损伤可在短期内释放大量的 vWF 大分子多聚体。如果 ADAMTS13 活性降低或缺乏,使这种超大分子量的 vWF 不被降解。而大量的 vWF 大分子多聚体可促进血小板黏附和聚集,使损伤的微血管内血小板血栓形成,从而导致 TTP 的发生。许多因素如免疫复合物、抗体、细菌毒素、病毒以及一些化疗药物等均可损伤血管内皮细胞。研究发现,在一些获得性 TTP 患者体内存在一种抗内皮细胞 CD36 自身抗体,可刺激内皮细胞释放过多的 vWF。近年来,氧化损伤成为新的内皮细胞损伤的重要机制,氧化剂对内皮细胞损害使 NO 合成释放增加,NO 与 O_2 形成过氧硝基化合物,进而转化为羟自由基,加重内皮细胞损害,释放过多的 UL-vWF,导致血小板聚集。

(三)血小板聚集因子增多及抗血小板聚集因子缺乏

已发现 TTP 患者血中存在的一些因子如血小板聚集因子(37000 蛋白)、calpain、cathepain 等均有促血小板聚集的作用。患者体内组织纤溶酶原激活物(tPA)活性降低,同时存在高水平的组织纤溶酶原激活物的抑制物,使得损伤局部纤维蛋白降解减少,微血栓形成。血管内皮细胞合成的前列环素(PGI_2)在正常情况下可抑制血小板黏附、聚集。有研究者报道在 TTP 患者,PGI_2 水平明显降低,使得血小板聚集、黏附作用加强,从而促进血小板在受损的毛细血管壁沉积而发病。

(四)其他

参与发病的可能还有抗微血管内皮细胞或抗血小板抗体的作用。

二、临床表现

本病可发生于任何年龄,但以 15～50 岁较多,中位年龄 26～46 岁,尤以年轻成人多见。临床表现主要有以下几方面:

(一)发热

98%患者有发热,热型不一,常达 38～40.5℃,但机制不明。可能与继发感染、下丘脑体温调节功能紊乱、组织坏死、溶血产物的释放、抗原抗体反应等有关。

(二)血小板减少引起的出血

96%患者可以发生,表现为皮肤黏膜或内脏、视网膜等部位出血。严重者可有脑出血。

(三)微血管性溶血性贫血

由于出血和溶血,大多数患者存在不同程度的贫血,约有 40%～50%患者可出现不同程度的黄疸。

(四)神经系统症状

92%患者可出现意识障碍,失语,偏身感觉异常,共济失调,视野缺损,大脑或脑干小血管病变等。其严重程度决定了本病的预后。神经系统的多变性为本病的特点。

(五)肾脏病变

90%以上患者可出现蛋白尿、镜下血尿、管型尿。这是由于肾小球毛细血管及小动脉微血栓形成所致。40%～80%患者有轻度的氮质血症,肌酐清除率下降,重者可发生急性肾衰竭。

(六)其他表现

如腹痛、肝脾肿大,但心脏损害较少见。

三、实验室检查

(一)血常规检查

血小板明显降低,常在 $10×10^9$～$50×10^9$/L,可降至 $1×10^9$～$10×10^9$/L,如果血小板<$20×10^9$/L,通常提示预后不良,病死率高。红细胞及血红蛋白降低,为正细胞正色素性,1/3 患者血红蛋白小于 50g/L,

网织红细胞增高。50%～60%患者白细胞升高,有些患者可超过 $20\times10^9/L$,并出现幼粒细胞。

(二)周围血涂片检查

可发现大量的破碎或畸形红细胞,如盔形红细胞,半月形、三角形红细胞碎片。

(三)骨髓细胞学

可见红系增生,巨核细胞正常或增多,有成熟障碍的表现。

(四)血清学检查

乳酸脱氢酶(LDH)由于溶血以及缺血和组织坏死的释放而明显升高。肝功能检查可有转氨酶升高,部分患者可有轻度血尿素氮、肌酐增高。间接胆红素增高,血中游离血红蛋白增多,结合珠蛋白降低,提示血管内溶血。直接抗入球蛋白试验(Coombs 试验)阴性。凝血-纤溶功能的检查多无明显异常。

(五)尿常规检查

可见蛋白尿、血尿、管型尿。

(六)vWF-CP 活性

近年来研究显示 TTP 患者显著降低,但移植相关,TTP 基本正常。

四、病理检查

TTP 的主要病理学特征为全身毛细血管和小动脉腔内有多发性玻璃透明血栓(PAS 呈阳性反应)形成,病变附近可见内皮细胞增生。免疫组化检查见病变部位的毛细血管腔内和内皮下有纤维素沉积,部分病例有免疫球蛋白和补体沉积。电镜下可见微血栓内含纤维素、聚集的血小板,偶见红、白细胞。微血栓病变不同于免疫性小血管炎,无小血管周围的单核细胞浸润现象。TTP 微血栓病变较 HUS 更为广泛,亦可见于心、脑、胰腺、肾上腺及淋巴结等处。牙龈活检常见到特征性微血管病变,皮肤和肌肉活检常无异常发现,少数报道于皮肤出血瘀斑处可见特征性玻璃样微血栓病变。

五、诊断及鉴别诊断

多数学者认为根据三联征即血小板减少,微血管病性溶血和神经精神症状可以诊断。但也有学者认为必须具备五联征,即三联征加发热和肾脏损害方可诊断。Cuttorman 等的诊断标准如下:

1.主要表现　①溶血性贫血,末梢血片可见红细胞碎片和异形红细胞;②血小板计数 $<100\times10^9/L$。

2.次要表现　①发热,体温超过 38℃;②特征性神经系统症状;③肾脏损害,包括血肌酐 $>177\mu mol/L$ 和(或)尿常规检查发现血尿、蛋白尿、管型尿。若有 2 个主要表现加上任何一个次要表现,诊断即可成立。在临床工作中,出现血小板减少、碎裂红细胞和血清 LDH 值明显升高则高度提示该病。如有条件进一步检测 vWF-CP 活性将有助于与其他疾病的鉴别。主要与以下疾病进行鉴别:

(一)溶血性尿毒症综合征(HUS)

多见于儿童与婴儿,尿毒症表现更为突出,少有发热与严重神经精神症状,预后较好。

(二)弥散性血管内凝血(DIC)

弥散性血管内凝血表现为严重的出血、血小板减少、循环衰竭、栓塞和溶血,而无一过性多变性的神经精神症状,溶血一般较轻。实验室检查可有凝血酶原时间缩短或延长,纤维蛋白降解产物(FDP)、D-二聚体升高,抗凝血酶Ⅲ活性降低,具体鉴别要点见表 11-3。

(三)Evans 综合征

Evans 综合征即同时或相继发生自身免疫性溶血性贫血和免疫性血小板减少性紫癜的综合征。国内报道以女性较多,儿童发病率较成人为少。儿童病例多呈急性,与病毒感染有关。继发性 Evans 综合征与多种结缔组织病有关,特别与系统性红斑狼疮密切相关。此综合征多数以血小板减少起病,随后发生自身免疫性溶血,两者同时起病较少见。但神经系统症状不明显,无破碎红细胞增多之现象,Coombs 试验阳性。

(四)妊娠高血压综合征

在妊娠高血压综合征的子痫前期和子痫,患者可出现许多类似 TTP 的症状,少数妊娠妇女在妊娠后期或分娩期可出现所谓的 HELLP 综合征,表现有溶血,肝酶升高,血小板计数降低,该综合征在胎儿和胎盘娩出后逆转,发生机制可能与前列腺素代谢异常有关。

(五)系统性红斑狼疮

可出现肾脏损害、精神症状、血小板减少、溶血性贫血,可伴皮肤损害、多浆膜腔积液及关节炎,红斑狼疮免疫学检查多为阳性,而外周血涂片无变形和破碎红细胞。肾脏活组织检查呈不同类型的病理改变。

表 11-3　血栓性血小板减少性紫癜的鉴别诊断

项目	TTP	Evans 综合征	DIC
年龄、性别	成年女性多见	青年女性多见	无年龄性别差别
发热	绝大多数高热	少见	可有
溶血	常明显	明显	较轻
中枢神经损害	严重	无	少见
肾脏损害	常有、较轻	无	少见、轻
红细胞形态	畸形明显	可见球形	畸形较轻
Coombs 试验	(一)	(十)	(一)
凝血及纤溶试验	(一)	(一)	(十)
血管内病变	透明血栓	无	凝血血栓
预后	较差	较好	较差

六、治疗

(一)血浆置换

血浆置换(PE)为当前本病的首选治疗。本疗法自 20 世纪 60 年代前后开展以来,取得了显著的疗效,患者的病死率明显下降。PE 应在就诊 24 小时内安排,过长时间的延误可导致治疗失败。如果肾功能不全、意识障碍或昏迷应立即启用 PE 治疗,否则对转归和总生存率不利。如 24 小时内患者不能接受血浆置换治疗,应先采取血浆输注(PI)[至少 25ml/(kg·d)]治疗,同时准备进行血浆置换。死亡病例的一半发生在发病的第一周内。血浆置换疗效迅速,快者可在交换后几分钟内见效,一般一周内均可见效,3 周内可完全缓解。其作用机制不完全清楚,可能为:①清除血浆中的致病物质,如 UL-vWF、vWF-CP 抗体及抑制物、血小板聚集因子等;②补充血浆中缺乏的物质:如小分子量 vWF、vWF-CP、PGI2 等;③其他:如抑制 vWF 释放、抑制内皮细胞凋亡等。具体治疗方案尚未统一,推荐方案为血浆置换量 30~40ml/(kg·d),替代血浆以新鲜冷冻血浆为宜,每天 1 次,直至血小板恢复,血红蛋白稳定,血清乳酸脱氢酶水平正常,然后逐渐减少置换量直至停止。美国输血协会(AABB)推荐每日进行血浆置换,直至血小板计数达到 $150×10^9/L$ 以上 2~3 天。若无条件立即进行血浆置换,可以给予血浆输注疗法,推荐用量为 15~30ml/(kg·d)。

对于遗传性 TTP 的治疗主要以定期(3～4 周)预防性输注新鲜冰冻血浆为主。血浆置换时可选用的置换液有以下几种:①新鲜冰冻血浆(FFP)最常用;②血浆冷上清:FFP 中含有大分子的 vWF 多聚体,因此,应用去除 vWF 大分子多聚体、纤维蛋白原及纤维连接蛋白的血浆冷上清治疗 TTP 患者可能更为有效;③5% 的白蛋白:有人建议交换的前半程用此可能优于单用 FFP;④Moake 等将经过有机溶剂及去污剂处理的血浆(SDTP)治疗 TTP,由于灭活了病毒,而且去除了一部分大分子量的 vWF,可能更为安全、有效。血浆置换的并发症多与静脉插管有关。Rizvi 等报道 PE 的不良反应包括:①导管相关的并发症,为气胸、出血、感染和血栓形成。②血浆相关的并发症:变态反应引起的,如低氧血症、低血压、血清病、荨麻疹,碱中毒表现为手足抽搐、恶心、呕吐及腹泻等;血容量丢失,表现为低血压、晕厥等;由输血传播病毒引起感染。血小板计数与 LDH 为监测血浆置换疗效最敏感的客观指标。

(二)免疫疗法

通常作为辅助治疗,常与血浆置换合用。①糖皮质激素:糖皮质激素对 TTP 疗效不明确。目前没有研究表明糖皮质激素联合血浆置换治疗是否优于单独血浆置换,对使用的剂量和模式也没有统一的认识。研究表明,由于循环中抑制性抗体亚型所致的继发性蛋白酶功能缺陷是 TTP 发病的一个重要因素,因此,给予糖皮质激素抑制 vWF-CP 抗体治疗是合理的。开始时可用泼尼松 1～2mg/(kg·d),缓解后逐渐减量至停药。为取得有效的免疫抑制,并减少长期用药引起的副作用,可以给予静脉冲击疗法,甲泼尼龙 1g/d,连用 3 天。②葡萄球菌 A 蛋白柱免疫吸附疗法:单用 PE 治疗无效的 TTP 患者可采用葡萄球菌 A 蛋白柱(PROSORBA 柱)进行免疫吸附治疗作为补救性治疗,已有获得成功的报道。其有效机制被认为是其可选择性吸附清除血浆中的致病抗体、免疫复合物(CIC)及病毒等,达到纠正或调节机体免疫功能的效果。有人认为它适用于产生抗体或 CIC 的恶性肿瘤、自身免疫病及部分血液系统疾患。常见不良反应有发热、寒战、关节痛、皮疹、恶心、心动过速、呼吸道症状及血压改变等,发生率约为 25%,一般经处理均可逆转。③脾切除术:疗效不确切。治疗机制可能与有助于消除 vWF 裂解蛋白酶的自身抗体、消除 vWF 与血小板结合场所等有关。仅偶试用于顽固、复发病例,多与其他治疗合并应用。④细胞毒药物:主要用于难治和复发患者,如环胞素 3～5mg/(kg·d),环磷酰胺 50～100mg/d 或硫唑嘌呤 2～4mg/(kg·d)等有助于改善病情。

(三)抗血小板药

抗血小板药有:①阿司匹林和双嘧达莫:前者为一种环氧化酶抑制药,后者可以抑制磷酸二酯酶,提高血浆 cAMP 水平。如果给药后患者出血症状没有加重,联合口服阿司匹林 10mg/(kg·d)和双嘧达莫 3mg/(kg·d),可以降低急性 TTP 患者的病死率。②噻氯匹定:可以抑制 ADP 诱导的血小板聚集及其与纤溶酶原的结合。近来的研究更倾向于将它作为一种缓解后的维持治疗药物。服用噻氯匹定的患者疾病复发率明显降低。然而,有部分非 TTP 患者在服用该药的过程中却发生了 TTP,而且在这些患者体内检出了 vWF-CP 的抑制性抗体。患者多为 60 岁以上的男性,为预防卒中而接受噻氯匹定治疗。其机制尚不明了,估计是由于噻氯匹定在代谢后活性发生了变化而诱发 TTP。故在选择应用噻氯匹定时要慎重。③依前列醇(前列环素):是一类作用于受损血管部位的天然血小板活化和聚集抑制药。早期发现患者血浆中 PGI$_2$ 和 6 酮-PGF$_{1\alpha}$ 水平下降,可能涉及 TTP 和 HUS 的发病过程,但其疗效尚待确定。单用抗血小板药物疗效较差,常与其他治疗联合应用,取得缓解后可作为维持治疗。

(四)其他

对于难治性 TTP 有采用长春新碱(VCR)1mg,每隔 3～4 天一次,应用 4 次;或 2mg 静滴,1 周 1 次,应用 4 次;联合化疗(如 CHOP)、自体造血干细胞移植等治疗,均有获得成功的报道。最近,抗 B 淋巴细胞 CD20 单抗(利妥昔单抗)应用于治疗难治性或复发性 TTP 也有成功报道。一般不给予红细胞和血小板输注,因为血小板输注后可引起病情恶化甚至死亡。一些存在威胁生命出血的血小板严重减少 TTP 患者,仍可能适合输注血小板,在输注过程中需要密切观察。但也有人提出不管血小板减少多严重绝不输注血小板。

七、预后

本病病情凶险,需立刻治疗,预后差。如不抢救治疗,病死率达 90％以上。近年来随着人们对 TTP 的认识有了很大提高,TTP 的病因和发病机制逐步阐明,治疗效果明显改善。

(李玉梅)

第四节　恶性肿瘤治疗过程中的肾损害

1922 年 Galloway 首次报道了肾外肿瘤与肾病综合征的关系,此后肾外肿瘤并发肾脏损害的报道日渐增多,其中最常见的病理类型为膜性肾病。大量研究发现恶性肿瘤本身可以通过多种途径损害肾脏,并且肿瘤治疗过程中使用的化疗药物也可以导致肾损害,肿瘤相关的肾脏并发症已成为决定患者预后的重要因素之一。

一、恶性肿瘤对肾脏的损害

(一)可引起肾脏损害的肿瘤

肺癌、乳腺癌、胃癌、卵巢癌、多发性骨髓瘤、淋巴瘤等是引起肾脏损害的常见恶性肿瘤,而直肠、胰腺、头颈部、胆道、肝脏、睾丸、皮肤肿瘤等引起肾病较少见。

(二)肿瘤相关性肾脏损害的发病机制

1.肿瘤转移　肿瘤细胞直接浸润或通过血道、淋巴途径转移至肾实质或肾盂、输尿管,可导致尿路梗阻性肾病;肾动脉、肾静脉、下腔静脉血栓、癌栓的形成损害肾脏;腹腔或盆腔转移病灶压迫肾动静脉,使其血供或回流障碍引起肾损伤。目前发现肺癌是实质脏器肿瘤中最易转移至肾脏的肿瘤。尸检报道约 20％的肺癌患者有肾转移,其中 60％为双侧性。

2.诱发代谢异常和电解质紊乱

(1)高钙血症:高钙血症的产生机制有:①肿瘤分泌维生素 D 样物质,维生素 D 作用过强,如淋巴瘤等;②肿瘤使骨钙动员过多:分为甲状旁腺激素(PTH)依赖性和非 PTH 依赖性两种。PTH 依赖性多见于甲状旁腺腺瘤增生,癌肿及多内分泌腺瘤引起的甲状旁腺功能亢进;非 PTH 依赖性见于甲状腺癌、乳腺癌、肺癌、前列腺癌、肾癌和多发性骨髓瘤等恶性肿瘤。它们一方面可以产生溶骨性转移,促进破骨细胞作用使骨钙吸收;另一方面也可以分泌破骨细胞激活因子,如 PTH 相关多肽(PTH-rP),前列腺素 E_2(PGE_2)等。多发性骨髓瘤还可分泌白介素-1(IL-1),肿瘤坏死因子-α(TNF-α)等,这些细胞体液因子都可影响破骨细胞的作用使血钙过高。Attia 等随访 1146 例转移性恶性黑色素瘤患者,发现有 4.9％患者发生高钙血症,这些患者的 PTH-rP 水平都很高,可见 PTH-rP 与恶性肿瘤高钙血症有一定的关系。高钙血症引起的肾脏损害,主要累及肾小管和集合管。由于钙质沉积使髓质内钠浓度降低,引起远曲小管和集合管内水重吸收减少,出现尿浓缩功能障碍、肾小管性酸中毒、肾钙化等,最后导致肾衰竭。10％～20％恶性肿瘤患者可伴有高钙血症,尤以乳腺癌为甚。

(2)低钾血症:促肾上腺皮质激素(ACTH)和醛固酮分泌增加引起低钾血症。下丘脑-垂体微腺瘤、肾上腺皮质腺瘤和癌、异源促肾上腺皮质激素综合征,以及垂体和肾上腺以外的肿瘤(如肺癌、胰腺癌、结肠癌等)产生具有 ACTH 活性的物质,刺激肾上腺皮质增生,肾上腺糖皮质激素分泌过多致低钾血症。持续性低钾血症可致肾小管上皮细胞空泡样变性,肾脏浓缩功能严重障碍等,同时常损害肾间质,因反复发作的慢性间质性肾炎而导致慢性肾衰竭。

(3)低钠血症:ADH 分泌不适当综合征(SIADH):肺癌(特别是燕麦细胞癌)、胰腺癌、胸腺瘤、前列腺癌和霍奇金病等,可合成和分泌异源性及类 ADH 多肽;某些化疗药如环磷酰胺和长春新碱等可刺激中枢ADH 分泌;治疗期间的恶心、呕吐等反应也可刺激 ADH 分泌,从而引起水潴留及低钠血症。一般补钠难以纠正,完全切除肿瘤是纠正低钠血症的最有效措施。

(4)高尿酸血症:大量肿瘤细胞坏死引起核酸释放增加,血尿酸水平增高,甚至导致急性尿酸性肾病,表现为急性肾衰竭。

3.免疫复合物型肾病　临床表现以肾病综合征、肿瘤相关性肾小球肾炎为特点,病理主要为膜性肾病。肿瘤释放出可溶性抗原,激活产生相应抗体,导致免疫复合物沉积于毛细血管内皮、肾间质或肾小球基膜,引起肿瘤相关性肾小球肾炎或肾病综合征。Helmn 于 1980 年报道肿瘤伴发肾病综合征患者血中可检测出可溶性免疫复合物,包括抗肿瘤抗体和癌胚抗原;肾脏浸出物和肿瘤浸出物可发生特异的凝集反应;免疫荧光显示 IgG 和 C3 沿肾小球基膜呈颗粒状沉积,电子显微镜下可见肾小球基膜有癌胚抗原或特异性抗原-抗体复合物沉积。可形成免疫复合物的抗原包括:①肿瘤抗原:如癌胚抗原;②病毒抗原:如霍奇金病、白血病的致癌抗原,EB 病毒的表面抗原;③自身抗原:肿瘤坏死产生的多种细胞核、细胞质抗原等,并产生相应的抗核抗体、抗 DNA 抗体和抗乙酰胆碱抗体等。

4.继发性肾淀粉样变　多发性骨髓瘤、霍奇金病等可引起继发性淀粉样变性。多发性骨髓瘤所致淀粉样变的淀粉样蛋白成分为免疫球蛋白轻链或轻链片段,称为 AL,其沉积机制尚未明了。其他继发性淀粉样变的淀粉样蛋白多是经典淀粉样蛋白 A,简称 AA。AA 是由血清中的一种非免疫球蛋白的血清淀粉样蛋白 A 分解而成,它与 C 反应蛋白和 C3 一样是一种急性炎症反应物质。正常情况下,由单核细胞的弹力蛋白酶降解血清淀粉样蛋白 A,该功能障碍导致 AA 在血清中升高,在组织中沉积发病。肾脏为最常见受累器官,可累及肾小球系膜、基膜、肾小管及髓质,使尿浓缩、酸化功能障碍,亦可发生 Fanconi 综合征(糖尿、氨基酸尿、磷酸盐尿、尿酸尿、低分子蛋白尿和高碳酸氢盐尿)。有研究发现 AA 型淀粉样变的系膜区出现淀粉样物质沉积时,常表现为慢性肾衰竭。而 AL 型淀粉样变常为毛细血管壁和系膜受累,并多表现为肾病综合征。

5.化、放疗过程中的肾脏损害　肾脏作为药物代谢和排泄的重要脏器,常受到抗肿瘤药物的严重影响。抗肿瘤药物的肾毒性多为剂量依赖,或在联合用药后加重,而且临床表现轻重不一、出现时间长短不等,有的甚至可延迟至停药后的数年。因此,充分了解抗肿瘤药物的肾毒性特征,对于减少药源性肾损害具有重要意义。常引起肾脏损害的抗肿瘤药物有以下几类。

(1)铂类:顺铂(CDDP)、卡铂、奥沙利铂等。

(2)烷化剂:主要包括环磷酰胺(CTX)、异环磷酰胺、链佐星(STZ)、洛莫司汀(CCNU)以及卡莫司汀(BCNU)。

(3)抗生素类:包括丝裂霉素(MMC)、普卡霉素等。

(4)抗代谢类:包括甲氨蝶呤(MTX)、阿糖胞苷(CA)、硫鸟嘌呤、氟尿嘧啶(5-FU)以及阿扎胞苷等。

(5)其他药物:如 α 干扰素、白细胞介素-2。

6.肿瘤晚期　全身衰竭、营养不良、大量腹水形成、腹腔肿块破裂出血、有效血容量急剧下降等,影响肾的灌注。

(三)肾脏损害的病理类型

肿瘤相关性肾损害的病理类型因基础肿瘤的类型不同而有所区别,一般分为以下几种:

1.直接侵犯肾脏　淋巴瘤、白血病及其他脏器性肿瘤细胞直接浸润或转移至肾脏。

2.肿瘤相关性肾病综合征　肾病综合征的病理类型以膜性肾病为主,占60%～70%。局灶节段性硬化、膜增生性肾炎、微小病变等较少见。霍奇金病引起的则以微小病变型最常见,占霍奇金病并发肾病综合征病例的70%,也可表现为新月体性肾炎,膜性肾病等;非霍奇金淋巴瘤及白血病并发肾病综合征相对少见,其病理改变在各种病理类型中几乎平均分布,慢性淋巴细胞白血病以膜增殖性肾炎常见。

3.肾小管间质病变　多继发于引起高血钙、低血钾、低血钠等电解质紊乱的肿瘤。

4.肾继发性淀粉样变性　多见于多发性骨髓瘤、霍奇金病,但也有其他少见肿瘤的报道。

(四)临床表现

除肿瘤基础疾病的表现外,肿瘤相关性肾损害的临床表现与发病机制有关,多数呈现大量蛋白尿和(或)肾病综合征表现,可有镜下血尿和轻度肾功能减退,严重肾衰竭者少见。肾脏损害出现的时间与基础肿瘤出现的时间前后关系不定,复习文献发现肿瘤相关性肾炎80%的病例肾脏损害在肿瘤诊断前一年或同时发现,但霍奇金病的肾脏损害很少在原发病之前诊断,90%的病例在原发病的同时或其后1年内出现。

(五)诊断

诊断肿瘤相关性肾损害首先要明确肿瘤的存在,并能在血液及肾小球检出同一种肿瘤相关抗原,但这些检测较困难。由于肿瘤相关性肾损害的存在已得到公认,只要同时存在肿瘤与肾小球损害的依据,并能排除其他原因引起的肾小球疾病即应考虑本病,并且从成功治疗肿瘤使肾脏损害得到缓解而进一步证实。并非所有肿瘤患者出现肾脏损害的临床表现都需要接受肾穿刺活检,有学者指出只在成功治疗肿瘤不能使肾病改善时才考虑肾穿刺。另一方面,对成人原发性肾病综合征患者都应该注意有无潜在的肿瘤,进行必要的筛选检查。出现以下情况之一者应该仔细排查肿瘤:①50岁以上的肾脏病患者;②临床有浅表淋巴结肿大或胸腔、腹腔淋巴结肿大者;③水肿合并体重下降者;④体检发现有肿块者;⑤膜性肾病。暂时未发现肿瘤的,也应在肾病综合征诊断后的1年内随访有无肿瘤的发生。

(六)治疗与预后

大量文献表明,恶性肿瘤的成功治疗,包括手术切除、化疗或放疗等,都可使大部分的肾脏损害等到缓解,如尿蛋白减少、肾功能改善和组织学改变消退等,但是,化疗、放疗也可以引起或加重肾损害。及时补充水、电解质,防止低钾、低钠、高钙及酸碱失衡的发生对治疗也有一定的帮助。如出现急性肾衰竭应予以血液净化治疗。总之,肿瘤相关性肾脏损害的预后取决于基础肿瘤的恶性程度及肾损害的严重程度。

二、顺铂致肾损害

顺铂是一种具有广谱抗肿瘤活性的高效药物,在体内蛋白结合率高达90%,主要由肾小球滤过并由肾小管重吸收及分泌,在近端肾小管上皮细胞胞质中顺铂浓度可高于血浆的5倍以上。由于顺铂含有金属铂,其体内代谢过程较慢,最初给药的5天内仅27%～45%从尿中排出,完全消除需很长时间。顺铂肾毒性呈剂量依赖性,有效治疗剂量接近中毒剂量,随着累积剂量逐渐增加,从50mg/m²到200mg/m²,肾毒性的发生率呈线性上升。单一疗程肾毒性的发生率为25%～30%,多疗程时可达50%～75%。若与其他肾毒性药物如氨基糖苷类抗生素或异环磷酰胺、甲氨蝶呤、5-FU 等联合化疗时发生肾毒性的风险明显增加。

顺铂引起肾毒性机制尚不清楚，有研究提示它参与脂质氧化反应，主要在近端小管 S 段、远端小管和集合管之间引起氧化损伤，并使肾小管细胞中具有抗氧化作用的谷胱甘肽转移酶数量减少。研究发现顺铂主要作用于线粒体，通过上调线粒体一氧化氮合酶和过氧亚硝酸盐的表达导致肾损伤。

顺铂肾毒性的特征为肾小管间质损伤，出现肾小管性蛋白尿、尿酶增加。尿视黄醇结合蛋白增加是反映早期顺铂肾毒性的有效指标。肾脏病理改变为近端肾小管细胞中可见透明小滴、肾小管坏死和间质水肿，肾小球及肾血管无明显损伤。

临床表现呈多样性：多尿、尿酸化功能障碍、肾性失盐、尿中钾、钙、磷和镁排出增加及 Fanconi 综合征。其中尿镁的排出尤为显著，临床可出现低镁血症，严重者伴有低钙血症、手足搐搦。研究发现，每 3 周接受 70mg/m² 剂量的顺铂者，低血镁的发生率约 50%，一般出现在用药后 3 周，停药后几周内可恢复，部分病例低血镁可持续达数年。急性肾衰竭常发生于用药后 1~2 周，大多在停药后可恢复。

预防和减少顺铂肾毒性的对策：①减少顺铂剂量和延长给药时间；②充分水化，在用药前、后充分补充血容量，使尿量维持至少 100ml/h，或顺铂剂量＞100~200mg/m² 时加用小剂量呋塞米，以增加尿钠排泄；③将顺铂加入高张盐水中输注，不改变顺铂的药代动力学，又增加了顺铂的耐受性；④同时应用自由基清除剂乙酰半胱氨酸、硫代硫酸钠和谷胱甘肽等。

三、丝裂霉素致肾损害

丝裂霉素为细胞周期非特异性抑制药物，对肿瘤细胞的 G1 期，特别是晚 G1 期及早 S 期最敏感。在组织中经酶活化后，它的作用似双功能或三功能烷化剂，可与 DNA 发生交叉连接，抑制 DNA 合成，对 RNA 及蛋白合成也有一定的抑制作用。主要适用于胃癌、肺癌和乳腺癌，也适用于肝癌、胰腺癌、结直肠癌、食管癌、卵巢癌及癌性腔内积液。丝裂霉素主要在肝脏中生物转化，不能通过血脑屏障，主要通过肾脏排泄。

丝裂霉素对血管上皮有直接的损害，可引起血栓性微血管病，有时可引起暴发性微血管溶血性贫血，病死率高达 50% 以上。丝裂霉素肾毒性的个体敏感性差异甚大，发生率为 4%~6%，呈剂量相关，有累积效应，多疗程累积剂量＞60mg/m²（1.5~4.0mg/kg）或与其他药物如 5-FU 合用时肾毒性明显，一旦发生即为不可逆转，出现蛋白尿和氮质血症，典型表现为溶血性尿毒症综合征，包括血小板减少、微血管溶血性贫血和急性肾衰竭。肾脏病理主要是肾小球硬化、系膜溶解、毛细血管内血栓和出血以及动脉血栓形成和纤维素样坏死。

丝裂霉素导致的血栓性微血管病预后差，目前缺乏有效的防治措施。输血可促发或加重疾病的进展，故使用丝裂霉素时应避免输血，有报道皮下注射重组人促红素可有效纠正贫血并减慢肾衰竭进展速度。治疗措施包括免疫抑制药物、血浆置换和免疫吸附治疗，可使血小板增加和微血管溶血改善，但对肾功能改善无帮助。

四、烷化剂致肾损害

烷化剂类抗肿瘤药属于细胞毒类药物，在抑制和杀灭增生活跃的肿瘤细胞的同时，对其他增生较快的正常细胞也同样产生抑制作用，因而会引起许多严重的不良反应，如恶心、呕吐、骨髓抑制、脱发和肝肾毒性等。

（一）氮芥类

氮芥类是最早应用的抗癌药，包括美法仑（溶肉瘤素）、氮甲（甲酰溶肉瘤素）以及广谱抗癌药环磷酰胺和异环磷酰胺等。环磷酰胺和异环磷酰胺都经肾脏代谢为活性细胞毒形式,其产生的丙烯醛和氯乙酸可引起膀胱炎,表现为急性膀胱出血和慢性纤维化。

环磷酰胺(CTX)的肾毒性主要是引起出血性膀胱炎和膀胱慢性纤维化。前者常见于儿童,表现为膀胱黏膜充血和溃疡,病变呈自限性和可逆性;慢性改变为纤维化。大剂量应用CTX,40%病例可引起膀胱出血,部分可出现膀胱挛缩,严重尿道梗阻可发展成肾盂积水。若CTX剂量达50mg/kg时,可引起远端肾小管直接抗利尿作用,尿渗透压升高,临床表现为低钠血症。这种作用常在停药24小时后消退。大剂量环磷酰胺主要通过收缩入球小动脉影响肾小球滤过率,或因其结晶堵塞远端肾单位,造成肾内梗阻病变,甚至发生急性肾衰竭。

异环磷酰胺(IFO)的肾毒性除出血性膀胱炎外,还可致肾小管损伤。在剂量达到$6g/m^2$时尿酶可增加,现已发现β_2-微球蛋白和Tamm-Horsfall蛋白的增高有助于IFO肾毒性的预测。当给药剂量在$8\sim18g/m^2$时可发生肾小管性酸中毒和血肌酐升高。大多数肾毒性是可逆的,少数患者可发展为不可逆的肾衰竭。

使用CTX或IFO时可将药物加入生理盐水中注射,应加强水化,尿量维持在2~3L/24h,并碱化尿液,一般不加用利尿剂。加用小剂量甲泼尼龙和甲氧氯普胺(胃复安)以减少胃肠道反应。对出血性膀胱炎患者及时行膀胱镜检查,发现毛细血管扩张时应立即停药以防病变发展为膀胱纤维化和挛缩。美司钠(巯乙磺酸钠)同时应用可减少出血性膀胱炎的发生,其保护机制是与CTX或IFO的毒性代谢产物反应后,形成非毒性产物,由尿中迅速排出。动物实验发现静脉使用氨基胍、膀胱灌注肾上腺素可有效预防出血性膀胱炎。另外,应注意药物的累积剂量以及远期肿瘤的发生。

(二)亚硝基脲类

亚硝基脲类抗肿瘤药物包括卡莫司汀(卡氮芥)、洛莫司汀、司莫司汀、尼莫司汀、雷莫司汀、链佐星等。卡莫司汀可引起氮质血症、肾功能减退和肾脏缩小。链佐星每周$1\sim1.5mg/m^2$的总量是安全有效的,若累积剂量大于$4.0g/m^2$,约有65%的患者可出现肾损害。链佐星肾毒性以肾小管损伤为主,且多重于肾小球,蛋白尿是首发表现,可出现急性肾小管坏死、各种肾小管功能异常包括肾小管酸中毒、范科尼综合征、肾性尿崩、持续性低磷血症和氮质血症等,有时可发生肾病综合征。若较长时间使用$>1.5mg/m^2$的剂量,可出现慢性肾脏损害,且停药后毒性作用仍将持续,以致发展成终末期肾衰竭。

大剂量使用其他亚硝基脲类药物也可发生不可预测的肾损害,以司莫司汀最严重,剂量大于$1400mg/m^2$时即可引起肾损害,病理改变为肾小球硬化及肾间质淋巴细胞浸润和纤维化,临床过程较隐匿,肾衰竭可发生于用药后的3~5年。严密监测肾功能有利于减少肾损害的发生,应该严格控制累积剂量,如链佐星应小于$1.5mg/m^2$,卡莫司汀应小于$1250mg/m^2$。

(三)非氮芥类药物

替莫唑胺用于治疗成人顽固性多形性成胶质细胞瘤,群体药物动力学分析表明,肌酐清除率在$36\sim130mL/(min \cdot m^2)$范围内,口服给药对清除率无影响;对重度肾功能不全患者给药时须谨慎。白消安可通过细胞毒性作用使核酸的转化加快,造成血尿酸增高。

五、甲氨蝶呤致肾损害

甲氨蝶呤(MTX)对二氢叶酸还原酶具有高度亲和力,两者结合后阻止二氢叶酸还原为四氢叶酸,从而干扰DNA的合成,是急性白血病常用的化疗药物之一。主要经肾(约40%~90%)排泄,大多以药物原形排出体外。国际上公认的大剂量标准是每次$2.0\sim3.0mg/m^2$,而甲氨蝶呤的绝对致死量是2~4mg/kg,故中毒后必须用四氢叶酸钙解毒。大剂量甲氨蝶呤在组织中蓄积产生细胞毒性,造成直接的毒性损伤和免疫介导损伤,以致多种毒副作用。肾功能不全和骨髓抑制是大剂量甲氨蝶呤治疗引起死亡的主要原因。

大剂量甲氨蝶呤导致尿蛋白及尿酶增高的原因可能是:甲氨蝶呤半衰期为 3.6 小时,其代谢产物 7-羟基甲氨蝶呤溶解度甚低,尤其容易在酸性环境中形成结晶,分解产生大量尿酸经肾排泄,在肾小管沉积堵塞导致肾小管功能损害;急性淋巴细胞白血病应用大剂量甲氨蝶呤化疗时幼稚细胞破坏,小分子蛋白逸出增加,超过了近曲小管的重吸收能力,尿小分子蛋白和微量白蛋白增高。动物实验发现 MTX 相关肾损害存在中性粒细胞浸润和氧化应激,使用抗氧化药物乙酰半胱氨酸可减轻 MTX 的肾毒性。

防治上要注意以下几点:①应注意尿蛋白和肾小管功能的检查;②在 GFR 下降的患者和老年人使用 MTX 要减量;③充分水化,使每日尿量>3L,并碱化尿液,使尿 pH 维持在 7.0 以上;④常规给予亚叶酸钙,也可使用 MTX 解毒剂羧肽酶(CPDG$_2$),能迅速降低 MTX 的血液浓度;⑤一旦出现肾损害,可以用阳离子树脂进行血液灌流。⑥MTX 与链脲霉素、NSAID 和甲基苄肼联合应用时,肾毒性增加,应注意避免。

总之,给肿瘤患者制订化疗方案前,首先要检测肾功能,在已有肾小球滤过率降低的患者和老年人应予以减量;化疗时应很好水化;避免联合使用有肾毒性化疗药;注重掌握药物的累积剂量以及加强对肿瘤化疗患者的长期随访。应熟悉药物的代谢方式、排泄途径、有效血药浓度、肾毒性大小以及透析对化疗药物的清除能力。目前化疗药物相关肾损害的防治措施十分有限。针对其肾损害发生机制的研究可能为预防和治疗提供新的思路:对于本身具有肾毒性的抗肿瘤药物,可以通过加快药物的代谢速率来避免药物在肾脏累积;对于代谢产物具有肾毒性作用的抗肿瘤药物,可以从研究其代谢途径入手,抑制或者降低代谢速率,以减少用药量,在维持有效血药浓度的同时降低抗肿瘤药物的肾脏损害;对于本身有肾毒性作用又是通过代谢产物起到抗肿瘤作用的药物,可以直接用代谢产物给药,从根本上避免肾脏损害。此外,开发有效的抗氧化应激药物作为辅助用药也能为预防肾损害提供新的策略。

（耿　云）

第十二章　药物与中毒导致的肾损害

第一节　中药相关性肾损害

中草药肾病变的概念首先在 1993 年被提出,比利时的医师报道年轻妇女服用含有中草药成分的减肥药后,发生快速进行性肾间质纤维化的病例。进一步植物生化分析,发现这些减肥药含有马兜铃酸的成分。马兜铃酸是一种很强的肾毒性物质,并且具有致突变能力,因而马兜铃酸被认为是引发中草药肾病的主要物质。中草药肾病的病例除了比利时的报告以外,在法国、西班牙、日本及英国也陆续被发现。在国内也发现不少相同病例,这些病人服用中草药并不是为了减肥,有的是为了保健,有的是作为其他疾病的辅助治疗。由于这些药物的来源复杂,因此很难证实马兜铃酸的角色。我们推测可能有其他无法获知的植物毒性存在于药物中,引起这种独特的肾脏病变。本文重点讲述马兜铃酸肾病(AAN)。

一、马兜铃酸及其代谢

马兜铃酸是植物界中发现的第一个硝基菲化合物,是 3,4-次甲二氧基-10-硝基-1-菲酸的衍生物。根据其甲氧基位置的不同可分为 AA-Ⅰ、AA-Ⅱ、AA-Ⅲ、AA-Ⅳ,按含羟基的有无和位置不同又可分为 AA-Ⅰa、AA-Ⅱa、AA-Ⅲa、AA-Ⅳa,此外还包括 7-OH-AAⅠ7-OCH3-AAⅠ 等化学成分。AA 在体内通过硝基还原反应被转化为结构更为稳定的马兜铃内酰胺(AL),后者又可进一步被细胞色素 P_{450} 和过氧化酶两个系统激活从而形成 DNA 加合物。AA 的主要毒性成分为 AA-Ⅰ,含量最丰富,是马兜属植物的主要毒性成分。此外,马兜铃酸的衍生物也具有肾毒性。

二、病因及发病机制

过去认为品种变迁、剂量过大、用药时间过长、炮制方法不当等因素是 AAN 的主要病因,近年研究发现个体差异也是一个重要因素。研究表明合并用药、吸烟、环境化学物质,尤其是 AA 生物转化代谢酶的基因多态性可能与个体对 AA 毒性的易感性有关。AA 引起肾脏损害的特点是广泛的肾间质纤维化,其机制目前仍不十分清楚。可能有以下几方面:①直接损伤作用及小管上皮细胞修复不良;②肾小管上皮细胞分化及成纤维细胞活性增加;③肾脏局部缺血缺氧;④免疫炎症反应机制;⑤马兜铃酸-DNA 加合物学说;⑥马兜铃酸致癌机制:与 AA-DNA 加合物的形成有关。

三、临床表现和病理

1.急性马兜铃酸肾病　临床上呈现非少尿型或少尿型急性肾衰竭,以非少尿型多见。急性 AAN 常伴有肾外表现,可出现上消化道中毒症状,严重者可有上消化道出血、肝功能异常及血小板减少。尿液检查可有少量蛋白尿,以小分子量蛋白为主,肾小管功能受损严重。绝大多数急性马兜铃酸肾病患者肾功能无法恢复而转为慢性马兜铃酸肾病。病理特征为肾小管上皮细胞重度变性、坏死、崩解、裸基底膜形成,肾小球基本正常。

2.慢性马兜铃酸肾病　主要表现为慢性肾小管间质肾病,肾功能进行性损害,即使停药也不能阻止其发展。常伴较早出现的贫血及轻、中度高血压,尿沉渣改变多较轻。B 超可发现肾脏缩小及不对称。病理特征为分布不均的寡细胞性肾间质纤维化。

3.单纯肾小管功能障碍　以肾小管酸中毒和(或)Fanconi 综合征为主要表现,常伴肾小管浓缩功能障碍,血清肌酐及尿素氮基本正常。病理特征为肾小管上皮细胞的变性及萎缩。也有学者认为尽管 AAN 患者发病或肾穿刺活检时的临床与病理表现不相同,但绝大多数患者的临床进展均呈慢性化过程,因此 AAN 实质上均为慢性肾小管间质肾病。

4.肿瘤　慢性马兜铃酸肾病合并泌尿系统肿瘤的发生率非常高,以输尿管或肾盂癌最多见,少数为膀胱乳头状瘤。

四、诊断

AAN 的诊断至今尚无国际公认的诊断标准,临床上多依赖服用 AA 类药物的病史及除外其他原因导致的肾小管间质病变来诊断。AAN 的典型的肾脏病理改变也有助于诊断。

五、治疗

不论急性或慢性马兜铃酸肾病,目前均无有效的治疗方法。因此,马兜铃酸肾病重在预防。主要治疗原则是延缓肾脏病的进展。

1.一般治疗　及时停用含马兜铃酸的中药,慎用肾毒性药物,针对急、慢性肾衰竭进行治疗。肾衰竭期予以透析等对症支持治疗。对已经进入透析阶段或已进行肾移植的病人,有学者建议行双侧肾脏及输尿管切除术,以减少泌尿系肿瘤的发生概率。

2.糖皮质激素　可能对改善马兜铃酸肾病患者的肾功能有一定效果,但缺乏对长期预后影响的评价。

3.血管紧张素转化酶抑制剂或血管紧张素 II 受体拮抗剂　不同的动物模型、给药方式和时机得出了不同的结果,故尚需进一步的临床疗效验证。

4.中药治疗　银杏叶提取物、冬虫夏草及其制剂、丹参、甘草酸、当归、川芎、己酮可可碱等对 AAN 的纤维化有一定延缓作用。还有一些复方制剂、中成药也用于 AAN 的治疗。

5.其他　肝细胞生长因子不能干预 AAN 的急性阶段,但可减轻肾小管上皮再生阶段的间质纤维化程度,部分减少组织金属蛋白酶-1 抑制剂的表达及增加间质金属蛋白酶-9 的活性,故认为其对 AAN 有效。其他如还原型谷胱苷肽、钙离子拮抗剂、内皮素-1 受体拮抗剂、前列腺素 E_1、辛伐他汀、抗肿瘤坏死因子单克隆抗体、曲尼司特等药物也有研究表示对 AAN 有保护作用。但相关研究尚较少,且缺乏临床研究,需进一步实验探讨。

六、预防

加强中草药的质量监控。广泛普及马兜铃酸肾病相关知识,特别是对于广大农村地区,使基层医务工作者认识和了解马兜铃酸肾病是从源头防治马兜铃酸肾病的重要措施。

（王孝东）

第二节　造影剂相关性肾损害

造影剂肾病(CIN)是造影剂使用中最严重的并发症之一,随着造影剂的广泛应用,CIN 的发病率也随之增高,已成为当前医院内发生医源性 ARF 的重要原因之一。

一、定义和诊断标准

在造影后 48 小时内,当基础 Scr＜1.5mg/dl,而 Scr 较基础水平升高大于 25％时;或当基础 Scr＞1.5mg/dl,Scr 基础水平升高大于 1mg/dl 时,可诊断为 CIN。

二、危险因素

1.原有肾功能不全　原有肾功能不全常定义为 Scr＞1.5mg/dl($133.5\mu mol/L$)。Lautin 等的前瞻性研究认为,慢性肾功能不全病人,肾血流量可能已有减少,自动调节肾小球滤过率、肾血流量的功能已减弱,此时造影剂的使用引起血流动力学变化,导致肾缺血,使肾功能恶化。

2.糖尿病　糖尿病,特别是伴肾功能不全时,如果存在脱水,则 CIN 的发生率更为增高。说明糖尿病可能不是 CIN 的独立危险因素,而糖尿病合并肾功能损害较单纯肾功能损害者发生 CIN 的危险性增加,若同时合并脱水则更增加 CIN 的危险性。

3.造影剂的剂量和渗透性

(1)造影剂的剂量:多数研究证明在有肾功能损害和糖尿病等高危因素的人群中 CIN 发生率与造影剂剂量成正相关。

(2)造影剂的渗透性:对正常肾功能($Scr＜140\mu mol/L$)的糖尿病及非糖尿病患者,低渗造影剂并无明显的有益作用,而对造影前即存在肾功能不全者($Scr＞141\mu mollL$)的糖尿病及非糖尿病患者,可使 CIN 发生率从 33％降至 21％,表明有明显的有益作用。低渗造影剂在高危病人中比高渗造影剂有较小的肾毒性,但并不能防止 CIN 的发生,且低渗造影剂价格明显高于高渗造影剂,对高危病人使用低渗造影剂能降低 CIN 的发生。

4.心功能不全　心功能不全也是 CIN 的危险因素。心功能不全时可导致肾血流减少,加上造影剂引起肾血管收缩可增加缺血性肾功能衰竭的危险。

5.其他　脱水、高血压、高龄、肝功能异常、短期内反复大剂量使用造影剂、低血钾、周围血管病变等均被认为是 CIN 的危险因素。

三、病理

CIN 的病理表现为髓质升段粗枝小管上皮细胞坏死,细胞凋亡及小管塌陷,小管上皮细胞线粒体肿胀、核固缩,细胞质破坏及细胞内钙化,髓质外层的深度病变最重。

四、发病机制

在 CIN 的发病机制中,肾髓质缺血是发病的关键因素,造影剂对肾小管的直接间接毒性作用,氧自由基损伤及肾小管阻塞均在 CIN 发生中起重要作用。而由于血管扩张与收缩的失衡,使血液分布到皮质,同时内皮素、NO、腺苷等代谢改变,均可导致髓质缺血。在高血压、动脉粥样硬化、糖尿病等患者,由于内皮功能受损,对造影剂尤为敏感,更易发生 CIN。

1.肾脏血流动力学变化　造影剂对肾血流的改变呈双向性,注射造影剂后首先引起肾血管急性短暂扩张,随后则是持续较长时间进行性血管收缩,引起血液从髓质到皮质重新分布,发生髓质血液盗窃现象,使髓质血流减少。

2.造影剂对肾小管的毒性作用　造影剂对肾小管的损伤既有直接毒性作用,也有缺血、缺氧的继发性损伤。造影剂对肾小管上皮细胞的直接毒性作用与渗透压的改变无关,造影剂可直接作用于肾小管,引起细胞内钾离子浓度和腺嘌呤核苷酸浓度降低,远曲小管细胞内钠离子浓度增加,缺氧更可加重这些改变,而细胞内环境改变也加重肾髓质缺氧,形成恶性循环。

3.氧自由基损伤　氧化剂介导的肾损伤在 CIN 的发病机制中起着重要的作用,脂质过氧化物的产生与造影剂渗透性及原发病有关。

4.肾小管阻塞　造影剂作用于肾小管上皮细胞,引起上皮细胞坏死,脱落的上皮细胞及造影剂可与 Tamm-Horsfal 蛋白(肾小管上皮细胞分泌的黏蛋白)结合,形成胶状沉淀物,造成肾小管阻塞,损害肾脏功能。另外,造影剂可促使尿酸排泄增多,发生尿酸沉积,导致肾小管阻塞。

五、临床表现

造影剂肾病的主要临床表现如下。

1.注射造影剂后 48 小时内出现一过性蛋白尿。

2.尿酶(NAG、AAP)等浓度增高,出现 α_2-微球蛋白尿、β_2-微球蛋白尿,尿比重及渗透压下降。

3.造影后 24～72 小时出现血肌酐升高,3～5 天达高峰,7～10 天恢复至造影前水平,甚至发生 ARF(80% 为非少尿型 ARF,少数呈少尿型,甚至无尿)。

4.停药后肾功能可逐渐恢复,不可逆肾衰较少见,但年迈、原有肾功能不全者多不可逆而呈慢性肾功能衰竭。

六、预后和防治

(一)CIN 的预后

CIN 大多属亚临床型,可不经治疗而恢复,预后相对较好。

(二)CIN 的预防

1.严格掌握适应证,控制造影剂的剂量 造影前应认真检测肾功能,充分了解病人有无危险因素,对有危险因素的患者,应严格掌握使用造影剂的适应证,并仔细权衡造影的利弊,尽量避免造影,选用核磁共振、超声、核素技术或二氧化碳动脉造影等替代性影像学检查方法。若高危病人必须接受造影,应尽量减少造影剂用量,造影剂剂量每次注入量不超过 30ml,并力争在造影前纠正脱水等危险因素,术前术后监测血肌酐水平。同时避免短期内重复用药,在第一次造影后 3 个月内应避免再次造影,对于需重复造影的病人,必须等血肌酐降至基础水平后再进行下一次造影。

2.水化疗法 造影前应鼓励病人多饮水,必要时静脉补液。造影前补液可纠正亚临床脱水,造影后补液可减轻造影剂引起的渗透性利尿,故静脉补液一直被认为是预防 CIN 的经典手段。此方法简单易行,一般补液方法采用 0.45％盐水,造影前 1～2 小时开始以 1ml/(kg·h)的速度静滴,持续至造影后 24 小时,若病人存在负氮平衡可适当增加补液速度。门诊病人可在造影前口服补液并在造影后静滴 0.45％盐水 6 小时,同样起到预防作用。学者报道,在造影前 12 小时给予 0.45％盐水 1000～1200ml 静脉均速点滴,可减少造影剂所造成的肾损害。

3.利尿剂 渗透性利尿剂甘露醇和袢利尿剂呋塞米等对 CIN 的预防作用尚无定论,不主张用于 CIN 的预防。

4.高危病人选用非离子型低渗造影剂 近年来许多学者认为非离子型低渗造影剂的肾毒性较小。因此,对于原有糖尿病等危险因素,特别是多个危险因素共存的患者,主张在造影时选用非离子低渗造影剂。

5.血管扩张剂

(1)钙通道阻滞剂:近年来的动物实验表明,钙通道阻滞剂能改善造影剂引起的肾血流动力学紊乱,一些前瞻性试验发现,钙通道阻滞剂可缓解造影剂引起的肾小球滤过降低。

(2)多巴胺:多巴胺不作为常规预防用药,糖尿病病人不能采用多巴胺预防 CIN。

6.腺苷受体拮抗剂——茶碱 提示茶碱对 CIN 有预防作用。

7.血管活性因子

(1)心钠素:研究发现,在非糖尿病患者造影前给予肾血管活性药物对 CIN 有预防作用,在糖尿病患者使用肾血管活性药物会增加 CIN 的发生率,可能是糖尿病患者 CIN 的发生与增加肾血管活性有关。

(2)内源性血管舒张因子(NO):Schwartz 等的动物实验发现,L-精氨酸对 CIN 有预防作用。

8.血液净化 通过血液净化可有效排除碘造影剂,对 CIN 高危患者不失为一种预防和治疗的有效方法。

9.其他

(1)抗氧化剂:乙酰半胱氨酸有一定的肾脏保护作用并可以降低 CIN 的发生率。

(2)黄芪:学者的研究发现黄芪对糖尿病造影剂肾损害发生有一定的预防作用,这种预防作用可能与抑制肾脏局部内皮素系统作用有关。

(3)前列腺素 E_1:有研究表明,造影前 1～2 小时给予前列腺素 E_1 20mg/(kg·min)维持 6 小时,可有效预防 CIN 的发生。

七、治疗

主要的措施是维持水、电解质平衡,造影前后密切监测肾功能指标,积极处理并发症,加强营养支持。合并有急性肾功能衰竭时透析治疗,对于口服二甲双胍的病人在造影前后 2 天应停服该药,待肾功能恢复至造影前水平再重新服药,以免发生乳酸性酸中毒。原用非甾体类药物和利尿剂的患者,造影前应停药,并补足血容量。

(张 勇)

第三节 抗肿瘤药物相关性肾损害

抗肿瘤药物可直接造成肾小管中毒性损害,或损伤血管内皮细胞,造成血栓性微血管病。抗肿瘤药物的肾毒性呈剂量依赖性,并且与药物种类密切相关。影响合成和破坏 DNA 结构的药物有烷化剂、抗代谢药、抗肿瘤抗生素、铂类(也有学者将其归入烷化剂类)等,尤易诱导肾脏损害。此类药物作用靶点特异性不强,对全身增生活跃的细胞如血细胞、肠道、肾小管上皮细胞均有广泛影响;而作用靶点特异性强的抗肿瘤药物如性激素、新型单克隆抗体如利妥昔单抗(商品名美罗华),则无明显肾毒性。干扰蛋白质合成的抗肿瘤药物如紫杉醇、长春新碱等,很少有肾损害的报道。药动学特点也与药物肾损害有关,顺铂在肾脏的浓度明显高于其他器官,尤其是近端小管 S3 段,因此,顺铂的肾毒性较大。

合理选用化疗药物和剂量、严格控制累积剂量、化疗前后充分水化、避免合用其他肾毒性药物以及严密监测肾功能,可以有效地减轻和防止化疗药物对肾脏的损害。此外,在进行化疗的同时,给予冬虫夏草也可预防和减轻肾毒性。

一、金属箔类化合物

金属箔类化合物包括顺铂、碳铂(商品名卡铂)、奥沙力铂等,均为细胞周期非特异性药物,作用机制与烷化剂类似,主要是破坏增殖细胞的 DNA 结构,是目前实体肿瘤化疗的首选药物之一。此类化疗药物中,顺铂的肾毒性最大,第 2、3 代铂类肾毒性较小。

1.顺铂(CP) 主要用于治疗泌尿生殖系统肿瘤、头颈部肿瘤和骨肉瘤。本品具有耳毒性、肾毒性、神经毒性、骨髓抑制等。20 世纪 70 年代初应用于临床时,尽管疗效确切,但因其明显的肾损害和胃肠道反应,限制了其在临床的应用。

(1)代谢:顺铂进入体内后,90％以上迅速与蛋白质结合,24 小时后 10％～40％自肾脏排泄(肾小球滤过率和肾小管分泌),半衰期 36 天以上。顺铂在体内主要聚集在肝、脾、肾等实质性器官,顺铂在肾脏的浓度最高,肾小管上皮细胞内的药物浓度为细胞外液的 5 倍以上。因而肾小管上皮细胞易受损害。

(2)临床表现:顺铂肾毒性主要为肾小管功能损害和非少尿型急性肾功能衰竭。肾小管性蛋白尿和肾性糖尿较为常见。顺铂与庆大霉素、两性霉素 B 联合应用时,低镁血症更加常见。约 50％的患者存在低镁血症。尿钠排泄增加,易出现低钠血症、低血容量和体位性低血压,导致肾前性急性肾功能衰竭。化疗所致的厌食、吞咽困难等,会进一步加重上述症状。某些患者因并发抗利尿激素(也称血管加压素)分泌不当综合征(SIADH),在顺铂治疗后数日即出现严重的低钠血症。

肾脏损害的病理改变主要在肾小管间质。肾小管上皮细胞往往有不同程度的损伤,严重者可见刷状缘脱落、坏死、变性,肾间质水肿。顺铂多次化疗后可出现慢性肾间质性肾炎。

(3)预防措施
①在不影响疗效的情况下,减少顺铂剂量和延长给药时间。
②充分水化:给药前 12～24 小时开始补液,然后将顺铂加入等渗盐水中,持续输注 3 小时,继之持续输

注等渗盐水或甘露 24 小时,维持尿量在 100ml/h 以上。顺铂剂量大于 100～200mg/m² 时,易加用小剂量呋塞米。

③输注高渗盐水(3%):顺铂剂量达到 200mg/m²,GFR 正常时,可将顺铂加入高渗盐水(3%)中输注。

④补镁:因此类患者常常并发低钾、低钙血症,如低镁未得到有效改善,低钾、低钙往往难以有效纠正。

⑤氨林汀:其是一种有机硫化磷酸化合物,也是唯一被美国食品与药物管理局(FDA)批准用于减少顺铂等化疗药物肾毒性的药物。本品进入体内代谢后产生巯基,后者可以清除活性氧,减轻铂类、环磷酰胺、丝裂霉素等所致的肾脏、骨髓、耳和神经系统毒性,而不降低化疗药物的疗效。由于半衰期短,需在放、化疗前即刻使用才有效。不良反应少,部分患者可出现低血压和(或)消化道症状,因而需卧位静脉滴注。常用剂量为 500～600mg/m²,溶于 50ml 等渗盐水中,在化疗前半小时静脉滴注,15 分钟内滴完。

⑥丙磺舒或妥拉唑啉:给予丙磺舒或妥拉唑啉抑制肾小管细胞对顺铂的摄取,减少肾小管上皮细胞内的顺铂浓度。

⑦二乙基二硫代氨基甲酸酯(DDTC):可以与顺铂竞争性地与 DNA 结合,在动物实验中曾取得满意的效果,但临床试验效果尚不尽如人意。

⑧使用新型铂类化合物:如碳铂,抗肿瘤活性较强,肾毒性较低。

2.碳铂(商品名卡铂)　碳铂为第 2 代铂类抗癌药物,与顺铂相比,碳铂除造血系统损害外,其他系统毒性反应小,可替代顺铂用于治疗某些癌症。大剂量使用或联用其他肾毒性药物时,仍可能引发肾功能不全。肾脏不良反应往往较为轻微,主要表现为尿酶升高或一过性 GRF 降低。

3.奥沙力铂　奥沙力铂为第 3 代铂类抗癌药物。与顺铂相比,奥沙力铂无明确的肾毒性,可用于肾脏损害者,如肾移植后肿瘤患者,但在肾功能不全患者中应用的尚缺乏经验。

二、烷化剂

烷化剂类抗肿瘤药包括亚硝基脲类、氮芥类和非氮芥类,均属于细胞毒类药物,在抑制和破坏增生活跃的肿瘤细胞的同时,对其他正常增生较快的细胞也同样有抑制作用,从而引发许多严重不良反应,如恶心、呕吐、骨髓抑制、脱发和肝、肾毒性等。

1.亚硝基脲类　亚硝基脲类包括卡莫斯汀(别名卡氮芥)、洛莫斯汀、司莫斯汀、甲环亚硝脲(别名尼莫斯汀)、雷莫斯汀、链脲佐菌素和环亚硝脲等,用于治疗脑部恶性肿瘤、黑色素瘤以及其他恶性肿瘤。小剂量时,肾损害轻,尿检异常不明显,可尽表现为剂量依赖性少量蛋白尿。若累积剂量超过 1200～1500mg/m²时,可在化疗后数月发展至肾功能不全。肾脏病理改变可见肾小球肥大、肾间质纤维化和肾小管萎缩。链脲佐霉素在每周 1.0～1.5mg/m² 给药时安全有效;若累积剂量大于 4.0g/m²,约有 65% 的患者可出现肾损害。链脲佐霉素肾损害以近端肾小管损害和蛋白尿为特点,肾小球损害较轻,临床首先表现为蛋白尿,肾小管性酸中毒、Fanconi 综合征、尿性肾崩征、低磷血症和 SCr 升高等,有时可表现为肾病综合征,甚至急性肾功能衰竭。长时间给药,如累积剂量大于 1.5mg/m² 时,可出现慢性肾损害,停药后肾脏病变仍持续,最终进展至终末期肾病。甲环亚硝脲累积剂量大于 1400mg/m²、氯乙亚硝脲大于 1250mg/m² 时,即可引起肾损害,病理改变为肾小球硬化及肾间质纤维化和淋巴细胞浸润。临床表现隐匿,用药后 3～5 年方进展至肾功能衰竭。

2.氮芥类　氮芥类为临床最早应用的抗癌药,包括苯丙氨酸氮芥(别名美法仑、溶肉瘤素)、甲酰溶肉瘤素(别名氮甲)以及光谱抗癌药环磷酰胺(CTX)和异环磷酰胺等。环磷酰胺和异环磷酰胺主要不良反应是水排泄减少引起的一过性稀释性低钠血症、出血性膀胱炎和慢性膀胱纤维化,大剂量环磷酰胺通过使入球小动脉收缩,影响 GFR 或结晶堵塞远端肾单位,造成肾内梗阻,引发急性肾功能衰竭。化疗时,充分水化、碱化,以稀释和碱化尿中代谢产物。泌尿系保护剂美司钠与二者的毒性代谢产物丙烯醛特异性结合,形成无毒性复合物,由尿中迅速排出,可防止大剂量环磷酰胺或化疗时引起的出血性膀胱炎等泌尿系统上皮细胞毒性反应。

三、抗代谢药

1.叶酸拮抗剂-甲氨蝶呤(MTX)　甲氨蝶呤及其代谢产物 7-羟基甲氨蝶呤溶解度甚低,尤其容易在酸性环境中形成结晶,结晶崩解后产生大量尿酸,可在肾小管内沉积,堵塞肾小管,引起肾小管功能损害。患者肾功能正常的情况下,常规低剂量甲氨蝶呤没有肾毒性。大剂量甲氨蝶呤($500\sim7500\mathrm{mg/m^2}$)可以阻塞肾小管而引发急性肾功能衰竭,肾损害的发生率为 2.5%。应用大剂量甲氨蝶呤治疗急性淋巴细胞白血病,幼稚细胞破坏,蛋白逸出增加,超过近曲肾小管重吸收的能力,形成以小分子为主的蛋白尿。甲氨蝶呤与链脲佐霉素、传统非类固醇消炎药和甲基苄肼联合应用时,肾毒性增加。给予适当水化,以增加尿量,碳酸氢盐碱化尿液,可减少甲氨蝶呤的肾毒性。通常在甲氨蝶呤用药前 12 小时开始水化,水化量为 100ml/($\mathrm{h\cdot m^2}$),水化液中加入碳酸氢钠($33\mathrm{mmol/L}$)碱化尿液。常规给予四氢叶酸(THFA)或者羧肽酶-G2(CPD-G2),可以迅速降低甲氨蝶呤血浓度;一旦出现肾损害,可以用阳离子树脂进行血液灌流。

2.嘧啶拮抗物

(1)尿嘧啶衍生物:氟尿嘧啶(5-FU)在体内转变为氟尿嘧啶脱氧核苷,可阻断尿嘧啶脱氧核苷酸转变为胸腺嘧啶脱氧核苷,影响 DNA 合成。此外,还可作用于 RNA。单独应用一般不出现肾损害,当与其他肾毒性药物如丝裂霉素、顺铂等合用,则出现肾脏损害。肾脏病理改变为肾小动脉纤维素样坏死、动脉内膜增厚、肾小管萎缩和肾间质纤维化。临床表现为急性肾功能衰竭、血管病溶血性贫血。也有部分患者病情进展相对缓慢,不伴微血管病性溶血性贫血,病理改变较轻。

(2)胞嘧啶衍生物:吉西他滨是一种新型的细胞周期特异性胞嘧啶衍生物,主要作用于肿瘤细胞(S 期细胞)DNA 合成期,也可以阻止肿瘤细胞从 G1 期进入 S 期。临床主要用于治疗非小细胞肺癌、胰腺癌、膀胱癌、乳腺癌及其他实体瘤。吉西他滨治疗后约有 50% 出现少量蛋白尿和镜下血尿,但极少出现临床症状。偶见血栓性为血管病,SCr 与 BUN 升高。一旦出现,应立即停药。此外,吉西他滨的不良反应有骨髓抑制、肝功能损害以及消化道症状。对已有肾功能损害的患者,吉西他滨应慎用,避免与其他肾毒性抗肿瘤药物合用。

(3)嘧啶类复合物

①阿糖胞苷:为抗嘧啶类抗代谢药物,通过抑制 DNA 聚合酶而抑制 DNA 合成,属于作用于细胞周期 S 期的特异性药物,主要作用于治疗急性白血病和非霍奇金淋巴瘤。体内在脱氨基酶的作用下转变成无毒性阿糖尿嘧啶,从尿液中排泄。临床上半数以上的患者出现 SCr 倍增和(或)内生肌酐清除率下降 5%。阿糖胞苷肾毒性病理改变为肾间质水肿、肾小管扩张及肾小管上皮细胞扁平。

②阿扎胞苷(别名 5-阿扎胞苷):为嘧啶类化合物,主要用于治疗难治性急性非淋巴细胞性白血病。单独应用阿扎胞苷不出现肾损害,与其他药物联用可出现肾毒性损害,主要为肾小管重吸收功能异常,表现为肾性糖尿、磷酸盐尿、多尿、酸血症和轻度氮质血症,但停药后迅速恢复。

③硫鸟嘌呤(别名 6-硫代鸟嘌呤):抗嘌呤类药物能抑制核酸合成。动物模型研究显示,对多种肿瘤有抑制作用,主要作用于细胞周期的 S 期。日服硫鸟嘌呤,一般不出现肾毒性损害。大剂量静脉推注,可以导致中度的 SCr 升高,停药后 2 周即可恢复。

四、抗生素类

1.丝裂霉素(商品名丝裂霉素 C)　丝裂霉素主要用于治疗乳腺癌和胃、胰腺、肠等消化道腺癌以及肺癌等。丝裂霉素治疗 5～12 个月后,约 10％患者可发生溶血性尿毒症综合征,累积剂量超过 60mg 后更易发生溶血性尿毒症综合征,即使停药,其症状仍可持续加重。目前,丝裂霉素仅给药 2～3 次,且不主张反复多次应用,肾脏损害风险明显减少。丝裂霉素毒性的肾损害临床表现包括高血压、蛋白尿、SCr 升高、肺水肿、贫血、血小板减少等。常在肾功能不全前数周出现微血管病性溶血性贫血,部分患者微血管性溶血性贫血可在肾功能不全发生前自行缓解。17％～25％的溶血性尿毒症综合征伴有神经症状,如癫痫发作、皮质盲。肾活检及尸检证实,肾小球毛细血管襻和入球小动脉内见纤维素沉积,或纤维素样坏死。其他病变包括肾小球基底膜增厚,灶状肾小管萎缩,间质小动脉内膜增厚和纤维素沉积等。急性肾功能衰竭者多需行血液净化治疗。

2.蒽环类抗生素　蒽环类抗生素包括依达比星(商品名去甲氧基柔红霉素)、吡柔比星(别名吡喃阿霉素)、多柔比星(商品名阿霉素)、戊柔比星等。大鼠阿霉素(多柔比星)肾病模型是公认的能较好地模拟人类肾小球疾病模型之一。动物实验中使用大剂量多柔比星(7.5mg/kg 或总剂量 180mg/m²)可诱发阿霉素肾病。初次以及再次给药,可分别形成类似于人类微小病变性肾病和局灶节段性肾小球硬化模型。阿霉素引起肾毒性剂量,往往会同时引起心脏毒性,故临床应用受到限制,因而阿霉素肾损害报道甚少。

3.普卡霉素　普卡霉素广泛应用恶性肿瘤伴高钙血症的治疗。仅在每天使用和疗程较长的患者才出现肾毒性,其发生率约 40％左右。主要损伤近端和远端肾小管,临床表现为少量蛋白尿和肾小功能障碍。病理改变为肾小管上皮细胞坏死、肾小管萎缩,而肾小球无明显病变。

五、其他抗肿瘤药和辅助抗肿瘤药

1.门冬酰胺酶(别名左旋门冬酰胺酶)　门冬酰胺酶系自大肠埃希菌或欧文菌中提取制备具有酰胺基水解作用的酶类抗肿瘤药物。治疗时,由于大量肿瘤细胞迅速被破坏,核酸分解释放,尿酸产生增多,引起高尿酸血症,重者可引起急性尿酸性肾病。一般选用别嘌呤醇来预防和治疗门冬酰胺酶引起的高尿酸血症。

2.干扰素(IFN)　干扰素分为 IFN-α、IFN-β 和 IFN-γ,可以直接抑制肿瘤细胞,增强或启动宿主对肿瘤细胞的免疫反应,通过与免疫反应无关的途径,干扰宿主与肿瘤间的相互作用而具抗肿瘤效应。其中 IFN-α 和 IFN-γ 可导致肾损害。IFN-α 可导致蛋白尿,病理改变为微小病变,少数患者表现为膜增生性肾小球肾炎,罕见导致急性肾功能衰竭。IFN-γ 肾毒性作用主要表现为急性肾功能衰竭,病理改变为急性肾小管坏死。

3.白细胞介素-2(IL-2)　IL-2 主要用于肾癌、恶性黑色素瘤、结肠癌、直肠癌等晚期肿瘤辅助治疗。大剂量肠外给药时,急性肾功能衰竭的发生率高达 90％。有研究显示,大剂量 IL-2 可导致毛细血管渗漏综合征,即大剂量血浆蛋白渗漏到组织间隙,导致血容量减少、肾脏有效灌注不足,而导致急性肾功能衰竭。也有研究者认为,IL-2 对肾小管上皮细胞有直接毒性。补足血容量、持续缓慢给药、避免与非类固醇类消炎药物同时应用等措施,可减轻 IL-2 的肾毒性。IL-2 与淋巴因子激活杀伤细胞(LAK)共同输注,可显著增强后者的抗肿瘤效应,但可以出现明显的血压下降、GFR 下降和肾脏钠排泄减少。GFR 下降先于血压下降,因此,IL-2 介导的 GFR 下降,并非继发于全身血流动力学紊乱,而是可能与肾小球净超滤压和(或)

超滤系数下降有关。非类固醇类消炎药可以加速 GFR 下降。

4.单克隆抗体　近年来,单克隆抗体尤其是抗 CD20、CD52 和 CD33 单克隆抗体,广泛应用于治疗白血病和淋巴瘤。抗 CD20 单克隆抗体主要应用于治疗非霍奇金淋巴瘤。迄今为止,以 CD20 为作用靶点的抗体主要有 IF5、2H7、B1、C288、HI47 等 5 种,不同抗体对 B 细胞影响不同,其中 C288 利妥西单抗(商品名美罗华)已经美国 FDA 批准应用于临床,可有效清除 B 细胞,达到抑制体液免疫和抗肿瘤的效果。其不良反应小,大多发生在首次注射后 30～90 分钟,常见发热、寒战、恶心、乏力、皮疹等反应,后续治疗中很少出现。偶见呼吸困难、支气管痉挛、血管神经性水肿,仅个别患者会引起外周血中性粒细胞、红细胞或血小板减少,鲜见引起明显的肾毒性。利妥西单抗和传统化疗方案环磷酰胺、多柔比星、长春新碱、泼尼松(CHOP)联合应用,并不增加化疗药物的不良反应。抗 CD52 单克隆抗体主要用于治疗慢性淋巴细胞白血病,在免疫功能被极度抑制时,可引起急性肾功能衰竭和弥散性血管内凝血。吉姆单抗/澳佐米星(又名 mylotarg)由人源化的抗 CD33 单克隆抗体与细胞毒药物环孢素的衍生物结合而成。FDA 已批准抗 CD33 单克隆抗体单独应用于 60 岁以上 CD33 阳性急性髓细胞白血病(AML)首次复发患者,国外未见有肾毒性报道。国内吴穗晶等应用抗 CD33 单克隆抗体为主的方案治疗 11 例难治性白血病患者,也无一例出现肾损害。

(李韶明)

第四节　重金属中毒性肾病

【概述】

重金属中毒性肾病是由于长期接触重金属后引起的急慢性肾损伤。大多数重金属元素都具有肾脏毒性,生产性与非生产性金属及其化合物引起的中毒性肾病在临床上十分常见。环境污染也是接触重金属及其化合物引起中毒性肾病的另一个重要原因。中医可将其归属为"水肿"、"癃闭"、"关格"范畴。

【诊断要点】

(一)临床表现

重金属所致中毒性肾病临床表现复杂,既有全身症状,也有典型的肾脏损害表现。

1.肾脏表现

(1)肾病综合征与肾炎综合征:由重金属对肾小球造成的免疫损伤所致。肾病综合征者以汞、镉、金等引起者多见,临床上主要表现为大量蛋白尿、低白蛋白血症,伴或不伴水肿及高脂血症,肾功能多正常;肾炎综合征则表现为血尿、蛋白尿、水肿、高血压等。

(2)急性肾衰竭:可因重金属直接或间接作用,引起外周循环衰竭、肾血管痉挛而导致肾前性肾功能不全;也可由于重金属直接毒性、血红蛋白管型堵塞小管腔、肾缺血等因素可致急性肾小管坏死。轻者仅有微量尿蛋白、红细胞尿、白细胞尿及管型尿、氮质血症;重者可出现典型的急性肾衰竭综合征表现,以少尿型者居多。

(3)慢性间质性肾炎:主要见于急性中毒性损伤后遗症或慢性肾小管损伤晚期,临床表现较隐匿,临床有多尿、夜尿增加、烦渴等症状,往往在出现慢性肾衰竭时才被发现。

(4)慢性肾衰竭:此为低剂量重金属所致慢性肾毒性的常见表现,主要为近曲小管功能障碍,临床上出现低分子蛋白尿、肾性糖尿、氨基酸尿、磷酸盐尿等范可尼综合征的表现。

2.肾外表现　肾外表现因重金属种类的不同而异,常见的有头痛、发热、口腔炎、胃肠炎、腹痛、肺炎、肺水肿、皮疹、肌肉麻痹、中毒性脑病、贫血、黄疸、肝脏损害等。

3.常见重金属中毒临床表现

(1)汞:急性汞中毒时可在数小时内出现恶心、呕吐、腹痛等消化道症状以及口腔黏膜肿胀、溃疡,严重时可发生喉头水肿。肾脏损害以急性肾小管坏死为主,出现少尿、蛋白尿、血尿、管型尿等表现,重者可进展为急性肾衰竭。

慢性汞中毒可引起肾近曲小管功能障碍,出现低分子蛋白尿,尿酶如 NAG 等升高,尿视黄醇结合蛋白(RBP)升高。较大剂量汞则可造成肾小球损伤,轻者出现少量白蛋白尿,重者可表现为肾病综合征,电镜下可见基底膜受损处或基膜外有免疫复合物沉积,上皮细胞足突融合。

(2)铅:急性铅中毒者消化道症状明显,突出的为腹绞痛、中毒性肝病等,可伴有头痛、高血压及中毒性脑病。肾脏损伤有特征性病理改变,即近曲小管肿胀、变性,细胞内出现铅-蛋白复合物构成的核包涵体,可随细胞脱落并由尿排出,故尿中可找到核包涵体。

慢性铅中毒,除腹绞痛、贫血、周围神经病变外,可有尿酸升高及痛风表现,肾脏的早期表现为近曲小管功能障碍,可见低分子蛋白尿、氨基酸尿、糖尿及磷酸盐尿;晚期主要表现为 TIN,出现间质纤维化、肾小管萎缩、肾硬化,最后可致慢性肾衰竭。

(3)镉:急性吸入大量氧化镉烟雾可引起化学性肺炎及肺水肿,重者有肝肾损害。肾脏改变多为近曲小管功能障碍或急性肾损伤。慢性镉中毒主要损伤在肾脏,临床上可出现低分子蛋白尿、氨基酸尿、糖尿、肾结石及骨质软化症,晚期可因肾间质纤维化而导致肾小管性酸中毒、慢性肾衰竭。

(4)砷:急性砷中毒可表现为剧烈的急性胃肠道症状,肾脏损害为急性肾小管坏死。临床上可见蛋白尿、血尿、管型尿。慢性砷中毒者,可出现肾小管功能障碍,导致急性小管间质病变及慢性肾衰竭。

(5)铬:急性中毒常由误服或皮肤沾染高浓度六价铬化合物(铬酸盐或重铬酸盐)引起,导致肝肾损害,临床表现有肝大、黄疸、肝功能损害、少尿、蛋白尿、血尿等,并迅速发生急性肾衰竭。慢性铬中毒主要引起近端肾小管功能障碍,故尿中 β_2 微球蛋白、氨基酸排出增加及低分子蛋白尿,尿 NAG 酶及 γ-GT 活性增高。

(二)诊断标准

1.有重金属及其化合物接触史和(或)该种金属中毒的临床表现。

2.血、尿及其他分泌物如唾液等检查发现该种重金属含量升高,但也有检测时不升高者。

3.有尿检异常,肾功能改变、尿糖阳性、氨基酸尿、尿钙、尿磷升高等肾脏损害的临床表现及实验室检查发现。

4.能排除其他原因引起的肾脏病。

(三)辅助检查和实验室检查

1.尿检　可有蛋白尿、血尿、肾性糖尿、氨基酸尿、磷酸盐尿、高钙尿等。

2.肾功能　重金属引起的肾损害一般以肾小管-间质者居多,但也可影响到肾小球,所以肾功能检查除常见的尿浓缩能力减退、尿渗透压降低、酸化障碍等,也可有内生肌酐清除率降低,血尿素氮、血肌酐、血尿酸升高。

3.生化检查　可有低钾血症、酸中毒,铅中毒时还可有血尿酸升高,血谷丙转氨酶升高,黄疸指数升高等。

4.各种重金属含量的测定　有条件者做血和(或)尿汞、铅、镉、金等测定,以资明确重金属中毒的种类和含量。

5.影像检查　X线或B超检查可发现肾钙化、肾结石。

6.肾脏病理检查

(1)由直接毒性作用和肾缺血性肾小管损伤,引起急性肾小管坏死时,光镜显示近端小管上皮细胞变性、坏死,管腔扩张,小管周围的间质充血、水肿、炎细胞浸润。

(2)慢性间质性肾炎时,可见肾间质大量淋巴细胞及浆细胞浸润,间质纤维化,肾小管扩张或萎缩,严重者整个肾脏弥漫纤维化,肾血管及肾小球皆受累。

(3)出现肾病综合征时,光镜可见膜性或增生性肾小球改变,电镜下基底膜增厚或系膜表面有电子致密物沉积,免疫荧光提示 IgG、IgM、C3 颗粒状在系膜或毛细血管壁沉积。

【鉴别诊断】

1.原发性肾小球疾病　表现为蛋白尿、血尿、血压升高及水肿,或高度水肿、低蛋白血症等,仅从临床表现很难与本病相鉴别,需详细询问患者是否有重金属接触史,如有不明原因的多系统损伤,难以明确诊断,应做血、尿及分泌物重金属测定,否则易误诊和漏诊。

2.特发性范可尼综合征　无重金属接触史,主要由于先天性肾近曲小管的多种重吸收功能缺陷所致,引起肾小球滤出液中葡萄糖、氨基酸、钙、磷以及碳酸氢钠等回吸收均发生障碍。

3.特发性尿钙增高症　肾小管重吸收钙能力降低,以致尿钙排出增加,易引起尿路结石及骨质疏松,为原发性肾小管缺陷。由于肠道钙吸收亢进,肾小管重吸收负荷过重所致。

4.药物性间质性肾炎　有滥用止痛药及肾毒性抗生素(庆大霉素、两性霉素 B、环孢素等)史,表现为蛋白尿、血尿等,重者可出现急性肾衰竭。

【治疗方法】

(一)西医治疗

1.一般治疗　治疗原则:①脱离与重金属的接触;②清除附着于身体各部及进入体内的毒物,如局部清洗、催吐、洗胃、导泻、灌肠等;③及时采用解毒药。

(1)立即离开中毒现场:针对不同重金属给予一般处理,如紧急洗胃、换去污染衣物、全身淋浴、口服碱性药物(碳酸氢钠 8～12g/d),应用泼尼松龙 200～400mg 静脉滴注等。

(2)解毒药物应用:根据重金属的种类及时采用解毒药,有助于迅速排毒。

(3)透析治疗:危急病例如急性肾衰竭、少尿或无尿、高钾血症等危及生命时,需立即进行血液净化(如血液灌流、血液滤过、血液透析等)治疗,可以迅速清除毒物。已进入终末期肾脏病患者,应行规则血液透析治疗。

(4)对症处理:针对重金属中毒的临床表现,积极进行对症处理,如适当补液、碱化尿液、纠正贫血、保肝、防止消化道出血以及全身支持疗法等。

2.常见重金属的肾毒性及处理

(1)汞:汞中毒的防治关键在于预防,中毒一旦确诊应立即脱离接触,用二巯丙磺钠(二巯基丙磺酸钠)、二巯丁二钠(二巯基丁二酸钠)行驱汞治疗。急性汞中毒出现急性肾衰竭时应给予透析治疗,或配合小剂量药物促排。

该方案用于急性汞中毒,连续治疗 3～5 天,若末次用药后尿汞仍在正常值 3 倍以上,则可在 4 天后按慢性汞中毒方案开始下一疗程治疗。出现有肾功能损害和急性肾功能衰竭时应避免应用驱汞药物,并应及早进行血液透析或血液灌洗,此时可同时应用驱汞药物,以减少汞对人体的毒性。

用于慢性汞中毒的治疗,3 日为一疗程,两疗程间隔不应少于 1 周。如驱汞后尿汞最高值尚为超过正常值 3 倍,则可停止下一疗程治疗。

(2)铅:铅中毒的治疗,首先是脱离环境停止接触,一般应用 NA_2-Ca-EDTA(依地酸二钠钙)静脉滴注,用二巯丁二钠(DMS)注射或口服治疗,对于慢性肾衰竭者治疗同一般保守疗法;临床上常用促进铅排泄的螯合剂,如依地酸(EDTA)、枸橼酸钠(柠檬酸钠)和二巯丙醇(BAL)。控制高血压。对尿酸血症和痛风可行对症处理。与单用依地酸治疗比较,依地酸滴注和血液透析联合治疗对急性铅中毒的铅清除效果非常迅速,但对迅速逆转慢性肾损害效果不肯定。

此为急性铅中毒治疗,3天为一疗程,若末次用药后尿铅值仍在正常值3倍以上,可在4天后按上述方案开始下一疗程治疗,但每日仅注射一次。

用于慢性铅中毒,3天为一疗程,两疗程间隔不应少于1周。如驱铅后尿铅最高值尚为超过正常值3倍,则可停止下一疗程治疗。

(3)镉:镉中毒的治疗较为棘手,镉致慢性肾损伤多不可逆,即使停止接触,病变仍可进展。巯基络合剂对镉虽有很强的亲和力,但形成的复合物不稳定,被肾小管重吸收后在肾聚集反起到强化其毒性作用,故被列为镉中毒禁用药。氨羧络合剂的治疗作用不大。近年来,研究发现二巯代氨基酸盐类可有效去除肾镉,可能会成为治疗镉中毒的主要药物。

(4)砷:砷中毒的治疗除应用二巯丁二钠(二巯基丁二酸钠)或二巯丙磺钠(二巯基丙磺酸钠)外,应早期进行透析及换血疗法,以有利于病情改善,并用碱性药物以减轻血红蛋白堵塞肾小管。

(5)铬:急性中毒主要是对症治疗和保护肝肾功能,早期透析治疗有助于减轻铬中毒。硫代硫酸钠、二巯丙磺钠

(二)中医治疗

1.中药辨证论治

(1)肾络瘀阻

主症:水肿,胸闷,腹胀,尿少,或尿色混浊,甚者小便不畅,尿中有沙石,舌质暗,有瘀点,苔薄黄,脉细涩。

治法:活血化瘀,清热利湿。

代表方剂:血府逐瘀汤合三妙丸加减。

(2)肾阳衰惫

主症:小便不通或点滴不爽,排出无力,面色㿠白,神气怯弱,食欲缺乏,不欲饮食或食后腹胀甚,恶心呕吐,畏寒,腰膝酸软,全身乏力,舌质淡,苔白,脉沉细或尺弱。

治法:温阳益气,补肾利水。

代表方剂:济生肾气丸加减。

(3)气机壅滞,湿浊内闭

主症:尿少或尿闭,全身水肿,恶心呕吐,纳呆厌食,口中尿臭,头痛烦躁,甚则神昏,舌苔腻,脉实有力或弦滑。

治法:疏通气机,利湿化浊。

代表方剂:木香流气饮加减。

2.单方验方

(1)复方土茯苓汤:该方用于汞中毒,对于改善症状效果较好,并有缓慢驱汞作用。

(2)金花解毒汤:方用于治疗急性砷中毒。不能与甘草同用。

(3)甘草绿豆:本方有辅助驱铅作用。

(关新义)

第十三章　尿路感染

第一节　急性肾盂肾炎

急性肾盂肾炎(APN)，亦即急性上尿路感染，是由细菌感染为主的引起肾盂和(或)肾间质的急性炎症性改变，表现为严重的菌尿，伴有高热、寒战、腰痛或肾区叩击痛等的一组临床综合征。

本病好发于20～40岁女性，男女比例为1∶8～1∶10，其原因为女性尿道扁宽而短，距离肛门、阴道较近。50岁以上男性及女婴幼儿也常见。任何细菌都可以引起急性肾盂肾炎，但绝大多数以革兰阴性菌为主，如大肠埃希菌、副大肠埃希菌、变形杆菌等，其中尤以大肠埃希菌最为多见。

根据急性肾盂肾炎的临床表现，本病属于中医学的"热淋"、"血淋"、"腰痛"等范畴。汉代张仲景在《金匮要略·消渴小便利淋病脉证并治》中首先描述了淋证的证候特点："淋之为病，小便如粟状，小腹弦急，痛引脐中。"至明代张介宾《景岳全书·淋浊》中描述更为具体："淋之为病，小便痛涩滴沥，欲去不去，欲止不止者是也。"在病因病机的论述上，《金匮要略·五脏风寒积聚病脉证并治》云："热在下焦者，则尿血，亦令淋秘不通。"《诸病源候论·淋病诸候》中进一步指出本病的病因病机为"肾虚而膀胱热"。在治疗上，朱丹溪在《丹溪心法·淋》中说道："执剂之法，并用流行滞气，疏利小便，清解热邪。其于调平心火，又三者之纲领焉。心清则小便利，心平则血不忘行"，强调清心热。《辨证录·淋证门》曰："治法急宜逐膀胱之湿热，以清其化源。"

一、病因病理

(一)中医病因病机

1.病因　急性肾盂肾炎的病因主要有下阴不洁、饮食不节导致湿热蕴结下焦；或因情志不畅，郁火客于下焦；或因起居不慎、房劳过度导致肾元亏虚，邪气乘虚入里。

2.病机　本病总病机为湿热蕴结下焦，肾与膀胱气化不利；病位在肾与膀胱，涉及肝脾；病性以实为主，下焦邪热为多，可有湿热、毒热、郁热、瘀热等不同，而尤以湿热为著。

(1)膀胱湿热：是本病的主要病机。湿热分为外感、内生两端，外感多由外邪侵袭，或外阴不洁，秽浊污垢上逆侵及膀胱，酿生湿热；内生湿热则由脾虚失健、肾气不足，津液不化，聚而成湿，湿郁日久生热而成湿热；湿热之邪下犯，腑病及脏，湿热阻滞于肾，肾与膀胱气化不利，导致本病的发生。湿热客于膀胱，膀胱气化不利，可见小便频、急、涩、痛；湿热郁蒸，可见高热寒战；湿热客于肾及腰府，则见腰痛；湿热灼伤下焦血络，则见尿血。

(2)肝郁气滞：肝经绕阴器。恼怒伤肝，气滞不畅，气郁化火，或气火郁于下焦，影响膀胱气化，则少腹作胀,小便艰涩而痛,余沥不尽而发为气淋.

(3)热毒伤络:中上焦热盛,串入下焦,或下焦湿热化火酿毒,热毒炽盛,充斥内外,正邪交争,故高热寒战;热毒灼伤肾与膀胱血络,则尿血、腰腹引痛。热毒蕴结下焦,膀胱气化失司,则小便频急、热涩疼痛。

(4)肺胃热炽:肺胃热炽,正邪交争,则高热不退;肺胃热邪传入下焦,肾与膀胱气化失司,则尿频急痛;肺胃热邪循经上扰,则咽喉肿痛。

(5)正虚邪恋:久病不愈,病程迁延,湿热毒邪蕴结不解,则仍可见轻微尿频、急痛、腰痛;热邪留恋,损伤脾肾,气阴俱虚,则见腰膝酸软、神疲乏力、口燥咽干、低热潮热等症。

(二)西医发病机制

1.病因　多种病原体如细菌、病毒、真菌、衣原体、支原体均可引起尿路感染。急性肾盂肾炎的病因主要为细菌感染所致。常见细菌为革兰阴性菌,占90%以上,其中大肠埃希菌最为常见(约占70%);其次是副大肠埃希菌、变形杆菌、克雷白杆菌、产气杆菌、产碱杆菌和铜绿假单胞菌;只有5%~10%的致病菌为革兰阳性菌,主要为粪链球菌和葡萄球菌。大肠埃希菌最常见于无症状性细菌尿、非复杂性尿路感染或首次发生的尿路感染。在医院内获得的尿路感染、复杂性尿路感染和尿路器械检查后的尿路感染,则多为粪链球菌、变形杆菌、克雷白杆菌和铜绿假单胞菌所致。超过95%的尿路感染为一种致病菌引起。极少数致病菌为真菌、病毒、原虫。糖尿病、男性前列腺炎和前列腺增生是导致菌尿的常见原因。此外导尿装置、各种器械检查或者经尿道手术时,细菌可由体外带入,经尿道上行感染。

2.发病机制

(1)感染途径:本病主要有3种感染途径,一为上行感染,绝大部分患者是由于细菌经尿道上行至肾盂感染所致,育龄期女性更易发生上行感染;二是血行感染,细菌直接从体内感染病灶侵入血液,到达肾脏引起感染,约占3%;三是淋巴道感染,最少见,因盆腔、下腹部器官与肾脏,特别是升结肠与右肾的淋巴管相通,当盆腔器官炎症、阑尾炎、结肠炎时,细菌可通过淋巴道进入肾脏,引发感染。此外,肾脏或尿路邻近器官或组织存在感染时,细菌偶尔可直接侵入肾脏引起本病。

(2)正常机体防御功能:①尿液的冲洗作用,通过定时排尿可清除大约99%侵入尿路的细菌;②尿道、膀胱天然的黏膜防御机制,尿道上皮细胞可以产生杀菌分子,正常膀胱壁的酸性糖胺聚糖具有抗黏附作用,可以阻止细菌局部黏附,同时膀胱黏膜可以分泌有机酸及IgA,并能通过吞噬细胞的吞引作用杀灭致病微生物;③尿液及其成分具有抗菌活性,尿液的低pH、含高浓度尿素和有机酸,尿液过分低张或高张,均不利于细菌生长;④抗体,在细菌不能清除时,膀胱黏膜可分泌抗体,对抗细菌入侵;⑤男性前列腺液,前列腺液具有抗革兰阴性肠道细菌的作用;⑥尿道括约肌的天然屏障作用,防止尿液、细菌进入输尿管;⑦即使感染出现,白细胞很快进入膀胱上皮组织和尿液中,清除致病菌。当各种原因,破坏了上述的防御机制时,就有可能发生尿路感染。

(3)常见的易感因素主要有:①尿路梗阻、膀胱输尿管反流及其他尿路畸形和结构异常;②疾病及代谢因素,慢性失钾、糖尿病、高尿酸血症及慢性基础病,如慢性肾脏病、肿瘤等;③药物,近期使用抗生素或免疫抑制剂;④尿路器械的使用及经尿道的检查;⑤妊娠、免疫力低下;⑥不良的生活习惯和方式;⑦遗传因素可影响宿主的易感性。

(4)病原菌致病力:细菌进入尿路,引起肾盂肾炎与否,与细菌的致病力关系密切。研究表明,大肠埃希菌之所以是本病的主要致病菌,是由于部分大肠埃希菌菌株(如大肠埃希菌O、K、H血清型菌株)具有抗吞噬细胞和补体破坏的能力,尿路上皮细胞表面的甘露糖受体对大肠埃希菌的吸附力较强,大肠埃希菌纤毛可与尿路移行上皮和鳞状上皮表面受体结合等原因所致。

(5)免疫反应:①体液免疫,致病菌进入体内后,即可产生抗体,此抗体具有一定的清除病原菌作用,同时可造成肾脏损害;②细胞免疫,肾盂肾炎发生时,细胞免疫功能下降,加剧肾盂感染的发展;③自身免疫,肾组织与某些大肠埃希菌具有共同抗原性,大肠埃希菌进入血流后,机体产生抗大肠埃希菌的抗体,这种抗体也抗肾组织抗原,引发肾损害。

3.病理

(1)肉眼所见:肾盂肾盏黏膜充血水肿,表面有脓性分泌物,黏膜下可有细小的脓肿,肾乳头可见大小不一、尖端指向肾乳头、基底伸向肾皮质的楔形炎症病灶。

(2)镜下所见:病灶内肾小管腔中有脓性分泌物,小管上皮细胞肿胀、坏死、脱落;间质内有白细胞浸润和小脓肿形成,炎症剧烈时可有广泛性出血。小的炎症病灶可以完全愈合,大的炎症病灶愈合后可留下瘢痕;肾小球一般无形态改变。

二、临床表现

(一)症状及体征

1.年龄　本病可发生于任何年龄,以育龄妇女多见,起病急骤。

2.一般症状体征　高热寒战,体温多在 38～39℃,也可高达 40℃,热型不一,一般呈弛张热,也可呈间歇热或稽留热,热退时可有汗出,并可伴有头痛、全身酸痛等不适。此外,儿童患者的泌尿系症状多不明显,起病时除高热等全身症状外,常有惊厥、抽搐发作。

3.泌尿系症状体征　多有尿频、尿急、尿痛等膀胱刺激征,在上行感染时,可先于其他症状出现。患者常有腰痛,一般为钝痛或酸痛,少数患者伴腹部绞痛,沿输尿管向膀胱方向放射。体检时在上输尿管点(腹直肌外缘与脐平线交叉点)或肋腰点有压痛,肾区叩痛阳性。

4.胃肠道症状　胃肠道症状可有食欲不振、恶心、呕吐,个别可有上腹疼痛或全腹疼痛。

(二)发并症

急性肾盂肾炎一般并发症少,但伴有糖尿病和(或)其他复杂因素而未及时治疗或治疗不当时,可能出现以下并发症:

1.肾乳头坏死　肾乳头及其邻近肾髓质缺血性坏死,常发生本病伴有糖尿病或尿路梗阻者,为本病的严重并发症。其主要表现为寒战、高热、剧烈腰痛或腹痛和血尿,可伴革兰阴性菌败血症或急性肾衰竭。静脉肾盂造影(IVP)可见肾乳头区特征性"环形征"。

2.肾周围脓肿　本病为严重肾盂肾炎直接扩张所致,多有糖尿病、尿路结石等易感因素,多为大肠埃希菌所致。并发肾周围脓肿时,原有症状加剧,并出现明显的单侧腰痛,向健侧弯腰时加剧。腹部超声、平片、CT 等检查有助于诊断。

(三)实验室检查

1.尿液检查

(1)尿常规:尿液可混浊,可见大量白细胞(≥5 个/HP),少数患者可有肉眼血尿,大多数患者为镜下血尿,多在 2～10 个/HP;可有少量或微量尿蛋白。

(2)细菌学检查:①尿细菌培养,连续 2 次清洁中段尿培养,菌落计数>10^8/L,且菌种相同,有诊断意义;②尿涂片镜检细菌,观察 10 个视野,平均有 1 个以上细菌者为阳性,此时尿中含菌量常大于>10^8/L。

(3)尿白细胞排泄率:采用 Addis 计数法,收集 12 小时尿液,正常人白细胞和上皮细胞计数不超过 100 万,红细胞不超过 50 万。采用一小时计数法,正常人白细胞应<20 万/小时、白细胞>30 万/小时为阳性,白细胞为 20 万～30 万/小时为可疑者。

（4）尿酶检查：①本病发作时，可有肾小管上皮细胞受累，尿 N-乙酰-氨基葡萄糖苷酶（NAG）排出量增多，而下尿路感染时多为正常；②乳酸脱氢酶显著升高，尤其有脓尿时更明显，其他肾脏疾病该酶不升高。

2.血液检查

（1）血常规：本病常伴有白细胞轻度或中度升高，中性分叶核粒细胞增多，可有核左移；而慢性肾盂肾炎血常规中白细胞可有升高，但程度较本病为轻。红细胞沉降率加快。急性膀胱炎血常规一般无上述改变。

（2）肾功能检查：一般无肾功能的减退，偶有尿浓缩功能障碍，治疗后可恢复。

（3）Tamm-Horsfall 蛋白（THP）及其抗体测定：急性肾盂肾炎时 THP 抗体升高明显，而慢性肾盂肾炎、膀胱炎正常或降低。

3.免疫学检查　尿中大肠埃希菌 K 抗原测定≥16，提示肾盂肾炎；<16 则提示下尿路感染。

4.影像学检查　如超声、CT、腹部平片，可排除易感因素，如泌尿系结石、膀胱输尿管反流、前列腺增生症、肾脏及输尿管畸形等。

三、诊断要点

（一）中医辨病辨证要点

根据患者临床表现，以发热、小便淋漓涩痛为主症的，可诊断为"热淋"；小便淋漓涩痛，兼见肉眼血尿的，可诊断为"血淋"；以腰痛为主症的，可诊断为"腰痛"。

中医辨证上要分清虚实以及病变涉及脏腑，同时还要注意以下几点：

1.辨小便　小便灼热疼痛为热重；小便涩痛，小腹胀满为气滞；小便刺痛剧烈，舌质紫暗，多兼瘀血；尿色鲜红，舌红苔黄的为热邪伤络；尿色淡红，舌红少苔为虚热伤络。

2.辨腰痛　腰痛剧烈，固定不移，多为热盛或血瘀；腰痛伴灼热感，喜冷恶热，多为热邪；腰部胀痛走串，引少腹胀满疼痛，多为气滞；腰痛重着，难以转侧，阴雨天加重，多为湿热；腰痛隐隐，绵绵不断，劳累后加重，已有肾阴虚。

3.辨发热　热盛则邪盛，热微则邪微。恶寒发热，提示兼有表邪；寒战高热多为正邪交争，湿热蕴蒸；高热不退，烦渴引饮，多为邪热亢盛；寒热往来，发无定时，多为肝胆郁热下注膀胱；低热不退，五心烦热，或午后潮热，多为肝肾阴虚。

（二）现代医学诊断

1.病史

（1）多有阴道炎、子宫颈炎或前列腺炎、精囊炎、结肠炎病史。

（2）可因尿道狭窄、尿路结石、肿瘤、包茎、包皮炎或由于器械操作、外伤所致的尿道损伤等诱因引起。

2.症状与体征

（1）全身表现：起病急骤，发热恶寒，甚至高热寒战，体温最高可达 39～40℃，常伴有头痛、全身关节酸痛、恶心呕吐等症状。

（2）泌尿系表现：腰痛，肾区叩击痛，脊肋角压痛，部分患者有腹痛，沿输尿管至膀胱走行区域有压痛。上行感染者有尿频、尿急、尿痛症状，小便淋漓不尽，排尿时小腹疼痛，小便混浊或夹有血液。

（3）实验室检查：血白细胞升高，血沉增快；小便培养有细菌生长；尿常规有大量白细胞或脓细胞。

3.定位诊断

（1）根据症状表现定位：患者有寒战、发热、腰痛及肾区叩痛及压痛者，常为急性肾盂肾炎。

(2)细菌培养:输尿管导尿培养法、膀胱冲洗后尿培养法均有利于上下尿路感染的鉴别。

(3)尿液检查:尿沉渣中抗体包裹细菌阳性、发现白细胞管型,尿 NAG、β_2 微球蛋白含量升高,尿渗透压降低。

(4)血液检查:血清抗革兰阴性菌"O"抗原的抗体滴度>1:320 者,提示肾盂肾炎。

(三)现代医学鉴别诊断

1.与下尿路感染鉴别　确诊尿路感染后,有下列情况者应考虑肾盂肾炎:①尿抗体包裹细菌检查阳性;②膀胱灭菌后的尿标本培养结果阳性;③参考临床症状,发热(>38℃)伴腰痛或肾区叩击痛或尿中有白细胞管型者;④治疗后症状消失,但又反复者,或单剂量抗生素治疗无效或复发者;⑤治疗后仍留有肾功能不全表现,能排除其他原因所致者,或 X 线肾盂造影有异常改变者。

2.与肾结核鉴别　肾结核起病缓,有时可出现肉眼血尿,膀胱刺激征明显,尿结核菌阳性或结核菌素试验阳性,静脉肾盂造影可协助鉴别诊断。一般尿培养无细菌生长,普通抗感染治疗无效。往往伴有全身或生殖器官其他部位结核病灶。肾结核可与肾盂肾炎并存,在积极抗菌治疗后仍有尿道刺激征或尿沉渣异常者,高度怀疑肾结核,必须做相应检查。

3.与腹部器官炎症鉴别　部分患者无明显泌尿系症状,而以腹痛、恶心呕吐、发热、血白细胞计数增加为主要表现,容易误诊为急性胃肠炎、阑尾炎、女性附件炎等,可通过尿常规、尿沉渣、尿细菌培养等检查鉴别。

4.与发热性疾病鉴别　急性肾盂肾炎以发热寒战等全身表现为主,而泌尿系症状不明显时,易于发热性疾病相混淆,如流感、疟疾、败血症等,做尿细菌培养和尿沉渣可明确诊断。

四、治疗

(一)一般治疗

目的在于缓解急性症状,防止复发,减轻肾实质损害。常见措施有:①多饮水,勤排尿,以降低髓质渗透压,提高机体吞噬细胞功能;②有发热等全身症状时,应卧床休息;③服用碳酸氢钠 1g,3 次/日,以碱化尿液,减轻膀胱刺激征,该药同时可加强氨基糖苷类抗生素、青霉素、红霉素、磺胺类等药物的疗效,但可使呋喃妥因、四环素的药效降低。

(二)中医治疗

1.辨证分型治疗

(1)膀胱湿热证

证候:恶寒发热,小便频数,点滴而下,尿色黄赤,灼热赤痛,急迫不爽,痛引脐中,腰疼拒按,苔黄腻,脉滑数。

治法:清热泻火,利尿通淋。

代表方:八正散加减。

常用药:川木通,车前子,生甘草,萹蓄,滑石,萆薢,栀子,灯心草,大黄,黄芩。

(2)肝胆郁热证

证候:寒热往来,口苦咽干,心烦欲呕,不思饮食,小腹痛,尿急尿频,苔薄黄,脉弦数。

治法:清利肝胆,利尿通淋。

代表方:龙胆泻肝汤。

常用药:栀子,黄芩,柴胡,川木通,当归,车前子,泽泻,生地,生甘草。

（3）肺胃热炽证

证候：尿频尿急，灼热涩痛，高热烦渴喜冷饮，咽喉红肿，或心烦，或谵语，舌红苔黄燥，脉洪数。

治法：清热生津，解毒通淋。

代表方：白虎汤合清肺饮加减。

常用药：生石膏，知母，生甘草，粳米，黄芩，山栀，桑白皮，鱼腥草，车前子，茯苓。

（4）热毒伤络证

证候：寒战高热，腰腹引痛，尿频尿急，灼热刺痛，尿血鲜红或夹有瘀块，心烦失眠，舌红苔薄黄，脉数。

治法：解毒通淋，凉血止血。

代表方：小蓟饮子。

常用药：小蓟，生地，生蒲黄，藕节，川木通，滑石，竹叶，栀子，丹皮，赤芍，侧柏叶。

（5）正虚邪恋证

证候：小便频急涩痛减轻，身热已退，或仅有低热、潮热、五心烦热、腰膝酸软、神疲乏力、口干咽燥，舌淡红苔少，脉细数。

治法：滋阴补气，清热通淋。

代表方：参芪地黄汤。

常用药：太子参，黄芪，生地，山萸肉，山药，茯苓，泽泻，丹皮，知母，黄柏，白茅根，甘草。

2.中成药治疗　如对于膀胱湿热证，可根据病情选用八正合剂、清开灵口服液、鱼腥草注射液及三金片。

3.单验方治疗

（1）以鲜车前草 100g 煎汤，每天 3 大碗，分 3 次口服，可治疗急性肾盂肾炎及急性膀胱炎引起的尿频、尿急、尿痛、小便艰涩、带浊淋漏等症。

（2）以蒲公英 15g、旱莲草 20g、生栀子 15g、黄芩 15g、益母草 20g、车前草 20g、金钱草 20g、地锦草 20g、萹蓄 20g、白茅根 30g、甘草梢 6g。水煎服，日 1 剂。适用于急性肾盂肾炎、发热、腰痛、尿频、尿急、尿痛、小便深黄色。

4.针灸治疗　体针疗法：膀胱湿热者，刺京门、束骨、膀胱俞、中极、水道、委中，用泻法；肝胆湿热者，刺中封、太冲、足临泣、外关、风池、期门、阳陵泉，用泻法；热毒伤络者，取十二井穴点刺放血，针刺膀胱俞、三焦俞、肾俞、三阴交、关元、京门、委中、中极等穴，用泻法或平补平泻；正虚邪恋者，刺肾俞、太溪、命门、志室，用补法，针刺复溜、涌泉、京骨、大钟，用泻法。

5.熏洗疗法

（1）苦参、土牛膝、土茯苓、黄柏、蛇床子、枯矾各 20g，水煎取汁，趁热熏洗会阴部，然后坐浴，每日 2 次，用药 1 剂。适用于急性肾盂肾炎，或伴有阴道炎者。

（2）瓦松 60g，水煎取汁 1000ml，放入盆内，趁热熏洗小腹及会阴部，每日 1 次。适用于急性肾盂肾炎、下尿路感染。

（三）西药治疗

1.去除病因　积极治疗腹腔、盆腔的感染灶是防治本病主要措施之一，如治疗前列腺炎、盆腔炎、子宫颈炎、尿道炎、膀胱炎、慢性结肠炎等。

2.纠正尿路梗阻　解除尿路梗阻和膀胱输尿管反流等易感因素，有利于本病控制。常见的尿路梗阻原因有结石、肿瘤、狭窄、瘢痕、畸形等，需要积极治疗或者对症处理。

3.抗感染治疗

(1)治疗目的及阶段:急性肾盂肾炎治疗目的,①控制和预防败血症;②清除进入泌尿道的致病菌;③防止复发。其治疗阶段分,①静脉给药迅速控制败血症;②继而口服给药清除病原体,维持效果和防止复发。

(2)常用抗生素:磺胺类(如甲氧苄啶+磺胺甲噁唑),β-内酰胺类(青霉素类、头孢菌素类),喹诺酮类(诺氟沙星、氧氟沙星),氨基糖苷类(庆大霉素、阿米卡星、妥布霉素)。

(3)应用原则:①急性肾盂肾炎应根据尿细菌培养和药敏结果选择血浓度高且对致病菌敏感的杀菌药物;②选用肾毒性小的抗菌药;常用药物肾毒性情况:强肾毒性,a.杆菌肽、两性霉素B、多黏菌素B和E、新霉素;b.中度肾毒性,四环素、卡那霉素、妥布霉素、阿米卡星及第二代头孢菌素;c.轻度肾毒性,第一代头孢菌素和头孢唑林;③联合、足疗程用药,肾盂肾炎多为严重的感染,一般选用两种或两种以上的抗菌药物产生协同作用,以提高疗效,减少耐药菌株。疗程应不小于14天。

(4)具体抗感染措施

1)中等度的肾盂肾炎:治疗宜口服抗生素2周,常用抗生素为甲氧苄啶(TMP)+磺胺甲噁唑(SMZ)、新一代喹诺酮、阿莫西林等。常用STS14天疗法:成人每次口服SMZ 1.0g、TMP 0.2g及碳酸氢钠1.0g,每日2次,14天为1个疗程。对磺胺类过敏者,可用阿莫西林0.5g,1日4次;或诺氟沙星0.4g,1日2次,疗程均为14天。

2)临床症状严重的肾盂肾炎:宜采用肌内注射或者静脉给予抗生素。可用氨苄西林1~2g,每4小时1次,或用头孢噻肟2g,每8小时1次,必要时联合用药。尽量避免使用氨基糖苷类,尤其对老年人或原有慢性肾脏病患者。经上述药物治疗后,如病情好转,可于热退后继续用药3天再改口服抗生素,完成14天的疗程。未能显效的,应及时根据药敏结果更换抗生素。用药期间,每1~2周做尿培养,以观察尿菌是否转阴。经治疗仍持续发热者,应注意肾盂肾炎并发症的可能,如肾盂积脓、肾周囊肿等,及时行肾脏B超等检查。

3)复杂因素的肾盂肾炎:该情况的致病菌多有耐药菌,治疗上多困难,可按药敏试用下述抗生素:①奈替米星2mg/kg,每12小时静脉滴注1次;②头孢曲松2.0g,每24小时静脉滴注1次;③氨曲南2.0g,每8小时静脉滴注1次。复杂性肾盂肾炎易于发生革兰阴性杆菌败血症,应联合两种或两种以上抗生素静脉给药治疗。

(5)治疗后追踪:在疗程结束时及停药后第2周、第6周分别做尿细菌定量培养,以后最好每个月复查1次,共1年。追踪过程中发现复发,应再行治疗。

五、疗效判定

疗效判定见中华人民共和国卫生部1993年制定发布的《中药新药临床研究指导原则》第1辑。

1.痊愈　临床症状体征消失,尿常规检查2次恢复正常,尿菌阴性,并于第2周、第6周复查尿菌1次,均为阴性,为近期治愈;追踪6个月无复发者为完全治愈。

2.显效　临床症状体征消失或基本消失,尿常规正常或接近正常,尿菌阴性。

3.有效　临床症状体征减轻,尿常规显著改善,尿培养偶有阳性。

4.无效　症状及尿检改善不明显,尿菌定量检查仍阳性,或于第2周、第6周复查时尿菌为阳性,且为同一菌种。

六、预后与预防

（一）预后转归

1.预后　本病治疗及时，达到用药疗程，可以痊愈，预后良好。但若不能得到及时有效的控制，可能引起败血症、急性肾衰竭而危及生命。

2.转归　本病治疗不及时，部分患者可多次再发（包括重新感染或复发）。如有复杂性尿路感染，常常可演变为慢性肾盂肾炎。

（二）预防与调护

1.预防　①增强体质，提高机体的防御能力；②注意阴部的清洁；③尽量避免使用尿路器械，如必要留置导尿管，必须严格执行有关护理规定。

2.调护　①多饮水，勤排尿（2～3 小时排尿 1 次），是最实用和有效的预防方法；②宜食清淡、富含水分的食物，忌辛辣刺激食物，忌食温热性食物，忌烟酒；③调节情志，保持心情舒畅；④对妊娠晚期并发急性肾盂肾炎者，应采取侧卧位，或轮换体位减少妊娠子宫对输尿管的压迫，使尿液引流通畅。

七、中西医结合临床思路

急性肾盂肾炎常膀胱刺激征明显，发热、腰痛、血象高，西医抗感染治疗疗效确切，尤其对于中重度的急性肾盂肾炎，应及时根据病原学的依据选用敏感抗生素进行足量、足疗程的治疗，以尽快控制病情，防止复发。西药治疗各项检验指标改善得快，但患者症状的改善相应的慢；而中药治疗改善症状较快，但检验指标的好转比用西药慢。故中医治疗急性肾盂肾炎，应发挥自身优势。辨证治疗从患者的具体证候特点去确定疾病的属性、疾病的部位，从而确定疾病的治疗。急性尿路感染病性属实证、热证为主，湿热蕴结、膀胱气化不利是其主要发病机制，因此，治淋大法在于清热利湿通淋，使湿热之邪从两便分利而出。

急性肾盂肾炎虽然是泌尿道感染，但除了尿频、尿急、尿痛症状外，常有发热、身痛、恶心、食欲缺乏、腰腹胀痛、大便结或稀、疲乏无力等，西药对消除这些症状无优势，何况抗感染药还有一定副作用。而中医特长是辨证论治，通过清热解毒、疏风解表、芳香醒脾、调和肠胃等使症状改善，病情较快控制。

某些中药制剂，现代药理研究不一定具有抗菌作用，但同样可以达到治疗尿路感染的目的，这与中药多方位、多途径进行整体调节有关。如有研究表明，八正散对普通大肠埃希菌无明显抑制作用，但对尿道致病性大肠埃希菌的菌毛表达和对尿道上皮细胞产生的黏附作用有抑制作用，并认为该药治疗尿感的原理就是通过上述作用而使致病性大肠埃希菌失去黏附作用；至于那些已黏附到尿道上皮的细菌，由于尿道上皮更新迅速，随着上皮细胞的脱落而被排出，不能再黏附到其他新生的上皮细胞上。因此，中药治疗在西药疗程结束后，继续再配合健脾补肾佐以清利，对根治本次尿感，防止复发，具有一定意义。

（关新义）

第二节　慢性肾盂肾炎

慢性肾盂肾炎是指肾脏及肾盂受细菌感染所致的炎症损害和由此而产生的病症。临床表现复杂,症状多端。主要是真性细菌尿(持续性或间歇性)。由于本病的诊断是临床上的难题之一,确切的发病率不明,尸检时慢性肾盂肾炎的发生率为 $0.23\%\sim9.5\%$,有时高达 33% ,这是由于病理诊断标准不一致的缘故。其所致的慢性肾衰约占慢性肾衰病例总数的 2% 。

慢性肾盂肾炎临床表现有一个较隐蔽的病理经过,其临床症状和体征可分为两大类:①尿路感染表现,常见的表现为间歇地出现无症状细菌尿、尿频、排尿不适等下尿路症状,轻微的肋部或肋腹部不适,和(或)间歇性低热;②慢性肾小管间质性损害表现,较泌尿系感染表现显著得多,如尿浓缩功能损害,不能产生高渗尿,而出现多尿、夜尿,易于发生脱水;肾小管重吸收钠的能力差而致低钠血症;有发生高钾血症和酸中毒的倾向,有些患者可有高血压。虽然所有上述表现或多或少地见于所有肾脏疾病,但是上述肾小管功能损害往往比肾小球功能损害(如血肌酐升高)更为突出。

据本病遇劳即发的特点,属中医"劳淋"范畴,以小便频急涩痛,尿有余沥,时作时止,遇劳加重或诱发为主要临床表现。劳淋其病名,最早见于《中脏经》"劳淋者、小便淋漓不绝,如水之滴漏而不绝也。"其根据淋证的不同临床表现,提出了淋有冷、热、劳、膏、砂、虚、实等 8 种,开创淋证临床分类的先河。《证治汇补・下窍门》曰:"劳淋遇劳即发,痛引气街,又名虚淋",指出了其临床特点。《景岳全书》亦详细描述了本病的症状。指出:"淋之为病,小便痛涩滴沥,欲去不去,欲止不止者是也。"可见从汉唐时期对劳淋已有了初步的认识,无论是从病名的提出,还是症状的描述都比较系统,也为后世医家更加全面系统的研究劳淋其病因病机及辨证论治奠定了理论基础。

一、病因病理

(一)中医病因病机

1.病因

(1)肾虚湿热:《诸病源候论》云:"诸淋者,皆肾虚而膀胱热也。"这一病机特点尤为适用于慢性肾盂肾炎患者。肾虚是劳淋发作的主要原因。同时,由于湿热屡犯,或湿热流连不解,耗伤肾阴,病初多为肾阴虚兼膀胱湿热,病久则肾气亦虚。故肾虚有偏肾阴虚与肾气虚之不同。湿热也有微甚之殊,病初则湿热盛,病久则湿热微。

(2)脾肾两虚,膀胱湿热:脾肾为后天之本,两者呈互生互养的关系。肾虚日久,脾气必虚,故多见脾肾两虚。肾失所用,脾不生津,形成虚劳的证候。脾肾两虚,脾虚不能健运,水湿不化,下注于膀胱,助膀胱之湿,日久而成湿热;肾与膀胱相表里,肾虚无以温煦,膀胱之湿热无以祛除,致湿热留恋,缠绵难愈。

(3)气滞血瘀,膀胱湿热:肝脉抵少腹络阴器,肝之疏泄有助于水道通调。劳淋每因情志变化而发作,又多见于女性,可见气滞在劳淋发生中的重要作用。气滞可致血瘀,湿热留恋亦致血瘀,病程后期多有血瘀证的临床表现。肝气郁结,气滞不行,三焦水道无以通利,湿邪无以祛,故每遇情志不畅而致湿郁加重;湿邪郁久不化,血液运行不畅而为瘀,瘀湿为患,故致病情缠绵难愈。

2.病机　

劳淋的特点是本虚标实、虚实夹杂,病邪常易起伏而致病情反复发作、缠绵难愈。其病机虽复杂,结合脏腑辨证,则可揭示本病病机变化之规律并指导临证。从病因来讲,劳淋属于内外相感的全身性疾病。劳淋之处多由湿热毒邪蕴结下焦,致膀胱气化不利;初淋若反复发作或治不得法,或病重药轻,显症虽除,余邪未尽,停蓄下焦,日久则暗耗气阴,转为劳淋;此时脏腑阴阳气血功能失调和机体防御功能减弱,更易因感冒、遇劳、情志不遂等因素而发作。因此,本病是正虚于内,虚实夹杂的疾病,正胜则邪退,邪退则安,邪胜则病复加,正不胜邪,则病情反复。

(二)西医病因病理

1.病因 有尿路复杂情况时,慢性肾盂肾炎较常见;在无复杂情况者,则极少见。既往所谓非梗阻性慢性肾盂肾炎,其实绝大多数是反流性肾病。目前对慢性肾盂肾炎分3个类型:①伴有反流的慢性肾盂肾炎(反流性肾病);②伴有阻塞的慢性肾盂肾炎(梗阻性慢性肾盂肾炎);③为数甚少的特发性慢性肾盂肾炎。

2.病理 慢性肾盂肾炎肾脏较正常缩小,两侧病变常不对称。肾盂及肾盏有慢性炎症表现,肾盂扩大、畸形,肾皮质及乳头部有瘢痕形成,肾髓质变形,肾盂、肾盏黏膜及输尿管管壁增厚,严重者肾实质广泛萎缩。光镜检查可见肾小管萎缩及瘢痕形成;间质有淋巴细胞和单核细胞浸润,急性发作时可有中性粒细胞浸润;肾小球正常或轻度小球周围纤维化,如有长期高血压,则可见肾小球毛细血管壁硬化,肾小球囊内胶原沉着。

二、临床表现

(一)症状与体征

慢性肾盂肾炎临床表现较为复杂,有时仅表现为无症状性菌尿。半数以上患者有急性肾盂肾炎既往史,其后出现乏力、低热、厌食及腰酸腰痛等症状,并伴有膀胱刺激征,但症状较急性期轻。患者可有肾小管功能损害,如尿浓缩功能减退、夜尿增多及肾小管性酸中毒等。慢性肾盂肾炎容易反复发作,且病变逐渐进展,至晚期则出现慢性肾衰竭(氮质血症甚至尿毒症)。慢性肾盂肾炎也是产生肾性高血压的重要原因,这可能与患者高肾素血症、缩血管物质异常作用、血管硬化狭窄等有关。少数患者切除一侧病肾后,高血压得以改善。

(二)实验室检查

1.尿液检查 尿常规是最简便而可靠的检测方法,宜留清晨浓缩尿液待测。尿蛋白较少,定性多在(+)左右,如有较多蛋白尿则提示累及肾小球。尿镜检可无异常,或见少量白细胞、红细胞及管型,急性发作时可见大量白细胞。尿比重降低,尿渗透压降低,尿浓缩稀释功能异常,尿/血渗透压之比<2.04。

2.尿细菌学检查 发作期清洁中段尿培养菌落计数可大于$10^8/L$;已用抗生素治疗,或病情稳定期常细菌培养阴性。

3.泌尿道感染定位检查 尿中抗体包裹细菌,尿 β_2 微球蛋白测定等有助于鉴别上、下尿路感染。

4.X线检查 慢性或久治不愈患者,视需要可分别行尿路平片、静脉肾盂造影、逆行肾盂造影及排尿时膀胱输尿管造影,以检查有无梗阻、结石、输尿管狭窄或受压、肾下垂、泌尿系先天性畸形以及膀胱输尿管反流现象等。此外,还可了解肾盂、肾盏形态及功能,借以与肾结核、肾肿瘤等鉴别。

5.同位素肾图检查 可了解分肾功能、尿路梗阻、膀胱输尿管反流及膀胱残余尿情况。慢性肾盂肾炎分泌段斜率降低,峰顶变钝或增宽而后移,排泄段起始时间延迟,呈抛物线状。

6.超声检查 超声检查是目前应用最广泛、最简便的方法,它能筛选泌尿道发育不全、先天性畸形、多囊肾、肾动脉狭窄所致的肾脏大小不匀、结石、肾盂重度积水、肿瘤及前列腺疾病等。

三、诊断要点

(一)辨病辨证要点

1.气阴不足多见,应注意扶正　慢性肾盂肾炎中医辨证为正虚邪实之证。正虚是以气阴两虚为主,或由病之初湿热毒邪蕴结下焦,治不得法,或病重药轻,或正不胜邪,尿频、尿急、尿痛等尿路刺激的明显症状消除,而余邪未尽,停蓄下焦,日久暗耗气阴。尤其应强调指出的是,慢性肾盂肾炎大多病史较长,多经过用抗生素,或中药苦寒清热之剂治疗,损伤脾气又耗伤阴液,以致气阴两虚,湿热留恋。正如张景岳谓:"淋之初病,无不由乎热剧,无容辨矣。但有久服寒凉而不愈者,……此唯中气下陷及命门不固之证也。故必以脉以证,而察其为寒为热为虚,庶乎治不致误"(《景岳全书·淋浊》)。随着临床清利药或抗生素的反复应用及疾病反复发作,正气逐渐消耗,患者尿频、尿急等淋之表现多不明显,而仅见尿有余沥,遇劳累、着凉或情志变化等诱发或加重,倦怠乏力,口干不欲饮,舌尖红,苔薄白少津,脉细数,或脉沉滑无力,或见腰酸腰痛,五心烦热等气阴两虚之证。

2.多兼夹湿热,病情缠绵　膀胱湿热证在急性期表现突出,而在疾病转化阶段多表现不明显,且易被忽略。然而湿热之邪常贯穿于本病始末,是本病缠绵难愈的主要原因,能否有效地祛除湿热,是控制疾病复发的重要环节。湿热证的临床辨证应根据患者有无尿频、尿急、尿痛症状,有无尿道灼热、尿黄或黄赤,舌苔白腻或黄腻等。

3.遇劳、感寒、郁怒、思虑均为诱发因素　隋·巢元方谓:"劳淋者,……劳倦即发也"。它指出了劳淋的证候表现特点为劳倦即发。后世医家多从此说,并有所发展,如李中梓《医家必读·淋证》认为劳淋有脾劳、肾劳之分。清·顾靖远在《顾松园医镜》一书中则将劳淋分为肾劳、脾劳、心劳三类证候,指出了劳淋可由房劳、思虑、劳倦而诱发或加重。从临床观察本病可由多种原因而诱发或加重,遇劳、感寒、郁怒、思虑为常见原因,此与现代研究认为本病发病与机体免疫功能紊乱有关的观点相吻合。

(二)中医证候诊断标准

1.下焦湿热证　尿频尿急,尿道灼热刺痛,尿色黄赤,少腹胀痛,或伴寒热腰痛,恶心呕吐,舌质红,苔黄腻或白腻,脉弦数或滑数。

2.阴虚湿热证　尿频而短,小便涩痛,欲出不尽,尿色黄,腰酸痛,午后低热,手足心热,口干舌燥,舌质红,苔薄黄,脉细数或滑数。

3.脾肾两虚,余邪未清证　小便频数,溺后余沥,小腹坠胀,腰部隐痛,头昏乏力,面足轻度浮肿,大便溏薄,舌质淡,苔薄白,脉细弱或沉细。

(三)西医诊断标准

慢性肾盂肾炎的临床诊断:①病史长于1年,且有反复发作的尿路感染;②有肾脏影像改变的依据,如双肾大小不等,表面不平,有时可见肾盂、肾盏变形;③有肾小管功能和(或)肾小球持续性损害。

慢性肾盂肾炎病理诊断标准为:除慢性间质性肾炎改变外,还有肾盏、肾盂炎症、纤维化及变形。

四、鉴别诊断

当慢性肾盂肾炎的泌尿道症状不明显,尿常规无明显改变或尿液异常间歇出现时,易被误诊。在女性,凡有不明发热、腰酸、乏力、轻度泌尿道症状者均应考虑本病的可能性,须反复检查尿常规及培养以寻找证据。伴高血压的慢性肾盂肾炎需与原发性高血压相鉴别。此外,尚需与下列诸病鉴别。

（一）肾结核

泌尿道与生殖道结核常同时伴发，是最常见的肺外结核，多系血行性感染。急性期有发热（低热）、盗汗、乏力、腰痛、尿频、尿急、尿痛、血尿等症状，约 20％病例可无临床表现，又称寂静型泌尿道感染。数年后肾实质破坏，结核的肉芽肿干酪样变先累及髓质和乳头区，继而乳头坏死，肾盂肾盏变形，皮质变薄，偶可累及肾周围组织。肾结核后期肾功能受损，膀胱挛缩。肺部 X 线检查，前列腺、附睾及盆腔结核的检出有助于此病的诊断。尿液检查可有血尿（镜下血尿或肉眼血尿）和脓尿，尿结核菌培养阳性，检出率为 90％以上。聚合酶链反应（PCR）也可用于尿结核杆菌的检测，阳性率高达 95％，但应注意假阳性。而静脉肾盂造影仅能发现较晚期的病例。

（二）慢性肾小球肾炎

如有水肿、大量蛋白尿则鉴别不难。肾盂肾炎的尿蛋白量一般在 1～2g/d 以下，若大于 3g 则多属肾小球病变。但本病与隐匿性肾炎较难鉴别，后者尿常规中有较多红细胞，而肾盂肾炎则以白细胞为主。此外，尿培养、长期观察患者有无低热、尿频等症状亦有助于鉴别。晚期肾炎继发泌尿道感染，鉴别困难，此时可详细询问病史，结合临床特点加以分析。

（三）前列腺炎

50 岁以上的男性因有前列腺增生、肥大、放置导尿管、膀胱镜检等易患此病。慢性前列腺炎除尿检异常外临床症状多不明显。前列腺按摩得到的前列腺液中白细胞数＞10 个/HP 及前列腺 B 超有助于鉴别诊断。

（四）尿频-排尿困难综合征

患者有不同程度尿频、尿急、尿痛症状，但尿常规检验多无明显变化，尿培养多阴性或菌落计数＜10^7/L，称之为尿频-排尿困难综合征，或称尿道综合征，或称之为症状性无菌尿。女性患者多见，常有焦虑、紧张、多疑等不同情况。地西泮治疗有效，尿道并无炎症现象，此为鉴别要点。

五、治疗

（一）一般治疗

患者应调畅情志、素淡饮食，多饮水，适当锻炼，以增强抵抗力。

（二）中医治疗

1.治疗原则　实则清利、虚则补益是本病的基本中医治疗原则。实证以膀胱湿热为主，治宜清热利湿；虚证以阴虚、脾虚、肾虚为主，治宜养阴、健脾、益肾为主。

2.辨证分型治疗

（1）下焦湿热证

证候：小便频数，点滴而下，急迫不爽，灼热刺痛，痛引腰腹，尿色黄赤，或伴畏冷发热、口苦、恶心呕吐，或大便秘结，苔黄腻，脉濡数或滑数等。

治法：清热利湿，利水解毒通淋。

代表方：八正散加减。

常用药：瞿麦，萹蓄，通草，车前子，滑石，栀子，大黄，蒲公英，白花蛇舌草，甘草。

（2）阴虚湿热证

证候：头晕耳鸣，腰膝酸软，口干咽燥，便秘腹痛，尿频而短，小便涩滞，欲出不尽，或有低热。舌质红，苔薄少，脉弦细而数。

治法:滋阴清热。

代表方:知柏地黄汤加减。

常用药:知母,黄柏,熟地黄,枸杞子,山药,丹皮,茯苓,泽泻,车前子,石韦,白花蛇,舌草,蒲公英。

(3)脾肾两虚,余邪未清证

证候:神疲乏力,纳呆腹胀,腰膝酸软,头晕耳鸣,大便溏薄,小便频数,淋沥不尽,或面浮足肿,舌质淡胖,苔薄白,脉沉细无力等。

治法:补脾益肾,清热解毒,利湿通淋。

代表方:无比山药丸加减。

常用药:熟地黄,山药,茯苓,泽泻,白术,巴戟天,菟丝子,杜仲,牛膝,肉苁蓉,蒲公英,车前子,白花蛇舌草,知母,甘草。

3.中成药治疗

(1)三金片:每次 5 片,每日 3 次口服,疗程 6 周。

(2)妇科千金片:每次 6 片,每日 3 次口服,30 天为 1 个疗程。

(3)大补阴丸:黄柏、知母、熟地、龟甲、猪脊髓。每服 10g,每日 3 次。本品具有滋阴降火、滋补肝肾的功能,适用于慢性肾盂肾炎属肝肾阴虚、虚火上炎者。

(4)滋肾通关丸:知母、黄柏、肉桂。每服 6g,每日 3 次。本品具有清下焦蕴热,助膀胱气化之效,适用于慢性肾盂肾炎属热蕴膀胱而症见尿闭不通,少腹胀满者。

(5)寄生肾气丸:熟地、泽泻、茯苓、山茱萸、丹皮、山药、熟附子、桂枝、川牛膝、车前子。每服 6～10g,每日 3 次。本品具有温补肾阳、化气行水之功能,适用于慢性肾盂肾炎属肾阳不足,而症见尿频余沥或小便不利,腰肿、脚肿者。

(6)水陆二仙丹:芡实、金樱子。每服 10g,每日 3 次。本品具有补肾固涩之功能,适用于慢性肾盂肾炎属肾虚不固而症见小便频数,伴男子遗精白浊,女子带下或尿检有蛋白尿者。

4.单方验方治疗

(1)解毒通淋方:石韦 30g、黄柏 15g、知母 12g、车前草 30g、银花 30g,水煎服。本方清热利湿通淋,用于慢性肾盂肾炎急性发作。

(2)清肾汤:党参 20g、白术 10g、黄精 30g、五味子 25g、黄芩 30g、柴胡 30g,水煎服。本方可用于本病慢性迁延期。若正气虚损而湿热又重者,方中五味子、黄芩常用量至 90g 始见功效(《肾与肾病证治》)。

(3)三子四草汤:五味子 12g、女贞子 20g、车前子 12g、旱莲草 30g、益母草 30g、白花蛇舌草 15g、鱼腥草 15g,水煎服。此方滋补肝肾、清利湿热,用于慢性肾盂肾炎湿热型兼肾阴不足者。

(4)灵苑透格散:硝石 30g(不夹泥土,雪白者,生研为末);每次服 6g。本方清热润燥、通淋止痛,用于五种淋病(劳淋、血淋、热淋、气淋、石淋)及小便不通甚者。劳淋用冬葵子煎汤送下;血淋、劳淋用温水调下;小便不通者用小麦汤送下。

5.食疗

(1)滑石粥:滑石 30g、瞿麦 10g、粳米 30～60g。先将滑石用布包,再与瞿麦同入水煎煮,取汁去渣,加入粳米煮成稀粥,空腹食用(《中国食疗学·食用食疗精选》)。

(2)葵根饮:冬葵根 30g、车前子 15g,煎汤取汁,代茶饮(《中国食疗学·食用食疗精选》)。

6.针灸治疗

(1)方1:主穴,肾俞、膀胱俞、中极、三阴交。配穴,关元、三焦俞,阳虚加灸;小便不利配阴陵泉;尿频配照海。方法:每次选 3～5 穴,采用补法,留针 15～30 分钟,中间运针 2～3 次,间日 1 次,10 次为 1 个疗程,治疗 2～3 个疗程。

（2）方 2：取肾俞、膀胱俞、脾俞、足三里，毫针刺，用补法，留针 20 分钟，可加灸，每日 1 次，10 次为 1 个疗程；适用于脾肾两虚证。如偏于脾虚者加灸中脘，刺公孙、隐白；偏肾虚者加灸命门、关元，刺三阴交、章门。

（三）西药治疗

慢性肾盂肾炎的根治较困难，其治疗目的在于预防或治疗全身败血症，缓解症状，清除感染灶，消灭尿路病原体、预防复发和长期并发症。治疗中应尽量避免耐药菌群的产生，减少副作用。

1.一般治疗　应鼓励患者多饮水，勤排尿，以降低髓质渗透压，提高机体吞噬细胞的功能，并冲洗掉膀胱内的细菌。有发热等全身感染症状应卧床休息。可服用碳酸氢钠（1g，3 次/天）碱化尿液，以减轻膀胱刺激症状，并能增强氨基糖苷类抗生素、青霉素、红霉素及磺胺等药物的疗效，但也可使四环素、呋喃妥因的药效下降。有诱发因素者应加以治疗，如肾结石、输尿管畸形等。

2.抗感染治疗　最好在尿细菌培养及药物敏感试验指导下进行。反复发作者应通过尿细菌培养确定菌型，明确此次再发是复发或重新感染。

复发指治疗后菌尿转阴性，但在停药后 6 周内再发，且致病菌与先前感染的细菌完全相同。复发的常见原因有：①尿路解剖或功能异常，引起尿流不畅；可通过静脉肾盂造影或逆行肾盂造影确诊，如有明显解剖异常情况存在，需手术加以纠正；如果梗阻因素难以解除，则根据药敏选用恰当抗生素治疗 6 周；②抗菌药物选用不当或剂量和疗程不足，常易复发；可按药敏选择用药，治疗 4 周；③由于病变部位瘢痕形成，血供差，病灶内抗菌药物浓度不足；可试用较大剂量杀菌类型抗生素治疗，如头孢菌素、氨苄西林、羧苄西林、奈替米星等，疗程 6 周。

1 年内如泌尿道感染发作在 3 次或 3 次以上者又称复发性泌尿道感染，可考虑长程低剂量治疗。一般选毒性低的抗菌药物，如复方磺胺甲噁唑或呋喃妥因每晚 1 粒，服用 1 年或更长，约 60％患者菌尿转阴。男性因前列腺炎引起复发者，宜同时治疗慢性前列腺炎，选用脂溶性抗菌药物如复方磺胺甲噁唑；环丙沙星 0.5g，每日 2 次；利福平 0.45～0.6g，顿服，疗程宜长达 3 个月。必要时手术切除病变（增生、肿瘤）之前列腺。如果经 2 个疗程的足量抗菌治疗后，尿菌仍持续阳性，可考虑长程低剂量治疗。一般采用复方新诺明或呋喃妥因每晚 1 次，可以服用 1 年或更长，约 60％患者菌尿转阴。

再感染指菌尿转阴后，另一种与先前不同的致病菌侵入尿路引起的感染，一般在菌尿转阴 6 周后再发。妇女的泌尿道感染再发，85％是重新感染，可按首次发作的治疗方法处理，并嘱患者重视泌尿道感染的预防。同时应全面检查有无易感因素存在，予以去除。

六、预后与预防

对慢性肾盂肾炎患者要增强体质，提高机体的防御能力。消除各种诱发因素如糖尿病、肾结石及尿路梗阻等。积极寻找并去除炎性病灶，如男性的前列腺炎，女性的尿道旁腺炎、阴道炎及宫颈炎。减少不必要的导尿及泌尿道器械操作，如必需保留导尿应预防性应用抗菌药物。女性再发与性生活有关者，应于性生活后即排尿，并内服 1 剂 SMZ-TMP。怀孕期及月经期更应注意外阴清洁。更年期服用尼尔雌醇 1～2mg，每个月 1～2 次，可增强局部抵抗力。

七、中西医结合临床思路

慢性肾盂肾炎可分为急性发作期与慢性缓解期两个阶段。常见病因有梗阻、反流、免疫力低下等方面,中西医结合治疗时应明确各自在不同的情况下的优势与不足,有所针对和侧重。急性发作期应以抗感染为主,西医治疗具有优势,中医辨证治疗可以进一步提高疗效,减轻药物副作用,尽快缓解症状;慢性缓解期的治疗除进一步抑菌外,主要在于增强体质,调节免疫功能,防止病情复发,在此阶段运用中医辨证施治,能充分显示中医药的独到优势。

慢性肾盂肾炎多属中医"劳淋"范畴,但该诊断比较模糊,常包括一些反复发作的尿路感染、尿路结石及尿道综合征的患者,如果以腰痛、虚损症状为主的患者更容易与腰肌劳损及其他一些慢性消耗性疾病相混淆,如果不采用较先进的静脉肾盂造影、排尿期膀胱反流造影、CT等检查以早期确诊,对一些可逆因素,如梗阻、反流的纠正就有可能错过时机,对中医正确辨证施治也有一定影响。因此,应明确西医的诊断。如果只有西医病名,没有中医辨证分型,就不能针对患者体质、全身情况进行个体化调整。如只顾杀菌,忽略营养支持和免疫调节方面的作用,其疗效同样会受明显影响。只有中医诊断与西医诊断方法有机结合起来,才会取得较为完满的治疗效果。

慢性缓解期因症状易反复,治疗困难,西医常采取小剂量抗生素长期维持,或使用车轮战术轮番使用不同抗生素,此种治法易使细菌产生耐药性,并且毒副作用较明显,患者很难坚持。此时应以中医治疗为主,以提高疗效,减少复发。慢性肾盂肾炎患者因疾病反复不愈体质多较差,具有不同程度的肾间质损害、肾内瘢痕形成等,中医辨证治疗常健脾补肾、调补气血、疏理气机、活血化瘀、清热解毒、化痰通络等综合治疗。疗程可以较长,或间断治疗,以改善体质、提高生活质量、减少症状与复发为治疗目标。

(关新义)

第十四章　血管疾病与肾病

第一节　肾动脉狭窄

肾动脉狭窄引起的肾性高血压,约占高血压病人的 5%～10%。肾动脉狭窄的原因常见为动脉粥样硬化、多发性大动脉炎、肾动脉肌纤维增生症、术后狭窄。动脉粥样硬化多见于老年人,多发性大动脉炎及肾动脉肌纤维增生症常见于青年人,尤其是女性。

一、病因病理

1.多发性大动脉炎　多发性大动脉炎是国内肾动脉狭窄最常见的病因。病变累及动脉全层,以中膜最重;肾动脉病变多位于肾动脉开口部或近段,呈向心性局限缩窄,亦可呈串珠状狭窄和扩张并存,侧支循环较广泛。多见于青壮年女性,近 90% 病例在 30 岁以下。

2.动脉粥样硬化　动脉粥样硬化为国外最常见病因,在我国占第二位。老年男性多见,狭窄多位于肾动脉开口处(2cm 内)多发,多累及双侧。

3.肾动脉肌纤维增生症　肾动脉狭窄主要发生于中 1/3～远 1/3 段,常延及分支。青年多发,女多于男。可主要侵犯内、中或外膜。

4.术后狭窄　主要见于肾移植术后,多由排斥反应所致。

二、临床表现

1.年龄一般小于 30 岁或大于 50 岁,30 岁以下者占 78%。

2.有头晕、头痛、恶心、呕吐,突然失明,昏倒、脑溢血或癫痫样发作、舒张压显著升高常大于 120mmHg。

3.有持续性的高血压,有时上肢可无脉搏触及,而上肢及下肢血压有时亦可有显著差别。长期高血压可突然加剧或突发性高血压发展迅速,呈恶性高血压症状。

4.上腹部血管杂音,2/3 病例可于上腹部、肾区或背部听到收缩期杂音,音调高,呈连续性。体检常可闻及肾动脉区有杂音,分辨性尿量的测定,患侧可明显减少。

三、影像学表现

1.血管造影　血管造影是确诊肾动脉狭窄的唯一方法。不同病因的狭窄,造影表现可有一定差异。

（1）动脉粥样硬化性狭窄：狭窄多位于肾动脉起始部或近端 1/3。粥样斑块狭窄多呈偏心性，较大斑块突入管腔可表现为充盈缺损，狭窄段后可出现梭形扩张。腹主动脉常同时可见迂曲、延长、扩张及狭窄等动脉硬化的表现。

（2）肾动脉肌纤维增生症：肾动脉狭窄多位于中或远端 1/3，呈长或短段向心性狭窄，常伴有狭窄后扩张，典型者因多发节段性狭窄使肾动脉呈串珠状表现。主动脉或其他动脉无狭窄及扩张等异常表现。

（3）多发性大动脉炎：狭窄多位于肾动脉起始段，狭窄段光滑呈管状，常伴有狭窄后扩张，腹主动脉、髂总动脉或胸主动脉同时有狭窄与扩张相间，甚至动脉瘤扩张表现。

2.B超表现　作为筛选有无缺血性肾萎缩有一定意义。缺血肾体积小，但形态及内部回声正常。彩超可显示肾动脉狭窄，但因肾动脉较小，常显示不太清楚，容易误诊。

3.CT表现　作为筛选检查除清楚显示肾大小及轮廓外，动态增强扫描早期有时可见肾皮质边缘强化，提示有肾缺血后肾包膜侧支循环供血现象。

4.MRI表现　从冠状和矢状位可显示缺血性肾萎缩的全貌，其内部皮髓质分界清楚，有时可显示狭窄的肾动脉，确诊仍需依靠血管造影。

四、实验室检查

除尿常规异常外可见血尿素氮和肌酐升高，部分患者有低血钾症。快速连续静脉尿路造影、肾动脉造影、肾图、肾扫描、肾静脉肾素测定等特殊检查有助于确诊。

五、诊断及鉴别诊断

（一）诊断

诊断肾动脉狭窄主要依靠以下 5 项检查，前两项检查仅为初筛检查，后两项检查才为主要诊断手段，尤其肾动脉血管造影常被认作诊断的"金指标"。

1.超声检查　B 型超声能准确测定双肾大小，彩色多普勒超声能观察肾动脉主干及肾内血流变化，从而提供肾动脉狭窄间接信息。

2.放射性核素检查　仅做核素肾显像意义不大，阳性率极低。需做卡托普利肾显像试验（服卡托普利 25～50mg，比较服药前后肾显像结果），肾动脉狭窄侧肾脏对核素摄入减少，排泄延缓，而提供诊断间接信息。

3.磁共振或螺旋 CT 血管造影　能清楚显示肾动脉及肾实质影像，并可三维成像，对诊断肾动脉狭窄敏感性及特异性均高，不过它们显示的肾动脉狭窄程度常有夸张。由于螺旋 CT 血管造影的碘造影剂对肾脏有一定损害，故血清肌酐大于 $221\mu mol/L$ 的肾功能不全患者不宜应用；从前认为此时可选用磁共振血管造影，但是近年发现此时造影剂钆体内蓄积可引起严重的肾源性系统性纤维化，这必须注意。

4.肾动脉血管造影　需经皮经腔插管做主动脉-肾动脉造影（以免遗漏肾动脉开口处粥样硬化斑病变）及选择性肾动脉造影，能准确显示肾动脉狭窄部位、范围、程度及侧支循环形成情况，是诊断"金指标"。肾功能不全患者宜选用非离子化造影剂，并于造影前后输液以促进造影剂排泄，减轻肾损害。

（二）鉴别诊断

1.肾动脉先天性发育不良　一般为肾动脉全段纤细伴肾发育不良。

2.萎缩性肾盂肾炎　肾动脉主干无局限性狭窄，肾内动脉普遍变细并常相互靠拢或呈卷曲状，肾实质萎缩伴外形不规则，无肾动脉狭窄后扩张及侧支循环表现。

六、并发症

肾动脉狭窄常引起肾血管性高血压,这是由于肾缺血刺激肾素分泌,体内肾素-血管紧张素-醛固酮系统(RAAS)活化,外周血管收缩,水钠潴留而形成。动脉粥样硬化及大动脉炎所致肾动脉狭窄还能引起缺血性肾脏病,患侧肾脏缺血导致肾小球硬化、肾小管萎缩及肾间质纤维化。肾动脉狭窄由动脉粥样硬化或大动脉炎引起者,常有肾外系统表现,前者可出现脑卒中、冠心病及外周动脉硬化,后者可出现无脉病。患者早期临床上多没有典型的体征,可因动脉造影等原因发现。随着病情的进展,当肾动脉的狭窄达到60%～70%以上时可出现不同程度的肾血管性高血压病、尿常规异常及氮质血症。高血压是通常认为肾动脉狭窄最可能引起的表现,肾动脉狭窄引起血流减慢,肾小球缺血导致肾素、血管紧张素升高,从而导致高血压或原有高血压的难以控制。然而大多数研究表明肾动脉硬化性狭窄可存在于未患高血压的患者,提示高血压并不是与深动脉硬化狭窄高度相关。肾动脉硬化性狭窄占终末期肾病的5%～15%。在临床中有近一半的肾功能减退患者无血压升高,长期慢性肾动脉硬化的病人可有侧支吻合的形成,这些侧支循环可以来自肾上腺动脉、腰动脉及输尿管动脉等,其对肾脏的供血虽不能满足其正常的生理需要,但可以使肾脏的功能得到一定程度的改善。肾动脉硬化性狭窄患者常同时有全身动脉硬化性疾病,仅15%的患者不伴冠心病或周围性疾病。这些病人于5年内有47%仍会累及心脏。肾动脉硬化性狭窄为一种进行性疾病,可引起无症状性肾功能进行性恶化,直至发生终末期肾病,也有多个报道发现,肾动脉硬化性狭窄可伴有心绞痛和反复肺水肿。

七、治疗及预后

肾动脉狭窄引起本病传统上以外科治疗为主,主要治疗手段为患肾切除、肾自体移植和体外肾血管显微修复术。介入治疗采用肾动脉球囊导管扩张和(或)肾动脉支架植入术,具有创伤小、安全简便和效果好等优点,是治疗肾血管性高血压首选方法。各种原因,如动脉粥样硬化、纤维肌发育不良、多发性大动脉炎等导致的肾动脉狭窄并高血压均首选肾动脉球囊扩张成形术(PTA)。常规PTA术效果不佳或复发者、肾动脉开口处狭窄者、肾动脉PTRA后出现内膜损伤者等适用于血管内支架植入术。对肾移植术后的肾动脉狭窄,则一般采用PTA,必要时亦可进行血管内支架植入术。

(任向前)

第二节　肾静脉血栓

肾静脉血栓(RVT)是指肾静脉主干和(或)分支内血栓形成,导致肾静脉部分或全部阻塞而引起一系列病理改变和临床表现。肾静脉血栓形成(RVT)是一个不常见疾病。1840年Rayer首先发现RVT与肾病综合征(NS)的关系,以后逐渐引起人们的重视。1956年Harrison等将其分为两类:①急性完全性肾静脉血栓形成,病人突现严重腰或腹痛,患侧肾肿大,伴有蛋白尿、水肿及肾功能减退;②仅有NS而无急性症状及体征。肾静脉急性完全性血栓形成,以小儿多见,因没有充足的侧支循环形成,临床表现为寒战、发热、剧烈腰肋痛及腹痛、肋脊角明显的压痛、肾区叩痛,血白细胞升高、血尿和病肾的功能丧失。

一、病因

肾静脉血栓的常见原因包括两类疾病：一是血液高凝状态，常见引起血液高凝状态的疾病有肾病综合征；婴幼儿严重脱水；妊娠或口服避孕药；先天性血栓症如先天性抗凝血酶Ⅲ缺乏，先天性蛋白 C 缺乏症等；系统性红斑狼疮、骨髓纤维增生症等。二是静脉壁受损，常见引起静脉壁受损的疾病有肾细胞癌侵犯肾静脉；肾脏外伤；邻近器官组织病变压迫肾静脉，如肿大淋巴结，腹主动脉瘤等。

早年部分学者认为 NS 与 RVT 互为因果，近年已公认 NS 时发现的 RVT 是由 NS 引起的。RVT 由其他病因所致者仅有轻度蛋白尿，肾病理检查无膜性肾病改变。肾静脉血栓形成的实验动物亦证明无 Ns 的病理和症状表现。因此，现在都认为 NS 提供了 RVT 的条件。

二、发病机制

肾静脉血栓的发生机制主要有凝血因子的合成过多和灭活不足，以及纤维溶解系统活性下降，血小板数量增加、活性增强、血管内皮细胞功能异常等。这些因素常常共同存在，彼此影响，互为因果，处于极其复杂的动态变化之中。下面以肾病综合征为例探讨肾静脉血栓形成的机制。

1. 凝血与抗凝系统　肾病综合征时大量蛋白质随尿液排出而丢失，尤其是小分子量蛋白质，抗凝血酶Ⅲ、抗凝血因子蛋白 C、蛋白 S、抗胰蛋白酶等抗凝物质分子量均较小（5.4 万～6.9 万 Da），易随尿液排出而丢失，造成抗凝活性下降。而凝血因子Ⅴ、Ⅶ、Ⅷ及凝血因子Ⅰ等均为大分子量蛋白质（20 万～80 万 Da），不易由肾脏排出，却能随肝脏合成的代偿性增加而增多，使凝血活性增强。

2. 纤维溶解系统　纤溶系统的正常活性作用是与凝血系统构成血液流动状态的动态平衡，防止机体出血或血栓形成的发生。肾病综合征的病人纤溶酶原丢失过多（分子量小），而纤溶酶抑制物（如 α_2-巨球蛋白等）因分子量大难以从尿中排出，血浆浓度增高，又使纤溶酶的灭活增加。因此，肾病综合征时纤溶活性下降，易于形成血栓。

3. 其他致高凝因素　部分肾病综合征病人血小板计数可增加或正常，也有部分患者表现为血小板聚集功能增强，此作用可能也与血浆的蛋白含量下降和血脂增高有关。具体机制尚未明了，临床上利尿过度，血液黏稠度增大，加重高凝状态；长期大量皮质醇治疗，刺激血小板生成，使某些凝血因子含量增高，使高凝状态加重。肾病综合征患者由于间质和细胞内水肿，使血管内皮功能受损，内皮细胞内前列环素（PGI_2）与血栓素 A_2（TXA_2）之间的平衡受破坏，有利于血栓的形成。

三、临床表现

本病临床表现有很大的个体差异性，视 RVT 发生的缓急和轻重而异。肾静脉急性完全性血栓形成，以小儿多见，因没有充足的侧支循环形成，临床表现为寒战、发热、剧烈腰肋痛及腹痛、肋脊角明显的压痛、肾区叩痛，血白细胞升高、血尿和病肾的功能丧失。影像学可发现肾肿大，如双侧肾静脉均发生血栓形成，或原先有一侧肾已没有功能，而另一侧肾静脉血栓形成，则可发生少尿和急性肾衰。在肾病综合征、妊娠、口服避孕药等病人，通常病人年龄较轻，常因不明原因的急性或急进性的肾功能恶化，伴蛋白尿和血尿进行性加重，而引起怀疑并进一步检查才被发现 RVT。在年龄较大的人中，如果血栓形成较慢，侧支循环已充分建立，肾功能受损则不大。临床可仅表现为多次发生肺栓塞或身体其他部位的栓塞。有些病人可发生高血压、下肢水肿。所有 RVT 病人,如果下腔静脉受累,均可发生下腔静脉阻塞综合征,发生下肢水肿和腹壁的静脉侧支循环形成。在肾静脉血栓形成中最严重的并发症为肺栓塞,约有一半的慢性肾静脉血栓形成者有肺栓塞,且常为首发症状。

　　肾病综合征病人由于血液是高凝状态的,故可发生血栓形成,其临床表现也有很大的个体差异性。RVT 可没有特别的临床表现,亦可有某些临床症状如发热(17%)、急性腰痛(10%～64%)和肾区压痛和叩痛、突然发生血尿(74%)、血肌酐升高,B 超检查发现肾脏增大(43%)。在肾病综合征病人发现这些症状时,应注意 RVT 的可能性。但大部分(75%)RVT 是没有典型的临床表现(慢性型或亚临床型),与肾病综合征病情波动也没有明显的关系。故对这些 RVT 则很难做出诊断。

四、实验室检查及辅助检查

(一)实验室检查

　　1.血液检查　血白细胞增高;血浆乳酸脱氢酶升高;抗凝血酶Ⅲ及纤溶酶原含量下降,既是肾静脉血栓的成因,也是血栓形成后机体代偿性凝血-纤溶活性增强的结果。纤维蛋白原和血浆纤溶酶抑制物 α_2-巨球蛋白含量增加,在急性期也可因消耗而偏低或正常。

　　2.尿液检查　血尿和尿蛋白明显增加;肾功能急剧下降可见尿素氮、肌酐明显增加。

(二)其他辅助检查

　　1.影像学检查　无创的影像学检查如 B 超、CT、磁共振及肾核素扫描等,只对肾静脉主干血栓有诊断意义。典型的征象为扩大的肾静脉内见到低密度的血栓,病肾周围静脉呈现蜘蛛网状侧支循环。对肾静脉分支血栓诊断价值不大。

　　2.经皮肤静脉穿刺选择性肾静脉造影　对肾静脉血栓的诊断具有确诊意义。可明确显示血栓阻塞的部位、范围、是否有侧支循环等。但因肾血流量大,造影剂逆行充盈有一定困难,甚至可出现假阳性结果。掌握好插管深度,注射造影剂的速度及总量很重要。也有临床医师采取肾动脉插管注射 $10\mu g$ 肾上腺素减少肾血流量后再行肾静脉造影,或于造影时用肾静脉球囊一过性阻断肾血流,以保证造影剂充分逆行至各肾静脉分支,提高显影效果。肾静脉造影可能造成严重并发症,应该尽量预防。其一,操作过程可能触动血栓,脱落栓子引起肺栓塞;其二,病人常有血液高凝状态,造影过程损伤血管壁(如穿刺口处)可能形成血栓,造成健侧肾静脉或下肢静脉堵塞;其三,造影剂对肾脏的损害。前二者可通过正确、细心的操作而避免,后者则可通过大量饮水或输液而冲淡造影剂的浓度。近年来采用的非离子碘造影剂,较原来常见的离子碘造影剂对肾脏损害减轻很多,但价格较昂贵。

　　3.组织病理学检查　肾静脉血栓时患侧肾病理改变为脏体积增大,可呈出血性梗死的病理改变。在肾病综合征的病人,急性期肾活检除可显示肾病综合征的组织类型外,还可见到肾间质水肿,肾小球毛细血管襻扩张淤血,可有微血栓形成,有时可见毛细血管壁有多形核细胞黏附。长期不能解除的肾静脉血栓,可导致肾小管萎缩,肾间质纤维化改变。

五、诊断及鉴别诊断

(一)诊断

　　肾静脉血栓临床诊断有一定困难,漏诊率高,医师必须提高警惕性。具有肾静脉血栓致病因素的病人,凡有下述情况者,应行进一步辅助检查,以明确诊断:①突然出现剧烈腰痛;②难以解释的血尿增多;

③难以解释的尿蛋白增加；④难以解释的肾功能急剧下降；⑤不对称的下肢水肿；⑥肾病综合征病人出现顽固性的激素抵抗；⑦肾病综合征病人出现肺栓塞或其他部位栓塞。再加实验室检查和影像学检查符合本病特点,可对肾静脉血栓做出诊断。

（二）鉴别诊断

应与其他栓塞性疾病鉴别如肾动脉血栓和栓塞及其他原因所致的肾脏疾病鉴别。

六、治疗

肾静脉血栓确诊后,应尽快给予抗凝或溶栓疗法,以阻止血栓扩散,争取溶解血栓,尽快促使静脉回流恢复。对于急性血栓形成患者,溶栓治疗可能取得显著效果,而对于慢性血栓形成者,长期抗凝治疗也能防止和减少血栓扩散和新的血栓形成,以改善肾功能和减少并发症发生。

（一）溶栓疗法

溶栓疗法即激活纤溶酶原,溶解纤维蛋白,使血栓溶解消散,对部分血栓形成后发生自溶的病人,也可起加速血栓溶解和预防再发的作用。常用的溶栓剂有以下几种:

1.尿激酶　剂量为 20 万～40 万 U 加入 5％葡萄糖液 100ml 中,半小时内滴完,10 万 U/h 维持静脉滴注 24～72 小时,后改用肝素静滴,2 次/d,共用 7～10 天。

2.链激酶　用法与尿激酶相同,但有过敏反应,如既往未用过链激酶者应先做过敏试验。

3.阿替普酶(组织纤溶酶原激活剂,t-PA)　t-PA 是位于血管内和组织中的丝氨酸蛋白酶,为天然的血栓选择性纤溶酶原激活剂,对全身性纤维溶解系统的影响较小,可能比前者更安全有效,但价格昂贵,临床尚未能普及。穿刺插管行病肾静脉局部溶栓的临床经验不多,静脉插管注药,局部药物浓度难以保证,因而确切效果有待进一步观察。有报道肾动脉内注药治疗肾静脉栓塞取得良好效果。肾动脉内用药可能比静注用药更有针对性,值得临床进一步验证和应用。

（二）抗血小板药的应用

抗血小板药可防治血栓形成及其扩展。

1.阿司匹林　许多非甾体类抗炎药均可抑制血小板花生四烯酸代谢,使血栓素 A_2 生成减少,降低血小板聚集。一般主张小剂量阿司匹林,如 40～80mg/d。磺吡酮 0.2g,每日 3 次。

2.双嘧达莫　增加血小板 CAMP(抑制了磷酸二酯酶),抑制血小板聚集。0.1g,每日 3 次。

3.低分子右旋糖酐　吸附在血小板表面,抑制血小板聚集及其凝血作用。稀释血液降低血液黏滞性,改善微循环。6％右旋糖酐 400～500ml 静脉滴注,每日 1 次,共用 14～20 次。

4.噻氯匹定　噻氯匹定为纤维蛋白原受体拮抗剂,能显著抑制血小板聚集。抑制血栓素 A_2 合成,增强 PGI_2 作用。0.25～0.5g,每日 1～2 次口服。

（三）抗凝药的应用

RVT 或其他血管血栓形成诊断确立,应立即使用抗凝疗法。

1.肝素　为抗凝的首选药物,它为带高价阴离子的酸性蛋白多糖,结合在血管内皮表面通过抗凝血酶Ⅲ起抗凝血作用。肝素钠 25mg 加生理盐水或 5％葡萄糖盐水,作深皮下注射或静脉滴注,每 6～8 小时 1次。肝素钙不减少毛细血管的钙胶质,故皮下注射不易致皮下出血,5000～10000U 每 12 小时皮下或静脉滴注。低分子量肝素是以抗凝血因子 X 活性为主,又促使血管内皮释放纤溶酶原活化素,增强纤溶作用,故其抗血栓作用较肝素为强,出血并发症较少。80～120U/(kg·d)每日 1 次皮下或静脉滴注,一般连用 4周。肝素类药物治疗血栓形成,应做凝血时间测定(试管法),凝血时间应达 25 分钟或用药前的 2 倍,若用药后 2 小时未达到此值,应加量。但必须密切观察。

2.双香豆素类 阻断维生素 K 在肝内合成和凝血因子 Ⅱ、Ⅶ、Ⅸ 及 Ⅹ,故抗凝作用起效较慢,一般需 24 小时才起效,持续时间较长,适用于较长时间使用。RVT 时可使用 1 年以上。双香豆素 0.1g,2～3 次/d,维持量每日 50～100mg 口服。华法林钠效果较前者为佳,每日 5～10mg,数日后改维持量每日 2.5～5mg 口服。醋硝香豆素,又名新抗凝,作用较双香豆素强,作用时间较短而快。服用 24 小时即出现最大药效。首日 8～16mg,次日即减量,维持量为每日 2～6mg。

（四）手术治疗

手术摘除血栓的效果尚不肯定,目前临床并不做为常规治疗。手术取血栓治疗仅适用于肾静脉主干以及有下腔静脉血栓形成者,肾内静脉血栓手术治疗效果不佳。肾内小静脉血栓形成的临床表现一般不明显,对肾功能损害不严重,不是手术的适应证。急性肾静脉主干血栓致肾功能衰竭而内科治疗无效者,为了挽救生命,可以试行手术治疗,但风险可能较大。

七、预后及预防

（一）预后

肾静脉血栓的预后与血栓形成的时间、治疗开始的时间有密切关系,及早的溶栓和抗凝治疗可减少并发症,减轻肾功能损害。未能及时溶栓或溶栓不成功者,可能死于肾功能衰竭的并发症和肺栓塞。急性肾静脉主干血栓对肾功能影响大,且可有高血压危象等并发症,近期预后较差。缓慢形成的血栓,可因良好的侧支循环形成而减轻病理改变,预后良好。

（二）预防

1.促进血液循环 鼓励患者增加活动,必要时协助患者定时翻身,注意进行肢体主动或被动运动,如四肢自主伸屈活动,或按摩腿部肌肉,4 次/d,每次 10 分钟,以促进静脉回流。

2.避免血液淤滞 对高危患者,包括活动减少的老年人、肥胖者、手术后或制动的患者,术毕即在双下肢套上弹性绷带或穿弹力袜以促进血液回流;避免在膝下垫硬枕,过度屈髋,以免影响静脉回流。

3.保护静脉血管 避免血管壁受损尤其对手术后长期输液的患者,尽量保护其静脉,特别是下肢静脉,避免在同一静脉同一部位反复穿刺;输刺激性药物时,尽量避免药液渗出血管外。

4.抑制血小板凝集 口服小剂量肠溶阿司匹林、复方丹参片等减少血小板积聚。

（周广旻）

第三节　肾动脉血栓

肾动脉血栓形成和栓塞是指肾动脉主干或较大分支由于血管壁因素或血液因素导致肾动脉腔内发生的完全闭塞,引起肾功能损害、一过性高血压、肾区疼痛及肾组织缺血性坏死。患者主要表现为发热、尿常规改变、细胞酶学增高等一系列临床综合征。既往临床上较少报道,近年来,随着放射介入性诊治技术的发展,肾梗死的诊断率有所提高。本病男女均可发病,男女之比为 2∶1,年龄 7～70 岁,平均 47 岁,本病发病率随年龄增加而增加,至 60 岁左右发病率最高。

一、病因

1.血栓形成

(1)肾动脉壁病变:肾动脉粥样硬化,肾动脉外伤,肾动脉或腹主动脉夹层,肾动脉炎症(构毒、大动脉炎、血栓闭塞性脉管炎、真菌感染等),肾动脉纤维肌性发育不良症等。

(2)血液高凝状态:肾病综合征,先天性抗凝血酶Ⅲ缺乏,先天性抗凝蛋白缺乏或拮抗(如蛋白C缺乏或拮抗,蛋白S缺乏,肝素辅因子Ⅱ缺乏等)、获得性抗磷脂抗体血栓综合征,阵发性夜间血红蛋白尿,骨髓增生性综合征,系统性红斑狼疮,溃疡性结肠炎,库欣综合征,糖尿病,慢性心力衰竭,骨髓纤维化,血栓性血小板减少紫癜等。

2.血栓栓塞

(1)心源性栓子:各种心脏病引起的心房纤颤(如高血压性心脏病、风湿性心瓣膜病、甲状腺功能亢进性心脏病等)所致的左心房血栓,感染性心内膜炎,各种涉及心内膜的心脏手术(如换瓣术,房、室间隔缺损修补术等)。

(2)心外性栓子:癌栓子、脂肪栓子、气体栓子、羊水栓子、血栓等。

二、临床表现

肾动脉血栓形成或栓塞的临床表现,取决于动脉堵塞的速度、程度和范围。小分支堵塞可能无任何症状或体征,而肾动脉主干及其大分支堵塞却常出现典型的临床表现。

1.急性肾梗死的表现　病人可突然出现剧烈的腰痛、腹痛、背痛,可类似于肾绞痛,向大腿放射,也可类似于急性胆囊炎,疼痛向肩背部放射,有些病例可类似于急性胰腺炎或急性心肌梗死。常有发热、呕吐、恶心,体查患侧肾叩击痛及压痛明显。血白细胞增加,核左移。可有血尿及蛋白尿。血清酶增高,谷草转氨酶常在梗死后立即升高,2周后恢复正常,碱性磷酸酶常于梗死后3～5天升至高峰,4周后恢复正常。

2.高血压　约60%的病人在肾动脉堵塞后,因肾缺血,肾素释放而在短期内出现高血压。一般持续2～3周,其中50%的病人遗留持续性高血压,而另一半患者血压可恢复正常。肾动脉主干闭塞可出现高血压危象。

3.急性肾功能衰竭　缓慢形成的血栓可出现慢性肾功能不全,急性闭塞的肾动脉分支堵塞可出现急性肾功能不全,而双肾动脉或孤立肾的肾动脉栓塞则出现急性的快速恶化的肾功能衰竭,常须立即血透,如不能尽快开通闭塞动脉,则预后不良。另外,肾胆固醇栓子的临床表现,常与其他原因引起的肾栓塞性疾病不同,肾梗死少见。其最常见的临床表现是急性、亚急性或慢性进行性肾功能不全,并由此做出肾胆固醇栓子的诊断。粥样栓塞碎片可行至小动脉分支而影响入球微动脉,致GFR下降。由于栓塞区域缺血性肾节段肾素的释放可致发生不稳定的高血压。与粥样化栓塞疾病相关的急性肾衰,当存在明显的小管损伤时常有明显的少尿阶段,伴有钠排泄分数增高。但是肾功能不全也可是非少尿性的且慢速进展,这是由于自发性斑块溃疡和破裂反复发作之故。尿检可发现中度蛋白尿、镜下血尿或脓尿,后者不具诊断意义。

三、实验室及辅助检查

(一)实验室检查

1.血液检查　可见血白细胞增加,核左移;血清乳酸脱氢酶增高(常是正常值上限的5倍以上)伴血浆转氨酶轻度升高;谷草转氨酶常在梗死后立即升高,2周后恢复正常,碱性磷酸酶常于梗死后3~5天升至高峰,4周后恢复正常。血中肾素-血管紧张素升高。肾功能衰竭时肾功能检查明显异常如血浆肌酐升高。血浆酶升高和尿中乳酸脱氢酶排泄增多时应高度怀疑肾梗死。

2.尿液检查　胆固醇栓塞综合征常见嗜酸性粒细胞增多伴或不伴嗜酸性粒细胞尿、低补体血症、贫血和血小板减少、血沉增快、高淀粉酶血症、血清肌酸激酶升高、血清谷草转氨酶升高。尿检可有血尿及蛋白尿,常为中度蛋白尿、镜下血尿和少数脓尿。

(二)辅助检查

1.X线

(1)腹平片:肾影多正常,少数病例可见患侧肾影明显缩小。常有反射性肠胀气表现。

(2)静脉肾盂造影:可见患肾无功能,肾盂不显影,而逆行造影示肾盂肾盏无异常,是诊断急性肾动脉栓塞的有力证据。

(3)肾动脉造影:为确诊本病的首选方法。肾动脉造影可见到病变血管分布区域出现充盈缺损,而缺损外周肾实质或包膜下可因侧支循环而显影,形成所谓的"肾影环",但细小分支闭塞则只可见到患段肾实质不显影。梗死后漏出性出血可形成血肿造成邻近正常血管的推压移位。

2.核医学^{99m}TC-DTPA肾动态显像　栓塞形成后即出现患侧肾血流灌注曲线低平,无灌注峰,患肾显影淡而且低于周围组织,形成"黑洞";后期侧支循环形成,则出现不均匀显像,晚期肾动脉未获再通者,则出现肾萎缩,与其他肾病引起的肾萎缩、肾功能不全难以鉴别。

3.电子计算机断层扫描或磁共振显像　可显示肾实质缺血坏死特征性改变,是特异性较高的无创性检查方法。

4.超声心动图　有助于确定心源性的肾栓塞、腔壁栓子的存在、瓣膜钙化和功能不全、赘生物瓣膜栓子。并可监测心脏节律,有助于诊断心律失常。

四、诊断及鉴别诊断

(一)诊断

肾动脉较大分支或主干出现急性闭塞,可出现明显的临床表现,但较细小的肾动脉分支闭塞更易漏诊和误诊,因本病多不具有确诊价值的特异性症状或体征,因此,临床各专科医生均应有警惕性,凡有下述情况,应疑及本病的可能性:

1.有肾梗死的致病因素。

2.持续性腰痛伴恶心、呕吐、发热,肾区叩击痛及压痛。

3.突然出现的血尿。

4.不明原因的进行性加重的氮质血症及难治性高血压。

5.不明原因的血清酶学增高。

一旦出现上述表现,应行有关影像学检查以协助诊断,确诊须行肾动脉造影。目前临床常用的影像学诊断方法较多,对急性肾动脉闭塞的诊断具较高价值的为上述辅助检查各项。

(二)鉴别诊断

1.本病须与急性胆囊炎、胰腺炎等急腹症鉴别　急性胆囊炎患者有发热、腹痛、黄疸等"夏科"三联征,体查墨氏征阳性,腹部B超可见到胆囊炎症或胆结石的存在;急性胰腺炎腹痛可呈"腰带状",血、尿淀粉酶的增高及动态曲线有确诊意义。

2.与其他肾脏疾病鉴别　肾结石伴泌尿系感染可出现类似肾梗死的症状和体征。也可出现一过性血尿,但肾功能受损轻微或正常,无高血压及血清酶学增高。

3.与其他部位动脉栓塞鉴别　肠系膜动脉闭塞引起肠缺血坏死的早期表现与肾梗死相类似,但腹痛重而无固定压痛及反跳痛是前者特点,病情发展可出现血便或呕血。不典型的急性心肌梗死,症状也可与急性肾梗死混淆。动态观察心肌酶和心电图的衍变很重要,核素心肌热区显像如发现节段性心肌异常浓聚可以辅助诊断;选择性动脉造影是确诊的"金标准",也是确定进一步治疗方法的重要依据。

五、治疗

各种急性和慢性肾血栓、栓塞性疾病的治疗,目标是保存肾功能以及预防和治疗肾素介导的高血压。肾动脉血栓形成和栓塞治疗的关键是尽快开通闭塞血管,恢复肾血流。以往的内科治疗只能做到对症处理,减少并发症的发生。而外科手术风险和创伤较大,而且受全身情况的影响。治疗方案的选择,取决于肾动脉血栓形成或栓塞的原因,以及从堵塞到开始治疗的时间和患者的年龄,原有的基础病变及全身状态。

(一)外科治疗

尽快进行手术取栓或血管再造术能使病肾缺血坏死面积减至最小,有效挽救肾脏功能,但手术创伤性大,对于同时合并急性肾功能衰竭,难治性高血压,甚至有急性肺水肿、脑水肿及基础病变严重患者来说,风险很大。因此,是否进行外科手术,应考虑患者全身情况耐受程度。手术主要适应证是外伤性肾动脉闭塞;双侧肾动脉主干或大分支闭塞(或孤立肾动脉闭塞);肾动脉堵塞时间在12小时以内,12小时以后进行手术者,肾功能恢复可能性下降,12～18小时内手术的肾功能恢复仅50%,但时间再延迟者,肾功能不一定能得到恢复。

(二)介入性治疗

选择性肾动脉造影术是诊断肾梗死的确诊手段,在此基础上进一步行肾动脉取栓、溶栓及成形术,是目前文献报道较为有效安全的方法。虽然因为该病早期诊断率低,缺乏大规模临床治疗经验总结,但介入治疗操作简单易行,创伤性小,可重复进行,且病情危重时,病人仍能耐受,值得有条件的医院开展和应用。方法是用2%普鲁卡因约4ml局部麻醉,穿刺股动脉(多取右侧),送特制的肾动脉造影导管、取栓用导管或球囊导管至肾动脉闭塞处,按需要行动脉内溶栓、套取栓子或球囊扩张术。临床诊断为急性血栓形成,血栓栓塞者,先采用溶栓治疗,如诊断为癌栓、心瓣膜赘生物栓塞、异物(如血管内支架,心房、室间隔补片等)栓塞或陈旧性血栓栓子在局部溶栓未能溶通者,应试行栓子套取术。动脉内溶栓和取栓不成功,或溶通和取栓后肾动脉仍存在明显肾动脉狭窄者(一般认为狭窄超过75%则可能引起病理改变),应给予球囊扩张术,以便开通肾动脉主干或大分支(血栓被球囊挤压碎裂后可能堵塞小动脉分支,但缺血坏死面积则明显缩小),彻底解决肾缺血的解剖学原因。动脉内溶栓的给药方法为尿激酶或链激酶10万U用生理盐水20ml稀释,缓慢导管内推注,约半小时推完,可重复使用,局部用药剂量在50万U以内一般认为是比较安全的。

(三)内科治疗

1.静脉溶栓　静脉溶栓效果不如动脉内溶栓确切,但因其费用少,不须介入治疗用的昂贵设备和操作技术,一般医院均可进行。因此值得推广。

(1)适应证:所有肾动脉血栓形成或血栓栓塞患者均适用。

(2)禁忌证:①高龄患者,一般认为年龄75岁以上不宜行静脉溶栓治疗。②出血倾向。③半年内深部组织外伤或穿刺病史。④半年内脑血管意外病史。⑤溶栓剂过敏。⑥不能控制的高血压。

（3）给药方法：尿激酶或链激酶 20 万～40 万 U 溶于 100～500ml 液体中，3 小时内静脉滴注完毕。应用链激酶或尿激酶局部动脉内注入比静脉注射溶栓在肾组织仍活的低危病人中常更有效。1 次/d，连用 3～7 天（也有专家认为每天用量可达 50 万～100 万 U 仍较安全）。溶栓过程每天查出、凝血时间及纤维蛋白原定量。

2.抗凝治疗　对于有血栓形成或栓塞病史的患者，外科手术后，介入治疗和静脉溶栓治疗后的病人也应常规抗凝治疗，以防栓塞再次发生。住院病人可以给予普通肝素或相对低分子肝素静脉滴注或皮下给药。长期应用可给予华法林、噻氯匹定（力抗栓）或阿司匹林等口服抗凝药，用药剂量要求个性化，用药过程定期监测出、凝血时间，随时调整剂量，以防出血并发症。

3.对症治疗

（1）高血压的治疗：高血压常于发病 1 周内出现，在 2～3 周恢复正常，部分病人持续终身。其发生机制与肾缺血导致肾球旁细胞分泌肾素增多，肾素-血管紧张素系统活性增加有关，因此血管紧张素转换酶抑制剂或血管紧张素Ⅱ受体拮抗药可能有效。但是，由于这两类药物在扩张全身动脉的同时也扩张出球小动脉，当入球小动脉的灌注压因肾动脉血栓形成或栓塞而下降时，可造成肾小球血流量进一步下降，导致肾功能恶化，因此，应慎重权衡用药。其他降压药物治疗效果欠佳，高血压危象应给予硝普钠或酚妥拉明（立其丁）等强而起效快的静脉用降压药。

（2）急性肾功能衰竭的治疗：对于急性肾功能衰竭者，应及时血透治疗可减轻症状，可为进一步外科或介入治疗赢得时间。

（3）纠正水、电解质及酸碱平衡失调。

六、预后及预防

（一）预后

肾动脉栓塞与血栓形成的预后与致病原因、肾动脉阻塞范围及有效治疗开始的时间有关。外伤性肾动脉血栓形成时，多数病例有严重多脏器损害，病死率达 44%，不少病人（约 25%）死于肾外并发症（如心肌梗死、心力衰竭、脑梗死等），死于急性肾功能衰竭者较少。动脉粥样硬化基础上发生血栓形成者，因肾动脉闭塞前已出现长期狭窄，反复肾缺血促进侧支循环形成，减轻了急性期病理改变，近期预后可能较好，但如同时有冠状动脉或脑动脉事件发生则预后也较差。先天性和获得性高凝状态导致血栓形成的近、远期预后与原发病的治疗有效性有关，如先天性蛋白 C 缺乏症患者及时给予蛋白 C 制剂可收到显著疗效，系统性红斑狼疮、骨髓纤维化症等因临床尚无确切有效的治疗方法，溶栓或取栓治疗为其对症处理的一部分，其预后视病人对整个综合治疗的反应而异。肾动脉栓塞如能及时行溶栓或取栓治疗，急性期预后较好，远期预后则与栓子来源有关，死亡原因多为基础疾病进展的结果。

（二）预防

1.积极预防和治疗引起本病的原发疾病，尤其是中老年，更应该注意早期诊断和治疗引起动脉硬化的各种常见病。

2.尽量避免外伤及创伤性检查和治疗方法。

（卢新明）

第十五章 急性肾衰竭

第一节 概述

急性肾衰竭是临床上常见的危重症之一,它是由多种病因引起肾排泄功能在短时间内(可数小时至数周)急剧下降而出现的一组临床综合征,表现为 BUN 及 Scr 水平升高,水、电解质和酸碱失衡以及全身各系统症状,可伴有少尿(<400ml/24h 或 17ml/h)或无尿(<100ml/24h)。

2004 年急性透析质量建议(ADQD)第二次共识会议提出了根据危害性及病变程度的急性肾衰竭分层诊断(RIFLE)标准。①高危阶段:Scr↑×1.5,GFR+>25% 或<0.5ml/(kg·h)持续 6h;②损伤阶段:Scr↑×2,GFR+>50% 或<0.5ml/(kg·h)持续 12h;③衰竭阶段:Scr↑×3 或>353.6μmol/L(4mg/dl),GFR↓>75% 或<0.3ml/(kg·h)或无尿持续 12h;④丢失阶段:肾功能丧失持续 4 周以上;⑤ESRD:肾功能丧失持续 3 个月以上。2005 年 9 月,由国际肾脏病学会(ISN)、美国肾脏病学会(ASN)、美国肾脏病基金会(NKF)及急诊医学专业来自全球多个国家的专家们共同组成了急性肾损伤的专家组(AKIN),拟将以往所称的急性肾衰竭更名为急性肾损伤(AKI),并讨论了有关 AKI 的定义和分级。本次 AKIN 会议提出,AKI 的定义为:48h 内 Scr 上升≥26.5μmol/L(0.3mg/dl)或较原先水平增高 50% 和(或)尿量减少至<0.5ml(kg·h)×6h(排除梗阻性肾病或脱水状态)。分级:Ⅰ级,Scr 上升≥26.5μmol/L(0.3mg/dl)或增至≥150%~200% 和(或)尿量<0.5ml/(kg·h)×6h;Ⅱ级,Scr 增至≥200%~300% 和(或)尿量<0.5ml/(kg·h)×12h;Ⅲ级,Scr 增至≥300% 或≥353.6μmol/L(4mg/dl)和(或)尿量<0.3ml/(kg·h)×24h 或无尿 12h。但同时会议指出,AKI 的诊断标准包含着较多的假阳性,对于其是否适宜于各种病因引起的 AKI 均有待进一步验证。

急性肾衰竭可发生于临床多个学科,占住院患者的 1%~5%,重症监护病房(ICU)中高达 20%~30%。20 世纪 50 年代,急性肾衰竭的病死率为 50%~60%,近年来、尽管血液净化治疗技术持续发展,连续性血液净化临床应用日益广泛,多器官功能障碍综合征伴急性肾衰竭的病死率仍高达 40%~80%。早期诊断、明确病因和积极治疗,才能提高患者的生存率。

过去半个世纪以来,急性肾衰竭的病死率并没有随着医疗水平的提高而下降。据各组报道总病死率为 28%~82%。包括轻症患者在内的总病死率为 20%,而 Scr≥265μmol/L(3mg/dl)者病死率为 40%~50%。影响急性肾衰竭预后的常见因素有:①伴多器官衰竭,其中伴血液系统衰竭 OR 3.40,伴肝衰竭 OR 3.6,伴呼吸衰竭 OR 2.62;②男性 OR2.36;③年龄每增加 1 岁,危险度增加 2%;④肾衰竭的严重程度。另外,国内外研究均显示,败血症引起急性肾衰竭者预后差。

(李韶明)

第二节 急性肾衰竭的病因及分类

　　根据病变部位和病理类型不同,急性肾衰竭可分为肾前性、肾性和肾后性 3 大类,各有不同病因和发病机制,但又常相继出现,如肾前性急性肾衰竭和缺血性急性肾小管坏死(肾实质性急性肾衰竭)发生在一个相同的连续的病理生理过程中,当严重或持续的肾血流低灌注时肾小管上皮细胞发生严重的损伤,即使纠正了低灌注也难以改善这些病变,临床上就是急性肾小管坏死。狭义急性肾衰竭就是指由缺血或中毒所致的急性肾小管坏死。

一、肾前性急性肾衰竭

　　正常情况下机体对肾血流量在相当程度中的变动仍可维持稳定的 GFR,即肾的自身调节现象。在肾血流灌注下降超过自身调节的范围引起肾缺血、缺氧及肾小球滤过功能下降时,即出现肾前性急性肾衰竭。肾前性急性肾衰竭又称为肾前性氮质血症,是指有效循环血量下降所致的功能性肾小球灌注压下降,而实质的结构并无异常变化。在肾血供和肾小球灌注压恢复之后,GFR 可迅速恢复正常。

　　1.病因　　低血容量、心排血量下降、全身血管扩张或肾动脉收缩等引起"有效"循环血容量减少时,即可导致肾前性急性肾衰竭。一些血管活性介质和药物,可导致肾血管收缩,引起肾小球低灌注,其功能、临床表现和尿液改变均类似肾前性急性肾衰竭,包括高钙血症、内毒素、造影剂、钙神经蛋白抑制药(环孢素、他克莫司)、两性霉素 B、肾上腺素和去甲肾上腺素、麦角胺以及大剂量多巴胺等,上述情况持续存在或严重者,可引起肾小管坏死。

　　2.发病机制　　"有效"循环血量不足,导致全身动脉血压下降,进而激活动脉(如颈动脉窦)和心脏的压力感受器,从而引发一系列的神经和体液反应,包括交感神经和肾素-血管紧张素-醛固酮系统活化,释放 AVP 等。去甲肾上腺素、血管紧张素Ⅱ和 AVP 可通过以下机制达到维持血压保持心脏和脑灌注的目的。①收缩包括皮肤、肌肉和内脏器官等"次要脏器"的血管床;②减少汗腺分泌和盐的丢失;③刺激口渴和摄盐中枢;④增加肾盐和水潴留。当肾灌注不足时,首先依赖其自身调节机制,以维持正常 GFR:①入球小动脉壁的牵张感受器受刺激,使入球小动脉平滑肌细胞舒张和血管扩张;②肾扩血管性前列腺素(如前列环素、前列腺素 E_2)、激肽释放酶、激肽以及 NO 合成增加;③肾素-血管紧张素-醛固酮系统兴奋,使出球小动脉收缩。平均动脉压(MAP)达 80mmHg 时,肾的调节机制发挥达极限,入球小动脉最大程度扩张,以保证肾小球的灌注压和滤过压、肾血浆滤过分数增加,从而维持正常 GFR。但 MAP<80mmHg 或肾灌注压超出肾血管自身调节范围,GFR 下降即可导致氮质血症。

二、肾实质性急性肾衰竭

　　肾实质性急性肾衰竭是我国最常见的急性肾衰竭。肾性急性肾衰竭是由于各种肾病所致或由于肾前性因素持续存在而使病情进展所致,占急性肾衰竭的 5%～50%。按病变部位及性质不同,肾性急性肾衰竭分为:①肾血管疾病;②肾微血管和肾小球疾病;③急性间质性肾炎;④缺血和中毒性急性肾小管坏死。

　　1.肾血管疾病　　由肾动脉或静脉疾病导致急性肾衰竭少见。本病多为双侧血管受累,原有慢性肾病或孤立肾者可为单侧受累。急性肾动脉闭锁,可见于粥样硬化栓子、血栓形成或血栓栓塞、主动脉分层和大动脉炎(极为罕见)及经典型结节性多动脉炎。其中在血管造影、血管成形术或主动脉手术中,从动脉粥样硬化斑块上脱落的粥样硬化栓子,造成的动脉栓塞最为常见。肾动脉血栓多来源于心脏,患者可伴发房性心律失常和附壁血栓,导致急性肾梗死。肾动脉粥样硬化患者在发生创伤性内膜撕裂或肾移植手术吻合血管时,在原有粥样斑块的基础上,可形成血栓。除了在肾移植术后,由肾静脉血栓导致的急性肾衰竭极为罕见,仅见于成年人肾病综合征或严重脱水的儿童。

2.肾小球疾病　伴有肾小球大量新月体形成的急进性肾小球肾炎和严重塌陷性肾小球疾病,尤其在肾灌注减少时,可出现急性肾衰竭,同时也可伴肾小管急性损伤,其临床表现和实验室检查不同于肾前性急性肾衰竭和急性肾小管坏死,某些情况下需要行肾活检,以明确诊断。

3.肾微血管疾病　任何影响肾微血管供血的疾病,都可引起急性肾衰竭,如溶血性尿毒症综合征、血栓性血小板减少性紫癜、恶性高血压、狼疮性肾炎、妊娠相关高血压疾病等。

4.急性间质性肾炎　病因包括药物性过敏性间质性肾炎、严重感染、自身免疫性疾病、移植肾排斥反应以及肾肿瘤细胞浸润(如类肉瘤、淋巴瘤和白血病等)。

5.急性肾小管坏死

(1)缺血性急性肾小管坏死:与肾前性急性肾衰竭一样,均以肾低灌注为特征,但其低灌注程度更重,且持续时间更长,通常与其他损伤肾的因素同时存在。常见于大手术、创伤、严重低血容量、脓毒症及烧伤。

(2)肾毒性急性肾小管坏死:多种药物、外源性及内源性毒素均可导致急性肾小管坏死。根据机制不同分为以下几种

①直接损伤肾小管上皮细胞:常见于氨基糖苷类、两性霉素 B、阿昔洛韦、西多福韦、茚地那韦以及顺铂、异环磷酸胺等化疗药物。

②肾内血管收缩:造影剂、钙神经蛋白抑制药、高钙血症导致的急性肾小管坏死与肾内血管收缩有关,血红蛋白和肌红蛋白通过增加扩张血管性 NO 的清除,破坏血管扩张和血管收缩之间的平衡,也能导致肾内血管收缩。

③肾小管梗阻:常见于肌红蛋白、血红蛋白、尿酸、免疫球蛋白轻链等内源性物质和乙二醇、磺胺类抗生素、阿昔洛韦、甲氨蝶呤、茚地那韦、氨苯蝶啶等外源性物质。

三、肾后性急性肾衰竭

肾后性急性肾衰竭是急性肾衰竭中较少见的病因,国内外资料约均在 10% 以下。可见于结石、血块脱落造成输尿管梗阻、前列腺增生、肿瘤、腹膜后纤维化造成腔外压迫等。除了传统的尿路梗阻之外,肾内梗阻随着各种治疗措施的进展而日趋多见,如白血病、淋巴瘤及其他肿瘤化疗后出现溶瘤综合征时的高尿酸血症,造成肾小管液中尿酸浓度上升,在酸性环境中形成结晶,阻塞肾小管腔,如合并高钙血症时则形成混合性结石。

不同病因引起的急性肾衰竭治疗方法及强度完全不同,如由 ATN 和药物过敏或感染相关性急性间质性肾炎(AIN)引起的急性肾衰竭,去除病因对治疗急性肾衰竭十分重要;如急进性肾炎常需进行强化免疫抑制治疗;而重症急性肾炎除透析治疗外,对症治疗即可,一般不必应用免疫抑制药治疗。三者的治疗十分不同,因此,谨慎地鉴别诊断十分重要。

(周广旻)

第三节　急性肾衰竭的病理与病理生理

一、急性肾衰竭的病理改变

　　缺血和中毒所引起急性肾小管坏死的组织形态学改变往往以外髓部肾组织的病变最为严重,包括近端小管的直部和远端小管髓襻升支粗段。肾小管细胞病理改变可表现为单个或成簇小管上皮细胞的脱落;肾小管基底膜裸露,裸露区域附近的肾小管上皮细胞扁平、变宽,部分覆盖于裸露区。小管腔内可见脱落的小管上皮细胞,部分细胞呈现"凋亡"的特征。

　　近端小管上皮细胞刷状缘的改变是急性肾小管坏死时的另一个显著特征,多见于皮质和外髓部的近端小管。刷状缘的微绒毛明显变短,严重者可完全消失,小管腔中可见脱落的刷状缘微绒毛。小管腔中可见大量管型。含有 T-H 蛋白成分和脱落的小管细胞、刷状缘及其他细胞碎屑等。小管周围毛细血管充血,也是急性肾小管坏死特征性病变之一,特别是在外髓部和皮髓交界区。在外髓部直血管周围,可见轻至中度炎性细胞浸润。

　　急性肾小管坏死时,常见小管上皮细胞再生现象(细胞体积较大、细胞质嗜碱性和细胞核深染),最多见于细胞脱落明显的区域。

二、急性肾衰竭的病理生理

　　1.肾血流动力学异常　肾血管强烈持续地收缩,是急性肾小管坏死的突出特点。肾缺血和肾毒性的作用,致使血管活性物质释放,引起了肾血流动力学变化,导致肾血流灌注量减少、GFR 下降而引发急性肾衰竭。急性肾衰竭时肾血流量明显减少,平均骤减 50% 左右。外层髓质肾血流较肾其他区域的血流更差,缺血更为严重。氧的供给通过由降支逆流弥散至升支直段,所以肾髓质始终处于低氧状态。此外溶质的转运主要在髓质肾小管,尤其是髓襻升支粗段,这些部位的肾小管对氧的需求特别高。所以,一旦发生缺血、缺氧或接触到毒性物质,极易伤及肾小管,导致急性肾小管坏死。

　　由内皮细胞产生的内皮素和 NO 的正常平衡被破坏,是引起肾内血管持续收缩的主要机制。在缺血性急性肾小管坏死时,内皮素表达及合成增加,并通过位于血管平滑肌的内皮素受体介导,产生很强的缩血管作用,从而引起肾血管阻力增加、肾血流量和 GFR 下降。相反,缺血或毒素引起的急性肾小管坏死使内皮细胞发生致死性损伤时,内皮源性 NO 产生减少,加重了缩血管或舒血管物质的失衡,引起血管收缩。另外,缺血后肾内血管紧张素 Ⅱ 水平升高,可能为 GFR 下降的机制之一。还有一些研究认为肾交感神经兴奋以及舒血管类前列腺素物质(如前列腺素 E_2)的减少可能也参与了血管收缩的调节。

　　2.肾小管上皮细胞损伤　细胞代谢异常缺血或中毒导致细胞内生物膜结构,尤其是线粒体功能异常。

　　(1)细胞内三磷腺苷(ATP)耗竭:缺血、缺氧早期,肾小管上皮细胞内 ATP 迅速减少,降解为二磷腺苷(ADP)和一磷腺苷(AMP)。若持续缺氧,AMPA 可进一步代谢成核苷和次黄嘌呤,随着缺血的持续,线粒体功能发生不可逆损伤,ATP 进一步减少。中毒引起肾小管坏死时,毒物可直接损伤线粒体并影响其功能,造成 ATP 的耗竭。

（2）细胞内钙超载：缺氧和中毒造成细胞膜损伤及 ATP 耗竭，Ca^{2+}-ATP 酶、Na^+-K^+-ATP 酶和 Ca^{2+}-ATP 酶活性受抑制，胞膜对 Ca^{2+} 通透性增加，导致细胞内钙超载，进一步加重细胞损伤。

（3）细胞生化紊乱

①氧化损伤：活性氧大部分是氧自由基，缺血-再灌注损伤时，ATP 下降及酸中毒可使线粒体呼吸链处于还原状态；细胞内 Ca^{2+} 浓度增高并激活多种磷脂酶、蛋白酶，均促进缺氧组织产生氧自由基。中毒性损伤时，肾毒性物质也可通过增加自由基与活性氧的生成或使其代谢障碍引起氧化应激性损伤。

②磷脂酶活化：肾缺血及毒性损伤时，血浆及组织内的磷脂酶被激活，作用于磷脂不同的部位，导致细胞膜及亚细胞器磷脂水解，影响酶和转运系统的功能。

（4）超微结构变化

①细胞骨架破坏：缺血可使肾小管微绒毛处 factin 减少，使与细胞骨架相连的 Na^+-K^+-ATP 酶减少；缺血-再灌注损伤还可使肾小管上皮细胞内另一些细胞骨架成分微管解聚、分节和排列紊乱，从而影响细胞骨架结构。

②细胞极性丧失：肾小管急性损伤时，因 ATP 缺乏、细胞内钙离子增加，活性氧降解细胞骨架蛋白，细胞骨架破坏、功能不全，造成小管管腔侧膜异常；上皮细胞极性发生改变，甚至消失，使各种蛋白质异常分布，而引发一系列紊乱。

（5）细胞凋亡：缺血再灌注可引起细胞坏死，也引起细胞凋亡。急性肾小管坏死时，远端小管更易发生凋亡，导致细胞凋亡的机制可能是多因素的，包括生长因子减少或细胞-细胞、细胞-基质信号紊乱。

3.细胞修复机制　缺血性急性肾小管坏死后存活的小管上皮细胞，具有很强的增生能力。缺血后肾小管的重塑过程，酷似正常肾的发生过程。研究发现，NGAL、白血病抑制因子、转录因子 Ets-1 和 Wnt-4 等参与肾早期发生的基因，也参与了肾小管的重塑，并在小管上皮细胞再生和修复过程中起重要作用。

（李韶明）

第四节　急性肾衰竭的临床表现

急性肾衰竭是多种因素共同作用的结果。急性肾小管坏死是急性肾衰竭的最常见病因，其临床表现包括原发疾病、ARF 引起代谢紊乱和并发症等 3 方面。根据临床表现和病程的共同规律，一般分为少尿期、多尿期和恢复期 3 个阶段。3 个时期并不一定均出现，也有一部分患者 24h 尿量可在 500ml 以上，称为非少尿型急性肾衰竭，病情相对较轻，预后较好。因此，以往的分期存在较大弊端，依据早期诊断、早期干预的防治思路，目前国际肾病学界倾向于将 ATN 的临床过程分为起始期、持续期和恢复期。

一、起始期

此期也可称为肾前性氮质血症或功能性肾衰竭期。主要是由各种肾前性因素引起有效循环血量下降，肾血流灌注减低使 GFR 降低，流经肾小管的原尿减少、速度减慢，因而对尿素氮、水及钠的重吸收相对增加，引起血尿素氮升高、尿量减少及尿比重增高。因损伤较轻，血清肌酐水平变化不大。起始期的长短因病因不同而异，常为数小时至数天，此时肾病变为可逆性。

本期患者可无明显的临床症状或仅为轻微的有效循环血容量不足，临床常不易被发现。部分患者随着病变持续进展，开始出现血容量过多、电解质和酸碱平衡紊乱的症状和体征，提示其可能将进入 ARF 的持续期。

二、持续期

此期以往称为典型急性肾小管坏死,一般持续7～14d,但也可短至几天,长至4～6周。患者一般起病急骤,常首先出现尿量减少及氮质血症、血肌酐升高、GFR下降,并出现水、电解质、酸碱平衡紊乱及相关系统并发症,大多伴有不同程度的尿毒症表现。

1.尿的改变　典型ARF持续期的患者可表现为少尿,即每日尿量持续少于400ml;部分甚至无尿,即每日尿量持续少于100ml。完全无尿少见,若出现完全无尿需考虑双侧肾皮质坏死、肾血管阻塞、严重的急性肾小球肾炎或完全性肾后性梗阻。由于病因、病情轻重不同,患者少尿持续时间不一致,可为数小时至2周,也可持续更长时间。一般认为,肾中毒者所致ATN持续时间短,而缺血性所致者持续时间较长。少尿持续时间越长,肾预后越差、病死率越高。也有些患者可没有少尿,尿量在400ml/d以上,称为非少尿型急性肾衰竭,其病情大多较轻,预后较好。持续期患者尿蛋白常为＋～＋＋,沉渣可见肾小管上皮细胞、上皮细胞管型、颗粒管型及少许红细胞、白细胞等,尿比重常<1.010,尿渗透压常<350mmol/kg。

2.氮质血症　由于GFR降低引起少尿或无尿,致使摄入蛋白质的代谢产物和其他代谢废物不能经肾排泄而潴留在体内,可产生中毒症状,即尿毒症,其严重程度与Scr和BUN的上升速度有关,而Scr和BUN的升高速度与体内蛋白分解状态有关。在无并发症且治疗正确的病例,每日BUN上升速度较慢,为3.6～7.1mmol/L(10～20mg/dl),Scr浓度上升仅为44.2～88.4μmol/L(0.5～1.0mg/dl),但在高分解状态时,如伴有广泛组织创伤、烧伤、严重感染、败血症等,组织分解代谢极度旺盛,组织分解产物产生的速度远远超过了残余肾功能清除毒物的速度。每日BUN可升高10.1mmol/L(30mg/dl)或以上,Scr每日升高176.8μmol/L(2.0mg/dl)或以上。此外,热量供给不足、肌肉坏死、血肿、胃肠道出血、感染、高热、应用糖皮质激素等也是促进蛋白高分解的因素。

3.水、电解质及酸碱平衡紊乱

(1)水、钠潴留:由于盐和水排出减少致水、钠潴留,可表现为肺水肿、浆膜腔积液及心力衰竭、血压增高等,当未控制水分摄入或输入葡萄糖溶液过多时可出现稀释性低钠血症,严重时出现水中毒,表现为虚弱无力、头痛、食欲下降、嗜睡、惊厥等精神神经症状。

(2)高钾血症:正常人摄入的钾盐90%从肾排泄,ATN时肾排钾功能减退,多种疾病相关因素或医源性因素均可引起或加重高钾血症;如果同时体内存在高分解状态,如感染、溶血及大量组织破坏等,热量摄入不足致体内蛋白分解、释放出钾离子,酸中毒时细胞内钾转移至细胞外,有时可在几小时内发生严重高钾血症;未能及时诊断,摄入含钾较多的食物或饮料,输入大量库存血(库存10d血液每升含钾可达22mmol),使用保钾利尿药,均可引起或加重高钾血症。

高钾血症是急性肾衰竭最严重的并发症之一,也是急性肾小管坏死少尿期的首位死因。一般在无相关并发症时,ATN每日血钾上升不到0.5mmol/L。高钾血症可无特征性临床表现,临床症状可逐步出现或为其他并发症表现所混淆,如出现恶心、呕吐、四肢麻木等感觉异常、心率减慢,严重者出现神经系统症状,如恐惧、烦躁、意识淡漠,直到后期出现传导阻滞甚至心室颤动。轻度高钾血症,血清K$^+$小于6mmol/L时,临床上往往无症状,心电图改变也不明显,因此必须提高警惕注意动态监测。高钾血症的心电图改变可先于高钾血症临床表现,用心电图监护高钾血症对心肌的影响是发现高钾血症的重要手段,值得注意的是血清钾浓度与心电图表现之间有时并不一致,动态观察血清钾变化也同样重要。一般血钾浓度>6mmol/L时,心电图出现高耸而基底较窄的T波,随血钾增高P波消失,QRS综合波增宽,ST段不能辨认,最后与T波融合,P-R间期延长,房室结传导减慢,可有室性心动过缓等心律失常表现,严重时出现心室颤动或停搏。高钾血症对心肌毒性作用尚受体内钠、钙浓度和酸碱平衡的影响,当同时存在低钠、低钙血症或酸中毒时,高钾血症所致临床症状更严重,心电图表现较显著,易诱发各种心律失常。此外,严重高钾血症可以出现神经肌肉系统的异常,如感觉异常、反射功能低下和上行性迟缓性呼吸肌麻痹。高钾血症是少尿期患者常见的死因之一,早期透析可预防其发生。

(3)代谢性酸中毒:成年人正常蛋白质饮食每日固定酸代谢产物为 $1\sim2mmol/kg$,其中 80% 由肾排泄,20% 与 HCO_3^- 离子结合成碳酸后分解成水与二氧化碳,后者再由肺排出。ARF 时,由于酸性代谢产物经肾排出减少、肾小管泌酸能力和保存碳酸氢钠能力下降等,导致血浆碳酸氢根浓度有不同程度的下降,在高分解状态时降低更多、更快。若代谢性酸中毒持续存在,会导致体内肌肉分解加快,患者可出现恶心、呕吐、疲倦、嗜睡、呼吸深快,甚至昏迷等。此外,酸中毒还可使心肌及周围血管对儿茶酚胺的反应性下降、导致低血压甚至休克,由于心室颤动阈值降低,患者易出现异位心律。因此,一旦发现 ARF 患者存在酸中毒应及时给予处理,输注碳酸氢钠不能纠正的严重酸中毒,应立即行肾替代治疗。对于高钾血症、酸中毒极其严重的病例在透析间期仍需补充碱性药物以纠正代谢性酸中毒。

(4)低钠血症和低氯血症:两者多同时存在。低钠血症可由于水过多所致稀释性低钠血症,或因灼伤或呕吐、腹泻等从皮肤或胃肠道丢失钠盐所致;或对大剂量呋塞米有反应的非少尿型患者出现失钠性低钠血症。严重低钠血症可致血渗透浓度降低,导致水分向细胞内渗透,出现细胞水肿,严重者可表现急性脑水肿症状,临床上表现为疲乏、软弱、嗜睡或意识障碍、定向力消失,甚至低渗昏迷等。低氯血症常由于呕吐、腹泻或大剂量应用襻利尿药,患者可出现腹胀、呼吸表浅和抽搐等代谢性碱中毒表现。

(5)高磷血症和低钙血症:高磷血症是急性肾衰竭常见的并发症。正常人摄入的磷酸盐 60%~80% 经尿液由肾排出,ARF 时肾排磷显著减少,少尿期血磷常轻度升高,但在高分解代谢状态及组织创伤、横纹肌溶解或有明显代谢性酸中毒者,高磷血症可较突出。酸中毒纠正后,血磷会有一定程度的下降。

ARF 时低钙血症多由高磷血症引起,GFR 降低,导致磷潴留,骨组织对甲状旁腺激素抵抗和活性维生素 D1 水平降低,可发生低钙血症。ARF 时患者常存在酸中毒,使细胞外钙离子游离增多,可出现无症状性低钙血症。但在急性胰腺炎、横纹肌溶解、酸中毒应用碳酸氢钠纠正后,患者可出现低钙血症的症状,表现为口唇、手指尖或足部麻木感,四肢及面部肌肉痉挛,也可发生锥体外系症状如震颤麻痹等;心电图提示 Q-T 间期延长、ST 段延长、平坦和非特异性 T 波改变。当血钙低于 0.88mmol/L 时,可出现严重的随意肌及平滑肌痉挛,导致抽搐、癫痫发作、严重哮喘,症状严重时可出现心功能不全,甚至心搏骤停。

(6)镁的代谢异常:正常人摄入的镁 60% 由粪便排泄,40% 经尿液由肾脏排泄。由于镁离子与钾离子均为细胞内主要的阳离子,因此,ARF 时血钾与血镁浓度常平行上升,在肌肉损伤时高镁血症较为突出。当出现高镁血症引起的症状和体征时,血镁的浓度通常已超过 2mmol/L,主要表现为神经肌肉系统和心血管系统的症状和体征,如膝腱反射减低或消失、随意肌麻痹、呼吸衰竭、低血压、心跳缓慢,严重高镁血症可引起呼吸抑制和心肌抑制,应予警惕。高镁血症的心电图改变为 P-R 间期延长和 QRS 波增宽;伴有高钾血症时,可出现高尖 T 波,当高钾血症纠正后,心电图仍出现 P-R 间期延长和(或)QRS 增宽时应怀疑高镁血症的可能。值得注意的是,低钠血症、高钾血症和酸中毒均可增加镁离子对心肌的毒性。低镁血症常见于两性霉素 B 和氨基糖苷类抗生素所致的肾小管损伤,可能与髓襻升支粗段镁离子重吸收部位受损有关。低镁血症常无明显的临床症状,但有时可表现为神经肌肉痉挛抽搐和癫痫发作,或持续性低血钾或低血钙。

三、恢复期

恢复期是通过肾组织的修复和再生达到肾功能恢复的阶段。此期尿量进行性增加,少尿与无尿的患者尿量超过 500mg/d 即进入恢复期。临床上部分患者可出现多尿,即尿量超过 2500ml/d,一般持续 1～3 周或更长,称为多尿期。多尿的发生可能与 ARF 持续期潴留的水盐排泄、滤过的尿素和其他潴留溶质的渗透性利尿作用和利尿药的应用有关,另外,肾小管重吸收功能的恢复较肾小球滤过功能的恢复落后也与多尿有关。非少尿型 ATN 患者,恢复期可无明显尿量改变。在恢复期肾功能尚未完全恢复时,仍可出现水、电解质紊乱及各种并发症。根据病因、病情轻重程度、多尿期持续时间、并发症和年龄等因素,ARF 患者恢复期临床表现差异较大,可无明显不适,自我感觉良好或体质虚弱、乏力、消瘦,当 BUN 和 Scr 明显下降时,尿量逐渐恢复正常。肾小球滤过功能多在 3～6 个月恢复正常。约有 50% 的患者有亚临床的肾小球滤过和肾小管功能缺陷,部分患者的肾小管浓缩功能需 1 年以上才能恢复。也有少数患者肾功能持续不恢复,并逐渐进展至慢性肾衰竭,需持续性血液净化治疗。

(张嵘嵘)

第五节　急性肾衰竭并发症

急性肾衰竭时,肾小球率过滤急剧下降,导致肾不能有效地将体内过多的水分排出体外,同时酸性代谢产物经肾排出减少,肾小管泌酸能力和保存碳酸氢钠能力下降等,结果可并发血管内容量超负荷、代谢性酸中毒、高钾血症、高磷血症、低钠血症、低钙血症等表现;再者,由于 GFR 降低引起少尿或无尿,致使摄入蛋白质的代谢产物和其他代谢废物不能经肾排泄而潴留在体内,可产生中毒症状,即尿毒症。依其严重程度的不同会逐渐累及全身各个系统,出现相关的并发症。

一、感染

感染是 ARF 最常见的并发症,50%～90% 的急性肾小管坏死患者可并发感染,是少尿期常见而严重的并发症之一,也是 ARF 的主要死亡原因。多见于严重外伤所致的高分解代谢型急性肾小管坏死,预防性应用抗生素并不能减少其发生率。常见的感染部位包括呼吸道、泌尿道、伤口、腹腔内或穿刺点等处感染,常见致病菌为大肠埃希菌、肺炎杆菌、变形杆菌等革兰阴性杆菌、金黄色葡萄球菌、肠球菌等,严重时可出现败血症。ARF 者感染发生率高的原因主要与机体正常防御屏障的破坏、细胞及体液免疫功能紊乱、营养不良、抗生素的不当应用以及动静脉插管和留置导尿管有关,在老年患者中较为多见。

二、消化系统

消化系统表现通常为急性肾衰竭的首发症状,主要表现为食欲减退、恶心、呕吐、腹胀及原因不明的腹痛等。消化道症状与原发疾病和水、电解质紊乱及酸中毒等有关,可随血液净化治疗,纠正水和电解质紊乱、酸中毒及氮质血症后而减轻或消失。约 25% 的急性肾小管坏死患者并发消化道出血,多由胃黏膜糜烂或应激性溃疡引起。出血一般不严重,非手术治疗有效。但在大手术、严重创伤或需接受机械通气的 ARF 患者,消化道出血有时会较严重,成为 ARF 的死亡原因之一。

三、心血管系统

主要包括高血压、心力衰竭、心肌梗死、心包炎、心律失常及低血压等。水、钠潴留等致高血压、水肿、充血性心力衰竭，是 ARF 加重和死亡率增加的主要危险因素。尽管早期血液净化治疗可使其发生率明显下降，但急性左心力衰竭仍是持续期 ARF 患者常见的死亡原因。有 15%～25% 的 ARF 持续期患者发生高血压，除肾缺血时神经体液因素作用促使收缩血管的活性物质分泌增多因素外，水过多引起的容量负荷过多也可加重高血压。ARF 早期发生高血压者并不多见，但如持续少尿，约 1/3 的患者会发生轻、中度高血压，一般在（140～180）/（90～110）mmHg，有时可更高，甚至出现高血压脑病。少数 ARF 患者在病程中可出现低血压，原因包括消化道出血、败血症及心脏压塞等。病毒感染和洋地黄应用等可引起室性期前收缩和阵发性心房颤动等异位心律，高钾血症可引起各种传导阻滞及室性心律失常，是患者猝死的主要原因。心包炎是尿毒症晚期的严重并发症，随着早期透析的开展，其发生率已有所降低，多表现为心包摩擦音和胸痛，罕见大量心包积液。此外 ATN 患者偶可并发心肌梗死。有统计发生率约为 7%，以老年患者多见。

四、神经系统

轻型患者可无神经系统症状，部分患者早期可表现为疲倦、头痛、嗜睡、不安腿综合征、扑翼样震颤、肌阵挛样抽搐等，随着病情进展可发生人格改变、意识模糊、进行性意识不清、癫痫发作或昏迷等尿毒症脑病表现，重者可死亡。其发病机制尚不明确，可能与毒素潴留、水和电解质及酸碱平衡失调等有关。此外，药物的应用对中枢神经系统的抑制及疾病过程中反复发生的低血糖、血压波动、严重感染、重金属中毒和多脏器功能衰竭等均可能具有不同程度的影响。

五、呼吸系统

低氧血症在 ARF 患者中较常见，原因主要为肺水肿和肺部感染。某些引起肾小管坏死的疾病如 Goodpasture 综合征、血管炎、韦格纳肉芽肿、系统性红斑狼疮等常同时累及肺。约 50% 以上的 ARF 患者可能合并肺炎、呼吸衰竭，甚至发生成人型呼吸窘迫综合征（ARDS）。合并呼吸衰竭是导致 ARF 患者死亡的最危险因素。

六、血液系统

可见不同的血细胞成分异常，如表现为贫血、白细胞升高、血小板功能缺陷和出血倾向。急性肾小管坏死发生 10d 后，即可出现贫血，其主要是与弥漫性肾小管病变和肾间质水肿造成促红细胞生成素水平降低、感染导致的骨髓造血抑制、细胞外溶血及红细胞寿命缩短等有关，此外尚与水过多致血液稀释、消化道出血以及手术、外伤失血等并发症有关。一般表现为轻、中度正细胞正色素性贫血，贫血程度与原发病因、病程长短、有无出血并发症等密切有关。严重创伤、大手术后失血、溶血性贫血、严重感染等情况，贫血可较严重。因毒素作用，骨髓产生血小板减少，在 ARF 早期常有血小板减少，血小板减少和血小板功能障碍与 ARF 的出血倾向有关。此外，ARF 早期白细胞数常增高，可能与感染和急性应激有关，持续白细胞数增高超过 1 周或伴中性粒细胞比例增高者，并发感染的可能性大。

（卢新明）

第六节　急性肾衰竭的诊断与鉴别诊断

一、急性肾衰竭的诊断标准

2002 年,急性透析质量倡议小组(ADQI)议制订了 ARF 的 RIFLE 分级诊断标准,依据血肌酐、GFR 和尿量的变化将 ARF 分为 3 个等级。①危险:血肌酐增加至基线的 1.5 倍或 GFR 下降>25%,尿量 <0.5ml/(kg・h),持续 6h;②损伤:血肌酐增加至基线的 2 倍或 GFR 下降>50%,尿量<0.5ml/(kg・h), 持续 12h;③衰竭:血肌酐增加到大于基线的 3 倍或 GFR 下降>75%,或血肌酐≥354μmol/L,且血肌酐急性升高 44.2μmol/L,尿量<0.3ml/(kg・h),持续 24h 或无尿 12h。以及 2 个预后级别:①肾功能丧失,持续肾功能完全丧 失>4 周;②ESRD,终末期肾病持续>3 个月。2004 年,美国肾脏病协会(ASN)、国际肾脏病协会(ISN)、 ADQI 和欧洲重症医学协会(ESICM)的肾脏病和急救医学专家成立了 AKIN,并在 2005 年提出采用 AKI 替代 ARF,并在 RIFLE 基础上对 AKI 的诊断及分级标准进行了修订。诊断标准为:肾功能在 48h 内迅速 减退,血肌酐绝对值升高≥26.4μmol/L);或较基础值升高>50%(增至 1.5 倍);或尿量<0.5ml/(kg・d)超 过 6h。并将 AKI 分为 3 期,分别与 RIFLE 标准的危险、损伤和衰竭等级相对应。

二、急性肾衰竭的鉴别诊断

1.是急性肾衰竭还是慢性肾衰竭　根据原发病因、急骤出现的进行性氮质血症伴少尿,结合临床表现 和实验室检查,一般不难做出诊断。但是,不少患者病史不清,无法判定既往有无肾病,而就诊时已有肾衰 竭,此时肾衰竭是急性肾衰竭还是慢性肾衰竭即需认真鉴别。

慢性肾衰竭患者常具有以下临床特点,有助于鉴别:①既往有慢性肾病病史,BUN(mg/dl)/Scr(mg/dl)≤ 10,平时有多尿或夜尿增多表现;②常伴有贫血,指甲肌酐或头发肌酐及血肌酐均明显增高;③患者呈慢性病 容,具有慢性肾衰竭相关的心血管病变、电解质紊乱、代谢性酸中毒等并发症表现;④超声检查示双肾缩 小、结构紊乱,实质部回声增强,但轻链沉积病、肾淀粉样变性、多囊肾及糖尿病肾病等疾病,引起的慢性肾 衰竭,肾体积可不缩小或反而增大,须加以鉴别。而急性肾衰竭一般无慢性肾病病史,常有明确诱因或用 药史,BUN(mg/dl)/Scr(mg/dl)>10,无贫血或贫血程度较轻,血肌酐明显增高而指甲肌酐或头发肌酐不 高,肾体积不缩小或明显肿大,钙、磷代谢紊乱程度轻,无肾性骨病等表现。

某些以往存在慢性肾病的患者,相关诱因可造成其肾功能急剧恶化,临床上被称为慢性肾病基础上的 急性肾衰竭,也称为慢性肾病并急性肾衰竭,此类患者常兼有 CRF 及 ARF 的临床特点,临床情况比较复 杂,容易误诊为慢性肾衰竭而使其失去治疗时机。因此,急性肾衰竭的诊断需要详细回顾患者的病史和用 药史,合理地应用实验室及辅助检查,务必要对可疑患者的临床资料细致分析,若临床鉴别困难时应考虑 及时行肾活检明确诊断。

2.肾前性与肾后性急性肾衰竭的鉴别

(1)肾前性急性肾衰竭。肾前性 ARF 是各种病因导致的肾血流灌注不足而起引起的功能性肾衰竭。 常有以下临床特点:①患者病史中存在循环血容量不足和(或)肾灌注不足的诱因,发病前存在肾有效灌注 不足的病史,如脱水、失血、休克、严重心力衰竭、严重肝衰竭或严重肾病综合征等,体检发现皮肤、黏膜干燥,低血压。当血容量已补足,血压恢复正常、尿量增加,氮质血症常可改善。②患者尿量较前减少,但不一定达到少尿或无尿,尿比重>1.020,尿渗透压>500mmol/kg,尿钠排泄分数<20mmol/L,尿常规检查正常。③BUN与Scr升高,且BUN(mg/dl)与Scr(mg/dl)比值>20。

疑诊肾前性急性肾衰竭的患者,可做补液试验或呋塞米试验帮助鉴别。通常根据中心静脉压决定补液量,对中心静脉压降低的患者,1h内快速静脉滴注5%葡萄糖1000ml,观察2h,若补液后尿量增加至每小时40ml则提示为肾前性ARF,若无明显增加则提示为ATN;补液试验后尿量无明显增加者,还可再做呋塞米试验进一步鉴别,即静脉注射呋塞米4mg/kg,观察2h,若尿量仍未增加达上述标准则提示为肾实质性ARF,应高度怀疑急性肾小管坏死。既往尚有做甘露醇试验者,即在补液后中心静脉压正常而尿量不增加者,可给予20%甘露醇200～250ml静脉滴注,若尿量增加提示为肾前性氮质血症。但是,给ATN少尿患者静脉滴注甘露醇会有加重肾小管病变的可能,临床需谨慎应用。

(2)肾后性急性肾衰竭。肾后性ARF是由尿路梗阻引起的肾衰竭。尿路梗阻后梗阻部位上方压力过高,导致肾小囊内压增高,滤过压下降,导致GFR显著下降,体内代谢产物潴留。肾后性ARF常有以下临床特点:①有导致尿路梗阻的功能性疾病,如神经源性膀胱或器质性疾病,如尿路内、外肿瘤,尿路结石,血块或坏死肾组织梗阻,前列腺肥大等;②常突然出现无尿或无尿与多尿交替出现等,与梗阻发生或解除相平行的尿量变化;③影像学检查,常见双侧肾盂积水及双输尿管上段扩张。若为下尿路梗阻,还可见膀胱尿潴留。但若尿路梗阻发生非常迅速,如双肾出血,血块梗阻输尿管;或双肾结石,碎石后碎块堵塞输尿管等。因肾小囊压迅速增高,滤过压迅速下降,患者可立即无尿,此时可见不到肾盂积水及输尿管上段扩张。及时发现和解除梗阻可使肾功能迅速得到改善,长期梗阻则可造成不可逆性肾损害。

3.肾性急性肾衰竭病因和性质 在除外肾前性及肾后性ARF后,即可诊断为肾性ARF,此后还需进一步鉴别其病因和性质。常见的肾性ARF据病变部位可分为4种,即肾小管性、肾间质性、肾小球性及肾血管性ARF。在临床表现上,肾小管性及肾间质性ARF有很多的相似处,而肾小球性及肾血管性ARF也十分相似。

(1)急性肾小管坏死:ATN通常特指缺血或中毒因素所导致的ARF,是肾性ARF的最常见病因之一。临床上除外了肾前性和肾后性氮质血症及肾小球、肾间质、肾血管疾病所致的肾实质性ARF,发病前有引起ATN的病因即肾缺血或肾中毒的存在,充分补液扩容后或控制心力衰竭后尿量仍不增多,超声检查示双肾不缩小或增大,指甲或头发肌酐正常,可诊断为ATN。肾活检病理呈现典型的ATN表现是确诊本病的金标准。

(2)肾小球及肾微小血管疾病:常见于各类肾炎综合征,如新月体性肾炎、ANCA相关性小血管炎、狼疮性肾炎、重症IgA肾病或紫癜性肾炎等。某些患者表现为CRF基础上发生的ARF,主要见于微小病变肾病伴发特发性ARF、狼疮性肾炎病变活动加重、慢性肾病基础上发生恶性高血压等。

临床上常有血尿甚至肉眼血尿、蛋白尿(常超过2g/d)、高血压等表现,既往有肾小球疾病病史,肾衰竭发生相对较缓,有些疾病还伴有特殊的肾外表现(如肺出血、皮疹、鼻窦炎、关节痛等),可通过血清学检查如ASO、补体、抗GBM抗体、抗中性粒细胞胞质抗体、抗核抗体、抗dsDNA抗体、冷球蛋白等和肾活检加以鉴别。

(3)急性间质性肾炎:临床导致ARF发生的最常见原因是药物及感染相关性急性间质性肾炎,此外,部分患者还与自身免疫性疾病、恶性肿瘤、代谢性疾病有关。在抗生素应用前,感染是导致急性间质性肾炎的常见原因,随着抗生素和多种合成、半合成药物的广泛应用,药物已成为急性间质性肾炎的首位原因。与急性肾间质病变鉴别主要依据引起急性间质性肾炎的病因,患者在起病前多有应用某种药物、感染或系统性疾病病史,临床表现为突然出现的急性肾功能损伤、轻中度蛋白尿(大量蛋白尿仅见于非甾体类抗炎药所致的肾小球微小病变者)、尿糖阳性、血尿及管型尿少见,部分患者可见无菌性白细胞尿,早期可见嗜酸性粒细胞。患者可伴发热、皮疹及关节疼痛等全身变态反应的表现。本病与 ATN 鉴别有时困难,应行肾活检,肾活检病理上主要表现为肾间质炎细胞浸润、间质水肿和肾小管损伤,肾小球大多病变轻微。

(4)肾血管疾病:肾血管疾病所致的 ARF 临床上并不多见。双侧肾动脉栓塞或肾静脉的血栓形成、主动脉夹层、动脉粥样硬化性胆固醇结晶栓塞等是肾血管疾病所致 ARF 的常见原因。急性肾动脉闭塞常见于血栓、栓塞、夹层主动脉瘤或血管炎等,其中栓塞是造成肾动脉闭塞的最主要原因,如患者有长期心房颤动或近期有心肌梗死病史,或既往有动脉粥样硬化性病史,近期有主动脉手术者,应考虑血栓或粥样硬化斑块脱落形成的肾动脉栓塞。而肾病综合征特别是膜性肾病患者,高凝倾向,长期卧床,突然出现腰腹痛,伴恶心、呕吐时,要考虑肾静脉栓塞。此外,肾细胞癌、肾区外伤或严重脱水的肾病患者,临床上表现为肾区绞痛、血尿和突发性少尿或无尿者也应考虑肾静脉栓塞的可能。应行肾动脉和(或)肾静脉血管超声检查,必要时,行血管造影明确诊断。

(张嵘嵘)

第七节　急性肾衰竭的监护

急性肾衰竭是由各种原因引起的肾功能在短时间(几小时至几天)内突然下降而出现的临床综合征。各种危重疾病时,肾是最易受累的脏器之一。据报道,危重患者入院时 5% 存在不同程度的肾损害,其中 20% 发展为急性肾衰竭,在重危患者,特别是创伤、大手术后或严重感染患者病死率高达 70% 以上。肾功能下降可发生在原来无肾损害的患者,也可发生在慢性肾病(CKD)者。GFR 下降同时表现有氮质废物、血肌酐和尿素氮滞留,水、电解质和酸碱平衡紊乱及全身各系统并发症,50% 的患者有少尿表现。急性肾损害引起一系列病理生理紊乱,如水钠潴留诱发急性左侧心力衰竭,严重高血钾引起的乏力、瘫痪及心律失常和代谢性酸中毒等,使临床治疗更为棘手,而危重急性肾衰竭本身即可危及生命。急性肾损害的病因根据病理生理分为肾前性、肾后性和肾性。但在危重疾病时以肾前性因素最常见,占 60% 左右。肾前性急性肾衰竭常见原因包括各种原因的体液丢失和出血,有效动脉血容量减少,引起肾灌注减少和肾内血流动力学改变(包括肾前小动脉收缩和肾后小动脉扩张)等。肾后性急性肾衰竭的特征是急性尿路梗阻,梗阻可发生在从肾盂到尿道的尿路中任一水平。肾性急性肾衰竭常伴肾实质损伤,最常见的是肾缺血或肾毒性原因损伤肾小管上皮细胞,如急性肾小管坏死(ATN),也包括各类血管病、肾小球炎症和肾小管间质炎。危重疾病时,多种因素常同时存在,共同促发急性肾损害。如严重创伤、大手术等,一方面可引起容量不足;另一方面机体应激产生大量炎症因子如肿瘤坏死因子等可促使发生肾损害,如继发感染甚至败血症、感染性休克,不但加重了肾血流灌注的不足和机体应激状态,而且感染本身及应用的某种抗生素可引起急性间质性肾炎,从而最终导致严重的急性肾衰竭。

危重疾病时监测肾功能的目的是判断患者以前和当时的肾功能情况,动态观察肾功能的变化,寻找引起肾损害的危险因素,及时发现早期肾损害,并判断可能的病因,从而采取相应的措施,阻止肾功能进一步恶化,改善预后。

危重疾病时的肾功能监测包括详细的病史搜集和询问临床症状、全面动态的体检、尿液和血液检查及某些影像学检查。

一、病史

详细询问病史,仔细了解既往有无肾病及可引起肾损害的全身性疾病如高血压、糖尿病、系统性红斑狼疮、过敏性紫癜、高尿酸血症等,既往有无肾功能不全的一些表现,如夜尿增多、食欲减退、乏力、贫血等。本次发病以来有无引起肾损害的因素,如应用肾毒性药物和可引起急性间质性肾炎的药物,肾毒性药物包括某些抗生素、非甾体类抗炎药、造影剂和麻醉药。低血压和血容量不足的情况及其持续时间和严重程度。有无细菌和病毒感染。既往的尿液和肾功能检查资料。

二、临床症状和体征

1.可能引起急性肾损害的情况　血容量不足的表现,如皮肤弹性变差、皮温降低、心率加快、直立性低血压等,必要时可测中心静脉压等。发现皮疹应注意有无系统性红斑狼疮、血管炎、药物过敏、感染等。触及腹部肿块应考虑尿路梗阻、多囊肾、腹腔及肾肿瘤等,以及手术、外伤(尤其是挤压伤)、严重溶血的表现等。

2.肾损害的表现　如氮质潴留引起的恶心、呕吐、精神萎靡、嗜睡甚至昏迷。水钠潴留所致软组织水肿、高血压、急性左侧心力衰竭、胸腔积液、腹水和脑水肿等。高钾血症引起的四肢麻木等感觉异常、意识淡漠、烦躁等神经系统症状及特征性心电图改变,以及代谢性酸中毒的相应表现。而在充血性心力衰竭、肝硬化腹水和严重低蛋白血症时,则表现为水肿与有效血容量不足同时存在。

三、尿液检查

1.尿量　正常成年人尿量为 $1000\sim2000ml/24h$,尿量少于 $400ml/24h$ 或 $17ml/h$ 称少尿,少于 $100ml/24h$ 称无尿。大部分急性肾衰竭患者存在少尿,常见于完全性尿路梗阻、肾皮质坏死、严重的急性肾小管坏死和肾小球肾炎、双侧肾动脉或静脉完全性栓塞。少数患者表现为非少尿型急性肾衰竭,如急性间质性肾炎、间歇性尿路梗阻及部分急性肾小管坏死患者,这些患者尿量虽然不减少,甚至增多,但体内代谢产物不能有效排出而蓄积,引起尿毒症的临床表现。肾前性因素所致肾损害大部分有尿量减少,对补液和利尿药的反应较好。急性肾损害时尿量变化迅速,需密切动态观察短时间甚至每小时的尿量变化。

2.尿溶质排出量　测量方法:留 $24h$ 尿测尿量,混匀后取部分尿液送检测定尿渗透浓度。测定值乘以 $24h$ 尿量(L),则为每日尿溶质排出量。正常饮食情况下,每日尿溶质排出量为 $400\sim800mmol$,肾最高浓缩能力可使尿液达到 $1200mmol/L$ 水,因此每日尿量至少需 $400ml$ 以上,才能排出最低限度的溶质。

3.尿沉渣显微镜检查　正常尿液多为透明淡黄色,尿酸盐沉淀多时可显浑浊。尿沉渣显微镜检查可观察有无细胞、管型及结晶体。血尿可见于各种肾和泌尿系疾病,如尿路结石、肾肿瘤、肾结核、尿路感染等,也可见于出血性疾病。尿红细胞相差显微镜检查 $50\%\sim75\%$ 或以上红细胞为异性多变者和尿红细胞容积曲线左移呈偏态分布,常提示为肾小球源性血尿。蛋白质在肾小管、集合管中凝固而形成的圆柱形蛋白聚体,可形成管型。管型可分为细胞管型(如上皮细胞管型、红细胞管型、白细胞管型)、颗粒管型、透明管型和肾衰竭管型。红细胞管型提示肾小球肾炎和血管炎。急性肾小管坏死时常有大量颗粒管型和肾小管上皮细胞。血红素颗粒管型可出现肾小管肾炎和急性肾小管坏死患者的尿中。嗜酸细胞尿(尿嗜酸细胞占白细胞的 5% 以上)常提示急性间质性肾炎,尤其是药物所致者。尿中中性粒细胞增多提示感染,而单核淋巴细胞增多可见于新月体肾炎、狼疮性肾炎活动期等。新月体肾炎尚可见大量肾小球上皮细胞。尿酸结晶提示肿瘤坏死和横纹肌裂解症等。草酸钙结晶提示草酸中毒、甲氧氟烷中毒等。尿沉渣用 Wright 染色发现有嗜酸细胞或肾小管细胞可证明急性肾小管坏死。

4.蛋白尿　正常终尿中含蛋白极少,仅为 0～80mg/L,尿蛋白定性试验呈阴性反应。当某些因素引起尿蛋白含量＞100mg/L 或 150mg/24h 尿,蛋白定性呈阳性反应时,称为蛋白尿。蛋白尿多为病理性,如肾小球或肾小管器质性病变、糖尿病肾病、结缔组织病、药物性肾损害、多发性骨髓瘤等。大量蛋白尿提示肾小球疾病,偶见于非甾体类消炎药引起的急性间质性肾炎。肾小球疾病时为中分子或中高分子蛋白尿,单纯肾小管功能损害时为低分子蛋白尿。肌红蛋白尿常见于急性心肌梗死、肌肉创伤、多发性肌炎、行军性肌红蛋白尿症、进行性肌营养不良、遗传性特发性肌红蛋白尿、海蛇咬伤等。血红蛋白尿见于各种原因所致的血尿、溶血、妊娠高血压综合征、大面积烧伤、血型不符输血、肾梗死、阵发性夜间性血红蛋白尿症、药物或毒物中毒、感染、溶血-尿毒症综合征、DIC 等。尿本-周蛋白阳性提示多发性骨髓瘤。

四、肾小球滤过功能检查

1.血清肌酐　肌酐主要由肌肉中肌酸代谢生成,正常时产生量恒定,分子量 113Da。血中肌酐不与蛋白质结合,可自由经肾小球滤过,且近端小管可分泌少量肌酐,故肾肌酐清除率高于肾小球滤过率。随肾小球的滤过功能下降,肾小管分泌肌酐量占尿肌酐排泄总量的比例逐渐增高,可达 15%～60%。另外,肌酐尚可经肠道细菌分解排出体外,肾功能正常时肠道排泄肌酐几乎为零,终末期肾衰竭时肠道排泄肌酐明显增多,可达肌所生成量的 2/3。血清肌酐正常值为 53～106μmol/L,其浓度升高常提示肾小球滤过功能下降。但临床上应排除下列情况:①肌肉疾病导致肌酐产生量增多;②某些因素使肾小管分泌肌酐减少,如西咪替丁、磺胺增效药 TMP 和螺内酯等;③一些因素干扰肌酐测定方法,导致假性血肌酐升高,如果糖、葡萄糖、蛋白质、酮体、尿酸及头孢唑林等干扰 Jaffe's 反应法,血胆红素明显升高干扰自动测定仪检测结果。

2.肌酐清除率　肌酐清除率(Ccr)正常值为 80～120ml/min,敏感性和特异性均较血肌酐高。一般当肾小球滤过功能下降至正常的 50%时血清肌酐才高于正常。由于危重患者准确留取 24h 尿量常较困难,因此 Ccr 可由下式求得:

Ccr＝[(140－年龄)×体重/血肌酐×72]×0.85(女性)

本式中的单位,年龄为"岁",体重为"kg",血肌酐为"mg/dl"。体重在一定程度上校正了不同个体肌肉容积不同所致肌酐产生量不同对 Ccr 的影响,而年龄校正了肾小球滤过功能随年龄增长而逐渐下降这一因素,如患者过度肥胖、高度水肿等,则所得 Ccr 高于实际情况。

3.血清尿素氮　尿素是蛋白质的代谢产物,主要在肝生成,分子量为 60Da,可自由经肾小球滤过,并经肾小管部分重吸收。其正常值为 3.2～6.1mmol/L。血尿素氮的临床评价应注意以下几点。

(1)尿素生成量的变化:①机体蛋白摄入量;②某些因素促进机体的蛋白质分解,如应激状态、应用糖皮质激素;③机体蛋白质营养状态;④消化道出血;⑤肝功能损害时,尿素生成减少。

(2)影响尿素测定的因素。测定尿素多为间接法,采用尿素酶分解尿素生成胺,通过测定胺得到尿素含量。如标本中胺含量高,则测得尿素值假性升高。某些细菌含尿素分解酶,故血标本须冷藏。一般情况下,以"mg/ml"为单位,血尿素/肌酐为 10 左右,其比值变化应寻找原因。如肾前性因素、急性尿路梗阻早期时其比值可上升,与肾小管重吸收尿素增多有关。危重疾病时血尿素升高首先应排除促使尿素生成多的因素。

4.血尿酸　尿酸为嘌呤代谢产物,分子量118Da,可经肾小球滤过,并被近端肾小管重吸收和远端肾小管分泌。血尿酸正常值为240~420μmol/L。除肾功能损害,血尿酸升高可见于下列情况:①原发性高尿酸血症和肿瘤化疗等引起的继发性高尿酸血症;②子痫;③一些物质抑制远端肾小管分泌尿酸,如吡嗪酸、吡嗪酰胺、噻嗪类利尿药、呋塞米、布美他尼等药物以及乙醇、酮症酸中毒时的酮体。

5.血清和尿液 $β_2$-微球蛋白　$β_2$-MG 来源于有核细胞膜上的主要组织相容性抗原,分子量 11.8kDa。正常情况下其产生量和血浓度十分恒定,很容易由肾小球滤过,99.9%以上被近端肾小管经胞饮作用而重吸收并降解。临床常采用放免法或酶联法测定 $β_2$-MG。正常成年人血浆 $β_2$-MG<2mg/L,尿 $β_2$-MG 排泄量<370μg/24h。血浆 $β_2$-MG 升高见于:①肾小球滤过功能损害导致排泄减少,其敏感性和特异性均高于血肌酐和尿素氮测定;②$β_2$-MG 产生增多,如恶性肿瘤尤其是放疗和化疗后大量肿瘤细胞坏死时,也见于一些自身免疫性疾病,如 SLE、过敏性紫癜;③肾移植后急性排斥反应,此时一方面大量淋巴细胞增殖导致 $β_2$-MG 产生量增多,另一方面如有肾功能受损 $β_2$-MG 排泄也减少。血 $β_2$-MG 正常而尿 $β_2$-MG 排泄量升高提示近端肾小管功能受损。

6.核素检查反映肾小球滤过功能　包括^{125}I乙酰氨基二磺甲基异肽酸盐、^{99m}Tc-乙二酰三胺五乙酸和^{51}Cr乙二胺四乙酸,这些检查较血浆肌酐和Ccr准确敏感,但并不超过菊粉清除率。

五、肾小管功能测定

1.浓缩稀释试验　在日常或特定的饮食条件下,观察患者的尿量和尿比重的变化,借以判断肾浓缩与稀释功能的方法,称为浓缩稀释试验。

(1)尿比重:系指 4℃条件下尿液与同体积纯水的重量比,用比重计来测定。正常成年人普通膳食时尿比重在 1.015~1.025,婴幼儿尿比重偏低。大量饮水时尿比重可降低至 1.003 以下,缺水少尿时比重可增至 1.030 以上。尿比重高低在无水代谢紊乱情况下,可粗略反映肾小管的浓缩稀释功能。比重增高,尿少时见于急性肾小球肾炎、心力衰竭、高热、脱水和周围循环衰竭;尿量多时见于糖尿病。比重减低,见于慢性肾衰竭、尿崩症等。

(2)3 小时尿比重试验:患者在正常饮食和活动情况下,从早晨 8 时开始,每隔 3h 留尿 1 次,直至次日晨 8 时,分装 8 个容器内,分别测量尿量及比重。正常人白天排尿量应占全日尿量的 2/3~3/4,其中必须有 1 次尿比重>1.025,1 次尿比重<1.003。

(3)昼夜尿比重试验:试验时正常进食,但每餐含水量不超过 500~600ml,此外不再饮任何液体。上午 8 时排尿弃去,自上午 10 时、12 时、下午 2、4、6、8 时及次日晨 8 时各留尿 1 次,分别测尿量和比重,要注意排尿时间必须准确,尿须排净。正常参考值为 24h 尿量 1000~2000ml,昼尿量与夜尿量之比为(3~4):1,12h 夜尿量不应超过 750ml,夜尿比重最高应在 1.020 以上,最高比重与最低比重之差不应少于 0.009。肾小管功能受损常表现为夜尿增多,尿比重降低,晚期发生尿比重低而固定。

2.尿钠　正常情况下肾调节尿钠排泄量以维持机体钠平衡。尿钠<20mmol/L,系肾前性因素(如血容量不足)所致,此时肾小管功能尚健全。而急性肾小管坏死时由于肾小管功能受损,导致钠的回吸收减少,尿钠常>40mmol/L。尿钠含量与肾排水量有关,目前多采用尿钠排泄分数(FENa),它代表尿钠排量占肾小球滤过钠量的比例,与肾排水量无关。具体计算如下:

$$FENa = (Uvol \times UNa \times 100GFR \times RNa) = (UNa \times PCr \times 100UCr \times PNa)$$

UNa 和 PNa 分别代表尿和血浆 Na^+ 浓度,UCr 和 PCr 分别代表尿和血 Cr 浓度。FENa 的正常值是 1%。肾前性少尿早期尤其是肾损害较轻者 FENa<1%,而少尿型急性肾小管坏死者常>2%。如应用利尿药后FENa仍较低,更证实为肾前性少尿。另外,非少尿型急性肾小管坏死、严重肾小球肾炎、急性间质性肾炎、尿路梗阻早期、造影剂、非创伤性横纹肌裂解症和高尿酸血症所致急性肾衰竭时FENa常较低。FENa是早期诊断急性肾衰竭的有价值指标。

3.肾衰竭指数 肾衰竭指数(RFD=UUa÷(UCr/PCr),意义与FENa相同。肾前性少尿者<1,少尿型急性肾小管坏死者>1。

4.尿渗/血渗肾比值 肾前性少尿时尿渗>500mmol/L,尿渗/血渗比值>1.5,而急性肾小管坏死者尿渗<350mmol/L,尿渗/血渗比值<1.1。应用大量利尿药时可使尿渗降低。由于尿比重受尿中一些大分子量物质如蛋白、糖等影响,已被尿渗取代。

5.自由水清除率 自由水清除率(CH_2O)反映肾小管浓缩稀释功能,诊断学价值高于尿渗。常在发生急性肾小管坏死前数日即可有反映。肾前性少尿时$CH_2O<-20ml/h$,急性肾小管坏死时则$>-1ml/h$。

$$CH_2O=尿量\times(1-尿渗/血渗)$$

6.尿素氮/血尿素氮比值、尿肌酐/血肌酐比值 在一定程度上反映肾小管浓缩功能。两组值在肾前性少尿时分别>8和>40,少尿型急性肾小管坏死时分别<3和<20。

7.某些肾小管功能检查 下表所列各项检查对诊断和鉴别诊断有一定帮助,但肾前性少尿与急性肾小管坏死时某些检查常可重叠,从而影响鉴别诊断(表15-1)。

表 15-1 肾前性少尿与急性肾小管坏死鉴别诊断的实验室检查指标

	肾前性少尿	急性肾小管坏死
尿比重	>1.018	<1.012
尿渗透压(mmol/L)	>500	<350
尿渗透压/血渗透压	>1.5	<1.1
CH_2O(ml/h)	<-20	>-1
尿钠(mmol/L)	<20	>40
FENa(%)	<1	>1
RFI	<1	>1
血清肌酐(μmol/L)	<265	>265
Ccr(ml/min)	>20	<20
血清尿素氮/肌酐比值	>20	≈10
尿 β_2-MG(mg/24h)	<1.0	>50
尿尿素/血尿素比值	>8	<3
尿肌酐/血肌酐比值	>40	<20
尿常规	多正常,可有透明管型	蛋白尿、血尿、上皮细胞及管型等

六、其他血液检查

在急性肾衰竭早期即可出现低钙、高磷及高钾血症,有时伴高镁血症。严重低钙血症尚须考虑出血坏死性胰腺炎和横纹肌裂解症等。而急性肾衰竭恢复期则可出现高钙血症,有报道横纹肌裂解症所致急性肾衰竭恢复期30%的患者出现高钙血症。而多发性骨髓瘤等所致肾损害,血钙常正常甚至升高。低镁血症可因肠道丢失镁所致,如小肠、胆道和胰腺瘘。亦可见于顺铂和氨基糖苷类抗生素所致肾损害,乃因肾小管丢失大量镁所致。在有大量组织坏死时,大量钾和磷释出,血钾和磷升高更加明显。

七、影像学检查

影像学检查,常用的有 B 超和彩色超声波、腹部 X 线平片、静脉和逆行肾盂造影、CT 和磁共振。以了解是否有两个肾,其大小和形状、血液灌注情况乃至有无梗阻,以帮助判断引起肾损害的原因、肾功能状况等。肠道准备良好的腹部 X 线平片或 CT 平扫可较好地了解肾的大小、形态及有无阳性结石。B 超尚可了解有无肾积水。由于造影剂具肾毒性,应尽量避免使用,尤其是已有慢性肾病和慢性肾功能不全、老年、糖尿病、高尿酸血症和多发性骨髓瘤等患者。彩色 B 超可较好地了解肾血流灌注情况、血流速度和阻力、肾动脉和肾静脉粗细及有无梗阻。肾核素扫描有助于较好地反映两个肾各自的功能、肾血流灌注及有无梗阻。

上述肾功能检查结果常受到检查方法准确性在内的诸多因素影响,评价其结果时应考虑这些因素并结合病史、体检和其他检查结果,必要时重复检查,动态随访。

(任向前)

第八节　急性肾衰竭的药物治疗

由于急性肾衰竭是一组多种病因引起的临床综合征。所以在选择治疗方案时应该根据患者发生急性肾衰竭的病因、病程、病理类型和各种药物的不同药理学特点选择具体的治疗方案。ARF 的治疗目的:①治疗引起 ARF 的原发病;②预防 ARF 发生;③减轻 ARF 的严重性,降低病死率;④缩短 ARF 的病程。

一、治疗原则

1.一般治疗:卧床休息、补充足够营养等。
2.维持水、电解质及酸碱平衡。
3.控制感染,选用敏感抗生素。
4.透析治疗:包括血液透析、血液滤过或腹膜透析。
5.促进肾小管上皮细胞再生修复。

二、具体治疗

1.少尿期的治疗

(1)纠正水、电解质平衡紊乱:液体控制应按照"量出为入"的原则补充入液量,少尿型患者入量应控制在每天小于 1000ml,每天液体入量应小于前一日排尿量+大便、呕吐、引流液量及伤口的渗出量+500ml(为不显性失水量-内生水量)。发热者体温每升高 1℃,应增加水量 0.1ml/(kg·h);若有条件最好监测中心静脉压、体重及血钠情况。根据中心静脉压、体重、血钠情况调整液体入量。例如若患者中心静脉压正常,血钠为 140～145mmol/L,体重每日减少约 0.5kg 时,说明补液量适当;若体重无变化,血钠为

140mmol/L 且中心静脉压升高,可认为补液量多,易发生急性肺水肿及脑水肿;若中心静脉压低于正常、体重减轻大于 1kg,血钠高于 145mmol/L 考虑存在脱水情况,需给予补液治疗。

高钾血症是急性肾衰竭时最常发生的,且是少尿期死亡的最主要的原因。高钾血症一旦发生应立即停止补钾,积极采取保护心脏的急救措施,对抗钾的毒性作用;促使钾向细胞内转移;排除体内过多的钾,以降低血清钾浓度。急救措施:①静脉注射钙剂(10％葡萄糖酸钙 10～20ml),可重复使用,钙与钾有对抗作用,能缓解钾对心肌的毒性作用或 30～40ml 加入液体滴注。②静脉注射 5％碳酸氢钠溶液 60～100ml,或 11.2％乳酸钠溶液 40～60ml,之后可再注射碳酸氢钠 100～200ml 或乳酸钠溶液 60～100ml,这种高渗碱性钠盐可扩充血容量,以稀释血清钾浓度。使钾离子移入细胞内,纠正酸中毒以降低血清钾浓度。还有注入的钠,对钾也有对抗作用。③用 25％～50％葡萄糖 100～200ml 加胰岛素(4g 糖加 1U 胰岛素)静脉滴注,当葡萄糖合成糖原时,将钾转入细胞内。④注射阿托品,对心脏传导阻滞有一定作用。⑤应用阳离子交换树脂 15g,口服,每日 4 次,可从消化道携带走较多的钾离子,可加入 10％葡萄糖 200ml 中作保留观察。⑥透析疗法:经上述治疗后,血清钾仍不下降时可采用腹膜透析和血液透析。⑦避免输注陈旧性库存血。

低钠血症也是急性肾衰竭时常见的电解质紊乱之一。轻度、无症状低钠血症(即血浆 Na^+ ＞120mEq/L)的处理是明确的,特别是如原发病因可以发现和排除。因此,噻嗪类诱导的低钠血症患者,停用利尿药,补充钠和(或)钾的缺乏足以。同样,如果轻度低钠血症是由于对肾排水障碍患者不适当的肠道外补充水分,只要停止低张液体治疗即可;出现低钠、高钾血症和低血压应该提示肾上腺功能不足,可能需要糖皮质激素(氢化可的松 100～200mg 加入 5％葡萄糖注射液和 0.9％氯化钠注射液 1000ml 中静脉滴注 4h,目的是治疗急性肾上腺功能不足)。当肾上腺功能正常,但低钠血症伴有 ECF 容量丢失和低血压,给予 0.9％氯化钠注射液通常可矫正低钠血症和低血压。如原发疾病好转缓慢或低血钠显著(即血浆 Na^+ ＜120mEq/L),限制水摄入＜500ml/24h 甚为有效。当有严重水中毒症状(癫痫)或低钠血症严重(血浆 Na^+＜115mEq/L),有效渗透压＜230mmol/kg,对低钠血症治疗有诸多争论,争论主要是针对低钠血症矫正的程度和速度。当低钠血症严重但无症状,严格限制水摄入通常安全、有效,虽然有些专家主张用高渗(3％)盐水给予治疗严重、症状性低钠血症(癫痫大发作)。因为可能促发神经后遗症(尤其中心性脑桥髓鞘破坏病变),对于这种低钠血症,高渗盐水应非常当心使用。专家们认为,过度矫正低钠血症有危险;高钠血症,甚至正常钠血症应该避免。许多专家推荐血浆钠提高不快于 1mEq/h,绝对升高不大于 10mEq/24h,而低钠血症用静脉高渗盐水矫正继过快矫正低钠血症后,最重要的神经后遗症是中心性脑桥髓鞘破坏(中心基底脑桥脱髓鞘病变)。脱髓鞘同样可影响中枢其他部分,四肢麻痹和下面部和舌无力可在数天至数周内出现,病损可向背累及感觉通道,损伤常常是永久性的,全身并发症可以出现。假如钠替代太快(如大容量正常盐水给灼伤患者),用低张液诱导低钠血症有时可缓解中心性脑桥髓鞘破坏的发展。

代谢性酸中毒一般应用碳酸氢钠液或乳酸钠液进行纠正;出现症状性低钙血症时临时给予静脉补钙;中重度高磷血症可给予氢氧化铝凝胶治疗。

心力衰竭在少尿期也极易出现。一旦发生首先应扩血管为主,尤以扩张静脉、减轻前负荷的药物为主。中重度贫血治疗以输血为主;ARF 消化道大量出血的治疗原则和一般消化道出血的处理原则相似;感染的预防和治疗,原则上氨基糖苷类、某些第一代头孢菌素以及肾功能减退时易蓄积而对脏器造成毒性的抗生素,应慎用或不用。

(2)选择药物治疗

①血管加压药:ARF 患者的肾血流量和肾小球滤过率的减少以及尿流率的下降是用血管加压剂的理论依据。a.去甲肾上腺素,能够减少健康动物和人的肾血流量。但它对肾灌注的最终效应取决于它在不同血管床的复杂的相互作用以及患者的身体情况。其对肾血管张力的最终作用取决于系统血压的增加和降

低的肾交感神经张力启动压力感受器引起的血管扩张；肾灌注压的增加引起的自发调节的收缩血管作用；直接的 α_1 介导的肾血管收缩作用，这个作用比较弱。一项对 97 例败血症性休克患者的前瞻性研究显示，用去甲肾上腺素治疗的患者的病死率低于用其他血管加压药者，主要是大剂量应用多巴胺的患者。b.多巴酚丁胺：是一种不能由机体自身合成的儿茶酚胺，对肾无直接作用。它主要作用于心脏，兴奋 β_1 受体；也可兴奋血管的 β_2 受体，引发周围血管扩张。它对 ARF 的益处在于它能增加心排血量，从而增加肾血流量。c.血管加压素：通过兴奋血管平滑肌上的 $V1\alpha$ 受体增加系统血管张力。一项对 24 例败血症性休克的患者的随机试验显示，与去甲肾上腺素相比，在输注了 4 个小时的精氨酸血管升压素以后，患者的尿量、肌酐清除率都有所增加，而对血压和心排血量的影响则和去甲肾上腺素类似。

②前列腺素 E：前列腺素能够扩张肾血管，增加肾血流量和肾小球滤过率，拮抗抗利尿激素作用，从而发挥利尿、利钠的作用，并可抑制血小板聚集。21 例 ARF 患者采用前列腺素 E 配合常规治疗 2 周，并与常规治疗组 17 例 ARF 患者进行比较得出结论，前列腺素 E 配合治疗 ARF 可以明显地缩短疗程，减少并发症，改善血栓素与前列腺素的平衡关系。

③多巴胺：在低浓度时作用于 D_1 受体能舒张肾血管，使肾血流量增加，肾小球的滤过率也增加。同时多巴胺具有排钠利尿的作用。能作用于 β_1 受体使心排血量增加。但它能增加肾小管襻的侧支循环促进氯的重吸收，同时也增加肾髓质氧耗并加重髓质缺血。早期急性肾衰竭患者使用肾性剂量多巴胺并无肾功能保护作用。此外，多巴胺在其他方面的作用，如降低血清中乳泌素，短暂降低 T 细胞功能这些作用均可削弱机体免疫力。多巴胺还减少生长激素分泌促甲状腺素释放。生长激素缺乏可导致氮负平衡。因此，目前是否使用低剂量多巴胺治疗 ARF 还有争议。

④钙通道拮抗药（CCB）：可提高肾小球的滤过分数、直接抑制近端小管和内髓集合管对钠的重吸收，起利尿、利钠的作用，并有抑制肾内肾素的分泌、清除氧自由基以及保护细胞免受损伤等作用。一些研究表明，CCB 可以减少肾移植后急性肾小管坏死（ATN）的发生，但其机制还不清楚。另有研究显示氨氯地平可减轻甘油所致急性肾衰竭大鼠的肾功能损害。

⑤襻利尿药：可抑制 Cl^-、Na^+、K^+ 的主动重吸收，使 Cl^-、Na^+、K^+ 大量排出而产生强大利尿作用；可降低肾小管细胞的代谢从而降低氧耗量，从理论上提高肾组织对缺血、缺氧的耐受力；并由于尿流增加而冲刷肾小管，减少阻塞及尿液反流。一些研究表明，在少尿期的前 24h 使用襻利尿药可以起到利尿的作用，但也有研究表明它不能降低患有 ATN 的患者的病死率。有学者认为使用襻利尿药将少尿型 ARF，转化为多尿型 ARF，不利于 ARF 的及时诊断和治疗。因此在 ARF 患者必须慎用襻利尿药。

⑥甘露醇：有渗透性利尿、增加肾血流量、消除氧自由基、刺激前列腺素（PGs）活性以及细胞保护等作用。目前甘露醇被预防性地用于被认为有高风险患 ATN 的患者，比如进行血管（主动脉瘤）手术、心脏手术、肾移植、梗阻性黄疸以及横纹肌溶解的患者。但无有力的证据说明甘露醇有预防或减少 ATN 发生的作用。而且由于甘露醇潜在的不良反应，如血容量的减少而导致的机体电解质、酸碱平衡紊乱，也限制了它在临床的应用。

⑦生长因子：许多生长因子如 IGF、肝细胞生长因子（HGF）和 TGF-α 等已试用于缺血性和中毒性肾损伤的修复过程。动物研究表明，生长因子有如下有利作用。a.通过促进 NO 和 PG 的分泌，而扩张肾小球入球小动脉和出球小动脉，增加肾血流量，提高肾小球滤过率；b.通过抑制凋亡而降低肾缺血-再灌注损伤的炎症过程；c.刺激缺血损伤后肾小管上皮细胞再生，促进 ATN 的恢复；d.降低致死率，明显减轻肾组织学损害；e.预防应用，可阻止 ARF 的发生。动物实验表明，IGF-1 可改善缺血性 ARF 肾功能，减轻肾小管损伤程度，具有促进肾小管上皮再生恢复的作用。但目前临床上用生长因子治疗 ARF 还没有满意的疗效，可能与其不良反应及半衰期较短有关。

⑧心钠素:能够扩张入球小动脉、收缩出球小动脉而提高肾小球滤过率、利尿利钠、抑制肾内肾素分泌以及保护细胞免受损伤等作用。在预防 ARF 方面,动物实验发现肾动脉钳夹 60min 后的大鼠持续给予 ANP,其肾功能状态较对照组有明显的改善。

⑨其他:a.抗肿瘤坏死因子-α(TNF-α)。目前动物实验已经证明抗 TNF 的治疗可以防止肾衰竭及降低病死率,但还未在临床上取得满意的疗效。b.一氧化氮合酶(NOS)抑制药。NO 在败血症和 ARF 的发病机制中有重要的地位。研究结果表明,特异性的诱导型 NOS 抑制药(Can)能逆转内毒素引起的低血压,阻止内毒素所致血及肾组织内 NO 水平升高,且可改善内毒素引起的肾功能损害,减轻肾小管间质病变,提高生存率,对内毒素休克、ARF 有显著的防治作用。c.活化的蛋白 C(APC)。APC 因其具有间接和直接的抗炎作用而受到关注,但其种属特异性限制了它的应用。重组人的 APC(th-APC)目前也因其有引起出血的危险,仅在低出血风险、高死亡风险的败血症患者身上使用。

2.多尿期　多尿期初,尿量虽有所增加,但肾的病理改变并未完全恢复,病理生理改变仍与少尿期相似。当尿量明显增加时,又面临水、电解质失衡状态,这一阶段全身情况仍差,蛋白质不足、虚弱,易于感染,故仍需积极治疗、认真对待。应保持水、电解质平衡,加强营养,补充蛋白质,增强体质,预防和控制感染,预防并发症的发生。当出现大量利尿时,应防止水分和电解质的过度丢失;但补液量勿过多,避免延长利尿期。一般补充前一天尿量的 2/3 或 1/2,呈轻度负平衡又不出现脱水现象即可。并酌情补充电解质。当尿量超过 1500ml,可口服钾盐,当尿量超过 3000ml 时,应补充钾 3～5g,此时,应补充适量的胶体,以提高胶体渗透压。多尿期由于水、电解质失衡及感染等导致死亡者并不少见,故不能放松警惕。

3.恢复期　恢复期治疗一般无须特殊处理,定期随访肾功能,避免使用对肾有损害的药物。避免在恢复期手术及损伤,妇女应禁止妊娠,每 1～2 个月定期复查肾功能。

(关新义)

第九节　急性肾衰竭的营养治疗

急性肾衰竭导致肾内稳态平衡功能的丧失,以及多种代谢改变和营养状态的迅速恶化,使机体容量、电解质、酸碱平衡以及蛋白质与能量的代谢受到明显影响,体内蛋白分解增加,而合成受到抑制,影响了营养的补充及迅速发生营养不良,而后者是导致 ARF 高病死率的一个重要因素,因此营养支持被认为是其治疗的一个重要部分。但由于疾病本身导致的病生理改变和治疗所需要的肾替代治疗,使 AKI 和急性肾衰竭患者营养治疗的目标较难实现。

一、急性肾衰竭时营养状态的改变

从营养治疗的角度,给在急性肾功能不全早期的患者的治疗措施,可能成为患者发生急性肾衰竭后需要治疗的难题。

1.电解质紊乱　高钾血症在急性肾衰竭患者中发生率最高,原因有肾排泄功能障碍、摄入过多、组织损伤或分解代谢加强或与细胞溶解引起钾释放增多有关。其次是低钠血症,其发生机制可能与容量过多稀释而引起。在过多的体液转移到第三间隙或胃肠道丢失的情况下,低钠血症与低血容量相关。在急性肾衰竭时,钙、磷、镁代谢紊乱,常发生低钙血症,特别是在急性胰腺炎、横纹肌溶解或给予大量碳酸盐等情况下容易出现严重的低钙血症。镁和磷在急性肾衰竭时常在体内蓄积,需要重视减少其摄入量。

2.糖、脂肪、蛋白质代谢异常　因胰岛素抵抗和高胰岛素血症,胰岛素作用的肌肉组织摄取葡萄糖减少而常出现高血糖。脂代谢紊乱主要发生在脂肪分解作用障碍,长链、中链三酰甘油降解均减少,导致高三酰甘油血症;血清低密度脂蛋白和极低密度脂蛋白水平升高,血清高密度脂蛋白水平通常下降。蛋白质在急性肾衰竭时分解增多,特别是合并有代谢性酸中毒时,同时由于氨基酸转移到骨骼肌过程受损,蛋白合成减少。健康人在禁食时分解代谢随之减弱,但在急性肾衰竭患者,血清、内脏、肌肉中的蛋白质大量丢失,这种保护机制不足以维持患者在健康状态时的无脂肪体重,补充蛋白质不能逆转机体的负氮平衡,应用治疗的根本是尽早积极支持治疗,减少蛋白质的丢失。

3.水平衡破坏　肾功能不全前期为增加 GFR 和患者的尿量而给予患者补充液体,在病程后期则可能因血容量过多需要处理。若因低蛋白血症、血渗透压下降,体液已转移到血管外或第三间隙,这时患者处于血管外容量过多、血管内容量不足的状态,利尿药起不到利尿效果。

二、肾替代治疗对患者营养状况的影响

血液滤过与血液透析时葡萄糖丢失量,取决于透析液和超滤液量以及血流速度。透析液和置换液葡萄糖浓度影响血清葡萄糖水平,血糖浓度随着血流速度及置换液糖浓度增加而增加,同时非蛋白质热量也随之增加;另一方面,当应用低浓度和无糖配方的置换液时,营养液中输入的葡萄糖约有 4% 的量将随置换液排出体外丢失,因此在计算能量平衡时上两种情况均需加以考虑。在血液透析或血液滤过中氨基酸的丢失为每小时 3～5g,其对脂肪的影响比较少而无明显的丢失。

三、营养原则

合理营养可以维持营养,增强抵抗力,降低分解代谢,减轻氮质血症、酸中毒和高钾血症。此外,进食促进涎腺分泌,改善口腔卫生,减少并发症。必要时给予静脉营养或经肠营养与静脉营养同时使用,可取得良好效果。

四、营养治疗

1.纠正代谢紊乱　减少毒性作用,纠正代谢紊乱。加强受损伤肾功能恢复。维持和改善患者营养状态,特别是促进伤口愈合,提高机体免疫功能。

2.控制蛋白质

(1)蛋白摄入量:少尿或无尿期应严格控制蛋白质的摄入,以免大量氮质潴留和酸性物质积聚,可用无蛋白质饮食。生热营养素在少尿期糖类为 85%,脂肪为 15%,停止供给蛋白质。通常急性肾衰竭不久即开始进食,用高生物价蛋白质(每天按 0.26g/kg,约 16g/d),能量为 8.37～12.55MJ(2000～3000kcal/d)或每天按 0.15～0.17MJ(35～40kcal)/kg。每天测定血尿素氮和血清钾、钠浓度及体重,必要时做腹膜透析或血液透析,保持血尿素氮在 35.7mmol/L 以下,并预防高钾血症及尿毒症等并发症。随尿量增加,可给予蛋白质 20g/d,血尿素氮及肌酐逐渐下降,蛋白质增加至 45g/d;肾功能正常后,蛋白质每天可按 1g/kg 供给。多尿初期肾小管选择性重吸收功能尚未恢复,尿排钾多、排尿素少,蛋白质仍按 20g/d 供给。多尿期 5～7d或以后,氮质血症好转,蛋白质可提高,优质蛋白应>50%。

(2)蛋白质需要量计算:急性肾衰竭患者蛋白质摄入应该既能满足机体需要,又不致产生多氮代谢产

物。可按尿尿素氮计算尿尿素氮排出量(UNA)。

3.供给足够糖类　发病初期进液量受限制,无法口服所需能量和营养素,给葡萄糖 100~150g/d 或静脉输入 20%葡萄糖液 500ml,如能口服则每天以葡萄糖 300g,分次服为好。补充葡萄糖可以减轻酮症,减少蛋白质分解。并鼓励患者服用果汁、果汁胨、酸梅汤、冰淇淋等。凡未行透析治疗的患者,无尿期严格控制食物蛋白质、水分、钠和钾的摄入量,以麦淀粉为主食,即每次 20~30g 麦淀粉、蔗糖 30g 加水 200ml 制成厚糊状,每天 3~5 次。

4.低钠饮食　少尿及无尿期水肿明显或高血压严重者应给予低钠饮食,钠摄入约 500mg/d。如缺钠,应根据血钠、尿钠酌情补给,原则是宁少勿多。如有持续性呕吐或腹泻,可静脉输液补充。多尿期应增加食盐补充尿中丢失,每排 1000ml 尿,补氯化钠 3g 或碳酸氢钠 2g。

5.控制钾量　少尿或尿闭时出现高血钾时,应该严格限钾,可选无钾饮食。此时需要选择含钾较低的蔬菜:如南瓜、西葫芦、冬瓜、茄子、芹菜、大白菜等。多尿期钾丢失增多,除多吃含钾丰富的水果、果汁、蔬菜外,最好口服氯化钾 2~3g/d。

6.限制液体量　应严格控制补液量,根据尿量而定,通常限制在 500ml/d。如患者有持续发热、呕吐、腹泻等失水症状,应及时给予静脉补液。当病情稍有好转时,补液可增至 1200ml/d,最好按前一天尿量计算输液量。当尿量恢复正常后,补液量可达 1500~2000ml/d。

7.多尿期适当限制营养素　供给多尿期的食物,蛋白质限制在 0.5~0.8g/kg,生热营养素比例为糖类 80%,蛋白质 10%,脂肪 10%。

8.恢复期正常饮食　恢复期排尿渐趋于正常,临床症状有所缓解,病情稳定后,可恢复正常饮食。蛋白质每天 1.0g/kg,能量为 126~147kJ/kg。同时注意给予含维生素 A、B 族维生素和维生素 C 丰富的食物。少尿期应补充适量 B 族维生素和维生素 C,有高钙血症者不宜补钙。

9.急性肾衰竭并发尿毒症治疗重点　是用低蛋白、高糖类、多维生素 C、少钠饮食。昏迷患者可采用肝性脑病时饮食治疗措施。患者不能咀嚼时,可做成果汁或冲糖开水饮用;少量多餐为好,每天可分为 6 餐。

10.食物宜忌　可选用藕粉、蜂蜜、白糖、凉粉、粉丝、粉皮、核桃、西瓜、山药、干大枣、桂圆、干莲子、青菜、荠菜、冬瓜、丝瓜、藕、梨、苹果、茭白、果酱、鲤鱼、黑鱼、鲫鱼、牛奶、鸡蛋、羊奶等食物。忌食或少食青蒜、大葱、蒜头、韭菜、辣椒、盐、酱油、腌雪菜、咸肉、香肠、扁豆、豆腐干、豆腐、百叶、面筋、猪肝、猪肾等食物。

11.肠外营养　静脉营养治疗要维持合适的氮热比值,每 1 克氮需要 3.24kJ(800kcal)能量,才能有效地降低血中尿素氮浓度,可限制输入液体量。减少分解代谢,使尿素形成减少,降低高血钾,减轻代谢性酸中毒。非高分解代谢者少用透析疗法。降低易感性,增加存活率,使患者保持良好感觉。减轻氮质血症对心肌的毒性作用,促进急性肾衰竭的缓解,缩短病程。

12.氨基酸注射配方　静脉营养对蛋白质和电解质有特殊要求,蛋白质要少给,但质量要好,应包括 8 种必需氨基酸和组氨酸,有的配方中还应加上精氨酸,以减少氨的生成。

五、分期营养治疗

1.少尿期

(1)能量:足够能量可提高蛋白质的利用率。若能量供给不足,使体内脂肪及蛋白质分解增加以提供能量,会加剧负氮平衡。患者所需能量应按性别、年龄、体重及发病原因有所不同。若患者病情较轻,分解代谢不剧烈,一般主张卧床休息,每天摄入能量可维持在 4.18~6.30MJ(1000~1500kcal)。能量供给以易于消化的糖类为主,多食用水果、麦淀粉为主制作的主食、点心等。食用 3～6d,减少蛋白质及非必需氨基酸的摄入,以减轻肾负担和防止氮滞留加重。同时,足够的糖类可防止或减轻酮症,减轻钾自细胞释出而增高血钾。

(2)蛋白质:供给高生物价低蛋白饮食,既照顾患者肾功能不全时的排泄能力,又维持患者营养需要。饥饿时,70kg 的患者,每天分解自身蛋白质约 70g,而 6.25g 蛋白质分解代谢生成 1g 尿素氮,释出 2.5～3.0mmol 钾离子。因此,暂时减低蛋白质摄入量和体内蛋白质的分解可减轻氮质血症及高钾血症。少尿期时间如持续较长、广泛创伤或大面积烧伤丢失蛋白质较多时,除食用高生物价低蛋白饮食外,还应配以要素饮食。高生物价低蛋白饮食必须挑选含必需氨基酸丰富的牛奶、蛋类等。为调剂患者口味也可适量采用瘦肉类、禽类、鱼虾类动物蛋白食物。

(3)维生素:在计算好人液量的情况下可适当进食各种新鲜水果或菜汁。

(4)矿物质:根据水肿程度、排尿情况及血钠测定,食用低盐或无盐少钠饮食。每天限钠量在 500mg 以下。如有缺钠现象,应根据测定指标酌情补给。但入量宁少勿多。当出现高血钾时,应控制钾盐入量,每天在 1760mg 以下。饮食中应注意选用含钾低的蔬菜,如南瓜、西葫芦、冬瓜、丝瓜、茄子、芹菜、大白菜等。

(5)水:根据排尿量计算入液量。应严格控制,以防止体液过多而引起急性肺水肿和稀释性低钠血症。食物中所含水量及其氧化所生成的水亦应加以计算。1g 蛋白质生水 0.43ml,1g 脂肪生水 1.07ml,1g 糖类生水 0.55ml。每天入液量限制在 500ml。如患者有持续发热、呕吐、腹泻等症状时从静脉补液。当病情稍缓解后,入液量可增至每天 1200ml。

2.多尿期　尿量增多,血尿素氮下降,食欲好转,可适当增加营养以加速机体恢复。每天蛋白质供给 0.5～0.8g/kg。能量每天 8.36～12.60MJ(2000～3000kcal),入液量取决于前一天的排尿量,食盐供给应增加,以补偿尿中的丢失量,每排出 1000ml 尿供给氯化钠 3g。由于尿量多,钾的排量也随之增加。因之,饮食中应多选用含钾丰富的蔬菜、瓜果类。

3.恢复期　排尿量渐趋于正常,可恢复正常饮食。能量每天供给 12.6MJ(3000kcal)。蛋白质的供给可随血液非蛋白氮下降而逐渐提高,由每天 0.5～1g/kg 逐步恢复到 1g/kg 或更高些,以保证组织恢复的需要。高生物价的蛋白质占 33%～50%。亮氨酸、异亮氨酸、缬氨酸 3 种支链氨基酸应占必需氨基酸的 40%～50%,以有利于肌肉蛋白的合成。

(赵　翠)

第十节　中医对急性肾衰竭的认识和治疗

急性肾衰竭(ARF),简称急性肾衰,是一组以肾小球滤过率迅速下降为特点的临床综合征。临床表现为体内代谢废物,水、电解质及酸碱平衡紊乱。近年来为强调对这一综合征早期诊断、早期治疗的重要性将急性肾衰改称为急性肾损伤(AKI)。AKI 定义为:48 小时内血肌酐上升 $\geqslant 26.5\mu mol/L(0.3mg/dl)$ 或较原先水平增高 50% 和(或)尿量 $<0.5ml/(kg \cdot h) \times 6$ 小时(排除梗阻性肾病和脱水状态)。

急性肾衰根据其临床表现,与中医学所论之"癃闭"、"关格"、"水肿"等病证类似。《伤寒论·平脉法》说:"寸口脉浮而大,浮为虚,大为实,在尺为关,在寸为格。关则不得小便,格则吐逆。"明确提出了少尿或无尿,并伴有呕吐是关格的主要表现。《景岳全书·癃闭》说:"小便不通是为癃闭,此最危最急症也。水道不通,则上侵脾胃而为胀,外侵肌肉而为肿,泛及中焦则为呕,再及上焦则为喘,数日不通,则奔迫难堪,必致危殆"。它指出了小便不通是癃闭的主要见证以及癃闭的严重伴随症状。病机方面《素问·宣明五气论》说："膀胱不利为癃,不约为遗溺"。《灵枢·本输》:说:"三焦者,……实则闭癃。"《素问·五常政大论》说:"其病癃闭,邪伤肾也。"这些都说明本病的病机以膀胱不利的实证多见,同时与肾气受损有关。而《证治汇补·癃闭》认为热结下焦、肺中伏热、津液枯耗、肝经忿怒、脾气虚弱是癃闭的常见病机。

对于治疗方面,历代中医多有论述。如《灵枢·本输》提出了"闭癃则泻之"的治疗原则。《证治准绳》和《医门法律》均认为"关格"为难治之证,当急则治标,缓则治本,因势利导,不可过用攻下,以免伤正。《伤寒论》中根据小便不利创制的五苓散、猪苓汤等方剂目前仍是急性肾衰的常用方剂。

一、中医病因病机

1.病因　急性肾衰竭的病因多与外感六淫疫毒、饮食不当、意外伤害、失血失液、中毒虫咬等因素有关。

2.病机　病机主要为肾失气化、水湿浊瘀不能排出体外而发病。初期主要为火热、湿毒、瘀浊之邪壅滞三焦,水道不利,以实热居多;后期以脏腑虚损为主。病位在肾,涉及肺、脾(胃)、三焦、膀胱。

(1)六淫疫毒:外感六淫疫毒,邪热炽盛,肺热壅滞,膀胱湿热,入气入血,损伤肾络,气化失司,而见少尿,血尿或衄血。

(2)饮食不当:误食鱼胆、毒蕈等,致使邪毒入内,湿毒中阻,气机升降失常,内犯于肾,经络气血瘀阻,气化不行而见少尿或尿闭。

(3)意外伤害:失血失液,外科手术等导致阴血亏耗,水无化源丽致尿闭不通。药物、虫毒意外伤肾,致使气血瘀滞,肾络损伤,气化失司,水液不行。

二、中医辨病辨证要点

根据患者临床主症,以尿少、恶心呕吐、水蓄膀胱为主症者,可辨为"关格"或"癃闭";以浮肿、尿少为主症者,可辨为"水肿"。

另外应区分少尿期和多尿期,少尿期以邪实为主,常见邪热、湿毒、血瘀等病理因素。病机主要为邪热、湿毒内蕴,瘀热阻滞三焦。热邪日久,耗伤气津,则可见津亏气脱。多尿期则余邪渐清,津气亏耗,或肾气不足,固摄无权,尿多不禁。多尿期、恢复期以虚为主。

三、中医治疗

1.中医治疗原则　本病根据病程及临床特点可分为少尿期和多尿期。在少尿期患者多以邪实为主,治疗上以驱邪为原则,可采用清热解毒、利水消肿、活血祛瘀的治法多尿期患者多以正虚为主,治疗上以补虚为原则,可采用益气养阴、健脾补肾的治法。

2.中医分型论治

(1)少尿期

1)热毒炽盛证

证候:尿量急骤减少,甚至闭塞不通,发热不退,口干欲饮,头痛身痛,烦躁不安,舌红绛,苔黄干,脉数。

治法:泻火解毒。

代表方:黄连解毒汤加减

常用药:黄连,黄柏,黄芩,栀子,金银花,蒲公英,车前草,泽泻,生甘草。

2)火毒瘀滞证

证候:尿点滴难出,或尿血、尿闭,高热谵语,吐血,衄血,斑疹紫黑或鲜红,舌质绛紫,苔焦黄或芒刺遍起,脉细数。

治法:清热解毒,活血化瘀。

代表方:清瘟败毒饮加减。

常用药:生石膏,栀子,生地黄,知母,丹皮,赤芍,连翘,玄参,甘草。

3)湿热蕴结证

证候:尿少尿闭,恶心呕吐,口中尿臭,发热口干而不欲饮,头痛烦躁,严重者可神昏抽搐,舌苔黄腻,脉滑数。

治法:清热利湿,降逆泄浊。

代表方:黄连温胆汤。

常用药:黄连,姜半夏,陈皮,枳实,姜竹茹,茯苓,车前子,生大黄,生甘草。

4)气脱津伤证

证候:尿少或无尿,汗出黏冷,气微欲绝,或喘咳息促,唇黑甲青,脉细数或沉伏。多见于吐泻失水或失血之后。

治法:益气养阴,回阳固脱。

代表方:生脉饮合参附汤加味。

常用药:人参,麦冬,五味子,熟附子,玄参,生黄芪。

(2)多尿期

1)气阴两虚证

证候:全身疲乏,咽干欲饮,尿多清长,舌红少津,脉细。

治法:益气养阴。

代表方:参芪地黄汤加减。

常用药:太子参,生黄芪,生地黄,麦冬,石斛,山茱萸,玄参,茯苓,白芍,丹皮。

2)肾阴亏虚证

证候:腰酸膝软,尿多不禁,口干欲饮,舌红苔少,脉细。

治法:滋阴补肾。

代表方:六味地黄丸加减。

常用药:生地黄,白芍,山茱萸,枸杞,山药,茯苓,丹皮,泽泻。

3.中医其他疗法

(1)中成药

1)清开灵注射液:每日 20～40ml 加入生理盐水 250～500ml 中静脉滴注,本品清热解毒、镇静安神,适用于急性肾衰少尿期热毒炽盛者。

2)生脉或参麦注射液:40ml 加入生理盐水或 5% 葡萄糖注射液 100～250ml 中静脉滴注,本品益气养阴生津,适用于急性肾衰休克阶段及多尿期患者。

(2)单方验方:冬虫夏草,每日 5～10g,单独煎汤或研粉口服。

(3)无效:各项指标无改善有恶化者。

四、中西医结合临床思路

急性肾衰竭通常起病急,病情重,预后差,病死率较高。在少尿期常因水、电解质平衡紊乱,肾功能急剧恶化以及并发感染、休克而危及生命,而多尿期出现脱水及低钾血症等现象也可导致严重后果。

西医在利尿、抗感染,调节水、电解质、酸碱平衡紊乱等对症处理,救治休克、心衰竭等严重并发症方面具有较好的作用。中医中药通过辨证施治,整体调节,可改善患者临床症状,促进肾功能恢复,特别是口服中药配合保留中药灌肠、中药静脉制剂的综合应用,提高了抢救成功率。促进了肾组织恢复,提高疗效,降低病死率。对中西医结合保守治疗效果欠佳的患者则应结合血液透析或腹膜透析治疗。

中医药在具体治疗方面应注意几个问题:①做到辨证与辨病相结合,也即是处方用药时应结合患者的理化检查结果;另一方面在辨证基础上可配伍现代药理研究有明确改善肾功能作用的部分中草药如大黄、冬虫夏草等。②中药剂型与给药方法的灵活应用,在少尿期要严格控制液体摄入量,此时中药汤剂可以浓煎或采用灌肠和熏洗的方式;中药针剂也可以采用微量推注泵泵入;神志不清者可采用鼻饲管喂服。③避免使用有肾毒性作用的中草药,特别是注意中药剂量的掌控。

(李琦晖)

第十六章　慢性肾衰竭

第一节　概述

慢性肾衰竭是指各种肾病导致肾功能渐进性不可逆性减退,直至功能丧失所出现的一系列症状和代谢紊乱所组成的临床综合征。尽管慢性肾病发生的病因不同,但疾病发展到一定阶段,其介导慢性肾衰竭进展却存在共同的机制,即健存肾单位会出现"代偿适应现象"以弥补肾单位功能和数量的不足。长时间的高负荷代偿结果,健存肾单位逐渐受到损害,最终导致肾小球硬化、肾间质纤维化,进入 ESRD。在 21 世纪,慢性肾衰竭已成为世界范围内继心脑血管疾病、肿瘤和糖尿病后严重威胁人类健康的一大公害。慢性肾病十分常见、有害,但是可以治疗的。因此,国际肾脏病学会和国际肾脏病基金联合会将每年 3 月的第 2 个星期四定为世界肾脏日,旨在唤醒人们关注肾,呵护生命。因此,慢性肾衰竭危险因素的早期检查,及早干预,对减少和延缓慢性肾衰竭发生、发展至关重要。

【慢性肾衰竭分期】

传统将慢性肾衰竭分为 2 期。①肾功能不全代偿期:该期内生肌酐清除率＜50ml/min,血清肌酐＞133μmol/L(＞1.5mg/dl),患者一般无临床症状,治疗主要为控制原发病,控制血压,减少尿蛋白;②肾功能不全失代偿期:内生肌酐清除率为 25~50ml/min,血清肌酐 133~221μmol/L(1.5~2.5mg/dl),该分期标准患者已经有肾功能减退,多数已有明显的实验室检查和(或)临床症状(如蛋白尿、血尿、高血压)和(或)血清肌酐升高。此时,若开始干预,虽可延缓慢性肾衰竭进展,但已错过了最佳时机,多数患者将不可避免地进入终末期肾病。美国肾病基金会(NFK)按肾病患者预后及生存质量(K-DOQI),将慢性肾病定义为肾损害和(或)GFR 下降＜60ml/min,持续 3 个月。肾损害是指肾结构或功能异常出现肾损害标志;包括血和(或)尿成分异常和影像学异常,肾组织出现病理形态学改变。GFR 依据 MDRD 或 Cockcroft-Gault 公式计算。2001 年,K-DOQI 按 GFR 水平将慢性肾病分为 5 期。

近年来,K-DOQI 分期,将慢性肾病的易患因素、启动因素、影响肾病进展和并发症的因素、是否接受肾替代治疗以及其肾替代治疗的方式等纳入分期,以便更早地引起患者与医务人员的重视,在不同的阶段采取相应的措施,延缓慢性肾衰竭的发生和发展,减少并发症。事实上许多慢性肾病易感患者,在对易感因素干预后,可以不发生或延缓发生慢性肾病与慢性肾衰竭。在临床实践中,很少依赖放射性核素法测定 GFR,而是通过内生肌酐清除率测定来判断肾功能受损程度。快速有效的 GFR 评估方法包括测定血清肌酐,然后依据 MDRD、Cockcroft-Gault 公式和其他公式,结合患者的年龄、体重和性别计算出患者的 GFR,临床上常用其评估肾小球滤过功能的指标。

(赵　翠)

第二节　慢性肾衰竭的病因

　　慢性肾衰竭是多种肾病晚期的最终结局,某肾脏病研究所 1984～1993 年的资料分析显示,在我国原发性肾小球肾炎仍是导致终末期肾病的第一位原因,占 48.1％,在原发性肾小球肾炎中,以 IgA 肾病最为常见,占 38.2％。不同国家、地区和种族导致终末期肾病的基础疾病不尽相同。在西方发达国家,糖尿病肾病已成为导致终末期肾病的第一位原因。目前,在我国肾小球肾炎是导致终末期肾病的第一位原因,但糖尿病等代谢疾病导致的终末期肾病,有逐年增加的趋势。

　　【引起 CRF 的常见病因】

　　1.原发性肾病

　　(1)原发性肾小球肾病:其中主要为肾小球肾炎,也可见肾病综合征、隐匿性肾小球肾炎、IgA 肾病等。

　　(2)慢性肾小管-间质性肾炎:如镇痛药所致慢性间质性肾炎、慢性肾盂肾炎中以反流性肾病或梗阻性肾病更易导致慢性肾功能损害。

　　(3)先天性肾病:如遗传性肾炎、多囊肾等。

　　2.继发性肾病

　　(1)代谢性疾病:其中以糖尿病肾病为常见,在西方国家血液透析患者中,糖尿病肾病已升至第一位,其次为尿酸性肾病等。

　　(2)高血压病:良性小动脉硬化症导致慢性肾衰竭为常见原因。

　　(3)继发于系统性疾病所致肾损害:以系统性红斑狼疮、狼疮性肾炎、结节性多动脉炎、干燥综合征等为常见。

　　(4)血液病引起的肾损害:如溶血性尿毒症综合征、多发性骨髓瘤等。

　　(5)肝病引起的肾损害:如乙肝相关性肾炎、肝硬化引起的肾损害等。

（赵　翠）

第三节　慢性肾衰竭的发病机制

　　深入认识肾功能不全进展机制,延缓或阻断肾功能不全进展,是肾病学界迫切需要解决的问题与难点。当功能性肾单位数量减少后,残存的肾单位形态和功能上会出现代偿性变化,以维持肾功能在正常范围。如持续代偿、代偿过度,则残存肾单位可进一步毁损,肾功能逐步减退。一旦 GFR 降至正常的 25％左右,即使解除原发疾病的始动因素,也不可避免地发生终末期肾衰竭。终末期肾病病理改变特征为肾小球硬化与肾间质纤维化。生理情况下,肾小球与肾功能存在精确的"管-球反馈",维持正常的肾功能与内环境的稳定。病理情况下,两者也相互影响,互为因果。以肾小球病变为主者,在硬化的肾小球周围往往存在肾小管萎缩与间质纤维化;以肾小管病变为主者,在肾小管萎缩与间质纤维化病变的区域中往往也存在硬化的肾小球。介导肾小球硬化与肾小管间质纤维化的机制有所差异,但互相重叠,无法截然分开。

一、肾组织形态学改变及其发生机制

　　随着疾病进展,肾功能减退,绝大多数患者双肾的体积缩小。肾体积缩小与 CFR 下降呈正相关,这是判断患者是否患慢性肾衰竭的重要参数,也是区别于急性肾衰竭的重要标志。但少数情况下,即使到达终末期肾病,患者的肾体积并不缩小,甚至增大,如常染色体显性遗传性多囊肾病、糖尿病肾病、肾脏淀粉样变性等。

1.肾小球硬化　慢性肾衰竭进展常伴随进行性肾小球硬化,自 20 世纪 70 年代以来,大量研究表明,肾小球硬化分为不同的阶段。起始为肾小球内皮细胞损伤与炎症,继而肾小球系膜细胞增生和(或)活化,最后出现肾小球硬化与纤维化。起始肾小球硬化可能源于肾小球内皮细胞的免疫性或非免疫性(血流动力学与代谢性)损伤。如全身血压升高,可直接传递给自身调节能力受损的残余肾小球,使肾小球毛细血管内压升高,引发肾小球毛细血管内皮细胞损伤。内皮细胞受损后,丧失抗凝、抗感染、抗增殖特性,并获得促凝、致炎和促有丝分裂能力。内皮细胞受损后,释放抗凝物质、抗感染因子和表达细胞黏附分子。进而趋化血小板与炎性细胞(如中性粒细胞和单核细胞),单核细胞通过细胞与细胞间的直接相互作用或释放有丝分裂原与系膜细胞起反应。刺激系膜细胞增生,合成细胞外基质。此外,肾小球内皮细胞与系膜细胞凋亡失控,也参与肾小球硬化。

正常情况下肾小球系膜细胞具有收缩、吞噬与代谢功能,参与维持肾小球基底膜的完整性。肾小球系膜细胞病变时,大分子物质(包括脂质)在肾小球系膜区与内皮下积聚,可以导致肾小球透明变性、肾小球毛细血管腔狭窄,直至闭塞和肾小球硬化。在血小板衍生生长因子(PDGF)和碱性成纤维细胞生长因子(bFGF)作用下,肾小球系膜细胞增生和产生致纤维化因子介导肾小球硬化。肾小球足细胞也参与肾小球硬化。肾小球足细胞缺乏再生能力,受损后从肾小球基底膜脱落,裸露的肾小球基底膜吸引包曼囊壁层上皮细胞,并与之反应,形成粘连。此外,肾小球基底膜裸露,促进蛋白尿的形成、增加炎性、有丝分裂性和致纤维性介质滞留。介导肾小管萎缩与间质纤维化,促进肾小球周围成纤维细胞浸润。

2.肾小管间质纤维化　间质病变程度与肾功能之间的关系,比肾小球硬化更加密切,肾小管间质纤维化涉及炎症、成纤维细胞增生、大量细胞外基质成分积聚,最终导致肾间质纤维化。小管上皮细胞并非是被动的受害者,在肾间质纤维化发生发展过程中起重要作用。在各种致病因素的作用下,受损的肾小管上皮细胞可以作为抗原递呈细胞、表达黏附分子、释放炎性介质、化学趋化因子、细胞因子和生长因子,最终使细胞外基质合成增加。受损的肾小球固有细胞,可释放大量的激素,如血管紧张素Ⅱ、生长因子和细胞因子刺激与活化肾小管上皮细胞,促进肾小管上皮细胞释放化学趋化物质(如补体成分、骨桥蛋白和 MCP-1等),趋化炎性细胞。炎性细胞释放一系列生长因子,并与肾间质成纤维细胞作用,活化成纤维细胞。活化的成纤维细胞合成细胞外基质成分——胶原Ⅰ和胶原Ⅲ,肾间质细胞外基质成分积聚。基质金属蛋白酶组织抑制剂活化和纤溶酶原激活物抑制剂活化,进一步促进细胞基质成分的合成与降解失衡,有利于细胞外基质积聚,出现不可逆性肾间质纤维化。

3.血管硬化　与慢性肾衰竭进展相平行,但血管改变与全身高血压并不呈正相关。慢性肾衰竭早期并没有严重的高血压,但存在肾小动脉透明变性。入球小动脉透明变性在糖尿病肾病肾小球硬化发展中起重要作用,球后小动脉改变进一步加重了肾间质缺血与纤维化,肾小管周毛细血管病变、数量减少与功能障碍,可进一步加重肾间质缺血和纤维化。

二、肾功能不全进展机制假说

1.肾实质减少与健存肾单位血流动力学的改变　1986 年,Brenner 等人提出慢性肾衰竭逐步发展的"二高学说",认为在病变早期残存肾小球就出现血流动力学改变,其特点为肾小球毛细血管内压力增大(高压力)、血流量增加(高灌注)和单个 GFR 增高(高滤过)可介导肾小球毛细血管一系列损害,导致肾小球硬化,并逐步进展,GFR不断下降,最终进入终末期肾病。产生机制主要是残余肾单位的入球小动脉比出球小动脉扩张更加显著所致。在Wista大鼠部分肾切除和链脲佐菌素诱导的糖尿病肾病模型中,应用微穿刺技术证实,残存肾小球入球小动脉扩张,肾血流盘增加以及肾小球毛细血管内静水压升高,GFR升高。通常残存肾单位GFR和肾血流量的代偿性增加与功能性肾单位数量减少程度成正比。后续的一系列动物实验发现,在肾小球高滤过与肾小球毛细血管高压力的动物模型中,肾素-血管紧张素系统抑制药对肾均有保护作用。由于缺乏可靠的非创伤性检测手段,在人体无法确定肾健存肾单位的数量,但组织病理学检查证实,在IgA肾病或局灶节段性肾小球硬化患者,在萎缩与硬化的肾小球与肾小管周围仍有健康的、肥大的肾小球。一系列大宗临床研究均证实,血管紧张素转化酶抑制药和(或)血管紧张素Ⅱ受体拮抗药,可延缓慢性肾衰竭,而且这一作用是独立于降压之外。因此,有理由相信在人类肾病患者,也同样存在肾单位血流动力学障碍。

2.脂质代谢紊乱　由于脂蛋白降解低下,高脂血症在慢性肾衰竭极为常见。高脂血症主要通过下列途径介导肾损害:①脂质在肾组织内沉积,肾小球足细胞与系膜细胞表面有低密度脂蛋白受体、载脂蛋白受体,可以捕捉脂蛋白。肾小球毛细血管内皮损伤,也可介导脂质在肾组织内沉积。肾小球系膜细胞摄取脂质后,可以通过释放活性氧而产生多种细胞因子,如血小板源性生长因子、成纤维细胞生长因子、血小板活化因子等,释放各种蛋白酶,促进内皮细胞促凝活性及肾小球内纤维素沉积、缩血管物质产生增加、舒血管物质产生减少等。②高脂血症介导肾小球内单核-巨噬细胞浸润。③高脂血症介导肾小球血流动力学紊乱。继发于慢性肾衰竭及肾病综合征患者的高脂血症,可加剧肾本身病变的进展。临床系列研究证实,通过饮食控制与使用他汀类药物、中药大黄等纠正脂质代谢紊乱,不仅可以延缓肾功能不全进展,而且还可以降低心脑血管并发症的发生。

3.矫枉失衡　慢性肾衰竭时,体内某些毒素的积聚,并非全部源于肾清除减少,而是机体为了纠正代谢失调,其结果又导致新的不平衡。如此往复循环,成为慢性肾衰竭进展的重要原因。当GFR降至30ml/(min·1.73m²)时,肾排泄磷减少,磷在体内积聚,引起高磷血症。后者通过降低肾1α-羟化酶的活性,降低1,25(OH)₂D₃水平,诱发低钙血症。机体为了纠正钙、磷代谢紊乱,甲状旁腺增生肥大,甲状旁腺激素分泌增加,导致继发性甲状旁腺功能亢进。继发性甲状旁腺功能亢进反过来又可加重高磷血症、低钙血症和1,25(OH)₂D₃缺乏,形成恶性循环。进而累及骨髓、心脑血管和造血系统。

4.巨噬细胞浸润　单核-巨噬细胞浸润是肾小管间质病变的重要病理特征。业已证实,巨噬细胞与肾固有细胞、细胞外基质相互作用,导致组织损伤,促使肾间质纤维化。巨噬细胞可以通过产生活性氧、一氧化氮和细胞因子,直接损伤肾固有细胞。此外。可以通过表达基质金属蛋白酶和血管活性肽,促进细胞外基质成分聚集和抑制血管生成。巨噬细胞可以通过TGF-β与肾小管上皮细胞相互作用,诱导肾小管上皮细胞转分化。

5.肾小管上皮细胞转分化　慢性肾病后期,病理改变特征是肾组织纤维化,以肾固有细胞进行性减少和细胞外基质沉积为特点,进而肾功能进行性减退。肾间质损伤程度是肾功能不全进展的主要决定因素,肌成纤维细胞表达α平滑肌肌动蛋白,是产生细胞外基质的主要细胞之一。研究发现,在肾纤维化过程中,14%～15%的肾间质成纤维细胞来源于骨髓,36%来源于局部TEMT,其余来源于成纤维细胞增殖,表明肾纤维化与局部TEMT密切相关。单侧输尿管梗阻大鼠模型研究显示,多西环素(商品名强力霉素)可以调节Smad7基因,特异性阻止TGF-β信号传导,具有抗肾纤维化作用。肝细胞生长因子能阻止TGF-β诱导肾小管上皮-肌成纤维细胞转化(TEMT),为强抗纤维化细胞因子。肝细胞生长因子治疗单侧输尿管梗阻大鼠模型,可明显减轻肾间质纤维化。

6.肾小管高代谢　肾单位毁损后,残存肾小管处于高代谢状态,近曲小管细胞增生、肥大,对钠离子重吸收增加,肾皮质氧耗量明显增加。体外应用离体肾灌注技术,体内应用磁共振技术,均证实残存肾组织氧耗量可增加 3 倍之多。1988 年,Shrier 等提出,残存肾小管对钠离子重吸收增加以及 Na^+-H^+ 交换增加,不仅能激活蛋白激酶 C,细胞内 pH 升高,还促使 Na^+-K^+-ATP 酶产生及利用增加,活性氧过量产生,脂质过氧化,由此造成组织损伤。活性氧可经激活核因子,合成与释放一系列致炎因子、细胞因子和化学趋化因子。在糖尿病大鼠与自发性高血压大鼠模型中,已证实氧化应激介质与一氧化氮合成酶表达上调。动物实验显示,抗氧化剂如维生素 E 等,可以减轻肾瘢痕形成、减少蛋白尿。

7.蛋白尿 是多种肾病的临床表现。长期持续的蛋白尿与慢性肾衰竭进展密切相关。动物实验与临床研究均表明,蛋白尿的量与性质是判断肾病进展和预后的重要指标。蛋白尿尤其是大量蛋白尿,可以通过介导肾小管上皮细胞释放蛋白水解酶,引起免疫反应、造成肾单位梗阻、促进氮质代谢产物产生以及对肾小管上皮细胞的直接毒性等多种机制,导致慢性肾间质纤维化,肾小管萎缩和疾病逐步进展。蛋白尿的产生激活了肾内补体级联反应,并通过形成补体膜攻击复合物和包括 C_{3a} 在内的活性产物,与特异性受体相互作用,从而导致肾损伤。

8.肾间质缺血与肾小管周毛细血管丧失 肾间质浸润的巨噬细胞可以通过自分泌和产生抗血管生成因子、致纤维化因子和直接的细胞毒性,介导肾小管周毛细血管减少,直至其耗竭。肾缺血与缺氧可以刺激肾小管细胞与肾成纤维细胞产生细胞外基质、抑制胶原降解,从而促进肾间质纤维化。血管内皮生长因子可以恢复微循环、预防肾小管周毛细血管丧失、减少肾间质纤维化,以改善肾功能。

(李琦晖)

第四节 慢性肾衰竭的临床表现

慢性肾衰竭对机体各系统均可产生影响,临床表现多种多样,与导致慢性肾衰竭的基础疾病种类和肾功能不全程度相关。慢性肾衰竭对机体的最主要的危害有两方面:一是大多数患者不可避免地进入终末期肾病,必须依赖肾替代治疗以延长生命;二是心脑血管并发症发生率和病死率明显增加。肾有强大的代偿功能,GFR 在 $50ml/(min \cdot 1.73m^2)$ 以上时,血清肌酐可以正常,患者可以没有任何症状;当 GFR 进一步下降,降至 $50ml/(min \cdot 1.73m^2)$ 以下时,在一般情况下,患者可能仅有乏力、夜尿增多等表现,易被患者忽视;当 GFR 降至 $25ml/(min \cdot 1.73m^2)$ 以下时,患者可以有明显的贫血、恶心、呕吐、食欲减退等消化道症状;当 GFR 降至 $10ml/(min \cdot 1.73m^2)$ 以下时,患者才表现出典型的尿毒症症状。肾小球疾病多表现出明显的高血压、蛋白尿、血尿、少尿等。肾小管间质疾病患者更多表现为严重贫血、代谢性酸中毒、夜尿增多,高血压相对少见。糖尿病肾病患者在晚期肾功能不全时,可以有大量蛋白尿,GFR 下降速率比较快,心脑血管并发症发生率高,可以出现 Ⅱ 型肾小管性酸中毒和高钾血症,尤其是在联合使用血管紧张素转化酶抑制药和血管紧张素 Ⅱ 受体拮抗药时,高钾血症发生率更高,B 超示双肾体积并不缩小,但应引起重视。

一、轻度肾功能损害

GFR 在 $30ml/(min \cdot 1.73m^2)$ 时,大多数患者往往无主观症状或仅有夜尿增多、乏力和腰酸等,辅助检查可能发现合并存在继发性甲状旁腺功能亢进症。肾小球疾病导致的慢性肾衰竭患者,临床可以有血尿与蛋白尿,高血压比较常见。肾小管间质疾病导致的慢性肾衰竭患者,更多表现为贫血、代谢性酸中毒和夜尿增多,而高血压发生率低,除非合并泌尿道梗阻和(或)反流。

二、中、重度肾功能损害

随着慢性肾衰竭的进展,体内多种毒素的积聚及水、电解质和酸碱平衡紊乱,患者可以出现各种临床表现,几乎可以累及全身各脏器和系统。

1.消化系统　消化道症状是慢性肾衰竭最早和最常见的症状。早期多表现为食欲缺乏、厌食,继之出现恶心、呕吐、腹泻等。重者可以导致水、电解质和酸碱平衡紊乱。患者易患消化道溃疡,上消化道出血在终末期肾病患者中也十分常见。

2.心血管系统　心血管疾病(CVD)是影响慢性肾病患者预后的主要因素,慢性肾衰竭患者的 CVD 发生率明显增加,透析患者 CVD 的发生率较同龄一般人群高 5～8 倍。慢性肾衰竭患者并发 CVD 的病死率高。慢性肾衰竭除了传统的导致心血管并发症的因素(如贫血、高血压、糖代谢异常、脂质代谢紊乱)外,还有一些慢性肾衰竭本身的因素,如尿毒症毒素潴留、高半胱氨酸血症、微炎症状态、钙磷代谢紊乱、水负荷过度、动静脉内瘘导致的动静脉分流等,而且传统导致心血管并发症的因素在慢性肾衰竭患者更加突出。慢性肾衰竭心血管疾病主要表现有以下几点。①动脉粥样硬化:出现早,进展速率快。②心肌病:是尿毒症毒素所致的特异性心肌功能障碍,病理特征为心肌纤维化。最突出的表现为左心室肥厚与左心室舒张功能下降。与尿毒症毒素潴留、局部肾素血管紧张素系统活化、钙磷代谢紊乱、肉碱缺乏等有关。③心包炎:分为尿毒症性心包炎和透析相关性心包炎,前者与尿毒症毒素潴留、内环境紊乱等有关,充分透析后可以缓解;后者与透析不充分、中分子毒素潴留、继发性甲状旁腺功能亢进等有关。但也要注意结核在尿毒症患者中发病率增高,也可引起结核性心包炎。④心功能不全:若源于容量负荷过大,一般在超滤脱水后缓解。若为器质性心功能不全,治疗比较困难。

3.血液系统　多种原因可以介导慢性肾衰竭患者的贫血,其特征是因 EPO 绝对或相对缺乏所致的正细胞正色素性贫血。贫血可能是许多尿毒症患者就诊时的症状。其严重程度与肾功能受损程度一致,但并不完全平行。糖尿病患者和慢性间质性肾炎患者贫血较成年人显性遗传性多囊肾病患者出现早。慢性肾衰竭患者常伴有出血倾向,一般表现为皮肤、黏膜出血,如皮下瘀斑、鼻出血和牙龈出血,也可以表现为隐性胃肠道血液丢失,还可表现为手术切口渗血、长时间鼻出血和月经量增多。部分源于血小板功能异常所致。

4.肾性骨病　在肾替代治疗之前很长的一段时间,就已出现了肾性骨病。目前,公认预防继发性甲状旁腺功能亢进症,需要早期给予维生素 D 类似物(钙三醇、α_1 羟化维生素 D_3)和限制磷的摄入。早期肾性骨病患者无症状,尤其是轻度慢性肾衰竭,患者没有任何症状,但此时可以存在钙磷代谢紊乱,应予以纠正。维持性血液透析患者骨活检标本的骨形态学计量分析和骨铝含量的分析显示,所有患者均存在不同程度肾性骨病的组织学改变,以高转化型骨病为主,占 49.0%,骨软化、骨再生不良和混合尿毒症性骨病的发生率,分别为 8.2%、30.6%、12.2%。骨铝总阳性率为 63.3%,其中低转化型骨病(包括骨软化与骨再生不良)铝阳性率为 84.2%。进一步分析显示,高转化型骨病与透析时间长、维生素 D_3 不足等因素有关。低转化型骨病可能与维生素 D_3 使用不当、糖尿病等因素有关,而骨铝沉积与服用铝制剂等因素有关。

5.酸碱平衡失调　慢性肾衰竭代谢性酸中毒主要源于氢离子排泄减少,肾小管间质疾病患者则源于碳酸氢根丢失过多。临床症状轻微,很少被临床关注。患者常主诉稍微活动后气促,常被错误地归因于贫血或肺水肿。代谢性酸中毒可以加重高钾血症,抑制蛋白合成代谢,加速钙从骨中丢失,进一步促进慢性肾衰竭进展等一系列后果。

6.营养不良　慢性肾衰竭患者营养不良十分常见,成为透析患者病死率增高的风险。营养不良源于食欲减退、酸中毒和胰岛素抵抗,在肾病综合征基础上出现肾功能不全,会进一步加重营养不良。提示营养不良的有:①体重与肌肉体积下降(可能会因为水肿而被忽视);②血清清蛋白、转铁蛋白和胆固醇下降;③血清肌酐也会下降,可能会被误认为肾功能改善。

7.水、电解质平衡紊乱 在 GPR 显著降低[<10ml/(min·1.73m²)]前,其他状况良好的慢性肾衰竭患者,可以通过增加部分钠与水的滤过,一般仍能维持钠与水的平衡;当 CFR 很低时,肾小管应答也会做出相应改变。所以慢性肾衰竭早期患者的改变,为肾不能根据钠与水摄入的变化做出相应的代偿性改变。此时应限制钠摄入,钠的摄入量约为 60mmol/d,同时也应避免使用含钾的氯化钠替代品。慢性肾衰竭患者肾浓缩稀释功能异常,当 GFR 降至<10ml/(min·1.73m²)时,如不适当地限制水分,可以导致容量负荷过度,出现充血性心力衰竭。而另一方面,当患者表现为多尿,又不适当地限制水分或并发明显的胃肠道症状时,又容易导致脱水,从而加重肾负担。高钾血症一般仅于 GFR<14ml/(min·1.73m²)时,患者可以通过限制饮食中钾摄入(60mmol/d),以避免出现高钾血症。与急性肾衰竭不同,慢性肾衰竭患者可以耐受的血钾为 7.5mmol/L,此时一般不伴发心电图及心律的改变。为安全起见,当血钾持续>6.5mmol/L 时应开始透析治疗。

8.皮肤改变 慢性肾衰竭患者的皮肤病变比较常见,是影响患者生活质量的原因之一。①色素:弥漫性皮肤棕色色素沉着比较常见,但并不是长期肾功能不全患者的普遍改变。②指甲:典型的指甲近端部分呈白色,远端部分呈淡棕色,所谓半半指甲,其发病机制尚不明确。③干燥:皮肤干燥最常见,可以表现为抓痕、于皮病、苔藓,其发病机制尚未完全阐明。④皮肤瘙痒:常为慢性肾衰竭晚期表现,透析患者尤为常见。受热或受压可加重,手臂与背部为重灾区,皮肤破裂后可形成溃疡,有时存在角化性丘疹与结节性痒疹。随着提倡早期肾替代治疗和对钙磷代谢紊乱与继发性甲状旁腺功能亢进症的充分认识,这一情况已有明显改善。发病机制尚不明确,可能与组胺释放有关。高钙磷蓄积(>6.25mmol/L)也是原因之一。⑤大疱性丘疹:慢性肾衰竭患者疱疹性皮肤病变并不常见。⑥假性症:出现于皮肤暴露部位,尤其是在夏天,通常是源于尿卟啉滞留,后者使皮肤对光敏感。

9.神经系统表现 ①中枢神经系统最常见的临床表现为认知功能障碍和肌阵挛,起初表现为下肢不宁综合征。病情进展时,表现为白天不可控制时间增加,也可骤变为尿毒症扑翼样震颤。最典型与最严重的症状为昏迷与癫痫,比较罕见。主要见于被忽视的终末期肾衰竭患者。脑脊液检查正常,CT 也往往正常,磁共振可以显示脑白质弥漫性病变。尿毒症导致的中枢神经系统病变,首先须与麻醉药蓄积反应相鉴别。后者常源于代谢活性产物的滞留,可以加重或出现类似尿毒症代谢性脑病。其次要与真性痴呆相鉴别,后者常继发于多发性脑梗死,并发 Alzheimer 病和透析患者的铝蓄积,即使充分清除体内代谢产物后也不能逆转。②周围神经系统:终末期肾病患者比较常见的是多发性、非对称性、混合性感觉神经末梢和运动神经病变,主要见于透析患者。以感觉神经末梢病变为主,尤其是感觉迟钝伴针刺或烧灼感。运动神经症状包括足下垂。90%的尿毒症患者存在神经传导异常,但有临床症状与劳动能力丧失者少见。③自主神经病变:尿毒症患者自主神经病变多变,具有临床意义的是在血液透析中,心血管反应迟缓,可诱发低血压,尤其是在液体清除时,男性患者常表现为性功能障碍。

10.内分泌异常 尿毒症最常见的内分泌异常,为维生素 D-甲状旁腺素轴和 EPO 产生异常。在慢性肾衰竭患者,低钙可以促进甲状旁腺肥大和 PTH 分泌,此为继发性甲状旁腺功能亢进。尿毒症患者对细胞外钙的敏感性下降。促红素(EPO)产生减少,主要源于肾毁损。广泛内分泌异常包括激素产生、控制与蛋白结合、分解代谢和靶器官效应。激素水平升高,可能源于降解减少(胰岛素)、分泌增多(对代谢改变的应答如甲状旁腺激素)、肾外产生(雌激素、睾酮)。

11.免疫功能低下 尿毒症患者正常的生理防御机制发生改变——血管通路、中心静脉留置导管和腹膜透析。尿毒症本身也是一种慢性免疫抑制因子,细胞免疫与体液免疫均存在缺陷,表现在以下几个方面:①针对抗原 T 细胞应答存在缺陷,部分源于单核细胞呈递抗原缺陷;②中性粒细胞活化缺陷;③尽管免疫球蛋白水平正常,但抗体免疫应答缺陷,表现为抗体峰值水平下降,抗体滴度下降速率加快;④T 细胞依赖的免疫应答缺陷尤为明显,包括乙型肝炎病毒、肺炎球菌、嗜血杆菌。上述免疫缺陷并不能被血液透析所纠正。

12.恶性疾病　慢性肾衰竭免疫功能受损,也是其恶性疾病发生率高的原因之一。肾移植患者同样存在这个问题,也可出现肾获得性囊性疾病恶化。终末期肾病透析患者多种肿瘤发生率增加,包括肝癌、肾癌、甲状腺癌、骨髓瘤。

13.心理改变　慢性肾衰竭患者常会出现一系列心理问题,包括焦虑、抑郁,应引起临床足够重视。

(周广旻)

第五节　慢性肾衰竭的诊断及鉴别诊断

一、慢性肾衰竭的诊断

1.慢性肾衰竭的诊断及分期　慢性肾衰竭是肾进行性损伤的结果,可由各种原发的和继发的因素引起,所以病情进展快慢差异较大;又因肾具有较大的代偿能力,因此早期患者肾小球滤过功能及肾小管浓缩功能稍有降低,水、电解质略有变化;虽然血尿素氮轻度升高,但体内尚处于平衡状态,临床常无明显症状而给诊断造成困难。所以,详细询问病史、症状、认真进行体格检查和必要的实验室检查非常重要。

(1)病史:慢性肾衰竭患者可能长期没有症状,只是由于偶然发现蛋白尿、高血压或贫血而就诊。患者也可能有多尿、夜尿多等慢性肾衰竭的早期症状,但因症状较轻而未引起重视。有以上症状的患者,一定要了解其有无水肿及长期蛋白尿病史。如有反复低热、腰痛,但慢性肾盂肾炎也可无明显症状而直接进入肾衰竭期。家族史是对一些肾病的诊断(如梗阻性肾病、多囊肾、遗传性肾炎、糖尿病肾病等)可提供重要线索。药物史也很重要,特别是间质性肾炎患者,常有滥用解热镇痛药或有肾毒性的抗生素。

(2)症状:早期常有食欲缺乏、恶心、呕吐、头痛、乏力和夜尿多,逐渐出现少尿、水肿或高血压。多数患者口中有异味、口腔黏膜溃疡、鼻出血或消化道出血等,可有注意力不易集中、反应迟钝、肢体麻木、嗜睡或躁动不安等神经精神症状,严重者大小便失禁甚至昏迷;有胸闷、气短、心前区不适者,提示并发尿毒症性心肌病;咳嗽、咳痰或咯血、夜间不能平卧者,提示并发肺水肿或尿毒症性肺炎;少数患者胸闷、持续性心前区疼痛或伴有不同程度的发热,可能为心包积液;如皮肤瘙痒、骨痛或肌肉抽搐,甚至行走不便,提示并发继发性甲状旁腺功能亢进症或肾性骨病;患者易罹患各种感染,如呼吸道感染、泌尿道感染或皮肤感染等。

(3)体格检查:体格检查对诊断慢性肾病也很重要,如腹部检查可触及多囊肾、肾肿块、肾积水。一些先天性肾疾病可伴有其他系统的病变特征,如遗传性肾炎患者多伴耳聋。此外,体格检查还可推断慢性肾衰竭的程度和有无并发症的存在。

(4)实验室及辅助检查:测定患者的内生肌酐清除率,是目前诊断和判断疾病进展程度常用的指标;测定血 β_2-MG 能较早反映肾小球滤过功能状况;测定尿浓缩稀释能力、尿渗透压、自由水清除率等是反映肾小管功能的常用检测方法,尤其是原发于肾髓质的病变者,行上述测定方法常较早发现异常。除以上肾功能检测方法外,行双侧肾的影像检查也很有必要,可用于了解肾的大小、结构、形态、功能及占位性病变,首选检查方法为 B 超,还有腹部 X 线平片、CT 等。慢性肾衰竭是一种全身系统损害性疾病,应进行全面检查,了解其受损程度。常见的检查有以下 6 种。①尿常规。尿比重下降或固定,尿蛋白阳性,有不同程度的血尿和管型。②血常规:血红蛋白和红细胞计数减少,血细胞比容和网织红细胞计数减少,部分患者血三系细胞减少。③肝功能及乙肝两对半检查。④血清免疫学检查,包括血清 IgA、IgM、IgG、补体 C_3、补体 C_4、T 淋巴细胞亚群、B 淋巴细胞群 CD_4/CD_8 比值等。⑤影像学检查。B 超示双肾体积缩小,肾皮质回声增强;核素肾动态显像示肾小球滤过率下降及肾排泄功能障碍;核素骨扫描示肾性骨营养不良征;胸部 X 线可见肺淤血或肺水肿、心胸比例增大或心包积液、胸腔积液等。⑥肾活检可能有助于早期慢性肾功能不全原发病的诊断。

慢性肾衰竭确诊后,需对疾病的严重程度进行分期,经典的诊断分期可分为 4 期。①肾功能不全代偿期(第 1 期):内生肌酐清除率为 50~80ml/min,血肌酐 133~177μmol/L。临床上无症状。②肾功能不全失代偿期(第 2 期):内生肌酐清除率为 50~22ml/min,血肌酐 186~442μmol/L。可有多尿、夜尿,并有轻度贫血,但无明显临床症状。③肾衰竭期(第 3 期):内生肌酐清除率为 20~10ml/min,血肌酐 451~707μmol/L。贫血明显,常有夜尿、水电解质紊乱、轻或中度代谢性酸中毒、水钠潴留、低钙高磷,一般无高钾。可有胃肠道、心血管和中枢神经系统症状。④尿毒症期(第 4 期):内生肌酐清除率为 <10ml/min,血肌酐 >707μmol/L。出现重的各系统症状,尤其以胃肠道、心血管和神经系统症状明显,水、电解质严重失衡,有明显的代谢性酸中毒。

2.慢性肾衰竭的病因诊断　慢性肾衰竭的诊断一旦确诊,应尽量寻找病因,以便制订正确的治疗方案。

慢性肾衰竭可有各种原发的和继发的肾病引起。原发肾病以慢性肾小球肾炎为首位,慢性肾盂肾炎次之。老年人则以继发性肾病的高血压、肾动脉硬化为主,其次为梗阻性肾病。近年来糖尿病肾病的发生率有上升趋势。

慢性肾衰竭患者的临床表现虽然相似,但明确基本病因,对判断预后,确定治疗方案等仍有重要意义。如梗阻性肾病患者,肾衰竭常缓慢进展,解除梗阻后肾功能可有所恢复,预后较好。但梗阻性肾病患者,尤其是不完全梗阻性肾病患者,可无症状,故易延误诊断,行腹部 X 线平片、静脉肾盂造影、放射性核素肾图、B 超等检查均可及时准确地明确诊断。此外,还应重视继发性肾病的诊断,如痛风肾病、糖尿病肾病、多发性骨髓瘤肾病及肾淀粉样变等,根据患者临床表现和实验室检查结果不难做出病因诊断。

3.肾病变活动性判断　肾原发病变的活动是肾功能恶化的重要原因,有些肾病变虽然已发展到肾衰竭,但原发病变仍在活动,如狼疮肾病、肾结核等,因此针对病因进行治疗,终止病变活动,可延缓深的发展。

判断肾病变是否活动,除观察患者临床表现之外,比较准确的方法应是进行肾穿刺和行组织病理活检,如患者肾无明显缩小和无肾穿刺禁忌证等,应争取采用这两种方法,可为病变活动的诊断和治疗提供有力的证据。

4.肾衰竭的诱发因素　慢性肾衰竭恶化,大多有诱发因素,应尽量寻找,及时纠正,可改善肾功能,防止肾衰竭的进展。常见的诱发因素有以下几种。①血容量不足:包括绝对血容量不足和有效血容量不足,可由过分钠水限制伴强效利尿药治疗、消化道丢失(如恶心、呕吐、腹泻等)引起,尿电解质分析有助于诊断。②肾毒性药物的使用:最常见为氨基糖苷类抗生素、X 线造影剂和前列腺素合成抑制药,特别在血容量不足的情况下更易发生。③梗阻:包括肾内梗阻和肾外梗阻。前者主要有尿酸结晶和大量本-周蛋白沉积阻塞肾小管。另外,近年来严重肾病综合征导致肾小管-间质水肿压迫肾小管特别引起重视,是肾病综合征合并 ARF 重要的原因之一。肾外梗阻主要有尿路结石、前列腺肥大或增生,糖尿病患者常可因肾乳头坏死而引起尿路梗阻。④感染:CRF 常易伴发感染,包括全身感染和尿路感染,后者常为医源性,感染往往会加重机体额外负荷,促进肾功能恶化。⑤严重高血压:包括原发性和继发性高血压,可引起肾小动脉尤其是入球小动脉痉挛,造成肾血流量下降,高血压还可引起心力衰竭,进一步引起肾血流量下降,此外长期高血压的肾血管处于适应性状态。血压下降过快,亦会引起肾功能恶化。⑥水、电解质、酸碱平衡失调:失水或水过多、高钠血症或低钠血症、高钾或低钾均可促进肾功能进一步恶化,特别是酸中毒,即使处于代偿期亦会加速肾功能进展。⑦过度蛋白饮食和大量蛋白尿,已列为肾病进展的因素之一。⑧充血性心力衰竭或心脏压塞可引起肾有效循环血容量不足和肾淤血。⑨严重的甲状旁腺功能亢进症:特别在高磷饮食时更易发生,它不仅能引起全身广泛的软组织钙化,亦是促进肾病进展的重要因素。⑩高分解代谢状态:如手术、消化道出血、大剂量激素冲击治疗、发热等。

二、慢性肾衰竭的鉴别诊断

慢性肾衰竭患者的临床表现较多,常误诊为消化疾病、血液疾病、心血管疾病等,应认真地将慢性肾衰竭与多系统疾病进行鉴别,以进一步明确诊断。

1.急性肾衰竭(ARF) 各种原因如肾缺血或急性药物中毒史,导致双肾排泄功能在短期内突然急剧进行性下降,少尿或无尿,GFR下降至正常值的50%以下,Scr上升超过50%,钠水潴留致全身水肿,血压升高,肺、脑水肿,心力衰竭,电解质紊乱,血钾＞6.5mmol/L。代谢性酸中毒如恶心、呕吐、疲乏、嗜睡、呼吸深大、昏迷。B超示双肾体积增大。肾缩小提示为慢性肾衰竭,必要时行指甲、头发肌酐检查,了解3个月前的肌酐。实在困难时可在充分准备后行皮肾穿刺活检以明确诊断。

2.消化系统疾病 慢性肾衰竭患者最早出现的症状经常是在消化系统。通常表现为食欲缺乏、恶心、呕吐等。患者口中有异味,可有消化道出血。做胃镜、消化道造影可见胃黏膜糜烂、萎缩、小溃疡等改变,是尿毒症毒素刺激所致,易被误诊为慢性胃炎、消化性溃疡等消化系统疾病。但慢性肾衰竭患者的内生肌酐清除率下降,血肌酐升高,而慢性胃炎、消化道溃疡的内生肌酐清除率及血肌酐均正常。

3.心血管系统疾病 大部分慢性肾衰竭患者有不同程度的高血压,多因水钠潴留引起,也有血浆肾素增高所致。高血压、高血脂及尿毒症毒素等的综合作用,患者可有尿毒症性心肌病,可以出现心力衰竭和心律失常。原发性高血压与肾性高血压,仅从血压升高难以区别,但从病史及肾功能检查、家族史可以提供诊断区别。尿毒症性心肌病与原发性心肌病的区别在于前者有内生肌酐清除率下降、血肌酐升高、双肾超声示缩小、贫血等慢性肾衰竭的表现以区别。

4.血液系统疾病 慢性肾衰竭患者血液系统有多种异常。有程度不等的贫血,多为正常细胞正常色素性贫血,区别于小细胞性缺铁性贫血及大细胞性巨幼红细胞性贫血。引起贫血的主要原因是受损害的肾产生、分泌EPO减少所致。尿毒症患者血浆中存在的红细胞生长抑制因子、红细胞寿命缩短、失血、营养不良等诸多因素也是造成其贫血的原因,骨髓象未见明显异常。血白细胞和血小板的数目变化不大,但其功能受损,所以患者易发生感染并有出血倾向(与凝血机制异常亦有关系)。慢性肾衰竭患者有内生肌酐清除率下降、双肾超声示双肾缩小等表现。

5.神经肌肉系统 慢性肾衰竭患者早期多有乏力、失眠、记忆力减退、注意力不集中等精神症状。随着病情进展患者表现出尿毒症性脑病,查头颅CT未见异常。根据病史,血肌酐测定可鉴别于脑出血、脑萎缩等疾病。

6.骨骼系统 慢性肾衰竭患者可有骨酸痛,甚至发生自发性骨折,表现为纤维性骨炎、肾性骨软化症、骨质疏松症、最终肾性骨硬化,此种骨病与缺乏活性维生素D_3、继发性甲状旁腺功能亢进、营养不良、铝中毒等因素有关,早期靠骨活检明确诊断。根据病史,实验室检查及骨活检可鉴别于其他骨代谢疾病。

对于慢性肾衰竭,要及早诊断、及早治疗,延缓肾功能进展。

(周广旻)

第六节　慢性肾衰竭的治疗

慢性肾衰竭是各种肾病进行性发展的最终结果。慢性肾衰竭是严重危害人类健康和生命的常见病。流行病学资料表明,近年来全球范围的慢性肾病以及由此导致慢性肾衰竭的发病率与患病率均明显升高,已经成为不可忽视的医疗问题和社会问题,世界各国均面临着严峻的防治形势。

慢性肾衰竭的治疗包括保守治疗和替代治疗。保守治疗是早期诊断和治疗肾病,延缓肾衰竭的进展、改善尿毒症症状、减少慢性肾衰竭并发症,进行肾替代治疗前的充分准备等。需要注意的是,保守疗法既应是综合性,又要强调个体化。根据不同的病因、病变特点、临床表现特征以及患者的生活习惯区别。替代治疗主要有血液透析、腹膜透析和肾移植。当肾衰竭时,代谢废物和水分潴留导致一系列症状和体征。危及患者的生命,肾衰竭达到一定程度时,需要进行肾替代治疗(RRT)。

一、慢性肾衰竭的保守治疗

1.生活方式的改变　有明确的流行病学证据表明,吸烟可以促进多种慢性肾病的进展,因此慢性肾病患者应该戒烟。肥胖者应该减轻体重,可以有效减少尿蛋白。

2.饮食治疗　是慢性肾衰竭患者保守治疗中最重要的措施之一,主要指限制饮食中蛋白质和磷的摄入。研究表明,应用低蛋白、低磷饮食,单用或加用必需氨基酸或 α-酮酸,可能具有减轻肾小球高滤过和肾小管高代谢的作用。

根据饮食中蛋白质的限制程度分为低蛋白饮食[0.6g/(kg·d)]和极低蛋白饮食[0.3g/(kg·d)]。20世纪70年代以前的研究发现,应用低蛋白饮食[0.5g/(kg·d)]可使慢性肾衰竭部分临床症状得到缓解,血尿素氮水平下降,因为大多数尿毒症毒素来自蛋白质代谢,故限制饮食中蛋白质可以减少尿毒症毒性代谢产物的积聚。同时,低蛋白饮食也限制了磷酸盐、硫酸盐、钠和钾的摄取。因此可以改善慢性肾衰竭的其他并发症,如代谢性酸中毒、肾性骨病及高血压等,并推迟了透析时间。多数临床研究结果支持饮食治疗可以有效地延缓慢性肾衰竭的进展。其中,对中、晚期慢性肾衰竭(GFR 为 13～24ml/min)患者更为有效。

长期应用低蛋白饮食后,易引起或加重患者营养不良。因此,在低蛋白、低磷饮食的基础上,合并使用必需氨基酸、α-酮酸[0.1～0.2g/(kg·d)]治疗,使营养疗法的效果显著提高。α-酮酸疗法的主要机制包括:①与氨基生成必需氨基酸,有助于尿素的再利用;②含有钙盐,对纠正钙、磷代谢紊乱,减轻继发性甲状旁腺功能亢进症也有一定疗效。临床试验也表明,其可延缓慢性肾衰竭的进展。

需要注意的是:①进行饮食疗法,首先应该保证足够的热量[125～146kJ/(kg·d)],以减少蛋白分解。②蛋白摄入量应合理,糖尿病肾病患者糖类和热量摄入同时受到限制,为了使患者能长期耐受和坚持饮食治疗,因此蛋白质摄入量可适度放宽。③低蛋白饮食中应保证高生物效价蛋白质≥0.35g/(kg·d)。要注意植物蛋白(包括大豆蛋白)的合理摄入,尤其是糖尿病肾病患者。④磷摄入量应<600mg/d,对严重高磷血症患者,还应同时予以磷结合剂。⑤饮食治疗对不同病因、不同阶段的慢性肾衰竭患者的疗效可能有所差别。通过检测 24h 尿液中尿素的排出量可以反映饮食中蛋白质的摄入情况。氮平衡情况下,尿中尿素氮 0.8g/d,反映每天蛋白质摄入为 50g。在调整饮食期间应该每 2～3 个月检测 1 次,平稳后每 4～6 个月检测 1 次。

近十几年来,左旋肉碱对慢性肾衰竭的治疗作用也已引起重视,其改善骨骼肌、心肌代谢及纠正贫血的作用已经明确。多不饱和脂肪酸、某些微量元素在提高慢性肾衰竭患者生活质量、改善预后中的作用，亦受到关注。

3.降压治疗　高血压在慢性肾衰竭患者中十分常见。高血压是导致肾小球硬化和残余肾单位丧失的主要原因之一。高血压不仅可加快肾功能损害的进展，而且损害心、脑和周围血管等靶器官。因此，进行及时、合理的降压治疗，不仅可以减少蛋白尿，延缓慢性肾衰竭的发展，更主要的是积极主动地保护心、脑等靶器官，从总体上改善患者的预后。

MDRD 试验结果显示，当蛋白尿＞1g/24h 时，血压控制在 125/75mmHg（平均动脉压维持在≤92mmHg）的患者，其肾功能不全进展速率比血压控制在 140/90mmHg（平均动脉压≤107mmHg）者减缓 1/3。因此，建议对伴有蛋白尿的慢性肾病患者，理想的血压应≤125/75mmHg，若无蛋白尿，则血压应控制在≤130/80mmHg。

降压治疗首先应控制细胞外液量和限制饮食中的钠盐（氯化钠为 5～7g/d）。高盐饮食可以明显抵消降压导致尿蛋白减少的效应。高盐饮食还可以激活组织中的肾素-血管紧张素系统（RAS），诱发肾与心肌的纤维化。临床上可以通过测量 24h 尿钠评估盐的摄入，因为饮食中氯化钠几乎全部从尿中排出。

各种降压药物，如襻利尿药、β受体阻滞药、ACEI、钙通道阻滞药、血管扩张药、肾上腺素能受体结合剂（ARB）等均可应用。各种降压药物在降低系统性高血压后均有一定的减少尿蛋白、保护肾功能的作用。但具体到各类药物则观点尚未统一，特别是对钙通道阻滞药的评价仍有争议。在慢性肾衰竭患者高血压的治疗中，多采用联合药物治疗，其中以 RA5 阻滞药（ACEI 和 ARB）的应用最为广泛。

ACEI 不仅降低血压，且在延缓肾病进展中具有的独特作用。除降压外，ACEI 和 ARB 可通过扩张出球小动脉、降低肾小球内高滤过而减少蛋白尿，也有抗氧化、减少肾小球基底膜损害等作用，无论患者有无高血压、蛋白尿水平如何均应推荐使用。近年研究表明，ARB 与 ACEI 的肾保护效应类似，故不能耐受 ACEI 不良反应（咳嗽、过敏）的患者可推荐应用 ARB。ACEI 与 ARB 联合应用具有更好的减少尿蛋白与延缓肾衰竭进展的效果。但应注意，因各种原因导致肾缺血，如过度利尿、腹泻呕吐、有效血容量不足、严重左心衰竭、应用非类固醇类消炎药（NSAIDs）、双侧肾动脉狭窄等患者在应用 RA5 阻滞药时，由于可使 GFR 明显降低而出现急性肾功能恶化。对于 Scr 为＞274μmol/L（3.0mg/dl）的中、晚期慢性肾衰竭患者，应用 ACEI 或者 ARB 应十分小心，需要密切检测患者是否出现咳嗽、高钾血症以及有无明显的 Scr 升高等。同时需要限制饮食中钾的摄入，并适当应用利尿药。ACEI 导致的 GFR 下降通常发生在最初的几天，因此在开始治疗 3～5d，应重复检测血钾、Scr。如果高钾血症难以控制或者 Scr 升高超过基线的 30%，应该停用 ACEI。

4.纠正贫血　贫血是慢性肾衰竭患者的常见表现，对非透析慢性肾衰竭患者的严重贫血应予重视。动物实验和临床研究均证明，应用重组人促红细胞生成素（rhEPO）纠正贫血，可延缓肾功能不全的进展。贫血与慢性肾衰竭的心血管并发症（如左心室肥厚）密切相关。有报道血红蛋白每降低 10g/L（1g/dl），左心室肥厚的发生率增加 49%；而每提高 10g/L（1g/dl），左心室肥厚的风险性可降低 6%，因此应用 rhEPO 治疗后，不仅减轻患者的贫血症状，而且使心、肺、脑的功能明显改善，提高患者的生存率。rhEPO 通常采用皮下注射，在应用 rHuEPO 时，应同时静脉补充铁剂和服用叶酸。慢性肾衰竭非透析患者的血红蛋白和血细胞比容的目标值尚未确定。血红蛋白过＞135g/L（13.5g/dl）可能导致心血管疾病的病死率增加，目前建议将血红蛋白的目标值控制在 110～120g/L（11～12g/dl）为宜。

5.防治肾性骨病　肾性骨病是由于钙磷代谢紊乱、活性维生素 D_3 缺乏、PTH 代谢异常以及铝中毒等多因素有关，是慢性肾衰竭患者的常见并发症，主要有纤维囊性骨炎（由继发甲状旁腺功能亢进症引起）、骨软化、骨再生不良、骨质疏松等。根据骨转化状况的不同，组织学上将肾性骨病分为高转化、低转化和混合性 3 型。不同类型的肾性骨病其发病机制和治疗方法均不同,但临床表现却无特异性,且早期可以无临床表现。

肾性骨病治疗前应评估这些患者的血全段 PTH、钙、磷,纠正钙、磷代谢紊乱,根据血全段 FTH 水平应用活性维生素 D_3,并需要根据不同类型的骨病进行治疗。

当前肾性骨病治疗存在的问题需要重视,主要包括:①由于骨活检没有普遍开展,因此不能进行病理分型诊断;②盲目应用活性维生素 D_3 和补充钙剂,可能加重外周器官组织的钙化;③治疗中不定期检测各项指标并及时调整用药方案,导致治疗不及时或者治疗过度等。

6.纠正代谢性酸中毒　代谢性酸中毒是慢性肾衰竭的常见表现。一方面,代谢性酸中毒可以引起机体内分泌代谢改变产生不良作用。酸中毒使肌糖原利用减少,体内蛋白质分解增加,氨基酸氧化及尿素和尿酸产生增多,加速肾病变的进展。代谢性酸中毒还可导致维生素 D 转化障碍,增加尿钾、尿钠和尿钙的排泄而加重肾性骨病。酸中毒使残余肾单位产氨增多,加重肾小管间质炎症损害。此外,机体为了保持血 pH 在基本正常范围,产生"酸中毒矫枉失衡"。在机体对酸中毒的反应中,糖皮质激素、胰岛素、IGF-1 和甲状旁腺素起重要的作用。骨骼对酸的缓冲和肾钙的排泄增加引起了负钙平衡。随着肝中谷氨酰胺合成和肾谷氨酰胺摄取,肌肉中的泛素蛋白酶体的蛋白水解酶系统和支链酮酸脱氢酶活化,引起负氮平衡及肌肉量减少。

因此,纠正酸中毒有助于避免或减轻上述反应,可降低慢性肾衰竭患者骨骼和肌肉中的钙、蛋白质和氨基酸的丢失,抑制骨骼和肌肉分解,有利于营养的维持和肾功能的保护,延缓慢性肾衰竭的进展。临床上通常给予碳酸氢钠 3～10g/d,分 3 次口服;严重者应静脉滴注碳酸氢钠,并根据血气分析结果调整用药剂量。同时应用襻利尿药增加尿量,可防止钠潴留。

7.维持水、电解质平衡　根据血压、水肿、体重和尿量等情况调节水分和钠盐的摄入。一般在无水肿的情况下,不应限制水分摄入及严格限钠,慢性间质性肾炎失钠时不应过度限盐;有明显水肿、高血压者,钠摄入量一般在 2～3g/d(氯化钠 5～7g/d),严重病例在 1～2g/d(氯化钠 2.5～5g)。根据需要应用襻利尿药。噻嗪类利尿药及储钾利尿药不宜应用。同时,应防止因过度利尿、呕吐、腹泻、出汗、引流液丢失等原因引起的脱水、低血压,引起肾功能急剧恶化。

慢性肾衰竭患者可以因水潴留和氮质血症等引起"假性低钠血症"以及真性缺钠所致低钠血症。应分析其原因并采取相应的措施。

高钾血症在慢性肾衰竭时常见,当 GFR<25ml/min 时,即应适当限制钾的摄入。当血钾>5.5mmol/L,可口服聚磺苯乙烯,注意及时纠正酸中毒以防止细胞内钾向细胞外转移,适当应用利尿药增加尿钾排出。根据情况给予葡萄糖酸钙静脉注射和(或)葡萄糖-胰岛素静脉滴注,严重高钾血症(钾>6.5mmol/L),且伴有少尿、利尿效果欠佳者应及时给予透析治疗。

另一方面,由于钾摄入不足、胃肠道丢失、补碱过多、利尿过度等原因,慢性肾衰竭患者可发生低钾血症。根据血钾水平,给予口服补钾,严重者予以静脉缓慢滴注葡萄糖氯化钾溶液。

当 GFR<50ml/min,肾产生的 $1,25-(OH)_2D_3$ 降低,应予以补充。当 GFR<25ml/min 易出现高磷血症,除引起肾性骨病外,还可导致间质纤维化和肾小管萎缩,加速肾功能不全进展。治疗上除限制磷摄入外,可口服磷结合剂,包括碳酸钙、枸橼酸酸钙、醋酸钙、Renagel 等,于餐中服用。对明显高磷血症[血清磷>2.26mmol/L(7mg/dl)]或血清钙磷乘积>3.74mmol/L[45.5(mg/dl)²]者,则应暂停应用活性维生素 D_3 和钙剂,以免出现转移性钙化。

高镁血症在慢性肾衰竭中并不少见。严重高镁血症[血清镁>2mmol/L(4mg/L)]时,患者可出现呼吸衰竭。此时应紧急予以葡萄糖酸钙或氯化钙静脉注射,并及时血液透析。低镁血症在慢性肾衰竭中也有发生,常与应用利尿药有关。轻度低镁血症一般不必处理。严重者可静脉补充镁剂。

8.抗凝与改善微循环　实验研究显示,应用抗凝(肝素、华法林)、促纤溶(尿激酶)、抗血小板积聚(双嘧达莫、阿司匹林)药物和活血化瘀中药,可能具有防止或减少肾小球内凝血、改善肾微循环和抑制继发性炎症反应与纤维化等作用,但需要大样本的前瞻对照临床研究证实。一些干预凝血的药物(如肝素)除抗凝外,实验研究显示还可抑制系膜细胞增生和细胞外基质合成。

9.避免或去除加速肾功能不全进展的因素　尽管多数慢性肾衰竭是渐进性发展的,但是,在疾病发展的某一阶段,由于各种风险因素的作用、可能导致肾功能出现急剧恶化。这是临床工作中容易被忽视的问题。对慢性肾衰竭病程中出现的肾功能急剧恶化,如处理及时,往往其有一定的可逆性。但如诊治延误或这种急剧恶化极为严重,则肾衰竭的恶化也可能呈不可逆性进展。这就要求临床医师根据患者的病史和有关实验室检查结果,综合分析疾病发展的特点。准确判断患者在慢性肾衰竭的基础上是否有急性加重或合并急性肾衰竭的可能,及早明确急性加重的各项风险因素,及时采取措施消除或减轻这些可逆因素,争取肾功能的部分恢复。

临床上应该重视原发病的病情是否出现反复或加重。重视因血容量不足(低血压、脱水和休克等)或肾局部血供急剧减少(心肌梗死、心力衰竭、肾动脉狭窄患者应用 ACEI、ARB)导致残余肾单位低灌注、低滤过状态,引起肾功能的急剧恶化。其他原因还包括:①组织创伤或大出血;②严重感染;③应用肾毒性药物,如长期应用 NSAIDs(小剂量阿司匹林除外)、常引起间质性肾炎的药物以及其他药物性肾损害等;④尿路梗阻;⑤未能控制的严重高血压;⑥高凝状态导致肾静脉血栓;⑦高钙血症等电解质紊乱、酸碱平衡失调等。应尽量避免发生上述风险因素,一旦存在要及时治疗,以避免进一步损伤肾功能。

10.中医中药治疗　某医院应用生大黄、蒲公英、牡蛎煎汤口服,可使慢性肾衰竭患者食欲缺乏、恶心、呕吐等症状减轻,并使尿素氮水平下降,粪便氮排出量增多,但长期治疗须注意补充蛋内质[0.6～0.8g/(kg·d)],以防止发生负氮平衡。

国内其他单位分别对冬虫夏草、黄芪当归合剂、川芎等进行研究。均有不同程度改善或延缓慢性肾衰竭的作用。其主要作用机制包括:①降低肾小球的高灌注和高滤过,抑制肾细胞增生及代偿性肥大(如大黄、黄芪);②抗脂质过氧化,保护抗氧化酶活性(如银杏叶、人参皂苷);③改善机体蛋白质代谢,提高机体免疫功能(如黄芪当归合剂、冬虫夏草、淫羊藿);④扩张血管,降低血压,改善微循环,缓解组织缺血缺氧状态,抑制间质纤维化(如丹参、川芎、冬虫夏草)。

二、慢性肾衰竭的替代治疗

1.腹膜透析　腹膜透析用于临床始于 1923 年,Ganter 首次将此技术应用于一名因子宫癌所致梗阻性肾病的尿毒症患者。然而,早期间歇性腹膜透析方法因为存在很多不完善的地方,以至于人们认为对 ESRD 患者而言,腹膜透析并不是一种合适的肾替代疗法。当 1976 年 Moncrief 和 Popovich 刚开始提出持续性不卧床腹膜透析(CAPD)时。几乎没有人对此持肯定态度。但随后在美国两所医疗中心有 9 名患者成功地实施了 CAPD 后,人们才逐渐认识其重要性。在过去的 20 多年中,腹膜透析已日渐成为一种独特而有效的治疗 ESRD 的方法。

我国 20 世纪 70 年代后期开展 CAPD 后,腹膜透析在治疗我国尿毒症患者中起了很重要的作用。腹膜透析在我国 20 世纪 80 年代初有过很快速的发展,但由于腹膜炎的高发生率及对腹膜透析认识的不足,腹膜透析的发展不如血液透析。直到 20 世纪 90 年代,由于连接管路的改进使得腹膜炎发生率大幅度下降后,腹膜透析才又逐渐得到重视。

作为肾替代治疗的两种方式,腹膜透析和血液透析各有其优、缺点,在临床应用上互为补充,两种透析方式对患者生存期的影响并无明显区别。其中腹膜透析,尤其是 CAPD,其优点显而易见,它设备简单,操作易掌握。对中分子物质的清除更为有效,投资费用低,可在基层医疗单位使用,经过训练,患者可在家里自己做透析。它对残存肾功能的保持比血液透析好。还有,它对机体内环境影响小,故对心血管情况不稳定者、老年患者、糖尿病肾病患者以及小儿更为合适。腹膜透析颇适合我国的国情需要,在我国开展和推广腹膜透析很有必要。

2.血液透析 有关血液透析的基本原理,早在 1924 年 Abel 的时代就有了认识。它开始先在急性肾衰竭中被应用,并取得了成功。到了 20 世纪 60 年代才真正开始维持性、长期血液透析,使血液透析成为拯救 ESRD 患者生命的一种常规治疗。也由于有了某些关键的进展,使血液透析能在各地得到广泛应用,这些进展包括肝素抗凝技术和血液透析膜——铜仿膜。这种以纤维素制备的透析膜,对尿素等小分子毒物有很好的扩散清除性能,它还具有相当好的水通透性,允许在透析时缓慢地将水从血液中清除(超滤),而又没有容量丢失的危险;而最重要的进展是恰当的血管通路的方法,先是有了 Scribner 的动静脉外瘘,再后来又有了 Cimino 的动静脉内瘘,后者不仅提供可靠的、可反复接通人体血液循环的血管通路,还明显减少了感染和血栓形成的危险。尽管后来出现的肾移植和腹膜透析也成为另外两种成功的肾替代治疗方法。但血液透析至今仍然是 ESRD 患者应用最多的肾替代治疗方式。不少 ESRD 患者依靠这一种治疗方法存活已超过 10 年,并获得相当的生活质量。

与技术上有了很大的进展相比,血液透析在治疗方案、处方及透析的量化上的变化相对较少。

3.肾移植 从 50 多年前第 1 例肾移植成功至今,已经有超过 500000 例的肾衰竭患者通过肾移植延续了他们的生命。目前肾移植已经成为 ESRD 患者的首选治疗方式。但是,与维持性透析患者的数量相比,成功移植的患者数目仍很少。随着移植预后的改善以及对肾移植可行性的普遍预期,想要或等待移植的患者数量越来越多,已经超过了可供移植的器官数目。

肾移植的预后受多种因素影响,这些因素包括:①供体和受体的年龄、性别以及种族、组织相容性,对 HLA 抗原的预先致敏;②受体的原发肾病、移植前健康状态和肾外并发症;③受体的依从性;④供体因素,如冷缺血的时间和肾单位量以及移植中心的经验和选用的免疫抑制治疗的种类和疗程。通过对患者以及有功能的移植肾的存活时间的评价发现,上述每个因素都可能不同程度地影响肾移植的最终预后。过去 20 年里。肾移植的短期预后有了很大改善。在有经验的移植中心,尸体肾移植一年存活率已经超过 90%,但是如何提高移植肾的长期存活则是目前面临的更加困难的问题。

(赵 翠)

第七节 中医对慢性肾衰竭的认识和治疗

慢性肾衰竭(CRF)是指各种肾脏病导致肾功能渐进性不可逆性减退,直至功能丧失所出现的一系列临床症状和水、电解质、酸碱平衡失调、内分泌功能紊乱等一组综合征,简称慢性肾衰。尽管慢性肾脏病(CKD)发生的病因不同,但当疾病发展到最后阶段却是共同的,即肾小球硬化、肾小管萎缩、肾间质纤维化,直至肾衰竭而进入终末期肾病(ESRD)。慢性肾衰竭对人类危害极大,在 21 世纪已成为世界范围内继心脑血管疾病、肿瘤和糖尿病后严重威胁人类健康的一大公害。

自 1980 年以来,世界范围内需肾脏替代治疗的终末期肾病患者显著增加,不同国家、地区及人群的发生率不尽相同。中国目前尚无全国范围内的终末期肾病发病率的流行病学资料,依据南京地区 20 万人群的一项流行病学调查显示,终末期肾病发病率约为 568/100 万人,好发年龄为 50～60 岁。2007 年北京的一项流行病学调查显示,18 岁以上的人群中,慢性肾脏病患病率为 13.9%,GFR(肾小球滤过率)异常率为 8.7%。英国终末期肾病的新发病率为 80～100/100 万人。美国终末期肾病发病率更高,1999 年资料显示,终末期肾病的新发病率约为 315/100 万人。

古代中医文献中根据其临床以少尿或无尿、食欲不振、恶心呕吐、乏力、头昏或头痛、面色少华等为主要症状,多数患者可有水肿甚至全身浮肿,常将其归属于"癃闭"、"关格"、"肾风"、"溺毒"等范畴。《内经》最早将肾衰竭称为"癃"或"闭癃",并指出其病机以膀胱不利的实证多见。《素问·六节藏象论》说"人迎与寸口俱盛四倍已上为关格,关格之脉嬴,不能极于天地之精气,则死矣。"《伤寒论·平脉法》对其脉象及临床表现进行了补充"寸口脉浮而大,浮为虚,大为实,在尺为关,在寸为格。关则小便不通,格则吐逆。"《素问·奇病论》所述"肾风"与肾衰竭及出现的神经系统表现有相似之处,"有病庞然如有水状,切其脉大紧,身无痛者,行不瘦,不能食,食少……病生在肾,名为肾风。肾风而不能食,善惊,惊已,心气痿者死。"《重订广温热论》提出了"溺毒上脑"的一系列临床表现"溺毒入血,血毒上脑之候,头痛而晕,视物朦胧,耳鸣耳聋,恶心呕吐,呼吸带有溺臭,间或猝发癫痫状,甚或神昏痉厥,不省人事,循衣撮空,舌苔起腐,间有黑点。"

一、中医病因病机

慢性肾衰竭由于是多种肾脏疾患转化而来,因其原发病的不同,病因病机也有差异,但因肾元虚衰、湿浊内蕴是其根本病机。感受外邪、饮食不当、劳倦过度、药毒伤肾常常是其诱发及加重因素。

1.久患肾病　久患肾病不愈,肾元亏虚,脾运失健,气化功能不足,开阖升降失司,则当升不升,当降不降,当藏不藏,当泄不泄,形成本虚标实之证。水液内停,泛溢肌肤而为肿,行于胸腹之间,而成胸水、腹水。肾失固摄,精微下泄,而成蛋白尿、血尿;湿蕴成浊,升降失司,浊阴不降,则见少尿、恶心、呕吐。其病之本为脾肾虚衰,水湿、湿浊是其主要病理因素。但久病入络,可从虚致瘀,而见水瘀互结,或络脉瘀阻。

2.感受外邪　感受外邪,特别是风寒、风热之邪是该病的主要诱发及加重因素。感受外邪,肺卫失和,肺失通调,水道不利,水湿、湿浊蕴结,更易伤败脾肾之气,使正愈虚,邪愈实。

3.饮食不当　饮食不节,膏粱厚味,脾胃更损,运化失健,聚湿成浊,水湿壅盛,或可湿蕴化热而成湿热。

4.劳倦过度　烦劳过度可损伤心脾,而生育不节,房劳过度,可致肾精亏虚,肾气内伐。脾肾虚衰,则不能化气行水,升清降浊,水液内停,湿浊中阻,而成肾劳、关格之证。而肾精亏虚,肝木失养,阳亢风动,遂致肝风内扰。

总之,本病病位主要是在肾,涉及脾(胃)、肺、肝、心等脏腑,其基本病机是本虚标实,本虚以肾元亏虚为主;标实为水气、湿浊、湿热、溺毒、血瘀、肝风之证。

二、中医辨病辨证要点

慢性肾衰竭的中医辨证治疗以本虚为纲,标实为目。本虚证辨证重点在肾元不足,标实证重点从舌苔辨湿热、瘀血的程度,从大小便量辨湿浊、水气内蕴的程度来辨标实证。

三、中医鉴别诊断

1.水肿与膨胀　膨胀是因腹部膨胀如鼓而命名,以腹胀大、皮色苍黄、脉络暴露为特征,其肢体无恙,胀唯在腹;水肿则不同,其肿主要表现为面、足,甚者肿及全身。

2.癃闭与淋证　淋证以小便频数短涩、滴沥刺痛、欲出未尽为特征,其小便量少,排尿困难与癃闭相似。尿频而疼痛,但每天排出的小便总量正常。

3.关格与转胞　转胞是以小便不通或有呕吐为主证,与关格相似。但是转胞是因尿潴留于膀胱引起的小便不通,水气上逆引起呕吐,气追于胞则小腹急痛;关格是因水肿、淋证、癃闭等失治误治发展到脾肾虚衰、浊邪壅滞三焦气化功能不得升降所致,往往少尿或无尿。

四、中医治疗

1.辨证分型治疗

(1)脾肾气虚证

证候:倦怠乏力,气短懒言,食少纳呆,腰酸膝软,脘腹胀满,大便不实,口淡不渴,舌淡有齿痕,脉沉细。

治法:补气健脾益肾。

代表方:六君子汤加减。

常用药:党参,生黄芪,生白术,茯苓,陈皮,生薏仁,川续断,菟丝子,六月雪。

(2)脾肾阳虚证

证候:畏寒肢冷,倦怠乏力,气短懒言,食少纳呆,腰酸膝软,腰部冷痛,脘腹胀满,大便不实,夜尿清长,口淡不渴,舌淡有齿痕,脉沉弱。

治法:温补脾肾。

代表方:济生肾气丸加减。

常用药:熟附子,肉桂,干地黄,山萸肉,山药,泽泻,丹皮,茯苓,车前子,怀牛膝。

(3)脾肾气阴两虚证

证候:倦怠乏力,腰酸膝软,口干咽燥,五心烦热,夜尿清长,舌淡有齿痕,脉沉细。

治法:益气养阴,健脾补肾。

代表方:参芪地黄汤加减。

常用药:太子参,生黄芪,生地黄,山萸肉,山药,枸杞子,制首乌,茯苓,泽泻。

(4)肝肾阴虚证

证候:头晕,头痛,腰酸膝软,大便干结,尿少色黄,舌淡红少苔,脉沉细或弦细。

治法:滋肾平肝。

代表方:杞菊地黄汤加减。

常用药:熟地,山萸肉,山药,茯苓,泽泻,丹皮,枸杞子,菊花,潼蒺藜,怀牛膝。

(5)阴阳两虚证

证候:畏寒肢冷,五心烦热,口干咽燥,腰膝酸软,夜尿清长,大便干结,舌淡有齿痕,脉沉细。

治法:温扶元阳,补益真阴。

代表方:全鹿丸加减。

常用药:鹿角片,巴戟天,菟丝子,肉苁蓉,人参,白术,茯苓,黄芪,炒熟地,当归,怀牛膝。

(6)湿浊证

证候:恶心呕吐,肢体困重,食少纳呆,脘腹胀满,口中黏腻,舌苔厚腻。

治法:和中降逆,化湿泄浊。

代表方:小半夏加茯苓汤加味。

常用药:姜半夏,茯苓,生姜,陈皮,苏叶,姜竹茹,制军。

(7)湿热证

证候:恶心呕吐,身重困倦,食少纳呆,口干,口苦,脘腹胀满,口中黏腻,舌苔黄腻。

治法:中焦湿热宜清化和中;下焦湿热宜清利湿热。

代表方:中焦湿热者,以藿香左金汤或黄连温胆汤加减;下焦湿热者,以知柏地黄丸或二妙丸加减。

常用药

中焦湿热者:藿香,吴茱萸,炒川连,苏叶,苍术,半夏。

下焦湿热者:黄柏,知母,苍术,生薏仁,泽泻,车前草,蒲公英。

(8)水气证

证候:水肿,胸水,腹水。

治法:利水消肿。

代表方:五皮饮或五苓散加减。若气虚水气内停者用防己黄芪汤补气健脾利水;肾阳不足用济生肾气丸、真武汤加减;肝肾阴虚,气阴两虚证加淡渗利水不伤阴液之品。

常用药:连皮苓,白术,生薏仁,猪苓,泽泻,陈皮,车前子。

(9)血瘀证

证候:面色晦暗,腰痛,肌肤甲错,肢体麻木,舌质紫暗或有瘀点、瘀斑,脉涩或细涩。

治法:活血化瘀。

代表方:桃红四物汤加减。

常用药:桃仁,红花,当归,川芎,赤芍,丹参,参三七粉。

通常在本虚证治疗的基础上选加活血化瘀之品。

(10)风动证

证候:手足搐搦,抽搐痉厥。

治法:镇肝息风。

代表方:天麻钩藤饮加减。

常用药:天麻,钩藤,石决明,牡蛎,怀牛膝,杜仲,夏枯草。

2.中成药治疗

(1)尿毒清颗粒:有大黄、黄芪、甘草、茯苓、白术、制何首乌、川芎、菊花、丹参、姜半夏等组成。功效:通腑泄浊、健脾利湿、活血化瘀。适用于慢性肾衰竭。每次1包,每日3次,睡前加服2包。

(2)百令胶囊或金水宝胶囊:功效补益肺肾,适用慢性肾衰竭肾元不足。每次4粒,每日3次。

(3)川芎嗪注射液:功效活血化瘀,适用于慢性肾衰竭血瘀证。120～160ml加入5％葡萄糖注射液250ml中静脉滴注,每日1次,7～14天为1个疗程。

(4)脉络宁注射液:由石斛、玄参、牛膝等药物提取制成的复方制剂。功效清利化湿、活血和络,适用于慢性肾衰竭湿瘀内蕴证。20～30ml加入5％葡萄糖注射液250ml稀释后静脉滴注,每日1次,7～14天为1个疗程。

3.单方验方治疗

(1)大黄及其复方:大黄分生大黄、制大黄,生大黄通腑泻下作用强,一般生大黄用量3～9g制大黄用量5～12g,用量根据患者的体质、耐受情况以及大便次数进行调整。可入煎剂中共煎(生大黄后下),或研粉末装入胶囊中服用,或制成片剂、散剂。

（2）地肤子汤：地肤子、大枣，加水煎服，分 2 次服完。具有清热、利湿、止痒作用，适用于慢性肾衰竭皮肤瘙痒者。

4.针灸治疗

（1）针刺治疗

调节全身功能状态：主要选穴中脘、气海、膻中、孔最、足三里、三阴交、肾俞、三焦。

促进排尿：主要选穴关元、中极、阴廉、肾俞、三焦俞。

增加肾血流量：主要选穴中脘、肾俞、心俞、三焦俞。

调整血压：主要选穴中脘、百会、正营、玉枕、肩井。

（2）灸法：取气海、天枢、脾俞、肾俞等穴位。脘痞加足三里；呕吐加内关；便溏加关元。每日灸 1 次，每穴灸 3～7 壮，10 次为 1 个疗程。

（3）穴位注射：足三里、至阳、灵台等穴。

5.中药保留灌肠　以大黄为主的中药煎剂进行结肠透析已有大量报道。大黄不仅有通腑泄浊的解毒作用，还可通过神经、体液、免疫系统改善肾功能，促进肠蠕动，使肠道迅速恢复正常通畅性，因而症状得以改善。以膜平衡原理，进行药物灌肠，药液随大便排出体外而带出体内尿素氮等浊物，起到透析作用；抑制蛋白分解，纠正酸中毒，能延缓肾功能进一步恶化，保护残余肾单位。

6.皮肤透析（中药药浴疗法）　肾衰竭水肿、尿少用利尿剂无效，而又不能透析治疗的以及部分透析患者皮肤瘙痒者，可用中医开鬼门的药浴方法。药用紫苏叶、荆芥、桂枝、生姜、柚子皮等透表发汗药，煮开加入浴缸温水（38～40℃），浸浴 30 分钟左右，或制成蒸汽熏蒸，达到出汗的目的，有明显的消肿作用，并能改善患者的症状。

五、中西医结合临床思路

中医与西医是两个不同的医学体系，对同一个病的认识，具有各自不同的角度。两种医学各具有长处，亦有不足。中西医结合诊治，优势互补，有助于提高对慢性肾衰的认识，拓宽临床思路，提高治疗效果。

诊断上慢性肾衰早期，由于无明显和典型的症状，单纯以中医辨证，可能得出"无病"的诊断，而会耽误了病情。如果及时进行实验室及相关检查，采用西医的诊断标准和病情分级标准，诊断就十分明确。治疗就比较准确。故加强慢性肾脏病的三级预防，尤值得提倡定期检查。

慢性肾衰早、中期，由于肾脏的代偿功能，患者的临床症状相对较轻或毒素水平较低，故以非透析疗法为主。在此期间可采用西医的方法及时诊断、分析肾衰竭的原发病因的加重因素，判断患者的肾功能状态，采用适当措施治疗可逆因素；如优质低蛋白饮食、积极降血压、控制血糖、治疗感染、纠正水电解质酸碱平衡紊乱等以延缓慢性肾衰竭进展。中医擅长辨证论治，治病求本，根据患者辨证特点或治以调补脾肾、气血双补，或通络化瘀、泻浊解毒等，两者结合，综合治疗提高疗效。

中医强调整体观，治疗慢性肾衰不能只以西医的客观指标为标准，如有的患者过于严格控制饮食，营养状态差，虽然肌酐、尿素氮有所下降，可是周身不适、食欲缺乏、疲乏等没有改善，就说明治疗效果不理想。应重视中医的证候特点与微观指标有机的结合，达到身心安泰、食欲良好，同时肾功能改善，这才是好的疗效目标。应关注患者的生存质量。

（王孝东）

第十七章　慢性肾衰竭的并发症及治疗

第一节　心血管并发症

心血管并发症在慢性肾衰竭中经常发生，是终末期肾衰竭患者最重要的死亡原因之一，是血液透析和腹膜透析患者的首位死因。近年来，肾替代疗法不断完善，患者生存时间也随之不断延长，但心血管并发症的发生率并未减少，且严重性越显突出。慢性肾衰竭心血管并发症主要包括高血压、心功能不全、心肌病、心包病、缺血性心脏病、心律失常、感染性心内膜炎及代谢异常所致的心脏病变等。

一、高血压

1.病因　绝大多数的慢性肾衰竭患者存在高血压，对于没有高血压的慢性肾衰竭患者应考虑或是应用了降压药，或是细胞外液丢失。后者可由大量胃肠液丢失、过度利尿或失盐型的肾病（如多囊肾、慢性肾盂肾炎等）引起。据统计，终末期肾衰竭患者中，肾小球硬化及糖尿病肾病高血压的发生率近乎100％，肾小球肾炎为90％，肾小管间质性肾病为70％。

2.发病机制　慢性肾衰竭患者的高血压80％～90％是由水钠潴留引起的，这种血容量增加导致的高血压称为容量依赖型高血压。水钠潴留可通过导致容量扩张、心排血量增加导致高血压，还可通过继发外周血管阻力增加、交感神经系统敏感性增加等多种机制使血管张力增加，从而使血压升高。慢性肾衰患者高血压的另一重要原因是肾素-血管紧张素-醛固酮系统活性增高，即肾素依赖性高血压，此种高血压占5％～10％。研究发现，已明显萎缩的肾尽管其肾单位已严重破坏，但分泌肾素的球旁器细胞却有明显的增生。少数未应用血管紧张素转化酶抑制药的透析患者须切除双肾，才能使顽固的高血压得以控制，这可间接证实上述研究结果。近年来认识到多数终末期肾衰竭血压调节中，容量与肾素两者共同发挥作用，只是所占的比例不同。慢性肾衰竭还可见交感神经系统的异常、血浆去甲肾上腺素及神经肽浓度增加、自主神经功能障碍，不仅导致高血压，也会造成经抗高血压治疗后，心血管系统的稳定性下降。主动脉及大动脉弹性下降导致脉压增加、收缩压增加，也是慢性肾衰竭高血压的原因之一。使用促红细胞生成素的患者常见血压升高，其发生率为20％～45％，尤其是用药前存在高血压的患者，这称为促红细胞生成素相关性高血压。另外，终末期肾衰竭患者血清中存在的内源性洋地黄类因子（DLF）以及内皮细胞源性舒张因子——NO的减少，均可在高血压的发生中起一定作用。

3.治疗　因慢性肾衰竭中的高血压以容量依赖性占绝大多数，故临床上可首先按此治疗。患者应控制水、钠入量，并配合利尿药及降压药物治疗，必要时透析超滤脱水。限制钠的摄入是控制高血压的重要步骤。通常钠的摄入应小于2g/d（氯化钠小于5g/d），如补充碳酸氢钠等含钠药，则需重新评估。注意限盐须个体化且严密监测,如出现直立性低血压、体重快速减轻或氮质血症加重等情况,则应适当增加钠的摄入。利尿药包括保钾利尿药、噻嗪类利尿药和襻利尿药。保钾利尿药作用很弱且常导致高钾血症,故治疗慢性肾衰竭时很少用,而终末期肾衰竭时噻嗪类利尿药也已不能发挥作用,故有效的利尿药是呋塞米、依他尼酸和布美他尼等襻利尿药,其中以呋塞米应用最广泛。在 GFR 为 10ml/min 时,静脉输注呋塞米 160mg 即可达到最大治疗效果,故对终末期肾衰竭患者无须应用更大的剂量,必要时可每 6～12 小时重复使用。

当以上方法应用后血压仍高时,则须加用降压药物。以 β 受体阻滞药、ACEI 及钙通道阻滞药为一线抗高血压药。β 受体阻滞药通过阻断心脏、大血管及交感神经末端的 β 肾上腺素能受体,降低血压、抑制心肌收缩、减慢心率,使心排血量减少。对有心肌梗死或心绞痛病史者应用 B 阻滞药效果较好,并还可以逆转部分患者的左室肥厚。但是,长期应用有引起高血脂、高血糖及高尿酸血症的不良反应,对于糖尿病肾病伴外周血管病变以及易于发生透析低血压的患者应避免使用。钙通道阻滞药通过阻滞慢钙通道,对心脏及外周血管有不同的效应。对慢性肾衰竭患者,其半衰期不受肾衰竭程度的影响,故无须调整剂量。ACEI 以其对转化酶的抑制作用,阻止血管紧张素 I 转化为有活性的血管紧张素 II 而发挥降压作用。对于肾素依赖性高血压患者应首选 ACEI 或肾素拮抗药。并且 ACEI 可减少肾小球毛细血管静水压,可减少蛋白尿,延缓肾衰竭的进展。对伴有心功能衰竭的患者更适于应用 ACEI,它可以有效地逆转左室肥厚,改善症状,延长患者的寿命。但须注意 ACEI 引起高血钾、中性粒细胞减少、过敏及慢性咳嗽等不良反应,且肾动脉硬化或狭窄的患者忌用。另外,降压药还可根据情况选用扩血管药(如肼屈嗪)、外周 α_1 肾上腺能阻滞药(如哌唑嗪)及中枢交感神经阻滞药(如可乐定)。

对于透析患者,如透析充分清除水钠潴留,保持干体重,则大多数可保持血压正常或虽有高血压也易于控制。透析前应减少降压药的剂量,透析后补充药量,防止透析过程中发生症状性低血压。对透析中血压仍难以控制者,应注意有水钠潴留而引起的假性抗药性高血压,此时应加强限钠饮食和透析超滤脱水。已达干体重但血压仍高者,多为肾素依赖性高血压,此时首选 ACEI 及 β 受体阻滞药。以上方法均不能奏效时,考虑改变透析模式,必要时考虑肾切除。

二、心功能不全

心功能不全是慢性肾衰竭的严重并发症,占长期慢性透析患者死因的第 2 位,大多数终末期肾衰竭患者均存在心脏收缩和(或)舒张功能不全。心力衰竭是尿毒症的可逆因素之一,其有效防治可延长慢性肾衰竭患者进入血液透析的时间及延长生存期。

1.病因　导致慢性肾衰竭患者心力衰竭发展的因素很多,包括:①容量负荷(前负荷)过重;②高血压,引起心室壁肥厚,心脏扩大;③动静脉瘘,增加心排血量,增加心脏负荷;④长期贫血使心肌缺血、缺氧,心率加快,心脏负荷增加,久之导致心功能不全。另外,还有甲状旁腺功能亢进、电解质紊乱、酸中毒、冠心病、心包积液、感染性心内膜炎等因素的参与。

2.临床表现　多数与一般心力衰竭相似,但亦有个别病例症状不典型,可表现为尿量突然减少或水肿加重,此时要注意发生心力衰竭的可能。

3.治疗　慢性肾衰竭心功能不全的预防主要包括:控制细胞外液容量,控制高血压,纠正贫血,补充卡尼汀等,对于容量因素占主导地位时,用超滤的方法可纠正,以达到干体重为目标。已发生心功能不全时的治疗主要有以下几个方面:①限制水钠摄入、利尿及透析超滤脱水,以减轻容量负荷。腹膜透析因其对血流动力学影响较小,对心肺负担的加重较小,故更适用于慢性肾衰竭并发心力衰竭的患者。②洋地黄类药:适用于以收缩功能不全为主的患者,如同时存在室上性快速心律失常,更应考虑应用。但须注意使用时必须按肌酐清除率减量,并监测洋地黄的血药浓度,透析患者注意调整透析液的钾离子浓度,避免低钾加重洋地黄中毒的不良反应。③使用血管扩张药:如硝普钠、苄胺唑啉等静脉滴注,注意从小剂量开始,以后根据血压情况逐渐调整剂量。④ACEI:可改善心力衰竭症状,提高患者生存率,并可应用于虽无临床表现但左心室射血分数明显低下的患者,防止其出现充血性心力衰竭的临床表现。用此类药物除要注意其高血钾、血肌酐升高等不良反应外,还要注意用聚丙烯腈高流量透析器时可出现过敏反应。⑤纠正贫血:应用基因重组红细胞生成素、铁剂、叶酸、维生素 B_{12} 或输血。⑥其他措施还包括纠正电解质紊乱及酸碱平衡失调,治疗感染,动静脉瘘口过大所致心功能不全者应闭锁动静脉瘘。

三、心包炎

心包炎、心包积液在慢性肾衰竭中的发生较常见。过去因无透析故心包炎曾被认为是死亡先兆,现在心包炎则被认为是血液透析过迟或无效的征兆,应予紧急治疗。慢性肾衰竭的心包炎分为两种:尿毒症性心包炎和透析后心包炎。

1.病因　慢性肾衰竭的心包炎的发生原因主要与尿毒症毒素有关,透析开始晚及透析不充分是常见的原因,并且原发病如系统性红斑狼疮、皮肌炎、硬皮病等可能也是原因之一。病毒、细菌、结核杆菌等感染因素也可起到一定的作用。凝血功能障碍、透析时抗凝药的应用可引起血性心包积液,参与心包炎的发生与发展。因为腹膜透析患者心包炎的发生率低于血液透析患者,且加强透析、改用血液滤过等方法可改善心包炎,故考虑导致心包炎的毒素为中分子物质的可能性大,但目前尚不能确定。

2.临床表现　心包炎的临床表现为持续胸痛,常伴不同程度的发热、胸痛。胸痛于呼吸和斜卧时加重,坐位及前倾位有所缓解。早期可闻及心包摩擦音,心包积液时由于脏壁层心包的分离摩擦音反而消失。部分患者可没有明显的症状和体征或仅有大量心包积液或心包缩窄,产生心力衰竭、低血压、全身水肿等低心排血量的表现。急性期可发生心脏压塞致死。晚期可出现缩窄性心包炎。

3.治疗　应予强化血液透析治疗,每周5～7次,持续1～2周。无效者可考虑血液滤过及腹膜透析治疗。对于血性心包积液的患者应透析时尽量减少肝素用量或做无肝素透析。其他措施包括控制感染、治疗原发病等。对于大量心包积液或出现心脏压塞时应及时予以心包穿刺,以挽救患者生命。慢性缩窄性心包炎,如出现内科保守治疗不能控制的症状可考虑行心包切开或切除术。

四、心肌病

心肌病变是慢性肾衰竭晚期常出现的病变。目前尚未阐明心肌病的确切发病机制。

1.病因　慢性肾衰竭时血中尿素氮、肌酐、胍琥珀酸、甲基胍等多种代谢产物蓄积、甲状旁腺激素增多、低钙等因素均可对心肌产生抑制作用;慢性肾衰竭患者常有长时间的容量负荷过度,以及高血压的压力负荷过重;长期贫血、血液透析时的动静脉内瘘等加重心脏负荷,心肌供氧减少,心肌功能逐渐减退;此外还有醋酸盐透析、营养不良、肉毒碱缺乏、水电解质及酸碱平衡紊乱等,均可导致心肌功能的减退。流行病学调查还发现尿毒症性心肌病与年龄(老年)、性别(男性)、有无缺血性心脏病、糖尿病等都密切相关。所以尿毒症性心肌病的发生是由多种因素综合作用引起的。

2.临床表现　为胸闷、气促、心前区不适等,查体可发现心脏扩大、各种心律失常等。超声心动图显示左室舒张末期容量增大、左室内径缩短、射血分数正常或稍增高。心电图示心肌肥厚及劳损、心律异常和

(或)传导阻滞。

3.治疗　首先应予纠正各种致病因素和(或)诱因,如减轻容量负荷、控制高血压、纠正贫血、纠正水电解质及酸碱平衡紊乱、控制感染等。其中纠正贫血对改善心肌功能极有帮助,促红细胞生成素对纠正贫血有非常显著的效果,但应用过程中应注意补充造血原料及监测其产生的高血压等不良反应。增强营养,适量补充蛋白质、必需氨基酸、各种维生素、微量元素等,均有助于改善心肌功能。尽量将醋酸盐透析液改为碳酸氢盐透析液。对于透析不充分及常规血液透析效果不理想者应加强透析,选用高效透析器、血液滤过或血液透析滤过,均对于心肌功能的改善起到良好的效果。

五、缺血性心脏病

慢性肾衰竭患者中缺血性心脏病的发生率很高,可分为动脉粥样硬化及非动脉粥样硬化两种类型,但大多数慢性肾衰竭患者两种因素常同时存在。

1.病因　缺血性心脏病的发生原因除与其他人群动脉粥样硬化的危险因素(如年龄、高血压、异常脂质代谢紊乱、糖尿病、吸烟等)密切相关外,还与慢性肾衰竭的钙磷代谢紊乱、血尿酸浓度升高等因素有关,此外还与终末期肾衰竭时心肌能量利用障碍、心室肥大、贫血等因素有关。

2.临床表现　慢性肾衰竭患者缺血性心脏病的临床表现多样,有时不典型,故诊断有时较困难。

3.诊断　依据除临床表现有典型心绞痛外,心电图检查是常用的手段,对于不典型的患者可行非侵入性应激试验、多巴酚丁胺试验、超声心动图检查及血管造影等。

4.治疗　主要包括以下4个方面。①纠正或降低高危因素:戒烟禁酒,控制高血压、高血糖,纠正高脂血症,纠正贫血等;②对有心绞痛表现的患者应予药物治疗:包括硝酸盐类药物、β受体阻滞药、钙通道阻滞药,可单独或联合应用;③透析患者在透析过程中给予吸氧、降低血流量、谨慎设置超水量、应用碳酸氢盐透析液等措施,以减少心绞痛发作的次数;④上述疗法无效时可考虑冠脉旁路移植术或血管成形术。

六、心律失常

1.病因　慢性肾衰竭患者中心律失常的发生率很高。高龄、原有心脏病史、心肌病、左心室肥厚、洋地黄药物的使用及电解质紊乱、酸碱平衡失调、贫血等均与慢性肾衰竭患者心律失常的发生密切相关,透析(如透析液成分的变化)也可对心律失常的发生起一定的作用。

2.临床表现　多数为房性心律失常,房性心律失常中以快速心房颤动有较明显的临床表现,对血流动力学影响较大,而室性心律失常特别是频发及室性心动过速等则对慢性肾衰竭患者影响较大,增加慢性肾衰竭患者因心脏病死亡的概率。

3.治疗　首先应去除引起或加重心律失常的危险因素,如纠正电解质紊乱及酸碱失衡、纠正贫血、调节透析液的成分等。慢性肾衰竭患者心律失常的药物治疗与非肾衰竭患者相似,但须注意适当调整药物剂量。对于快速室上性心律失常予毛花苷C、地高辛、维拉帕米(异搏定)、胺碘酮等;室性心律失常者予利多卡因等,出现心室颤动应立即除颤治疗,随后予以药物控制;对于高度房室传导阻滞、病态窦房结综合征等应放置起搏器治疗。

七、感染性心内膜炎

1.病因　慢性肾衰竭患者因免疫力低下、应用免疫抑制药等原因,使心内膜炎的发生率增加。常见的致病菌有葡萄球菌、链球菌及肠球菌,其中金黄色葡萄球菌占大多数,有时可出现铜绿假单胞杆菌等少见细菌的感染。感染途径以血液透析患者的动静脉瘘感染或临时放置中央静脉导管为主,其他有全身的细菌感染等途径。

2.临床表现　临床表现为发热、寒战、慢性心力衰竭、心脏杂音等,可做血液细菌培养以发现病原菌,超声心动图检查可发现心脏内新生物,特别经食管心脏超声心动图检查阳性率及特异率均很高。

3.治疗　对于应用动静脉瘘或临时放置中央静脉导管的患者,应注意监测有无感染,如有感染应及时控制,根据病原菌选择敏感的抗生素,这些患者在行牙科或外科手术前、后应预防性应用抗生素。慢性肾衰竭患者感染性心内膜炎的发生率虽不高,但一旦发生病死率则较高,故对于高危患者应予以重视,做好预防和治疗工作。

(卢新明)

第二节　脑血管疾病

近年来,慢性肾衰竭的脑血管病变开始受到普遍的重视,慢性肾衰竭患者在高血压、动脉硬化以及引起的脑血管病变与高血压、动脉硬化的非肾衰竭患者相比具有特殊性。慢性肾衰竭患者本身存在代谢异常、血液学改变、尿毒症毒素、肾素-血管紧张素系统活性异常等病理和生理改变,造成肾衰竭患者脑血管病的危险因素增加。

一、病因和发病机制

1.高血压　有研究表明,终末期肾衰竭患者,存在脑血管结构和脑血流动力学调节异常,而且颈动脉病变更常见。在肾性高血压大鼠模型的大脑小动脉壁发生肥厚,但外径变小,壁内纤维成分增加,在单侧钳夹肾性高血压大鼠模型发现慢性肾性高血压引起小脑脚部和大脑皮质局部区域的血-脑屏障损害。临床研究发现,患者对降压治疗的反应差异与脑血流及脑血管病发生具有相关性。老年人存在脑血管自动调节功能减退和动脉硬化增加,导致老年慢性肾衰竭脑血管病发生率更高。

2.动脉粥样硬化　慢性肾衰竭患者可以血脂增高,与肾功能正常者的动脉硬化患者相比,脑动脉和颈动脉硬化更严重。慢性肾衰竭患者同型半胱氨酸水平升高,它是冠状动脉、脑血管、周围血管粥样硬化的独立危险因素。

3.血液因素　慢性肾衰竭患者存在贫血和凝血功能障碍,易出现脑血管病变,而且出现脑出血后治疗困难。

4.代谢毒素　血清肌酐浓度是脑血管病变危险性增加的一个因素。有研究表明,血肌酐增高,无论有否高血压,发生脑血管病的危险性明显增高。另外,发现尿毒症脑病和PTH有关。在动物模型中,发现脑电图和脑钙异常,可以通过甲状旁腺切除术来预防和纠正。

二、临床表现

1.尿毒症脑病　动作迟缓、倦怠、行为改变、记忆力下降、注意力不集中、睡眠紊乱,严重者出现扑翼样震颤、嗜睡、定向障碍、意识模糊、癫痫样抽搐、昏迷等。脑电图显示低频波增多。

尿毒症脑病的发生与尿毒症血中毒性物质蓄积中毒、脑内氨基酸代谢障碍、血中 PTH 增加、脑循环障碍、代谢性酸中毒、电解质紊乱有关。

2.透析治疗中发生的脑病症状

(1)透析痴呆:开始为构语障碍、运动障碍、发音模糊,逐渐发展为性格改变、精神障碍、肌肉痉挛、癫痫发作。脑电图表现为多病灶高振波幅 σ 波,逐渐出现慢频波。脑 CT 或 MRI 检查显示脑萎缩 85.37%,局部病灶(低密度病灶、异常信号灶)46.34%。透析痴呆与铝中毒有关。有研究表明,透析痴呆患者大脑灰质中铝含量明显增高,而且透析痴呆的患者脑铝的含量比透析非痴呆的患者高 3 倍。一些稀有金属的污染、中枢神经滤过性病毒感染等也可以造成透析性脑病变。

(2)透析失衡综合征:透析失衡综合征在首次透析中占 30% 左右,其原因是尿毒症时酸中毒,细胞内氢离子增加,透析时血 pH 较快升高,使脑内 pH 下降,脑细胞内酸中毒使细胞内渗透压增高导致脑水肿。加之血-脑屏障的存在,血液透析时尿素氮从脑内清除比从血浆清除缓慢,脑内尿素氮浓度高而引起脑内外渗透压反差而致失衡反应。轻度可以表现为头痛、乏力、恶心、呕吐、肌肉抽搐和不安等。严重表现为高血压、焦躁不安、意识模糊、癫痫发作、精神错乱、昏迷等。

3.非尿毒症脑病

(1)中枢神经系统感染,包括脑膜炎、脑炎等。

(2)高血压脑病。

(3)脑出血。

(4)Wernicke 脑病。

三、治疗

1.透析失衡综合征　预防失衡的方法主要是缩短透析时间、增加透析频度。对于严重脑水肿、酸中毒、BUN 和 Scr 过高或首次透析患者,不宜使用大面积、高效透析器。对有高血压的患者,也不宜使用低钠透析液来纠正。轻度失衡可用高渗 NaCl 或高渗糖纠正。

2.尿毒症脑病

(1)早期充分透析可以改善症状。

(2)血液滤过可以清除中分子毒素,脑病症状多数可以改善。

(3)药物治疗,补充维生素和锌。

3.脑出血　尿毒症出现脑出血,预后非常差。小量出血,按神经内科治疗,同时考虑腹膜透析治疗或稳定后无肝素血液透析。

4.心理治疗　维持性血液透析患者的一系列精神神经症状与身体素质差异、心理、社会、家庭、经济等因素关系密切,表现为精神紧张、恐惧、沉默、抑郁、绝望。患者的人格和情绪改变往往是发病的前奏,应及时发现,及早护理和治疗,以减轻或防止严重精神障碍的发生。

(赵　翠)

第三节　贫血

　　慢性肾衰竭可致全身多系统损害，血液系统损害是其重要表现之一，而 CRF 伴发的贫血（肾性贫血）是血液系统异常中最突出的表现。CRF 的贫血发生率国外曾有报道，以开始透析的人群数 15.5 万余人统计，血细胞比容（Hct）＜30％的不足 68％，Hct＜28％的占 51％；另一份美国 1658 人的 CRF 患者统计结果显示：贫血比例随 CRF 患者血肌酐（Scr）的增多而增多，贫血与 CRF 患者生存期、心血管并发症、CRF 进展均相关，贫血还可增加 CRF 患者冠心病发生危险性、卒中危险性以及死亡危险性，故应引起医患足够的重视。

一、病因和发病机制

　　肾性贫血的原因很多，主要有：①肾为主产生的 EPO 不足；血液循环中存在抑制 EPO 生成的物质；②铁缺乏或叶酸不足和营养不良；③尿毒症毒素对骨髓的抑制；④肾衰竭时多因素所致红细胞生存时间缩短；⑤胃肠道慢性失血、血液透析过程失血及频繁化验抽血；⑥甲状旁腺功能亢进；⑦慢性感染；⑧酸中毒；⑨铝中毒；⑩CRF 患者骨髓 EPO 受体后缺陷等。

　　肾性贫血的原因虽多，但概括起来系由多种因素引起的红细胞生成减少和损耗、丢失增多所造成，而 EPO 绝对或相对不足则是引起肾性贫血的基本因素。各种原因所致的缺氧是刺激 EPO 生成的主要因素，而缺氧的主要原因之一为血红蛋白（Hgb）降低（或 Hct 下降），是刺激 EPOmRNA 表达和 EPO 合成的重要因素，但对 CRF 贫血患者来说，产生 90％以上 EPO 的肾远曲小管、肾皮质及外髓部分小管周围毛细血管内皮细胞受到损伤，血红蛋白下降对 EPO 合成的负反馈调节作用显著减弱，甚至几乎消失，因此当 Hgb 下降时，血清 EPO 浓度不再呈反比关系上升。部分 CRF 患者 EPO 不足是一种相对的缺乏，并非人体已丧失产生 EPO 的能力。例如当 CRF 贫血患者在急性溶血、大出血等情况下，肝、肾内 EPOmRNA 表达及血清 EPO 水平可显著升高，但多数患者贫血状况并不会减轻，推测其主要因 EPO 升高的时间较短，不足以维持红细胞发育过程中的红系爆式形成单位（BFU-E）和红系集落形成单位（CFU-E）的存活，并促进其增殖、分裂有关。CRF 贫血患者 EPO 不足的原因有很多，有人认为，CRF 患者肾组织严重损伤，合成 EPO 的成纤维细胞样细胞分化、增殖障碍，合成 EPO 能力下降；也有人认为，CRF 患者肾小管功能受损，物质转运、分泌、排泌功能障碍，对 EPO 生成的刺激信号减弱，导致 EPO 生成相对不足；还有学者认为，某些细胞因子，如 IL-1、TGFβ、TNF-α 等可能对 EPO 的生成有抑制作用；ACEI 应用于 CRF 患者后，ACEI 引起出球小动脉扩张，GFR 下降，肾小管负荷下降，肾小管周围血流量和氧供给增加，对 EPO 生成的反馈调节作用减弱，致 EPO 生成不足等，这些观点仍有待证实和完善。

　　CRF 患者红细胞寿命比正常人明显缩短，也是 CRF 贫血的重要原因之一。由于尿毒症毒素（肌类、酚类等）引起的红细胞膜稳定性降低、"中毒性溶血"，CRF 患者体内自由基增多、慢性代谢性酸中毒、透析器的膜生物不相容性、透析液污染、血液透析前、后红细胞内、外渗透压的变化，都可能对红细胞膜造成一定损伤。还有人报道，CRF 患者有脾大和脾功能亢进，也可使红细胞破坏加快。以上种种原因，可使红细胞寿命缩短至正常的 25％～50％。

　　尿毒症血浆中存在着某些红细胞生长的抑制因子，目前认为有以下几种。①精氨和多胺精氨：CRF 患者血浆中此两种物质水平高于正常，并对实验鼠肝细胞培养中的红系集落形成有抑制作用，但也有研究发现,这种抑制作用缺乏特异性。②PTH:体外研究发现,粗制的 PTH 对 BFU-E、粒单系集落形成单位(CFU-GM)和血红蛋白合成均有抑制作用,但对 CFU-E 无抑制作用;而纯化的 N-PTH(氨基酸 1~34)和完整 PTH(氨基酸 1~84)对红系生长无抑制作用;亦有研究认为 N-PTH 和完整的 PTH 对 CFU-E 和BFUE 均有抑制;还有人认为 PTH 的作用在于引起骨的纤维化,骨髓有效容积减少,破坏了造血微环境。但体外研究发现,PTH 并不引起成纤维细胞的增殖。③核糖核酸酶:该酶在 CRF 血浆中增高,纯化的核酸酶可抑制 CFU-E,但对 BFU-E 无抑制。④用免疫扩散法可测出 CRF 血浆中大分子蛋白类物质浓度高于正常,并可特异性地抑制 BFU-E 的形成。⑤有学者认为尿毒症血浆的抑制作用与前列腺素有关。

尿毒症毒素对骨髓的抑制和对血小板黏附、聚集功能的抑制,均可使 CRF 患者血小板数量减少、功能障碍,加之凝血因子Ⅷ的缺陷,前列腺素分泌异常,从而使 CRF 患者出血或血栓倾向严重。消化道出血、鼻出血、皮肤出血以及频繁检查抽血、血液透析失血等,均可加重贫血,同时也引起体内铁的丢失;加之 CRF 患者限制蛋白质饮食,摄入叶酸减少,血液透析中叶酸丢失,均可影响血红蛋白的合成。铝中毒也可导致小细胞性贫血,但近年预防、控制较好,很少发生。

二、临床表现

当 GFR<60ml/(min·1.73m^2)时,CRF 患者会逐渐出现贫血。贫血的发生和严重程度与 GFR 水平相关,一般情况下贫血的程度会随肾功能不全进展而逐渐加重,导致肾性贫血的肾基础病不同,其贫血程度也往往不同,如多囊肾 CRF 患者的贫血程度比其他原因的 CRF 贫血轻,伴有肾病综合征的 CRF 贫血比不伴有的略重,胰岛素依赖型糖尿病患者发展为 CRF 时发生贫血更早。当然,不同个体亦有差异。

临床上肾性贫血的症状取决于贫血的程度和速度,主要是过度代偿引起高动力学状态的一系列表现,如心率快、心排血量增加、心肌前负荷和收缩力增加,长期可致心肌增厚和血管扩张。患者可表现为面色苍白或呈黄褐色、乏力、易倦、头晕、眼花、耳鸣、食欲缺乏、心悸、气短,动则尤甚。有出血者,可出现皮下瘀斑、紫癜、鼻出血、牙龈出血、月经过多、消化道出血等。缺铁严重的可表现为烦躁、易怒、注意力不集中、易感染、口腔炎等。慢性肾衰竭所致其他各系统的症状,如厌食、恶心、呕吐、心力衰竭、呼吸深长、谵妄、惊厥、皮肤瘙痒、骨痛等。

三、实验室检查

肾性贫血多为正常红细胞正常色素性贫血,如果铁、叶酸缺乏,则可出现小细胞或大细胞性贫血。网织红细胞计数可稍降低、正常或轻度升高,溶血时明显升高。有时在周围血象中可见少数不规则的红细胞。骨髓象为骨髓有核细胞和幼红细胞计数正常或见红系增生活跃。一般 CRF 患者,铁利用率降低,血清铁浓度正常或升高,转铁蛋白饱和度正常或降低,血清铁蛋白在 50~200μg/L,伴有感染、慢性炎症和肝病时,血清铁蛋白可增高;血清叶酸水平正常或降低。

四、诊断和鉴别诊断

依据 K/DOQI 指南,贫血指标为:绝经期前女性以及青春期前患者血红蛋白<110g/L(Hct<33%),绝经期后女性以及成年男性患者血红蛋白<120g/L(Hct<37%)。

肾性贫血的诊断首先要明确诊断慢性肾衰竭,患者有明确的基础疾病史,如慢性肾小球肾炎、糖尿病肾病、高血压肾病、多囊肾、梗阻性肾病等;检查见贫血、尿毒症面容、高磷血症、低钙血症、血 PTH 浓度升高、双肾缩小;可有肾衰竭恶化的因素,如血容量不足、感染、尿路梗阻、心力衰竭、肾毒性药物、急性应激状态、高血压等。同时,须排除其他原因的贫血。

下面列出其他常见的贫血及其主要鉴别要点。

1.再生障碍性贫血　是骨髓造血功能衰竭所致的全血细胞减少及其相关的贫血、出血、感染综合征。血象呈正细胞正色素性贫血,网织红细胞百分数多在 0.005 以下,且绝对值 $<15\times10^9/L$。骨髓象为多部位骨髓增生减低。

2.缺铁性贫血　是因缺铁或铁利用障碍所致血红素合成异常性贫血,属小细胞低色素性贫血,血片中可见红细胞体积小、中央淡染区扩大;网织红细胞计数多正常或轻度增高;白细胞和血小板计数可正常或减低。骨髓象表现为以红系为主的增生活跃。骨髓铁染色显示骨髓小粒可染铁消失,铁粒幼细胞少于15%;血清铁蛋白、转铁蛋白饱和度、血清铁均可降低。

3.巨幼细胞性贫血　因叶酸或维生素 B_{12} 缺乏所致幼红细胞增殖异常性贫血,呈大细胞性贫血,网织红细胞计数可正常。骨髓象:增生活跃,红系增生显著、巨幼变,粒系也有巨幼变,骨髓铁染色常增多;血清维生素 B_{12}、叶酸及红细胞叶酸含量测定可低于正常。

4.溶血性贫血　是多种因素使红细胞受到破坏、血红蛋白降解所致的贫血,急性溶血性贫血多为异型输血导致,可见头痛、全身痛、呕吐、寒战、高热、血红蛋白尿、黄疸,严重者可出现周围循环衰竭和急性肾衰竭;慢性溶血性贫血可有黄疸,肝、脾大。实验室检查:游离血红蛋白可增高,血胆红素增高,网织红细胞增多,血液中出现幼稚血细胞,骨髓象以幼红细胞增生为主。

其他还有出血性贫血、狼疮性贫血、遗传性疾病所致贫血、造血系统肿瘤性疾病所致贫血,均较易鉴别。

五、治疗

肾性贫血的治疗应采取一体化的综合治疗措施,包括 EPO 的正确应用,减轻尿毒症毒素的蓄积,保证充分的营养(蛋白质、热量、铁、叶酸、维生素)摄入,防止和纠正代谢性酸中毒和水、电解质失衡,防治感染,调整 PTH,防治出血倾向,充分透析并减少血液透析中血液损耗,必要时适量输血等。肾移植是治疗 CRF 贫血的最有效措施,近年来相关技术日益成熟,但受肾源限制,移植数量不大。可刺激红系造血的雄性激素及刺激肾产生 EPO 的钴制剂,因不良反应大、疗效差,现在极少应用。目前更多应用的关键技术还是 EPO 及铁剂的临床正确使用,甲状旁腺部分摘除术对 CRF 患者的钙、磷调整等是近些年的关键技术之一,对贫血也有所帮助。

1.人类重组红细胞生成素(rHuEPO)　EPO 的用药途径有皮下注射、静脉注射、腹腔注射,由于维持某一目标 Hct 所需皮下注射的用量较静脉注射减少 1/3,高血压发生率也低,故一般 CRF 贫血患者应首选皮下注射。不能耐受皮下注射而选择静脉注射者,EPO 用量应比皮下注射多 50%。采用皮下注射 EPO 时,应变换每次注射的部位。腹膜透析的患者也可接受 EPO 腹腔注射,但最好在放出腹透液后的“干腹”给药,并保留一段时间。因腹腔注射 EPO 的生物利用度仅为皮下注射的 50% 左右,需用量较大,因此限制了其在临床上的应用,仅用于儿童腹膜透析患者。

EPO 开始应用时,成年人皮下注射剂量应为每周 80～120U/kg(通常每周 6000U),每周分 2～3 次注射,目标是通过缓慢、稳定地提高 Hb 或 Hct 水平,在 2～4 个月达到目标值,即血红蛋白 110～120g/L,血细胞比容 33%～36%,最好这时所用的 EPO 剂量就是维持目标值所需的剂量。小于 5 岁的儿童应每周

300U/kg。静脉注射者,应为每周 120~180U/kg(通常为每周 9000U),分 3 次使用。

在开始应用 EPO 及增加或减少剂量时,应每 1~2 周测 1 次血红蛋白(或血细胞比容),直到血红蛋白(或血细胞比容)达到稳定的目标值。EPO 的剂量足够时,应每 2~4 周监测 1 次血红蛋白(或血细胞比容)。在 EPO 治疗开始后或剂量增加后 2~4 周,血细胞比容比初始的值增长不足 2%,则 EPO 的量应该增加 50%。如果血红蛋白(或血细胞比容)每个月的绝对增长值超过 30g/L(或 Hct8%),则 EPO 的用量应减少 25%。这种 EPO 量的调整可通过改变多次给药剂量或给药频率来实现。

EPO 的不良反应有高血压、癫痫、头痛、高钾血症、血液凝固增加、透析器清除降低、肌痛和输液样综合征等,为了减少注射 EPO 的不良反应及皮下注射的局部疼痛,建议采用以下方法:①使用最小的注射针注射,监测并控制血压;②使用含苯甲基乙醇的多剂量型 EPO 制剂;③分多次小剂量注射;④在上臂、股和腹壁变换不同的注射部位;⑤避免血红蛋白(或血细胞比容)超过目标值。

对于 EPO 反应不足的患者,应纠正铁缺乏、感染、慢性失血、纤维性骨炎、铝中毒、血红蛋白病(如地中海贫血、镰状细胞贫血)、叶酸或维生素 B_{12} 缺乏、多发性骨髓瘤、营养不良、溶血等。对于有 EPO 抵抗倾向者,还可通过补充 L-卡尼汀(L-肉毒碱)、改用雄性激素、使用生物相容性膜充分透析等方法防止发生,但这几种方法尚无循证医学证实。关于抗 EPO 抗体和纯红细胞再生障碍性贫血,自 1993 年以来陆续有报道,临床表现为严重的进行性贫血,常呈正常红细胞正常色素性贫血,伴网织红细胞显著减少或缺如,外周血白细胞和血小板数正常,骨髓粒细胞和巨核细胞正常,但幼红细胞系列显著减少,甚至缺如,患者血清中可检测到红细胞生成素抗体。该病可能与某些药物诱发、病毒感染、胸腺瘤、淋巴瘤等有关,发病机制不清。治疗上有人主张改 $EPO\alpha$ 为 $EPO\beta$,即通过改变 EPO 亚型及溶剂,防止产生 EPO 抗体,其疗效尚不确切,欧洲最佳贫血治疗实践指南推荐,停用所有类型的 EPO,考虑应用免疫抑制药治疗。

2.补铁治疗　铁剂的应用主要依据体内铁状况的监测指标:转铁蛋白饱和度(TSAT)及血清铁蛋白,为了达到并保持血红蛋白(或血细胞比容)的目标值,应补充足够的铁剂,使 TSAT≥20%,血清铁蛋白≥100μg/L。当患者以上指标正常,而血红蛋白(或血细胞比容)未达标时,须增加 EPO 用量;当以上两指标低于正常时,说明是绝对铁缺乏;当 TSAT 低于正常,血清铁蛋白正常或升高时,是相对性的功能性缺铁,如慢性炎症、感染时可以出现此情况。临床 CRF 患者,也可通过检查低色素性细胞>10% 来判断铁缺乏。

铁剂的补充有口服和静脉注射,当使用口服铁剂治疗时,成年人应用的元素铁剂量应为 200mg/d,分 2~3 次口服;儿童为 2~3mg/(kg·d),口服铁剂在空腹及不与其他药物同服时吸收最好,尤其避免与钙剂、碱性药同服,宜与维生素 C 同服。由于口服铁剂被胃肠吸收的量较少,当 CRF 患者有失血、血液透析及应用 EPO 治疗后铁需求量大时,口服铁剂一般难以维持足够的 TSAT 和血清铁蛋白,故临床应用更适宜的推荐方法是静脉补铁。临床资料显示,静脉补铁血红蛋白升高速度、幅度明显快于或高于口服组。

绝对铁缺乏的成年血液透析患者,静脉使用右旋糖酐铁或葡萄糖酸铁(蔗糖铁现国内应用不多)的治疗方案为:透析时每次静脉注射右旋糖酐铁 100mg 或葡萄糖酸铁 125mg,分别给 8~10 次;如铁指标仍未达标,可进行下一疗程。对于铁指标达标后维持性铁剂治疗及功能性铁缺乏的治疗与预防,推荐方案为:每周静脉注射右旋糖酐铁 25~100mg,共 10 周;或每周静脉注射葡萄糖酸铁 31.25~125mg,共 8 周。维持性静脉铁剂治疗的频度可以为每周 1~3 次(可参考血透次数);儿童患者应用静脉铁剂的剂量应根据体重调整。

开始使用 EPO 治疗和治疗中增加 EPO 剂量时,未接受静脉铁剂治疗的患者应每月检测 TSAT 和血清铁蛋白(一般这类患者存在铁缺乏),接受静脉铁剂治疗的患者至少每 3 个月检查 1 次。CRF 未使用 EPO 的患者,如其 TSAT 和血清铁蛋白正常,应每 3~6 个月检测 1 次铁状况。当 CRF 患者 TSAT≥50%

和(或)血清铁蛋白水平增加到≥800μg/L时,应停用静脉铁剂3个月,如3个月后复查TSAT≤50%和血清铁蛋白≤800μg/L时,可以再次使用静脉铁剂,但剂量应减少1/3~1/2。

静脉补铁虽没有口服铁剂的胃肠刺激作用,但可有发生率很低的急性过敏反应(<1%),延迟发生的关节痛、肌痛,有多种药物过敏史的患者慎用。在应用右旋糖酐铁时,一般成年人先用25mg,儿童试验剂量为10~15mg,缓慢静脉注射,速度应<50mg/min,15~60min后如没有过敏反应,再静脉滴注其余所需剂量;如患者出现呼吸困难、喘憋和低血压等过敏反应,应立即静脉注射肾上腺素、苯海拉明和(或)糖皮质激素,过敏可迅速缓解。患者出现关节痛、肌痛一般与剂量相关,可通过减少每次补铁剂量减少发生。使用静脉铁剂对健康的益处超过它的不良反应,而且静脉铁通过增加血红蛋白(或血细胞比容),可以改善CRF患者的贫血发病率和生存率。

CRF贫血经以上综合治疗,一般均能有所好转,而且经过系统、规范的治疗后,贫血往往会随着全身状态的好转而明显减轻,这对于提高CRF患者的生活质量和存活率、减少住院率、延缓肾功能恶化等均有着积极的意义。

(任向前)

第四节　甲状旁腺功能亢进

继发性甲状旁腺功能亢进(SHPT)是慢性肾衰竭患者的一个长期、严重的并发症。随着透析事业的发展,慢性肾衰竭患者的存活时间不断延长,SHPT的发病率越来越高。甲状旁腺素异常升高不仅作为一种尿毒症毒素参与了肾衰竭晚期多脏器损害的形成,而且早在肾功能减退初期就已出现,并参与了肾病的慢性进展。近年的研究提示SHPT是导致骨、矿物质代谢紊乱,心血管钙化的重要原因,进而导致心血管死亡率的危险性增加,严重的甲状旁腺功能亢进症已成为长期透析的尿毒症患者的主要死亡原因之一。

一、发病机制

现已发现许多因素参与慢性肾衰竭时甲状旁腺功能亢进症的发生,包括:①低钙血症及钙受体的下调;②磷潴留;③维生素D及其受体减少;④靶器官对PTH反应下降;⑤PTH降解改变;⑥甲状旁腺自主性增生;⑦酸中毒;⑧尿毒症毒素等。这些致病因素相互影响,在慢性肾衰竭的不同阶段发挥作用。

1.钙及其受体(CaR)的作用

(1)血钙:无论在生理还是病理情况下,细胞外Ca^{2+}都是快速调节PTH分泌的重要因素。低钙血症可在数秒至数分钟内促使PTH释放增加,泡内贮存PTH动员增加。同时抑制PTH泡内降解,促进降解片段的再利用;数小时或数天后导致PTH基因合成增加;数周或数月后低钙血症还能刺激甲状旁腺组织DNA复制、细胞分裂及组织增生,进一步导致PTH合成增多、释放增加。慢性肾衰竭时由于磷潴留、1,25$(OH)_2D_3$缺乏及胃肠道钙吸收减少等因素,低钙血症极易发生。细胞外钙离子的变化可直接通过甲状旁腺细胞膜上的钙通道传入胞内,也可通过胞外钙敏感受体(CaR)发挥作用。高血钙则可通过CaR抑制PTH释放,对其基因表达无影响。

(2)钙敏感受体:1993年,Brown等证实甲状旁腺细胞表面表达CaR。众所周知,Ca^{2+}是细胞内的第二信使,CaR的发现,使人们进一步认识到Ca^{2+}还是一种有激素样作用的第一信使。当细胞外Ca^{2+}浓度升高,通过磷脂酶C(PLC)、磷脂酶D和PLA_2信号转导途径激活CaR,抑制细胞释放PTH,同时还促进其在胞内的降解,所以 CaR 激活后血 PTH 水平迅速下降。反之,当细胞外 Ca^{2+} 浓度降低时,PTH 分泌增多。通过激活 CaR,血 Ca^{2+} 能独立、快速地影响 PTH 的释放。目前在慢性肾衰竭伴继发性甲状旁腺功能亢进症患者的甲状旁腺组织中已发现 CaR 基因和蛋白质表达显著下降,结节性增生部位比弥漫性增生部位更加明显。并且与甲状旁腺中增殖核抗原的表达呈明显负相关,提示 CaR 的下调可能参与了甲状旁腺细胞的增生,并造成细胞外 Ca^{2+} 浓度升高对 PTH 抑制能力的下降,致使 PTH 分泌亢进。钙受体是机体调节钙平衡的重要组成部分,参与了细胞外钙离子对 PTH 分泌的调节、机体"钙调定点"的设置、甲状旁腺组织增生,以及肾钙排泄、活性维生素 D 的合成等。

2.磷潴留　慢性肾衰竭早期肾小球对磷的滤过减少,肾小管对磷的重吸收也代偿性减少,以维持正常的血磷水平。当肾功能进一步恶化时,可导致磷的排泄不充分而在血液中潴留,引起高磷血症,GFR 低于 $20\sim30ml/min$ 时,出现血磷升高,血钙下降。持续性高磷血症可导致继发性甲状旁腺功能亢进症和肾性骨营养障碍。高血磷是 SHPT 重要的刺激物。一方面通过降低血钙、抑制肾 $1,25(OH)_2D_3$ 合成、降低 PTH 钙化反应等间接发挥作用,另一方面可直接促进 PTH 的合成和分泌。体内研究表明血磷是影响甲状旁腺增生的直接因素,而血钙和 $1,25(OH)_2D_3$ 的水平与甲状旁腺增生无明显相关。Almaden 等指出高血磷增加 PTH 分泌是与其减少 PLA_2 活性有关。研究证实,血磷水平对甲状旁腺的基因表达、细胞增殖及 PTH 分泌都有直接影响。在 5/6 肾切除的大白鼠模型中,低磷血症的甲状旁腺蛋白表达在 5min 内就发生转录衰减,低磷饮食能使甲状旁腺细胞数目减少,在低磷血症而无血钙和 $1,25(OH)_2D_3$ 水平改变的动物模型中 PTH mRNA 显著下调和血清 PTH 水平降低,而高磷饮食时甲状旁腺细胞数目明显增加,甲状旁腺增殖,而不受钙、$1,25(OH)_2D_3$ 和甲状旁腺细胞维生素 D 受体的影响。目前,在小鼠的甲状旁腺中克隆了特异性 Na-Pi 协同转运蛋白(Pit-1),明确了甲状旁腺细胞 Pit-1 mRNA 与摄入磷含量的相关性。

3.维生素 D 及其受体减少

(1)活性维生素 D[即 $1,25(OH)_2D_3$]是机体调节 PTH 分泌和甲状旁腺增生的另一个重要物质。$1,25(OH)_2D_3$ 一方面能直接与甲状旁腺细胞核内特异性受体(VDR)结合,引起 VDR 迅速磷酸化,同时吸引核内维 A 酸受体(RXR)形成 VDR-RXR 异二聚体,进而与 PTH 基因启动子中维生素 D 反应元件(VDRE)紧密结合,抑制 RNA 聚合酶Ⅱ介导的 PTH 基因转录及蛋白合成;另一方面,$1,25(OH)_2D_3$ 还可促进胃肠道钙的吸收和动员骨钙释放,导致血钙升高,间接抑制 PTH 分泌。

(2)甲状旁腺细胞核内特异性受体(VDR)是甲状旁腺激素基因的转录调节蛋白,甲状旁腺素靶基因启动子与 VDR 结合位点作用后可以改变基因局部超螺旋结构,进而调节基因的表达,在 VDR 的介导下,$1,25(OH)_2D_3$ 可以不依赖于钙离子浓度,直接在基因水平抑制 PTH 的分泌。慢性肾衰竭时维生素 D 系统正常的调节功能出现了明显改变,包括 $1,25(OH)_2D_3$ 及其受体合成减少、细胞作用机制异常等。

肾衰竭患者由于营养不良、维生素摄入不足以及肾 1α-羟化酶功能异常,致使肾 $1,25(OH)_2D_3$ 合成明显减少。$1,25(OH)_2D_3$ 减少导致低钙血症,进一步加重继发性甲状旁腺功能亢进症。另外,在慢性肾衰竭伴继发性甲状旁腺功能亢进症患者中甲状旁腺 VDR 的数目也明显减少,$1,25(OH)_2D_3$ 本身对甲状旁腺细胞中 VDR 基因表达的上调作用显著受损。除 VDR 数目改变外,肾衰竭患者 VDR 活化后与靶基因上 VDRE 的亲和力明显下降。新近研究发现,一些早、晚期慢性肾衰竭患者血清 $1,25(OH)_2D_3$ 水平并不低,但血清 PTH 水平却升高,说明存在对 $1,25(OH)_2D_3$ 的抵抗。尿毒症毒素,如糖基化终产物是引起 $1,25(OH)_2D_3$ 抵抗的重要原因,其机制是尿毒症毒素减少甲状旁腺细胞合成 VDR,抑制与 VDR 结合,抑制细胞核摄取 $1,25(OH)_2D_3$。VDR 复合物及抑制 $1,25(OH)_2D_3$-VDR 与基因反应成分(VDRE)的结合。另外,VDR 基因多态性与继发性甲状旁腺功能亢进症的发生亦有一定的关系。研究表明,aa 基因组患者血清 iPTH 浓度明显高于 AA 基因组和 Aa 基因组患者。aa 基因组患者骨钙蛋白浓度明显高于 AA 基因组和 Aa 基因组患者。三组间血钙、磷、镁及一般情况均无明显差别,但 aa 基因组降钙素浓度明显低于 Aa 基因组。提示 a 等位基因患者较非 a 等位基因患者易产生严重的 SHPT。

4.靶器官对 PTH 反应下降　由于维生素 D 代谢异常、磷潴留、酸中毒、尿毒症毒素、PTH 受体下调等因素,慢性肾衰竭患者在疾病早期即可出现 PTH 反应抵抗。由于 PTH 可通过增加细胞内钙离子浓度引起细胞功能损害,因此慢性肾衰竭时 PTH 受体下调很可能是受累细胞的一种自身保护反应,以防止细胞内钙中毒,但同时又造成靶器官对 PTH 反应下降,导致肾脏排磷减少、$1,25(OH)_2D_3$ 合成下降以及骨钙动员减少,从而加重低钙、高磷血症,进一步刺激 PTH 分泌增加。

5.PTH 降解改变　PTH 主要在肝、肾和骨髓中代谢分解,其中 20% 的 PTH 1～84,大部分 nPTH 及 cPTH 均在肾降解。慢性肾衰竭时 PTH 代谢清除显著下降,造成 PTH 潴留,参与了甲状旁腺功能亢进症的形成。

6.甲状旁腺自主性增生　甲状旁腺属于低转化组织,但是在众多因素作用下具有增殖的能力。在慢性肾衰竭伴继发性甲状旁腺功能亢进症的患者中,高度增殖的细胞明显增多,同时伴有分泌功能极度活跃,甲状旁腺体积逐渐增大,并随着肾功能减退而更加严重,其严重程度与透析年限相平行,如前所述。低钙、高磷、活性维生素 D 作用抵抗、CaR 下调等均可导致甲状旁腺增生。CRF 患者甲状旁腺细胞内增殖核抗原(PCNA)的表达明显增加,它是一种仅出现于增殖期细胞内的蛋白质,它在维持细胞的增殖与凋亡的平衡中起作用,说明在 CRF 时甲状旁腺细胞凋亡和增殖失去了平衡,腺体细胞增殖过盛,机体不能通过凋亡方式有效清除多余的腺体细胞,从而使腺体的数量与重量不断增加。随着慢性肾衰竭的进展,甲状旁腺增生通常经历多克隆性弥漫性增生、多克隆性结节性增生、腺瘤形成及腺癌形成几个阶段。

7.酸中毒　尿毒症时酸中毒可使血液循环中 PTH 水平增加,纠正酸中毒能延缓 SHPT 的进展。研究表明,酸中毒可降低甲状旁腺组织对游离钙和骨化三醇的敏感性。酸中毒存在时无论静脉还是口服给予患者骨化三醇,其疗效均不理想。

二、临床表现

继发性甲状旁腺功能亢进症其特征为血 PTH 升高及骨和电解质代谢紊乱。血 PTH、钙、磷的浓度异常会引起一系列的后果,包括肾性骨营养不良、血管和心瓣膜钙化,心血管结构和功能改变使心脏发病率和死亡率的危险性增高,免疫功能紊乱、肾性贫血、周围神经病变、胰岛素抵抗等。

1.肾性骨营养不良　当 PTH 增高时,骨转运速度加快,成骨及破骨均加速,骨小梁周围过度纤维化,形成纤维囊性骨炎。相反,无力性骨病发生在低 PTH 的 CKD 患者,无力性骨病的特征是骨形成减少,骨样组织减少,骨小梁周围纤维化缺失,成骨细胞及破骨细胞均减少,患者常无症状,但发生骨折和高钙血症的危险明显增加。近十年来,无力性骨病发病增加,而纤维囊性骨炎发病减少,这与联合应用含钙的磷结合剂和活性维生素 D 治疗 SHPT 有关。服用大量含钙的磷结合剂会使血钙水平升高加重无力性骨病。另外,活性维生素 D 会促进小肠吸收钙和磷,过度抑制 PTH,直接减少活性成骨细胞数量而抑制骨形成。

(1)骨痛和骨折:骨痛通常定位不确切,可累及全身,也可局限于下半身。负重、受压、运动或体位改变时加重。症状缓慢进展,重者卧床不起,运动能力丧失。多无阳性体征,偶有胸廓、肋骨、双侧骨盆或棘突的压痛。骨折最易累及肋骨,也可发生于其他部位,无力性骨病多见。偶尔疼痛突然发生并局限于膝或踝部,提示急性肌腱炎、关节炎或骨膜炎。

(2)肌病:以近端肢体肌无力最常见,下肢尤其明显,临床进展缓慢。患者走路摇晃,可出现"企鹅"步态,但血浆肌酸激酶和转氨酶等肌肉酶水平正常,肌电图无特征性改变,肌肉活检光学显微镜显示轻度非特异性肌病改变,而电子显微镜则发现严重的肌肉变性。

(3)皮肤瘙痒:皮肤瘙痒是晚期慢性肾衰竭患者最常见的并发症,充分透析后往往可以好转,但也有部分患者瘙痒极其顽固,往往提示有比较严重的继发性甲状旁腺功能亢进症,这些患者在做甲状旁腺次全切除术后2～7d,症状即可消失。瘙痒的机制尚未完全阐明,可能由于PTH水平的增高,影响了中枢与周围神经功能,改变了感觉的阈值;皮肤钙浓度升高;CRF患者血清组胺水平升高,它是强力的瘙痒诱导物;继发性甲状旁腺功能亢进症是迁徙性的钙转移,皮肤钙含量增高,刺激皮肤末梢神经引起瘙痒。

(4)钙化防御:是一组以外周组织缺血性坏死、皮肤溃疡形成及血管钙化为特征的临床综合征。少数晚期CRF患者可表现为指、趾、踝部或小腿部皮肤溃疡。起初表现为浅表皮肤青紫变色,逐渐发展为局部缺血性坏死,伴有难治性皮肤溃疡和结痂。这些患者通常有血管钙化,累及动脉中层使局部发生溃疡和坏死甚至累及肌肉,同时常有骨膜吸收,血钙仍正常但血磷增高。有报道近期发现1名患有慢性肾衰竭的患儿下肢广泛皮肤钙化,表现为下肢广泛坚硬、有触痛的红色丘疹。此外,局部缺血性肌肉溶解、缺血性心脏病和出血性脂膜炎也有报道。钙化防御的发生机制尚未明确,缺血性损害可能与血PTH过高、高血钙致血管痉挛或血管内膜钙化、钙沉积机械性阻塞管腔等有关。

(5)自发性肌腱断裂:严重的继发性甲状旁腺功能亢进症是造成自发性肌腱断裂的主要原因。由于继发性甲状旁腺功能亢进症,活性维生素D缺乏、酸中毒等造成胶原合成异常,引起肌腱弹性组织变性,在某些重力情况下,可致肌腱断裂。

(6)骨骼畸形和生长迟缓:骨骼畸形见于儿童和成年人。儿童畸形多表现为长骨(胫骨、股骨)弯曲和骨骼脱离;成年人患者在多年透析后出现腰椎侧凸及胸廓畸形等改变。生长迟缓主要见于儿童,甚至早于骨病。营养不良、慢性酸中毒、胃肠道钙磷吸收减少、肾性骨病等许多因素均可导致生长迟缓。

(7)退缩人综合征:1980年,Horensten等报道了一个特殊的病例,称为退缩人综合征(SMS)。见于长期透析的患者,表现为脊柱后突、胸廓畸形、骨质疏松和伴有骨、关节疼痛或病理性骨折。其机制多为继发性甲状旁腺功能亢进症或铝中毒引起。

2.血管和心瓣膜钙化　CRF患者的高磷血症能增加转移性钙化的发生率,当血磷升高时,钙、磷可沉积在心血管、肾、肺、眼、关节、皮肤等软组织。心肌、血管壁和冠状动脉系统钙化的加重会导致心血管疾病的发生,如心律失常、左心功能不全、心脏传导阻滞、心肌缺血等。心脏钙化与高磷血症和钙磷乘积增加有一定关系。钙磷乘积峰值增加的透析患者,其二尖瓣环和主动脉瓣环的钙化发生率明显高于钙磷乘积正常的透析患者。CRF患者伴动脉硬化最早报道于1974年。目前超声检查发现继发于血管钙化的冠状动脉硬化与透析患者的病死率有关,如透析超过1年的患者发生冠脉钙化的概率明显增加,冠脉钙化与心源性猝死相关,Blather等应用超声波半定量的方法测定血管的钙沉积,得出结论,动脉钙化的严重程度和患心血管疾病的危险性及患者的死亡率相关。广泛的动脉钙化使得动脉壁僵硬、脉压增加,而在CKD5期的透析患者中,脉压增加是心血管疾病死亡的独立危险因素。主动脉弓的钙化增加了脑血管病变和冠心病的发病率。

3.与甲状旁腺功能亢进症有关的其他尿毒症表现　尿毒症时许多临床表现与PTH密切相关,包括肺功能减退、贫血、血小板功能异常、免疫功能紊乱、认知功能减退、精神症状、周围神经病变、胰岛素抵抗、高血糖、胰高血糖素血症、性功能低下等。纠正继发性甲状旁腺功能亢进症或应用钙通道阻滞药阻断PTH介导的细胞内钙中毒可完全或部分改善上述异常。

三、实验室检查

1.血清PTH　准确的PTH浓度检测对评价肾性骨病是必需的。PTH是一种含84个氨基酸的多肽,分子量为 9.2kDa。其在血液循环中以 4 种形式存在:全段 PTH(iPTH 或 1~84PTH),氨基段 PTH(nPTH),中间段 PTH(mPTH)及羧基段 PTH(cPTH)。全段 PTH(iPTH)分泌后可降解成 nPTH、cPTH 和中间片段(mPTH),后两者主要在肾排泄。肾功能减退时血中 cPTH 或 mPTH 均显著升高,尚不能确切反映甲状旁腺功能,测定 iPTH 或 nPTH 对于判断尿毒症患者甲状旁腺功能价值更大。第一代 PTH 免疫检测方法(1st PTH、H-IMA)检测全段 PTH 和去氨基末端的 PTH 片段。1PTH>450ng/L 可预测 SHPT,由于去氨基末端的 PTH 片段过大的干扰,1st PTH-IMA 只能估计 40%~50% 不同程度 CRF 患者的 PTH 浓度。第二代 PTH 免疫检测方法(2nd PTH-IMA)检测 1~84 PTH 和去羧基 PTH 片段(并非 7~84 PTH)。2ndPTH-IMA 不受去氨基末端的 PTH 大片段的干扰,可能对骨转运提供更正确的评价。但是对于长期透析 ESRD 患者,两种方法检测出的 PTH 浓度在预测骨转换准确性方面相似,尚无定论。1~84 PTH/7~84 PTH 比值目前也受到关注。Pecovnik 等在血液透析患者中研究发现,1~84 PTH/7~84 PTH>1 提示正常或高转化性骨病,1~84 PTH/7~84 PTH<1 提示低转化性骨病。

2.血钙和血磷浓度　慢性肾衰竭时由于磷潴留、1,25(OH)$_2$D$_3$ 缺乏及胃肠道钙吸收减少等因素,极易发生低钙血症,但血钙水平受多种因素影响,口服含钙的磷结合剂和(或)活性维生素 D 的患者可出现高钙血症;慢性肾衰竭早期肾小球对磷的滤过减少,肾小管对磷的重吸收也代偿性减少,以维持正常的血磷水平。当肾功能进一步恶化时,可导致磷的排泄不充分而在血液中潴留,引起高磷血症。孙鲁英等多因素回归分析显示 ESRD 患者高血磷表现突出,近 50% 的患者伴发继发性甲状旁腺功能亢进症。血钙磷对于临床疗效观察、及时纠正药物的不良反应具有重要价值。

3.血清骨钙蛋白(BGP)　骨钙蛋白是在矿化组织中大量存在的骨代谢标志物,是由成骨细胞产生和分泌的一种含 49 个氨基酸的非胶原蛋白,BGP 是骨钙蛋白基因转录和表达的产物,在血清中含量约占成骨细胞合成量的 20%,两者呈正相关。作为成骨细胞活性指标,肾衰竭时其排出减少,特别是肾性骨病时其在血中的变化可用来监测骨代谢瞬间改变,是骨形成的最直接反映,可较早地诊断肾性骨病,指导临床用药。在肾性骨病的研究中发现高转化型骨病组血 BGP 水平明显升高。检测方法有放射免疫法和酶联免疫法,前者灵敏度和特异度较好。

4.血清碱性磷酸酶　碱性磷酸酶根据所在组织部位可分为骨性、肝性、肠性、肾性、胎盘性几种同工酶,其中 BAP 来源于成骨细胞,它是反映成骨细胞活性和骨形成的敏感指标之一。BAP 是骨形成常用的生化指标,可以作为透析前肾性骨病的参考诊断指标。而血总碱性磷酸酶可能受一些因素,如透析、机体内环境改变的影响,不能真正反映骨形成情况。如果联合 TAP>300U/L,CT>150μg/L,BAP>40μg/L 和 iPTH>200μg/L 在诊断 SHPT 时特异性为 100%,阳性预测指数为 100%。

5.尿羟脯氨酸(Hypro)　胶原纤维降解时释放羟脯氨酸到血液循环,从尿中排出。血浆与尿液中游离羟脯氨酸的水平,一定程度上反映骨胶原的降解率,从而反映骨吸收的程度。但并不十分敏感也不特异,因为羟脯氨酸同时也可来源于骨外组织的胶原、补体片段和饮食。而采用尿羟脯氨酸/肌酐>16.4μmol/mmol 预测 SHPT 时敏感度、特异度、阳性预测值分别为 93%、72%、72%,联合 PTH>80ng/L 敏感度、特异度、阳性预测价值分别为 32%、100%、100%。

6.血清抗酒石酸性磷酸盐异构体 Sb(TRACP5b)　TRACP5b 是监测破骨细胞活性和骨重吸收率的新型临床指标。TRACP 先是酸性磷酸酶 6 种同工酶(0~5 型)中的一种,即第 5 型异构体。该酶是一种结构高度保守的含铁糖蛋白,分子量 30~40kDa,主要由破骨细胞产生后分泌入血,其活性与破骨细胞活性呈正相关。高转化性骨病的 TRACP5b 活性明显要高。血清 TRACP5b 与破骨细胞组织学指标的联系比 iPTH、ICTP 要强,可作为破骨细胞活性的特异指标。

7.骨密度测定

(1)双能量 X 线吸收测定术(DEXA):测量骨密度可取的方法,精确度高,可准确定位,测量范围广,可做全身或任意部位测量,可采用任意扫描角度,免去变换患者体位的麻烦。但骨密度(BMD)由于测量范围的不同有所区别。DEXA 测量脊椎 $L_{1\sim14}$、股骨颈、前臂骨的 BMD 时发现女性 BMD 最低的是前臂骨,男性是股骨颈。

(2)定量超声检查(ous):定量超声检查不仅评估骨质量,还可以评价骨密度。宽频超声衰减值(BUA)和声速(SOS)是其两个重要指标。长期血液透析患者的 BUA 减少,BUA 与血清 iPTH 水平呈负相关。跟骨 BUA 不仅是一种易于应用、无放射损害的骨密度检查技术,与 DEXA 相比,跟骨 BUA 还可以连续性观察骨结构的变化,从而指导治疗。

8.放射性核素扫描检查 放射性核素骨显像 ^{99m}Tc-甲氧基异丁基乙腈(^{99m}Tc-MIBI)对肾性骨病的早期诊断、分类有潜在广阔的前景。对于使用活化维生素 D_3 治疗的尿毒症患者,可以用 ^{99m}Tc(V)-二巯基丁二酸[^{99m}Tc(V)-DMSA]来评价。^{99m}Tc(V)-DMSA 在评价肾性骨病对维生素 D_3 治疗反应的敏感性时较好,可以监测维生素 D_3 对该病的治疗效果及预后评价。但是治疗前的碱性磷酸酶、PTH 的异常会对评价结果有一定干扰。放射性核素扫描检查突出的表现,使之成为目前研究的热点。

9.X 线检查 甲状旁腺功能亢进症骨病 X 线典型表现是出现高密度硬化骨,常见骨膜下侵蚀,曾被认为是高转化骨病的特征性改变,但现在发现其在低转化骨病中也很常见,诊断敏感性差。

10.骨活检 骨活检仍是了解骨病病理改变指导临床治疗的最可靠手段。活检部位多取髂前上棘,采用非脱钙法固定组织,以区分未钙化的类骨质和钙化骨。依靠计算机辅助定量测定骨吸收、骨形成或静止骨面积。高转化性骨病病理特征是骨吸收、骨形成面积增加伴骨小梁周围纤维化。骨小梁表面吸收腔隙中充满破骨细胞,新形成的类骨质表面成骨细胞明显增多。四环素双标记显示骨转化率正常或升高。胶原纤维呈无规则交织样排列,使骨的抗压能力减弱,大量交织骨的矿化增加是导致骨硬化的主要原因。

11.超声检查 甲状旁腺超声检查,若发现腺体体积增大多支持甲状旁腺功能亢进症的诊断,既方便又无损伤,可用于随访病情进展和疗效观察。慢性肾功能不全继发甲状旁腺功能亢进症的甲状旁腺超声显像特点有:①增生的甲状旁腺大多有完整的包膜,多呈稍低回声;②甲状旁腺增生多位于甲状腺组织深面,且随吞咽动作与甲状腺同步运动;③彩色多普勒显示其外周有血管环绕,内部多有较丰富的血流信号,可呈网状、彩球状,但排列无序,与甲状腺的界限明显。

四、诊断

慢性肾衰竭患者 CKD 2 期开始就出现矿物质代谢紊乱,骨密度减少导致活性维生素 D 减少等,SHPT 早在 CKD 初期就开始出现,发病率高,早期诊断不易,须结合病史、临床表现、实验室和影像学检查综合判断,诊断 SHPT 须与铝中毒鉴别。

五、治疗

SHPT 治疗目的是达到维持最佳的 PTH 浓度,控制血钙、血磷浓度和正常的骨更新率,防止并发症。血 iPTH≥600ng/L 是一个增加死亡率的独立危险因素,而血液透析患者中低血 iPTH 是伴随着低转化骨病和高度钙化。高磷血症是透析患者的死亡危险因素之一,能增加心血管钙化。约 70% 的 ESRD 患者存在高磷血症,故高磷血症的治疗成为 ESRD 治疗的重要问题;高血钙也是透析患者独立的死亡危险因素之一。NKF-K/DOQI制订了对慢性肾病各期的PTH和钙、磷的治疗目标值。对于CKD 3和4期患者的治疗目标值建议与正常生理范围(0.87～1.49mol/L)相似。CKD 5期时磷的目标值的上限仍非常接近于正常值,但实际上很难做到。CKD 1～3期患者PTH目标值也接近于正常。CKD 4～5期患者的PTH目标值则较高,为正常值上限的3～6倍,以满足正常骨运转的要求。

目前,继发性甲状旁腺功能亢进症的治疗包括限制磷的摄入,口服磷结合剂,透析去除磷,维持适当的钙浓度,应用骨化三醇和其他维生素D制剂抑制PTH分泌,钙受体刺激剂和外科手术切除甲状旁腺等。

1.限制磷摄入　Aparicio等给CKD 5期患者极低蛋白饮食,结果不但有效降低血清磷浓度和PTH水平,并且患者保持了较好的营养状态,血钙浓度也没有明显改变。然而,通常这种治疗方法会引起营养不良,依从性也不佳,而且在大多数患者中,单纯限制磷摄入不足以控制血磷。透析,特别是CAPD,能有效去除磷,然而当透析患者高蛋白饮食后,往往会抵消透析的降磷效果。就目前来说,没有一种透析方式能独立地对抗患者体内磷的增加,所以几乎所有的透析患者均需同时服用磷结合剂来治疗SHPT。

2.口服磷结合剂

(1)含铝的磷结合剂:最早使用的磷结合剂,降磷效果明显。但由于其不良反应较多,如骨软化、骨折、肌病、小细胞贫血和致死性脑病,限制了其临床使用,所以只在其他降磷措施无效时应用。

(2)含钙的磷结合剂:近15年来碳酸钙和醋酸钙成为降磷的主要措施,该类药物可以有效降低血磷,直接抑制PTH分泌,预防和治疗SHPT。这类药物的缺点是它们易被吸收,并在软组织内沉淀,特别在高血磷时更容易发生沉淀。冠状动脉钙化的发病率增高就和广泛应用含钙的磷结合剂有关。理论上来说,醋酸钙的吸收较碳酸钙为少。然而,临床发现应用醋酸钙并没有减少高血钙的发病率。其他的钙制剂包括氨基酮酸钙和柠檬酸钙,柠檬酸钙会显著增加小肠对铝的吸收,应该避免应用。当含钙的磷结合剂和骨化三醇或其他活性维生素D联合应用时更容易发生高钙血症,所以要监测血钙水平及减少磷结合剂的剂量。但减少磷结合剂后又易使血磷升高,增加PTH合成和促进甲状旁腺细胞增生,这限制了两者的联合应用。

(3)不含钙和铝的新型磷结合剂

①司维拉姆:是一种由盐酸多聚丙烯胺交错形成的阳离子凝胶,与磷通过离子键和氢键结合,不被肠道吸收。能有效降低透析患者PTH、钙磷乘积和血磷水平,与含钙的磷结合剂相比较少发生高血钙。一项研究显示,接受司维拉姆治疗的患者中仅5%的患者发生高血钙,23%的患者甚至出现低血钙而需要补充碳酸钙。Chertow认为司维拉姆可以有效地防止冠状动脉和主动脉钙化。该研究应用电子束CT(EBT)测定动脉的钙化积分,使用含钙的磷结合剂后患者的冠状动脉和主动脉的钙化积分分别增加了25%和28%,而司维拉姆组的钙化积分分别降低了6%和5%。

②镧磷结合剂:组织吸收少,毒性小。

③铁磷结合剂:如右旋糖酐铁、柠檬酸铁、氯化铁等。既可补铁,又可结合磷,因此被认为是最有前途的药物。Yang将柠檬酸铁与碳酸钙相比较,发现两者都能显著降低血磷,虽然碳酸钙更加有效,但碳酸钙会增加血钙的浓度,而柠檬酸铁不会增加患者的血钙浓度。柠檬酸铁治疗后PTH水平无改变,而用碳酸钙治疗后PTH下降,这可能因为碳酸钙治疗后血钙水平升高的结果。

注意事项:①为防止高血钙,由含钙的磷结合剂提供的总钙量不应超过1500mg/d,包含饮食在内的总钙摄入量应低于2000mg/d;②有高血钙时应停用如含钙的磷结合剂,有条件可选择不含钙的磷结合剂,如司维拉姆、碳酸镧等;③如上述措施及充分透析,仍然有严重的高血磷>2.26mmol/L(7mg/dl),可短期(3～4周)使用含铝的磷结合剂,然后改用其他制剂。

3.纠正钙代谢紊乱

(1)透析液 Ca^{2+} 浓度的选择(根据不同透析方法和血钙水平调整 Ca^{2+} 浓度)。

(2)补钙可纠正低血钙,一定程度上使 AKP 和 PTH 降低。

CRF——补钙≤2000mg/d

GRF 为 40～10ml/min,补钙 1.0～1.5g/d

CRF≤15ml/min,补钙 1.5～2.0g/d

目标:(2.10～2.37mmol/L)(8.4～9.5mg/dl)

钙磷乘积<4.52mmol/L$[55(mg/dl)^2]$

(3)血总钙>2.54mmol/L(10.2mg/dl),钙磷乘积>5.34mmol/L$[65(mg/dl)^2]$应停止补钙,应用钙磷结合剂者应减少剂量。改用非钙、非镁、非铝的磷结合剂。

(4)应用活性维生素 D 治疗者,应减量或暂时停用钙剂直至血钙恢复到靶目标。

(5)上述措施仍无效者应考虑应用低钙透析(1.5～2.0mmol/L),可以应用 3～4 周。

4.骨化三醇和维生素 D 类似物

(1)骨化三醇:在 20 世纪 70 年代早期发现骨化三醇$[1,25(OH)_2D_3]$和阿法骨化醇能抑制 PTH 水平,增高血清钙,随后临床上开始应用维生素 D 制剂来治疗 SHPT。骨化三醇能有效地抑制 PTH 过度分泌,改善骨代谢。但骨化三醇临床使用的最大问题在于它作用于小肠,促进小肠吸收钙和磷,可能导致血钙水平过度升高,加重高血磷,使钙磷乘积升高,钙磷乘积升高可引起软组织和血管钙化。在成年人,这些均可导致冠心病的发生并增加心血管疾病的病死率。联合应用含钙磷结合剂和骨化三醇使高血钙及升高钙磷乘积的危险性增加,另一个限制骨化三醇使用的原因是其可过度抑制 PTH 及引起无力性骨病。由于这些不良反应,应用骨化三醇治疗必须监测并根据血钙和血磷的变化来调整剂量。

适应证:K/DOQI 指南指出 3～4 期 CKD 血 iPTH 超出靶目标且限磷治疗无效或 5 期 CKD、血液透析或腹膜透析患者 iPTH>300ng/L 并且血总钙<2.4mmol/L 及血磷<1.5mmol/L 时,可使用活性维生素 D(如钙三醇、阿法骨化醇等)。如患者血钙和(或)磷水平高于靶目标,可用维生素 D 类似物(如 paricalcitol 或 doxercalciferol),不引起高钙血症。另外,活性维生素 D 不能用于肾功能迅速恶化或依从性差的患者。

(2)维生素 D 类似物:优点是与甲状旁腺 VDR 的亲和力更高,较少增加肠道对钙和磷的吸收,维生素 D 类似物的侧链改变后与维生素 D 结合蛋白的亲和力下降,所以维生素 D 类似物清除更快,更易到达靶细胞。

第一个应用于临床的维生素 D 类似物 maxacalcitol$[22\text{-}oxa\text{-}1\alpha、25(OH)_2D_3、22\text{-}oxacalcitriol]$在日本已上市。动物实验认为 maxacalcitol 与骨化三醇抑制 PTH 的功效相当,可以改善高转化骨病,而且通过为期 1 年的临床试验观察 maxacalcitol 的使用很少发生高钙血症和无力性骨病。

Paricalcitol 是美国 FDA 首先批准的维生素 D 类似物。与骨化三醇类似,Paricalcitol 可增加甲状旁腺细胞内 VDR 的数量,并通过与后者结合抑制 PTH mRNA 的转录,使 PTH 合成及分泌减少,也可抑制甲状旁腺细胞增生。但和骨化三醇不同,Paricalcitol 不增加、甚或可减少肠道上皮细胞内 VDR 的数量,且与后者的结合亲和力比骨化三醇低 3.5 倍,对肠道上皮细胞管腔面钙通道或钙转运蛋白以及胞质钙结合蛋白与基底面钙泵的激活作用较小,因而促进肠道钙磷吸收的作用较弱。Paricalcitol 对骨骼系统的作用亦与骨化三醇有异,体外培养骨细胞研究发现治疗浓度的动物实验中,Paricalcitol 对骨钙素、酸性磷酸酶和碱性磷酸酶无明显作用,并可减少钙外流,且不抑制成骨细胞的活性,因而可增加骨钙沉积,减少高钙血症的危险。Paricalcitol 的这些药理作用特点对防治 SHPT、减少不良反应极为有利。研究证实,Paricalcitol 较骨化三醇较少发生持续性高血钙,抑制 PTH 更快更持久。静脉注射 Paricalcitol 和静脉注射骨化三醇相比较,Paricalcitol 治疗后,PTH 下降更快,发生高磷血症更少。Paricalcitol 口服无效,须静脉给药,连续给药无明显蓄积,血液透析对其体内分布和消除无明显影响,血液透析患者可在透析期间的任意时间给药。多种实验动物甲状旁腺细胞体外培养研究表明,Paricalcitol 对 PTH 分泌有显著的剂量依赖性抑制作用,其最大效应浓度为 $10\sim7$ mmol/L。

Doxercalciferol 是美国 FDA 批准的第二个维生素 D 类似物,它和阿法骨化醇的结构类似,且皆需在体内激活后才具有活性。Tan 等对 CKD 患者的一项研究显示,应用 Doxercalciferol 治疗后,24 例中重度 SHPT 患者中 21 例 PTH 显著下降,血钙的平均水平从 2.2mmol/L(8.8mg/dl)升高到 2.4mmol/L(9.5mg/dl),在 12 周的治疗过程中,40%的患者至少发生 1 次血钙升高,75%的患者至少发生 1 次血磷升高。对给药方式的研究发现,口服 Doxercalciferol 较静脉注射更容易发生高血钙及高血磷。因此,对于有高钙及高磷倾向的患者,应选择静脉给药的方式。同骨化三醇一样,Doxercalciferol 如和含钙的磷结合剂联用可引起 PTH 过度抑制及无力性骨病,因此治疗过程中要加以监测。

活性维生素 D 使用方法:①3～4 期 CKD。钙三醇 $0.25\mu g$/d;或麦角骨化醇 $0.25\mu g$/d;或 Doxercalciferol,每次 $2.5\mu g$,每周 3 次,口服。②5 期 CKD、血液透析或腹膜透析患者。钙三醇,每次 $0.5\sim1.0\mu g$,每周 2～3 次;或 Doxercalciferol,每次 $2.5\sim5.0\mu g$,每周 2～3 次,口服。间断性静脉注射钙三醇较每日口服降 iPTH 效果更好。③大剂量冲击疗法,主要适用于中重度 SHPT 患者。iPTH 300～500pg/ml,每次 1～2μg,每周 2 次,口服;iPTH 500～1000pg/ml,每次 2～4μg,每周 2 次,口服;iPTH＞1000pg/ml,每次 4～6μg,每周 2 次,口服。静脉冲击适用于口服冲击或口服冲击疗效不佳,或伴有心血管异常者。钙三醇注射剂 1～2μg,2/d,每周 2 次,静脉滴注或静脉注射。

维生素 D 剂量的调整:①iPTH 低于靶目标或血总钙＞2.4mmol/L 时,暂停活性维生素 D,直至 iPTH 高于靶目标或血总钙＜2.4mmol/L,再用原剂量的 1/2 继续治疗;②血磷＞1.5mmol/L,加用磷结合剂直至血磷降至 1.5mmol/L,再用原量的活性维生素 D 治疗;③如维生素 D 降至最低剂量,则减为隔日 1 片。

注意事项:①5 期 CKD 在治疗初始及加量阶段:先每 1～2 周检测血钙和磷,1 个月后改每月 1 次;血 PTH,前 3 个月每月检测,控制在靶目标后每 3 个月 1 次。②血总钙＞2.5mmol/L 时,停用维生素 D_3。③血磷＞1.5mmol/L 时,加用磷结合剂,如高磷仍存在,停用维生素 D。④如患者持续使用含维生素 D 的多种维生素,每年检测血 25-(OH)维生素 D_3,每 3 个月监测血总钙和磷水平。⑤血 iPTH 超过靶目标时,应检测血 25-(OH)维生素 D_3 的水平,如正常,每年监测 1 次;如 25-(OH)维生素 D_3＜30ng/ml 开始补充麦角骨化醇。应用活性维生素 D_3 时特别注意不能盲目,避免过量引起低转运性骨病和促发高钙血症,加重转移性钙化。

5.钙受体刺激剂　1996 年,CaR 激动药研制成功,为治疗 SHPT 提供了新的尝试手段。CaR 激动药能增进 CaR 对细胞外钙的敏感度,从而在较低于正常的血清钙水平时也能使受体活化。其结果在有 CaR 激动药存在时,肾衰竭患者的低水平内源性钙就能对 PIH 的分泌产生抑制作用而达到治疗 SHPT 的目的,而不提高血清钙或磷的浓度。当 PTH 水平因治疗而下降时,它反而能降低钙磷乘积。动物实验表明,CaR 激动药具有抑制甲状旁腺细胞增殖和阻断甲状旁腺增生进展的作用。此类药物能模仿甚至增强胞外钙离子对甲状旁腺细胞的作用,属苯烷基胺类化合物,以 NPSR-467 及 NPSR-568 为代表,后者的效力是前者的 2 倍。2002 年,美国安进公司又研制出第二代钙受体激动药——AMG 073,用于治疗因慢性肾脏疾病接受透析而引起 SHPT 的患者。在生理浓度(5mmol/L)的细胞外钙离子水平时,本品可剂量依赖性地增强 CaR 对细胞外钙离子的敏感性,抑制 PTH 分泌,降低钙磷乘积。此外,在慢性肾脏疾病伴 SHPT 的大鼠模型中发现,本品可抑制甲状旁腺的增生,并可使已增生的甲状旁腺退缩。

AMG 073 使用剂量和方法:①推荐起始剂量为每日 1 次,每次 30mg,可与食物同服或餐后即服;②开始服用本品或调整剂量,1周内须检测血清钙、磷浓度,4周内须检测血浆 PTH 水平;③2～4周以上调整一次剂量,根据 PTH 水平是否达标,由起始的 30mg/d 逐渐增至 60mg/d、90mg/d、120mg/d 或 180mg/d,均为每日 1 次;④血清钙浓度低于 1.95mmol/L,和(或)出现低钙血症症状者,本品剂量不再增加。当 iPTH ＜100ng/L 时,则须减低本品剂量。效应评估阶段主要观察终点为平均血浆 iPTH≤250ng/L,次要观察终点为平均血浆 iPTH 较基础状态下降≥30％,且血钙、血磷浓度和钙磷乘积有相应程度的改变。

6.甲状旁腺切除　尽管 SHPT 的治疗有很多进展,但仍有较多患者无法得到有效治疗,这些患者的甲状旁腺过度增生,这与高血磷、高血钙和钙磷乘积升高相关,过度增生的甲状旁腺致使 PTH 分泌过度升高,且无法抑制。这时候,手术切除甲状旁腺就成为治疗 SHPT 的唯一途径。目前治疗 SHPT 的甲状旁腺切除术(PTX)有 3 种术式,即次全甲状旁腺切除术(sPTX)、甲状旁腺全切除术＋自体移植(PTX＋AT)及甲状旁腺全切除术(tPTX)。

(1)甲状旁腺切除术适应证如下:①排除铝中毒,等待肾移植的患者。②对治疗有抵抗的高钙、高磷血症,同时有 PTH 水平明显增高,即为正常值的 8 倍以上。③生物力学问题,如骨折、股四头肌断裂等。④尿毒症高钙性小动脉病。⑤甲状旁腺超声、ECT、MRI 检查证明甲状旁腺增大者。甲状旁腺重量大于 1g,用活性维生素 D。治疗 6～8 周后,iPTH 浓度不下降者,考虑甲状旁腺切除。

(2)手术方法:PTX 方式推荐用 PTX＋AT,其优点是复发率较 SPTX 明显低(5％～25％)。

7.局部注射　用无水乙醇或钙三醇局部注射于肿大的甲状旁腺部位,可使腺体机化或抑制 PTH 的产生。对于腺体轻度肿大者,有一定疗效,但复发率较高。腺体＞1cm 者,手术为佳。

8.透析　继发性甲状旁腺功能亢进症是慢性肾衰竭血液透析患者肾性骨病最主要的原因之一。继发性甲状旁腺功能亢进症时,甲状旁腺的结节样增生往往在其生物学指标出现异常之前已经存在,所以太晚的药物治疗往往会失败,不仅需要大剂量的活性维生素 D,而且容易引起钙、磷负荷的增加以及高的钙磷乘积,出现转移性钙化,尤其是心血管系统的钙化,被认为可能与终末期肾衰竭患者高心血管事件的发生率和病死率相关。所以能否通过血液净化本身的方法以及措施改善继发性甲状旁腺功能亢进症成为许多肾病学者关注的问题。CRF 患者主动脉瓣钙化及其并发症的发生率与透析时间呈正相关,常规透析方法不足以清除机体多余的磷。国内曾有学者报道单次血液透析滤过可以很好地清除血 iPTH,但长期应用与血液透析相比较,iPTH 水平则无明显变化。而国外曾有报道应用碳罐联合血液透析治疗继发性甲状旁腺功能亢进症,可以降低 iPTH,缓解患者的瘙痒症状。有学者利用血液灌流对继发性甲状旁腺功能亢进症的研究中应用 HA 型血液灌流器行单次的血液灌流串联血液透析,研究表明高通量透析器用于血液透析对血磷、PTH 的清除优于普通透析器,对血钙的影响无显著性差异。

9.其他

(1)重组生长因子:生长激素(GH)和 IGF-1 可以提高骨代谢,增加骨密度,慢性肾衰竭患者有 GH 与 IGF-1 抵抗,用重组生长激素治疗有效。GH 能刺激软骨细胞的生长,通过刺激成骨细胞和破骨细胞分泌直接或间接提高骨转化,诱导胶原合成。应用重组生长因子后血清中钙增加,表明重组生长因子或 IGF-1 可促进肠道内钙吸收。

(2)骨形态蛋白-7(BMP-7):BMP-7 作为新的治疗 ROD 药物尚处于研制阶段。BMP-7 影响 ROD 患者成骨细胞的形态与数量。SHPT 时,减少骨的重吸收,增加骨形成。最近,已证明 BMP-7 可增加骨沉积,纠正离子紊乱及延缓血管钙化。

(任向前)

第五节 水、电解质、酸碱平衡失调

一、水代谢障碍

慢性肾衰竭时水的代谢障碍主要表现为肾的浓缩和稀释功能异常,以及由于这些障碍所导致的失水或水过多,或相应的血渗透压异常。

1.病因发病机制　肾浓缩功能下降的原因主要有:①肾单位中参与浓缩功能的结构破坏,如髓襻、集合管、肾间质组织和血管等的结构障碍,纤维化改变,导致对抗利尿激素作用的反应能力减弱。另外,髓襻升支 Na^+ 泵由于功能障碍,不能充分对 NaCl 重吸收,影响了逆流倍增功能,肾髓质间质的渗透浓度不能维持,以致不能制造高渗性尿液,即使制造出的较低渗液,也不能充分在远端肾小管得到浓缩。②肾单位减少,体内代谢产物积聚,过高浓度的这些产物,在通过已减少了的肾单位时,必然速率加快。另外,含相对高溶质的滤液,又可以妨碍尿液的浓缩。③因肾单位数目明显减少,所以即使每个残留肾单位滤过的尿液溶质数目不少,达到远端肾单位的溶质总数目仍然较少,因此总的浓缩功能还是受到影响。④健存肾单位为维持正常的肾血流量和溶质转运,而分泌过量的前列腺素,后者主要为代偿因肾单位减少而导致的肾血流动力学改变的需要,但是该激素同时又可对抗 ADH 的作用,以致加剧了尿浓缩能力的下降。

慢性肾衰竭时稀释功能障碍主要由于髓襻和直小血管结构进一步破坏,制造低渗性滤过液的能力明显减低,残存肾小球滤的滤过液中有大量的溶质,不能得到充分的稀释,在严重时甚至可以排出等渗尿。

2.临床表现　肾的浓缩功能下降为慢性肾功能减退的早期表现,在 GFR 下降到 50% 左右即可在临床上观察到,在肾功能进一步下降时表现更为明显。在临床上主要表现为多尿,且主要为夜尿,这是因为在日间累积的溶质持续在残留肾单位灌注和通过,导致夜尿增多,这种多尿是由于溶质过多促使肾持续排尿的结果。因此,即使是禁水,排尿仍不会停止,有时甚至导致失水。

肾衰竭患者常有轻度钠、水潴留,如果摄入过量的钠和水,易引起体液过多,而发生水潴留,临床上可出现水肿、体腔积液、血压升高、心力衰竭、肺水肿、脑水肿,在临床上患者无明显的钠潴留,却以水过多表现为主,出现上述表现则称为水中毒。慢性肾衰竭患者既可以出现水潴留又可以出现脱水现象,脱水多是在临床上尿液浓缩功能严重障碍而出现大量的多尿、夜尿时。当然患者也可以在伴发其他情况时(如呕吐、腹泻、发热等)表现为脱水、循环血容量不足,GFR 进一步下降,加重失水,形成恶性循环。

3.治疗　慢性肾衰竭患者对水的调节能力减退,所以对明显失水患者,无严重高血压和心力衰竭时,可根据病情需要补液,原则上不宜过多过快,以口服为佳。不能口服者在静脉补液时要严密观察血压、心功能状态。在有水潴留的患者,水的摄入量以每日排水量加非显性失水量之和为度。同时限制钠的摄入量,可给予利尿药,临床上常用襻利尿药,以呋塞米和丁脲胺为主。两药在肾功能不全时的最大剂量分别为160mg 和 6~8mg。对于已经进行透析的患者可进行超滤脱水。

二、钠代谢障碍

钠主要分布于细胞外液,影响细胞外容量和细胞内外的水分分布。肾对钠平衡具有相当大的调节能力。正常滤过的钠盐 99% 由肾小管重吸收入血,并且肾可以对钠的饮食负荷不同而做出相应的升降调节。

在慢性肾衰竭时,随着肾单位的减少,经肾小球滤过的钠减少,而常致钠潴留和细胞外液容量增多,机体针对此种情况可以产生多种适应性利钠物质,如利钠因子,它可以和洋地黄类竞争抗体,被称为地高辛样物质,可以抑制 Na^+-K^+-ATP 酶,故从肾小管上皮细胞内泵出至细胞外的钠减少,细胞内钠浓度上升,从肾小球滤过的钠不易被重吸收,促进钠的排泄。该物质还同时抑制全身许多部位的钠泵,包括血细胞、平滑肌细胞的钠泵等,而血管平滑肌细胞钠泵被抑制后可使细胞内的钙离子增多,加强血管收缩,该机制被认为是慢性肾衰竭高血压的机制之一。在肾衰竭时心钠素水平升高,心钠素受体密度增加,肾小管上皮细胞对心钠素作用敏感性增加,还有前列腺素产生过多、多巴胺受体上调等,这些都是机体对水钠平衡维持的代偿作用。

1.低钠血症　在慢性肾衰竭患者中低钠血症较为常见,血钠低于 135mmol/L。轻度低钠血症为血钠 120～135mmol/L,中度低钠血症为血钠 110～119mmol/L,重度低钠血症为血钠＜110mmol/L。按病因分类可分为稀释性低钠血症、缺钠性低钠血症和假性低钠血症,而以稀释性低钠血症为常见,常伴血浆低渗透压。

(1)病因:水分摄入过多、水不能排出、内生水蓄积及肾外失钠,如呕吐、腹泻、引流、渗液、大汗及应用利尿药等。而假性低钠血症可由严重高脂血症、巨球蛋白血症、氮质血症等因素引起。

(2)临床表现:在低钠血症时由于细胞外液渗透压低,水分转移到细胞内,常有脑细胞的水肿,临床上主要表现为神经系统症状,其具体的表现与血钠降低的程度和速度有关。临床表现可症状轻微或无,有的可出现食欲缺乏、恶心呕吐、乏力。若 Na^+＜120mmol/L,可表现为表情淡漠、嗜睡、意识模糊。当血钠再进一步降低时,可出现凝视、共济失调、抽搐、木僵。若 Na^+＜110mmol/L 时,患者可表现为昏睡、抽搐、昏迷。稀释性低钠血症患者常有水肿、体重增加,无脱水征。缺钠性低钠血症为体内钠绝对缺乏,患者可有血压偏低、脱水貌和体重下降等。

(3)诊断:慢性肾衰竭患者低钠血症的诊断主要依靠详细的病史询问、体格检查及必要的实验室检查手段。其中,血钠离子的检测必不可少。而血糖、血脂、血浆蛋白、肌酐、尿素氮、CO_2CP、尿酸、血钾、尿钠、尿钾的检测则对鉴别诊断有价值。

(4)治疗:可根据低钠血症发生的缓急之不同给予不同的处理。

急性低钠血症为发生低钠血症的时间不超过 48h。当患者出现由于脑水肿所造成的神经系统异常时,常需要较快纠正低钠血症,纠正到血钠为 125mmol/L 水平即可,不宜过高。常用生理盐水或 3%NaCl 静脉滴注,同时给予呋塞米。纠正的速度以每小时使血钠升高 1.0～2.0mmol/L 为宜。补钠量的计算公式为:需补充钠(mmol/L)＝(125－血钠测得值)×体重(kg)×0.6,或可以在 4～6h 输注 3%～5%盐水 250ml 的方法补钠。

慢性低钠血症为发生时间超过 48h 或其持续时间不详,就诊时症状常是不确切的或逐渐加重的。在治疗上,补钠的速度不宜过快,在最初的 5h 内钠提高的速度应在＜1mmol/(L·h),24h 内应避免超过 12mmol/L。可有效防止渗压性髓鞘脱失综合征的发生。在慢性低钠血症(血钠＞125mmol/L)时多无症状,因此不急于很快将其纠正到 130mmol/L 以上。对于无症状的非容积缺失性低钠血症的患者,最重要的是限制无电解质的水分摄入,只要把水分入量限制在 1L/d 以下,血清钠就会升高,同时也需要在饮食中保持高盐摄入。另一种方法可以在摄入正常盐量的情况下加用襻利尿药,促使尿中的盐分排出,故可以减少细胞外液容量扩张的风险。

在血液透析治疗方面对于透析前 Na^+＞125mmol/L,要使常规 4h 血液透析和患者透析后血钠为 140mmol/L,则透析液 Na^+ 等于 140mmol/L;如透前血钠为 130mmol/L,要使透析后血钠水平正常,透析液钠浓度应为 150mmol/L。对于透前血 Na^+＜125mmol/L 时,尤其当低钠血症持续时间较长时,透析液钠浓度高于血钠水平不应超过 15～20mmol/L。在治疗中还可采用可调钠透析,即前 3h 用高钠(145～150mmol/L)透析液,提高血浆渗透压,1h 后改用低钠(130～135mmol/L)透析液,以清除体内过多钠离子。

2.高钠血症　　高钠血症指血清钠＞145mmol/L,常伴有血渗透压过高的情况。主要是由于失水引起,有时也伴有失钠,而失水的程度大于失钠。本症由于细胞外高渗,所以细胞内水分可转移到细胞外,在病症初期血容量并不减少,而到晚期则出现血容量的减少。

(1)病因发病机制

①在高温环境,尤其环境湿度过高时,人体大量出汗,汗液是低渗液体,大量丢失可以使血液变成相对高渗。胃肠液中的钠一般低于体液,所以,在胃肠液丢失的情况时也可以发生高钠血症。本症还可见于沙漠迷途,因水分缺乏,机体内水分从皮肤、呼吸道丢失,昏迷患者不能饮水等情况时均可发生。

②经肾丢失低渗尿,可见于反复静脉内输注甘露醇、高渗葡萄糖时,肾小管液渗透压增高而引起渗透性排水多于排钠。

③尿崩症:分为中枢性尿崩症和肾性尿崩症。前者是由于遗传基因异常导致翻录出的 PreproAVP 结构异常,以致从视上核转运到神经垂体过程发生障碍,异常代谢产物在神经垂体积聚导致病理损害。临床上脑创伤、手术等破坏垂体也可产生尿崩症。肾性尿崩症,是指由于肾对 AVP 反应缺陷导致浓缩功能障碍,而排出大量低渗尿液。

获得性尿崩症,主要原因有慢性低血钾、双侧输尿管阻塞、摄入锂过多等。慢性低血钾和双侧输尿管阻塞时会导致 AQP_2 的表达下降,且 AQP_2 减少和尿量增加相平行。临床上可见长期给予锂治疗的患者可出现肾浓缩功能损害的情况。

④口渴中枢障碍或 ADH 调节异常引起,病因不明,可见于下丘脑病变者。

(2)临床表现:高钠血症时的临床表现亦与患者发生高钠血症的急缓、血清钠的高低、年龄的大小有密切的关系。临床上主要表现为神经系统的症状和体征。中枢神经受损的原因是脑细胞严重失水,持续时间较长,脑细胞可以积聚一些溶质在细胞内,包括钾及氨基酸等,从而平衡细胞外过高渗透压状态。

急性发生者可表现为淡漠、嗜睡、易激动、进行性肌张力增加、反射亢进、运动失调、抽搐、昏迷。严重病例可有颅内出血、硬膜下血肿、大静脉窦血栓形成等,其原因可能系细胞严重脱水、颅内压显著下降、脑血管扭曲、血液循环障碍而致。

慢性高钠血症,症状较轻,可发生感觉障碍、肌张力增加、腱反射亢进、抽搐等。

在低血容量高钠血症时,可出现直立性低血压、心率增快、颈静脉下陷、皮肤皱缩。在高血容量性高钠血症时,可发生皮肤水肿、肺水肿等。

(3)诊断:对于血清钠＞145mmol/L 的患者首先要明确细胞外液容量状态,扩张者为钠过多所致,未扩张者可测量体重了解有否失水,体重未改变者应考虑水分转移到第三体腔引起,体重减轻者表示水分有丢失,此时应测定尿量及尿渗透压。对于尿量少而渗透压高者表示失水由肾外因素引起;而尿量尚不太少,尿渗透压未达最高值者,其中尿渗透压非常低者为尿崩症引起;尿渗透压不低者则应注意有否利尿药应用史,无应用利尿药者则要注意有严重高血糖等所致的情况。

(4)治疗:治疗上主要应纠正病因,补充丢失的水分。对于急性发病者尚可较快纠正,而发病慢者纠正不能过快,因高钠血症时内源性渗透物质的产生,将细胞脱水的影响减少到最小,过快纠正,可使已经"适应"的细胞将在低张环境下明显肿胀,特别是脑组织,可能发生危险。

水分补充的原则应尽量口服为主,明显高钠血症应由静脉补充水分,可用 5％葡萄糖,后者为等渗液,进入机体后代谢为自由水,但如果补充过快,因葡萄糖不能充分及时代谢,效果可以减弱,所以通常补液速度不应超过 0.3L/h。0.45％氯化钠溶液可以很快使细胞外液的渗透压得到稀释,在纠正高钠血症一般以血钠每小时下降 1mmol/L 为宜,24h 内降低不能超过 12mmol/L。

对于血液透析的患者发生高钠血症多是由于脱水或透析不当所致。使用低钠透析液以纠正高钠血症是有一定风险的。当透析液钠浓度低于血钠值 3～5mmol/L 时,某些透析的并发症将增加,最安全的方法可以使透析液的钠浓度与血钠水平接近,缓慢给予等渗或稍低渗钠液透析。

三、钾代谢紊乱

钾是人体生理活动的重要矿物质。正常人体内含钾总量为 50～55mmol/kg,其中 98％存在于细胞内,仅 2％存在于细胞外液中。血浆钾的浓度正常范围一般在 3.5～5.5mmol/L 的水平。肾是体内排泄钾的主要器官,由肾小球滤出的钾几乎 100％在髓襻以前被吸收,尿钾是远端小管分泌的。

在慢性肾功能不全患者中因残余的肾单位代偿性排钾增加,且肠道也排钾增加,故肾功能损害不严重的患者血钾多正常,然而在严重肾功能不全或尿量突然减少的情况时,发生高钾血症。在慢性肾衰竭患者中也有低钾血症发生,但相对高钾血症发生的较少。

1.高钾血症　高钾血症是指血清钾＞5.5mmol/L。

(1)病因发病机制:肾衰竭时参与调节血钾水平的机制主要有①RAS 系统由于组织缺血,可分泌肾素,产生的血管紧张素Ⅱ可以刺激分泌醛固酮,导致钾在肾小管的分泌增多;②经肠道排钾代偿性增加;③地高辛样物质,该物质可促进钾的排泄;④在残余肾单位中的肾小球滤过液钠浓度偏高,有利于集合管钾的排泄;⑤代谢性酸中毒;⑥碳酸氢盐在近端肾小管吸收不全,到达集合小管促进钾的分泌;⑦多巴胺作用增强。

慢性肾衰竭时血钾过高的主要原因有:①摄入大量含钾饮食。大多试验证实 GFR 在 20％以下,一次大量摄入含钾丰富的饮食,有时可产生血钾过高、严重酸中毒、合并有组织损伤情况;②使用螺内酯等保钾利尿药、NSAID 类药物、肝素、阻断 RAS 药物,可以在不同水平抑制 RAS 系统受体阻滞药,使血钾不易进入到细胞内;③部分抗菌药物如甲氧苄嘧啶亦会引起高钾血症;④糖尿病肾病时有一部分病例由于血管病变使入球小动脉上的颗粒细胞对压力感受器的变化不敏感,肾素不能充分被刺激分泌,临床上可以出现第Ⅳ型肾小管性酸中毒;⑤少尿或无尿,达到远端肾小管的滤过液明显减少,使钾离子不能排泄。

(2)临床表现:高钾血症的患者可以出现腹胀、恶心、呕吐、四肢麻木、烦躁不安、意识模糊,严重时可引起心室颤动和心脏骤停。

心脏的表现与心肌的兴奋性改变有关,而心电图是评价钾增高的严重性和确定治疗应达何种程度的最重要检查。血钾增高的最早表现是 T 波高耸,当血清钾水平＞6.4mmol/L 时即可出现。这是血钾增高使心脏动作电位复极加速所致。血钾浓度＞7～8mmol/L,心肌兴奋性减低可使 P-R 间期延长,继而 P 波消失,QRS 波增宽,这些变化与心肌的兴奋性进行性丧失有关,血钾水平＞8～10mmol/L,心电图可能出现正弦波形,心搏停止。

(3)治疗:首先根据高钾血症的严重程度,心电图 T 波已经高尖,甚或 P 波消失,QRS 波群已经增宽者,应立即给予 10％葡萄糖酸钙 10～20ml,在 10～20min 内缓慢静脉注射,此处理要在心电监护下进行,对于已经接受洋地黄治疗的患者,必须尤为慎重,因此时应用钙剂易导致洋地黄中毒。特别是同时应用降低血钾的药物时,也要注意钙剂不可加至含碳酸氢根离子的药液中,以避免形成不溶于水的钙盐沉淀物。

在上述处理后继之用 5％ NaHCO_3 100ml 静脉推注,5min 注射完,亦可促进钾进入细胞,特别是有酸中毒存在时。但对于肾衰竭患者要注意发生血钠增高及细胞外液容量负荷过重的危险。之后给予葡萄糖加胰岛素治疗,可用 50% 葡萄糖 50～100ml 加胰岛素 6～12U 静脉注射。但要注意 50% 葡萄糖迅速注射实际上可使血钾暂时升高。胰岛素依赖型糖尿病患者突发血糖增高,可诱使血钾升高,此时单用胰岛素即可使血钾浓度减低。

应用 β_2 受体拮抗药吸入或静脉给药亦可使钾由细胞外向细胞内转移,对于慢性肾衰竭和高血钾性周期性麻痹时的轻度血钾增高最宜以沙丁胺醇类药物治疗。

以上治疗方法不能将钾排出体外,将钾排出体外的方式有透析和应用聚磺苯乙烯。

患者在经上述处理后可行血液透析治疗。透析液中理想的钾浓度应根据患者饮食中摄钾的多少、透析器的类型、膜面积、透析频率、时间、透前血钾水平而定。一般长期血液透析的透析液钾浓度多为 2mmol/L,无钾透析液很少用于长期透析的患者,以免出现透析后低钾及心律失常。据文献报道有 10% 的长期血液透析患者存在高钾血症,钾清除不充分的原因有血液中有气泡、出现血凝块、透析液有气泡、复用透析器有残余蛋白及血等使透析膜面积减少,可影响钾的清除;透析中的血液再循环,血泵不全闭塞,血泵管腔直径较少等导致透析液或血流量减少,都可影响钾的清除;透析液的温度低也可影响钾的清除。对于透析的患者因在透析后血钾浓度可上升 0.5～1mmol/L,因而透析 2～3h(即过了反弹期)后,方可对血钾水平作客观的判断。

体外钾清除的方式还有聚磺苯乙烯口服或灌肠,聚磺苯乙烯可在肠道吸收钾,增加粪钾排出,口服时,每次 15～30g,用水 100ml 调匀,每日 1～2 次,连用 2～3d。灌肠时,每次 30g,用水或 20% 甘露醇 100～200ml 混匀做高位保留灌肠,每日 1～2 次,连用 3～7d。

在以上治疗的同时要注意去除引起高钾血症的原因,如减少医源性使用含加、促使血钾升高的药物或输库存血,减少含钾食物的摄入,治疗引起钾升高的疾病等。

2.低钾血症　血浆钾浓度低于 3.5mmol/L 称为低钾血症。可通过尿钾的测定来区分肾外和肾性失钾,当尿钾 < 20mmol/L 时为肾外性失钾。

(1)病因发病机制:血浆钾浓度减少在慢性肾衰竭患者中多由于钾摄入不足,经肠道丢失、补碱过多、利尿过度等原因。总结可归为钾摄入不足、钾的排出量增加和钾在体内的分布异常造成钾降低。

(2)临床表现:低钾的临床表现可见于多个器官系统,其严重程度与钾缺乏程度密切相关,一般情况血浆钾浓度低于 2.5～3.0mmol/L 时才出现严重的临床症状。

①缺钾可导致心率失常,主要是房性期前收缩及室性期前收缩,偶尔有房性心动过速、心房扑动,可以引起心肌病变、心脏扩大,使心力衰竭加重,容易发生洋地黄中毒,还可因自主神经功能紊乱而出现低血压,严重时可出现心室颤动。

在低钾时心电图的变化可见到累及心肌复极波段的变化,即 ST 段下斜,T 波降低,U 波增高,Q-U 间期延长,严重低血钾时 P 波可增高,P-Q 间期延长,QRS 波群增宽。

②神经肌肉症状为缺钾的突出表现,当血清钾低于 3mmol/L 时即可出现软弱无力,在 2.5mmol/L 以下时可以出现软瘫,以四肢近端肌肉为最多,严重时累及躯干、上肢肌肉,甚至发生呼吸肌麻痹,呼吸肌麻痹是低钾血症患者的主要死亡原因。偶有出现感觉障碍者,表现为肌痛,如肩痛、颈痛、周身酸痛或有麻木感。有的患者可有烦躁不安、情绪波动、无力,严重者有精神不振、嗜睡和神志不清等。

③胃肠系统可有口苦、食欲缺乏、食量减少、腹胀、便秘、排尿困难,严重者可出现膀胱尿潴留、肠麻痹。

④还可出现骨骼肌溶解、代谢性碱中毒,如长期低钾可因肾小管损害而出现"低钾血症性肾病"等。

⑤在体征方面有腱反射低下、肌无力麻痹、肠鸣音降低、胃肠胀气。

(3)治疗:低钾血症的治疗首先应该去除致病因素,尽早恢复患者的日常饮食。

①补钾的量、速度、浓度:血清钾在 3.0～3.5mmol/L,可补充钾 100mmol(相当于 KCl 8.0g);血清钾在

2.5～3.0mmol/L,可补充钾 300mmol(相当于 KCl 24g);血钾在 2.0～2.5mmol/L,可补钾 500mmol(相当于 KCl 40g)。一般每日补钾不超过 200mmol(15g 氯化钾)。补钾的速度为 20～40mmol/h。浓度以含钾 20～40mmol/L 或氯化钾 1.5～3.0g/L(即 3‰ 的浓度)。细胞内钾恢复较慢,有时需补钾 4～6d,严重者需补钾 10～15d 以上才能达到平衡。

②途径:对于轻症患者以口服为宜,严重病例合并心血管系统症状、神经肌肉系统症状或不能口服者则可通过静脉补充。

③注意事项:要见尿补钾,尿量要在 500ml/d 以上或在 30～40ml/h 以上时才能补钾。对于无尿患者钾低的不严重时也不宜补钾,这是因为体内蛋白质每天分解也可以释放钾,血钾会逐渐上升。

四、钙、磷代谢异常

1.磷的代谢失调　临床上所测的血磷通常指血清中以无机磷酸盐形式存在的磷,正常人 0.8～1.3mmol/L。磷具有重要的生理作用,它是构成生命物质的重要成分、机体能量代谢的核心物质,参与成骨、凝血和调节某些生物大分子的活性,是人体内的重要物质。饮食和消化液是人体磷的摄入来源。而其排出体外的途径有粪便和尿液,经尿液排出的磷可占 62%。

(1)病因及发病机制:当患者的肾功能出现异常时对磷的排出减少,但机体可通过肾内和肾外因素对其进行代偿,所以在肾衰竭早期血磷仍可保持在正常或正常的稍高水平。但 GFR 下降到仅正常的 20%～30% 时血磷水平多有明显的升高。

(2)临床表现:血磷过高所造成的影响主要是诱发继发性甲状旁腺功能亢进症及转移性钙化。血磷过高可诱发继发性甲状旁腺功能亢进症致 PTH 水平升高,PTH 可以抑制肾小管对磷的重吸收,促进骨钙释放和肠道重吸收而缓解低钙血症。随着肾功能的恶化,血磷水平继续升高,产生骨纤维囊性骨炎、骨软化症、骨质疏松症、肾性骨硬化症。在临床上患者可以出现皮肤瘙痒和皮下组织转移性钙化,角膜钙化则可引起带状角膜瘤;结合膜下钙化则可表现为急性刺激性症状和“眼病”;关节周围钙化可导致肌腱炎和关节炎;血管壁钙化可引起永久性缺血;在心脏可引起心脏传导障碍;肺间质过多钙化可导致限制性和纤维性肺病,继之出现肺动脉压过高,弥散功能下降;神经系统病变;肾组织钙化可损害或加重肾病的进展。其他少见的转移性钙化则表现为软组织坏死、肿瘤钙质沉积病等。过高的 PTH 被认为是尿毒症毒素之一,它与神经病变、尿毒症患者智力低下、识别功能下降、贫血和肌病有关。有报道 PTH 可抑制促红细胞生成素的产生,这可能参与贫血的发生过程。

(3)治疗:GFR 在 30% 以下宜限制磷的摄入,如 GFR 下降到 20% 时,除低磷饮食外,可应用磷结合剂,最初应用氢氧化铝凝胶(每次 15ml,3/d)结合磷,但因长期应用会发生慢性铝中毒,如铝中毒性脑病和骨病,故又开始广泛使用碳酸钙(每次 2g,3/d),它即可以结合铝,又可以为机体提供钙,但在应用过程中应注意监测血钙,因应用它可导致高钙血症,尤其是在应用维生素 D 时更要小心。此外,近年研究发现醋酸钙既可结合肠道中的磷,又可避免高钙血症,虽有可能使血钙升高,但钙磷乘积有显著下降。在骨病严重、PTH 明显上升或 B 超示甲状旁腺体积明显增大(直径>1cm),尤其有腺瘤样变者,宜做甲状旁腺切除术。

在透析患者标准透析液不含磷、延长透析时间、使用表面积较大的透析器,提高透析充分性,可提高磷的清除。

2.钙的代谢异常　钙离子是维持生物体活动的重要离子。人体血钙的平均水平是 2.25～2.75mmol/L。骨髓、胃肠道、肾为调节钙平衡的重要器官。而维生素 D_3 及 PTH 是调节钙稳定的重要激素。

(1)病因及发病机制:慢性肾衰竭患者主要表现为低钙,其机制复杂,与磷潴留、PTH 作用、1,25

(OH)$_2$D$_3$产生不足或活性下降、尿毒症毒素作用、肾体积减小等有关。

(2)临床表现：与发生低钙血症的程度及速度有关，慢性、轻中度的低钙血症可不伴有症状，但血清钙严重而迅速下降时可致明显症状。当血钙低于0.88mmol/L时可发生低钙危象，患者的随意肌、平滑肌痉挛致抽搐、癫痫发作、哮喘发作。低血钙会引起神经肌肉应激性增加，可出现手足抽搐、肌痉挛、喉鸣与惊厥，还可出现感觉异常，如口唇指尖麻木感、蚁走感，有的患者还表现为焦虑、抑郁、躁动、失眠、记忆力减退，严重时可致癫痫发作及精神症状。可以引起骨质钙化障碍，患者可以出现骨质软化、纤维性骨炎、骨质疏松等。血钙低时心肌的兴奋性、传导性升高，可表现为心率增快或心律失常，心电图表现为Q-T间期延长、ST段延长、T波平坦或倒置，低钙血症还可引起神经张力增加，可发生心脏骤停。其他表现还有转移性钙化、消化不良，可有恶心、呕吐、腹痛、腹泻、便秘等。

(3)治疗：判断是否为低钙危象，如是应立即纠正低钙血症，可用10%氯化钙或10%葡萄糖酸钙10～20ml缓慢静脉推注。必要时可在1～2h重复。对于抽搐不止者可静脉滴注上述药品，可用10%氯化钙或10%葡萄糖酸钙20～30ml，溶于1000ml液体中以4mg/(kg·h)钙元素的速度静脉滴注。治疗效果不佳者应考虑是否缺镁。当症状好转后可改口服钙剂。

临床上因尿毒症患者常伴随酸中毒，故虽然患者体内总钙含量降低，游离钙含量不低，而在纠正酸中毒过程中忽略补钙时，患者可以出现低钙性抽搐。

对于慢性低钙患者除口服补钙外，还应服用维生素D制剂。

对于血液透析的患者透析液钙的浓度多为1.5～1.75mmol/L。当透析液钙浓度＜1.5mmol/L时骨钙丢失，可继发甲状旁腺功能亢进和肾性骨营养不良。而增至2.0mmol/L时机体总钙含量增加且可抑制PTH分泌，对维持性血液透析患者伴有低钙血症时，单用高钙透析液易发生高钙血症和无力型骨病，此时透析液钙浓度应＜1.5mmol/L，同时服用维生素D。

五、镁代谢紊乱

血清镁浓度高于1.25mmol/L时为高镁血症。在慢性肾衰竭时常见高镁血症。

1.病因和机制　正常人体即使摄入大量的镁也不致导致高镁血症，这是因为肾有巨大的排镁能力，但在肾衰竭时则可导致高镁血症。这主要由于GFR减少引起，而在GFR下降至30ml/min之前，各种肾内外适应性改变可暂时性维持镁的平衡，肾内的适应性主要是降低肾小管镁的重吸收，增加镁的排泄分数，其他如酸中毒、PTH反应性下降及降钙素等均能抑制镁的重吸收。肾外适应性改变主要表现为肠道重吸收下降，这与尿毒症毒素和维生素D$_3$活性下降有关。

2.临床表现　高镁血症能使神经-肌肉连接点释放乙酰胆碱量减少，抑制了神经肌肉兴奋性的传递，患者可出现食欲缺乏、软弱无力、腱反射减弱、肌肉弛缓性麻痹，重者可发生呼吸肌麻痹及嗜睡或昏迷。高浓度镁能抑制房室传导和心室内传导，并降低心肌兴奋性，可引起传导阻滞和心动过缓，严重时(血镁达7.5～10mmol/L时)可发生心跳停止。高镁还使小动脉、微动脉扩张，外周阻力下降和血压下降。

此外，镁对钙平衡和骨代谢亦有一定的影响，高镁可直接抑制肾小管重吸收钙而致尿钙增加，高镁还可抑制PTH分泌及其反应性降低血钙，亦有学者报道镁不足可抑制PTH分泌，所以镁对钙的影响尚无定论。

3.治疗　要治疗引起高镁的原发疾病，改善肾功能，增加尿镁的排泄均有利于高镁的治疗。由于钙与镁有拮抗作用，由静脉注射葡萄糖酸钙，对急性镁中毒有效。血液透析可纠正高镁血症。为防止高镁血症，临床一般不用含镁的药物，并应用低镁透析液进行透析。透析患者的血镁水平与透析液镁浓度直接相关，若透析前血镁浓度为1.5～2.0mmol/L，应用较低的镁透析液(如0.5～0.7mmol/L)。

六、酸碱平衡紊乱

在慢性肾衰竭患者中由于肾功能减退,常发生不同程度的代谢性酸中毒。代谢性酸中毒是指血浆 H^+ 浓度增高(pH<7.35)和血浆 HCO_3^- 浓度降低(<25mmol/L)。在轻度代谢性酸中毒时血浆 pH 可在正常范围。在个别特殊情况下,代谢性酸中毒患者血浆 HCO_3^- 浓度也可无变化,此时可通过血浆阴离子间隙增加发现。

1.病因和发病机制　慢性肾衰竭时引起酸中毒的机制主要有以下几个方面:①主要与肾小管氨产生不足有关;②肾小管对盐皮质激素反应下降而使远端肾小管泌 H^+ 障碍;③机体代谢产生的如磷酸、硫酸等酸性物质因肾的排泄障碍而潴留;④肾小管-间质损害为主所致肾衰竭者,其近端肾小管 HCO_3^- 重吸收减少;⑤肾代偿性排钠增加,亦可使 HCO_3^- 重吸收减少;⑥慢性肾衰竭时 PTH 水平增加,可直接抑制近端肾小管 HCO_3^- 重吸收;⑦合并一些肾外因素(如腹泻等使 HCO_3^- 丢失过多),以及酸性物质产生增加(如高分解代谢和高蛋白饮食)亦可引起或加重酸中毒。

在慢性肾衰竭早期机体酸中毒并不明显,这主要由一系列肾内外代偿机制的变化来维持体液正常的 pH。

肾内的代偿机制主要有以下几个方面。①部分健存肾单位的代偿性增加 H^+ 排泄,可发生在近端肾小管、髓襻升支粗段和皮质集合管;②残余肾单位氨的产生增加,但当 GFR 低于 $40\sim50ml/min$ 时,总的肾产氨量下降;③降低枸橼酸的排泄:在 GFR 下降时,尿中的枸橼酸排泄率可成比例下降,而血中枸橼酸并没有明显升高,说明潴留的枸橼酸大部分被代谢,增加体内储存碱;④肾小管增加枸橼酸的重吸收,重吸收的枸橼酸盐可以被用来合成碳酸氢盐;⑤部分 CRF 时血中醛固酮水平增加可直接或间接通过对钾的排泄影响远端小管酸化功能和氨的产生。

2.临床表现　轻度慢性酸中毒患者多数能够耐受,如 HCO_3^- 明显降低,则可有较明显的症状,如 HCO_3^- 低于 13.5mmol/L 时,在尿毒症患者中多表现为消化道症状,患者可有虚弱无力、食欲缺乏、恶心呕吐,重者呼吸深大,可呈 Kussmaul 呼吸,偶有哮喘。心血管系统主要表现为心律失常、心肌收缩力减弱,血管对儿茶酚胺反应的反应性减弱致血管扩张、血压下降。对于中枢神经系统,患者主要表现为乏力、嗜睡,甚至昏迷。

慢性酸中毒时,机体长期代偿过程中会对机体产生危害,有学者称之为酸中毒矫枉失衡学说。如酸中毒时骨骼是代偿酸负荷过多的器官,可引起骨结构不平衡——肾性骨病,导致骨质溶解、骨结构的重塑及尿钙重吸收下降;蛋白质分解代谢增加及负氮平衡,主要发生在肌肉组织,现在认为机体蛋白质降解增加主要是通过泛素-蛋白降解小体途径;支链氨基酸分解代谢增加,表现为血浆中缬氨酸、亮氨酸及异亮氨酸水平下降,因而蛋白质合成功能降低,主要与酸中毒时增加支链氨基酸酮酸脱氢酶活性有关;酸中毒还可影响蛋白质的合成,从而使机体生长发育迟缓,其机制与酸中毒致必需氨基酸降解增加而且合成蛋白质的原料不足及 GH 或 IGF-1 内分泌调节异常有关。此外,酸中毒还可促进肾病的进展。

3.诊断　诊断除依据病史、临床表现外,血气分析和血液生化检查具有重要意义:如 HCO_3^-、AB、SB、BB、AG,除外呼吸因素的病因影响后,CO_2CP 下降在临床上常被用作判断 CRF 患者酸中毒存在和程度的依据,轻度<15mmol/L,中度在 $15\sim8mmol/L$,重度<8mmol/L,大多数患者的 AG 增加。

4.治疗　慢性肾衰竭患者酸中毒治疗可选用口服碱剂,主要有碳酸氢钠片,轻者 $1.5\sim3.0g/d$,中、重者 $3\sim15g/d$,必要时($CO_2CP<15mmol/L$)静脉输注。同时治疗引起酸中毒的原发病和对症治疗。

所需补碱量(mmol)=[24-实测 CO_2CP]×体重(kg)×0.3 的计算结果或可按 0.5ml/kg 计算,具体在补碱时首先给予患者 1/2~1/3 的计算量,以后再根据患者的临床表现和检查结果决定进一步的给予量。输入时勿过多过快以防加重心力衰竭,还要注意低钾、低钙,警惕高钠血症、高渗血症。还应知道 5% 的碳酸氢钠溶液每 20 毫升含有 Na^+ 和 HCO_3^- 各 12mmol。

血液透析患者可选用碳酸氢盐透析液,选用的浓度为 35~38mmol/L,透析时既可清除 H^+,又可补充 HCO_3^-,血液透析纠正酸中毒应适度,过度纠正严重代谢性酸中毒(HCO_3^- <10mmol)是危险的,可致脑脊液异常酸化。腹膜透析对患者纠正酸中毒作用较温和,可以使体内酸碱状态稳定,目前临床常用腹透液中所用的是碳酸氢盐,其不引起血管扩张、间皮细胞损害、腹膜结构改变,生物相容性好,浓度多为 27~35mmol/L。

(周广旻)

第六节　肾性骨营养不良症

慢性肾衰竭时,由于钙、磷代谢障碍及继发性甲状旁腺功能亢进、维生素 D_3 活化障碍和酸中毒等引起的骨病称为肾性骨营养不良或肾性骨病。包括儿童的肾性佝偻病和成年人的骨质软化、纤维性骨炎、骨质疏松、铝性骨病等。

一、分类

根据组织学的改变,肾性骨营养不良可分为以下 3 种类型:

1.转化性骨病　又称为继发性甲状旁腺功能亢进症。以 PTH 分泌亢进及骨形成增加为特征,成骨细胞、破骨细胞、髓成纤维细胞等细胞增殖明显活跃,伴髓纤维化。重度甲状旁腺功能亢进者可出现典型的纤维性骨炎改变。

2.低转化性骨病　包括骨软化和发育不全性(或动力缺陷性,ABD)骨病两种,骨形成及骨矿化率下降是其共同特点。前者矿化障碍更明显,未钙化骨质(类骨质)增多,多伴有铝大量沉积;后者骨形成和骨矿化障碍相平行,多与甲状旁腺功能减退、糖尿病、年龄等因素有关。

3.混合性骨病　由甲状腺功能亢进和骨矿化障碍引起,以类骨质增加和髓纤维化共存为特点,骨转化率变化不定。

二、发病机制

1.高转化性肾性骨病　甲状旁腺功能亢进是高转化性肾性骨病的主要因素。肾对维持正常血钙、磷水平有重要作用。慢性肾衰竭早期常合并甲状旁腺过度增生、钙磷代谢异常和骨骼病变,许多因素可导致甲状旁腺功能亢进,如高磷血症、低钙血症、1,25-$(OH)_2D_3$ 水平降低、骨骼对 PTH 抵抗等。在慢性肾衰竭的不同阶段,以一种或多种因素为主,其进行性发展会增加软组织和血管钙化的风险,直接影响慢性肾衰竭患者的生活质量。

(1)磷潴留:磷是维持骨和细胞正常代谢的重要成分。磷在膳食中含量丰富,正常人磷摄入增多不引起血磷增高。慢性肾衰竭时,肾排泄磷的能力降低,轻、中度慢性肾衰竭时血磷水平往往正常,随着肾功能的进一步减退,磷酸盐潴留和血磷水平升高。高磷血症进一步抑制 1,25-$(OH)_2D_3$ 的合成,从而减少肠道钙的吸收和骨钙转运。使血浆中游离钙的浓度降低。为维持正常钙、磷水平,甲状旁腺分泌更多的 PTH 以维持血钙,其结果就是甲状旁腺过度增生作为代偿。接近终末期肾衰竭时,高磷血症成为加重继发性甲状旁腺功能亢进的重要因素。

高磷血症在透析患者较为常见,发生率＞50％可引心血管钙化,增加维持性血液透析患者心血管疾病的死亡风险性。Block 等回顾分析了 6407 例血液透析患者的资料,其中血磷＞2.10mmol/L 者与血磷为 0.78～2.10mmol/L 者相比,死亡风险性增加 27％。不仅如此,高磷血症还导致钙磷乘积增加,引起转移性钙化。Taal 等以双能量 X 线吸收法(DEXA)对血液透析平均 3.5 年的患者进行骨含量测定。结果显示,在慢性血液透析患者中钙磷乘积升高可成为死亡率增加的独立风险因素。钙磷乘积≥5.5mmol/L,死亡风险性增加 3 倍。

(2)低钙血症:人体内的钙约占体重的 2％,其中 99％存在于骨骼中,1％存在于牙齿、软组织、细胞外液中。正常人每天从食物中摄取的钙为 800～1000mg,其中 20％～70％在十二指肠和空肠吸收。PTH、维生素 D、血钙、血磷水平等均可影响钙的吸收。血钙水平降低直接刺激甲状旁腺细胞释放 PTH,在 PTH 作用下,促使骨钙释放并促进肾小管重吸收钙。慢性肾衰竭时低钙血症产生机制涉及:①肾生成 1,25-$(OH)_2D_3$ 减少。使肠道对钙吸收减少,可导致低钙血症,长时间的低血钙可刺激甲状旁腺增生;②靶器官对 1,25-$(OH)_2D_3$ 产生抵抗,使肠道及肾钙吸收减少。低 1,25-$(OH)_2D_3$ 血症和低钙血症刺激甲状旁腺分泌 PTH 增多,由于骨骼对 PTH 抵抗(即 PTH 动员骨钙进入血液,升高血钙的作用减弱),PTH 不能有效动员骨钙入血以升高血钙水平。此外,高磷血症可使钙磷乘积升高,促使磷酸钙在组织中沉积,引起异位钙化,导致低钙血症。

慢性肾衰竭早期,钙、磷代谢即发生紊乱。轻度高磷血症即可引起低钙血症;在慢性肾衰竭的中晚期,GFR＞25ml/min 时,能通过低钙和继发性 PTH 水平增高,增加对 1α-羟化酶的刺激,使肾 1,25-$(OH)_2D_3$ 的产生暂时地维持稳定。此时,虽然血浆钙、磷正常,但常是以 PTH 分泌增加为代价的。随着肾功能的进一步减退,高磷血症和低钙血症加重,从而刺激甲状旁腺分泌大量的 PTH,引起继发性甲状旁腺功能亢进。

(3)1,25-$(OH)_2D_3$ 合成减少:由于 1,25-$(OH)_2D_3$ 产生的原始部位在肾,当肾实质减少时必然导致 1,25-$(OH)_2D_3$ 的产生下降。1,25-$(OH)_2D_3$ 降低可导致继发性甲状旁腺功能亢进。随着肾功能下降,远端肾小管线粒体 1α-羟化酶的合成减少,致 1,25-$(OH)_2D_3$ 的生成减少。此外,磷潴留也可抑制 1α-羟化酶的活性。另外一个因素可能是成纤维细胞生长因子 23,在慢性肾衰竭时可促使 1,25-$(OH)_2D_3$ 产生减少,而成纤维细胞因子 23 可能受饮食中磷的摄入和血清磷水平的调节。因此,成纤维细胞因子 23 可能通过调节肾排泄磷来维持血磷平衡,在磷介导甲状旁腺功能亢进的效应方面起部分作用。

近年来认为,25-羟维生素 D 是维生素 D 的主要贮存形式,是一种循环的维生素 D 黏合蛋白。这种蛋白可被肾小球滤过并通过受体介导机制进入肾小管上皮细胞。慢性肾衰竭患者,由于大量蛋白尿导致维生素 D 黏合蛋白及其与之结合的配体在尿中丢失。维生素 D 缺乏的发生率较高,临床表现为 25-羟维生素 D 水平的降低。随着慢性肾病进展,靶组织中维生素 D 受体或者其配体的减少,使之不能与正常情况下 DNA 反应元件反应。已经证实在慢性肾衰竭患者和动物的甲状旁腺中维生素 D 受体明显减少。体外研究也显示尿毒症患者血浆能干扰维生素 D 受体与 DNA 相互反应。上述因素均影响 1,25-$(OH)_2D_3$ 的作用。在慢性肾衰竭早期,肾组织分泌 1,25-$(OH)_2D_3$ 减少时,失去对 PTH 的反馈抑制,导致 PTH 大量分泌,这可能是慢性肾衰竭时发生继发性甲状旁腺功能亢进的重要原因。

(4)甲状旁腺组织结构异常:除了钙、磷及 1,25-$(OH)_2D_3$ 代谢异常与甲状旁腺增生和功能亢进有关外,在慢性肾衰竭甲状旁腺功能亢进时,发现甲状旁腺组织本身存在结构异常,包括钙敏感受体和维生素 D 受体表达下降,这些改变为原发性还是继发性尚不清楚。

低钙血症可明显刺激 PTH 分泌和甲状旁腺增生,钙的效应可能是通过钙敏感受体所介导,一些研究显示慢性肾衰竭时,增生的甲状旁腺中钙敏感受体表达减少。实验动物应用钙受体激动药激活钙敏感受体可防止甲状旁腺的增生。

1,25-$(OH)_2D_3$ 是 PTH 分泌和维生素 D 受体在甲状旁腺表达的主要调节者,其水平的降低可促使甲状旁腺出现组织结构异常。1,25-$(OH)_2D_3$ 在 PTH 基因转录水平上调节 PTH 分泌,也可通过改变肠道钙的吸收、调节甲状旁腺的增生,改变钙敏感受体的表达和钙的调定点,调节 PTH 的分泌。1,25-$(OH)_2D_3$ 对甲状旁腺生长的效应涉及周期依赖性蛋白激酶抑制剂 p21 的诱导作用,其对甲状旁腺的增生作用在维生素 D 受体敲除鼠中已经得到证实,即正常血清钙可纠正 PTH 水平,但不能改善甲状旁腺的增生。

在肾病时,增生的甲状旁腺中维生素 D 受体的表达减少,对手术切除的结节样增生的甲状旁腺组织染色显示,维生素 D 受体和钙敏感受体明显减少,有些结节可表现为甲状旁腺细胞单克隆样生长。但目前还不清楚钙敏感受体和维生素 D 受体的表达减少是否促进甲状旁腺增生以及甲状旁腺增生与这些受体的表达减少有何种关联。

(5)骨骼对甲状旁腺激素抵抗:慢性肾衰竭存在骨骼对 PTH 的抵抗,即 PTH 动员骨钙进入血液,升高血钙的作用减弱,这一机制也可能促进甲状旁腺功能亢进的发生和发展,骨骼对 PTH 的抵抗涉及许多因素,包括磷潴留、1,25-$(OH)_2D_3$ 水平的降低、PTH 受体下调和 PTH 活性降低。PTH 可促使成骨细胞增加,骨形成和破骨细胞增加骨吸收,改变骨胶原的合成速度,通过影响骨代谢调节钙、磷平衡。慢性肾衰竭时,甲状旁腺对维生素 D 抵抗发挥主要作用,1,25-$(OH)_2D_3$ 通过与 VDR 相互作用可抑制甲状旁腺细胞 Pre-PraPTH 基因 mRNA 转录;抑制 PTH mRNA 翻译和合成 PTH,并上调 VDR 基因的表达,具有抗甲状旁腺增生的作用。轻度肾功能不全时机体对生理水平的 1,25-$(OH)_2D_3$ 已有抵抗作用,且 PTH 水平已有升高。甲状旁腺增生尤其是结节型增生,使 VDR 密度更低。有研究发现尿毒症患者的超滤液有减少小肠 VDR 与 DNA 相互反应的作用,提示尿毒症不仅干扰 1,25-$(OH)_2D_3$ 合成,还能影响 VDR 合成,使机体对 1,25-$(OH)_2D_3$ 的反应性更差,导致机体对 1,25-$(OH)_2D_3$ 抵抗。由此形成的恶性循环导致尿毒症患者血 PTH 持续增高,发生继发性甲状旁腺功能亢进。

早在 1977 年,Massry 就提出 PTH 可能作为种主要的尿毒症毒素,参与了肾衰竭多器官损害。尿毒症时血 PTH 异常增高会对多个器官造成损害,是因为 PTH 受体分布极其广泛。PTH 通过受体介导,可造成钙离子细胞内流增加、排出减少。已证实慢性肾衰竭时,许多细胞钙离子内流都显著增加,包括胰岛、心脏、胸腺、B 细胞、T 细胞、白细胞及血小板等。细胞内钙离子增加,可能是造成尿毒症器官损害的主要因素。

2.低转化性肾性骨病　又可分为骨软化症和无动力性骨病两种类型,其特征为 PTH 水平稍高于正常或降低,不足以维持正常的骨转运,导致骨形成和骨矿化率降低。多见于高龄、腹膜透析及终末期糖尿病肾病患者。近年来,随着透析用水质量的提高,铝蓄积导致的骨软化症的发病率明显下降,但活性维生素 D 不合理的应用、磷结合剂和高钙透析液导致的低转化性肾性骨病的发生率有增加趋势。低转化性肾性骨病的发生可能涉及多种因素。

(1)甲状旁腺激素相对不足:PTH 相对不足是影响骨骼重建和骨转运的重要因素。研究表明,慢性肾衰竭患者需要比正常人更高的 PTH 水平,才能维持骨形成率及成骨细胞的活性,而低转化性肾性骨病患者成骨细胞 PTH 受体基因表达可明显降低。在临床上常以 iPTH 水平作为诊断肾性骨病的主要依据,但研究显示用 iPTH 检测存在一些不足。在血液循环中除具有生物活性的 iPTH(即 PTH 1~84)外,还存在N 端 PTH、中间段 PTH 和大量的 C 端 PTH(即 PTH 7~84),其 C 端 PTH 的作用与 iPTH 的作用相反,可使血钙下降、阻滞破骨细胞形成、抑制骨吸收、降低骨转化率。慢性肾衰竭患者 PTH 7~84 的半衰期较 PTH 1~84 延长,常存在 PTH 7~84 潴留现象,导致低转化性肾性骨病的发生。

(2)骨骼对甲状旁腺激素的抵抗:骨骼对 PTH 抵抗影响骨形成,抑制成骨细胞和破骨细胞功能,与 PTH 水平无关。PTH 诱导的成骨过程需要局部 IGF-1 和 TGF-β 的参与,而在无动力性肾性骨病时存在 IDF-1 抵抗、IGF-1 受体缺陷、IGF-1 生成障碍以及成骨细胞中 IGF-1 和 TGF-β 基因表达的显著降低。骨形成蛋白-7(BMP-7)可增加成骨细胞数目、刺激骨质生成和增加钙磷乘积。慢性肾病时 BMP-7 水平降低抑制了骨合成代谢,使骨形成率降低,导致无动力性肾性骨病的发生。此外,在慢性肾病患者,随着肾功能的降低,对破骨抑制因子的清除明显减少,过高的破骨抑制因子抑制了破骨细胞的分化成熟,导致破骨细胞功能下降,也可能是引起无动力性肾性骨病的重要原因。

(3)酸中毒:慢性肾衰竭常会并发代谢性酸中毒。酸中毒可以促进骨盐溶解,使更多的磷释放到细胞外液中并导致钙的负平衡。酸中毒还可干扰 $1,25-(OH)_2D_3$ 的合成,抑制肠道对钙、磷的吸收,使血浆钙、磷水平下降,促进低转化性肾性骨病的发生。

(4)铝中毒骨软化症与铝在骨骼的蓄积有关,目前随着含铝的磷结合剂应用减少及透析用水质量提高,其发生率已明显降低。

(5)其他因素:应用含钙的磷结合剂或高钙透析液导致钙负荷过高、过度应用活性维生素 D 制剂、老年或绝经后以及全身性疾病导致的骨质疏松、N 端 PTH 片段未知的尿毒症毒素、骨形成抑制因子如白细胞介素(IL-4、IL-11)、PTH 受体表达减少、血钙磷水平过低、甲状旁腺切除术后、既往曾长期应用糖皮质激素治疗、全身营养不良等均与低转化肾性骨病的发生有关。无动力性肾性骨病患者的成骨细胞 DNA 复制水平比正常人明显降低,间接表明了无动力性肾性骨病患者的成骨细胞功能障碍。其他一些因素如高龄、糖尿病、铝的作用等,也会促进无动力性肾性骨病患者成骨细胞增生和抑制其功能。

①低磷血症:高磷血症通过直接作用于甲状旁腺细胞促进 PTH 的合成和分泌。如果控制高磷血症过度,导致相对低磷血症,很可能成为引起相对性甲状旁腺功能减退的重要原因之一。活性维生素 D 能够抑制 iPTH 的合成,广泛应用于继发性甲状旁腺功能亢进的治疗。但如果活性维生素 D 剂量过大,疗程过长,也可能增加部分患者的甲状旁腺功能相对减退的发生概率。

②活性维生素 D_3 制剂应用不当:活性维生素 D_3 可下调成骨细胞的 PTH 受体,因而减弱 PTH 对骨重建的作用。

③高钙血症:无动力性肾性骨病患者的血钙水平明显高于其他类型肾性骨病患者;由于高钙血症是甲状旁腺细胞主要抑制因素之一,因而不合理地长期服用碳酸钙可能是部分患者无动力性肾性骨病的风险因素之一。此外,钙动力学研究表明,无动力性肾性骨病患者骨骼对钙的缓冲能力和处理额外钙负荷能力明显降低,因而无动力性肾性骨病患者存在着高钙血症的倾向。

某肾脏病研究所的研究证实,高转化性肾性骨病与长时间透析、维生素 D_3 不足等因素相关,低转化性肾性骨病可能与维生素 D_3 制剂应用不当、糖尿病等因素相关,而骨铝沉积则与服用铝制剂等因素相关,与透析时间长短无关。

三、临床表现

在慢性肾衰竭早期,肾性骨病多无症状。随着肾功能的减退加重,临床症状和体征发展比较缓慢和隐匿。直到慢性肾衰竭晚期(尿毒症期)才会出现症状,除骨骼严重损害外,常因钙、磷代谢和甲状旁腺功能紊乱引起皮肤瘙痒、贫血、神经系统及心血管系统等组织器官的损害。高转化性肾性骨病和低转化性肾性骨病临床表现和实验室检查基本相似,仅是程度有所不同。

1.骨痛与骨折　骨痛呈持续性或发作性,位置不固定,可累及全身,也可局限于全身某一处。疼痛部位多见于腰背部、髋部、膝关节、踝关节和腿部。疼痛程度不一,常在负重、压力或运动时加重。变换体位时,如坐起或转身可致胸廓、肋骨、髋部的疼痛,按摩不能使之缓解。疼痛多进行性发展,重者卧床不起,甚至致残。任何类型的骨病均可出现骨痛,但以骨软化症更为常见且更严重。体检多无阳性体征,可有局部压痛,偶有关节炎、滑膜炎。

低转化性肾性骨病易引起骨折,多发生于肋骨,也可发生于其他部位。

2.关节炎或关节周围炎　当继发性甲状旁腺功能亢进伴有高磷血症时,羟磷灰石结晶沉积在关节腔或关节周围可出现关节的炎症,表现为单个或多个关节的红、肿,热、痛及僵硬等急性炎症症状,其表现类似于痛风性关节炎。疼痛常发生在肩、腕、膝和指间关节,偶见于踝关节和趾关节。这些患者的血清碱性磷酸酶、钙磷乘积和PTH水平常高于其他透析患者,甲状旁腺切除1~2周后,上述症状可完全消失。

3.皮肤瘙痒　为慢性肾衰竭晚期患者常见症状,充分透析后多可以缓解,但也有部分患者瘙痒极其顽固,对各种治疗方法无效,严重影响患者的情绪、睡眠和正常生活。引起瘙痒的机制尚未完全阐明,顽固且严重的瘙痒可能与继发性甲状旁腺功能亢进有关,甲状旁腺切除可使这些症状缓解或消失。此外,慢性肾衰竭患者皮肤钙含量增高、高钙血症、高钙磷乘积($>5.74mmol/L$)、血清PTH和组胺水平的升高都可能与瘙痒有关。

4.肌病和肌无力　肌无力常见于近端骨骼肌,下肢尤其明显。肌无力多缓慢进展,首先表现为上楼梯困难,随后出现步态不稳、走路摇摆,呈"企鹅"步态。严重者上肢不能抬起,甚至无法自己梳头。但血浆肌酸磷酸激酶水平正常。肌电图无特异性改变,肌肉活检光镜显示轻度非特异性疾病改变,而电镜表现为肌肉严重的退行性病变。PTH水平过高、磷缺乏、维生素D代谢异常和铝中毒等因素均可能与肌病的发生有关。

5.自发性肌腱断裂　常在行走、下楼梯或跌倒时发生四头肌、三头肌、跟腱、手指伸肌腱等断裂。严重的继发性甲状旁腺功能亢进为引起自发性肌腱断裂的主要原因,此外,活性维生素D缺乏、代谢性酸中毒等造成胶原合成代谢异常,引起肌腱弹性组织变性,也可致肌腱断裂。

6.骨骼畸形和生长迟缓　骨骼畸形见于尿毒症和维持性血液透析的儿童和成年人,常见负重长骨(如胫骨、股骨等)变成弓形或跛形。表现为鸡胸、驼背、"O"形腿、双手杵状指畸形,头颅增大,以上、下颌前突为主。成年人骨骼畸形常见于严重的骨软化症,可有椎体压缩性骨折、身高缩短(退缩人综合征)。儿童生长缓慢,身高明显低于同龄儿童。

7.钙化防御　少数患者可出现以外周组织缺血性坏死、血管钙化和皮肤溃疡形成为特征的表现,也可累及到肌肉和皮下脂肪,多见于长期慢性肾衰竭和肾移植成功的患者。疼痛性皮肤溃疡好发于足趾、手指、踝关节、大腿和臀部,皮损与周围皮肤分界清楚。随着皮肤损害的进展,可出现出血性伴缺血性及干性坏死,部分患者进展迅速,很快出现皮肤坏死、溃疡,甚至伴发严重感染。组织活检可见中、小动脉内膜增厚及钙化、皮肤钙化。也有表现为缺血性肌溶解、缺血性心脏病和出血性脂膜炎的个案报道。钙化防御的发生机制不清,降低过高的PTH和控制高磷血症有助于改善上述症状。

8.其他表现　PTH作为一种尿毒症毒素,可造成全身多种组织器官损害,产生一系列临床症状。钙沉积在角膜和结膜可引起红眼综合征。贫血、全血细胞减少和血小板功能异常与严重的继发性甲状旁腺功能亢进和铝中毒性骨病有关;中枢神经系统异常、人格改变、癫痫发作、震颤、痴呆等与高钙血症和铝中毒有关;左心室肥厚、心力衰竭、心律失常、动脉粥样硬化、肺纤维化、肺血管钙化、关节周围钙化等均与PTH升高的程度密切相关。慢性肾衰竭肾性骨病的其他并发症还包括骨质疏松、透析相关性淀粉样变等。

四、辅助检查

1.影像学检查

(1)X线平片：可发现病理性骨折和骨外钙化。一般不需要全身骨骼拍片，可选择性取手前后位、脊柱、胸廓和骨盆前、后位拍片。高转化性肾性骨病的典型表现是骨吸收(骨膜下、皮质内和骨内膜表面吸收，颅骨有斑块状吸收)、骨侵蚀和高密度的骨硬化，如手指骨膜下侵蚀，锁骨、骨盆和头颅骨出现局灶性X线透亮区和毛玻璃样等骨质疏松的改变。骨侵蚀在低转化性肾性骨病中也很常见，假性骨折则是骨软化的特征性改变。

(2)CT：多层螺旋CT冠脉成像检查对确定有无冠状动脉钙化很有意义。面部骨骼畸形患者头颅CT检查可见颅骨硬化、下颌骨面积增大。腰椎定量CT可较精确测量骨矿含量变化。

(3)超声：若发现甲状旁腺体积增大或呈结节性增生，多支持高转化性肾性骨病的诊断，并可用于病情进展和疗效的随访观察。

(4)骨密度测定：双能X线吸收法(DEXA)测量骨矿物质密度(BMD)可用于有骨折或骨质疏松患者的检查，是判断骨量和评价骨丢失率的重要指标。

(5)骨扫描：放射性核素^{99m}Tc-MDP骨扫描可反映骨代谢情况，对组织学分类很有帮助。核素^{99m}Tc-MIBI甲状旁腺扫描对判断甲状旁腺的功能有意义。

2.血生化

(1)血钙和血磷：血磷和血钙可反映体内钙、磷代谢情况。应根据肾功能水平来确定血磷和血钙的正常值范围。如果血磷和血钙水平在相应慢性肾病分期的目标值范围之外，提示存在肾性骨病的可能。血磷和血钙水平对肾性骨病的组织学分类价值不大，但监测其值的变化对判断临床疗效、纠正治疗的不良反应有重要意义。

(2)甲状旁腺激素：iPTH分泌后可降解成氨基端PTH(nPTH)、羧基端PTH(cPTH)和中间片段PTH(mPTH)，iPTH和nPTH有生物活性。而cPTH和mPTH则无生物活性。慢性肾衰竭时肾排泄cPTH和mPTH的能力降低，导致两者在血中的浓度显著升高，但这不能确切反映甲状旁腺的功能。而测定iPTH或nPTH对判断慢性肾衰竭患者甲状旁腺功能意义更大，是目前反映骨代谢最有价值的指标。已有研究证实，高水平的PTH与血管钙化密切相关。高转化肾性骨病患者血PTH浓度高于低转化性肾性骨病，但不同骨病类型之间血PTH浓度有很大程度的交叉，而且由于慢性肾衰竭不同时期骨骼抵抗PTH的程度不同，维持正常骨转化所需PTH水平也不相同，应根据肾功能水平确定iPTH的正常范围。

(3)碱性磷酸酶(AKP)：AKP来源于肝、肾、骨和肠，慢性衰竭时其活性升高表明破骨细胞活动增强。AKP包括总AKP和骨特异性AKP(BAP或bAKP)，前者主要反映骨骼和肝中AKP的活性，易受肝功能的影响。而bAKP由成骨细胞分泌，在骨形成和骨矿化过程中发挥重要作用，目前认为是反映慢性肾衰竭患者各型骨病最有价值的指标，它在血中的浓度不受肾功能和血液透析的影响，与iPTH相关性好，诊断敏感性显著优于AKP。

(4)骨钙素：骨钙素源自成骨细胞的非胶原性蛋白，是一种维生素K依赖性蛋白，其血清水平反映了骨形成的状况。在慢性肾衰竭时，骨钙素经肾清除减少，血中浓度升高。其升高的程度有助于高转化性肾性骨病与低转化性肾性骨病的鉴别。低转化性肾性骨病患者骨钙素水平为正常的8倍左右，而高转化性肾性骨病其水平可达正常的40倍。

(5)铝：对于有铝接触史的患者，血清铝浓度是机体铝暴露水平的良好指标。去铁胺(DFO)试验即静脉内注射 DFO 可动员组织中结合的铝进入血液循环,引起血铝升高,能较好地反映机体总铝负荷。一般在透析后静脉滴注 DFO(30～40mg/kg),44h 后取血,若血铝升高的差值超过 $150\mu g/L$ 为阳性,提示体内有大量的铝蓄积。DFO 试验与联合检测 PTH 水平对诊断铝中毒性骨病值得推荐,DFO 试验阳性以及 iPTH<200pg/ml 对于诊断有意义。

3.骨转化的其他标记物　$1,25\text{-}(OH)_2D_3$ 主要调节骨转化。在慢性肾衰竭时其血浆水平常明显降低。血浆总羟脯氨酸源自骨胶原蛋白降解时释放的产物,其水平与骨重吸收程度及治疗反应密切相关。Ⅰ型胶原是骨基质的主要成分,血液循环中前Ⅰ型胶原C端前肽升高已成为评价代谢性骨病的指标。

4.骨活检　是确定肾性骨病类型最准确的检查方法,伴有以下情况的慢性肾衰竭患者要考虑骨活检。①自发性或很小创伤造成的骨折(病理性骨折);②合并无法解释的高钙血症、严重骨痛或无法解释的 bAKP 活性增高,血 iPTH 水平在 100～500pg/ml(慢性肾病 5 期)的患者;③根据临床症状或铝暴露史疑诊铝中毒性骨病;④有明显骨病症状以及难以治疗或疗效评价困难的患者。

骨活检前 3 周和 1 周患者分别服用单剂量四环素类作为荧光标记,该药可迅速渗入到新形成的骨中,根据活检组织中两条荧光线的距离可判断骨转化速度。患者在第 1～3 天需口服四环素 150mg,每日 3 次,第 16～19 天需口服土霉素 0.25g,每日 4 次,第 22 天在局部麻醉下,可采用 Jamshidi 针行活检,部位多取髂前上棘或髂后嵴。将 Jamshidi 针垂直刺入骨组织约 2cm,轻轻摇动折断基部,拔针后用针芯将所取骨组织(直径约 2mm,长 1.5～2cm)推入盛有冷无水乙醇的小瓶中固定,0℃放置 2h(不能冰冻)以上。采用非脱钙法固定组织,骨组织学检查,包括常规染色、铝染色和四环素双标记,依靠计算机辅助定量形态学分析计算出类骨质而积、类骨质宽度、骨小梁面积、骨校正矿化率、矿化时间、破骨细胞及成骨细胞数、吸收腔面积等,观察骨铝沉积情况。

五、诊断

慢性肾衰竭患者肾性骨病发生率高,临床表现隐匿,早期诊断困难。骨活检作为诊断和分类的金标准,因具有创伤性在临床中的应用受到限制,因此诊断需结合病史、临床表现、血生化检查(血钙、磷、iFTH 和 bAKP)和影像学检查综合判断。

目前多根据血 iPTH 水平对肾性骨病进行分型,但由于 iPTH 对判断骨代谢的价值有限,因此,完全依赖 iPTH 对肾性骨病的诊断与分型仍有争议。临床采用普通 X 线和 CT 诊断肾性骨病,但两者在提供骨密度信息方而的价值也很有限,不能对骨质量做出评定。X 线发现有明显骨质改变时,骨量丢失已>30%,多为肾性骨病的中晚期。定量 CT 横断扫描能分别测量骨皮质和骨松质,其测量值可反映实际骨矿含量的变化。腰椎定量 CT 检查具有无创、简便、快速等优点,对骨松质测量的精确性和敏感性均很高,便于临床应用。

尽管骨活检作为诊断慢性肾衰竭患者肾性骨病的金标准。但考虑到骨活检的有创性和不易操作,并未在临床实践中得到广泛应用。在目前还无任何影像学方法可以替代骨活检的情况下,血钙、血磷和血 iPTH 仍是临床最常用的监测指标。如果同时考虑 bAKP 的水平,则 iPTH 的预测意义就大大增加。

高转化性肾性骨病表现为血清 iPTH、AKP 和 bAKP 显著升高,骨骼 X 线表现为纤维性囊性骨炎(骨膜下骨吸收伴斑块状骨硬化),骨活检可见破骨细胞、成骨细胞、骨矿化率、骨形成率等增高;低转化性肾性骨病表现为血清 iPTH、AKP 和 bAKP 正常或偏低、血铝明显升高、去铁胺试验阳性,骨髓 X 线可见假性骨折线伴骨密度下降,骨活检示破骨细胞、成骨细胞、骨矿化率下降,其中骨软化症时矿化骨减少,类骨质相对增多,而无动力性肾性骨病时矿化骨与类骨质比例正常。混合性骨病则兼有高转化性肾性骨病(iPTH

升高)和低转化性肾性骨病(铝中毒)的特点。出现以下情况应考虑低转化性肾性骨病:①有低磷血症或低磷血症倾向者;②易发生骨折或假性骨折者;③在应用活性维生素 D 过程中症状加重者;④血 iPTH<100pg/ml 的慢性肾病 5 期(CKD5)患者;⑤已经发生转移性钙化者。

六、治疗

临床应注重肾性骨病的预防,当慢性肾病患者的血清钙、磷和 iPTH 超过正常值范围(应根据肾功能的分期确定)时,就应开始治疗。治疗的原则:①维持血钙、磷水平尽可能接近正常;②防止和纠正甲状旁腺功能亢进的发展及甲状旁腺增生;③避免接触毒性物质(如铝和氟化物);④恢复正常的骨矿化;⑤防止和逆转骨外钙化;⑥避免治疗带来的风险。

治疗方案的实施要根据肾功能的分期、iPTH 水平和肾性骨病的类型进行规范化的分阶段治疗。在整个治疗过程中要监测 iPTH 水平的变化、纠正代谢性酸中毒、避免和治疗铝负荷过多,控制继发性甲状旁腺功能亢进的进展,防止和减少骨外钙化及无动力性肾性骨病的发生和发展,提高患者的生存质量。

1.一般措施　肾性骨病患者应定期门诊随访,监测相关指标相当重要,以便及时调整治疗方案,从而避免由于治疗过度而带来的相应并发症(如无动力性肾性骨病)。有铝和氟化物等毒物暴露史的患者,应尽量减少空气和水中相关毒物的污染,改善环境因素。而早期分阶段治疗肾性骨病,可延缓慢性肾病的进展。

2.饮食治疗　磷广泛存在于各种食物中,如鱼、虾、蛋、奶和奶制品、肉类、家禽、谷物、豆类、软饮料等,正常成年人每天摄入磷 $1.0\sim1.8g$,由于磷的摄入与饮食中蛋白的摄入量密切相关,因此低蛋白饮食是减少磷摄入的主要方法。极低蛋白饮食[$0.3g/(kg \cdot d)$]加 α-酮酸治疗可将磷摄入限制在 $3\sim5mg/(kg \cdot d)$,而且不会发生营养不良,同时可延缓慢性肾脏病进展。当血磷或血 iPTH 水平升高超过慢性肾病各期的正常目标范围时,磷的摄入应<800mg/d(根据每天蛋白质需要量调整)。在开始饮食限磷后每周要监测血清磷水平。对于慢性肾病 5 期低血钙的患者适当给予高钙饮食有利于钙的补充,而限制高镁饮食可避免软组织钙化。

3.药物治疗

(1)高转化性肾性骨病

①磷结合剂:高磷血症出现以下情况时就应开始应用磷结合剂治疗。a.患者已经严格控制饮食中磷的摄入,仍不能控制血磷在正常目标范围者;b.只有通过严格的限磷饮食才能控制血磷,但这种饮食控制会影响患者其他重要营养物质的摄入;c.在限制饮食中磷的摄入后,即使血磷的水平并不升高,血 iPTH 的水平仍然偏高。

含钙的磷结合剂已成为治疗继发性甲状旁腺功能亢进的首选药,如碳酸钙、醋酸钙等,于餐中服用,以最大程度发挥降血磷作用。目前临床应用最多的是碳酸钙,口服,$1\sim6g/d$,长期服用可导致高钙血症,甚至软组织和血管钙化,因此用药期间须定期监测血钙变化。醋酸钙溶解度高,是有效的磷结合剂,因剂量小发生高血钙机会较少。为防止高血钙,由含钙的磷结合剂提供的元素钙剂量应<1.5g/d,包含饮食在内的元素钙摄入量应<2g/d。不含钙的磷结合剂适用于高血钙者(校正钙>2.54mmol/L 或 10.2mg/dl)、有严重的血管钙化或其他软组织钙化的透析患者。血 iPTH 水平偏低的透析患者也应使用不含钙、铝、镁的磷结合剂治疗,否则易导致骨外钙化。常用的药物有司维拉姆,是一种含阳离子的多聚烯丙胺,不含钙和铝,不增加钙负荷,很少引起高钙血症,口服后不被胃肠道吸收,不进入血液,可结合肠道中的磷,减少磷的吸收,从而降低血磷。此外,它还能降低血浆总胆固醇及低密度脂蛋白(LDL)胆固醇。碳酸镧组织吸收少,毒性小,临床试验证实降低血磷效果明显。含铁磷结合剂,如葡萄聚糖铁、麦芽糖铁、枸橼酸铵铁、右旋糖酐铁等,既可补铁,又可结合磷,降血磷效果好。对血钙、血清铁、铁蛋白等指标无显著影响,可有效降低血磷,被认为是很有前途的药物。含铝的磷结合剂,如氢氧化铝、硫酸铝。由于长期使用会引起铝蓄积,造成骨骼和神经系统损害,故仅用于经上述治疗及充分透析后仍有严重的高血磷者(>2.26mmol/L 或 7mg/dl)或少数有反应的患者。但只能短(3~4周)应用,然后改为其他的磷结合剂,同时应增加透析频率。

②含钙制剂:患者血清总钙校正水平<2.1mmol/L,且伴有以下情况时应使用含钙制剂以提高血清钙。a.有低钙血症的症状,如感觉异常、支气管痉挛、喉痉挛、手足搐和(或)癫痫发作或血 iPTH 的水平高于慢性肾病分期的目标范围。b.高磷血症者,口服大量钙剂可使钙磷乘积增加,有导致软组织钙化的风险,应在血磷<1.78mmol/L(5.5mg/dl)时补钙为宜。

临床应用的钙剂有碳酸钙、醋酸钙、枸橼酸钙、葡萄糖酸钙和乳酸钙等,其中以碳酸钙价廉、无味、易于耐受、含元素钙高、能纠正酸中毒,并可结合肠道中的磷,宜首先选用,是最理想的钙剂,可在每次餐中服用,1~6g/d。

③活性维生素 D:是治疗继发性甲状旁腺功能亢进和高转化性肾性骨病的重要药物,可直接作用于甲状旁腺,降低 PTH 基因的转录、减少甲状旁腺细胞的增生、抑制 PTH 的合成与分泌,并增加 VDR 数目,增加甲状旁腺对钙的敏感性,恢复钙正常调定点。也可间接促进小肠对钙的吸收,提高血钙水平,反馈性抑制 PTH 分泌。

国内肾病学界的专家对此类药物在继发性甲状旁腺功能亢进中的临床应用达成了共识。应用活性维生素 D 不仅有利于高转化性肾性骨病的治疗,也有利于继发性甲状旁腺功能亢进所致的其他全身器官损害的恢复。原则上采取最小剂量的活性维生素 D 维持血 iPTH、钙、磷在合适的目标范围内。如果过度应用活性维生素 D,易引起高钙血症和钙磷乘积升高,导致软组织和血管钙化以及无动力性肾性骨病发生。因此,应根据慢性肾病分期和 iPTH 水平,合理应用活性维生素 D,在治疗过程中密切监测血 iPTH,钙、磷水平和钙磷乘积等,调整药物剂量。目前临床应用的活性维生素 D 制剂有 $1,25-(OH)_2D_3$(骨化二醇)和 1α-羟维生素 D_3(阿法骨化醇)。

适应证:慢性肾病 3~5 期(CKD3~CKD5)患者,血浆 iPTH 超过相应目标范围;无肾功能迅速恶化、依从性好的患者(对于肾功能快速恶化的患者、依从性差以及不能随访的患者,建议不应给活性维生素 D 治疗)。应用活性维生素 D 治疗前必须纠正钙、磷水平异常,使钙磷乘积<4.52mmol/L[55(mg/dl)²]。

方法分为口服和静脉两种,其中口服又分为每天口服和口服冲击疗法。每天口服(小剂量维持)疗法适用于轻度继发性甲状旁腺功能亢进患者或中重度继发性甲状旁腺功能亢进维持治疗阶段。口服本品 $0.25\mu g$,每日 1 次,最好于夜间睡眠前肠道钙负荷最低时给药。服药期间应注意监测血 iPTH,需根据以下情况调整剂量。若能使 iPTH 降低至目标范围,可减少原剂量的 25%~50%,甚至隔天服用,并根据 iPTH 水平,不断调整剂量,避免 iPTH 水平的过度下降及反跳,直至以最小剂量维持 iPTH 在目标范围;若 iPTH 水平无明显下降,则剂量增加 50%,治疗 4~8 周后 iPTH 仍无下降或未达到目标范围,可试用大剂量间歇疗法。大剂量间歇疗法(口服冲击疗法)适用于中重度继发性甲状旁腺功能亢进患者。iPTH 300~500pg/ml 时,每次口服 1~2μg,每周 2 次;iPTH 500~1000pg/ml 时,每次口服 2~4μg,每周 2 次;iPTH >1000pg/ml 时,每次口服 4~6μg,每周 2 次。用药期间亦需根据 iPTH 变化调整剂量,如果经治疗 4~8 周后,iPTH 水平没有明显下降,则每周骨化三醇的剂量增加 25%~50%;一旦 iPTH 降到目标范围,骨化三醇剂量减少 25%~50%,并根据 iPTH 水平,不断调整骨化三醇剂量。最终选择最小的骨化三醇剂量间断或持续给药,维持 iPTH 在目标范围。间断静脉疗法适用于血液透析或腹膜透析患者,疗效优于口服者。应使患者的血 iPTH 降到 150~300pg/ml,如果患者校正的血钙、血磷高于目标范围,可以试验性应用维生素 D 衍生物。常见不良反应有血钙、血磷升高及转移性钙化,应严密监测血钙、磷、iPTH 及钙磷乘积水平。若患者出现高磷血症,应积极降磷治疗;血钙>2.54mmol/1(10.2mg/dl)时,应给予以下处理。处理方法:减少或停用含钙的磷结合剂,有条件时应用不含钙的磷结合剂;骨化三醇减量或停用,待血钙恢复正常再重新开始;对于透析患者,可应用低钙(1.25mmol/L 或更低)透析液透析,透析过程中应密切监测患者的症状及血压。

④钙敏感受体激动药:CaR 激动药属苯烷基胺类化合物,能增强甲状旁腺 CaR 对细胞外钙的敏感度,从而在血清钙稍低于正常水平时可使受体活化,对 CaR 产生变构激活作用。CaR 激动药可以快速有效降低继发性甲状旁腺功能亢进患者血 iPTH 水平,同时不升高血钙和血磷水平,甚至能降低钙磷乘积。Torres 观察了新一代 CaR 激动药 cinacalcet HCL 对 52 例血液透析伴继发性甲状旁腺功能亢进患者单次剂量的疗效,发现大剂量 cinacalcet HCL 治疗后 PTH 水平明显下降,血钙水平也有所下降,但未发生低钙血症。动物实验表明,CaR 激动药还具有抑制甲状旁腺细胞增生和阻断甲状旁腺增生进展的作用。Wada 等认为 CaR 激动药可减少成骨和破骨细胞的活性,可能有益骨骼重建。但也有学者持不同观点,认为应用 NPSR-568 治疗并不增加骨形成率,对成骨细胞或骨形成率无影响。总之,CaR 激动药为高转化性肾性骨病的治疗提供了新的有力手段。但它对骨代谢方面的作用还不确定。

⑤维生素 D 衍生物:近年来问世的新型维生素 D 衍生物,有与骨化三醇相似的抑制甲状旁腺 PTH 合成与分泌的作用,但很少引起高钙血症。这些药物都保留了骨化三醇结构中与 VDR 结合的 A 环,仅对其 D 环和侧链上的羟基进行了不同形式的替换,使其药动学发生改变,影响生物学效应。此类药物至少部分通过 VDR 介导作用使前髓细胞向单核细胞分化,并抑制 T 淋巴细胞增殖、促进树突状细胞成熟和延长存活时间而发挥免疫调节作用。另外此类药物还具有控制激素分泌、抑制细胞生长、诱导细胞分化、抑制肾小球固有细胞增生、促进肾小球修复等作用。目前已在临床应用的维生素 D 衍生物包括有 22-氧化骨化三醇[oxacalcitriol 或 22-oxa-1α-25(OH)$_2$D$_3$]、帕立骨化醇[paricalcitol 或 19-nor-1α-25(OH)$_2$D$_2$]和度骨化醇[daxercalciferol 或 1α-(OH)D$_2$],均能有效地降低 PTH 水平,而对血钙、血磷浓度影响极小。在成年人血液透析患者,新型维生素 D 衍生物与含钙的磷结合剂联合应用时。可充分控制血 PTH 水平,而血钙和血磷水平变化较小。目前还不能肯定新型维生素 D 衍生物能否完全替代骨化三醇。这类药物对骨骼和心血管系统的影响以及对血管钙化的长期作用目前也不清楚。

(2)低转化性肾性骨病,多发生在高转化性肾性骨病的后期,主要表现为"铝相关性骨病"或无动力性肾性骨病。主要防治措施如下:①祛除铝中毒和(或)非铝性致病因素,有铝中毒者可给予去铁胺治疗。②降低血磷,适度补钙,方法同前所述。③合理应用活性维生素 D 制剂,避免过度抑制 PTH 合成与分泌。④应用低钙透析液。⑤应用重组人生长激素(rhGH)或 IGF。生长激素能刺激软骨细胞生长,并通过刺激成骨细胞和破骨细胞分泌直接或间接提高骨转化。Katzmann 等应用 rhGH 治疗 19 例(女 10 例,男 9 例)营养不良的维持性血液透析患者,其中 14 例完成了 12 个月的治疗,每次血液透析(每周 3 次)后皮下注射 rhGH 0.25U/kg,治疗后 12 个月后,IGF 水平和骨转化明显增加,对骨形成有影响。IGF-1 具有与 rhGH 相似的作用,可以提高骨代谢,增加骨密度。⑥BMP-7,可抑制各种肾损伤导致的肾小管上皮细胞去分化、间充质细胞转化和凋亡,抑制损伤介导的系膜基质聚集,影响成骨细胞的形态和数量,抑制骨重吸收,增加骨形成和骨骼钙磷沉积,纠正慢性肾病的离子紊乱,防止血管钙化。Lund 等给予无动力性肾性骨病大鼠模型 BMP-7 后,发现能明显抑制成骨细胞的数量和形态,并能抑制骨形成率、矿物质沉积率、逆转骨代谢。但尚未应用于临床。⑦其他,纠正铁缺乏和代谢性酸中毒、改善营养状况等均可防止和减少低转化性肾性骨病的发生。

4.增加透析充分性 肾性骨病仍然是以控制饮食和药物治疗为主,当增加磷结合剂不足以控制血磷水平或对磷结合剂不能耐受时,应延长透析时间。增加透析频率(每周4次或每天透析)可明显增加磷的清除。南京军区南京总医院解放军肾脏病研究所的研究发现,高通量透析能显著降低患者血PTH水平,改善肾性骨病,这种作用可能与增加磷的清除及升高患者血钙水平有关。

对于透析患者,当钙>2.26mmol/L时避免用含钙的磷结合剂,调整透析处方,如增加透析次数,使用大面积及对磷清除好的透析器、应用低钙透析液(1.25mmol/L或更低)、联合血液灌流或血液透析滤过作为辅助措施。

血液透析或腹膜透析的透析液钙浓度应为1.25mmol/L,部分患者透析液的钙浓度可能需要多次调整。低钙透析可使AKP和PTH分泌增加,降低心血管并发症。在低PTH伴无动力性肾性骨病时,应考虑应用更低钙浓度的透析液(如0.75～1.0mmol/L)。此时,低钙刺激PTH的分泌增加,骨转运增加。血iPTH至少应达到100pg/ml才能避免低转化性肾性骨病。但是,注意防止过度刺激PTH分泌导致高转化性肾性骨病。因此,如果PTH水平>300pg/ml,透析液的钙浓度应再次调整。当此种治疗导致显著的骨矿物质流失,常规治疗难以维持钙平衡时,均需要应用更高钙浓度的透析液(通常为1.75mmol/L)。低钙透析液联合口服含钙的磷结合剂,能更好地降低血磷,减少高钙血症的发生,预防和减少心血管钙化,降低病死率。

5.介入治疗 Solbiati等在1985年首先报道了在超声引导下经皮甲状旁腺腺体内注射无水乙醇,治疗继发性甲状旁腺功能亢进。此后又有学者对上述治疗方法进行了改良,采用CT定位引导或超声引导经皮细针穿刺甲状旁腺腺体内注射无水乙醇、骨化三醇或其他维生素D衍生物,可使腺体机化或抑制PTH的产生,取得了较好的效果。因此,甲状旁腺腺体内介入治疗对难治性继发性甲状旁腺功能亢进是一种安全、有效、损伤小、费用低的治疗方式。

介入治疗的指征为:①尿毒症透析患者,伴有严重的骨痛和(或)瘙痒等症状;②血清钙浓度正常,但血iPTH明显升高(>400pg/ml);③影像学检查为孤立的结节性甲状旁腺增生;④药物治疗抵抗的高转化性肾性骨病;⑤患者知情同意,依从性好;⑥排除铝中毒性骨病。

6.手术治疗 手术切除甲状旁腺是治疗高转化性肾性骨病的最后选择。

(1)指征:经过规范的药物治疗仍不能控制的伴有高血钙、高血磷的严重继发性甲状旁腺功能亢进(iPTH持续>800pg/ml),排除铝中毒,并出现下列任何一项者。①持续进展的高钙血症;②重度难治性瘙痒;③钙磷乘积>5.74～6.56mmol/L及伴广泛性骨外钙化;④进行性骨骼、关节疼痛,骨折或畸形;⑤成功肾移植后持续性高钙血症;⑥钙化防御;⑦顽固性高磷血症;⑧影像学检查证实甲状旁腺明显增大。

(2)手术方式:分为甲状旁腺次全切除术、甲状旁腺全切加自体移植术和甲状旁腺完全切除。完全切除术后可发生永久性甲状旁腺功能低下和低钙血症,临床很少采用。次全切除多为切除3个甲状旁腺和第4个甲状旁腺的1/2,术后有甲状旁腺功能低下和复发的可能。全切加自体移植是将甲状旁腺全部摘除,同时取部分腺体移植在自体前臂内。

(3)并发症

①低钙血症是甲状旁腺切除最常见的并发症。甲状旁腺切除术后应注意以下几点:a.术后48～72h,应检测血清离子钙水平,每4～6小时1次,以后每日2次,直至达到稳定状态;b.如果血清离子钙或校正后的总钙水平低于正常[离子钙<0.9mmol/L(3.6mg/dl),较正后总钙降至1.8mmol/L(7.2mg/dl)],应该以1～2mg/(kg·h)的速度静脉注射葡萄糖酸钙,使血中离子钙浓度保持正常水平(1.15～1.36mmol/L或4.6～5.4mg/dl);c.当血中离子钙水平达到正常且保持稳定后,应逐渐减少钙剂的用量;d.能口服药物者,可给予碳酸钙1～2g,每日3次,同时给予骨化三醇,最大量为2μg/d,并调整到合适剂量以保持离子钙在正常水平;e.如果患者术前正在接受磷结合剂治疗,则应根据血磷的水平停药或减量。少数患者血磷过低时,

需补充磷制剂。

②其他并发症:并发症少见,包括喉返神经损伤、手术切除不完全、术后甲状旁腺功能亢进复发、甲状旁腺全切后移植物成活不理想,导致低 PTH。在进行甲状旁腺二次探查手术前,应行甲状旁腺影像学检查,如 ^{99m}Tc-Sestamihi 扫描、超声、CT 或磁共振检查等。

（周广旻）

第十八章 血液透析

第一节 血液透析的原理

一、弥散

溶质溶于溶液是一个溶质均匀分布到溶剂中的过程。只要溶质在溶剂中的浓度不均衡分布,存在浓度梯度,溶质分子与溶剂分子的相互运动,就会使溶质分子在溶剂中分布趋于均匀,这种分子运动产生的物质迁移现象称为弥散。

血液透析就是应用弥散的原理,在透析膜两侧存在某种溶质的浓度梯度,该溶质将由高浓度一侧向低浓度一侧扩散,最后达到动态平衡。尿毒症病人通过血液透析可以达到清除体内高浓度有毒代谢产物,补充体内所需物质的目的。弥散对清除相对分子质量＜5000 的小分子效果最好。弥散遵循 Fick 第一定律,溶质在一定距离(dx)的流动(J):

$$J = D \times A \times (dc/dx)$$

公式中,dc:距离之间的浓度差;A:扩散发生的面积;D:在一定的温度下溶质在溶液中的扩散系数。

Fick 第一定律指的是在一种理想的状态下(所有离子都是自由的)溶质在溶液中的流动情况。但是,由于透析液和血液不是理想的溶液,溶质扩散要受一定因素的影响:溶质的大小和变化、溶质以复合形式存在、蛋白的浓度、透析膜的理化特性、跨透析膜的温度梯度及透析液和血液的流动特点等。

二、对流

对流是在外力作用下溶质、溶剂或整个溶液的移动过程。促使溶质移动的动力是压力差(超滤)和溶剂(水)牵拉,而不是浓度差。对流可在二相或多相间发生。

血液滤过就是应用对流的原理,血液和滤过液被滤过膜分开,膜两侧有一定压力差,血液中的水分在负压作用下由血液侧流到滤过液侧,血液中小于滤过膜孔的物质也随着水分的移动从血液进入到滤过液。

三、吸附

由于膜材料的分子化学结构和极化作用,使很多透析膜(特别是合成膜)表面带有不同基团,在正负电性的作用下或在分子间力的作用下,很多物质可以被透析膜吸附。例如一些膜材料表面的亲水基团可以选择性地吸附白蛋白、药物及有害物质(β_2-微球蛋白、内毒素和补体等)。

单纯应用吸附原理进行的治疗称为血液灌流。

四、超滤

超滤是通过透析器在一定的压力下将病人体内多余水分排出的方法。超滤可以和透析同时进行,也可以单独进行(单纯超滤或限外滤过)。如果超滤和透析交替分开进行,称为序贯透析。超滤可以通过透析机进行,也可以只通过一个血泵简单进行。超滤有负压、正压和容量3种,现在通过透析机进行的超滤基本上是容量超滤。

(梁晓光)

第二节　血液净化技术

一、血液透析

血液透析(HD)治疗是指血液经过半透膜,利用弥散、对流等原理清除血液中的有害物质与过多水分的方法,是最常用的肾替代治疗方法之一。血液透析技术是其他血液净化技术的基础,目前为止的任何血液净化技术都是在此基础之上发展起来的。

血液透析技术操作流程:物品准备→开机自检→安装管路及透析器→密闭式管路预冲→建立体外循环→血液透析→密闭式回血。

【透析器与管路安装、预冲】

(一)目的及意义

正确安装透析管路及透析器,将生理盐水注入透析管路及透析器,排尽透析管路及透析器内的空气、消毒液,为透析治疗做好前期准备。

(二)操作步骤

1.准备工作

(1)物品:①血液透析器、血液透析管路;②生理盐水。

(2)核对:①治疗前应核对 A、B 浓缩透析液的浓度、有效期;②检查 A、B 透析液连接。

2.开机自检　打开机器电源总开关,不同透析机器按照要求进行机器自检。

3.血液透析器和血液透析管路的安装原则　安装血液透析管路顺序按照体外循环的血流方向依次安装,连接透析器时按操作顺序逐一打开,一个小帽连接一个接头,以避免接头暴露时间过长,注意无菌操作。

(1)检查血液透析器、血液透析管路、生理盐水袋有无破损、漏气,外包装是否完好,查看有效日期。

(2)按照无菌原则操作,注意血液透析管路与透析器连接紧密,夹闭血液透析管路上应关闭的夹子。

(3)将生理盐水、废液收集袋挂于输液架上。将生理盐水与动脉管路连接,废液收集袋与静脉管路连接。

4.预冲原则　采用密闭式预冲。先预冲膜内,血流速 100ml/min,排净透析器膜内气体后,调至血流速

200～300ml/min,膜内预冲完成后连接旁路再预冲膜外。

(1)启动透析机血泵 80～100ml/min,生理盐水先排净透析管路和透析器血室(膜内)气体。生理盐水流向为动脉端-透析器-静脉端。

(2)待生理盐水到达静脉端时,将泵速调至 200～300ml/min,连接透析液接头与透析器上的透析液接口,排净透析器的透析液室(膜外)气体。

(3)生理盐水预冲量应严格按照透析器说明书中的要求,使用适量的生理盐水进行预冲。

(4)当使用湿膜透析器时,应避免将透析器内液体排空。首先将透析回路动脉端管路排气,充满液体后,停止血泵,与透析器连接,再开血泵继续预冲,防止空气进入膜内。

(5)预冲生理盐水应直接流入废液收集袋中,废液收集袋放于机器液体架上,不得低于操作者腰部以下。冲洗完毕后根据医嘱设置治疗参数。

【血液透析开始的操作程序】

(一)目的及意义

血液透析可部分替代肾功能,清除代谢废物,调节水、电解质和酸碱平衡。

(二)操作步骤

操作前应询问患者是否需要如厕,是否测量过体重、血压,是否取得了医师的治疗方案。

1.操作流程 查对姓名、床号→血管通路准备→设置血泵流量 50～100ml/min→连接动脉端→打开血泵→连接静脉端→开始透析治疗→测量生命体征→记录参数。

2.物品准备 碘伏和棉签等消毒物品、穿刺针、无菌治疗巾、止血带、一次性手套、注射器、医用胶布、无菌透明敷料、透析液、抗凝血药物等。

3.血管通路准备

(1)动静脉内瘘穿刺:①检查血管通路;有无红肿、渗血、硬结,并摸清血管走向和搏动。②将治疗巾铺于患者预穿刺肢体下面,选择穿刺点后,用碘伏消毒穿刺部位共 2 遍,消毒范围应为 10cm。③根据血管的粗细和血流量要求等选择穿刺针。④采用阶梯式、纽扣式等方法,呈 25°左右穿刺,先穿刺静脉(顺血流方向),再穿刺动脉(逆血流方向或顺血流方向),妥善固定。⑤将透析动脉管路接口与动脉穿刺针连接,开启血泵 100ml/min。当血液沿透析动脉管路流至肝素注入管口时,根据医嘱推注首剂量肝素。在血液缓慢流动的过程中将管路及透析器中的生理盐水排出,待血液流入透析管路静脉空气捕捉室(静脉小壶)时,停止血泵,将透析静脉管路接口与静脉穿刺针连接。

(2)中心静脉留置导管连接:①打开静脉导管外层敷料,患者头偏向对侧。②将无菌治疗巾垫于静脉导管下。③取下静脉导管内侧敷料,将导管放于无菌治疗巾上。④分别消毒导管和导管夹子,放于无菌治疗巾内。⑤先检查导管夹子处于夹闭状态,再取下导管肝素帽。⑥分别消毒导管接头。⑦用注射器回抽导管内封管肝素,推注在纱布上检查是否有凝血块,回抽量为动、静脉管各 2ml 左右。如果导管回抽血流不畅时,认真查找原因,妥善处理,严禁使用注射器向导管腔内用力推注生理盐水,防止血栓的注入。⑧以下步骤同动静脉内瘘穿刺的步骤⑤。

4.血液透析中的监测

(1)体外循环建立后,测量血压、脉搏,询问患者的自我感觉,记录在血流透析记录单上。

(2)操作自查:①按照体外循环管路血液流向的顺序,依次查对体外循环管路系统各连接处和管路开口处,未使用的管路开口应处于加帽密封和管夹关闭的双重保险状态。②根据医嘱查对机器治疗参数。③观察穿刺部位有无渗血、血肿,询问患者有无疼痛,穿刺针及血液回路是否固定良好。

(3)双人查对:自我查对后,与另 1 名护士同时再次查对上述内容,并在治疗记录单上签字。

（4）血液透析治疗过程中，每小时询问 1 次患者自我感觉，测量血压、脉搏。观察穿刺部位有无渗血，穿刺针有无脱出移位，并准确及时记录。

（5）如果患者血压、脉搏等生命体征出现明显变化，应及时通报医师，随时监测并及时记录，必要时给予心电监护。

5.注意事项

（1）连接患者前要确保透析管路内无气泡，管路无扭曲。

（2）透析管路动脉、静脉小壶处夹好夹子，盖好保护帽。

【血液透析结束的操作程序】

（一）目的及意义

将患者透析器及透析管路内血液回输患者体内，结束透析治疗。妥善处理血管通路，及时止血。

（二）操作步骤

1.操作流程　机器提示治疗结束→按确认键→设置血泵流量 50～100ml/min→回输动脉端血液→夹闭动脉端→打开血泵→回输静脉端血液→结束治疗→测量生命体征→妥善处理血管通路。

2.物品准备　碘伏和棉签等消毒物品、压脉带、一次性手套、生理盐水、医用胶布等。

3.基本回血方法　推荐密闭式回血下机。

（1）确认治疗完成，透析机进入回血程序。调整血液流量至 50～100ml/min。

（2）打开动脉端生理盐水预冲侧管，关闭连接动脉穿刺针侧管路。用生理盐水将动脉侧管路内的血液回输到动脉壶。

（3）关闭血泵，打开连接动脉穿刺针侧动脉管路，靠重力将残留在动脉侧管路的血液回输入患者体内。

（4）夹闭动脉管路夹子和动脉穿刺针处夹子。

（5）打开血泵，用生理盐水全程回血。回血过程中，使用双手轻搓转透析器，但不得用手挤压静脉端管路。当生理盐水回输至静脉壶，安全夹自动关闭后，停止回血。禁止将管路从安全夹中强制取出，防止发生凝血块入血或空气栓塞。

（6）夹闭静脉管路夹子和静脉穿刺针处夹子。先拔出动脉内瘘穿刺针，再拔出静脉内瘘针，用压脉带或胶布加压包扎穿刺部位 15～20min，检查动、静脉穿刺针部位无出血或渗血后放松包扎。

（7）整理用物，清洁、消毒机器。

4.人工血管内瘘或直接动脉穿刺的回血方法

（1）消毒用于回血的生理盐水瓶口。

（2）准备无菌大针头，放置在机器顶部。

（3）调整血流流量至 50～100ml/min。

（4）关闭血泵。

（5）夹闭动脉穿刺针夹子。

（6）拧下穿刺针，将动脉管路与无菌大针头连接，插入生理盐水袋中。

（7）同上基本回血方法的（5）～（7）。

5.注意事项

（1）全程生理盐水回血。

（2）回血过程中，禁止将透析管路从安全夹中强制取出。

【血液透析抗凝血药物的配制】

（一）肝素

肝素是一种阴离子硫酸黏多糖，广泛存在于哺乳动物的肠、肺、肌肉等组织中。其相对分子量为 6000

～25000,单独存在时无抗凝作用,与血液中的抗凝血酶结合后,通过抑制凝血酶作用达到抗凝效果。正常人血液中肝素的半衰期为60～90min,透析患者的半衰期平均为30～120min。静脉注射肝素3min后抗凝作用出现,5～10min达到作用峰值。停止使用肝素3～4h后,凝血功能恢复正常。

1.配制方法　临床上常用肝素钠为2ml的溶液装,每支含肝素12500U。在临床使用中可作为每支100mg计算配制。

应用20ml注射器,抽吸生理盐水18ml,再抽吸肝素钠注射液1支,充分混匀,每毫升含肝素钠5mg(1ml＝625U)。

2.使用方法

(1)持续给药法:透析机都具有持续推注抗凝血药的注射泵,因而保证了透析中肝素持续给药的效果,且操作简单,是现在肝素透析抗凝应用最广泛的方法。

①首次肝素量:首次肝素使用量一般为15～25mg,应于血液透析开始前5～15min,从静脉注入。

②维持肝素量:血液透析过程中用肝素泵以5～10mg/h的速度持续输注,维持肝素的抗凝效果。

③停用肝素:根据情况在透析结束前30～60min停止使用肝素。

(2)间歇给药法:本法在透析开始时未给予首次肝素量,透析开始时根据凝血的控制情况追加肝素。

(二)低分子肝素

低分子肝素是标准肝素降解分离后的产物,相对分子质量为4000～60000抗凝效果通过抑制凝血酶,保存抗Xa因子的抗凝作用实现。较适用于中、高危出血倾向的患者。低分子肝素的半衰期约为肝素的2倍。临床常用的低分子肝素包括低分子肝素钙(速碧林)、达肝素钠注射液(法安明)、依诺肝素钠注射液(克赛)、低分子肝素钠注射液(吉派啉)。一般一次性注入3000～5000U,可维持4h透析不凝血。鉴于不同的低分子量肝素不可互相替代,在临床使用中据病情选择。

1.低分子肝素钙　低分子肝素钙是由普通肝素解聚而成的一种糖胺聚糖,相对分子量为4300。具有快速而持续的抗血栓作用,能预防血液净化治疗期间血凝块形成。没有出血危险的患者,一般根据体重于每次血液透析开始时从静脉端注入起始量。体重低于50kg者起始剂量为0.3ml,体重介于50～69kg者起始量为0.6ml。有出血危险的患者可以据病情使用推荐的起始剂量的50%。当血液透析时间超过4h时,可酌情适当追加。

2.依诺肝素钠注射液　在血液透析中,推荐剂量为1mg/kg,在透析开始后从静脉端推入。体外循环出现早期凝血表现,可按0.5～1mg/kg追加使用1次。

3.达肝素钠注射液　达肝素钠注射液的相对分子量为5000。血液透析时间不超过4h,可一次性快速静脉注射4000～5000U。达肝素钠注射液的常用剂量是每0.2ml注射液含达肝素钠注射液5000U。

4.低分子肝素钠注射液　血液透析使用低分子肝素钠注射液能预防血凝块的形成。血液透析开始后,将低分子肝素钠注射液5000U从静脉端全部推入。

(三)体外肝素化的应用

体外肝素化指体外血液循环的局部肝素抗凝。

1.透析开始的同时由血管通路用肝素泵持续注入肝素,维持体外抗凝。

2.静脉端用注射泵持续注入鱼精蛋白中和肝素。

3.按比例使用肝素与鱼精蛋白。使用的肝素(mg)与鱼精蛋白(mg)的比例常为1∶1。

4.反复测定血管通路动脉端与静脉端的凝血时间,根据结果调整剂量。

(四)停止给药的时机

肝素的半衰期为0.5～2h,平均50min,有时在透析结束前一段时间提前结束使用肝素,在保证体外循环不凝血的前提下,可减少透析后肝素对凝血功能的影响,减少透析后穿刺点出血。一般可提前 15～60min 结束使用肝素。

二、血液滤过

血液滤过(HF)是模仿正常人肾小球滤过和肾小管重吸收原理,以对流方式清除体内多余的水分和毒素。与血液透析相比,具有血流动力学影响小、中分子物质清除率高等优点。

(一)治疗方式和处方

1.治疗方式　血液滤过治疗方式有前稀释置换法(置换液在血滤器之前输入)、后稀释置换法(置换液在血滤器之后输入)和混合稀释法(置换液在血滤器前及后输入)。

2.处方

(1)前稀释置换法:优点是血流阻力小,滤过率稳定,残余血量少,血液在进入滤器前已被稀释,不易形成滤过膜上的蛋白覆盖层。缺点是清除率低,需要的置换液量大。建议前稀释置换法治疗的置换液量不低于 40L。

(2)后稀释置换法:优点是置换液用量少,清除率高。缺点是在血液流入滤器时水分大量被超滤,因血液浓缩会在滤过膜上形成覆盖物导致滤器凝血的可能性增加。因此,高凝患者不宜选用此方式。

(二)操作流程

物品准备→开机自检→安装血液滤过管路及血滤器→密闭式管路预冲→建立体外循环→治疗→密闭式回血下机。

(三)操作步骤

1.物品准备:血液滤过器、血液滤过管路、安全导管(补液管路)、碘伏和棉签等消毒物品、穿刺针、无菌治疗巾、止血带、一次性手套、注射器、医用胶布、无菌透明敷料、生理盐水、透析液等。

2.检查透析机电路连接,开机自检。

3.检查血液滤过器及血液滤过管路,按血液循环的血流方向依次安装,安全导管按照置换液流向顺序安装。

4.密闭式预冲

(1)静脉端向上安装血液滤过器,滤出液口放置在滤器上方。

(2)启动血泵 80～100ml/min,生理盐水冲洗方向为动脉端→透析器→静脉端,不得逆向冲洗。

(3)机器在线预冲通过置换液连接管应用机器在线产生的置换液按照体外循环血流方向密闭冲洗。

(4)建立体外循环,同血液透析,合理设置参数,开始治疗。

(5)密闭式回血下机。

三、血液透析滤过

血液透析滤过(HDF)是血液透析和血液滤过的结合,具有两种模式的优点,通过弥散和对流清除溶质。理论上讲,在单位时间内比单独的血液透析或血液滤过能清除更多的中、小分子物质。

(一)治疗方法和处方

1.治疗方法　包括前稀释置换法(置换液在血滤器之前输入)、后稀释置换法(置换液在血滤器之后输入)和混合系稀释法(置换液在血滤器前及后输入)。

2.处方

(1)常需要较高的血流量(建议＞250ml/min)及透析液流量(500～800ml/min),以更好地清除溶质。

(2)置换液用量:前稀释置换法为50L左右,后稀释置换法为20L左右。需注意,置换量的设置需根据血流量及跨模压进行调整。

(二)操作流程

物品准备→开机自检→安装血液透析滤过管路及血液透析滤过器→密闭式管路预冲→建立体外循环→治疗→密闭式回血下机。

(三)操作步骤

1.物品准备:血液透析滤过器、血液透析滤过管路、安全导管(补液装置)、碘伏和棉签等消毒物品、穿刺针、无菌治疗巾、止血带、一次性手套、注射器、医用胶布、无菌透明敷料、生理盐水、透析液等。

2.检查透析机电路连接,开机自检。

3.检查血液透析滤过器及血液透析滤过管路,按血液循环的血流方向依次安装,安全导管按照置换液流向顺序安装。

4.密闭式预冲

(1)启动血泵80～100ml/min,生理盐水冲洗方向为动脉端-透析器-静脉端,不得逆向冲洗,排净管路及滤器膜内气体。

(2)将血泵速度调至200～300ml/min,将透析液接头与血液透析滤过器旁路连接,排净透析器膜外气体。

(3)机器在线预冲通过置换液连接管应用机器在线产生的置换液按照体外循环血流方向密闭冲洗。

5.建立体外循环:同血液透析,合理设置参数,开始治疗。

6.密闭式回血下机。

四、连续性血液净化

连续性血液净化(CRRT)是指一组体外血液净化的治疗技术,是所有连续、缓慢清除水和溶质质量方式的总称。以对流的原理清除体内中大分子及小分子物质,水和电解质。根据原发病治疗的需要补充一部分置换液,通过超滤可降低血中溶质的浓度,以调整机体容量平衡。它可清除各种代谢产物、毒物、药物和身体内产生的各种致病性生物分子。

(一)目的及意义

1.及时清除多余的容量及溶质,替代肾脏丧失的部分功能,保持血流动力学状态稳定。

2.纠正和维持电解质紊乱及酸碱平衡。

3.代谢控制好血浆氮质浓度平稳。

4.炎性介质不断清除。

(二)操作规程

1.治疗前准备

(1)准备生理盐水、肝素、置换液、注射器、无菌纱布等用物。

(2)操作者按要求着装,洗手、戴口罩,将机器推至病床旁。

(3)连接机器电源,打开电源开关,根据机器显示屏的提示步骤进行安装及预冲。

(4)待机器自检通过,按不同CRRT机器型号进行相应配套安装及预冲工作。

2.治疗开始

(1)设置参数:血流量、置换液流量、透析液流量、超滤速度、抗凝血药等。

(2)准备血管通路:有动静脉内瘘的直接穿刺;留置导管的需消毒导管口 2 遍,并抽吸出导管内的封管溶液并予以无菌纱布包裹。

(3)将血液管路动脉端与患者动脉端连接,按血泵开关,设置为 100ml/min,待放出适量预冲液后停止血泵,连接患者静脉端,治疗开始。若无须放出血液管路预冲液,则在连接血液管路与导管时,将动脉端及静脉端一同接好,即治疗开始。

(4)逐步调整各项参数,检查机器是否正常运转及各监测系统处于监测状态。

(5)密切观察生命体征,认真记录,整理用物。

3.治疗结束

(1)治疗即将结束前,准备生理盐水,无菌纱布,封管液等用物。

(2)治疗结束,按密闭式回血下机,血流量 100ml/min。

(3)为动静脉内瘘穿刺的患者拔除穿刺针,留置导管患者根据管腔容量封管,妥善固定。

(4)按机器提示步骤,卸载血滤器及血液管路,关闭电源,擦拭机器,妥善摆放。

4.以 CRRT Aquarius 机器举例　　各种血液净化治疗机器主要结构大致相同,但因生产厂家的不同,存在各自的优势,在操作中存在细节的不同。我们应当掌握每类机器的特点,严格按照机器操作手册进行操作,避免不良事件发生。

(1)开启机器:机器自动进行自检,为 4~5min。自检结束后为选择治疗模式的界面,治疗模式有 SCUF、CVVH、CVVHD、CVVHDF、HEMOPERFUSION、TPE。选择相应的治疗模式后按 next。

(2)管路安装:界面提示安装管路和液体袋子。管路按相应颜色安装到位,连接压力传感器,动脉端的空袋子。接着按 next。

(3)装入滤器:界面提示安装滤器并连接管路。按机器提示画面上的管路连接方法连接管路与滤器。将盐水和置换液连接好并把废液袋连好。连接完按 next。

(4)连接肝素:根据医嘱的肝素类型选择。如为低分子肝素,则选择 no anticoagulant。

(5)开始预冲:界面有 gotopriming 和 previors 两个选项,选择开始预冲。机器自动预冲大约需要 12min。

(6)预冲结束:提示 priming completed 选项有 next 或 reprime,若还需预冲请按 reprlme,根据需预冲的泵再选择并确认(第 1 袋为肝素生理盐水,第 2 袋再换上生理盐水行预冲,一般选择血泵就可)。

(7)压力及静脉夹检测:按 next 前用粗针头将动脉端连接在静脉端盐水袋子上,即静脉动脉均连接在盐水袋上,然后按 yes。进行自检,时间为 5~6s。

(8)设定参数:自检通过后页面提示 start connection。选择 go to programming,设定参数(每小时超滤率,总超滤量,前置换或后置换液流量)。

(9)治疗:开始连接病人,按 go to connection,然后连接病人。接着界面会提示:是否确定连接病人。按 yes。界面显示 start blood pump go to programming go to connection,选择开启血泵,接着界面提示 next 和 go to programming,选择 next,接着选择 start treatment 开始治疗,按医嘱调整合适的血流量。

(10)治疗结束:从治疗界面中选择 options 然后从中找到结束治疗选项,接着按 yes。然后开血泵回血。

(11)关机:回血结束后,按 next 选项,选择 offaquarius,接着选择 yes。

(三)抗凝方法

常用抗凝方法包括普通肝素抗凝法与低分子量肝素抗凝法。随着连续性血液净化治疗适应证的拓宽及病情的多变,许多危重患者面临治疗中的出血风险。与常规血液透析治疗相比,低分子量肝素抗凝法使用更为广泛。对严重出血或凝血功能不良的患者,可行无肝素治疗。

(四)护理

1.做好心理护理 大多接受连续性血液净化治疗的患者为危重患者,发病急,病情重,患者及家属均会有急躁情绪,要与其建立良好的沟通关系。

2.熟练掌握血净化技术 护士熟练掌握所在科室连续性血液净化机器的操作流程及故障处理,及时消除各种原因引起的报警,保证机器的正常运转。在治疗中能对血滤器及血液管路的凝血状况给予正确评估非常重要。

3.专人护理 治疗由专人床旁护理,做好"三查七对"工作。

4.严密观察 监测血压、心率、呼吸、体温、血氧饱和度、中心静脉压。密切观察病情,有异常应及时通知医生,并规范表格书写,及时记录。

5.做好基础护理 由于患者病情危重、治疗时间长、活动受限、卧床、水肿和循环障碍、生活不能自理,皮肤抵抗力和愈合力减低,容易受损伤,所以应做好口腔、皮肤等基础护理,保持衣服、被褥干燥柔软,床单整洁。动作应轻柔、仔细,防止各种管路的脱落、扭曲。

6.血管通路的护理 治疗过程中,应确保血管通路畅通,防止管路受压、扭曲,妥善固定血液管路。对于神志不清的患者,可适当给予约束。对于穿刺建立血管通路患者,严密观察患者穿刺部位有无渗血,发现问题及时处理。

7.特殊情况 对于无抗凝血药治疗,避免由动脉端输入液体及血液制品,以免血液黏稠加重凝血的发生。护士应加强责任心,床旁看护,遵医嘱定时冲注生理盐水,防止血滤器及透析管路凝血。

五、血液灌流

血液灌流(HP)是将患者的血液引入体外循环系统,通过灌流器滤过非特异性毒物、药物、代谢废物,达到清除这些物质的一种血液净化治疗方法。

(一)目的及意义

通过吸附的方法清除内源性及外源性毒性物质。

(二)操作步骤

1.物品准备 动力装置、血液灌流器、血液透析管路、生理盐水、碘伏和棉签等消毒物品、无菌透明敷料、16G穿刺针、压脉带、一次性手套、注射器、肝素、医用胶布等。

2.准备程序

(1)备齐用物至机器旁。

(2)严格查对,检查血液灌流器型号、有效期、产品外包装有无破损,密封是否完好。

(3)将血液灌流器静脉端朝上,动脉端朝下固定于支架上,灌流器端口小帽用专用扳手逆时针拧开,血液透析管路动脉端与生理盐水连接并充满生理盐水后连接于灌流器的动脉端口,再将血液透析管路静脉端连接于灌流器静脉端。

(4)启动血泵,血流速100～150ml/min进行预冲。预冲即将结束前,采用肝素生理盐水充满灌流器与整个体外透析管路(不同灌流器的操作不同,请注意参照说明书)。目前多采用血液灌流与血液透析治疗并联的方法,即清除毒物又能维持机体内环境的稳定。因此,透析器应加在灌流器下端。

(5)设置参数,准备上机治疗。如果患者呈休克或低血容量状态,可于灌流治疗开始前进行体外预冲,预冲量可采用生理盐水、羧甲淀粉（代血浆）、新鲜血浆或 5％人血白蛋白，从而降低体外循环对患者血压的影响。

3.开始治疗程序

（1）备齐用物至患者床旁，核对患者及各项参数，检查管路预冲情况。

（2）血管通路准备同血液透析治疗。

（3）建立血管通路，从静脉遵医嘱给予首剂肝素，血管通路与动脉端连接，启动血泵 50～100ml/min，当血液流至静脉壶时，关闭血泵，将血管通路与静脉端连接。

（4）体外循环血流量的调整，一般以 100～200ml/min 为宜。研究表明，体外循环中血流流速与治疗效果显著相关，速度过快所需治疗时间相对较长，而速度较慢则需要治疗的时间相对较短，但速度过慢易出现凝血。

（5）监测机器各项压力指标，做好记录。

4.治疗结束程序　同血液透析密闭式回血下机。

（三）抗凝治疗

1.普通肝素　一般首剂量 0.5～1.0mg/kg，追加剂量 10～20mg/h，间歇性静脉注射或持续性静脉输注（常用）；一般结束前 30min 停止追加。

在治疗实施前给予 50mg/L 的肝素生理盐水预冲，再用生理盐水 500ml 冲洗，有助于增强抗凝效果。肝素剂量应根据患者的凝血状态个体化调整。

2.低分子肝素　一般选择 60～80U/kg，推荐在治疗前 20～30min 静脉注射，无须追加剂量。同样肝素生理盐水预冲有助于增强抗凝效果。

（四）治疗时间与次数

灌流器中吸附材料的吸附能力与饱和速度决定了每次灌流治疗的时间。常用药用炭吸附剂对大多数溶质的吸附在 2～3h 达到饱和，因此一次灌流治疗时间不宜超过 3h。对于部分脂溶性较高的药物或毒物而言，在一次治疗结束后很可能会有脂肪组织中相关物质的释放入血的情况，可根据不同物质的特性间隔一定时间后再次进行灌流治疗。

六、血浆置换

血浆置换（TPE）是通过血液净化技术清除血浆中诸如自身抗体、免疫复合物、毒物等大分子物质，以治疗多种疾病的方法。由于血浆置换存在不同的治疗模式，并且不同的设备其操作程序也有所不同，应根据不同的治疗方法，按照机器及所用的管路，血浆分离器或血浆成分分离器等耗材的相关说明书进行。

（一）目的及意义

清除循环中的疾病相关性因子，从置换液中补充机体所需物质。

（二）适应证

1.风湿免疫性疾病　系统性红斑狼疮、类风湿关节炎、系统性硬化症等。

2.血液系统疾病　多发性骨髓瘤、冷球蛋白血症、巨球蛋白血症、溶血性尿毒症、淋巴瘤、白血病等。

3.神经系统疾病　重症肌无力、急性炎症性脱髓鞘性多发性神经病、慢性炎症性脱髓鞘性多发性神经病等。

4.肾疾病　抗肾小球基底膜病、急进性肾小球肾炎、系统性小血管炎等。

5.自身免疫性皮肤疾病　大疱性皮肤病、天疱疮等。

6.代谢性疾病　纯合子或半纯合子家族性高胆固醇血症。

7.其他　器官移植前去除抗体、移植后排异反应、药物过量与蛋白质结合的物质中毒。

(三)治疗方式

1.单纯血浆置换(PE)　通过血液净化技术分离并丢弃体内含有高浓度致病因子的血浆,同时补充同等体积的新鲜冰冻血浆。

2.双重血浆置换(DFPP)　先应用血浆分离器分离出血细胞和血浆,再将分离出的血浆引入膜孔径较小的血浆成分分离器,除去血浆中致病因子,以清蛋白为主的有用物质回输体内。

3.血浆免疫吸附(IA)　应用血浆分离器分离出血细胞和血浆,血液有形成分回输患者体内,使血浆进入吸附器,吸附目标特定物质。血浆成分吸附器有抗原抗体复合物吸附器、低密度脂蛋白(LDL)吸附器、胆红素吸附器等,将净化后的血浆回输患者体内。

(四)操作流程

1.治疗前评估

(1)常规检查血常规、出凝血指标、血清清蛋白、血清球蛋白、血电解质(钠、钾、氯、钙、磷);肝功能、肾功能及与原发病相关的指标等。

(2)由有资质的肾病专科医师负责综合评估患者适应证和禁忌证,确定是否应进行血浆置换及其治疗模式,制订血浆置换治疗方案。

(3)向家属及或患者交待病情,签署知情同意书。

2.确定治疗处方

(1)血浆置换频度:取决于原发病、病情的严重程度,治疗效果及所清楚致病因子的分子量和血浆中的浓度,应个体化制订治疗方案,一般血浆置换疗法的频度时间隔1~2d,一般5~7次为1个疗程。

(2)血浆置换剂量:单次置换剂量以患者血浆容量的1~1.5倍为宜,不建议超过2倍。

(3)抗凝血药物

①普通肝素:一般首剂量0.5~1.0mg/kg,追加剂量10~20mg/h,间歇性静脉注射或持续性静脉输注(常用);一般结束前30min停止追加。实施前给予50mg/L的肝素生理盐水预冲,再给予生理盐水500ml冲洗,有助于增强抗凝效果。肝素剂量应根据患者的凝血状态个体化调整。

②低分子肝素:一般选择60~80U/kg,推荐在治疗前20~30min静脉注射,无须追加剂量。同样肝素生理盐水预冲有助于增强抗凝效果(方法同上)。

③出血风险高的患者,也可在监测APTT下,给予阿加曲班。

(4)置换液的种类:①晶体液如生理盐水、葡萄糖生理盐水、林格液;②血浆制品如新鲜血浆、新鲜冷冻血浆、纯化的血浆蛋白;人血白蛋白溶液;③其他如右旋糖酐-40。

(5)建立血管通路,大多为临时血管通路。

(6)物品准备及核对:①按医嘱准备血浆分离器、血浆成分分离器、专用管路并核对其型号;准备生理盐水、葡萄糖溶液、抗凝血药、配制含有抗凝血药的生理盐水;准备体外循环用的必需物品,如止血钳、注射器、手套等。②常规准备地塞米松、肾上腺素等急救药品和器材。

3.血浆置换治疗操作程序

(1)单纯血浆置换

①开机,机器自检,按照机器要求及操作流程进行管路及分离器的连接并预冲管路及血浆分离器。

②根据病情设置血浆置换参数包括血流量、血浆分离速度及补入速度、血浆置换目标量等;设置各种报警范围。

③治疗刚开始时,全血液速度宜慢,观察 5min 左右,无反应后再以正常速度运行并开启血浆泵。通常血流速度为 80～150ml/min。

④密切观察患者生命体征,包括每 30 分钟测血压、心率等。

⑤密切观察机器运行情况,包括全血流速、血浆流速、动脉压、静脉压、跨膜压变化等。

⑥置换达到目标量后回血,观察患者的生命体征,记录病情变化及血浆置换治疗参数和结果。

(2)双重血浆置换与血浆吸附

①开机,机器自检、按照机器要求进行血浆分离器、血浆成分分离器(血浆成分吸附器)、管路、监控装置的安装连接与预冲。

②根据病情设置血浆置换参数、如血浆置换目标量、各个泵的流速或血浆分离流量与血流量比率、弃浆量和分离血浆比率等;设置各种报警范围。a.血浆置换治疗刚开始时,全血液速度宜慢,观察 5min 左右,无反应后再以正常速度运行并开启血浆泵。通常灌入血浆分离器的血液流速度开始为 80～150ml/min,置换开始后血液流量 100ml/min;分离出的血浆灌入血浆成分分离器的速度是血液流量的 1/4～1/3,为 25～30ml/min。b.血浆吸附治疗开始时,全血液流速宜慢,通常灌入血浆分离器的血流速度开始为 50～80ml/min,逐渐增加至 100～150ml/min,观察 5min 左右无反应后,再开启并运行血浆泵。分离出的血浆以 25～50ml/min(血液流量的 1/3～1/4)的速度灌入血浆成分吸附器。被净化后的血浆流归血液,一并还回患者体内。

③密切观察患者生命体征,包括每 30 分钟测血压、心率等。

④密切观察机器运行情况,包括全血流速、血浆流速、分离血浆流速、动脉压、静脉压、跨膜压变化等。

⑤血浆置换达到目标量之后,进入回收程序,按照机器操作要求进行回收,观察并记录完整。

4.治疗注意

(1)血浆吸附治疗方法 SOP 建议在三级甲等医院进行。

(2)治疗前应进行血常规、血浆蛋白、血生化、肝肾功能、凝血指标及疾病相关特异性检查。

(3)治疗中血流速度不可超过 150ml/min。

(卢新明)

第三节　急性肾衰竭的血液净化治疗

一、定义

急性肾衰竭(ARF)是指肾小球滤过功能在数小时至数周迅速下降而引起的以水、电解质和酸碱平衡失调及以含氮废物蓄积为主要特征的一组临床综合征。按尿量多少分为少尿型和非少尿型,少数 ARF 患者可无症状,仅在常规生化检查中才发现血尿素氮(BUN)和血清肌酐(Scr)升高,非少尿病例早期易漏诊。近年来,轻型、单一肾衰竭的存活率已有明显提高,但重危患者,特别是创伤、大手术后或严重感染患者的病死率仍高达 50% 以上,这主要由于 ARF 的基础疾病往往较严重、容易产生各种并发症及老年患者比例增加等。预防 ARF 发生、早期诊断及中止其病情的进展,是当前 ARF 临床和研究工作中的一个重要方向。

二、病因与分类

传统的病因分类将 ARF 分为肾前性、肾实质性和肾后性 3 大类。

1.肾前性肾功能不全　是肾对低灌注的生理性反应所致,患者肾组织结构尚正常,恢复肾血液灌注和肾小球超滤压后,肾小球滤过率(GFR)可很快恢复。

2.肾后性肾功能不全　系指各种原因尿路梗阻导致急性梗阻性肾病而导致的 ARF,占 ARF 病因的 3.5%~8%。双肾功能原先基本正常者,除非发生尿道、膀胱颈或双侧输尿管梗阻,一般不会发生 ARF。

3.肾实质性肾衰竭　指各种肾实质疾病发生不同病理改变所致的 ARF。是 ARF 中最常见的类型。按肾实质受累的主要解剖部位,又可进一步分为急性肾小管坏死(ATN)、急性肾小球和(或)肾小血管病变、急性间质性肾炎以及急性肾血管病变 4 类。急性肾实质性肾衰竭的常见病因如下。

(1)急性肾小球肾炎及小血管炎:①急性感染后肾小球肾炎;②急性快速进展性肾小球肾炎;③肺出血肾炎综合征;④狼疮性肾炎;⑤紫癜性肾炎;⑥IgA 肾炎;⑦硬皮病;⑧全身性小血管炎;⑨溶血性尿毒症综合征;⑩亚急性细菌性心内膜炎。

(2)肾血管病变:①急进高血压;②肾动脉栓塞或血栓形成;③肾静脉血栓形成。

(3)急性间质性肾炎:①药物性;②感染性;③代谢性。

(4)急性肾小管坏死:①缺血性;②肾毒性,药物、重金属、生物毒;③急性溶血。

三、临床表现

ARF 临床表现包括原发疾病引起的表现、ARF 引起代谢紊乱和并发症 3 个方面。病因不一,起始表现也不同。一般起病多较急骤,全身症状明显。以急性肾小管坏死(ATN)为例,根据其临床表现和病程规律,一般分为少尿期、多尿期和恢复期 3 个阶段。

(一)少尿或无尿期临床表现

1.尿量减少　尿量骤减或逐渐减少,每日尿量持续少于 500ml 者称为少尿,少于 50ml 者称无尿。对少尿期延长者应注意体液潴留、充血性心力衰竭、高钾血症、高血压及消化道出血和感染等各种并发症的发生。

2.进行性氮质血症　由于肾小球滤过率降低引起少尿或无尿,致使排出氮质和其他代谢废物减少,Scr 和 BUN 升高,其升高速度与体内蛋白质分解状态有关。在无并发症且治疗正确的病例,每日 BUN 上升速度较慢,约为 3.6mmol/L(10mg/dl),Scr 浓度上升仅为 44.2~88.4μmol/L(0.5~1.0mg/dl)。但在高分解状态时,如伴广泛组织创伤、败血症等,每日 BUN 可升高 7.1mmol/L(20mg/dl)或以上,Scr 每日升高 176.8μmol/L(2mg/dl)或以上。促进蛋白质分解亢进的因素尚有热量供给不足、肌肉坏死、血肿、胃肠道出血、感染发热、应用肾上腺皮质激素等。

3.水、电解质代谢紊乱和酸碱失衡

(1)水过多:见于水分控制不严格,摄入量或补液量过多,出水量如呕吐、出汗、伤口渗透量等估计不准确及液量补充时忽略计算内生水。随少尿期延长,易发生水过多,表现为稀释性低钠血症、软组织水肿、体重增加、高血压、急性心力衰竭和脑水肿等。

(2)高钾血症:正常人摄入的钾盐 90%从肾排泄,ATN 少尿期尿液排钾减少,同时体内存在高分解状态,如挤压伤引起的肌肉坏死、血肿和感染等,热量摄入不足所致体内蛋白质分解、释放出钾离子,酸中毒时细胞内钾转移至细胞外,有时可在几小时内发生严重高钾血症。若患者未能被及时诊断,摄入含钾较多的食物或饮料,静脉内滴注大剂量的青霉素钾盐(每 100 万 U 青霉素钾盐含钾 16mmol);大出血时输入大量库存血(库存 10d 血液每升含钾可达 22mmol)等,则可引起或加重高钾血症。一般在无并发症内科病因 ATN 每日血钾上升不到 0.5mmol/L。

高钾血症可无特征性临床表现,或出现恶心、呕吐、四肢麻木等感觉异常、心率减慢,严重者出现神经系统症状,如恐惧、烦躁、意识淡漠,直到后期出现窦室或房室传导阻滞、窦性静止、室内传导阻滞甚至心室颤动。高钾血症的心电图改变可先于高钾临床表现,故心电图监护高钾血症对心肌的影响甚为重要。一般血钾浓度在 6mmol/L 时,心电图显示高耸而基底较窄的 T 波,随血钾增高 P 波消失,QRS 增宽,ST 段不能辨认,最后与 T 波融合,继之出现严重心律失常,直至心室颤动。高钾对心肌毒性作用由受体内钠、钙浓度和酸碱平衡的影响,当同时存在低钠、低钙血症或酸中毒时,高钾血症心电图表现较显著,且易诱发各种心律失常。值得注意的是血清钾浓度与心电图表现有时可不一致。高钾血症是少尿期患者常见的死因之一,早期透析可预防其发生。但严重肌肉组织坏死常出现持续性高钾血症,治疗上应彻底清除坏死组织才能控制高钾血症。

(3)代谢性酸中毒:正常人每日固定酸代谢产物为 50～100mmol,其中 20% 与碳酸氢根离子结合,80% 由肾排泄。ARF 时,由于酸性代谢产物排出减少,肾小管泌酸能力和保存碳酸氢钠能力下降等,致使每日血浆碳酸氢根浓度有不同程度下降,在高分解状态时降低更多更快。内源性固定酸大部分来自蛋白质分解,少部分来自糖类和脂肪氧化。磷酸根和其他有机阴离子均释放和堆积在体液中,导致本病患者阴离子隙增高,少尿持续病例若代谢性酸中毒未能充分纠正,体内肌肉分解较快。此外,酸中毒尚可降低心室颤动阈值,出现异位心律。高钾血症、严重酸中毒和低钙、低钠血症是 ARF 的严重病况,在已接受透析治疗的病例虽已较少见,但部分病例在透析间期仍需药物纠正代谢性酸中毒。

(4)高磷血症和低钙血症:正常人摄入的磷酸盐 60%～80% 经尿液排出,ATN 时肾排磷显著减少,少尿期血磷常轻度升高,若伴广泛组织创伤、横纹肌溶解等高分解代谢,或有明显代谢性酸中毒者,则高磷血症可较突出。酸中毒纠正后,血磷可有一定程度下降,此时若持续接受全静脉营养治疗的病例应注意发生低磷血症。低钙血症多由于高磷血症引起,ATN 时低钙血症和高磷血症不如慢性肾衰竭时表现突出,但有报道少尿 2d 后即可发生低钙血症。由于常同时伴有酸中毒,使细胞外钙离子游离增多,故多不出现低钙常见的临床表现。

(5)低钠血症和低氯血症:两者多同时存在。可由于水过多导致稀释性低钠血症,或因灼伤或呕吐、腹泻等从皮肤或胃肠道丢失钠盐所致,或对大剂量呋塞米尚有反应的非少尿型患者出现失钠性低钠血症。严重低钠血症可致血渗透浓度降低,导致水分向细胞内渗透,出现细胞水肿,表现急性脑水肿症状,临床上表现疲乏、软弱、嗜睡或意识障碍、定向力消失,甚至低渗昏迷等。低氯血症常由于呕吐、腹泻或大剂量应用襻利尿药,患者可出现腹胀、呼吸表浅和抽搐等代谢性碱中毒表现。

(6)高镁血症:正常人摄入的镁 60% 由粪便排泄,40% 从尿液中排泄。由于镁离子与钾离子均为细胞内主要阳离子,因此,ATN 时血钾与血镁浓度常平行上升,在肌肉损伤时高镁血症较为突出。镁离子对中枢神经系统有抑制作用,严重高镁血症可引起呼吸抑制和心肌抑制,应给予警惕。高镁血症的心电图改变亦可表现 PR 间期延长和 QRS 波增宽。当高钾血症纠正后,若心电图仍出现 PR 间期延长和(或)QRS 增宽,则应怀疑高镁血症的可能。低钠血症、高钾血症和酸中毒均增加镁离子对心肌的毒性。

4.心血管系统表现

(1)高血压:除肾缺血时神经体液因素作用促使收缩血管的活性物质分泌增多因素外,水过多引起容量负荷过多可加重高血压。ATN 早期发生高血压不多见,但若持续少尿,约 1/3 患者发生轻、中度高血压,一般在 140～180/90～110mmHg,有时可更高,甚至出现高血压脑病,妊娠期中重度高血压者尤应严密观察。

(2)急性肺水肿和心力衰竭:是少尿期常见死亡原因,主要因体液潴留引起,但高血压、严重感染、心律失常和酸中毒等均为影响因素。早年发生率较高,采取纠正缺氧、控制水分和早期透析措施后发生率已明显下降,但仍是严重型 ATN 的常见死因。

(3)心律失常:除高钾血症引起窦房结暂停、窦性静止、窦室传导阻滞、不同程度房室传导阻滞和束支传导阻滞、室性心动过速、心室颤动外,尚可因病毒感染和洋地黄应用等引起室性期前收缩和阵发性心房颤动等异位心律。

(4)心包炎:早年发生率为 18%,采取早期透析后降至 1%。多表现为心包摩擦音和胸痛,罕见大量心包积液。

5.消化系统表现 是 ATN 最早期表现。常见症状为食欲减退、恶心、呕吐、腹胀、呃逆或腹泻等,上消化道出血亦不少见。消化道症状尚与原发疾病和水、电解质代谢紊乱或酸中毒等有关。持续、严重的消化道症状常引起严重的电解质紊乱。早期出现明显的消化道症状提示应尽早施行透析治疗。

6.神经系统表现 轻型患者可无神经系统症状。部分患者早期表现疲倦、精神较差。若早期出现意识淡漠、嗜睡或烦躁不安,甚至昏迷,提示病情重笃,宜尽早透析。严重感染、流行性出血热、某些严重重金属中毒、严重创伤或多脏器衰竭患者,神经系统表现较为常见。

7.血液系统表现 常有正细胞正色素性贫血,主要因血液稀释、胃肠道出血、药物或感染所致的骨髓抑制,贫血程度与原发病因、病程长短、有无出血并发症等密切有关。严重创伤、大手术后失血、溶血性贫血、严重感染和急症 ATN 等情况,贫血可较严重。因骨髓产生血小板减少,在 ATN 的早期常有血小板减少,血小板减少和血小板功能障碍与 ATN 的出血倾向有关。如果临床上有出血倾向、血小板减少、消耗性低凝血症及纤维蛋白溶解征象,应考虑到弥散性血管内凝血(DIC)。

(二)多尿期临床表现

每日尿量达 2.5L 称多尿,ATN 多尿期早期常见尿量逐渐增多,进行性尿量增多是肾功能开始恢复的一个标志。每日尿量可成倍增加,多尿期第 3～5 日可达 1000ml。进入多尿期后,每日尿量可达 3～5L,但肾功能并不立即恢复,多尿期早期 GFR 仍在 10ml/min 或以下,肾仍不能充分排出血中的氮质代谢产物、钾和磷,故仍可发生高钾血症。多尿期可持续 2～3 周或更久。持续多尿可发生低钾血症、失水和低钠血症。此外,此期仍易发生感染、心血管并发症和上消化道出血等。多尿期应密切观察水、电解质和酸碱平衡情况。

(三)恢复期表现

根据病因、病情轻重程度、多尿期持续时间、并发症和年龄等因素,ATN 患者在恢复早期变异较大,可毫无症状,自我感觉良好,或体质虚弱、乏力、消瘦;当 BUN 和 Scr 明显下降时,尿量逐渐恢复正常。除少数外,肾小球滤过功能多在 3～6 个月恢复正常。但部分病例肾小管浓缩功能不全可持续 1 年以上。若肾功能持久不恢复,则提示肾可能遗留有永久性损害。

四、治疗原则

ARF 的治疗仍以对症治疗和防治并发症为主,包括纠正病因和可逆性致病因素,避免治疗引起有效血容量不足或过多。此外,应禁用有肾毒性的药物,并注意根据肾功能调整用药剂量,最好监测药物浓度。

对 ARF 患者进行血液净化的目的包括肾替代治疗和肾支持治疗两方面。肾替代治疗的主要目的为维持水、电解质和酸碱稳定,防止肾进一步损伤,促进肾功能恢复,为其他治疗创造条件。肾支持治疗的主要目的在于营养补充。可供选择的透析方式包括间歇性血透治疗、腹透(IPD,CAPD)和连续性肾替代治疗(CRRT)。早期预防性透析可减少 ARF 发生感染、出血、高钾血症、体液潴留和昏迷等威胁生命的并发症。所谓预防性透析,系指在出现并发症之前施行透析,这样可迅速清除体内过多代谢产物,维持水、电解质和酸碱平衡,从而有利于维持细胞生理功能和机体内环境稳定,治疗和预防原发病的各种并发症。

(一)紧急透析指征

1.急性肺水肿或充血性心力衰竭。

2.严重高钾血症,血钾在 6.5mmol/L 以上,或心电图已出现明显异位心律,伴 QRS 波增宽。

(二)一般透析指征

1.少尿或无尿 2d 以上。

2.已出现尿毒症症状如呕吐、神情淡漠、烦躁或嗜睡。

3.高分解代谢状态。

4.出现体液潴留现象。

5.血 pH 在 7.25 以下,实际重碳酸氢盐在 15mmol/L 以下或二氧化碳结合力在 13mmol/L 以下。

6.BUN≥17.8mmol/L,除外肾外因素引起,或 Scr≥442μmol/L。

7.对非少尿患者出现体液过多、球结膜水肿、心脏奔马律或中心静脉压高于正常;血钾 5.5mmol/L 以上;心电图疑有高钾图形等任何一种情况者,亦应透析治疗。

(三)何时选择血液透析

下列情况选用血液透析为宜:存在高分解状态者、近期腹部手术特别是有引流者及呼吸困难者。血液透析本身可能延迟 ARF 患者肾功能的恢复,此与透析后尿量减少、血透过程中低血压引起肾缺血再灌注,应用生物相容性差的透析膜而激活补体和中性粒细胞并使其在肾和其他器官中浸润等有关。因此,ARF 患者施行血液透析治疗过程中应尽量避免发生低血压,在一次透析中勿过分超滤,使用生物相容性较好的透析膜和碳酸氢盐透析液、透析中吸氧或采用序贯透析等,都有助于减少透析中低血压的发生率。

(四)何时选择腹膜透析

腹膜透析适合于伴有活动性出血或创伤、血管通道建立有困难、老年、心血管功能不稳定或儿童患者。伴有心力衰竭、水潴留时根据心力衰竭程度及急需超滤速度可选用 2.5%～4.25%葡萄糖透析液。每次灌入 2L 保留 30min,用 4.25%葡萄糖透析液者每次虽可清除水分 300～500ml,每日 10 次,可在 10h 内超滤 3L,但易造成高糖血症,甚至高渗性昏迷,故只适用于急性肺水肿的抢救。用 2.5%葡萄糖透析液,每小时可超滤 100～300ml,5 次即可超滤 1L 左右,对轻、中度心力衰竭者可采用此浓度。病情重笃、脱水量不理想者应即改为单纯超滤或 CVVH。在使用高渗葡萄糖透析液时,应密切观察血糖浓度,糖尿病、隐性糖尿病或老年患者尤应注意。当血糖超过 16.65mmol/L 时,应改用 2%葡萄糖透析液及腹腔内注入胰岛素,对糖尿病患者亦应加用胰岛素腹腔内注射。推荐的使用剂量为 1.5%葡萄糖透析液者加 4～5U/L,2.5%葡萄糖透析液加 5～7U/L,4.25%葡萄糖透析液加 8～10U/L,并应根据血糖浓度调节,最后一次透析不宜加胰岛素。

在治疗中,对无高分解状态患者尚应注意低钾血症的发生。特别是纠正代谢性酸中毒之后,即使透析液中加氯化钾 4mmol/L,有时仍会发生体内缺钾。故仍应严密监测心电图和血钾浓度,以免发生低钾性严重心律失常和心搏骤停。

(五)何时选择连续性肾替代治疗

CRRT 具有持续低流率替代肾小球滤过的特点,并可在床旁进行急救,适用于危重病例的抢救。但费用昂贵,24h 不间断医护人员监护和持续使用肝素对出血病例不利是一缺点。CRRT 最常用的方式为连续性静脉静脉血液滤过(CVVH)和连续性静脉静脉血液滤过透析(CVVHD)。CVVH 一般每小时可超滤600～1000ml,每日可清除水分 12～24L,补充平衡液 10～22L,无体液潴留者可根据超滤量等补充平衡液,但对氮质血症明显者溶质清除量不够,故应在 CVVH 基础上加用弥散透析(即 CVVHD)以增加氮质清除。与间歇性血液透析相比,连续性静脉血液滤过透析有以下优点。

1.血流动力血稳定性良好,并能改善血流动力学(因清除抑制心肌的物质、其他介质等),故尤适用于血流动力学不稳定、肝功能衰竭或 MODS 患者。

2.可连续缓慢脱水,满足静脉营养和其他治疗需要。

3.清除中、大分子蛋白类物质的能力优于间歇性透析或滤过,有助于减轻或预防全身炎症反应综合征和 MODS;其清除小分子的效率虽较差,但因持续进行,故其清除效能反高于常规间歇血液透析,可更好地控制氮质血症,但因清除效率低,如治疗间不足,易引起透析不充分。

4.间歇性透析时机体内环境发生很大波动,如水、毒素和酸碱状态等,不利于器官功能恢复,CRRT 则持续维持内环境的相对稳定。CRRT 时需补充从超滤液中丢失的碳酸氢根。

5.间歇性透析者由于血氮质、电解质、酸碱度的明显改变及治疗过程中血液与脑组织中尿素、钠浓度梯度的形成常引起或加重脑水肿,是患者死亡的重要因素之一,特别是脑外伤、肝衰竭患者,CRRT 则可改善脑水肿。由于连续性肾替代治疗 24h 连续使用肝素,有引起或加重出血的可能,故必须强调 24h 监护,对有活动性出血的病例要控制肝素用量,或改用枸橼酸抗凝。

（梁晓光）

第四节　急性肾损伤

AKI 是一组以短期内肾小球滤过率(GFR)快速下降为特点的临床综合征,是涉及多学科常见的临床危重病症。随着人口老龄化、药物使用、手术以及造影技术的广泛开展,AKI 的发病率居高不下。医院内普通住院病人 AKI 的发病率为 5%～10%,在危重监护病房高达 35%～65%。AKI 不仅常见,一旦发生将明显影响患者预后,近年来,临床研究显示肾功能轻度损伤亦与病死率增高密切相关。AKI 需要透析治疗的患者,住院病死率约为 50%,重症或败血症患者高达 75% 以上。目前对 AKI 的认识不足以及 AKI 预测和早期诊断指标的缺乏,使部分患者错失预防和治疗的最佳干预时机,造成不良预后。

一、急性肾损伤的定义

长期以来,肾功能急性下降称为急性肾衰竭(ARF),检索文献,ARF 的诊断标准多达 30 余种。根据以往 ARF 的定义“短期内肾功能快速下降”,“短期”“快速”及“肾功能降低的程度”缺乏统一的标准。2002年,为了更早地发现急性肾损伤,急性透析质量指导组(ADQI)制定了 ARF 的“RIFLE”分层诊断标准:将其分为 3 个递增的肾功能障碍水平,即风险期、损伤期、衰竭期,并根据肾功能丧失的持续时间分为两个预后:失功能期和终末期肾病。由于血清肌酐的轻微变化即会有意义地影响临床预后,2005 年,来自国际肾病学会(ISN)、美国肾病学会(ASN)和急救医学专家共同组成的 AKI 网络(AKIN)在阿姆斯特丹召开了 AKI 国际研讨会,将以往长期使用的“ARF”更名为“AKI”,并提出了 AKI 诊断和分期的统一标准。新的 AKI 的诊断标准为:48h 内血肌酐升高绝对值≥26.5μmol/L,或血肌酐较基础值升高≥50%,和(或)尿量减少至＜0.5ml/(kg・h)，时间超过6h。与ADQI共识相比，AKIN共识规定只要血肌酐轻微升高≥26.5μmol/L，就可诊断AKI，提高了诊断的敏感性，以期早期干预。

值得注意的是，单独以尿量改变作为诊断标准时，需除外尿路梗阻和其他导致尿量变化的因素，如脱水状态和利尿药使用等均可影响尿量，对该参数的判断需结合临床情况。

二、病因及病理生理

慢性肾病是AKI易发的重要疾病基础之一，所有AKI患者中约有1/3存在基础肾疾病。在众多AKI的致病因素中，常见的为肾小管缺血、手术创伤及造影剂肾病，分别占院内获得性AKI的45%、25%和12%。而在重症监护病房，败血症则为AKI最为常见的病因。AKI病因按传统分为肾前性、肾实质性、肾血管性及肾后性四类。

（一）肾前性

肾前性是最为常见的AKI致病因素，近一半的住院AKI患者因肾前性因素引起。正常情况下平均动脉压在一定范围内波动时，通过入球和出球小动脉阻力的自身调节，使肾血流和肾小球滤过率保持不变，当肾血流灌注下降超过自身调节的能力范围则引起肾缺血、缺氧及肾小球滤过功能下降，即出现肾前性AKI。各种导致有效循环血容量减少的病因，均可引起肾前性AKI。常见病因包括：①体液丢失。大量失血、严重呕吐腹泻、高热、过度利尿等。②血管内外体液重新分布。肾病综合征和严重肝病时出现的低蛋白血症致血管内胶体渗透压下降，组织间液水负荷增加而有效循环血量不足；大面积烧伤和严重挤压伤等致组织水肿，导致体液重新分配。③心排血量下降。此为老年人AKI的重要原因之一，急性心肌梗死、心律失常、心力衰竭等致心肌收缩力下降，心排血量减少，引起肾灌注压降低，肾小球滤过率下降。

（二）肾实质性

1.急性肾小管坏死（ATN）　为医院内最常见的AKI类型，占75%～80%。引起ATN的病因，主要包括药物、造影剂、生物毒素中毒损伤肾小管，以及败血症、低血压等肾缺血因素。血管内溶血红细胞破坏释放的血红蛋白，以及肌肉严重创伤释放的肌红蛋白，均可通过肾排泄，损害肾小管而引起ATN。

2.肾间质疾病　各种急性间质性肾炎，如药物过敏引起急性过敏性间质性肾炎，细菌感染所致的感染性间质性肾炎或急性肾盂肾炎，代谢因素（如尿酸性肾病、高钙血症等）以及肿瘤细胞弥漫浸润（如多发性骨髓瘤、淋巴瘤、白血病等）等肾间质病变，均可致AKI。

3.肾小球疾病　各种原发或继发的肾小球疾病严重时均可发生AKI，包括急进性肾小球肾炎、急性链球菌感染后肾小球肾炎、狼疮性肾炎等。

（三）肾血管性疾病

常见的急性血管性疾病为小血管炎肾损伤（如Wegener肉芽肿、显微镜下多血管炎等）、恶性高血压继发肾损伤。少见病因包括血栓栓塞性疾病，如溶血尿毒综合征、血栓性血小板减少性紫癜、肾皮质坏死、肾静脉血栓形成、硬皮病肾危象等。另外NSAIDs、血管紧张素转化酶抑制药以及环孢素A等药物亦可通过对肾小球出球或入球小动脉的影响而致肾小球灌注压下降，在特定条件引起AKI。

（四）肾后性

常见因素有尿路结石、前列腺肥大、肿瘤以及腹膜后纤维化等引起的尿路梗阻。肾后性因素多为可逆性，及时解除病因肾功能常可恢复。

临床上AKI的发生常常由多种因素联合作用所致，如严重肾病综合征基础上使用ACEI类药物或环孢素等，心力衰竭或严重糖尿病肾病患者使用造影剂后的AKI。此外，一种病因也可以引起不同类型

AKI,如 NSAIDs 既可引起急性过敏性间质性肾炎,也可通过抑制前列腺素等作用影响肾小球灌注;多发性骨髓瘤可致管型肾病,也可因高钙血症、化疗后的溶瘤综合征等导致 AKI,应注意鉴别。

三、临床表现

AKI 表现为短期内肾功能快速下降,轻者仅表现为血肌酐、尿素氮升高,重者导致水、电解质平衡紊乱、代谢产物蓄积致尿毒症症状,严重时危及生命。

(一)尿量改变及体液平衡紊乱

通常发病后数小时或数日出现少尿(尿量<400ml/d)或无尿(尿量<100ml/d)。突发无尿,通常提示尿道梗阻或双侧输尿管梗阻。非少尿型 AKI 患者,尿量可正常。

ATN 是最为常见的 AKI 类型,典型 ATN 尿量变化一般经过少尿期、多尿期和恢复期。

1.少尿期　大多数在先驱症状 12~24h 后开始出现少尿或无尿。此期可表现为厌食、恶心、呕吐、头晕、头痛、烦躁不安、贫血、呼吸深快,甚至昏迷、抽搐。少尿持续者,易产生过多的水潴留,可出现血压升高,严重者导致心力衰竭、肺水肿或脑水肿。大量输液,多见于败血症时过度的体液复苏,另外,危重患者常因静脉营养支持治疗及静脉抗感染治疗导致体液正平衡,在此期极易导致容量负荷过重。

2.多尿期　肾小管上皮细胞开始再生,新生的小管上皮细胞仍缺乏浓缩尿液的能力,尿比重低于1.015,且因体内潴留代谢产物的渗透性利尿作用,尿量增多。当每日尿量超过 500ml 时,即进入多尿期。此后,尿量成倍增加,可达每日 3000~6000ml,甚至可多达到 10000ml 以上。在多尿期初始,肾清除率仍低,随着尿量增加,水肿消退,肾功能渐趋正常。此期,钾、钠、氯等电解质从尿中大量排出可导致电解质紊乱或脱水。多尿期一般持续 1~3 周。

3.恢复期　尿量逐渐恢复正常,肾功能完全恢复需 3 个月至 1 年时间,大部分患者肾功能可恢复到正常水平,只有少数患者转为慢性肾衰竭,遗留永久性肾损害。

(二)电解质及酸碱平衡紊乱

1.高钾血症　是 AKI 常见和严重的并发症,严重时可导致心搏骤停,是少尿期的首位死亡原因。引起高钾血症的原因包括肾功能下降致肾排钾减少;并发感染、溶血及大量组织破坏,钾离子由细胞内释放入细胞外液;代谢性酸中毒致使细胞内外氢钾交换增加,钾离子由细胞内转移到细胞外;使用保钾利尿药或输注库存血等。

2.低钠血症　主要是由于水过多所致的稀释性低钠血症。此外,恶心、呕吐等胃肠道失钠,以及大剂量呋塞米等利尿药治疗的排钠作用,也加重低钠血症。

3.高磷血症　是 AKI 常见的并发症,肾排磷减少导致高磷血症。在高分解代谢或 AKI 伴大量细胞坏死者,高磷血症更为明显。

4.低钙血症　GFR 降低导致磷潴留、骨组织对甲状旁腺激素抵抗和活性维生素 D_3 水平降低,低钙血症极易发生。由于患者往往同量存在酸中毒,血清游离钙水平并不降低,多表现为无症状性低钙血症。经碳酸氢钠纠正酸中毒后,可出现低钙血症的症状,表现为口周感觉异常、肌肉抽搐、出现幻觉和昏睡等,心电图提示 Q-T 间期延长和非特异性 T 波改变。

5.代谢性酸中毒　肾是机体维持酸碱平衡的重要脏器,AKI 时,肾不能有效地排出固定酸,是引发代谢性酸中毒的主要原因。表现为深大呼吸,血 pH、碳酸氢根和二氧化碳结合力降低,由于硫酸根和磷酸根潴留,常伴阴离子间隙升高。

(三)消化系统

消化系统主要表现为厌食、恶心、呕吐,部分患者并发消化道出血,出血多由胃黏膜糜烂或应激性溃疡所致。因为肾淀粉酶排出减少,血淀粉酶升高,一般不超过正常值的2倍。

(四)呼吸系统

呼吸系统可表现为深大呼吸、呼吸困难、咳嗽、咳粉红色泡沫痰等,呼吸系统症状多代谢性酸中毒、体液潴留、肺水肿和心力衰竭有关。

(五)循环系统

循环系统可有高血压、充血性心力衰竭、心律失常、心包炎等表现。

(六)神经系统

神经系统可有嗜睡、昏迷、精神错乱、精神病等精神症状,以及肌阵挛、反射亢进、下肢不宁综合征、癫痫发作等。

(七)血液系统

血液系统可表现为贫血、白细胞升高、血小板功能缺陷和出血倾向。

(八)营养和代谢异常

AKI患者常处于高分解代谢状态,蛋白质分解代谢加快,肌肉分解率增加。

四、实验室检查

(一)尿液检查

1.尿常规　ATN时尿比重低,<1.014甚至固定在1.0,如为急性肾小球肾炎、急进性肾炎、狼疮性肾炎等肾小球病变导致的AKI,尿常规红细胞和尿蛋白定性阳性;急性间质性肾炎可表现为尿白细胞增多。

2.尿沉渣检查　尿相差显微检查是诊断的必需项目,特征性的发现对区分肾前性、肾小管性及肾小球性病变具有重要的参考价值。尿相差显微镜检查将血尿分为均一性和非均一性血尿,均一性的红细胞提示为非肾小球疾病,而以异常红细胞为主的非均一性血尿则为肾小球疾病。ATN可发现肾小管上皮细胞、上皮细胞管型、粗大颗粒管型;白细胞或白细胞管型提示为急性间质性肾炎或肾盂肾炎。

3.尿液生化检查　包括尿钠、钠滤过分数、尿/血渗量、尿和血尿素氮或肌酐比值等,有助于肾前性氮质血症和急性肾小管坏死的鉴别。

(1)尿钠浓度:在肾功能正常或循环血量不足等肾前性因素存在时,尿钠浓度可低于20mmol/L(20mEq/L),ATN尿钠浓度通常在40mmol/L(40mEq/L)以上,测定尿钠浓度可以区分容量不足所致AKI和ATN。但尿钠浓度受尿液容量的影响,尿量的多少影响结果的判断。

(2)尿钠排泄分数:尿钠排泄分数(FENa)=(UNa×SCr)/(SNa×UCr)×100,UCr和SCr为尿和血清肌酐浓度,UNa和SNa是尿和血清钠浓度。FENa常用于辅助鉴别肾前性AKI和ATN,其值>2者常常预示为ATN,值<1,往往为肾前性氮质血症。但低FENa除见于肾前性疾病,尚可发生于GFR降低和肾小管功能相对完好时的其他病因,如急性肾小球肾炎、血管炎和造影剂肾病等。此外,AKI病人常常使用利尿药治疗,在一些肾前疾病所致的AKI,利尿药治疗的排钠作用将增加FENa值。

(二)血液学检查

1.血常规　可见红细胞及血红蛋白下降,白细胞增多等。

2.肾功能检查

(1)血肌酐:AKI时血肌酐升高,48h内升高≥26.5μmol/L或相对升高≥50%即可诊断AKI。但血肌酐并非反映肾损伤的敏感指标,在AKI早期,肌酐的上升幅度较小,当GFR下降约50%以上,血肌酐才开始升高。因此,在AKI早期,血肌酐上升的幅度小于实际GFR下降的程度,致使低估肾损伤。此外,血肌酐受性别、年龄、肌肉容量以及检测方法等多种因素影响。

(2)血尿素氮：血尿素氮在 AKI 的诊断有一定的参考价值，但受影响因素更多。一般情况下，血尿素氮与肌酐比值约为 15∶1，在发热、创伤、应用糖皮质激素、高蛋白饮食、脱水、消化道出血或高分解代谢等情况下，血尿素氮的升高更为明显，血尿素氮与肌酐升高。严重肝致蛋白合成减少或严重营养不良蛋白摄入减少则可引起尿素氮生成下降，致尿素氮肌酐比值下降。

(3)血清胱抑素 C：胱抑素 C 是半胱氨酸蛋白酶抑制剂，由人体有核细胞产生，分子量为 13kD，胱抑素 C 产生速度恒定，而且经肾小球自由滤过，由肾小管摄取降解，不被肾小管排泌。近年的研究显示此可作为肾小球滤过功能下降的早期标志物，对轻微肾功能改变更为敏感，可作为 AKI 早期的诊断指标。

3.电解质和酸碱平衡异常　血钾浓度可升高（>5.5mmol/L），多尿期可为尿钾排出增多，可出现低钾血症；水肿严重或过度利尿后可出现低钠血症，血 pH 常低于 7.35，碳酸氢根离子浓度多低于 20mmol/L，甚至低于 13.5mmol/L；血钙可降低，血磷升高。

4.血清学异常　补体水平降低，提示可能为急性感染后肾小球肾炎和狼疮性肾炎等肾实质性疾病；抗核抗体、抗 ds-DNA 抗体阳性提示狼疮性肾炎；ANCA 阳性，提示显微镜下多血管炎或韦格纳肉芽肿等小血管炎肾损伤；如抗 GBM 抗体阳性，提示为Ⅰ型急进性肾小球肾炎。

（三）AKI 早期生物标记物

血肌酐和尿量是目前 AKI 分期的主要依据，但血肌酐并非反映肾损伤的敏感指标，寻找更加敏感、能更早反映 AKI 的早期生物标记物一直是 AKI 研究领域的热点之一。除 CystatinC 外，肾损伤因子（KIM-1）、中性粒细胞明胶酶相关性脂质运载蛋白（NGAL）、白介素 18（IL-18）、Cyr61 等指标正在探索研究中，现有的研究发现这些指标可能具有更好的敏感性，并可能对 AKI 的病因进行鉴别。此外，谷胱甘肽-S-转移酶（GST）、γ-谷氨酰基转移酶（γ-GT）、碱性磷酸酶（AKP）、N-乙酰-β-D-氨基葡萄糖苷酶（NAG）等尿酶以及尿低分子蛋白 α_1-微球蛋白、β_2 微球蛋白、视黄醇结合蛋白（RBP）等亦研究用于 AKI 的早期诊断。

（四）影像学检查

肾超声检查：判断有无尿路梗阻，并可根据肾大小、皮质厚度鉴别 AKI 和 CKD 慢性病变。腹部 X 线平片可显示肾、输尿管和膀胱等部位的结石，以及超声难以发现的小结石。CT 扫描可用于评估尿道梗阻，确定梗阻部位，明确腹膜后恶性肿瘤和纤维化等病变。怀疑肾动脉梗阻（血栓形成、栓塞、动脉瘤）等血管病变时，肾血管造影有助于明确肾血管病变情况。

（五）肾组织活检

存在肾缺血或中毒等明确诱因导致的 ATN 以及肾后梗阻性 AKI 无须行肾活检。当 AKI 存在以下情况时，应行肾穿刺活检明确诊断。①怀疑肾缺血和肾毒性因素之外的肾性 AKI；②临床诊断缺血或中毒性 ATN，4～6 周后肾功能未恢复；③原发性肾小球疾病并发的 AKI；④伴有系统性受累表现者，如伴有贫血、长期低热、淋巴结肿大等；⑤肾移植后移植肾功能延迟恢复，已排除外科并发症者。

五、诊断和鉴别诊断

对大多数 AKI 患者，根据诊断标准：48h 内血肌酐升高绝对值≥26.5μmol/L；或血肌酐较基础值升高≥50%；和(或)尿量减少至<0.5ml/(kg.h)，时间超过 6h，AKI 诊断即可成立。个别既往病史不详，诱因不明的肾功能异常患者，需进行肾 B 超等影像学检测与 CKD 相鉴别。

AKI 诊断确立后需详细回顾患者的病史、治疗史和用药史，合理应用实验室及辅助检查，鉴别是肾前性、肾后性、肾血管疾病或肾实质性 AKI，进一步寻找导致 AKI 的原因和性质，对非肾缺血或中毒引起、原因不明者应及时进行肾活检明确诊断。

六、治疗

AKI 的治疗原则是快速识别和纠正可逆因素,防止肾进一步受损,维持水、电解质及酸碱平衡。所有诊断为 AKI 的患者均应进行仔细评估:①是否存在可逆性病因,如低血压、容量不足或肾后性梗阻;②是否存在 AKI 并发症,如容量负荷过重、高钾血症和代谢性酸中毒。AKI 的治疗包括对因治疗和支持治疗,其中支持治疗为主要的治疗措施。无论何种原因导致的 AKI,早期诊断、早期治疗、及时纠正病因均至关重要。

(一)去除病因、治疗原发病

对各种引起本病的原因,解除致病因素、治疗原发病都是非常重要的。

1.肾前性 ARF　临床存在体液丢失病史,如呕吐和腹泻,体格检查提示低血容量表现,如低血压和心动过速等,如无扩充容量禁忌证,应予静脉补液治疗。快速逆转容量负荷不足,改善肾血流、维持有效肾灌注压,防止演变为 ATN 或限制因 ATN 所致的肾损伤。液体可以选择晶体或胶体,晶体液如等渗盐水。最佳的补液量判断依赖于患者的临床状况及并发症。血管源性休克患者建议血管升压药物联合液体治疗,不建议使用低剂量的多巴胺、非诺多巴和心房利钠肽等药物预防或治疗 AKI。

2.肾实质性 ARF　尤其肾小球疾病、间质小管疾病引起的 AKI 则应针对原发病进行治疗。原因不明的 AKI,怀疑可能存在较为严重的肾小球疾病,有条件的医院应进行肾穿刺活检术,明确肾病理类型,根据肾病理改变,使用激素免疫抑制药治疗肾原发病变。过敏性间质性肾炎及时停用过敏药物,有利于肾炎的控制。

3.肾后性 ARF　应积极消除病因,解除肾后梗阻,多数肾功能可望恢复。

(二)维护水平衡、避免容量过负荷

少尿期应限制水、盐、钾、磷摄入,量出为入。少尿期或机体水负荷较重者,应予利尿药治疗,缓解患者的高容量状态。利尿药一般采用静脉途径,首选呋塞米等襻利尿药,根据利尿反应,剂量可加至 200～400mg/d,分次静脉推注或持续静脉泵入,一般不应超过 400mg/d。使用利尿药时,应规律评估利尿反应以及利尿药的不良反应。如加大剂量后利尿作用不佳,应及时改变治疗方法,应早期透析,血液透析不仅可以有效地清除各种原因导致的容量负荷过重,而且减轻毒素水平改善机体内环境,同时给临床的营养支持和静脉用药创造条件。一般不建议延长利尿药使用时间推迟透析治疗。

进入多尿期后,尿量明显增加,在多尿期开始时仍易发生水、电解质紊乱,威胁生命的并发症依然存在,治疗重点仍为维持水、电解质和酸碱平衡,治疗原发病和防止各种并发症。ATN 患者多尿期持续较长每天尿量多在 4L 以上,应适度补充液体量预防有效循环血量不足,根据患者全身水负荷情况,控制入量较出量少 500～1000ml。

(三)维持电解质和酸碱平衡

1.高钾血症的处理　高钾血症常常是 AKI 危及生命的并发症,尤其在高分解代谢或存在活动性细胞破坏的少尿病人,如肌溶解和溶瘤综合征等,极易出现高钾血症。严重高钾血症应予以紧急处理,处理措施如下:

(1)伴代谢性酸中毒者,可给予 5% 碳酸氢钠 250ml 静脉滴注。

(2)10% 葡萄糖酸钙 10ml 静脉注射,以拮抗钾离子对心肌的毒性作用。

(3)25% 葡萄糖液 500ml 加胰岛素 16～20U 静脉滴注,可促使葡萄糖和钾离子转移至细胞内合成糖原。

(4)血液透析为高钾血症最为有效的治疗方法,经上述处理后,血钾仍>6.5mmol/L时应及时改为透析治疗,对部分伴高分解代谢的严重高钾血症患者可直接进行血液透析治疗。

在AKI少尿期,严格限制高钾食物摄入,饮食中钾的摄入应控制于2g/d以下。纠正酸中毒,避免输注库存血,并及时清除体内坏死组织尤其对挤压伤,尽量避免高钾血症的发生。对轻度高钾血症者,钠型或钙型离子交换树脂15~20g,口服3~4/d,对预防和治疗轻度高钾血症有效。

2.低钠血症的处理　一般为稀释性低钠血症,体内钠总量并未减少。因此,仅在<120mmol/L或虽在120~130mmol/L但有低钠症状时,补给应用3%氯化钠或5%碳酸氢钠,也可相互配合使用,先补半量后酌情再补剩余量。

3.低钙血症与高磷血症　低钙血症较为常见,主要因为GFR下降血清磷升高所致。AKI患者应严密监测血清钙水平。低钙血症的治疗有赖于是否出现症状以及症状的严重性。对无明显症状患者,存在高磷血症时,通过限制饮食中磷的摄入、氢氧化铝(短期使用)或碳酸钙等磷结合剂的使用,降低血清磷水平。血清磷下降常常可改善血清钙,症状性低钙血症应使用静脉钙剂积极治疗,在纠正代谢性酸中毒时,亦应注意症状性低钙血症的发生。补钙可使用10%葡萄糖酸钙静脉推注。

4.纠正代谢性酸中毒　治疗代谢性酸中毒的方法包括口服或静脉滴注碳酸氢钠以及透析治疗。对AKI病人,根据容量负荷情况、基础病因以及酸中毒的严重性选择治疗方案。

对轻、中度酸中毒患者(如pH≥7.1),在逆转过度酸性物质产生的病因,包括败血症的治疗、改善通气和血液灌注减少乳酸产生的同时,使用碳酸氢钠纠正酸中毒,视酸中毒的程度可选择碳酸氢钠口服或静脉滴注。一般当血浆实际碳酸氢根低于15mmol/L,给予5%碳酸氢钠100~250ml静脉滴注,根据心功能情况控制滴速,并动态随访监测血气分析。对严重代谢性酸中毒(pH<7.1),应尽早做血液透析较为安全。容量负荷过重的少尿或无尿患者合并的酸中毒,亦应采取透析治疗。

(四)肾替代治疗

1.肾替代治疗时机　AKI患者存在以下几种情况时应进行紧急肾替代治疗:

(1)对利尿药反应不佳的容量负荷过重,急性肺水肿或充血性心力衰竭。

(2)严重高钾血症,血钾在6.5mmol/L以上者,或快速上升的血钾水平,对药物治疗反应不佳。

(3)严重代谢性酸中毒,pH低于7.1,血HCO_3^-低于13mmol/L,因容量过负荷,乳酸性酸中毒或酮症酸中毒给予碳酸氢钠治疗疗效不佳者。

(4)出现尿毒症性脑病,如神志淡漠、烦躁、嗜睡。

无特殊急诊透析指征的AKI患者何时开始肾替代治疗尚未达成一致意见,倾向于在出现明显AKI的症状和体征前进行肾替代治疗,一般在少尿或无尿2d以上,血尿素氮7072~8840μmol/L(80~100mg/dl)或血肌酐442μmol/L(5mg/dl)以上应开始透析治疗。

何时停止肾替代治疗,目前尚无定论。一般认为,肾功能恢复可以满足患者治疗的需要,尿量增加,血清肌酐水平自行下降,肌酐清除率>12ml/min可以考虑停止肾替代,>20ml/min可以停止肾替代。

2.透析方式选择　血液净化疗法是AKI治疗的一个重要组成部分,主要包括间歇性血液透析(IHD)、连续性肾替代治疗(CRRT)和腹膜透析。CRRT又包括持续性血液滤过、持续性血液透析和持续性血液透析滤过等方式。IHD和CRRT为临床最为常用的肾替代治疗方式,研究提示,IHD和CRRT两种透析方式对患者病死率及肾功能恢复并没有显著区别。因CRRT持续缓慢超滤脱水以及滤过膜孔径相对较大等特点,具有对血流动力影响小、清除部分炎症细胞因子等优势,当患者存在血流动力学不稳定、需要清除炎症介质以及大剂量补充液体等情况,更宜选择CRRT。CRRT亦用于一些特殊患者,如急性脑损伤、暴发性肝衰竭等,持续替代治疗可更有利于保存大脑的灌注,减轻脑水肿发生。

有关 CRRT 合适的剂量和强度,近年进行了较多的临床研究。2012 年 KDIGO 指南推荐,对于一般的 AKI,置换液和透析液速率总和至少需要 20～25ml/(kg·h)。有研究显示高 CRRT 治疗剂量的患者拥有更好的预后,在治疗脓毒症 AKI 时,治疗剂量应高于不伴有全身炎症反应的危重患者的替代治疗剂量,一般认为,置换剂量和透析液剂量总和至少 35ml/(kg·h)。更高的治疗剂量[>50ml/(kg·h)]能否进一步减少病死率目前并不清楚。

与 IHD 和 CRRT 比较,目前腹膜透析较少用于 AKI 的治疗。腹膜透析适合伴有活动性出血、创伤血管通道建立有困难、老年心血管功能不稳定或儿童病例以及无条件进行血液透析的医疗机构使用。但由于腹膜透析价格较便宜,无须特殊设备,在经济欠发达的国家和地区以及灾难性事件大量患者需要治疗时,腹膜透析也是治疗 AKI 的一种治疗选择。

(五)其他治疗

1.营养支持治疗　重症 AKI 患者营养支持的主要目的是提供足够的能量、蛋白质及营养素。热量需求基于基础疾病状态,但一般患者需要 105～126kJ[(25～30)kcal/(kg·d)]。败血症及严重创伤等伴有高分解代谢状态的 AKI 患者,应给予 167kJ[40kcal/(kg·d)]的热量,热量摄入不足易导致氮质血症快速进展,营养支持可提供足够热量,减少体内蛋白分解,从而减缓血氮质升高速度,增加机体抵抗力,降低少尿期病死率。蛋白能量消耗是重症 AKI 患者常见的表现,与病死率相关。而只有轻、中度疾病的非透析病人需要 0.8～1.2g/(kg·d),病变严重需要透析者一般需要给予 1.2～1.5g/(kg·d)以上的蛋白摄入。

营养支持途径优先选择肠内营养途径,对于胃肠道功能障碍、腹部手术围术期以及存在尚未控制的腹部病变肠,内营养禁忌时考虑静脉补充葡萄糖、氨基酸、脂肪乳等营养物质,进行肠外营养支持。

2.抗感染治疗　开展早期预防性透析以来,少尿期患者死于急性肺水肿和高钾血症者显著减少,而感染则成为少尿期的主要死亡原因。常见血液、肺部、尿路、胆管等部位感染,可根据细菌培养和药物敏感试验,合理选用对肾无毒性作用的抗生素治疗,并注意在 AKI 时调整抗菌药物的使用剂量。

七、AKI 的预防

对多种病因引起的 AKI,包括肾缺血引起的 ATN 以及造影剂肾病等,预防重于治疗。识别是否存在 AKI 发生的危险因素,如老年患者及已经存在肾功能受损的肾病患者,对肾毒性药物、有效循环血量降低等外在因素耐受力明显下降,极易发生 AKI,对存在高危因素的患者应进行积极的个体化预防措施。预防措施包括:①尽可能避免使用肾毒性药物;②避免低血压发生,血容量不足时予以积极补液,维持心排血量、平均动脉压和血管容量以保证肾灌注压和肾小球滤过率;③使用造影剂时,评估患者的 CIN 危险因素,对已经存在肾功能不全或高龄等高危病人应选用低渗造影剂或非离子型等渗造影剂,造影前后应充分水化;④当发生溶血或肌溶解时,早期积极补液减轻血红蛋白或肌红蛋白所致的肾毒性;⑤及时有效的 ICU 复苏,防治感染,防止 DIC 肾缺血引起的肾实质的损害,可以降低 AKI 的发生率。

八、AKI 预后

AKI 发生后存活的患者多数肾功能可以恢复正常,但 5% 的患者肾功能不能恢复,需要维持性肾替代治疗。另有约 5% 的患者肾功能虽然恢复,但将逐渐发生慢性肾损害。研究表明,AKI 发生与死亡风险独立相关,各种类型的 AKI-旦形成,病死率增高,甚至幅度较低的血清肌酐升高(26.5μmol/L)也与短期和长期的病死率增加有关。医院内获得性 AKI 仍有较高的病死率,可高达 50%。

AKI 预后与多种因素有关,包括年龄、AKI 病因、原有肾基础疾病、肾功能损害的严重程度、诊断和治疗是否及时、透析与否、有无多脏器功能衰竭和肾外并发症等因素。343 例 AKI 患者随访 8 年的病例对照研究,需要透析的 AKI 发展为 CKD 4～5 期的危险性增高 28 倍,死亡危险性增加 2 倍以上。老年患者,基础 GFR 下降,加上合并的其他临床问题,如高血压及心力衰竭等,AKI 后肾功能逆转的可能性明显低于年轻者,年龄越大预后越差。肾前性和肾后性 AKI 如及时地解除病因适当治疗肾功能多可恢复,肾小球疾病引起的 AKI 以急性肾小球肾炎预后最好,急进性肾小球肾炎预后最差;非少尿性 AKI 预后较少尿或无尿型好。目前随着透析疗法的不断改进和早期预防性透析的广泛开展,直接死于肾衰竭本身的病例显著减少;多数主要死于原发病和并发症,尤其是多脏器功能衰竭。

(卢新明)

第五节　不同血液净化方法的适应证和禁忌证

一、血液透析

(一)常规血液透析

【适应证】

1.慢性肾衰竭　进行血液透析的目的是维持生命、恢复工作及做肾移植术前的准备。目前人们主张早期透析,透析指征如下。

(1)内生肌酐清除率＜10ml/min。

(2)血尿素氮＞28.6mmol/L(80mg/dl),或血肌酐＞707.2μmol/L(8mg/dl)。

(3)血尿酸增高伴有痛风者。

(4)口中有尿毒症气味、伴食欲丧失和恶心、呕吐等。

(5)慢性充血性心力衰竭、肾性高血压或尿毒症性心包炎,用一般治疗无效者。

(6)出现尿毒症神经症状,如个性改变、下肢不宁综合征等。

2.急性肾衰竭

(1)凡高分解代谢者(血尿素氮每日增长 17.85mmol/L)立即进行透析。

(2)非高分解代谢者,但符合下述第一项并有其他任何 1 项者,即可进行透析:①无尿或少尿 48h 以上;②血尿素氮≥35.7mmol/L(100mg/dl);③血肌酐≥884μmol/L(10mg/dl);④血钾≥6.5mmol/L(6.5mEq/L);⑤血浆 HCO_3^-＜15mmol/L,CO_2 结合力＜13.4mmol/L;⑥有明显水肿、肺水肿、恶心、呕吐、嗜睡、躁动、意识障碍;⑦输血或其他原因所致溶血、游离血红蛋白＞12.4mmol/L。

3.急性药物或毒物中毒　凡能够通过透析膜而被析出的药物及毒物,即分子量小、不与组织蛋白结合,在体内分布比较均匀而不固定于某一部位者,均可采取透析治疗。如巴比妥类、甲丙氨酯(眠尔通)、甲喹酮(安眠酮)、副醛、水合氯醛、氯氮革(利眠宁)、海洛因、乙醇、甲醇、阿司匹林、非那西丁、对乙酰胺基酚(扑热息痛)、奎宁、环磷酰胺、异烟肼、砷、汞、铜、氟化物、氨、内毒素、硼酸、四氯化碳、三氯乙烯以及链霉素、卡那霉素、新霉素、万古霉素、多黏菌素等。透析应争取在 8～12h 进行。

4.下列情况并非透析禁忌证　①呼吸暂停;②难治性低血压;③昏迷;④肺部感染;⑤原有肝、肾、肺疾病或糖尿病。

【相对禁忌证】

无绝对禁忌证,但在下述情况下可加重病情而危及生命。

1.休克或低血症状况。

2.有严重出血倾向。

3.重度贫血(血红蛋白≤60g/L)状态。

4.心功能不全或严重心律失常不能耐受体外循环。

5.恶性肿瘤晚期。

6.脑血管意外。

7.未控制的严重糖尿病。

8.精神异常、不能合作者。

【常见并发症】

1.直接动、静脉穿刺通路易发生穿刺处局部的出血、血肿、剧痛、血管栓塞、远端肢体缺血、动脉瘤或损伤神经等。

2.失衡综合征,严重时可有意识障碍、癫痫样发作、昏迷,甚至死亡。

3.低血压,可诱发心律失常、心绞痛等。

4.低氧血症。

5.心血管系统不稳定,可加重心律失常、心脏压塞和颅内出血。

6.体外循环管路、膜器凝血、溶血或空气栓塞等。

7.全身肝素化后出血倾向加重、失血。

(二)无肝素血液透析

【适应证】

1.手术或创伤后需立即血液透析。

2.血小板减少伴有出血倾向。

3.急、慢性肾衰竭伴消化道出血、脑出血或其他出血性疾病。

二、血液滤过

血液滤过(HF)是血液净化技术之一,经过15年的临床实践证实,其在控制顽固性高血压、纠正心功能不全、清除过多液体、治疗期间不良反应和心血管状态稳定性、中分子物质清除等方面均优于血液透析。目前公认血液滤过是治疗肾衰竭的一种完全有效的肾替代疗法。

血液滤过模仿肾单位的滤过重吸收原理设计,将患者的动脉血液引入具有良好的通透性并与肾小球滤过膜面积相当的半透膜滤过器中,当血液通过滤器时,血浆内的水分就被滤出(类似肾小球滤过),以达到清除潴留于血中过多水分和溶质的治疗目的。

血液滤过与血液透析主要区别在于:血液透析是依赖半透膜两侧的溶质浓度差所产生的弥散作用进行溶质清除,其清除效能很差。正常人肾小球对不同分子量的物质如肌酐和菊粉的清除率几乎都一样。血液滤过模仿正常肾小球清除溶质原理,以对流的方式滤过血液中的水分和溶质,其清除率与分子量大小无关,对肌酐和菊粉的清除率均为100~120ml/min。故血液滤过在清除中分子物质方面优于血液透析,与正常人肾小球相似。

【适应证】

基本上与血液透析相同,适用于急、慢性肾衰竭,但在下列情况血液滤过优于血液透析。

1.高血容量所致心力衰竭　在血液透析时往往会加重心力衰竭,被列为血液透析禁忌证,而血液滤过则可以治疗心力衰竭。因为:①血液滤过能迅速清除过多水分,减轻了心脏的前负荷。②不需使用醋酸盐透析液,因而避免了由此而引起的血管扩张和抑制心肌收缩力。③血液滤过脱水过程中,虽然血容量减少,但外周血管阻力却升高,因此心排血量下降,减轻了心脏负荷。④血液滤过时血浆中溶质浓度变动小,血浆渗透压基本不变,清除大量水分后,血浆蛋白浓度相对升高,有利于周围组织水分进入血管内,从而减轻水肿。

2.顽固性高血压　血液透析治疗的病人发生顽固性高血压可达50%(高肾素型),而血液滤过治疗时,可降至1%,有的可停用降压药。血压下降原因除有效清除过量水、钠外,可能还有其他原因。有人曾反复测定血浆和滤液中血管紧张素Ⅱ,发现两者的浓度相近,表明血液滤过能清除血浆中的某些加压物质。另一方面血滤时,心血管系统及细胞外液容量均比较稳定,明显减少了对肾素-血管紧张素系统的刺激。

3.低血压和严重水、钠潴留　接受血液滤过治疗的病人,其心血管稳定性明显优于血液透析,血液透析治疗期间低血压发生率为25%~50%,但在血液滤过治疗时低血压发生率可降至5%。其原因如下。

(1)血液滤过时能较好地保留钠,在细胞外液中能保持较高水平的钠以维持细胞外液高渗状态,使细胞内液向细胞外转移,即使在总体水明显减少的情况下,仍能保持细胞外液容量稳定。

(2)血液滤过时血容量减少,血浆中去甲基肾上腺素(NA)浓度升高,使周围血管阻力增加,保持了血压稳定,而血液透析时 NA 则不升高。

(3)血液滤过时低氧血症不如血液透析时严重。

(4)避免了醋酸盐的不良反应。

(5)血液滤过时溶质浓度变动小,血浆渗透压较血液透析稳定。

(6)血液滤过时滤过膜的生物相容性比常用透析膜好,故血液滤过能在短时间内去除体内大量水分,很少发生低血压,尤其对年老心血管功能不稳定的严重病人,血液治疗较为完全。

(7)血液滤过时返回体内血液温度为35℃,由于冷刺激自主神经,使 NA 分泌增加,而血液透析温度38℃,使周围血管扩张,阻力降低。

4.尿毒症心包炎　持续血液透析病人尿毒症心包炎发病率为20%~25%,原因未明,改做血液滤过后,发现其心包炎治疗时间较血液透析短,可能是血液滤过脱水性能好,清除"中分子"毒性物质较好之故。

5.急性肾衰竭　持续或间歇的血液滤过是治疗急性肾衰竭的有效措施。持续性血液滤过对心血管功能不稳定、多脏器功能衰竭、病情危重的老年患者有独特的优点。

6.肝性脑病　许多学者认为血液滤过对肝性脑病治疗效果比血液透析好,但比血浆置换血液灌流差。

【并发症】

1.置换液污染　由于转置换液输入量大,污染机会多,故有可能发生败血症,有一报道800人次血液滤过中有2例因液体污染发生败血症而死亡。

2.氨基酸与蛋白质丢失　氨基酸平均分子量为140,Streicher 测出每次血液滤过治疗平均丢失5~6g氨基酸,蛋白质丢失量各家报道不一,为3~14g,也有为2~4g。

3.激素丢失　滤液中发现有促胃液素、胰岛素、抑胃泌素、生长激素刺激素 B 和甲状旁腺素,但对血浆浓度影响不大。可能是血液滤过时可清除激素降解产物,这些降解产物是干扰激素生物活性的物质。

4.血压下降　主要是液体平衡掌握不好,脱水速度过快所致。

三、连续性肾替代治疗

连续性肾替代治疗是近年发展起来的新技术,连续性静脉-静脉血液滤过(CVVH)是其中主要方法之一,其主要优点是:操作简单、易于掌握,对一些心血管功能不稳定、低血压的患者尤其适用。

【适应证】

1.任何原因引起的少尿期体内水潴留对大剂量利尿药无效。

2.需胃肠外营养疗法,而受到补液限制。

3.重症急性肾衰竭伴多脏器衰竭,如急性肾衰竭伴心力衰竭、急性肾衰竭合并脑水肿、创伤后急性肾衰竭、急性肾衰竭伴高分解代谢需用静脉营养。

4.容量负荷的心力衰竭和急性肺水肿。

5.少尿期预防氮质血症和高钾血症。

6.严重电解质紊乱如严重低钠血症、低钾血症、高钠血症而非手术治疗无效。

7.全身性炎症反应综合征。

8.急性呼吸窘迫综合征。

9.急性坏死性胰腺炎。

10.乳酸酸中毒。

11.挤压综合征。

12.肝性脑病。

13.药物和毒物中毒。

【并发症】

1.技术性并发症　①血管通路不畅;②血流下降和体外循环凝血,主要见于动脉静脉血管通路的CRRT治疗;③管路连接不良;④气栓形成;⑤液体和电解质平衡障碍;⑥滤器功能丧失。

2.临床并发症　①出血;②血栓形成;③感染和败血症;④生物相容性和过敏反应;⑤低温;⑥营养丢失。

四、血液灌流

血液灌流(HP)是将患者血液引入装有固态吸附剂的灌流器中,以清除某些外源性或内源性毒素、药物及代谢废物等有害物质,并将净化了的血液输回体内的一种治疗方法。目前主要用于抢救药物过量及毒物中毒。

常用的吸附剂有药用炭(活性炭)、树脂等;还有特异性吸附剂,如多黏菌素 B 对内毒素有很强的吸附力,可用于治疗脓毒症。其他还有高分子的过渡金属络合物、固载氧化 β 环糊精等。

【适应证】

1.急性药物、毒物中毒　药物、毒物中毒患者经洗胃、输液、利尿和使用拮抗药等措施无效时,可以通过血液净化方法来清除血液中的药物。血液灌流对巴比妥及地西泮类药物中毒的抢救效果最好,为此类药物中毒时的首选。

2.肝性脑病与黄疸型肝炎　血液灌流可以清除血液中的氨、假性神经递质、芳香族氨基酸等导致肝性脑病的毒素,并调节支链氨基酸与芳香族氨基酸的比例,提高脑脊液中的 cAMP 浓度,因而用于治疗肝性脑病。

3.脓毒症　革兰阴性杆菌败血症治疗棘手,易发展为脓毒症导致多脏器衰竭和高病死率。多个临床研究显示,全身炎症反应综合征或已经发展为脓毒症伴多器官衰竭的患者经多黏菌素 B 吸附柱血液灌流治疗后,不仅体温下降,循环与呼吸明显好转,存活率也得到提高。

【并发症】

1.过敏。

2.药用炭微粒脱落栓塞。

3.血小板、白细胞减少。

4.血压下降。

5.凝血因子丢失。

五、血浆置换

血浆置换(TPE)是指将患者的血浆和血液细胞分离出来,弃掉含有致病物质的血浆,同时补充同等置换量的置换液,或将分离出来的血浆再通过二级滤器或吸附器除去血浆中有害物质,以达到治疗疾病的目的。

【适应证】

1.常规治疗,可以接受但并非强制性

(1)吉兰-巴雷综合征。

(2)重症肌无力。

(3)慢性感染性脱髓鞘多神经病变。

(4)副蛋白相关的多神经病变。

(5)高黏滞综合征。

(6)冷球蛋白血症。

(7)血栓性血小板减少性紫癜/溶血性尿毒症综合征(TTP/HUS)。

(8)输血后紫癜。

(9)高胆固醇血症。

(10)Goodpasture 综合征。

2.有证据支持有效,但应首选传统治疗

(1)多发性硬化。

(2)Eaton-Lambert 综合征。

(3)普通天疱疮。

(4)大疱型类天疱疮。

(5)系统性红斑狼疮。

(6)急进性肾小球肾炎。

(7)类风湿关节炎和类风湿血管炎。

(8)Raynaud 疾病。

(9)多发性骨髓瘤引起的肾衰竭。

(10)IgA 肾病和 Henoch-Schonlein 紫癜。

(11)肾移植排异。

(12)一些毒物中毒,如蘑菇及对硫磷(1605)中毒等。

3.下列情况目前不适合应用 TPE 治疗

(1)血友病:Ⅷ因子抑制药的清除。

(2)慢性肝衰竭。

(3)Graves 病和甲状腺危象。

(4)特发性血小板减少性紫癜。

(5)硬皮病、烧伤性休克。

4.下列情况应用 TPE 无效　①银屑病；②多发性肌炎和皮肌炎；③肌萎缩侧索硬化。

【并发症】

1.枸橼酸盐中毒　常见。口周和四肢感觉异常、恶心、呕吐等，重者可能增加心律失常发生的风险。

2.血液系统异常　一过性血小板、纤维蛋白原减少，凝血酶、凝血酶原时间延长，大多数 4h 后恢复正常；如果反复多次用人血白蛋白作为置换液，可引起凝血机制异常，往往需要 24～48h 才能恢复正常。

3.过敏反应　因新鲜血浆中含有各种异体蛋白而引起过敏反应，在治疗前可给予少量激素以及抗组胺药。

4.心血管并发症　置换血浆量与置换液量不相匹配，血容量减少而引起低血压；置换液入血白蛋白浓度低于 4%，胶体渗透压降低导致低血压。

5.低钾血症　人血白蛋白几乎不含 K^+，置换血浆速度较快时，可使血清钾下降 25%。应用含钾离子 4mmol/L 的人血白蛋白置换液，可防止低钾血症。

6.感染　包括两个方面，一是应用人血白蛋白置换液，引起免疫球蛋白减低而致感染，另一方面是应用新鲜血浆作为置换液而导致的病毒感染，前者可给予免疫球蛋白治疗。

六、免疫吸附

免疫吸附(IA)是近十几年来在血浆置换的基础上发展起来的一种新的血液净化方法。所谓免疫吸附是指联结抗原(或抗体)基质从溶液中吸附并去除同种对应的抗体(或抗原)的方法。

免疫吸附剂是用于吸附特异性抗原(或抗体)的一种载有抗体(或抗原)的不溶性制剂。免疫吸附剂的种类很多，根据吸附剂与被吸附物之间的作用原理，将吸附剂分为生物亲和吸附剂和物理化学亲和吸附剂两大类，前者特异性高，但其制备、灭菌及储存要求高；后者特异性差，但制备方便，活性稳定。

【适应证】

1.肾(或其他器官)移植

(1)移植前：对高敏免疫状态的患者，应用免疫吸附迅速清除抗 HLA 抗体，降低群体反应性抗体(PRA)，使交叉配型转阴，可减轻急性排异反应，提高肾存活率。

(2)移植后：当移植物功能恶化，活检发现急性血管型排异，可用 IA 联合抗排异药物强化治疗，可使排异反应逆转。如果肾衰竭的原发病是自身免疫性疾病，IA 可防止原发病的复发。

2.肾疾病

(1)新月体性肾炎：如肺出血-肾炎综合征、韦格纳肉芽肿、ANCA 相关性小血炎性肾损害、狼疮性肾炎、结节性多动脉炎等，通过 IA 清除自身抗体(抗肾小球基底膜抗体，抗核抗体等)及免疫复合物，使临床症状、肾功能和组织学均有改善。

(2)特发性肾病综合征：吸附血浆中的蛋白尿因子，可降低蛋白尿，对移植后复发肾病综合征病人有效。

(3)癌症并发溶血性尿毒症综合征。

3.血液病

(1)血友病:通过清除抗凝血因子Ⅷ或Ⅸ的抑制物(抗体),可以控制急性出血或手术前准备。

(2)免疫性血小板减少性紫癜。

(3)免疫性溶血性贫血:清除抗红细胞抗体。

(4)伴有白细胞抗体的白细胞减少症。

(5)伴有免疫复合物的过敏性紫癜。

(6)Rh 血型不合。

4.神经系统

(1)重症肌无力:患者血清中有抗乙酰胆碱受体抗体,干扰神经-肌肉传递,导致肌无力,IA 能清除该抗体,迅速改善肌无力症状。

(2)吉兰-巴雷综合征:本病患者存在抗周围神经组织的自身抗体,通过 IA 清除抗体,可使病情迅速恢复。

5.免疫系统疾病　系统性红斑狼疮、类风湿关节炎(清除类风湿因子和免疫复合物)、皮肌炎、结节性多动脉炎等。

6.内分泌、代谢性疾病　耐胰岛素性糖尿病:清除抗胰岛素抗体或抗胰岛素受体抗体。

(单国浩)

第六节　动静脉穿刺建立临时血管通路方法

血管通路的建立一般要求使用方便、安全快捷,保证充足的血液流量。在透析治疗中血液的重复循环少,能够保证良好的治疗效果,并且要考虑到给患者造成的痛苦小,位置舒适等,对长期透析患者要考虑血管通路使用中的并发症要少,使用寿命要长等方面。对于临时接受血液净化治疗并且疗程短暂的患者,一般采用动脉和静脉直接穿刺的方法,建立临时性应急血管通路。

建立临时血管通路的顺序:①首先选择和穿刺静脉,成功建立血液返回通路;②确认静脉穿刺针在血管内并且畅通后,选择和穿刺动脉,建立血液引出途径。

一、直接动静脉穿刺方法

直接动静脉穿刺法是使用血液透析专用穿刺针在动脉和静脉上各穿刺一针并保留固定,与血液回路相连接,形成体外血液循环途径用于透析治疗。治疗结束后拔除动脉与静脉的穿刺针,压迫止血。

(一)直接动静脉穿刺方法的优缺点

1.直接动静脉穿刺方法优点　①操作方法简便快捷,动脉血流量大,可以立即使用和进行有效透析治疗。②治疗结束后指导患者和家属压迫止血的方法简单易于掌握,适用于各年龄组。③在无条件的边远地区医院也有在桡动脉上反复穿刺形成动脉瘤,当作内瘘使用的。

2.直接动静脉穿刺方法缺点　①动脉血管神经分布较多比较敏感,穿刺给患者带来疼痛刺激的感受比较强;②针刺血管后,血管收缩明显,不仅对操作人员穿刺技术的水平要求高,而且还会因血管收缩使血液流量减少;③穿刺时由于动脉血管压力大,易发生穿刺部位血肿和出血;④透析中对患者限制肢体活动,还经常出现血液流量的不足、出血或皮下血肿,后期血肿吸收差易形成假性动脉瘤;⑤如透析中形成血肿透析后止血困难;⑥反复穿刺易导致血管损伤,并与周围组织粘连,影响永久性通路的建立。

(二)直接动脉穿刺方法

动脉穿刺是紧急血液透析治疗时,为了建立血液引出的途径。由于动脉压力较高,易发生出血或血液沿穿刺针漏出形成皮下血肿,因此穿刺顺序应按照静脉的还回途径首先建立,并且经过抗凝处理,确认无问题之后,才可进行动脉穿刺。动脉穿刺成功后马上连接血液透析回路的动脉端,建立血液引出途径,引出血液进行治疗,减轻穿刺血管的压力,防止因血管内压力高从针孔处漏血,引起皮下血肿的发生。

1.动脉穿刺部位　动脉穿刺部位有手腕部位的桡动脉、上肢肱动脉、下肢足背动脉。上肢肱动脉由于有弯曲和位置较深,触摸感觉不明显,在穿刺上有一定的难度并且止血困难,易形成血肿,在实际操作中不常使用。

桡动脉或足背动脉位置表浅,触摸感觉明显,穿刺成功率高,压迫止血便捷,对患者肢体行动无妨碍,是我们在应急时经常使用的首选部位。

2.动脉穿刺方法

(1)物品准备:透析专用16G穿刺针2根;创可贴2片;胶布;消毒碘伏棉签;治疗巾。

(2)血管选择:桡动脉、足背动脉、股动脉,尽量不选择肱动脉。

(3)无菌操作步骤(同于普通静脉穿刺)

①穿刺前患者评估:神志是否清醒,配合程度,对疼痛耐受性;穿刺部位皮肤是否完整,有无出血或皮下出血、破溃、感染灶;选用的动脉搏动强弱、深浅度、血管走向、曲直度等。测量血压、心率,脉搏弱、血压低者不宜行动脉穿刺。

②让患者采用舒适体位,意识不清者做好穿刺肢体固定。

③充分显露预穿刺血管部位,避开病灶,摸清血管走向,考虑好进针角度、走向、深浅度。

④准备好消毒物品、胶布和固定物品,连接好血液管路和穿刺针。

⑤消毒选定的穿刺部位,从中心向外环形消毒2次,直径10cm。

⑥消毒后进行穿刺,见有搏动冲击力的回血后固定针翼,固定穿刺针软管,及时将穿刺针连接口与血液回路动脉端连接旋紧,开血泵引血,并将已备好的静脉穿刺针与血液回路静脉端连接开始进行治疗。

⑦根据患者情况做肢体部位的固定,以免影响血液流量,防止穿刺针的移位、脱出及出血的危险。

(4)治疗结束操作:①先拔出动脉针,即刻压迫止血;②回血,将透析器和血液回路内血液还回患者体内;③拔除静脉穿刺针,压迫止血;④压迫止血时间为动脉4~6h,静脉为30min。

(三)直接静脉穿刺法

静脉穿刺是紧急血液透析治疗时,为了建立净化时血液还回的途径。静脉穿刺可选择部位是四肢显露的浅表静脉,但尽可能选择与动脉穿刺同侧的肢体,便于观察和固定。静脉在皮下较为表浅,无脂肪组织包裹易于观察和触摸,穿刺静脉的选择上应当以静脉窦少,血管粗直易于穿刺、易于固定的血管部位为佳。

静脉穿刺的操作方法同于普通静脉穿刺操作,不同的是因穿刺针较粗(16~18G),在静脉选择上、进针角度、进针长短均应特别注意拿捏准确。

治疗结束后拔针压迫止血30min。

二、直接动静脉穿刺法护理及注意

1.合理选择穿刺点,进针方向、角度、穿刺针固定的难易程度。选择合适的针型,针的粗细、长短,掌握进针深度、针尖的位置。不宜反复穿刺,以免引起出血及皮下血肿。

2.动脉穿刺后血流量不足,大多是穿刺血管疼痛刺激血管痉挛的影响,在确认穿刺针在血管内情况下,不必立即调节穿刺针位置,避免反复刺激血管,血流量可随疼痛逐渐缓解而改善。

3.透析过程中应加强巡视,严格限制穿刺肢体活动,发现针体移位或血肿、渗血应及时处理。

4.透析结束后应做好穿刺点的止血,动脉穿刺点先指压30min,再用纸球弹性绷带固定4～6h。对穿刺点的压迫力度应当适度,以既达到止血目的,又无穿刺肢体指端缺血症状为佳。在压迫止血操作过程中,注意观察患者指端有无青紫、体温低等缺氧状况,患者有无主诉被压迫的肢体趾或指尖麻木疼痛等,如有应稍放松压迫,防止因缺血造成肢体的损害;但放松的力度仍以表面不出血,皮下无血肿为宜。发现异常情况及时与医师联系。

5.透析结束后做好宣教,告知患者应压迫止血的时间和去除止压迫止血球的操作手法,教会患者治疗后穿刺部位的观察,发生再出血的压迫止血处理方法,及出现血肿后当天如何冷敷的具体方法。

6.压迫止血注意:因动脉可穿刺的范围较短,操作时往往穿刺针进皮后直接进入血管的居多,长圆形压迫止血球长径2～2.5cm,一般沿血管走行压迫止血能够覆盖皮肤穿刺点和血管穿刺点。如穿刺针进入皮肤后没有马上进入血管而在皮下穿行后进入血管,皮肤穿刺点与血管穿刺点形成距离,压迫止血球要压迫的位置应当注意覆盖血管穿刺点,防止因压迫位置不当造成皮下血肿的发生。

7.因治疗中使用抗凝血药,穿刺点在去除压迫后会又有出血或出现皮下血肿的可能性,对于再度出血应立即同前法实施加压止血30～40min,一直压迫至不出血为止。如患者动脉穿刺部位肿胀疼痛,说明虽然皮肤表面没有出血但皮下血管针孔处还在漏血。应立即用3个手指并拢在穿刺点处沿血管走行并排加压止血,适当抬高患肢,按压直至不出血为止。对当天穿刺后形成的皮下血肿,禁止热敷。

8.直接动静脉穿刺的方法应当避开准备建立永久性血管通路的肢体,防止由于血管损伤造成血管狭窄,影响永久性血管通路的功能。

(李　艳)

第七节　中心静脉穿刺置管技术

中心静脉穿刺置管是血液透析和其他血液净化治疗的血管通路之一。通常临时用于需行紧急血液透析治疗而尚未建立永久性动-静脉内瘘或瘘管失败时,但也有作为长期血液透析血管通路者。其原理是将一根双腔导管置入中心静脉,将双腔导管的侧孔腔作为动脉腔,用于向体外引流血液,而将导管主孔腔,即开口于尖端的管腔作为静脉腔,用于将净化后的血液回输病人体内。导管的置入部位一般选择双侧颈内静脉、锁骨下静脉及股静脉,但以右侧颈内静脉为首选,是临床最常用的穿刺置管部位。根据留置时间,导管可以分为临时导管和长期导管,区别在于长期导管带有一个涤纶套,穿刺时需做一皮下隧道并与涤纶套固定,可以留置数月甚至更长时间。

一、适应证和禁忌证

【适应证】
(一)临时导管的适应证

1.紧急血液透析或临时血液透析。

2.血浆置换。

3.血液灌流。

4.连续性肾替代治疗。

5.其他血液净化治疗等。

（二）长期和（或）永久性导管的适应证

1.动-静脉内瘘建立时间较短或拟行动静脉内瘘手术的尿毒症患者,因病情需要立即开始维持性血液透析治疗。

2.内瘘手术多次失败,或肢体血管已经无法制作内瘘。

3.病情较重的尿毒症患者,或合并其他器官系统的严重疾患,不能耐受内瘘手术,或者预期生命时间有限,可选择长期静脉导管。

4.部分腹膜透析病人,因各种原因需要暂时停止一段时间的腹膜透析,用血液透析作为过渡治疗者。

【禁忌证】

（一）绝对禁忌证

穿刺部位、皮下隧道部位以及导管出口部位的皮肤或软组织存在破损、感染、血肿或肿瘤等。

（二）相对禁忌证

1.明显的出血倾向。

2.拟穿刺部位安装有起搏器。

3.拟留置长期导管的部位曾行过多次临时导管插管等。

二、技术操作

【静脉穿刺位置的选择】

选择安全有效的静脉穿刺位置,需要考虑置管目的(临时使用还是长期使用)、患者的病情、临床情况、操作者的技术和经验。如果患者伴有凝血障碍,最好选择容易区分动、静脉,并且容易压迫止血的部位,此时选择颈内静脉要优于锁骨下静脉。如果患者合并严重肺气肿,选择颈内静脉也要优于锁骨下静脉,因为后者穿刺并发气胸的概率较大,可能会导致严重后果。颈部外伤的患者,需要硬颈托制动,应该选择股静脉或锁骨下静脉进行置管。股静脉置管因并发感染、血栓的概率较高,且置管后患者行动不便,因此如非万不得已,较少使用。如欲将中心静脉导管作为永久血液透析通路使用,则选择锁骨下静脉置管会较好,因不影响患者活动而舒适度较高,且便于建立皮下隧道而不易引起导管打折。因右侧颈内静脉的解剖位置固定、变异少、容易确认、体表标识明显、离上腔静脉距离短,临床上经此位置置管最为常见。

【右侧颈内静脉穿刺置管】

（一）颈内静脉解剖结构

颈内静脉从颅底颈静脉孔内穿出,与颈动脉、迷走神经共同包裹在颈动脉鞘内,与颈内、颈总动脉伴行,先位于颈内动脉后侧,然后在颈内与颈总动脉的外侧下行,最后在与锁骨下静脉汇合处,位于颈总动脉外侧稍偏前方。颈内静脉全程均被胸锁乳突肌覆盖,上段位于胸锁乳突肌的前缘内侧,中段位于胸锁乳突肌两个头的后方,下端位于胸锁乳突肌胸骨头与锁骨头构成的颈动脉三角内。颈内静脉末端后方邻近锁骨下动脉、膈神经、迷走神经和胸膜顶,在此处颈内静脉与锁骨下静脉汇合成为无名静脉,再下行与对侧的无名静脉汇合成为上腔静脉继而进入右心房。成人颈内静脉较粗大,右侧无胸导管,右侧颈内静脉至无名静脉入上腔静脉的走行几乎为一直线,且右侧胸膜顶较左侧低,因此临床上常选择右侧行颈内静脉穿刺置管术。

（二）穿刺途径

文献报道关于穿刺颈内静脉的进针点和穿刺方向有多种方法可供选择。归纳起来，依据进针点与胸锁乳突肌之间的相互关系，最常用的穿刺途径可分为前、中、后路3种方法。

1.前路　是最常用的穿刺途径。此处距离气管、动脉、神经均有一定距离，静脉位置表浅，穿刺易于成功，且不易出现并发症。患者仰卧，头略转向对侧，右肩下垫一软枕可使颈部充分伸展，头低足高15°～20°（Trenderlenburg体位）利于颈静脉充盈。常规消毒铺巾，操作者戴无菌手套，以左手示指和中指在相当于甲状软骨上缘水平先触摸气管，而后向外侧旁开2～3cm触及颈总动脉搏动，于颈总动脉外侧0.5cm处（约相当于胸锁乳突肌前缘中点）进针，针干与皮肤呈30°～45°，针尖指向同侧乳头或锁骨中、内1/3交界处前进，常可在进针1.5～2cm时于胸锁乳突肌中段后方进入颈内静脉。

2.中路　胸锁乳突肌下端胸骨头和锁骨头与锁骨上缘形成一个三角，称为胸锁乳头肌三角。颈内静脉刚好位于此三角的中心位置。必要时使患者抬头，则此三角容易显露清楚。在此三角形的顶点处为进针点，针干与皮肤呈30°，针尖稍向外侧偏斜5°～10°指向胸锁乳突肌锁骨头内侧缘前进。穿刺时应使用左手示指触及颈动脉搏动，以避免穿刺针刺入颈动脉。如遇有肥胖、小儿以及全麻后患者，胸锁乳突肌显示不清，此时可利用锁骨内侧端上缘的小切迹作为骨性标志，颈内静脉正好经此处下行与锁骨下静脉汇合。穿刺时用左手大拇指按压，确认此切迹，在其上方1～1.5cm处进针，针于与皮肤呈30°～45°，与中线平行或略偏向外侧前进，一般刺入2～3cm时即可进入颈内静脉。

3.后路　在胸锁乳突肌外侧缘中、下1/3交点处，胸锁乳突肌与颈外静脉交点上缘为进针点。在此处颈内静脉位于胸锁乳突肌下方略偏外侧。针干与皮肤呈45°，在胸锁乳突肌深部指向胸骨上切迹方向前进。在2.5～3cm深度应能刺入颈内静脉，针尖不宜刺入过深以免损伤颈总动脉。

（三）置管技术

以前路法为例介绍使用Seldinger技术行右颈内静脉穿刺置管的操作方法。

1.给予患者适当镇静药物使其处于安静状态，必要时需吸氧，常规监测ECG、血压、脉搏、氧饱和度。在皮肤消毒和覆盖无菌铺布前，要摸清解剖标志，包括胸骨切迹、锁骨以及胸锁乳突肌。

2.患者取头低15°～20°去枕仰卧位，头略转向左侧，肩下垫软枕使患者颈部充分伸展。避免头过度后仰和左偏，因为这会改变颈部血管的解剖关系，使得颈内静脉处于颈动脉上方，增加误伤颈动脉的风险。

3.消毒铺巾。因感染是导致血液透析用中心静脉导管失功及患者死亡的重要原因，因此格外强调透析用中心静脉穿刺置管过程中应严格无菌技术。消毒区域应包括颈内静脉和锁骨下静脉穿刺点在内，以防止颈内静脉穿刺处不成功后换至锁骨下静脉穿刺点。皮肤消毒的范围上至耳垂，下至乳头，内侧超过气管中线，外侧超过喙突。消毒液最好用2%氯己定（洗必泰），有证据表明它优于目前广泛使用的10%聚维酮碘（碘伏）。皮肤消毒后再铺无菌巾，最好是全身铺无菌巾。良好的无菌技术还包括严格洗手，在手术室应戴好口罩、帽子、无菌手套，穿无菌手术衣。

4.消毒铺巾后，再次确定解剖标志，尤其是颈动脉走向，按前述前路穿刺方法定位穿刺点。如果患者清醒，穿刺点用25G穿刺针行局部麻醉（一般用1%利多卡因）。左手手指轻轻放在颈动脉搏动处，右手持穿刺针，于颈总动脉搏动处外侧0.5cm，针干与皮肤呈30°～45°，针尖指向同侧乳头或锁骨中、内1/3交界处方向进针，在进针过程中保持注射器内轻度持续负压，以便能够及时判断针尖是否已进入静脉。如刺入较深，穿刺针已穿透颈内静脉，则可慢慢退针，边退针边回抽，直至抽到暗红色血液且回抽通畅，基本可以确定穿刺针尖位于颈内静脉内。为安全起见，在用中心静脉穿刺针穿刺前，可先用一带细针头的5ml注射器试穿，以确定颈内静脉的部位及深度，这样做的优点是即使误穿到颈动脉也不会引起大的出血和血肿。

5.确定静脉穿刺成功后，用左手手指固定住穿刺针，然后通过穿刺针置入导引钢丝（0.032或0.035英寸),导引钢丝的头端一般为J形或柔软可弯曲的直形,置入时不应遇到阻力。如遇阻力应退回导引钢丝,适当调整穿刺针位置,包括深浅、角度、斜面方向等,回抽血液直至回抽通畅为止,然后再插入导引钢丝。应持续进行心电监测以观察可能出现的心律失常,心律失常多见于导引钢丝置入过深触及右心房或右心室壁时。钢丝置入适当深度(通常需进入静脉内 15cm 左右)后退出穿刺针,注意将导引钢丝控制在手中并保持无菌。

6.沿导引钢丝插入锥形血管扩张器扩张皮下组织和静脉,因透析用导管较粗大,可使用尖刀片沿导引钢丝做一皮肤切口,以便导管顺利置入。

7.沿导引钢丝插入中心静脉导管,插入导管时应注意导引钢丝必须伸出导管尾端,并加以固定,待导管进入颈内静脉后,边退钢丝边置入导管,以避免钢丝随导管一起被完全推入静脉。导管置入长度为 12～13cm,恰当的置管深度是使其头端位于上腔静脉内,与右心房连接处的上方,而这通常需要 X 线检查确认。

8.连接注射器回抽导管各管腔,能顺利回血时说明置管位置正确。用肝素生理盐水冲洗导管各管腔一次,安装肝素帽备用,安装时注意防止空气进入中心静脉导管。

9.缝合固定导管,并以灭菌纱布或透明敷贴包扎。

(四)颈内静脉穿刺的优缺点

1.优点　对于技术熟练的操作者,穿刺成功率高,并发症少,相对比较安全,出现血肿时容易压迫,穿破胸膜机会少,一侧失败可经对侧再进行穿刺。

2.缺点　可能误穿颈内动脉,肥胖颈短患者体表标记困难,不适宜气管切开的患者,低血压时触摸颈内动脉困难,颈内静脉置管后颈部活动受限,固定不方便。

【锁骨下静脉穿刺置管术】

(一)锁骨下静脉解剖结构

锁骨下静脉在第 1 肋外侧缘续于腋静脉,越过第 1 肋上表面轻度向上呈弓形,然后向内、向下和轻度向前跨越前斜角肌,而后与颈内静脉汇合形成无名静脉,右侧无名静脉在胸骨柄的右缘下行,与跨越胸骨柄后方的左无名静脉汇合成为上腔静脉。静脉最高点在锁骨内、中 1/3 处,此处静脉可高出锁骨上缘。成人锁骨下静脉长 3～4cm,直径 1～2cm。因右侧无名静脉位置相对表浅、粗大,进入上腔静脉角度较小,且左侧存在损伤胸导管的风险,因此临床上多选择右侧锁骨下静脉进行穿刺置管。

左侧较粗的胸导管及右侧较细的淋巴管在靠近颈内静脉的交界处进入锁骨下静脉上缘。锁骨下静脉的前方是锁骨,后方依次是前斜角肌、锁骨下动脉和胸膜,邻近有臂丛神经、颈内静脉、淋巴管和对侧头臂静脉等。前斜角肌厚 1.0～1.5cm,将锁骨下静脉与位于该肌肉后侧的锁骨下动脉分开。锁骨下静脉壁与第 1 肋、锁骨下肌和前斜角肌筋膜相互愈合,在外伤情况下很易引起气栓。

(二)穿刺途径

锁骨下静脉穿刺可经锁骨下和锁骨上两种进路,其中以锁骨下进路更为常用。

1.锁骨上进路　患者取仰卧头低位,操作侧肩下垫软枕,头转向对侧,使锁骨上窝充分显露。置管时嘱患者勿深吸气,对于全麻患者适当减少潮气量。选取胸锁乳突肌锁骨头的外侧缘,锁骨上缘约 1.0cm 处为进针点,针干与身体正中线呈 45°,与冠状面保持水平或稍向前偏 15°,针尖指向胸锁关节进针,通常进针1.5～2.0cm 即可进入静脉。在进针过程中针尖实际上是远离锁骨下动脉与胸膜,在胸锁乳突肌锁骨头的深部肌膜中前进,因此安全性可有保证,成功率高于颈内静脉穿刺。

2.锁骨下进路　患者取仰卧位,右上肢垂于体侧并略外展,保持锁骨略向前,使锁肋间隙张开以便于进针。选择锁骨中、外 1/3 交界处,锁骨下方 1～1.5cm 处为进针点,针尖指向胸骨上窝,针干与胸壁皮肤的夹角小于 10°,紧靠锁骨内下缘进针。应避免针干与胸壁夹角过大以免损伤胸膜和肺组织,穿刺针进针过深存在误伤锁骨下动脉的风险。

（三）穿刺置管技术

穿刺锁骨下静脉时，患者轻度头低位，双臂内收，头稍偏向对侧。在两肩胛骨之间放置一个软垫，以完全显露锁骨下区域。消毒铺巾及穿刺成功后置管步骤和颈内静脉穿刺置管相同。锁骨下入路需注意进入血管后穿刺针斜面应指向尾端，置入导引钢丝时其J形头尖端亦应指向尾端，而置管深度与同侧颈内静脉前路穿刺置管深度基本一致。

锁骨下静脉的位置较深，标准细针常不能触及，因此穿刺前不需要用细针试穿。锁骨下静脉穿刺点并发症特别是气胸和误及锁骨下动脉，与穿刺的次数有直接关系，因此不宜多次试穿，通常2～3次试穿还未成功即应更换穿刺位置。应尽量避免双侧锁骨下静脉穿刺，一旦发生双侧气胸后果往往较为严重，而误伤锁骨下动脉后有时难以及时发现且压迫止血困难。与颈内静脉穿刺相比，锁骨下静脉穿刺的安全性更大程度上有赖于操作者的经验。操作者越有经验，并发症的发生率越低。

（四）锁骨下静脉穿刺的优缺点

1.优点　体表标记明确，在床旁穿刺操作容易；锁骨下区胸壁平坦，清洁干燥，置管后固定、换药和护理都较方便，因此感染的概率最少；患者颈部活动不受限制，且易于被衣服遮蔽，患者感觉舒适而乐意接受。

2.缺点　并发症多，易穿破胸膜造成气胸，出血、血肿不易压迫止血。

【股静脉穿刺置管技术】

在无法行颈静脉和锁骨下静脉穿刺的情况下，股静脉也可以提供临时血液透析通路。股静脉穿刺可以避免很多中心静脉穿刺常见的并发症特别是气胸，但是会有股动脉损伤甚至更罕见的股神经损伤的风险。

股静脉是下肢的主要静脉干，上段位于股三角内，与股动脉、股神经并行于此，股动脉居中，外侧为股神经，内侧为股静脉，因此寻找股静脉时应以搏动的股动脉为标志。穿刺点选择在腹股沟韧带中部下方2cm左右股动脉搏动的内侧0.5～1cm处进行股静脉穿刺。患者取仰卧位，膝关节微屈，髋关节伸直并稍外展外旋。穿刺时，左手示、中、环指并拢成一直线，轻轻置于股动脉搏动正上方，确认股动脉走行方向，右手持穿刺针，针尖斜面向上指向肚脐，针体与皮肤约成30°沿股动脉走行进针，边进针边回抽，一般进针2～5cm，见到回血且反复回吸通畅，确认股静脉无误，针柄稍压低，置入导引钢丝，余步骤同颈内静脉穿刺置管技术。

股静脉穿刺的缺点包括血栓和感染等并发症发生的风险增加，还可能有血管损伤从而引起腹腔内或腹膜后血肿。因此，除严格无菌操作技术外，股静脉穿刺时切不可盲目向腹部无限制进针，以减少并发症的发生。另外，股静脉置管会影响患者下床活动。

【超声引导下中心静脉穿刺置管技术】

随着影像技术的发展，超声引导技术在中心静脉穿刺置管中的应用越来越广泛。现有证据表明，在超声二维图像的引导下成功穿刺中心静脉所需的试穿次数较少，而且穿刺所需时间缩短，成功率提高，并发症减少。超声引导技术的优势在颈内静脉比锁骨下静脉或股静脉、没有经验的操作者比有经验的操作者、成人患者比小儿患者更明显。尤其对于无法使用解剖标志定位的困难颈内静脉穿刺患者（如血管解剖结构异常、肥胖或局部手术导致解剖标志不清、误穿动脉形成血肿影响静脉定位、因患者无法配合导致穿刺体位异常等），超声引导穿刺更具优势。

利用超声引导中心静脉穿刺置管有多种方法，可以利用多普勒效应将流动的红细胞反射的超声波转化为放大的声学信号从而定位动脉和静脉，也可以利用二维超声图像对血管进行定位后再行常规穿刺置。另外，也可以利用超声技术实时引导穿刺过程，这种方法的使用越来越广泛。

实时二维超声引导下行颈内静脉穿刺常使用 7.5～10MHz 的超声探头,穿刺过程中需要用无菌保护套进行防护。操作者左手持超声探头探寻要穿刺的血管,在二维超声图像中动-静脉呈两个黑色的环状结构,静脉可以通过解剖定位和可被压瘪的特性来确定。超声引导静脉穿刺时,可以在横切面观(短轴)也可以在纵切面观(长轴)下进行穿刺。总的来说,横切面容易识别,可以同时确定动脉和静脉,而纵切面则可以全程显示穿刺针尖的位置,从而减少穿透静脉后壁的机会。当颈内静脉的图像位于屏幕的正中,可以直视下用穿刺针进行穿刺,然后按照前文所述的标准流程完成穿刺置管过程。但是在用扩张器对血管进行扩创前,应该利用超声的纵切图像确定导引钢丝确实位于中心静脉内。

传统的颈内静脉穿刺技术仅能根据体表解剖标志进行定位,估测颈内静脉的位置和距离皮肤的深度,尤其对于定位不清的患者,传统的穿刺方法常导致较高的失败率及并发症发生率。由于超声引导下颈内静脉穿刺是采用超声无创定位技术,对血管进行准确定位,在直视下进行的颈内静脉穿刺置管方法,因此可以清晰观察颈内静脉、颈总动脉及其周围组织器官的解剖位置,成功避免了解剖标志显示不清或解剖结构变异给颈内静脉穿刺造成的困难,提高穿刺成功率,同时也可避免对颈总动脉、神经、胸膜等结构的损伤,减少并发症的发生率。置管完毕后,还可通过超声观察上腔静脉内的导管位置,避免了 X 线检查给患者带来的放射损伤。

锁骨下血管超声成像较困难,常受患者体型和探头规格的影响。使用超声引导锁骨下静脉穿刺置管时,探头应放置在锁骨中外 1/3 交界处的锁骨下肌沟,在腋动脉和静脉穿出锁骨和第 1 肋骨所形成的骨管部位,可以看到其超声图像。动脉最常见位于静脉的头侧方向,其特性是不易被压瘪,血管径不会随呼吸而发生改变。横切面和纵切面图像均可获得,用于指导静脉穿刺。另外在小儿患者进行常规的锁骨下穿刺径路时,可以将超声探头放置锁骨上以获得锁骨下静脉的纵切面图像。

三、并发症

经皮穿刺中心静脉置管属于有创性操作,一旦操作失误或管理不当,可能引起各种严重并发症,甚至危及患者生命。文献报道的中心静脉置管并发症发生率超过 15%,且与操作者的熟练程度相关,因此,应引起操作者的高度重视,初学者和经验不足的人员应在经验丰富的临床医生的指导下进行。中心静脉监测的并发症可以分为机械性损伤、血栓形成和感染几个方面见表 18-1。

表 18-1　中心静脉穿刺置管的并发症

并发症	表现	并发症	表现
机械性	血管损伤		心律失常
	动脉		皮下和(或)纵隔气肿
	静脉	血栓	静脉血栓形成
	胸腔积血		肺栓塞
	心脏压塞		动脉血栓形成及栓塞(空气,血凝块)
	累及呼吸道		导管或导引钢丝引起的栓塞
	血肿压迫气道	感染	穿刺点感染
	气管、喉头损伤		导管感染
	气胸		血行感染
	神经损伤		心内膜炎

【机械性并发症】

(一)血管损伤

机械性并发症中意外穿刺动脉最为常见,发病率为 1.9%～15%。损伤动脉会导致局部形成血肿,但是极少情况下,即使是细针误伤动脉也有可能造成动脉血栓等严重并发症。颈内静脉穿刺时,穿刺点和进针方向偏内侧可能误穿颈总动脉,进针太深可能穿破颈横动脉、椎动脉和锁骨下动脉。若处理不当或凝血机制不良及肝素化的患者出血后可能在颈部形成巨大血肿,压迫气管,清醒患者可能导致窒息缺氧。因此穿刺时应仔细定位,尽量避免误穿动脉。穿刺过程中一旦发现穿破动脉,应立即拔出穿刺针,局部压迫止血,因颈部组织疏松,压迫有时需持续 5～10min。当发生颈动脉意外置管时,通常保守的处理方法是:立即拔出导管,局部压迫穿刺部位,监测患者呼吸和神经系统情况,并立刻请血管外科医师会诊。锁骨下静脉穿刺进针过深时存在误穿锁骨下动脉的风险,由于锁骨下动脉位于锁骨后方,一旦穿破不易压迫止血,应引起重视。

除了出血和血肿外,损伤血管还会导致一系列其他并发症,而较严重并发症包括误入胸膜腔或纵隔,导致胸腔积液、血胸、纵隔积液、纵隔积血和乳糜胸等。另外也有报道一些致命性但很罕见的并发症,包括主动脉穿孔和面静脉撕脱。有些延迟出现的并发症虽不常见但也应考虑其后果,文献报道有主动脉-心房瘘、静脉-气管瘘、颈动脉颈内静脉瘘以及假性动脉瘤形成等。

中心静脉置管并发症中最致命的是急性心脏压塞,其原因包括心包内上腔静脉、右心房或右心室穿孔导致心包积血,或静脉补液误入心包内。2004 年美国麻醉医师学会(ASA)的总结分析表明,它是与中心静脉置管相关的第二种常见并发症,其病死率高达 81%,而且临床表现一般出现较迟(穿刺后 1～5d),这说明与穿刺操作本身相比,中心静脉导管的留置使用与该并发症的发生更有关系。多数研究认为这种致命性并发症是可以避免的,强调必须通过影像学检查确定导管尖端的位置,如果中心静脉导管尖端位于心脏内或者以较锐利的角度紧贴上腔静脉管壁,则易导致心脏压塞。导管造成心脏穿孔而引起急性心脏压塞时,起病急骤,发展迅速。因此,放置中心静脉导管的患者出现严重低血压时,应该高度怀疑是否出现心脏压塞。导管尖端的理想位置是在上腔静脉内,平行于血管壁,低于锁骨的下缘,高于第 3 肋骨、T_4 和 T_5 椎间隙、奇静脉、气管隆突或右主支气管起始部。

心律失常是导管进入心内的早期征象。导引钢丝或导管置入过程中刺激右心房甚至心室壁均可诱发心律失常。因此,中心静脉穿刺过程中应常规监测心电图,尽量避免导管或导引钢丝插入过深,一旦发现心律失常应立即将导管退出 1～2cm。

(二)气胸

在经锁骨下进路行锁骨下静脉穿刺时若针干与皮肤角度过大使针尖离开锁骨下缘时就很容易刺穿胸膜和肺,其发生率在 1% 左右。而颈内静脉穿刺过程中,因肺尖最高处可超出第 1 肋上缘以上 1cm,若针尖过于偏向外侧也存在穿破胸膜的风险。为了能够及时发现气胸,颈内静脉及锁骨下静脉穿刺后应常规进行胸部 X 线检查。若穿刺后患者出现呼吸困难、低氧、穿刺侧呼吸音减弱,应考虑到有此并发症的可能。若损伤仅为一个针眼,由此引起的少量气胸多无明显临床症状,无须特殊处理,破口可自行闭合。但若针尖在深部改变方向使破口扩大再加上正压机械通气,气胸会逐渐加重甚至形成张力性气胸,必须及时处理,行胸腔引流,以免危及患者生命。

(三)神经和淋巴管损伤

中心静脉穿刺置管也能造成神经损伤,颈内静脉穿刺可能损伤臂丛神经、星状神经节、膈神经和喉返神经等。此外,也可能导致慢性疼痛综合征。股静脉穿刺可能损伤股神经。损伤胸导管可能导致乳糜胸。

(四)空气栓塞

中心静脉在吸气时可形成负压,穿刺过程中更换输液器、导管或接头脱开时,尤其是头高位时容易发生气栓。经静脉快速输注大量空气时形成的气栓足以致命。因此操作过程中应格外注意,尽量避免中心静脉与空气相通。

【血栓性并发症】

与导管相关的血栓并发症发生率与导管置入的位置相关,股静脉置管高达 21.5%,锁骨下静脉仅为1.9%。中心静脉导管置入右心房则更易引起血栓,这可能与导管对心内膜的机械刺激有关。导管尖端或心内膜上的血栓有可能成为感染灶、导致上腔静脉综合征或进入肺循环。

血液透析通路通常需要长期置管,其血栓形成的发生率可高达 30%~80%,是导致透析通路失功的重要原因。因此强调置入导管后及每次透析完成后应用肝素盐水冲管,并连接肝素帽封管;留置导管期间应注意观察导管有无回血,定期使用肝素盐水冲洗,必要时持续液体滴注。如果发现血栓形成,导致管腔回血不畅时,可尝试用尿激酶溶栓,如不能改善则应放弃此通路。

【感染】

感染是中心静脉穿刺置管后较晚期最常见的主要并发症。放置标准中心静脉导管的患者中血源性感染的发生率约为 5%,而血液透析患者因体质较弱,必须使用双腔导管且普遍留管时间长,感染的发生率更高,由此导致的病死率也更高。

引起导管相关感染的因素很多:①无菌操作不严格,穿刺次数较多,局部组织损伤、血肿均可增加局部感染的机会;②导管留置期间无菌护理不当;③导管留置时间过长;④经中心静脉导管输注高营养液等。若留置导管期间出现不能解释的寒战、发热、白细胞增高、导管穿刺点局部压痛或炎症等,应考虑及时拔除导管并行导管尖端培养。

如前所述,防止感染的首要条件是严格执行无菌操作。如需长时间放置中心静脉导管,最好选择锁骨下静脉,因为颈内静脉或股静脉部位发生感染的风险较高。文献报道表明,有肝素涂层的中心静脉导管可以减少与导管相关的血栓和感染的发生。另外,导管的制作过程中在其表面涂以抗微生物的药物如洗必泰和磺胺嘧啶银或米诺环素和利福平,可减少细菌定植率以及血源性感染的发生。

总之,血液透析用中心静脉置管血栓和感染的发生率高于其他人群,是导致血管通路失功的重要原因,因此,在选择穿刺置管位置、穿刺操作过程中及留置导管期间,均应慎之又慎,严格按照操作规程进行,精心护理,定期检查,尽量减少并发症的发生,保证透析血管通路的通畅及安全使用。

(李玉梅)

第八节　血液透析临时及半永久置管技术和维护

一、临时血液透析置管技术和维护

长期透析通路的准备常需要数周甚至数月的成熟时间,在某些临床情况,患者需要紧急进行血液净化治疗,而之前尚未准备长期透析通路,这时就需要立即建立临时透析通路。部分医疗技术欠发达的地区,临床上偶尔用直接动-静脉穿刺,但其并发症多,穿刺成功率偏低,目前已越来越少用于临床。目前的临时透析通路一般采用中心静脉导管。具体的置管指征及置管技术,前面章节已有详细介绍,本章仅就临时中心静脉导管在透析中的使用做一介绍。

临时中心静脉导管由聚乙烯、聚氨基甲酸酯、硅胶等材料构成,按照结构分为单腔导管、双腔导管和三腔导管。透析使用的主要是双腔导管。双腔导管内部有两个腔,末端分别连接透析管路的动脉端和静脉端。静脉腔的尖端开口在导管顶端,动脉腔开口由2～6个侧孔组成。动-静脉尖端开口要离开一定距离,以减少再循环。导管有多种不同长度规格的型号可供选择。一般建议股静脉插管长度应在19cm以上,右侧颈内静脉13～16cm,左侧颈内静脉16～19cm。

临时导管的置管部位常选用股静脉、颈内静脉、锁骨下静脉,但在透析患者,由于锁骨下静脉插管导致的中心静脉狭窄发生率高,为将来长期透析通路的建立带来极为不利的影响,因此应当尽量避免。不同部位中心静脉插管的临床特点比较见表18-2。

表 18-2   不同位置中心静脉置管的比较

	股静脉	锁骨下静脉	颈内静脉
操作难度	容易	困难	居中
并发症	少,轻	严重,危及生命	少,较少危及生命
体位	心力衰竭不能平卧时用	后倾位	后倾位
保留时间	72h,感染率高	3～4周	3～4周
活动受限	行走受限	自由活动	头颈活动受限
血流	差	好	好
血栓及狭窄	很高	高	狭窄少,血栓同前

临时中心静脉导管置管操作可床旁进行,在置入后无须成熟可立即使用,因此在临床决定透析后再置入即可。导管置入后应当进行X线检查,了解管尖位置,排除插管相关并发症。由于继发感染、血栓形成、中心静脉狭窄发生率高,因此插管时间不要超过1个月,其间尽快准备长期透析通路。对于由于导管功能不良者,可原位置入导丝进行导管更换,可也尝试用尿激酶进行局部溶栓治疗见表18-3。

表 18-3   尿激酶局部溶栓方案(NKF-K/DOQI)

步骤	内容
1	尽量吸出导管内肝素
2	缓慢注入5000U/ml尿激酶共1ml进入阻塞的管腔
3	按管腔容量用生理盐水稀释尿激酶,缓慢注入充满导管
4	每10min注入生理盐水0.3ml,共2次,使尿激酶到达导管远端
5	抽吸导管
6	必要时重复上述步骤

二、半永久插管技术和维护

血管通路是血液透析患者的生命线。随着科技的进步,医疗和生活水平的提高,透析患者生存时间逐渐延长,同时透析人群出现高龄化、糖尿病患者增多、血管条件不良者增多、多次内瘘术后自身血管耗竭等问题。于是,相应的对半永久导管透析技术的需求与日俱增,而且技术的进步也使得相关并发症逐步降低。然而,目前有趋势建议取消半永久透析导管的称呼,改称为带袖套透析导管,这种更改再次提醒医生并令其深刻认识到,到目前为止,导管透析的并发症发生率及透析维持效果仍远远劣于内瘘透析,它仅仅只能作为内瘘透析的补充和后备!在任何导管置入手术之前,术者都应该首先问自己一个问题:"这根导管是不是必须要置入？"

【历史】

（一）技术演变

随着终末期肾病患者的日益增多，透析的需求日益增长，随之而来的是中心静脉插管技术作为动-静脉瘘的必要补充，其应用日益增长，尤其对于无法建立动-静脉瘘或对于穿刺有严重恐惧的患者来说，以半永久为目的的带袖套导管技术更是必不可少。带袖套透析导管的优点有：可以多部位留置、适用人群广、无须成熟时间、血流动力学影响小、置入和更换简单、透析时无须穿刺等；但也有其固有的缺点：感染、血栓形成、通路阻塞和再循环等问题。这些应用需求和改进需求导致了带袖套插管技术及其器材在日益广泛的应用中不断改进。

血栓形成是所有与血液接触的非生物性材料所必须面对的问题。对于半永久插管技术来说，克服这一难题的努力主要集中在制造材料、表面涂层、构造形态这三方面。导管的制造材料已经从最初的硅胶转换成聚氨酯或类似物，它们能在保持足够腔径的同时更为柔软，更抗折。最近的趋势是使用聚碳酸酯材料，因为它在保持良好生物相容性的基础上，还能够耐受各种化学物质，如乙醇、碘伏等；表面涂层从无涂层转变成药物（肝素）、抗菌物质（银离子）或拟生物（模拟细胞被膜）涂层；构造形态主要着眼于体内端动-静脉孔的设计，主要趋势：第一代——顶端阶梯式，第二代——顶端分裂式，第二代半——单腔双导管，第三代——管尖倒"Z"对称设计；端孔制造也从机械打孔演进成激光切割。这些革新设计和制造工艺既要满足流量需求也要满足抗血栓要求，除体内端动-静脉出入孔外，管体形状等也对达到如上目标有重要意义。

置管透析患者的感染风险是瘘透析患者的 7 倍，慢性置管透析患者的感染相关死亡率是瘘透析患者的 2 倍。导管相关菌血症最常见的细菌是表皮葡萄球菌和金黄色葡萄球菌，这些细菌经导管或导管皮下隧道进入血液。股静脉入路比颈静脉和锁骨下静脉入路感染率高，多腔导管比单腔导管感染率高。而目前研究证明，静脉使用抗生素对于预防置管透析患者感染并无益处，预防感染的要点在于无菌操作和消毒。置入前 30d 感染路径主要是皮肤缝隙和医务人员的手，之后感染路径主要就是管路的接头。器材改进方面对抗感染的措施主要包括：皮下隧道型导管、纤维袖套 Ccuff）、各种涂层（银离子、抗生素）、使用耐受抗菌软膏的材料等。应特别提出的是，BARD 公司生产的 Site-ScrubTM 为导管接口的消毒方法提供了新的思路。

（二）应用进展

半永久透析导管技术在应用上有两个里程碑：袖套技术和逆向隧道技术。

1987 年 Quiton 公司首次推出了带袖套的 QUITON 半永久透析导管，并在 1988 年，由 Schwab 首先进行了报道。带袖套的中心导管明显延长了导管的使用寿命，降低隧道感染率，使中心静脉导管的应用更加广泛。目前，带袖套导管植置入后 2 周的感染率低于 8%，有报道使用 3 个月内菌血症发生率低于 5%。但带袖套导管使用 12 个月因感染而拔除的比率仍有 50%。

其后，BARD、ARROW、ANGIOTECH、ANGIODYNAMICS、MEDCOMP 等公司相继进入这个市场，大家分别在导管材料、外形、内腔、涂层等方面做出各自的创新。TalPalindrome 导管首次提出了逆向隧道的概念，进一步降低了隧道及导管相关感染的发生率。相较于正向隧道技术，逆向隧道技术的隧道皮肤端出口更小，导管体内端定位更精准，但对导管的制造技术要求较高。

【适应证和禁忌证】

（一）适应证

1.其他通路不可行或腹膜透析方案不耐受。

2.严重穿刺恐惧。

3.动-静脉瘘成熟前,临时透析预期超过 3 周。

4.肾移植过渡期。

5.低血压无法维持内瘘。

6.反复心力衰竭,内瘘可能加重心力衰竭者。

(二)禁忌证

1.凝血功能障碍。

2.广泛上腔静脉系统血栓形成。

3.精神异常患者。

【置入步骤及要点】

(一)入路选择

相对于自体动-静脉内瘘的位置来说,带袖套透析导管的入路选择很多,不同入路各有利弊,不同的研究对不同入路(尤其是对颈静脉和锁骨下静脉)的评价不尽相同。虽然有个别研究认为右锁骨下静脉更有优势,但目前绝大多数人及 K/DOQI 指南仍倾向于将右颈静脉作为首选。然而,无论选择哪个部位作为入路,如果作为内瘘成熟前的过渡手段或用于有可能进展为需要长期透析的急性肾损伤患者,那么必须遵循一个原则:透析导管应尽可能避免置于欲使用的内瘘侧的静脉近心端。学者认为,对于内瘘通路耗竭的透析依赖患者,颈内静脉和锁骨下静脉的选择见仁见智,选择还有残余流量内瘘侧的锁骨下静脉有一个好处——静脉流速较快,有利于降低血栓形成的概率。此外,对于考虑后续肾移植患者,则尽量避免使用股静脉入路,尤其是可能移植侧的股静脉。

1.右颈内静脉 优点在于通路较顺直,不易发生扭结打折,而且穿刺风险相对较低。缺点在于,为保持美观,皮下隧道会形成 U 形弯曲,而且皮下隧道位于活动部位,导管在血管内可能会有牵扯活动,导管尖位移可能性较大,容易刺激血管壁,导致血栓形成。

2.左颈内静脉 通路静脉内走行较右侧稍扭曲,狭窄和血栓的概率较大,而且可能会影响左侧内瘘的通畅。其余优缺点类似右颈内静脉。

3.股静脉 穿刺最为容易,但是感染和血栓形成机会最大。要注意的是,若选择此入路,则至少应选择 19cm 以上的导管,以使导管进入下腔静脉,减少再循环。

4.右锁骨下静脉 优点在于皮下隧道美观性最佳,隧道设计最容易,有研究表明在所有入路中感染率最低;缺点在于穿刺风险相对稍大,通路在血管内形成 U 形甚至 V 形弯,容易扭折,对血管壁刺激较大,可能导致血栓形成或静脉狭窄。而且锁骨活动有可能压迫通路,因此选择此方法时,建议选择抗折性强的导管,并且设计好隧道方向,这样可以降低发生通路扭折的可能性。对此入路,大多数术者选择锁骨下穿刺点,也有选择锁骨上穿刺点植入导管的报道,锁骨上穿刺点的好处在于锁骨压迫导管的机会降低并且血管内走行角度可以柔和一些。

5.左锁骨下静脉 穿刺较右锁骨下静脉风险更大,必须在超声和透视引导下进行。其余优缺点类似右锁骨下静脉。

6.下腔静脉 经腰甚至经肝入路进入下腔静脉也是可以选择的入路方式,但相较如上入路较为少用,尤其是后者更为罕用。

(二)准备

1.完备各项检查,除外各种禁忌证。

2.准备多种长度的导管以备万一。

3.备选入路的评估检查。

4.无论选择哪个入路,对于穿刺点及隧道附近的皮肤、穿刺静脉血管以及途经血管和心脏都应有充分的评估。大多数情况下,病史、体格检查结合超声就足以完成评估任务。评估主要排除穿刺点及隧道附近有无皮肤感染,穿刺静脉和途经静脉有无血栓、狭窄、起搏导线或极为扭曲,心脏有无畸形、血栓和赘生物等。

5.备选入路消毒,完全按照外科手术的消毒和无菌要求进行术前备皮和消毒。一定要注意所用导管对于消毒药品的兼容性,否则可能会导致导管的损毁,此点在导管说明书中都会明确说明。

（三）静脉穿刺及扩张

对于透析导管置入来说,建议所有的穿刺都在超声引导下进行。虽然深静脉穿刺对于很多医生来讲是很熟练的操作,但是超声引导能够更精确和安全并且提供很多对于置入透析导管来说很有益的信息,例如避免误穿动脉、通路扭曲程度、目标血管有无梗阻等。

1.定位及引导　穿刺一般都采用 Seldinger 技术,所有部位的穿刺技术都可以按照此标准技术进行,在此不多做赘述,仅就一些部位穿刺时需要注意的特殊点予以强调。

（1）颈静脉穿刺:应尽量避免高位穿刺,因为高位穿刺将导致皮下隧道设计的困难,增高导管打折的可能性。

（2）锁骨下静脉穿刺:选择锁骨下穿刺点时,过于贴近锁骨的穿刺有可能导致将来导管的受压;选择锁骨上穿刺点时,要确认避开锁骨下动脉。无论锁骨上和锁骨下穿刺点穿刺锁骨下静脉都要高度警惕气胸及血胸的发生。

（3）股静脉穿刺:尽可能将穿刺入皮点选择在腹股沟皱褶以上,入静脉点要保证在股总静脉。

（4）下腔静脉穿刺:超声引导是基本要求,甚至有可能的话,CT 引导下穿刺更佳。此外,下腔静脉穿刺尽可能使用微穿针,降低副损伤机会。

2.置入导丝

（1）透视引导下经穿刺针置入"J"形导丝。

（2）转动导丝,观察导丝弯曲的头端,确定导丝位于血管腔内。

（3）将导丝置入右心房内,撤出穿刺针。

（四）皮下隧道

1.隧道走行设计　使用上述"J"形导丝设计隧道走行方向,避免过大成角以防管道扭结;同时使用导丝沿预计隧道途径摆放,根据透析导管长度及袖套位置,在预计皮肤出口做标记,皮肤出口距离袖套2～3cm。建立隧道有两种方式。

（1）顺行隧道法:常规穿刺后,借用导丝估计导管体内端位置、体外部分长度以及袖套位置,设计隧道。隧道建立后,导管首先经隧道皮肤出口进入皮下隧道,然后经穿刺点进入血管。使用顺行隧道法时,在术前应将导丝和导管进行长度及标记比对校正,以便于后续的隧道设计。

（2）逆行隧道法:导管先经穿刺点进入血管,精确定位尖端位置后,使用导管体外部分本身设计隧道,建立隧道后,将导管体尾端从穿刺点向隧道出口引出。逆行隧道法可以更为精确地控制导管尖端的位置,可以在定位好导管尖端后再确定皮下隧道的出口位置。同时逆行隧道法可以形成隧道出口为顶端的锥形隧道,使皮肤切口尽可能的小,从而降低皮下隧道及其出口感染的概率。

无论选择哪种隧道法,建立隧道时为了达成理想的弧度,有时可以选择三切口建立隧道,即在穿刺点切口和隧道出口之间理想弧度的顶点再做一切口,以便建立理想弧度的隧道,这种方法多用于颈静脉入路的患者。

2.皮肤切口　若是顺行法,则在导丝皮肤出口标记处做一1cm左右切口,导丝出皮口处做一0.5cm切口,切口方向都与隧道方向垂直。若是逆行法,则仅需建立隧道时在隧道出口处切一很小口方便扩皮器进出即可,导丝出口皮肤切口可能比顺行法稍大或相仿。

3.建立隧道

(1)游离两处皮肤出口皮下组织至皮下尽可能近筋膜层处。

(2)用隧道器沿导管皮肤切口向导丝皮肤出口按设计走行和深度建立隧道。

4.皮下扩张鞘

(1)清理导丝出口切口下游离脂肪和血块组织。

(2)导丝引导下缓慢置入皮下扩张鞘,切忌暴力(锁骨下静脉入路时,建议在透视下置入扩张鞘,因为通路和上腔静脉有角度,即使有导丝引导和支撑,较硬的鞘的尖端仍可能损伤甚至穿透静脉壁造成严重后果)。

(3)扩张鞘有两种,后续方法不同:撕脱鞘者,缓慢拔出扩张鞘芯;单纯扩张鞘者,拔出扩张鞘,导丝留置原位。

（五）导管置入

1.若不使用撕脱鞘者,则释放压迫止血,使静脉血流出皮肤,冲刷扩张鞘留下的隧道,此时严禁患者大声呼喊或深呼吸,因为可能会导致气栓,所以若儿童需要置入半永久透析导管,则建议在全麻下进行。使用呼吸机的患者,在此步时,一定临时调低潮气量,甚至短暂暂停呼吸。

2.引导导丝引导导管置入

(1)顺行法:绝大多数情况下,导丝长度足够,则将"J"形导丝尾端经隧道从导管皮肤出口引出,导管沿导丝经隧道置入静脉;若导丝长度不足,则先将导管沿导管皮肤出口引入,通过隧道经导丝皮肤出口引出然后将"J"形导丝引入导管,让导管沿导丝置入静脉。

(2)逆行法:导管体内端沿导丝直接经穿刺点皮肤口进入静脉,体外端在导丝体外端引导下经皮下隧道或皮下隧道内的引导鞘由隧道皮肤出口引出。

3.导管尖端定位:导管尖端的定位通常使用透视和造影结合的手段。导管尖端的位置根据使用导管的不同而有不同,尽管目前 K/DOQI 建议置于腔静脉和右房交界处或右心房中更佳,但因为有些导管有一些特殊设计,所以具体执行时更应遵守导管的说明书中的具体要求。大多数时候,对于颈静脉和锁骨下静脉入路者,大多要求端孔位于上腔静脉和右心房交汇处;对于股静脉尽可能选择足够长的导管,以使所有的孔都位于下腔静脉;下腔静脉入路者,与上腔静脉入路类似,大多要求将端的孔置于下腔静脉和右心房交界处,若不得已全在下腔静脉,则尽量使导管尖端指向基本与下腔静脉呈平行状,以保证足够的血流及避免血管损伤。

4.纤维袖套定位:纤维袖套应位于距离皮肤切口 2～3cm 处的皮下,过深可能使隧道感染的机会增加,过浅则容易使导管的皮肤出口容易感染。因此建立隧道前的测量和设计极为重要,否则可能出现纤维袖套定位不良的情况。

5.通顺性检查:各种姿态和动作下(尤其是可能导致导管扭结打折的姿势和动作),使用注射器分别测试动脉和静脉孔道的通畅性。若出现某姿态或动作下的不畅,一方面可以尝试通过调整导管来尝试解决,若实在无法消除,则必须警告患者尽量避免类似姿态和动作并且密切随诊观察。

（六）固定

按照说明书的要求进行各个皮肤切口的缝合。学者经验使用滑线进行间断缝合似乎更有利于降低隧道皮肤出口感染。

【并发症】

(一)感染

使用导管透析患者比使用瘘透析的患者的感染相关死亡风险高2倍。导管相关菌血症最常见的病原体是表皮葡萄球菌和金黄色葡萄球菌。股动脉入路较其他入路的感染风险高,多腔导管比单腔导管感染风险也要高。置入时预防性静脉抗生素是无益的。置入后前30d感染主要由外源因素导致,如患者皮肤和医护人员的手;置入后30d感染主要由内源因素导致,如血行播散。透析导管相关的感染主要有皮肤出口感染、隧道感染、导管相关菌血症和迁移性感染。

根据K/DOQI临床实践指南,一旦发现导管相关菌血症,从全身抗生素使用开始48~72h必须置换导管。但是最近的研究发现,抗生素封管能够消除2/3导管相关菌血症而无须置换或移除导管。

1.皮肤出口感染　轻度的皮肤感染,也即出口感染可能可以通过精细消毒和精心维护来避免。也有使用抗生素软膏涂覆进行避免的报道。一旦发生出口皮肤感染,可以使用抗生素软膏控制,同时可以考虑全身抗生素的使用。值得注意的是,聚氨酯或类似物材料的导管不能耐受乙醇和大多数抗生素软膏(除了新霉素软膏),而聚碳酸酯或硅胶类导管可以耐受几乎所有的消毒药品。

2.隧道感染　是比较棘手的情况,首先局部处理,充分引流,其次静脉使用敏感抗生素,培养结果未出来之前可以经验性使用抗葡萄球菌和链球菌的药物,一般如此处理后可以控制感染,否则,通常需要移除管道才能控制,再次置入管道必须另选入路。有个别尝试使用隧道对口引流连续冲洗结合全身抗生素的方案进行治疗,但血行感染的风险较大。

3.导管相关菌血症　国外报道导管相关菌血症的发生率为0.7~5.5次/(1000导管·d),国内有报道为1.65次/(患者·年)。导管腔内生物被膜形成是半永久透析导管相关菌血症的主要发病原因。Meta分析显示,使用抗生素封管可以降低导管相关感染的发病率,据报道使用庆大霉素或米诺环素加上EDTA或30%枸橼酸盐即可达到与广谱抗生素相类似的效果。

高浓度抗生素封管确实能治疗2/3的导管相关菌血症的患者。但其仍有很多待确定的问题,如封管液的配方、封管液的稳定性、抗生素的毒性、耐药菌的产生、菌群失调等。

一旦发生,首先进行血培养(必须导管血和外周血都做培养),在抗生素封管的同时静脉使用针对性抗生素,若使用后72h效果不佳,与隧道感染类似,大多会导致导管移除。若临床状态不稳定应立即拔除。若为一般菌,持续使用7~14d;若为金黄色葡萄球菌则使用2~6周。在血中抗生素浓度足够的前提下,患者感染得以控制后,出口及隧道都无感染表现者,可以在导丝引导下更换导管,更换后,继续使用抗生素3周,并且定期监测血细菌培养。新的半永久导管的置入必须在抗生素疗程完成后且血细菌培养阴性至少48h以后才可以进行。

4.迁移性感染　指感染源并非导管及隧道,但致病菌种植于导管或隧道。治疗方法与前述类似。

(二)血栓形成

管道外血栓形成是半永久透析通路丧失的最常见原因之一。绝大多数半永久透析通路血栓形成的原因大多与维护不当有关。因为,对导管的每一次操作都可能导致纤维化和血栓形成,最终导致丧失入路,所以,每一次操作的抗凝及监测,封管及维护都应给予足够重视。对于具有高凝因素的患者,在导管置入之前就必须进行风险因素控制,置入后还要对这些因素进行严密的监测。

一旦发生血栓,可以尝试溶栓。根据单位经验的不同rtPA和尿激酶都可以选择。

(三)通路不畅

对于带袖套导管透析通路K/Dool要求最少能满足300ml/min的流量,但实际上透析导管在使用过程中常常会遇到通路不畅,流量渐减直至无法满足透析流量需求的情况。通路不畅的常见原因包括通路扭折、管道内血栓形成和管道外鞘形成。我们就此3种最常见原因及解决方法进行介绍。无论哪种原因,最后都可以选择更换导管解决问题,若无隧道感染和导管感染,那么完全可以经原路置入导管。

1.通路扭折 大多数通路扭折通常在置入时就可以发现,通过改变隧道方向,调整导管位置和姿态、选择抗扭折导管等方法就可以解决。重要的是,当流量发生明显变化时,尤其是与身体动作或对管道施加外力有关时,必须进行透视和小剂量管道造影来首先排除管道扭折。

2.管道内血栓形成 管道内血栓形成的表现通常是液体流入和流出皆不通畅,但仍需与严重管外鞘形成鉴别,管道内小剂量造影是最佳的检查方法,此外试验性溶栓也是可供选择的方案之一。目前研究表明,小剂量的华法林对于管道的维持意义不大,然而更大剂量或其他抗凝药物在这方面的作用尚未见报道。溶栓对于确诊的管道内血栓形成比较有效而安全,溶栓时机越早越好。溶栓方案可以选择 rtPA 也可以选择尿激酶,前者效果更好一些但价格偏贵。

(1)rtPA 方案

①2mg rtPA 溶入导管腔内标称体积2倍体积的生理盐水中。

②将如上溶液灌注并滞留于管腔内15min,其间,每5min向导管内继续推注0.3ml如上溶液以保持活性药物能持续与血栓接触。

③抽吸导管内容物。

④如果抽吸顺利,则强力冲洗导管。

⑤如果抽吸困难,则重复如上步骤。

⑥如果仍然困难,则考虑导管外鞘形成对可能性较大。

(2)尿激酶方案

①方案一:配置 5000U/ml 尿激酶溶液;将如上溶液灌注并滞留于管腔内,使腔内充满尿激酶溶液;保持30min;必要时重复。

②方案二:也可以每10min向导管内缓慢推注0.3ml如上溶液以保持活性药物能持续与血栓接触;共2次;必要时重复。

③抽吸导管内容物。

④如果抽吸顺利,则强力冲洗导管。

⑤如果抽吸困难,则重复如上步骤。

⑥如果仍然困难,则考虑导管外鞘形成对可能性较大。

3.管道纤维蛋白外鞘形成 据报道,导管纤维蛋白外鞘发生率为18.9%,发生时间于置入后1~6个月。纤维蛋白外鞘临床表现为流量下降及单向梗阻,此外,纤维蛋白外鞘还经常会使导管尖端固定,同时静脉部位的狭窄也比较常见,经导管或经外周静脉造影能够清晰对此做出诊断。

若因管道纤维素外鞘形成而导致通路不畅可尝试经透析导管使用导丝或加用球囊开通,常有一定效果。也有尝试使用环形捕捉器进行纤维素鞘移除的报道,也能有较好的短期效果。尿激酶持续泵入(3万U/h,总量25万U)也能获得和经皮腔内剥除相似的效果。虽然有报道经皮移除能维持平均3个月的通畅,但如上几种方法通常都难以提供满意的长期效果,最终只能移除置换导管。总体来讲,随机对照实验的结果表明,此时更换导管比经皮去除纤维鞘的获益更多。

(四)气栓

气栓是一种在置入和使用过程中都可能发生的并发症,并有可能导致严重后果。在置入过程中,多因为过于暴力的扩张隧道和静脉入口所致,但也有给幼儿置入时因孩子哭闹导致的。在使用过程中,多因为管路密闭性不良导致。少量气栓大多没有严重后果,但大量气栓后果严重。气栓更多在于警觉和预防。

【管路维护】

（一）预防感染

1.严格无菌操作,所有接触都应戴口罩和无菌手套。

2.所有对导管的操作都应该由经验丰富的专业人员完成。

3.每次使用前,首先应该检查有无各种感染征象,充分消毒外置管路,后才可以进行管路连接。

4.使用后也应充分消毒外置管路并使用无菌敷料(透气纱布好于贴膜)包裹,以免污染管路并减少触碰甚至不慎拔出。

5.定期(每1～2周为宜)消毒皮肤出口,使用无菌贴膜封闭。

6.如皮肤出口及隧道周围皮肤出现红、肿、热或有脓性分泌物溢出,应局部加强换药,保持皮肤干燥,外用莫匹罗星软膏,必要时留取分泌物标本或血标本培养,并及时应用敏感抗生素,同时对封管加用抗生素。

7.当患者出现其他部位感染或菌(败)血症,需积极应用敏感抗生素控制感染,以避免感染迁移至透析导管、隧道及皮肤。

8.除急救外,透析导管一般情况下不另作他用。

（二）维护通路

1.第一次使用之前一定要进行放射平片检查,确认导管形态和位置。

2.导管除做透析通路外,不做他用。

3.透析管道使用完毕,应用10～20ml肝素盐水冲洗干净留置管道内的血液,最后用足够浓度和容量的肝素盐水正压封管。

4.平时避免透析管道扭折、受压及牵拉。

5.透析管路压力、流量等参数严格按照所用产品说明书进行设置。

6.当透析管道流量减少,尽早查明原因并及时处理,以免发生严重的血栓性闭塞或管道外鞘,影响透析进程。

（陈天华）

第九节　体外膜肺氧合通路的建立与维护

体外生命支持(ECLS)是应用机械装置,长时间但仍属临时性(1～30d)的心或肺功能支持的总称。当在手术室内应用人工心肺机,采用静脉-动脉模式为心脏手术提供完全的心肺支持时,该技术通常被称为体外循环(CPB)。当使用胸腔外插管进行呼吸支持,该技术被称为体外膜肺氧合(ECMO),体外肺支持(ECLA)和体外CO_2排出(ECCOR)。当使用胸腔外插管进行急诊心脏支持时,该技术被称为心肺支持(CPS)或体外心肺复苏(ECPR)。单独应用血泵可进行左心室辅助装置(LVAD),右心室辅助装置(RVAD)或双心室辅助(BiVAD)。一般来讲,所有这些装置包括插管、连接管路、反馈调节血泵和气体交换装置(通常被不正确的称为氧合器)、热交换器和各种监测装置。需要进行全身抗凝(最常用肝素),以减轻血液凝血机制与管路表面的相互作用。因此也会导致在血栓形成和出血的矛盾中如何保持平衡一直是一个重要问题。

ECLS可以为新生儿、婴儿、儿童或成人心或肺功能衰竭的患者提供机械辅助支持。根据应用途径不同,ECLS可分为静脉动脉模式(VA)、静脉静脉模式(VV)或动脉静脉模式(AV)。ECLS的总适应证是急性,严重的可逆性心或肺功能衰竭,其原发病采用最好的传统治疗方法死亡概率为50%～100%。因为

ECLS仅仅用于濒临死亡的患者,因此其结果主要着眼于成活率。长期生活质量研究发现大部分存活患者效果满意。目前报道新生儿呼吸衰竭的成活率为77%,小儿呼吸衰竭成活率为56%,成人呼吸衰竭为53%,小儿心功能衰竭为43%,成人心功能衰竭为32%。

在心肺支持技术发展的同时,重症医学也在同时发展。正压通气模式的发明使得医生有机会去研究和治疗严重呼吸衰竭。呼吸机很快获得改进,可应用于新生儿,使得新生儿呼吸衰竭的死亡率大大降低。但是正压通气也同时对心肺生理带来难以预料的影响。在存活患者中,很多患儿出现支气管肺发育不良的并发症。因此,众多医生开始研究如何在挽救生命的同时避免长期的肺损伤。

ECLS的资料对象在不断的变化中。目前很少有单纯呼吸衰竭的新生儿需要进行ECMO。现在需要ECMO前已经有多种资料措施,如高频液相通气、吸入NO、俯卧位通气和人工表面活性物质应用等方法。随着我们对严重心脏和呼吸功能衰竭的病理生理认识不断深入,患者从病因治疗中将获益最大。在将来,ECLS可能是对所有年龄的患者,在上述治疗手段无效情况下才使用的措施。

一、体外膜肺氧合的插管和建立

体外膜肺氧合(ECMO)必须要建立和维护合适的血管进路。置管技术因所需的支持类型、患者的年龄和体型以及临床状况而异。

(一)原则

ECMO前患者的处理颇为棘手。需要仔细考虑在何处为患者置管(ICU、手术室、急诊室)。必须要有严密的监护和精心的护理。必须考虑能否安全地转移患者。必须要有必要的设备,包括插管、外科器械、ECMO管路和组件,以及手术室和ECMO人员。

需向患者家属解释操作流程并征得同意。同时,需向血库预定全血和血小板。患者需接受麻醉以促进置管安全,避免焦虑和不适并减少空气栓塞的可能性。一般联合应用麻醉剂(芬太尼)和肌松剂(罗库溴铵)。外科手术暴露血管或经皮穿刺的导引钢丝置入后,患者全身肝素化(100U/kg)并等待3min以充分抗凝,随后将插管置入血管中。

(二)支持类型

体外支持有两种主要的模式:静脉-静脉转流(VV模式),只提供呼吸支持;静脉-动脉转流(VA模式),同时提供心肺支持。

VA模式将血液从体循环静脉中引出,通常经右颈内静脉取自右心房;通过右颈总动脉在主动脉弓处将血液回输入体循环动脉。VV模式中,血液是从静脉循环中引出并回到静脉循环,这可通过一根经颈静脉的右心房双腔导管,也可在颈静脉和股静脉两处置管。如心功能良好,大多数呼吸衰竭的病例可使用VV模式。如患者有严重低氧血症并使用高压通气,这两者都抑制心功能、可能增加对心脏支持的需求,此时决策会比较困难。ECMO开始、气道压力降低后,心输出量增加,常可撤除心脏支持。VV模式较VA模式有数项优点:避免动脉置管可消除动脉栓塞和缺血的可能,不需要动脉结扎和修复,保持了肺循环的血流、氧合改善,没有血流动力学的影响、特别是不增加后负荷。

二、插管的选择

在ECMO时,很重要的一点是尽可能使用管腔最大、长度最短的引血(静脉)管,因为静脉引血仅靠重力虹吸作用实现。在这种系统中,如前负荷适当,最大流量的决定因素是插管的阻力,其与长度成正比、与管腔半径成反比。但如果插管的形状不标准,这种简单的关系会变得比较复杂。目前插管的型号是根据其外径而定的,但是一定型号的插管因管壁厚度不同而内径各异。已建立了一种简单的方法来确定插管的压力-流量特性。检测插管的压力-流量关系并确定一个"M-number"来代表阻抗因素,用于估算某一压力时的预计流量。经典的 ECMO 使用 $100cmH_2O$ 的重力虹吸。

静脉插管一般末端和侧面都有孔,即使末端堵塞血流也可通过。动脉插管一般只有末端孔以防止动脉损伤。虽然插管需要薄壁、可弯曲以尽可能减少阻力,但应不会扭折。带金属丝的插管如 Bio-Medicus (MN)非常有弹性不易扭折,但薄壁双腔插管比较容易扭折。

新生儿 ECMO 的血管置管特别有挑战性,因为他们的血管很细小。置管的入路依采用的方法而定。如同时需要心肺支持或 VV 模式的置管无法做(例如静脉太过细小),则适用 VA 模式。在 VA 模式中,静脉引流的推荐位置是经右颈内静脉至右心房,动脉回输的推荐位置是经右颈总动脉至主动脉弓。颈内静脉和颈动脉是新生儿相对较粗大的血管,一般容易置管。在 VV 模式中,经右颈内静脉放置双腔导管至右心房。该方法受静脉尺寸的限制,因为目前最小号的插管是 12F。

插管技术的选择:

VA 模式需要动脉结扎以防止血管切开引起的插管周围渗血以及血液从插管旁流过引起的远端栓塞。在婴幼儿中,颈动脉一般可以安全地在远端结扎,不会留下严重后遗症。在英国 Collaborative ECMO Trial 中,颈动脉结扎后 ECMO 存活患儿的神经系统损伤发生率与常规治疗患儿的相似。Schumacher 等发现颈动脉结扎后出现脑部损害较常累及右半球。但在另一项 74 例颈动脉结扎婴儿的研究中没有发现这种偏向性。VV 模式既可以使用静脉结扎技术也可通过经皮或半开放技术而避免血管结扎。虽然颈静脉结扎一般耐受良好,但有证据表明静脉结扎会使静脉压升高、可导致脑缺血。经皮置管使用 Seldinger 技术。因为不知道要置管的血管尺寸,有血管破裂的危险。因此,推荐使用半开放技术。该技术通过一个小切口看到静脉尺寸,帮助选择正确的插管型号。也可以通过切口看到置管过程。该技术不做血管结扎。这有几个优点:插管中的头向血流使进入旁路循环的未氧合血液的量增加;血管在拔管后保持开放(如有需要可再置管);插管扭折的风险降低,因为插管和血管没有靠结扎固定在一起、插管没有扭转的支点。调整插管的深度也容易得多。

三、新生儿 ECMO 的置管

(一)VA 或 VV 的开放技术

1.术前　在新生儿 ICU 中,给予适当的镇静和神经肌肉阻滞后实施血管置管和拔管。神经肌肉阻滞对于预防静脉置管过程中可能并发的致命性空气栓塞特别重要。器械和消毒措施与手术室所用的相同。抽好肝素钠(100U/kg)备用。1%利多卡因局部浸润麻醉。

2.手术　患儿仰卧位,头偏向左侧。肩下横置一个布卷。特别注意气管插管的位置以防在操作过程中其在铺巾下扭折。将一段吸引管纵向剖开,在接头处包在气管插管上可防止扭折。胸部、颈部和右侧面部消毒铺巾。

3.切口　在锁骨上一横指处、右胸锁乳突肌下部的表面做一个长 2~3cm 的横切口。

4.颈血管鞘的暴露　用电刀分开颈阔肌和皮下组织、暴露胸锁乳突肌。钝性分离胸锁乳突肌的胸骨头和锁骨头。上方可见肩胛舌骨肌。可能需要切开肩胛舌骨肌的肌腱,暴露颈血管鞘。使用两个交叉放置的自动拉钩。

5.血管解剖　打开颈血管鞘,分离颈内静脉、颈总动脉和迷走神经。沿血管分离近端和远端,先分离静脉。分离静脉时要特别小心,避免血管痉挛,因这会给下一步置入粗大的静脉插管带来困难。必须尽量减少对静脉的操作。在颈内静脉的内侧面常有一个分支,一定要结扎。在颈内静脉的近端和远端放置 2-0 的结扎丝线。颈总动脉在颈内静脉的内后方,没有分支,可以安全地分离其近端和远端。围绕动脉也放置 2-0 的结扎丝线。一旦血管分离完成,静脉给予肝素(100U/kg)并等待 3min。在此期间,在切口内注入罂粟碱以促进静脉扩张。必须识别迷走神经。

6.动脉切开/静脉切开　VA 模式时,选好动脉插管(最常用 10F),结扎一根 2-0 的丝线作为深度标记,使插管的顶端正好位于头臂干的开口处(约 2.5cm),且不要剪断。静脉插管(常用 12～14F)同样做好标记,使深度等于静脉切开处到右心房的距离(约 6cm)。静脉插管中放入管芯防止置管过程中血液从侧孔流出。结扎颈总动脉的远端。近端用弯头血管钳阻断。在靠近远端结扎处横向切开动脉。近侧切缘以 6-0 的聚丙烯缝线穿过全层、留置,防止插管过程中内膜分离。动脉置管后,用同样的方法切开静脉。轻柔地收紧静脉的近端结扎线,使静脉切开和置管的过程不需要使用血管钳。静脉置管也不是常规需要留置缝线的。

7.置管　将插管小心置入动脉和静脉,用两道 2-0 丝线结扎确保固定。可在结扎线内垫一小片硅胶血管环,防止在拔管过程中剪断结扎线时造成血管损伤。用于标记的结扎线与远端的结扎线系住以进一步确保固定。通过回血将插管仔细排气并注入肝素化生理盐水。在 VV 模式中,静脉切开置入双腔导管,顶端到达右心房中部。极为重要的是在固定插管时要保持动脉血回输(红色)管在前,以减少回输血液的重复循环。

8.切口关闭　切口以生理盐水冲洗并止血。连续单股线缝合皮肤,纱布覆盖。以数根 2-0 丝线将插管缝在皮肤上。特别注意将插管安全地固定在床上。

(二)VV 模式的半开放技术

1.切口和静脉暴露　在右胸锁乳突肌的两个头之间、锁骨上 2cm 处做一个 1.5～2cm 长的横切口。用电刀切开颈阔肌,尽量少做分离,暴露出颈内静脉的前壁。观察血管,选择 12F 或 15F OriGen VV ECMO 插管。

2.导丝放置　插管的皮肤进口位置已选定,当头转回中位时插管将位于右耳后面。穿刺针在切口上方 2cm 处穿过皮肤进入颈内静脉,进入点可以在皮瓣下也可以在切口内。去除针芯,插入直径为 0.035 英寸的导丝,退出穿刺针。在导丝外套上特富龙导引管芯插入血管和右心房。用手术刀稍稍扩大皮肤进口。

3.插管放置　给予肝素(100U/kg),等待 3min。在特富龙管芯外面套上选好的插管,在直视下确保其插入静脉内。插管的动脉(红色)管必须位于前面,以使动脉血直接流向三尖瓣,减少重复循环。插管顶端离皮肤切口 6～9cm。

4.切口关闭和插管固定　静脉压力相对较低,静脉切开处无须结扎即可止血。这防止了薄壁插管的扭折,如果在血管外结扎,该处常发生扭折。插管重新定位只需剪掉皮肤缝线,重定位后再与皮肤缝住即可。用数根 2-0 丝线将插管固定在皮肤上。单股线缝合切口。

5.拔管　脱机并决定结束 ECMO 后,剪掉皮肤缝线、拔出插管、按压穿刺点 5min 或直至出血停止。必须注意要快速拔出整根插管,以防止插管末端还在血管内时空气从侧孔进入。

四、儿童 ECMO 的置管

10kg 以上的患儿对旁路循环的要求与成人相同。他们的血管较粗大,可选的置管方式更多。推荐使用 VV 模式给予呼吸支持。VA 模式用于心脏支持,包括心脏手术后不能脱离 CPB 的患儿。还不会行走的幼儿股动-静脉非常细小,不适于置管。因此,10kg 以下的患儿 VV 模式必须使用颈静脉双腔插管,VA模式必须使用颈静脉和颈动脉的单腔插管。偶尔,有呼吸衰竭的幼儿颈静脉太细,不能置入 VV 模式所需的双腔插管,则必须代之以 VA 模式。

(一)VV 模式

如上所述,10kg 以下患儿的 VV 模式可采用改良的 Seldinger 技术,如判断静脉适于置管也可采用完全经皮穿刺。10kg 以上的患儿一般静脉够粗,可以采用双管技术将插管置于股静脉和颈静脉内。插管的选择也有两条标准:静脉中能置入的最粗的插管;根据 M-number 估算引血管能提供足够的流量[100ml/(kg·min)]。选择引血和回输的血管有两种考虑。颈静脉插管一般引血较多。如果插管的顶端在心房内且前负荷足够,它能一直引血直到心房陷闭,泵内的血流靠流动调节来中止。这种情况下流量较高,因为相比于圆柱形的股静脉或髂静脉,心房的形状是球形的。但是,如果泵内的血液回输入股静脉,常有较明显的重复循环。这可能因为从下腔静脉流入右心房的血液在混合前优先进入了颈静脉插管。Rich 等发现从股静脉引血、从颈静脉回输能使动脉血氧饱和度较高(氧输出较多),尽管总的流量较低,但重复循环最少。推荐使用这种方法,并使股静脉插管到达肝区的下腔静脉,此处血管粗大不会陷闭。

(二)VA 模式

心功能衰竭的患儿大部分使用颈静脉和颈动脉切开置管的方法,详见前述的新生儿 ECMOVA 模式的开放置管技术。对于心脏手术后的患儿,医生可以使用胸部的 CPB 插管部位。

五、成人 ECMO 的置管

(一)VV 模式

成人 VV 模式使用两根插管置入颈静脉和股静脉。都可以用经皮穿刺的方法安全置管。应使用大插管(23~29F)引血,用相对较小的插管(21~23F)静脉回输。特别重要的是引血管除顶端开孔外还要有侧孔以增加流量,如果顶端孔堵塞血流也不中断。正在研发成人规格的双腔插管,不久可投入应用。

(二)VA 模式

成人 VA 模式可使用几种不同的插管方式。颈静脉到颈动脉旁路效果良好,尤其在同时心肺支持时。它能为主动脉弓和远端主动脉的所有分支提供良好灌注,但它升高了主动脉压而增加后负荷。颈静脉到股动脉旁路能提供充分的远端灌注,但如果原本心功能好就不能灌注主动脉弓。如果肺功能差,左心室射出的血液没有氧合,主动脉弓不能得到充分氧合的泵血,会导致身体的上半部分低氧。可以另加一根回输管到静脉循环(颈静脉或股静脉)产生静脉-动脉-静脉(VAV)旁路来解决这个问题。这像 VV 模式一样增加了右心室血液的氧合,又能提供 VA 模式的血流动力学支持。VA 模式中后负荷增加,使衰竭的左心室不能射血,导致左心房压升高和肺水肿。可胸部切开直接在左心房置管或用球囊导管房间隔造口,将左心房血液引流入旁路循环的静脉侧,来解决这个问题。

可经皮或直接血管切开来完成动脉置管。无论哪种方法,如果插管较粗阻断血流,可能导致远端缺血。有几种方法可以解决这个问题。切开置管时,在插管侧壁用接头连一根远端灌注导管,在切口处将导管插入远端的血管。经皮穿刺时,可将一根动脉导管切开置入足背动脉或胫后动脉并测量远端压力。如果压力<50mmHg,管路的回输支会向导管内灌注血液。

静脉拔管可用如前所述的办法(经皮穿刺则直接按压,颈静脉切开则结扎)。动脉拔管较复杂。经皮穿刺的动脉插管可以直接按压。动脉插管越粗大,越可能引起假性动脉瘤或动脉狭窄。另一种方法是静脉补片血管成形术,用于切开置入的动脉插管的拔管。在这种方法中,用血管钳阻断血管后拔出插管,将一片钻石形的静脉补片缝在缺口上,既关闭了破口又防止了修复部位的狭窄。

六、经胸置管

有些情况下,VA 模式的经颈部或股部置管不可能或不现实,尤其是不能脱离 CPB 的患者或胸骨切开后进行复苏的患者。此时,使用 CPB 的标准技术直接动-静脉置管。在升主动脉和右心房上做荷包缝合,通过圈套器使缝线紧绕插管并固定,防止插管周围漏血,在静脉侧则是防止空气进入循环系统。在手术室置放的插管常常随便地固定在床单上或拖在地上,如较长时间的体外支持一定要确保插管更稳固,特别是运送时的安全。通常将插管缝在胸壁上,用敷料覆盖切口。当患者清醒开始活动或试图呼吸、咳嗽时,胸骨的边缘会分离并对插管施压。可通过持续神经肌肉阻滞或用 1~2 根粗缝线或胸骨金属丝绑住胸骨两边来防止这个问题。后一种方法能给体外支持装置提供足够的稳定性,常优于神经肌肉阻滞。

七、置管的问题

ECMO 患者的置管颇有挑战性,经常遇到问题。预先充分准备常可避免并发症。对操作的外科医生给予适当的培训和技术支持可使大多数问题得以解决而不造成不良的后果。

(一)静脉插管

静脉插管有可能插不进,因为静脉太细、插管太粗或者有一根左侧的上腔静脉而没有无名静脉。如果患者头部过伸或过旋,有时锁骨或第一肋骨会阻挡插管,因此需要重新摆放头部的位置。也可能有严重的纵隔摆动、膈疝、气胸或胸腔积液。

(二)静脉破裂

尤其在小新生儿中,静脉插管很困难,在此过程中静脉可能破裂,使插管更加困难。首先要控制出血,最好的办法是用血管钳。一旦控制住,在导丝的帮助下置入插管。在置管过程中使用牵引缝线。在静脉外周结扎系住插管。在拔管时可做一个荷包缝合以止血。

(三)近端静脉在纵隔内断裂

当静脉置管比较困难时,如果阻力突然消失可能是静脉断裂缩入纵隔。可直接指压控制出血。如果可以用镊子重新找到静脉断裂端,可用上述静脉破裂时用的方法置管。如果找不到其他合适的血管,可能需要胸骨正中切开经胸插管。如果能找到其他血管,可以缝合筋膜补住静脉断端并直接按压控制出血。

(四)没有静脉回血

如果置管后没有回血,应该检查插管和回路有无扭折。胸片和透视可用来估计静脉插管的位置,如有需要则调整位置或重新插管。

(五)胸内静脉穿孔

血流突然停止伴血流动力学不稳定可能是因为胸腔内血管穿孔。这需要立即胸骨正中切开、血管修复、随后切开置管。

ECMO 的置管需要完全了解患者所需的支持类型、不同年龄和体型的特定置管方案。了解这些原则可使外科医生合理地解决绝大多数临床情况的置管问题。置管通常很直截了当,但可能很有挑战性且需要处理血管并发症。

(陈天华)

第十节　置入式静脉输液港的放置和维护

置入式静脉输液港(IVAP)又称置入式中央静脉导管系统,简称输液港。主要由注射座和导管两部分组成,可用于输注各种药物、补液、营养支持治疗、输血等,同时也可用于血样采集。通过使用无损伤针穿刺输液港即可建立输液通道,减少反复穿刺的痛苦和难度,同时输液港可将各种药物通过导管直接输送到中心静脉处,依靠局部大流量、高流速的血液迅速稀释和播散药物,防止刺激性药物,尤其是化疗药物、营养支持类药物对静脉的损伤。

一、适应证

1.适用于长期及反复间断需要输液的患者(需要长期或重复给药、肿瘤患者长期反复要进行化疗和各种治疗)。

2.方便抽血、输血及血制品、胃肠外营养液 TPN 输入、抗生素输注。

3.高浓度化疗药物的输注。

二、禁忌证

1.任何确诊或疑似感染、菌血症或败血症。

2.病人体质、体型不适合 IVAP 的尺寸。

3.病人确诊或疑似对输液港材料过敏。

4.严重的肺栓塞疾病。

5.预穿刺部位曾经放射治疗。

6.预插管部位有血栓形成的迹象或曾行外科手术,或有外伤史。

7.有凝血功能障碍,上腔静脉压迫综合征者。

三、输液港与 PICC、CVC 相比的优点

1.对于局部强有力的化疗给药,该通道具有较高的便利性、实用性(动脉、腹腔输液港的使用)。

2.可以建立一个永久性的静脉通道,解决肿瘤病人频繁更换输液管道的痛苦。

3.提供安全、方便用药途径。

4.外观更美观:无须敷料包裹,受到女性患者的欢迎。

5.感染率更低:无裸露部分,适合卫生条件或习惯不好的患者。

6.护费用降低:治疗间歇期每个月对输液港用盐水(肝素盐水)进行冲洗。

7.生活质量得到改善。

四、穿刺隔膜的寿命

1.静脉输液港的穿刺隔膜,这种输液套件可连续使用 5d,全年输液可穿刺 365d÷5d＝73 次。

2. 能让 22G 的无损伤穿刺针穿刺 2000 针, 2000÷73＝27.4 年。

3. 能让 19G 的无损伤穿刺针穿刺 1000 针, 1000÷73 次＝13.7 年。

因此理论上, 输液港的穿刺隔膜的寿命为 13.7 到 27.4 年, 不会发生漏液。

五、置入材料及术前准备

所用输液港分为单腔或双腔输液港。术前进行凝血功能、胸片检查。有条件时可行颈静脉和锁骨下静脉超声检查, 明确目标血管是否通畅, 是否有闭塞及血栓形成, 对于有上肢水肿病史的患者更要注意是否有锁骨下静脉 颈静闭塞及血栓形成。

六、置入方法

局麻, 采用 Seldinger 法行常规深静脉穿刺、放置输液港导管。

(一)锁骨下静脉入路

常规选择右侧锁骨下静脉为穿刺点, 乳腺癌患者手术时往往要切除胸大肌和(或)胸小肌, 术后此区域粘连不利于输液港放置、固定, 此类患者尽量选择正常侧锁骨下静脉穿刺植入输液港。根据体表标志定位穿刺锁骨下静脉时可能会引起锁骨下动脉、臂丛神经损伤, 气胸、动静脉瘘、血肿形成等并发症。熟悉手术区域神经、血管解剖关系和娴熟的穿刺技术是避免上述并发症发生的关键。穿刺点选择锁骨中点下缘下方约 1cm, 再偏外侧 1cm 处, 进针紧贴锁骨下进行, 方向指向胸锁乳突关节, 穿刺针直进或直退, 若需改变穿刺方向将针尖退至皮下, 这样不易误穿动脉或穿破胸膜出现气胸。许多临床资料表明导管头端位置与导管相关血栓及功能障碍的发生有关, 导管头端越靠近右心房, 导管相关的血栓发生率越低, 由此引发的导管功能障碍发生率也越低。将导管留置到位后, 再建立皮下隧道和囊袋, 以固定输液港的注射座, 锁骨下窝是输液港注射座位置的良好选择, 实际情况同时埋置注射座处的皮下组织厚度以 0.5～1.5cm 为宜, 最后将导管与注射座进行连接完成操作。术后拍片检查确认导管位置及有无血气胸等并发症。

(二)颈内静脉入路

局麻成功后用穿刺针于颈内动脉外侧 0.5cm 处进针, 针尖方向指向同侧乳头, 边进针边抽回血, 进入颈内静脉后, 在导丝的指引下将导管放入血管, 将导管留置到位后, 再建立皮下隧道和囊袋。导管要转 180°向下走行, 注射座埋植在上胸壁。其他步骤同锁骨下静脉入路。

(三)DSA 引导下置入静脉输液港

患者仰卧于 DSA 诊疗床上, 穿刺侧肩部垫高, 头后仰, 扭向对侧。操作者按照标准的外科洗手消毒规定进行手部及手术区消毒, 穿无菌手术衣, 戴手套及口罩、帽子, 在局麻下经皮行锁骨下静脉穿刺。穿刺成功后, DSA 透视下经穿刺针送入导丝至上腔静脉。固定导丝。拔出穿刺针, 沿导丝送入可撕脱的扩张鞘, 经扩张鞘送入硅胶导管至下腔静脉, 移去扩张鞘。导管回抽见血后肝素水冲管。沿穿刺点水平切开 3cm 左右皮肤, 钝性分离切口下方皮下组织制作囊袋, 囊袋大小以可容纳输液港为标准, 透视下回拉导管, 确定导管末端位于上腔静脉与右心房的交界处。剪断体外多余导管, 连接硅胶导管与注射座, 回抽见血后肝素水封管, 输液港放入囊袋。缝合并乙醇消毒皮肤切口, 无菌敷料包扎, 拍摄胸部 X 线片。患者手术前 30min 和手术后 3d 内常规应用抗生素预防感染。

(四)乳腺癌腋窝淋巴结清扫术中经腋静脉分支植入静脉输液港

选择需要接受术后辅助化疗的乳腺癌病人, 在清扫腋窝淋巴结过程中妥善保留胸外侧静脉或胸肩峰静脉分支;完成腋窝淋巴结清扫后,自保留静脉分支植入输液港导管至上腔静脉,输液港底座与导管远心端妥善连接后,固定于同侧锁骨下凹处。

七、围术期并发症及处理

(一)气胸

如果穿刺时出现气胸,应当继续在穿刺侧尝试或待气胸吸收后择日再穿刺,而不应改为对侧穿刺。以免出现双侧气胸引起严重的呼吸系统症状。超声引导下行锁骨下静脉穿刺可了解锁骨下静脉走行、大小、有无解剖变异等情况,提高一针穿刺成功率,有效避免穿刺并发症。颈内静脉穿刺点距胸腔相对较远,血、气胸的发生率明显低于锁骨下静脉插管。

(二)血胸

1.原因　出现血胸的主要原因是刺破较大的血管同时刺破胸膜腔,多由穿刺角度过大、操作粗暴引起。

2.防治　血胸患者表现为呼吸困难、胸痛,严重的可引起休克,X线胸片有助于诊断;穿刺的同时要经常回抽,如出现回血不畅,回抽有气体或肺受压症状,应立即拔出导管,并根据情况做胸腔闭式引流。

(三)动脉损伤

1.原因　颈内静脉和颈总动脉同在颈动脉内,两者在额平面并列伴行,颈内静脉的内后方即是颈总动脉,穿刺过深或偏向内侧容易误伤动脉。

2.防治　在摆体位时肩下垫枕,保持头部尽量过伸,此时穿刺越易成功,误入动脉的机会就越小;另外进针过程中,切忌针尖在深部左右摆动,或盲目向内侧穿刺。一旦误穿动脉,应立即拔针,局部压迫5~10min即可。窒息是颈内静脉插管过程中最严重的并发症之一,往往因为误穿颈内动脉未能及时及正确压迫穿刺点而导致皮下血肿进行性或急骤增大,在短时间内压迫气管,造成窒息或死亡。在行颈内静脉插管时,应常规准备气管插管包或气管切开包。

(四)神经损伤

临床多见于喉返神经和臂丛神经损伤。喉返神经损伤患者可出现声音嘶哑,症状一般出现在穿刺后10~30min;臂丛神经损伤可出现同侧桡神经、尺神经或正中神经刺激征。主诉有放痛或麻木感。

1.原因　穿刺时损伤范围过大。

2.防治　出现神经损伤应即刻退针或拔出导管。

(五)动-静脉瘘

穿刺时同时穿透静脉和动脉,导致高压的动脉血流入伴行的颈静脉或锁骨下静脉,根据情况行局部压迫、手术或血管腔内治疗。

(六)损伤胸导管

较少发生,经左侧颈内静脉穿刺置管有损伤胸导管的可能。

1.原因　因静脉角处有淋巴导管(右侧)或胸导管(左侧)进入,因此穿刺针进入方向过于偏外,尤其左颈内静脉后面及前角肌前方有相对较粗的胸导管通过,左侧穿刺易损伤胸导管。

2.防治　当穿刺回抽有清亮的液时,即为误穿入胸导管,应即刻退出穿刺针,如导管置入胸导管亦应立即拔出。如发现胸腔内有大量乳液,则应做胸腔闭式引流。

(七)空气栓塞

中心静脉导管中气体栓塞少见但可能会致命。因此在输液港置入过程中要尽量保持系统封闭,穿刺时,主要采用抬高患者下肢(头低足高位)的方法,当注射器移去时用指堵住穿刺针尾,在向可撕脱鞘内插入导管时嘱患者屏住呼吸。如果患者出现明显呼吸急促、发绀、低血压和心前区涡轮样杂音,需要考虑静脉气体栓塞,应当立刻让患者左侧卧位,通过导管吸出气体,这样也会使气体移至右心室,气体可以在右心室变成小的水泡,后者可能会顺利通过肺循环而不产生症状,同时给予高浓度氧气吸入。

(八)囊袋皮瓣过薄或过厚

输液港装置是埋置在体表皮下一个人工游离的皮袋之中的。一般皮瓣厚度在 0.5cm 左右,过厚会给将来穿刺定位带来不便,过薄会使局部皮肤营养障碍增加伤口裂开或不愈合的风险。特别是同侧乳癌术后的病人,局部组织纤维化,手术后由于可供游离的软组织量不足,导致术后伤口张力较大,放疗后皮肤营养状态较差也是伤口愈合不良的因素之一;皮瓣厚度选择不合适,皮瓣较薄血供不良引起伤口愈合不良,重新制备皮袋注意保留足够的皮下组织后,以利切口愈合。

(九)导管置入过浅或过深

术中 X 线引导下参照体内骨性解剖标记可以准确引导导管末端准确位于右心房上腔静脉入口水平。一般当导管尖端位于第 8 后肋水平可认为接近上腔静脉右心房入口水平。位置相对偏浅会因血流相对慢而增加导管阻塞机会,位置过深进入心房有可能引起患者心悸等不适。根据体表测量而相对盲目放置导管其导管位置正确率会明显降低。

八、输液港置入后的使用

(一)首次使用输液港输液的时间

术后第 1 天拍片检查确认导管尖端位置正常及导管通常的情况下,如注射座置入部位无肿胀、感染和血肿,输液港术后当日即可使用。切口部位覆盖无菌敷料,输注过程中小心操作,避免污染切口。

(二)穿刺时必须使用无损伤针

无损伤针因其含有一个折返点,针的斜面较普通针要长、角度要小可避免"成芯作用",即针尖的斜面不会削切注射座的穿刺隔膜,防止损伤隔膜造成漏液及切削下来的微粒堵塞导管。蝶翼无损伤穿刺针(美国巴德公司生产,下称无损伤针)套件配有延长管、固定翼,针头与针柄呈 90°。穿刺后针翼平铺于注射座上,易于固定,增加了患者的舒适感,且可留置体内使用 1 周,减少患者反复穿刺的痛苦,因此广泛应用于临床。无损伤针的型号选择:输注常规液体选用 22G,输注血制品选用 20G。

(三)使用流程

1.用物准备齐全,"三查七对"正确,将操作目的向患者解释清楚。

2.保持局部皮肤清洁,胶痕用汽油或石油醚祛除。

3.严格执行无菌操作原则,检查注射部位皮肤无感染,插专用无损伤穿刺针时严格消毒注射部位,用 75% 乙醇脱脂,先用乙醇棉球以输液港为中心,向外螺旋方式擦洗,再用碘伏棉球并重复上述步骤 3 次,范围 15cm×15cm。

4.无菌方式连接 20ml 注射器和无损伤针,排气、垂直穿刺皮下输液港硅胶,抽回血通畅后,脉冲式冲净导管,安尔碘消毒肝素帽或正压接头 2 遍,消毒需用力并使消毒液待干后再连接输液器,每 24h 更换输液器。

5.无损伤针留在输液港上,须正确使用无菌透明的半透膜敷料覆盖输液港,穿刺点应正对透明敷料中央,无张力粘贴无损伤穿刺针,穿刺针上方勿用纱布覆盖,以免影响对穿刺点局部的观察;蝶翼下垫无菌纱布,防止皮肤压痕及穿刺针移动。若患者极易流汗或有特殊情况时则需改以纱布覆盖,纱布覆盖者需每日换药 1 次。无论使用何种敷料,一旦有污染或渗液潮湿时,需立即换药。

6.每次静脉输液开始时及结束后、输注血制品、脂肪乳及高黏性液体前后用 20ml 生理盐水脉冲式冲管,正压封管。尽可能避免单独从皮下输液港抽血。一旦抽血,必须彻底冲洗干净,防止发生不完全及完全堵管。

7.无损伤针型号要合适,输液或注射时查看注射部位有无渗液现象,若有,则立即停止注射并采取相应措施。

8.专业护士应掌握各类并发症的表现及处理方法,如切口红肿、局部或全身感染、血肿、导管移位、导管阻塞、纤维蛋白鞘形成、血栓形成、导管夹闭综合征等可能发生的并发症。

9.治疗期间每天评估、监测输液港并记录日常使用及维护情况,记录应一式两份,患者、病区各自妥善保存一份,以便护理人员提示患者须及时返院维护。

10.无损伤穿刺针按规定至少每 7d 更换 1 次(非治疗期间每月冲管 1 次;治疗期间每 7d 更换无损伤穿刺针 1 次,局部换药 1 次,透明敷贴覆盖蝶翼针);双腔输液港的每一侧港,每月至少冲管 1 次,最后用肝素封管液正压封管。

(四)使用注意事项

1.输注药液前要用 10ml 生理盐水做引导注射,先回抽是否有回血,再引导注射。

2.注意观察输液速度,液体的重力,滴速应达 80 滴/min 以上。

3.抽血、输血、输高黏滞性药物后应立即用生理盐水 20ml 以脉冲手法冲洗导管后再接其他输液液体。

4.冲洗导管、静脉注射给药时必须使用 10ml 以上的注射器,防止小注射器的压强过大,损伤导管、瓣膜或导管与注射座连接处。

5.每次给药后都以标准方式冲洗导管。导管封管必须遵循 SASH 原则(S:生理盐水,A:药物注射,S:生理盐水,H:肝素溶液)。为减少导管头部血液回流和导管堵塞,退针时应缓慢撤出穿刺针,在注入最后 0.5ml 液体时即开始边推注边撤针。

6.输液港置于局部皮下组织,使局部皮肤弹性减弱,应经常更换穿刺部位,具体方法:用手固定注射座的时候可以将皮肤略拉向一侧,避免在同一针眼反复穿刺。

7.指导患者正确体位。输注液体过程中由于头皮针穿刺在皮肤处,为防止管路打折,头皮针弯折在皮肤内,右侧置港的患者不宜采取右侧卧位。站立时应保持液体高于穿刺点,防止血液回流阻塞输液港。

8.输液港置入后体外无导管,对于行动无法自控的患者可有效地防止导管的脱出。但在输液过程中,仍需加强对患者的监护。

九、输液港使用中的问题及预防和处理措施

(一)重复穿刺

1.原因分析　护士对穿刺时进针的深度掌握不当,无损伤针针尖未完全进入注射座。

2.护理对策　①强化护士培训,正确掌握输液港注射座穿刺和使用技术。②穿刺后遇液体输入不畅或局部组织肿胀,可将无损伤针针尖拔至皮下,调整好角度重新穿刺。

(二)留置期间漏液

1.原因分析　选用敷料不当或粘贴敷料手法不正确导致无损伤针固定不良,因患者活动导致针体部分外移;患者因留针处局部不适,抓松敷料导致针体部分外移。

2.护理对策　①选用适合的敷料固定,3M Tegaderm 9546HP 透明敷料具有粘贴牢固,完全透气,可防水、防菌,尤其适于消瘦、局部不平的患者。②消毒液充分待干后再粘贴敷料。③粘贴敷料时应做到无张

力粘贴,遇皮肤皱褶处,应将皮肤拉平后粘贴,保证敷料与皮肤紧密贴合。④每日观察留针状况,根据实际情况更换敷料,更换敷料时注意观察针体的位置,发现移动或脱出及时处理。留针期间嘱患者置港侧肢体不能做剧烈的外展活动及扩胸运动,以防针头移位或脱出。

(三)针刺伤

1.原因分析　无损伤针在距针尖约0.5cm处有一折返点,使针体有约15°弧度。拔针时注射座的阻力较大,护士在垂直用力拔出后,由于惯性的作用,手会不自觉地反弹回去。

2.护理对策　①充分暴露拔针部位,扩大视野范围。②改进拔针方法,分2步拔出无损伤针,即首先将针体垂直外拔至折返点,稍作停顿,以消除惯性作用,然后顺应针体弧度慢慢拔出无损伤针。

(四)自行拔针

包括自行完全或部分将针拔出。

1.原因分析　患者不能自控,不能主动配合治疗护理。自行拔针可造成导管血栓性或药物性堵塞口药物外渗于皮下组织;不固定注射座的强力拔针可损伤导管与注射座连接处或引起导管移位。

2.护理对策　①做好全程健康教育工作,讲解自行拔针可造成的危害,以引起陪护的重视。②对患者进行适当约束。③在无损伤针使用期间,加强巡视观察,发现问题及早处理。④对不能配合患者不留置无损伤针。

(五)穿刺隔上及注射座周围皮肤肿胀

穿刺隔上皮肤肿胀通常是由于穿刺针扎入深度不够,可将穿刺针继续向下扎入至穿刺座底部,用生理盐水注射器回抽回血并做引导注射,如穿刺隔皮肤肿胀无增加,即可恢复正常输注。注射座周围皮肤肿胀可能是注射座与导管连接处渗漏所致。立即通知医师,行X线片检查确认原因,若确为注射座与导管连接处问题,应行手术处理。

(六)局部血

一般在置入后24h内形成,局部可见明显肿胀。局部血肿可采用沙袋进行按压,待其自行吸收。本组患者无局部血肿病例。为预防局部血肿,术者在缝合切口前要确认切口内无活动出血点后再缝合皮肤。术后3d内指导患者患肢不要进行大幅度活动。

(七)切口部位红肿

换药时注意观察切口有无红肿、渗血、渗液,发现异常加强换药,早期处理。本组患者中有3例出现切口及缝针处轻度红肿,采用康惠尔水胶体透明贴换药,临床效果良好,其具体方法是:首先用75%乙醇消毒3遍,以脱去皮肤上的油脂,然后用2%碘伏消毒3遍,之后用无菌生理盐水擦去消毒液,充分待干后,将敷料的黏性面妥善贴于局部。所有红肿切口7d后均正常拆线。

(八)出口处及囊袋感染

出口处感染指皮肤伤口处感染或留置针穿刺部位感染,一般有疼痛、红肿、局部硬化等表现,大部分是由葡萄球菌感染所致,治疗包括局部消毒及更换敷料,适当使用抗生素,其对部分患者有效而不需要拔出导管。囊袋感染是由于输液港置于皮下组织,使囊袋局部皮肤弹性减弱,皮下组织血液循环减慢,并因反复的穿刺及化疗药物的不良反应,导致患者机体免疫力下降,微生物通过穿刺针移位至输液座周围皮袋。主要表现为输液座周围皮肤硬化、疼痛、红肿,多伴有周围软组织蜂窝织炎或全身感染症状,部分患者可自囊袋处抽出脓液,行局部伤口护理及全身性抗感染治疗。

(九)导管相关性血行感染(CRBI)

感染是常见的并发症之一,但与外周静脉置管相比,发生率明显低于后者。可分为局部感染和系统性感染。局部感染又分为出口处感染及囊袋感染。如出现原因不明的败血症,则提示有CRBI。CRBI发生概率较低,据报道CRBI为3.6%(每100根导管)和0.1%(每1000根导管置留日),但仍占医院感染的60%以上。其发病机制有多种假说,如穿刺部位、导管的污染及远处部位引起的血源性装置污染等。Olive等认为,导管的污染是CRBI的起源,左侧导管感染发生率明显高于右侧导管感染发生率。CRBI诊断标准:中心静脉置管患者,至少有1份经皮穿刺抽取血培养为阳性,同时伴有感染症状,如发热、寒战等,除血管内导管外,无其他明确感染灶。另外,从中心静脉导管、外周静脉同时抽血送细菌定量培养,两者细菌浓度比例超过5∶1。严格的无菌操作和认真的护理可减少感染发生概率。发生感染后可通过静脉使用抗生素7～12d,其成功率达78%～86%,除全身应用抗生素外,近年来采用了抗生素锁技术(高浓度抗生素封闭导管,从而达到杀灭细菌)。通过输液港及外周静脉分别抽血行细菌培养,最常见的致病细菌是葡萄球菌,使用抗生素治疗3d但症状无明显改善或持续菌血症者,如静脉港可被其他静脉通道取代.则应该及时取出静脉港。如需尽量保持静脉港使用,可通过本装置输注抗生素。经系统的抗生素治疗后,患者症状有恶化趋势时,应考虑拔出装置。

(十)注射座翻转

注射座的翻转与患者的消瘦、皮下组织松弛及囊袋制作过大有关,穿刺前要仔细评估局部的皮肤和注射座的位置,触摸检查注射座有无异常。如经皮外复位失败,输液港注射座重新放置或弃用。

(十一)机械性导管阻塞

出现输液不畅和回抽无回血时,首先应检查外部因素和患者体位,排除机械性导管阻塞。如果用生理盐水推注有阻力,不宜强行用力推注,以免损伤导管及血栓脱落引起肺栓塞,应通知医师处理。颈内静脉入路置入输液港,输液时需采取坐位、头低位,其他体位输液均不畅。颈内静脉入路式式,由于注射座埋置在上胸壁,导管要转180°。向下走行,距离较长,皮下隧道长,容易导致导管扭曲变窄。特别是穿刺点入口处导管成角。告知患者输液过程中需观察输液流速及时调整体位。为防止导管打折,术中应注意合理选择注射座放置位置及保持导管的良好走行。

(十二)导管内血栓形成

导管内血栓形成是导管功能不良的最常见原因。临床表现抽回血困难、输液有阻力。可使用尿激酶行导管内溶栓。具体方法:2.5万U尿激酶溶于6ml生理盐水注入导管内保留1h后抽吸导管。但从临床实践来看,此情况治疗效果较差,因此,应防止导管内血栓形成过大。对于那些高凝状态、容易堵管的患者,定期(每2～3周)管腔内尿激酶溶栓可能会有效防止管腔内血栓形成,延长导管使用寿命。

(十三)导管纤维蛋白鞘形成

临床表现类似贴壁现象,引血困难,但回血无阻力。如行X线检查导管与注射座位置正常、管道通常的情况下应考虑纤维蛋白鞘的形成。首先采用生理盐水反复冲洗,若无效,可使用尿激酶进行溶栓治疗。具体方法:尿激酶10万U溶解于生理盐水中经微量泵缓慢泵入,每天1次,连续3～4d。溶栓过程中需注意观察患者有无出血倾向,如有异常立即停止治疗并进行相应处理。

(十四)导管夹闭综合征

又称Pinch-off综合征,是导管经锁骨下静脉穿刺置管时进入第1肋骨和锁骨之间狭小间隙,受第1肋骨和锁骨挤压而产生狭窄或夹闭而影响输液,是最严重的并发症,只发生在经锁骨下静脉置管的患者,发生率为80%,严重时可致导管破损或断裂,出现导管断裂的平均时间为6.7个月。其主要表现:抽血困难,冲管或输液时有阻力,且与患者体位有关;置管侧肩部后旋或手臂上举时输液通畅,肩部自然放松时输液不畅。除临床症状外,还需通过胸部摄片辅助诊断,拍片的体位非常关键,患者应处于直立位,双上肢自然下垂于身体两侧,不可耸肩或肩部旋前位。穿刺点位置是夹闭综合征发生的重要因素。通常置管时患者的体位为去枕仰卧、头低15°～30°。此体位使锁骨和第1肋骨之间的夹角处于最大打开位,如选择锁骨中线内侧、靠近肋锁韧带进行锁骨下静脉穿刺,导管易进入该夹角。置管后肩部恢复正常位置,锁骨与第1肋骨的夹角关闭而导管受到挤压。患者日常活动时,此夹角出现开合剪切运动,导管反复受到挤压摩擦,甚至破损或断裂。怀疑导管有破损时需通过导管造影来确定导管的完整性,同时也可以依据胸片诊断。其分级与处理见表18-4。对发生导管夹闭综合征致导管断裂的例,应用腔静脉滤器回收器可取出飘移的断裂导管。

表 18-4　导管夹闭综合征分级及处理方式

夹闭综合征级别	表现	处理方式
0	导管无压迫	无须处理
1	导管受压表现不伴有管腔狭窄	隔1～3个月复查胸片
2	导管受压,表现同时伴有管腔狭窄	考虑取出输液港
3	导管横断或破裂	立即取出输液港

十、小结

不管采用何种术式,完全置入式静脉输液港都是比较安全、可靠的,只要操作、护理得当,极少引起严重的并发症。在使用过程中,护士要注意检查和评估输液港的状态并记录,发现问题及早处理。术后的导管维护、材料的选择及合理使用是影响导管使用年限的重要因素。完全置入式静脉输液港最大限度地方便了患者的活动,提高了患者的生活质量,利于患者的心理、生理康复及回归社会。

(陈天华)

第十一节　上肢动-静脉内瘘的建立

急慢性肾功不全特别是尿毒症期患者长期生存的重要措施之一是定期进行血液透析。血液透析指把肾衰竭患者的血液引出体外,经透析机交换清除毒物后再回输到体内,以便于维持肾衰竭患者的生命。血液透析的完成取决于良好的血管通路的建立,如上肢自体动-静脉内瘘。1960年Quinton等用聚四氟乙烯管(PTFE)将患者肢体的动-静脉在体外连接起来,首次建立动-静脉外瘘。1966年Brescia及Cimino发明了自体桡动脉-头静脉内瘘,成为慢性肾衰竭患者最安全有效的血管通路。上肢动脉和静脉如桡动脉与头静脉在皮下吻合后,因动脉侧压力的影响,瘘的静脉侧发生扩张、增厚,形成静脉动脉化或内瘘成熟。上肢自体动-静脉内瘘便于长期间断性血液透析。循证医学证据提示首选自体动-静脉内瘘而非人工血管用于血液透析,自体瘘优于人工血管瘘,中心静脉插管是最后不得已采用的措施,应尽量避免首选。尽量改善瘘通畅率、延长瘘的寿命,降低并发症的发生。

血液透析血管通路建立的目的是经常反复透析时便于血管穿刺且减少并发症的发生,避免深静脉插管所产生的危险。通常是采用自体的血管建立动-静脉瘘,常见的方式是端侧静脉-动脉吻合,如桡动脉-头臂静脉吻合,或肱动脉和头静脉肱动脉吻合。在建立自体动-静脉瘘时,处理动脉切口宜用11号刀片小心于动脉前壁切4～5mm的切口,注意不要切破动脉后壁。端侧静脉-动脉吻合用7-0丝线做连续缝合。完全吻合后,取出血管钳的顺序是先去掉加闭静脉的血管钳,然后松开动脉钳,从而使血流流入动-静脉瘘,加拿大和美国指南建议首选术式为桡动脉-头静脉瘘,其次是肱动脉-头静脉瘘,然后选择肱动脉-贵要静瘘。关于自体瘘穿刺的时间,多数学者建议手术后 4 个月瘘成熟后方可穿刺使用,术后 2 周内避免穿刺,如果考虑瘘成熟,手术后 2～4 周可以考虑穿刺使用。采用细针穿刺,血流量低有利于瘘早期成熟。自体瘘失败率高,但是成熟瘘远期通畅率高。

当自体血管不合适时,如远端肢体缺血或静脉压升高,则需要采用人工血管。下肢的动-静脉瘘如股浅动脉-股静脉瘘采用的不多。建立动-静脉瘘的材料有自体大隐静脉、脐静脉或合成材料 PTFE。当考虑用人工移植血管时,建议血管通路通常在动脉和静脉间采用 ePTFE,合成的人工血管根据部位分为前臂直型的人工血管(如用于桡动脉和头静脉之间)、前臂弯曲的人工血管(如用于肱动脉和头静脉之间)、直型上臂人工血管(肱动脉-腋静脉),或弯曲的上臂人工血管(腋动脉-腋静脉)。人工血管直径在 4～8mm,可以根据情况制作为一头变细,管壁变薄,或一端予以强化以保持一定的硬度。以人造血管端和肱动脉的一侧做端侧吻合,用隧道器做一长 30～40cm 皮下 U 形隧道,把人造血管引向已经游离好的静脉,并与其做端侧吻合,吻合口直径 0.6～1.2cm,开放血流,检查吻合口有无渗漏血,逐层缝合切口。

人工血管瘘和中心静脉插管患者并发症多,生存率低,比较而言,自体瘘病死率低,应尽量使用自体瘘。手术后应用抗血小板药物能够减少自体瘘血栓的发生。

一、上肢自体动-静脉内瘘的建立

上肢自体动-静脉瘘的建立一般遵循的基本原则:通路尽可能远地建立在肢体的末端,主要是因为解剖位置比较表浅,容易穿刺,同时又可以保留近端位置;尽可能使用自体血管构建,少用人工血管;先上肢,后下肢,上肢优先使用非惯用侧肢体。可用于构建动-静脉瘘的上肢静脉最常用的是头静脉,其次为贵要静脉等,而常用的动脉是桡动脉及其后支、尺动脉、肱动脉等。

上肢动-静脉瘘可分为前臂和上臂两类,每一类又包括多种,常见的有以下几种见表 18-5:

表 18-5　上肢动-静脉瘘常见种类

前臂	上臂
桡动脉后支-头静脉腕部直接通路(鼻烟窝内瘘)	肱(近端桡动脉)-贵要静脉前臂襻状转位吻合通路
桡动脉头静脉腕部直接通路(BC 内瘘)	肱(近端桡动脉)-头静脉(肘前静脉)上臂直接通路
桡动脉-头静脉前臂转位吻合通路	肱(近端桡动脉)-头静脉上臂转位吻合通路
肱(近端桡动脉)-头静脉前臂襻状转位吻合通路	肱(近端桡动脉)-贵要静脉上臂转位吻合通路
桡动脉-贵要静脉前臂转位吻合通路	肱(近端桡动脉)腋静脉(肱静脉)间接大隐静脉转位
尺动脉-贵要静脉前臂转位吻合通路	吻合通路

【前臂内瘘】

(一)桡动脉后支-头静脉腕部直接通路(鼻烟窝内瘘)

鼻烟窝内瘘的吻合口位于鼻烟窝内的桡动脉后支及头静脉末端之间。皮肤切口可取鼻烟窝内桡动脉后支搏动最明显处的纵行切口,动脉位于鼻烟窝的底部、拇长伸肌腱和拇短伸肌腱之间。在这个解剖部位,桡动脉与头静脉的距离较近,更易于操作,而且由于鼻烟窝内瘘是前臂内瘘中解剖位置最远的,即使闭塞,也不影响在腕部或肘部再次行造瘘术。鼻烟窝内瘘即时失败率较 BC 内瘘高,一般考虑为技术失败或流出道静脉条件欠佳所致。尽管如此,构建内瘘后由于它对前臂及上臂头静脉的影响,有利于后期行经典的 BC 内瘘或肘前内瘘。鼻烟窝内瘘的 1 年通畅率约为 80%。

(二)肱(近端桡动脉)-头静脉前臂襻状转位吻合通路

适用于前臂远端桡动脉狭窄或闭塞而头静脉流出道良好的患者。利用前臂外侧纵行切口,将头静脉从腕部游离至肘窝,结扎所有的属支;在这个切口的近端可以发现肱动脉或近端桡动脉。如果两者距离较远,可另行切口显露动脉。将头静脉从腕部切断,远端结扎,游离的部分在浅表的隧道中盘成襻状,断端以端-侧方式吻合于肱动脉或近端桡动脉。

(三)肱(近端桡动脉)-贵要静脉前臂襻状转位吻合通路

做法与头静脉襻状吻合基本类似,适用于前臂远端桡动脉狭窄或闭塞且头静脉流出道差的患者。取内侧切口游离贵要静脉,显露动脉后将贵要静脉在前臂浅层隧道中盘成襻状,断端吻合于动脉。

对于桡动脉通畅而前臂浅静脉流出道(头静脉及贵要静脉)均很差的患者,有报道将桡动脉全程游离并自腕部切断后在前臂浅层盘成襻状,然后将肘窝内的贵要静脉游离并切断,将桡动脉断端与贵要静脉近端以端-端方式吻合。因为有可能导致手缺血,该做法对糖尿病患者及外周动脉闭塞的患者并不适用,而且在操作前,要详细评估手的血供。

(四)桡动脉-贵要静脉前臂转位吻合通路

因为贵要静脉走行于前臂的内后方,不利于插管,所以一般情况下不作为首选,如果要使用贵要静脉,一般情况下是将贵要静脉转位,移至前臂的前侧甚至是前外侧,然后行吻合,有利于将来插管,但是转位操作需要广泛地游离皮下组织,创伤较大。

这个通路在腕部的桡动脉与贵要静脉间构建。利用前臂内侧纵行切口,将贵要静脉从腕部游离至肘窝,桡动脉通过位于动脉搏动表面的纵行切口来显露。贵要静脉通过皮下表浅的隧道转位至桡动脉侧行吻合。

(五)尺动脉-贵要静脉前臂转位吻合通路

做法与桡动脉-贵要静脉前臂转位吻合相类似,同样需要将贵要静脉转位,吻合与尺动脉。

【上臂内瘘】

(一)肱(近端桡动脉)-头静脉(肘正中静脉)直接通路

一旦无法在前臂完成自体动-静脉瘘,肘窝内及附近的动-静脉瘘就很必要了。这个通路是在肘窝的头静脉或肘前静脉与肱动脉或近端桡动脉间构建。如果头静脉及动脉的位置比较接近,则通过一个横行切口可以完成操作。如果两者位置较远,则需要通过单独的切口来解决。头静脉通过皮下隧道至动脉以完成吻合。

Gracz等在1977年使用肘正中静脉或头静脉的穿支静脉(非交通静脉)端-侧吻合到肱动脉构建内瘘。Bender等报道这种内瘘的1年通畅率约为93%,3年约为80%。而标准的腕部BC内瘘的对应通畅率为76%和65%,人工血管的通畅率为69%和62%。除通畅率较高外,其相对较小的吻合口可以减少窃血及高流量充血性心力衰竭的发生率。

(二)肱(近端桡动脉)-贵要静脉转位吻合通路

如果上臂的头静脉无法用于动-静脉瘘,下一个选择就是贵要静脉。因为上臂的贵要静脉位置较深,通常体表不可见,所以一般不会用于静脉穿刺,避免了受损,而且其管径相对较大,有利于吻合。术前需行静脉多普勒或造影可以确定其通畅性等。

手术时将贵要静脉沿上臂内侧切口从肘窝游离至其近端汇入腋静脉的水平,结扎全部属支并从肘窝处切断主干,远端结扎,近端留待吻合。在这个切口的远端可以发现肱动脉或近端桡动脉。如果两者距离较远,则另行切口显露动脉。将贵要静脉通过非常浅的皮下隧道靠近动脉行端-侧吻合。因为分离的范围较大且需要建立皮下隧道,多数患者需要全麻来施行手术。如果术前发现贵要静脉口径小于4mm,手术分两期进行。第一期将近端桡动脉或肱动脉与贵要静脉直接吻合,4～6周后行第二期手术进行转位。术后上肢肿胀较常见,但一般在数周后自行缓解。

(三)肱(近端桡动脉)-头静脉转位吻合通路

做法类似于贵要静脉转位,多用于头静脉位置较深的肥胖患者,转位后头静脉位置变表浅,有利于术后穿刺。

(四)肱(近端桡动脉)-腋静脉(肱静脉)间接大隐静脉转位吻合通路

因为大隐静脉可用于动脉旁路,一些学者将大隐静脉用于上肢浅静脉闭塞或缺如的患者的动-静脉内瘘构建。以期大隐静脉在透析通路中起到很好的作用。然而,长期结果不尽如人意,据报道其 3 年通畅率仅为 40%,而且需要在腿部多做额外切口。由于这些原因,许多外科医师宁愿保留大隐静脉用于下肢自体动-静脉内瘘侧重建。

二、建立标准内瘘(BC 内瘘)血管条件的评估及手术要点

桡动脉-头静脉腕部直接通路也称为 Brescia-Cimino 内瘘(BC 内瘘),于 1966 年报道,其优点是:①有较长而直的头静脉用于插管;②近端预留了足够的范围,供 BC 内瘘失败时再次重建;③相较于更远端的鼻烟窝内瘘,失败率较低,成熟时间短。所以 BC 内瘘是临床上采用最多的动-静脉内瘘之一。而在施行内瘘手术前对上肢血管进行详细的评估,是保证内瘘的通畅率及降低失败率的有力措施。

【自体血管条件的评估】

(一)病史与体格检查

手术前详细地询问病史,包括患者既往容易导致动脉硬化闭塞的合并症如高血压、糖尿病、高脂血症及吸烟等不良嗜好;明确既往是否有透析通路建立史及透析导管置入史。对于有多次透析通路失败而病因不明的患者,需特别注意是否存在高凝状态。

体格检查可初步明确桡、尺及肱动脉通畅性,测量双上肢的血压,如果相同节段水平的收缩压相差超过 15mmHg 以上,要考虑存在动脉狭窄或闭塞。行 Allen 试验明确掌弓的通畅性。静脉系统的体格检查应明确头静脉及其他静脉的通畅性及弹性。使用止血带及血压计袖带缠绕于上臂后充气压力略小于收缩压,可以使静脉充盈,方便检查。理想的头静脉应该是全程可见,同时足够表浅,有利于静脉穿刺。对于上肢持续肿胀及大量侧支静脉开放的病例,需注意是否存在中心静脉狭窄及闭塞。

(二)多普勒超声评估

目前,普遍认为术前行桡动脉及头静脉的多普勒超声评估,有助于明确其通畅性及吻合血管的直径,对于判断内瘘的通畅性及成熟有重要作用。

对动脉的评估可以明确上肢动脉的通畅性,明确桡动脉及尺动脉的直径、是否存在钙化及手的优势动脉及掌弓循环的通畅性等。有资料证实如果吻合的动脉直径>2mm,内瘘的成功率为 59%,而<2mm,内瘘的成功率为 40%。另有资料显示动脉直径<2mm 时内瘘有较高的不成熟率。

多普勒超声对静脉的评估可以明确上肢深静脉的通畅性,包括锁骨下静脉、腋静脉及肱静脉等,如果存在深静脉狭窄或闭锁,则应检查对侧的深静脉。对于浅静脉的检查,应该明确其通畅性、管径大小、深度、弹性及属支的分布情况等。有 Meta 分析认为吻合用的浅静脉直径最少应>2mm(>2mm 时内瘘的成功率为 71%,<2mm 时为 29%)。Silva 等则认为吻合用的浅静脉直径>2.5mm 是内瘘成功的预测值。而另有研究认为吻合用的静脉直径>4mm 是内瘘成熟的独立预测因子。

【手术要点】

BC 内瘘可以采用局麻的方式进行。患者取平卧位,上肢外展,切口可以采用纵行切口,也可以采用横行切口。术前可使用止血带,全程描记头静脉的走形、属支等。

首先应该游离头静脉并评估其管径的大小。注意在游离过程中尽量避免静脉痉挛。游离到足够长度后切断，远端结扎，近端向腔内注入肝素生理盐水，然后阻断备用，术区内的头静脉属支应全部结扎，减少对血液的分流。在游离桡动脉时要注意妥善分离与之伴行的两条桡静脉及其属支，尤其是横跨于桡动脉的细小属支，否则其一旦破裂容易导致出血。在游离过程中，应该注意保护支配大鱼际区域的桡神经皮支。

动脉与静脉游离完毕后，采用端侧吻合的方式（静脉端-动脉侧）吻合。端-侧吻合的方式可以产生较高的流量，有利于将来透析使用。动脉侧壁的切口大小推荐为 0.6～1cm，可以防止瘘口的血栓形成，又能保证足够的血流量。在吻合过程中及吻合后，经常使用肝素生理盐水灌注病冲洗吻合口，有助于保持血管通畅，冲走局部的微血栓。吻合完成后，应该在吻合口及静脉上可触及震颤。如果只触及搏动，而没有震颤，则考虑存在静脉闭塞。需仔细探查。

三、上肢人工血管内瘘的建立与维护

人工血管动-静脉瘘主要适用于多次自体内瘘术后自身血管无法再利用或自身血管条件差的患者。慢性肾衰竭患者由于长期输液治疗，浅表静脉常常闭塞，可选用自体静脉移植或用 e-PTFE 人工血管创建内瘘等。人工血管动-静脉瘘常用前臂肱动脉-肘部静脉襻状人工血管瘘、臂桡动脉-肘部静脉直型人工血管瘘，锁骨下动脉-锁骨下静脉人工血管瘘。

下肢人工血管瘘只在上肢无法建立移植血管通路时采用。因尿毒症患者常合并血管闭塞性疾病或糖尿病，可能合并肢体远端缺血，移植血管吻合口距腹股沟近，感染发生率较高，较少应用。尽管少数国外学者用自动瘘制作仪器创建自体动-静脉瘘，目前大多数医生采用手术方式创建自体或人工动-静脉瘘。

【上肢人工动-静脉瘘的建立和维护】

手术前准备工作：评估桡动脉、尺动脉的脉搏，确定其位置。必要时用超声探头确定上肢血管的位置。采用局麻或臂丛麻醉。如果患者服用波立维或阿司匹林，有出血倾向，不主张采用神经根封闭进行麻醉，因为有可能发生神经周围血肿。

用记号笔标记手术区域的重要血管，上肢外展常规消毒铺单，切口选择在肘窝上 2cm 处横跨肱动脉和与之搭桥的动脉、静脉处，做 2 个切口，切开皮肤，分离皮下组织，用钝性加锐性分离的技术分别游离和显露动脉和静脉。用弹性的橡皮带牵拉静脉。分离时注意避免损伤正中神经。游离出足够长的头静脉以便于和动脉进行无张力吻合。

头静脉的断端用肝素盐水冲洗，确保血流畅通。以血管钳阻断血流纵向切开血管，用肝素盐水冲洗干净，然后以微血管钳夹闭。是否用全身循环肝素化完全取决于医师个人的决定。

当考虑用人工移植血管时，建议血管通路通常在动脉和静脉间采用 ePTFE，合成的人工血管根据部位分为前臂直型的人工血管（如用于桡动脉和头静脉之间），前臂弯曲的人工血管（如用于肱动脉和头静脉之间），直型上臂人工血管（肱动脉-腋静脉），或弯曲的上臂人工血管（腋动脉-腋静脉）。人工血管直径在 4～8mm，可以根据情况制作为一头变细，管壁变薄，或一端予以强化以保持一定的硬度。人造血管采用美国 GORE 公司提供的 ePTFE 人造血管，以人造血管端和肱动脉的一侧做端侧吻合，用隧道器做一长 30～40cm 皮下 U 形隧道，把人造血管引向已经游离好的静脉，并与其做端侧吻合，吻合口直径 0.6～1.2cm，开放血流，检查吻合口有无渗漏血，用纤维素类的止血纱布等进行止血，逐层缝合切口。

手术后脉搏消失、减弱或多普勒检查异常需要及时查原因和处理。瘘的成熟通常需要 8～12 周，手指锻炼如握网球有助于瘘的成熟。

手术中注意轻柔操作,静脉端尽量剔除脂肪组织;注意静脉瓣膜的影响;采用修剪断端成斜面;尽量减少创面渗血,以免形成血肿压迫吻合口。人工移植血管穿过隧道时应避免扭曲、成角和受压;移植血管跨越关节时避免影响血管压迫和关节活动;当浅静脉不能使用时,是否选用深部的肱静脉仍有争议;显微镜下吻合有利于长期通畅率;缝合皮肤不宜过紧,伤口敷料勿包扎过紧以免压迫血管桥;术后勿过早使用内瘘;穿刺时采取阶梯式穿刺法;透析后采取定点压迫等。

手术后触扪吻合口处震颤或用听诊器听杂音,检查内瘘是否通畅。抬高手术侧肢体,便于静脉回流,减轻水肿。内瘘侧的衣服要宽松,不要在手术行内瘘侧的肢体测血压,避免挤压、穿刺及压迫。内瘘术后第3天即可开始握拳活动,促进内瘘的成熟;10～14d拆线后可以做负重的握拳活动,术后勿过早使用内瘘,内瘘最好在4～6周后使用,成熟的时间越长,瘘使用的寿命越长;使用时穿刺针应距吻合口3cm以上,静脉针与动脉针相距5cm以上。穿刺时采取阶梯式穿刺法;尽量避免定点穿刺,以免形成假性动脉瘤及血栓,导致感染。最初选择较细的穿刺针,开始血流量不要太高,使用一段时间后再改用大针穿刺,提高血流量;透析穿刺后压迫止血压力要适当,透析拔针后定点压迫20～30min,力度要合适,以能摸到震颤为度,不建议用止血带绑缚,以免出血及血栓形成,内瘘阻塞。

【自体动-静脉内瘘的常见并发症】

(一)血管狭窄

内瘘狭窄多见于静脉端吻合口处静脉端数厘米处,表现为低血流量,主要与自身血管条件、吻合技术、内瘘维护技术有关。反复穿刺的部位,与局部内皮细胞纤维增生有关。处理内瘘狭窄的手段有药物治疗、球囊扩张及外科手术,早期可行人工血管气囊扩张术或腔内血管成形术,有些血管轻度狭窄还可以放支架,球囊扩张一般适于短段狭窄。由于静脉狭窄压迫、血栓形成、感染、管道扭曲等原因,导致无法透析或透析流量不足。资料提示初期失败率为15.3%,手术后1年原发性瘘通畅率为62.5%,继发性通畅率为66%。

(二)血栓形成

ePTFE人造血管内瘘的通畅率,各家文献报道不一。内瘘丧失功能最常见的原因是血栓形成。早期血栓形成多发生在术后短时期,主要原因是吻合口的扭曲、成角、包扎压迫,手术中损伤血管内膜及使用过程中管腔狭窄导致血流缓慢,脱水过度后血压过低或高凝状态等因素。不正确的穿刺方法导致局部出血也可诱发血栓形成。用多普勒超声可准确测定血栓的部位。预防措施包括避免一次脱水太多;发生低血压后,要注意热敷内瘘部位;若内瘘声音减弱,要加强握拳活动,及时联系透析室医生,服用活血化瘀药物;处理上可行经皮腔内血管成形术或血管内扩张术、血管内溶栓术及用带气囊的导管或手术取栓。术后严密观测血管杂音与震颤,尽可能避免血栓形成因素,及时发现血栓形成,溶栓或行切开取栓,或重新制作内瘘。

(三)静脉窃血综合征

动-静脉瘘远端肢体缺血是动-静脉瘘术后的严重并发症,原因为动-静脉瘘分流动脉血使吻合口远端的动脉血液供应下降,同时由于吻合口附近血管内膜增生、远端静脉回流受阻、压力升高加重缺血症状。见于患者本身存在血管循环障碍,如肾衰竭合并动脉硬化、糖尿病的患者。其桡动脉与头静脉做侧侧吻合时,尺动脉血也可经掌动脉弓直接回流到头静脉,因此造成指端发冷、无力、麻木及疼痛以至坏死,手背水肿或发绀。应选择端端或端侧吻合,若做侧侧吻合,其吻合口应<8mm,若术后发现患者指端疼痛等症状,则可将远端桡静脉结扎,缓解因静脉高压造成的静脉回流障碍。或将侧侧吻合口远端静脉结扎,改瘘口为功能性端侧吻合。缩小动-静脉瘘吻合口,可降低窃血程度。

(四)肿胀手综合征

由于回流静脉被阻断或者动脉血流压力的影响,造成肢体远端静脉回流障碍。早期可以通过握拳增加回流,减轻水肿,长期肿胀必须重新制作内瘘。

(五)假性动脉瘤

因手术后过早使用内瘘及定点穿刺所致。较小的动脉瘤可用弹性绷带压迫,较大的则需手术,用PTFE血管做旁路搭桥手术或切除、修补、切除假性动脉瘤重建新瘘、结扎等术式,但需要注意术中血栓脱落导致肺栓塞的危险。假性动脉瘤大多有附壁血栓形成,术中谨慎操作、轻柔取栓、血液倒流等可减少肺栓塞的发生。早期穿刺导致假性动脉瘤在超声引导下压迫常可奏效,需要短期停止抗凝和实行无肝素透析,无须外科手术干预。

(六)术后充血性心力衰竭

系由于动-静脉短路所致回心血量增加。一旦发生,首先要采取措施减少回流入心的血量,外部压迫动-静脉瘘,直接减少或阻断回流入心的血液,缺点是容易导致血液透析通路血栓形成。应用带戒技术缩窄吻合口或其近心端通路,限制回心血量。如果曲张或者侧支广泛沟通,建议自吻合口处结扎动-静脉瘘,则能改善心力衰竭症状。

(七)感染

较少见。化脓性伤口应行清创、引流及抗生素冲洗,如果人工血管发生感染应将人工血管取出彻底清创。

(李玉梅)

第十二节　血液透析并发症及处理

一、透析中低血压

透析中低血压是指透析中收缩压下降＞20mmHg或平均动脉压降低10mmHg以上,并有低血压症状。其处理程序如下。

1.紧急处理:对有症状的透析中低血压应立即采取措施处理。①采取头低位;②停止超滤;③补充生理盐水100ml或20%甘露醇或人血白蛋白溶液等;④上述处理后,如血压好转,则逐步恢复超滤,超滤期间仍应密切监测血压变化;如血压无好转,应再次予以补充生理盐水等扩容治疗,减慢血流速度,并立即寻找原因,对可纠正诱因进行干预。如上述处理后血压仍快速降低,则需应用升压药物治疗,并停止血液透析,必要时可以转换治疗模式,如单纯超滤、血液滤过或腹膜透析。其中最常采用的技术是单纯超滤与透析治疗结合的序贯治疗(如临床治疗中开始先进行单纯超滤,然后再透析,称为序贯超滤透析;如先行透析,然后再行单纯超滤,称为序贯透析超滤)。

2.积极寻找透析中低血压的原因,为紧急处理及以后预防提供依据。常见原因有以下几种。①容量相关性因素:包括超滤速度过快[0.35ml/(kg·min)]、设定的干体重过低、透析机超滤故障或透析液钠浓度偏低等;②血管收缩功能障碍:包括透析液温度较高、透析前应用降压药物、透析中进食、中重度贫血、自主神经功能障碍(如糖尿病神经病变患者)及采用醋酸盐透析者;③心脏因素:如心脏舒张功能障碍、心律失常(如心房颤动)、心脏缺血、心脏压塞、心肌梗死等;④其他少见原因:如出血、溶血、空气栓塞、透析器反应、脓毒血症等。

3.预防:①建议应用带超滤控制系统的血液透析机。②对于容量相关因素导致的透析低血压患者,应限制透析间期钠盐和水的摄入量,控制透析间期体重增长不超过5%;重新评估干体重;适当延长每次透析时间(如每次透析延长3分钟)等。③与血管功能障碍有关的透析低血压患者,应调整降压药物的剂量和给药时间,如改为透析后用药;避免透析中进食;采用低温透析或梯度钠浓度透析液进行透析;避免应用醋酸盐透析,采用碳酸氢盐透析液进行透析。④心脏因素导致的透析低血压患者,应积极治疗原发病及可能的诱因。⑤有条件时可应用容量监测装置对患者进行透析中血容量监测,避免超滤速度过快。⑥如透析中低血压反复出现,而上述方法无效,可考虑改变透析方式,如采用单纯超滤、序贯透析和血液滤过或改为腹膜透析。

二、肌肉痉挛

多出现在每次透析的中后期。一旦出现应首先寻找诱因,然后根据原因采取处理措施,并在以后的透析中采取措施,预防再次发作。

透析中低血压、低血容量、超滤速度过快及应用低钠透析液治疗等导致肌肉血流灌注降低是引起透析中肌肉痉挛最常见的原因;血电解质紊乱和酸碱失衡也可引起肌肉痉挛,如低镁血症、低钙血症、低钾血症等。

根据诱发原因酌情采取措施,可快速输注生理盐水(0.9%氯化钠溶液100ml,可酌情重复)、高渗葡萄糖溶液或甘露醇溶液,对痉挛肌肉进行外力挤压按摩也有一定疗效。

防止透析低血压发生及透析间期体重增长过多,每次透析间期体重增长不超过干体重的5%。鼓励患者加强肌肉锻炼。

三、恶心和呕吐

常见原因有透析低血压、透析失衡综合征、透析器反应、糖尿病导致的胃轻瘫、透析液受污染或电解质成分异常(如高钠、高钙)等。处理:①对低血压导致者采取紧急处理措施;②在针对病因处理基础上采取对症处理,如应用止吐药;③加强对患者的观察及护理,避免发生误吸事件,尤其是神志欠清者。

四、头痛

常见原因有透析失衡综合征、严重高血压和脑血管意外等。对于长期饮用咖啡者,由于透析中血咖啡浓度降低,也可出现头痛表现。明确病因,针对病因进行干预。如无脑血管意外等颅内器质性病变者,可应用对乙酰氨基酚等镇痛对症治疗。针对诱因采取适当措施是预防关键,包括应用低钠透析、避免透析中高血压发生、规律透析等。

五、胸痛和背痛

常见原因是心绞痛(心肌缺血),其他原因还有透析中溶血、低血压、空气栓塞、透析失衡综合征、心包炎、胸膜炎等。在明确病因的基础上采取相应治疗。

六、皮肤瘙痒

皮肤瘙痒是透析患者常见不适症状,有时严重影响患者的生活质量。透析治疗会促发或加重症状。尿毒症患者皮肤瘙痒的发病机制尚不完全清楚,可能原因与尿毒症本身、透析治疗及钙、磷代谢紊乱等有关。其中透析过程中发生的皮肤瘙痒需要考虑与透析器反应等变态反应有关。一些药物或肝病也可诱发皮肤瘙痒。对症处理措施包括应用抗组胺药物、外用含镇痛药的皮肤润滑油等。控制患者血清钙、磷和iPTH于适当水平,避免应用一些可能会引起瘙痒的药物,使用生物相容性好的透析器和管路,避免应用对皮肤刺激大的清洁剂,应用一些保湿护肤品以保持皮肤湿度,衣服尽量选用全棉制品等可起到一定的预防。

七、透析失衡综合征

透析失衡综合征是指发生于透析中或透析后早期,以脑电图异常及全身和神经系统症状为特征的一组病症,轻者可表现为头痛、恶心、呕吐及躁动,重者出现抽搐、意识障碍甚至昏迷。发病机制是由于血液透析快速清除溶质,导致患者血液溶质浓度快速下降,血浆渗透压下降,血液和脑组织液渗透压差增大,水向脑组织转移,从而引起颅内压增高、颅内 pH 改变。透析失衡综合征可以发生在任何一次透析过程中,但多见于首次透析、透前血肌酐和血尿素水平很高、快速清除毒素(如高效透析)等情况。

轻者仅需减慢血流速度,以减少溶质清除,减轻血浆渗透压和 pH 过度变化。对伴肌肉痉挛者可同时输注高张盐水或高渗葡萄糖,并予相应对症处理。如经上述处理仍无缓解,则需提前终止透析。重者(出现抽搐、意识障碍和昏迷)建议立即终止透析,并做出鉴别诊断,排除脑血管意外,同时予输注甘露醇。之后根据治疗反应予其他相应处理。透析失衡综合征引起的昏迷一般于 24h 内好转。

首次透析患者,避免短时间内快速清除大量溶质。首次透析血清尿素氮下降控制在 30%～40%。建议采用低效透析方法,包括减慢血流速度、缩短每次透析时间(每次透析时间控制在 2～3h)、应用面积小的透析器等。维持性透析患者,采用钠浓度曲线透析液序贯透析可降低透析失衡综合征的发生率。另外,规律和充分透析,增加透析频率、缩短每次透析时间等对预防本征有益。

八、透析器反应

透析器反应又名"首次使用综合征",但也见于透析器复用患者。临床分为两类:A 型透析器反应主要发病机制为快速的变态反应,常于透析开始后 5min 内发生,少数迟至透析开始后 30min。发病率不到0.005%透析例次。依据反应轻重可表现为皮肤瘙痒、荨麻疹、咳嗽、喷嚏、流清涕、腹痛、腹泻,甚至呼吸困难、休克、死亡等。一旦考虑 A 型透析器反应,应立即采取处理措施,并紧急处理:立即停止透析,夹闭血路管,丢弃管路和透析器中血液。予抗组胺药、激素或肾上腺素药物治疗。如出现呼吸循环障碍,立即予心脏呼吸支持治疗。

明确病因主要是患者对与血液接触的体外循环管路、透析膜等物质发生变态反应所致,可能的致病因素包括透析膜材料、管路和透析器的消毒剂(如环氧乙烷)、透析器复用的消毒液、透析液受污染、肝素过敏等。另外,有过敏病史及高嗜酸细胞血症、ACEI 应用者,也易出现 A 型反应。

B 型反应常于透析开始后 20～60min 出现,发病率为 3%～5%透析例次。其发作程度常较轻,多表现为胸痛和背痛。其诊疗过程如下：透析中出现胸痛和背痛，首先应排除心脏等器质性疾病，如心绞痛、心包炎等。如排除后考虑 B 型透析器反应，则应寻找可能的诱因。B 型反应多认为是补体激活所致，与应用新的透析器及生物相容性差的透析器有关。B 型透析器反应多较轻，予鼻导管吸氧及对症处理即可，常不需终止透析。采用透析器复用及选择生物相容性好的透析器可预防部分 B 型透析器反应。

九、心律失常

多数患者无症状。明确心律失常类型，找到并纠正诱发因素。常见的诱发因素有血电解质紊乱（如高钾血症或低钾血症、低钙血症等），酸碱失衡（如酸中毒），心脏器质性疾病等。合理应用抗心律失常药物及电复律，对于有症状或一些特殊类型心律失常如频发室性心律失常，需要应用抗心律失常药物，但应用时需考虑肾衰竭导致的药物蓄积。建议在有经验的心脏科医生指导下应用。对于重度心动过缓及潜在致命性心律失常者可安装心脏起搏器。

十、溶血

溶血表现为胸痛、胸部压迫感、呼吸急促、腹痛、发热、畏寒等。一旦发生应立即寻找原因，血路管相关因素如狭窄或梗阻等引起对红细胞的机械性损伤；透析液相关因素如透析液钠过低，透析液温度过高，透析液受消毒剂、氯胺、漂白粉、铜、锌、甲醛、氟化物、过氧化氢、硝酸盐等污染；透析中错误输血。如发现溶血，应立即予以处理。重者应终止透析，夹闭血路管，丢弃管路中血液。及时纠正贫血，必要时可输新鲜全血，将血红蛋白提高至许可范围，严密监测血钾，避免发生高钾血症。

十一、空气栓塞

空气栓塞一旦发现应紧急处理，立即抢救。其处理程序如下：立即夹闭静脉血路管，停止血泵；采取左侧卧位，并头低足高位。心肺支持，包括吸纯氧，采用面罩或气管插管；如空气量较多，有条件者可予右心房或右心室穿刺抽气。应立即找寻任何可能导致空气进入管腔的部位，如连接松开、脱落，动脉穿刺针脱落，管路接口松开或脱落等，另有部分与管路或透析器破损开裂等有关。上机前严格检查管路和透析器有无破损。透析过程中密切观察内瘘针或插管、透析管路连接等有无松动或脱落。透析结束时不用空气回血。

十二、发热

透析相关发热可出现在透析中，表现为透析开始后 1～2h 出现；也可出现在透析结束后。一旦血液透析患者出现发热，应首先分析与血液透析有无关系。如由血液透析引起，则应分析原因，并采取相应的防治措施。发热多由致热源进入血液引起，如透析管路和透析器等复用不规范、透析液受污染等或透析时无菌操作不严，可引起病原体进入血液或原有感染因透析而扩散，而引起发热。其他少见原因如急性溶血、高温透析等也可出现发热。对于出现高热的患者，首先予对症处理，包括物理降温、口服退热药等，并适当调低透析液温度。考虑细菌感染时做血培养，并予抗生素治疗。通常由致热源引起者 24h 内好转，如无好转应考虑是感染引起，应继续寻找病原体证据和抗生素治疗。考虑非感染引起者，可以应用小剂量糖皮质激素治疗。

十三、透析器破膜

一旦发现应立即夹闭透析管路的动脉端和静脉端,丢弃体外循环中血液。更换新的透析器和透析管路进行透析。严密监测患者的生命体征、症状和体征情况,一旦出现发热、溶血等表现,应采取相应处理措施。

1.透析器破膜原因　①透析器质量问题。②透析器储存不当,如冬天储存在温度过低的环境中。③透析中因凝血或大量超滤等而导致跨膜压过高有关。④对于复用透析器,如复用处理和储存不当、复用次数过多也易发生破膜。

2.预防　透析前应仔细检查透析器。透析中严密监测跨膜压,避免出现过高跨膜压。透析机漏血报警等装置应定期检测,避免发生故障。透析器复用时应严格进行破膜试验。

十四、体外循环凝血

体外循环发生凝血的原因是预防以后再次发生及调整抗凝药用量的重要依据。凝血发生常与不用抗凝药或抗凝药用量不足等有关。另外,以下因素易促发凝血:①血流速度过慢;②外周血血红蛋白过高;③超滤率过高;④透析中输血、血制品或脂肪乳剂;⑤透析通路再循环过大;⑥使用了管路中补液壶(引起血液暴露于空气、壶内产生血液泡沫或血液发生湍流)。轻度凝血常可通过追加抗凝药用量、调高血流速度来解决。在治疗中仍应严密检测患者体外循环凝血变化情况,一旦凝血程度加重,应立即回血,更换透析器和管路。重度凝血常需立即回血。如凝血重而不能回血,则建议直接丢弃体外循环管路和透析器,不主张强行回血,以免凝血块进入体内发生栓塞事件。透析治疗前全面评估患者的凝血状态,合理选择和应用抗凝药是预防关键。加强透析中凝血状况的监测,并早期采取措施进行防治。包括压力参数改变(动脉压力和静脉压力快速升高、静脉压力快速降低)、管路和透析器血液颜色变暗、透析器见小黑线、管路(动脉壶或静脉壶内)中小凝血块出现等。避免透析中输注血液、血制品和脂肪乳等,特别是输注凝血因子。定期监测血管通路血流量,避免透析中再循环过大。避免透析时血流速度过低。如需调低血流速度且透析时间较长,应加大抗凝药用量。

(李玉梅)

第十九章 腹膜透析

第一节 腹膜透析基本概念

一、腹膜透析原理

腹膜透析(PD)是目前临床上广泛使用的另一血液净化方式,与血液透析不同,腹膜透析并不需要建立体外血液循环,而是利用人体自身腹膜作为物质交换半透膜来进行物质交换,达到清除毒素的目的。具体实施上是在患者腹腔内放置一根导管(腹透管),腹透液通过腹透管灌入腹腔,在体内留置一段时间后通过重力作用引出(称为一次交换)丢弃,然后灌入新的腹透液,如此重复,每日交换数次。

成人腹膜表面积在 $1\sim2m^2$,其中脏腹膜占 $80\%\sim90\%$,供血来自肠系膜动脉,壁腹膜供血来自腹壁动脉。腹透滤过膜由毛细血管表面层流液体层、毛细血管内皮细胞及其基底膜、间质、腹膜间皮细胞及其基底膜、间皮表面层流液体层组成,其中毛细血管内皮是主要的物质转运屏障。

腹透液含有电解质、缓冲碱和葡萄糖。腹膜透析中,液体的清除主要靠超滤机制。依靠腹透液的葡萄糖带来的高渗透压,使水分向腹腔转移,同时存在水分和渗透性溶质的重吸收过程。超滤和重吸收的差值是水的实际清除量。溶质的清除主要是弥散机制,即分子顺浓度梯度的转移。当然也有一部分溶质是随着水的超滤以对流机制进行清除。

影响腹膜转运功能的因素众多,透膜透析的清除效率不仅与腹膜面积有关,而且与腹膜间质中毛细血管的密度、血流量,以及腹膜与透析液的实际接触面积等有关。腹膜的不同部位具有不同的物质转运特性。其中脏腹膜对物质转运影响较小,这可能与内脏器官限制了腹透液的自由流动、混合有关。动物实验发现,手术切除空腔脏器后,腹膜面积减少 60%,而对肌酐、尿素、葡萄糖和胰岛素的重吸收仅降低 $10\%\sim20\%$。而壁腹膜似乎以腹前壁对物质转运影响更为显著。经淋巴系统的重吸收以膈面腹膜为主,可占 60%。腹透液温度提高可增加物质转运速度,这可能与温度导致毛细血管扩张有关。腹腔压力增大会增加液体的重吸收量,而腹透液的量和患者体位都会影响腹压。另一方面,随着腹透液用量的增加,与腹膜有效接触面积增多,清除率也增加,目前临床上每次腹透液用量多在 2L 左右。站立位或坐位会减少腹膜接触面积、增加腹腔静水压,从而减少水分超滤和溶质的清除率。另外,不同配方的腹透液其 pH,渗透压、缓冲液类型、生物相容性等不同,对溶质清除率也有很大的影响。血管活性药物会影响到腹膜的微循环状态,对腹透效率的影响也不容忽视。

二、腹膜透析的临床应用

腹透用于临床治疗已有 80 余年的历史。1923 年德国的 Ganter 首次在梗阻性肾衰竭患者尝试腹透，1946 年 Fine 等报道利用腹腔灌注的方法成功治疗急性肾衰竭患者，但当时由于缺乏商品化腹透液和合适的通路，每次治疗需要腹腔穿刺，临床开展受到限制。1968 年 Tenckhoff 腹透管的研制成功，成为腹膜透析发展史上的里程碑。1976 年 Popovich 和 Moncfief 创立了持续不卧床腹膜透析（CAPD），腹透技术正式用于终末期肾病患者的维持性治疗。近 20 年来，随着透析管、连接管路、透析液配方及透析方法的改进，腹膜透析的应用日益广泛。

作为一种肾替代治疗方式，腹膜透析和血液透析的临床指征类似。根据美国肾病数据系统（USRDS）2012 年度数据报道，美国 ESRD 患者、血透患者、腹膜透析患者逐年增多。截至 2010 年底，共有血透患者 383992 人，腹膜透析患者 29733 人，移植肾患者 179361。国内尚缺乏权威的数据统计，根据上海透析登记数据，截至 2011 年底，腹透患病率每百万人口 177 人。在 ESRD 患者替代方式的选择上，由于医疗政策、医疗资源、人群受教育水平等非医疗因素的影响，不同国家和地区，甚至同一个地区不同医疗机构间差别很大。美国和欧洲，ESRD 患者选择 PD 的占 2%～25%，而在中国香港，PD 患者比例达 80%。总体来讲，腹膜透析的优势在于血流动力学稳定，对心功能影响小；无须体外循环，血管通路和抗凝方面无特殊要求；毒素和水的清除平稳，对残余肾功能影响相对小；家庭治疗为主，对医疗机构依赖性小，生活更为自由。腹膜透析劣势在于腹膜转运功能个体差异大，清除效率偏低；腹膜功能随时间延长会有一定改变；由于无菌操作的需要，对患者及其护理人员的受教育水平有一定要求；实施过程较血透繁琐。

腹膜透析的处方制定上主要调整以下几个参数。①透析量：指每天灌入腹腔的腹透液总量。透析量越大，毒素清除越多。②留腹容量：指每次灌入腹腔的腹透液容量。③留腹时间：每次灌入后腹透液在腹腔内保留的时间。分子量越大达到平衡需要的时间越长，但时间过长，由于葡萄糖的吸收，水分的超滤会减少。④交换次数。⑤葡萄糖浓度：浓度越高，渗透压越大，水的超滤量越大。制定处方要综合考虑患者的残余肾功能、体重、腹膜转运特性等因素，并根据充分性的评价动态调整。

临床上常用的透析方式：

1. 持续不卧床腹膜透析（CAPD）　采用手工操作，全天腹腔内均有腹透液留置。透析剂量一般 6～10L/d，白天交换 2～4 袋，每袋留腹 3～6h，夜间留腹 1 袋，每袋 2L。CAPD 是目前最常采用的腹透方式。

2. 自动腹膜透析（APD）　使用透析机自动操作。晚上患者与腹透机相连，夜间自动交换数次，早上与机器分离，可留或不留腹透液，白天自由活动。一般透析剂量 8～20L，留腹容量 1.5～3L，每晚循环 3～6 次。

3. 间断腹膜透析（IPD）　每次灌入 1～2L 腹透液，留腹时间短（30～45min），每天透析 10h 左右。透析间歇期腹腔内不保留腹透液。IPD 多在某些腹部手术后需要过渡的情况下使用。

（陈天华）

第二节　腹膜透析管的类型

腹膜透析的第一步是要建立一个腹透液进出腹腔的通路，即腹膜透析管。腹膜透析一般要数年使用一根腹透管进行，因此，优秀的腹透管设计应该具备良好的耐用性、生物相容性、引流通畅性和低感染率。

腹透管一般使用硅胶制成,仅有 Cruz 导管使用的是聚脲胺酯材料,相对来讲,硅胶材料生物相容性更好,对于乙醇等消毒剂的耐受性更好,质地柔软,是目前的主流。

结构设计上,为减少感染率,腹透管设计了 3 个部分,即腹内段、腹壁段和腹外段,沿导管全长还设计了不透 X 线的标线,便于 X 线下观察导管位置。腹内段位于腹膜腔以内,是引流腹透液的关键部位。为保证引流的通畅性和引流速度,除了顶端开口,还有多个侧孔。腹透管腹内段有多种形状设计,包括直管(Tenckhoff 导管)、尾端卷曲管、直形带硅胶盘、T 形管。设计目的就是为了减少腹膜对侧孔的吸附(卷曲管)、减少大网膜的包裹(硅胶盘、T 形管)、减少尖端漂移(卷曲管)或导管脱出(T 形管)。就引流通畅率而言,目前的临床研究尚未发现不同设计的导管之间有何区别。不过,由于卷曲导管可减缓腹透液快速进入腹腔时的冲击力度,使用舒适度方面有一定优势。

腹壁段设计上,不同种类的腹透管的区别主要体现在两个方面:一是涤纶套或涤纶盘的设计;一是导管构型的设计。涤纶套可以设计一个或两个,可以长短不同或设计成盘的形状。其设计初衷是类似的。涤纶套在组织内部可刺激局部轻微炎性反应,从而促成纤维组织包裹,使腹透管和组织紧密生长在一起,起到牢固锚定的作用。靠近腹腔段的内涤纶套有助于防止腹透液渗漏,靠近腹外段的外涤纶套有助于防止微生物自腹壁向隧道内的入侵。双涤纶套设计可更好地预防感染,单涤纶套导管则需要把涤纶套放置在腹直肌鞘内才有利于预防感染,不宜浅置。导管腹壁段形状包括直形、150°弯曲的"鹅颈"形、由两个 90°弯曲形成 180°弯的 Cruz 导管。形状上的不同设计是为了将导管的皮肤出口指向外侧或指向下方,以减少污染或感染。但临床研究未发现直管和鹅颈管感染率有何区别,不过,管周渗漏、后期外涤纶套突出暴露的发生率在鹅颈管更低。

腹透管的尺寸上,国外有各种不同大小型号的腹透管,可适用于不同年龄、身高的患者。国内市场目前主要是 Tenckhoff 直管和 CURL CATH™ 鹅颈尾端卷曲管。对于不同身高的患者,需要术者术前仔细测量设计导管的置入位置和隧道走行。

(单国浩)

第三节　腹膜透析管置入及拔除技术

不同的导管设计其置入方法稍有区别,就目前临床上最常用的 Tenckhoff 导管来讲,置管方法主要包括穿刺置管法、切开手术法、腹腔镜置管 3 种方式。每种方式有相应的手术器械配置,各有优劣,不同的医疗机构可根据自身条件和习惯选择置管方式。目前国内最常用的是手术置管。

一、手术切开置管

(一)手术器械

腹透置管手术过程简单易行,具备常规活检手术器械一般即可,为降低手术感染率,一般建议严格无菌程序,大面积铺巾。相对特殊的器械包括腹透管导丝、隧道针、腹膜透析管及附件(含腹透管、钛接头、外接短管、碘伏帽)、腹带,准备预温 1.5% 2L 腹透液 1 袋,用于术中冲洗腹腔。

(二)术前准备

术前评估包括全面而有重点的病史采集、体格检查和实验室检查。病史方面主要了解患者腹部手术史、严重慢性阻塞性肺病病史、出血性疾病史及家族史、药物过敏史等。一般腹部小手术不影响进行腹膜透析,但大范围的腹腔手术造成的广泛腹腔粘连、分隔,会给置管手术以及后续的腹膜透析带来很大的障碍,如此类患者确需腹透,可选择腹腔镜下置管。一般认为,腹膜面积损失达50%不宜选择腹透。对于合并严重慢性阻塞性肺病患者,其通气功能代偿性差,腹膜透析带来的腹压增大、膈上移会对肺功能有一定的影响。体格检查应注意有无腹外疝、腹部占位、肝脾大或膀胱过度充盈现象等。设计导管腹腔入口位置和皮肤出口位置并在皮肤上进行标记。国外常以脐为标志确定腹腔入口位置,再根据需要选择腹透管型号,但因国内的导管型号单一,故常以耻骨联合为准,向上10～12cm作为腹腔入口较合理。结合隧道走行确定皮肤出口方向,Tenckhoff直管皮肤出口应指向侧方,鹅颈管应向下或向外。避免出口向上,否则容易积聚污物。注意患者系腰带的习惯位置,皮肤出口应避开腰带位置。让患者坐起观察,了解皮肤皱褶情况,皮肤出口也应避开皱褶部位。对于严重肥胖或希望以后能盆浴的患者,可考虑出口置于胸前,这种做法需要使用钛接头连接延长管进行皮下隧道包埋。注意出口的选择要便于患者的观察和进行换药操作。实验室检查方面包括血象、凝血功能(PT、APTT)、肝功能、肾功能等。如患者使用抗凝血药物(低分子肝素、华法林),术前停药24h,可控制出血风险在2%以下,小剂量阿司匹林对手术影响不大。如果有条件,可术前进行超声检查,排除严重的腹腔粘连(观察随呼吸腹腔内影像的移动情况),确定腹壁上、下动脉的位置(多位于腹直肌深面与腹直肌后鞘之间,在腹直肌鞘中部偏外侧),以做到术前心中有数。

对患者进行宣教,使患者对于家庭操作环境要求以及腹透操作人员上有所准备。进行鼻腔拭子培养,明确是否鼻腔携带耐药金黄色葡萄球菌(MRSA),如有携带,应先给予抗生素治疗。排空肠道和膀胱,避免术中损伤。患者应于手术当日洗澡,如腹部毛发过多,应术前备皮。围术期预防性使用抗生素,可在术前1h和术后6～12h给予。

(三)置管方法

1.切口位置的选择　切口的位置也即腹腔入口的位置。置管的目的是把导管腹内段尖端置于真骨盆内膀胱直肠窝/子宫直肠窝的位置(因此处为腹膜腔最低点,液体引流效果好,且远离大网膜),体外可以耻骨联合为标记,根据导管腹内段长度确定切口位置,如前所述,多选择耻骨联合上10～12cm。腹中线位置血管少,解剖层次相当简单,但愈合强度差,术后切口疝、液体渗漏发生率相对高,目前多选择腹中线旁开2～3cm的经腹直肌切口,左右侧均可。由于腹透管在腹腔内为游离状态,肠蠕动可造成尖端漂移,如尖端置于右髂窝靠近升结肠,则漂管风险更高,左髂窝相当更安全。有研究提示皮肤切口选在左侧,皮肤出口在右侧,导管尖端漂移发生率较低。左侧经腹直肌切口对于右利手的术者操作时也更便利,所以临床上更常选用,学者习惯纵切口,便于术中控制导管走向。

2.逐层切开　1%利多卡因或0.5%罗哌卡因(可混合去甲肾上腺素)浸润麻醉皮肤及皮下脂肪层,切开皮肤3～5cm,钝性分离皮下脂肪层直至腹直肌前鞘。然后前鞘下注射局麻药麻醉肌层,切开腹直肌前鞘,暴露腹直肌,纵向钝性分开腹直肌纤维,其间会有不严重的弥漫渗血,于纱布压迫止血即可,但若有较大动脉分支注意不要损伤,否则应予结扎。腹直肌下有腹壁上动脉,注意避开。应尽量向两端分离腹直肌,以充分显露腹直肌后鞘。

3.荷包缝合　腹直肌后鞘下注射局麻药麻醉腹膜,两把止血钳由两侧提起腹直肌后鞘,可交替放开夹紧两把止血钳,避免夹带腹腔内组织,切开后鞘0.5～1cm。腹直肌后鞘和腹膜常常紧贴在一起,可能在操作过程中被一同切开;肥胖患者在后鞘和腹膜中间还有一层腹膜外脂肪,不要误认为是大网膜,一定要分清层次,确定腹膜层。腹直肌后鞘呈白色,缺乏血供,较坚韧,后鞘下无自然空间;腹膜呈粉白色,血运相对丰富,薄且质地脆弱,切开后可见内面光滑,腹腔内的大网膜或脏器随呼吸上下活动自由。同样提起腹膜,切开0.5cm切口。3～4把血管钳将腹膜与腹直肌后鞘夹在一起提起。以双股2-0丝线对腹直肌后鞘和腹膜一起做荷包缝合,这样局部机械强度更好。注意不要伤及腹腔脏器,荷包内针距可较小,荷包外针距可较大,这样可有效防止漏液,边距控制在 0.5cm 左右为宜。荷包缝合暂勿收紧。

4.导管置入　生理盐水浸泡腹透管,充分捏揉涤纶套,赶出气泡。而后腹透管内置入导丝,导丝尖端不要突出腹透管,而是要缩进 1～2cm 避免损伤腹腔脏器。腹透管在导丝支撑下,由腹膜荷包缝合开口向足侧方向置入。开始可沿腹膜腔前壁向足侧无阻力滑动置入,以避免夹带大网膜,其间细心感受远端阻力情况,远端受阻时通常到达膀胱顶部,此时患者往往会有尿意或轻痛感,至此回撤 2cm,然后尖端向患者背侧下压并向足侧深探。有时会有落空感,部分患者会有便意,表明已到达膀胱直肠窝。置入过程腹腔内应无太大阻力,如受阻,不宜强行前进,避免误伤;也有相当比例的患者尿意或便意不明显,不必一定追求典型反应,只要方向准确,一般均能到位。如使用的是 Tenckhoff 直管,至此内涤纶套已达腹腔入口处,可左手固定内涤纶套不动,右手拔除导丝。如使用的是尾端卷曲管,由于卷曲阶段已被导丝拉直,内涤纶套此时尚未到位,应右手固定导丝位置不动,左手向下循导丝推入腹透管,使内涤纶套到达腹腔入口处,而后左手固定涤纶套,右手拔除导丝。此时可经导管注入 20ml 生理盐水而后自然引流,观察通畅情况,如引流液呈线样流出表明导管位置可接受,若仅有点滴状引流,则考虑要重新置管,过程中禁止注射器抽吸,以免尖端吸附盆腔内器官。而后一边提起荷包缝合部位,一边收紧缝合线,打一单节,轻拉导管,无滑出,表明结扎松紧合适,三重结扎紧荷包缝合线。整个过程中注意保持导管"躺"在患者腹部,即导管与患者长轴平行或呈锐角,不要"直立",以免导致腹内段移位。

5.腹壁段处理　将内涤纶套置于腹直肌中,由足侧开始向头侧以"0"号线间断缝合腹直肌前鞘,缝合牢靠,避免后期切口疝发生。导管出前鞘的位置可置于前鞘开口最头端,与腹膜入口错位,从而在腹直肌鞘内形成 2～3cm 的隧道,在坚韧的前鞘"压迫"下,导管"躺"在腹壁内,可减少腹内段漂移。摆放导管外段确定皮下隧道的走行,要求走行 2 然圆滑,如前所述,皮肤出口的方向应向下或向侧方,埋于皮下的外涤纶套应距离皮肤出口 2cm 为宜,可根据患者胖瘦、腹壁有无水肿稍做增减。沿预计的隧道部位局部浸润麻醉,隧道针引导导管由切口处在皮下沿既定走行达皮肤出口处穿出,引出导管腹外段,调整隧道段导管,使导管在隧道内走行自然,没有扭转、翘曲或折叠。整个置管过程可以导管的钡线作为参考,始终避免导管的扭曲和异常打折。拔出隧道针,导管末端链接钛接头、外接短管。制作皮下隧道要注意,隧道宜深不宜浅,如过浅导管局部突起,使摩擦增加,局部皮肤受压缺血,甚至破损,继发感染。一般皮肤出口部位不推荐做缝合,有研究提示出口缝合可能增加出口感染率。但有时制作隧道过程中会误伤皮下小动脉,表现为皮肤出口部位持续明显的出血,压迫效果不好,可于出口部位经皮下绕导管做一"8"字缝合扎紧。

6.关闭伤口　台下助手协助将腹透管连接腹透液,灌入预加温的腹透液 500～1000ml,然后放出,确定引流功能良好,一般留腹 200～300ml 腹透液,避免放干后导管尖端吸附腹腔内器官或大网膜。断开腹透液,有的术者习惯以肝素盐水封管,然后台下助手以碘伏帽封盖。而后逐层缝合皮下脂肪及皮肤,无菌敷料覆盖,并以腹带包扎。

综上所述,置管的关键在于腹壁段的处理,在腹壁段,形成腹直肌鞘内、皮下两个隧道,可控制腹透管形成上下走行,这是不易漂管的关键。

(四)术后处理

术后患者留院观察 1d,期间腹带包扎,减少下床活动。注意观察敷料是否干燥,有无渗血。之后每周使用腹透液 1000ml 冲管 1 次,确定导管通畅情况,并进行伤口换药。其间嘱患者保持大便通畅,鼓励下床活动。但避免对腹透管不必要的牵拉、移动。2 周后伤口拆线,可进行正常腹透使用。如患者淋浴,应以防水贴膜或外科用肛袋进行局部保护,淋浴完成后及时换药。不建议游泳或盆浴,以免出口部位浸泡。如患者确需早期使用进行腹透,应使用小容量腹透液、IPD 方式,尽量卧位进行,以降低管周渗漏风险。

二、其他腹透管置入方法

其他置管方法的切口定位原则、出口选择、隧道确定以及术前术后处理等与传统手术置管法均无不同,不再赘述。

(一)穿刺法置管

穿刺法置管包括直接穿刺置管、Seldinger 技术穿刺置管法。前者技术简单,但容易误伤腹腔脏器,现已很少使用。后者可通过超声或 X 线引导进行,在国外使用最为广泛。

术前可进行超声检查,了解腹壁上动脉、腹壁下动脉位置,以及手术部位腹壁的厚度,腹腔内有无广泛粘连。前期操作步骤包括消毒、铺巾、逐层局部浸润麻醉、切开皮肤、分离皮下组织直达腹直肌前鞘过程如前。之后嘱患者收紧腹肌,使用 18G 钝头针自前鞘开始穿刺腹腔,针尖指向患者下腹,与腹前壁角度小于 45°,这样可使腹膜入口比腹直肌前鞘入口低 2~3mm,形成鞘内隧道,有利于保证导管方向。进入腹腔时会有落空感,经穿刺针注射造影剂,X 线下观察,如造影剂在腹腔自由扩散,表明已进入腹膜腔。之后经穿刺针置入 0.089cm(0.035 英寸)导丝,并在 X 线下确定导丝到达下腹部。拔出穿刺针,循导丝以 10F 到 18F 扩张器对腹直肌前鞘、后鞘、腹膜进行序贯扩张。最后的 18F 扩张器外套可撕脱鞘管一同进行扩张,移除扩张器后,保留可撕脱鞘管,并经可撕脱鞘管循导丝置入腹透管,X 线确定腹透管位置,避免扭曲,1L 腹透液注入之后,放出液体以确定导管功能良好,必要时可采用金属导丝调整腹透管位置。使用止血钳或专用的涤纶套置入器将内涤纶套推入腹直肌鞘内,除去可撕脱鞘管。腹直肌鞘可缝合固定,之后制作皮下隧道,引出腹透管腹外段,逐层关闭伤口。

(二)腹腔镜法置管

腹腔镜包括简单腹腔镜置管和高级腹腔镜置管两种基本方法。简单腹腔镜是指在局部麻醉条件下,单点穿刺腹壁,先以之作为腹腔镜观察窗,而后退出腹腔镜,再由此通道置入腹透管;高级腹腔镜在脐部穿刺腹壁作为腹腔镜观察窗,另取位置穿刺腹壁作为腹透管置入口,如果需要还要取第三个腹壁穿刺点作为器械操作窗,主要在全身麻醉下进行。

简单腹腔镜置管是使用美国 MEDIGROUP 公司的 Y-TEC 置管系统。Y-TEC 置管装置包括 2.2mm 直径 Y-TEC 内镜、光导纤维、冷光源、消毒盒,以及一次性置管工具包括 2.6mmQuill 引导器(由可撕脱 Quill 鞘、套管、金属针芯装配组成)、涤纶套置入器、隧道器、4.8mm 扩张器、6.4mm 扩张器。选择合适的位置进行消毒、铺巾、逐层局麻、切开皮肤、皮下直达腹直肌前鞘,过程如前不赘述。向盆腔方向以装配好的 Quill 引导器穿刺腹壁直达腹腔,调整患者至 Trendelenburg 位,拔出针芯,接专用气阀然后用注射器向腹腔注入空气 500~1200ml,制作气腹,便于观察操作。Y-TEC 内镜经套管插入并锁定,连接光源,观察腹腔情况,了解腹腔内有无粘连、大网膜位置等情况,同时可直视下将内镜和 Quill 引导器一起向盆腔推进,使之远端到达盆腔深部,即腹透管尖所希望到达的位置。恢复患者平卧位,移除内镜,保留 Quill 引导器套管及外鞘。固定 Quill 引导器外鞘位置,拔出套管,先后以 4.8mm、6.4mm 扩张器对外鞘进行序贯扩张。导丝插入腹透管内,引导腹透管经 Quill 外鞘插入腹腔至理想位置。其间注意固定外鞘位置不动。使用涤纶套置入器向里推动内涤纶套和腹透管,直至内涤纶套置入腹直肌前鞘下,固定住腹透管,分别取出可撕脱的 Quill 引导器外鞘、涤纶套置入器以及腹透管导丝,放出腹腔内空气。注入而后放出 1L 腹透液确定导管功能良好,必要时可 X 线下进一步确定腹透管位置。之后制作隧道,引出腹透管腹外段,逐层关闭伤口。

高级腹腔镜是目前外科广泛使用的电视腹腔镜技术,经腹壁穿刺 2~3 个操作孔进行置管。患者多需要全身麻醉,且需要相对复杂的设备条件,一般较少使用,在此不做详细介绍。但该方法的优点在于视野清晰,可同时对过多的大网膜进行折叠固定,防止后期大网膜包裹腹、透管,还可用于松解腹腔粘连、处理大网膜包裹、导管漂移等腹透管机械并发症。置管时使用专用的穿刺引导设备穿刺腹直肌鞘,制作腹膜腔外隧道(EPT),于盆腔下部进入腹膜腔,而后引导置入腹透管,由于腹腔外隧道的存在,有效避免了导管漂移。

(三)腹透管皮下埋藏法

如上所述,一般置管后需要 2 周的"成熟期",之后才可开始使用,其间涤纶套和周围组织粘连生长在一起,以达到防止漏液和感染的目的。但临床上有时很难准确判断腹透开始的时间。过晚置管,则患者可能需要插管血透过渡,或被迫早期使用腹透管,并发症风险增加;过早置管,会给患者带来不必要的导管护理任务。因此,早在 1993 年就有人提出,置管时可将腹透管腹外段进行皮下埋藏,使其充分成熟,待需要使用时再取出腹外段。一般做法是,患者在 CKD4 期(预计透析前 3~12 个月)时进行腹透管置管,制作隧道时,在导管腹外段末端以远 2cm 做皮肤切口制作隧道,将导管末端封堵后埋藏在隧道中。伤口愈合后患者无须对导管进行专门护理。需要使用时,在外涤纶套远端 2cm 部位做小切口,钝性分离导管并拉出体外,进行连接使用。有研究提示,该方法可能一定程度上能降低腹膜炎发生率,但外口感染率似有增加。

三、腹透管拔除与更换

(一)拔管指征

腹透管拔除的主要原因包括腹腔或隧道的感染、患者改为血透或肾移植、腹腔病变不能继续腹透等。其中感染是最常见的原因。对于腹透管外口的感染,一般先进行局部消毒换药和全身使用抗生素,经保守治疗 3 周无效才考虑拔管,如果患者未合并隧道和腹腔内感染,可在拔管同时更换新的腹透管。对于隧道感染,若感染范围已经累计涤纶套,则单纯抗生素治疗效果不好,一般需要拔管。腹腔感染是腹膜透析最常见的并发症之一,经过正规的抗生素治疗效果不佳、复发或复燃性腹膜炎、耐药菌或真菌感染的腹膜炎要及时拔管见表 19-1。导管功能不良应尽量尝试使用保守的方法解决,拔管是最后的选择。过于积极的手术拔管,不利于帮助患者建立继续腹透的信心,导致腹透退出。对于转为血透和肾移植的患者,不要过早拔除腹透管,要在血透或肾移植成功一段时间后再进行,以防肾移植或血透出现早期的并发症而不能维系。

表 19-1　腹膜透析感染的拔管指征

项目	内涵
难治性腹膜炎	正规抗生素治疗 5d,腹透液仍浑浊
复燃性腹膜炎	腹膜炎治疗结束后 4 周内再次出现由同一种病原体所致的腹膜炎
反复性腹膜炎	腹膜炎治疗结束后 4 周以后再次出现由同一种病原体所致的腹膜炎
复发性腹膜炎	腹膜炎治疗结束后 4 周内再次出现由其他病原体所致腹的膜炎
难治性外口或隧道感染	
真菌性腹膜炎	
其他	频繁发生的腹膜炎、分枝杆菌腹膜炎、多种肠道菌所致腹膜炎

(二)手术方法

术前评价患者一般状况和重要的生理学指标,明确拔管指征,充分了解腹透管的种类、放置时间、置管方式。对于不同种类、不同置管方式的腹透管,拔除方法可能略有不同。在此仅以最常见的双涤纶套

Tenckhoff腹透管为例介绍。患者平卧位,常规消毒、铺巾。触摸了解导管隧道段及外涤纶套位置,局部浸润麻醉,取原手术瘢痕处为切开皮肤,钝性分离皮下组织,以血管钳挑起导管隧道段及包绕在导管外的纤维组织,切开纤维鞘,分离提起隧道段导管,沿导管向腹膜入口处切开周围纤维组织,直达腹直肌前鞘,切开前鞘,继续向下分离可达内涤纶套,根据局部包裹情况对内涤纶套采用血管钳钝性分离或锐性分离,于涤纶套下以手术刀挑开腹膜,钳夹或缝线牵拉暴露的腹膜入口处,继续切断内涤纶套与腹膜的连接,腹膜开口以几把止血钳钳夹固定,拔出腹透管腹内段,注意如存在腹腔感染,周围要使用纱布保护,必要时留取管尖细菌培养。"8"字缝合或荷包缝合腹膜开口,缝合腹直肌前鞘。沿导管腹壁段向外切开分离周围纤维组织至外涤纶套,并对其进行适当分离,于外涤纶套外侧剪断腹透管及周围纤维组织,分别取出腹透管腹壁段和腹外段。逐层缝合伤口。局部包扎,腹带包裹。一般术后腹带包覆2d,术后2周拆线。

(三)腹透管更换

由于上述感染性或非感染性原因拔除腹透管,必然带来腹透的中断,在重新置管前需要临时血透过渡,这带来新的临床问题。从而有学者尝试在拔除旧腹透管的同时置入新的腹透管,以避免腹膜透析的中断。1998年,Posthuma等提出在腹透感染的患者同时进行拔管和重置的基本原则。①腹透液白细胞计数<100/μl。②围术期维持抗生素治疗。③先置入新管,后拔旧管。④术后2周内进行低容量IPD。2003年Mitra等总结了20篇相关文献后提出,对于金黄色葡萄球菌感染的出口感染、隧道感染、腹膜炎,可同时进行拔管和更换;而对于铜绿假单胞菌、革兰阴性菌、真菌、肠道菌等感染则不适合术中即刻更换新管,应在拔管后待腹膜炎完全控制后再置入新管,一般建议间隔2~3周为宜,如为真菌感染,可能需要更长时间。再次置管时由于可能会存在腹腔粘连等相对复杂的情况,如果有条件,腹腔镜直视下置管更为合理。

(单国浩)

第四节　腹膜透析管机械并发症诊断处理

腹膜透析并发症一般可分为机械并发症与感染并发症两大类。感染并发症包括感染性腹膜炎和导管相关性感染(出口、隧道感染),机械并发症是指由于导管位置不良、移位、堵塞或包裹所致的腹透液引流不畅,以及腹透液渗漏、疝等腹腔结构的异常。Van Dijk CM等总结了美国、加拿大75个中心共1864例腹透患者,在217例次机械并发症中,疝的发生占首位,为60.4%(依次为腹股沟疝、脐疝、腹壁疝、股疝、膈疝),腹透液渗漏占25.3%,胸腔积液占6.0%。

一、影像学诊断手段

影像学作为腹膜透析管置管后的常规随诊及并发症诊断均有重要价值,不但可以评价腹透管功能、位置,还能发现诸如粘连、破损等腹膜腔缺陷,还能估计腹透液充分引流后腹腔残留量。

(一)腹平片

最早用于腹透管的随诊。一般采取两种体位摄片:立位和平卧位。方法简单经济,可以直接显示腹透管位置,也能提供部分肠道状态的信息。

(二)腹膜腔造影

先平卧位摄片,然后经腹透管注入无菌非离子型碘造影剂100~200ml,嘱患者左右翻身使造影剂在腹膜腔混合均匀,再根据需要采取正位、斜位或侧位摄片。完成后经腹透管引流出造影剂。

（三）超声

超声主要用于腹透管的随诊和检查，可空腹或带腹透液检查。从腹透管出口、皮下隧道，到内外涤纶套均可看到。正常情况下，管周可见低回声带，注意与管周积液、化脓相鉴别，涤纶套表现为边界清楚的棉絮样等回声区，导管腹内段通常难以看到。

（四）CT 腹膜腔造影

先进行腹部 CT 平扫，再以无菌非离子型碘造影剂 100～200ml 与腹透液 1000～2000ml 混合后注入腹腔，充分翻身、活动混合 1～4h 后进行 CT 检查。也可以在常规腹膜腔造影之后进行 CT 检查。

（五）MR 腹膜腔造影

一般用无菌含钆核磁共振造影剂 20ml 混合 2000ml 腹透液注入腹腔，经患者变动体位混合均匀后进行核磁成像，腹透液引流 20～30min 后重复核磁成像进行比较。腹透液本身也能提供较好的核磁对比度。相对于 CT、MR 腹膜腔造影优越性不大。

（六）放射性核素腹膜腔检查

2～5mCi ^{99}Tm 核素混合 500～2000ml 腹透液注入腹腔，进行前、后、侧、斜多体位放射性计数显像，然后充分引流出腹透液，再取不同时间点进行放射性计数显像，一般漏液可在 2～6h 后检测到，疑难病例可试做延迟显像（24～48h）。

二、常见机械并发症诊断及处理

（一）腹痛

分为早期腹痛（腹透置管术后 30d 内）和晚期腹痛（术后 30d 以上）。早期腹痛常见原因包括切口痛、肠道痉挛、操作时进入空气、换液时腹痛等。换液时腹痛常常是由于腹透液温度、非生理性的酸碱度或高渗透压的刺激所致，也有部分患者是由于液体出入时局部机械刺激。处理上可采用减慢换液速度，调整透析液温度，或在腹透液中加 NaHCO$_3$（4～5mEq/L）提高 pH 的办法，也有腹透液中加利多卡因（2％利多卡因 5ml/L）的做法。一般经保守治疗 1～2 周可自行缓解，效果不好的可考虑手术调整导管位置或换用尾端卷曲的腹透管。晚期腹痛多由于腹腔组织粘连形成腔室包裹管端，一般保守治疗效果差，多需手术或腹腔镜解除粘连。

（二）渗漏

发生在术后 30d 内的早期渗漏多与置管技术、腹透开始时间、腹壁强度有关，肥胖、营养不良、DM、老年、经产妇、长期用激素、多次置管为早期渗漏发生的危险因素，术中严密的腹膜荷包缝合对预防早期渗漏至关重要，手术切口部位选择也有一定作用，有人统计，采用腹正中切口早期渗漏的发生率高于采用经腹直肌切口者。置管方式也有一定影响，与穿刺置管相比，手术或腹腔镜置管早期渗漏的发生率更低。晚期渗漏常见原因包括：管周疝形成、隐性隧道感染致使内 Cuff 分离、导管破损等。

渗漏的临床表现形式多样，可表现为局部漏液，也可表现为腹壁局部水肿、外生殖器水肿或假疝，有时仅表现为引流量不足，临床对这部分患者应提高警惕，以免漏诊。局部漏液者可用血糖试纸测试漏液成分而确诊，困难者可采用腹膜腔造影或 CT、核素等影像学手段明确。

一旦出现渗漏，应暂停 CAPD 1～3 周，或改为小剂量卧位 IPD 或 NIPD，部分患者可自愈；对于出口或切口漏液者，可能继发隧道感染或腹膜炎，应给予预防性抗感染治疗；严重大量早期漏液可能提示缝线断裂，应给予手术探查，对于难治性渗漏或晚期渗漏，常需要手术探查，必要时局部修补、重置导管。

（三）疝

疝发生的平均时间为术后 1 年，平均发生率 7％～17％，常见部位包括脐疝、腹股沟疝、切口疝。疝的发生多有一定危险因素,主要与局部腹壁薄弱以及腹内压增加有关,常见于有腹腔占位或腹腔脏器肿大、营养不良、免疫抑制治疗史等的患者以及经产妇。Van Dijk CM 的观察发现多囊肾患者机械并发症风险增加 2.5 倍,提示腹腔压力的增加是造成机械并发症的重要原因。

疝的临床表现形式有时较复杂,除常见的腹壁异常隆起外,还可表现为外阴水肿、腹壁水肿以及不明原因的体重增加、超滤失败等,因此,应予以警惕。影像学检查有助于诊断。

置管手术选择经腹直肌切口有利于减少切口疝的发生。对于术后出现疝者,可减少腹透液用量,仰卧位透析,并应尽快手术修补。但文献报道修补后复发较高,为 22%～29%,其原因主要是腹透时腹压升高,且尿毒症患者愈合差;故推荐即使很小的疝也使用补片以减少腹壁张力。一般术后即可开始腹透,对于反复复发治疗无效者改为血液透析。

(四)导管功能不良

导管功能不良是腹膜透析的常见并发症,其发生原因多样。最常见的原因是因便秘或尿潴留造成膀胱或结肠充盈,压迫或堵塞腹透管,多表现为一过性堵塞,单向性堵塞(即腹透液进入顺利,引流困难)。部分患者是由于导管扭曲或血块、纤维蛋白阻塞,表现为双向堵塞(腹透液进入、引流均困难),或前期出现腹透液血染、有絮状物。导管移位也是常见造成导管功能不良的原因之一,多与手术细节掌握不好有关,也可由于结肠蠕动或大网膜牵拉造成移位,常表现为单向性堵塞、体位性引流不畅、腹腔残留量增多。少数是由于大网膜包裹或腹膜粘连形成局部腔室,除表现为引流异常外,还可出现腹透液进入时腹痛,其他少见原因包括隧道设计不佳导致导管形成死角、腹膜荷包缝合过紧等。导管功能不良可通过上述影像学手段予以证实。

围术期处理好相关细节有助于预防导管功能不良的发生。围术期应注意保持患者排便通畅,术后适当活动,促进肠蠕动;术中注意隧道、出口等的操作细节,应顺应导管的自然方向,导管腹内段可适当靠近降结肠一侧;术中如出血较多或术后一旦发现腹透液中有血染,应加强冲洗直至腹透液清亮。国外有人置管术中预防性切除大网膜或行网膜固定术,取得较好预防效果。也有经腹腔镜置管同时术中固定导管尖端的尝试。

出现腹透液引流不畅时,临床可以尝试保守治疗,大部分可获得导管的再通或复位。可嘱患者经常变换体位、活动,或给予灌肠、通便,有利于恢复导管功能。对于疑有纤维蛋白阻塞者可给予肝素 500～1000U 加入生理盐水 20ml 加压冲洗导管,或肝素入腹透液(500～1000U/2L)加压灌注腹腔,亦可给予尿激酶 1 万 U＋生理盐水封管 5～10h。对于保守治疗效果不好的常需要手术或腹腔镜处理。

(五)胸腔腹腔瘘

胸腔腹腔瘘多在术后第一年内出现,发生率为 1%～10%,多为膈的先天或获得性缺陷或经淋巴管的胸腹腔交通,但大多找不到原因,其产生的病理生理基础是胸腹腔的压力差。女性腹透患者多见,常为单侧性,右侧更常见,表现为持续性胸腔积液、胸闷或不明原因的超滤不足,有 25% 的患者无症状。胸腔积液生化检查表现为低蛋白高糖,成分与腹透液一致。也可经腹腔注入亚甲蓝,如胸腔积液中发现蓝染亦可确诊。

出现胸腔腹腔瘘后可先暂停腹透或改为低容量 IPD,有效率 25%～54%。无效者进行手术或胸腔镜修补。国外有报道采用化学胸膜固定术,即经胸腔镜局部喷洒滑石粉促使局部胸膜粘连闭合瘘口,报道有效率 89%～100%。

保持功能良好的腹透通路是腹膜透析成功的关键,而相关机械并发症一旦出现,大多处理棘手,因此,预防显得非常重要。腹膜透析并发症尤其是早期并发症多与腹膜透析管置管手术关系密切,所以,对手术细节和技巧的认识与重视是有效预防并发症、维持功能良好的透析通路的关键环节。术者不仅有外科手术技巧,而且应清楚手术特点和要求,并且应当随诊通路,不断积累经验。腹膜透析并发症的全面预防有赖于术前设计、手术操作、术后护理的系统管理。

(陈天华)

第五节　腹膜透析相关感染性腹膜炎

腹膜炎一直是腹膜透析的主要并发症之一,尽管随着腹膜透析连接管路的不断改进,腹膜炎的发生率已显著下降,但腹膜炎依然是腹膜透析的首要并发症。它可造成腹膜透析技术失败和患者住院,并和患者的死亡相关,严重和迁延不愈的腹膜炎还会导致腹膜衰竭。

一、常见原因

1.接触污染:包括透析液交换时污染、碘伏帽重复使用、透析液袋破损及透析导管或连接导管破损或脱落。

2.皮肤出口处和隧道感染。

3.腹泻或接受肠镜检查。

4.其他原因:如牙科手术、静脉留置针、腹膜透析内导管生物膜形成、子宫手术等。

二、危险因素

高龄、糖尿病、残余肾功能减退、低蛋白血症及营养不良、长期使用肾上腺糖皮质激素以及使用生物不相容性透析液等均为腹膜透析相关感染性腹膜炎的危险因素。

三、病原菌

最常见病原微生物为凝固酶阴性葡萄糖球菌、金黄色葡萄球菌、链球菌,革兰阴性菌有逐渐增多的趋势。真菌性腹膜炎和分枝杆菌腹膜炎临床相对少见。不同感染途径病原菌不同。

四、临床表现及诊断

腹膜炎的临床表现取决于许多因素,如致病菌的种类和致病腹腔局部防御功能。腹膜炎的症状常于细菌侵入腹腔后 12~24h 出现,透出液变浊是最早出现和最常见的症状(发生率 95%),甚至可于腹痛之前出现,其特点为突然出现而并不是逐渐浑浊。腹痛亦是常见症状。腹痛多为急性发作,开始为轻度、局限性,若未及时治疗,则会逐渐加剧。也可表现为轻微隐痛、腹部不适或烧灼感等。可伴有恶心、呕吐,少数患者可仅有腹痛而无透析液浑浊,应注意一些患者有发热,少数患者有寒战,但发生败血症者极为罕见。通常透出液为轻度浑浊,当①透出液浑浊伴或不伴腹痛;②透出液常规 WBc$>100/\mu l$;多核细胞$>50\%$;③病原微生物阳性。其中两条或两条以上则可诊断。

五、处理

1.早期诊断:一旦出现腹透液浑浊,无论有无腹痛,应怀疑腹膜炎。及时留取第一袋浑浊透出液送检,包括细胞计数和分类、革兰染色和病原学培养。

2.一旦考虑为腹膜透析相关性腹膜炎,留取标本后即应开始经验性抗感染治疗。如腹水明显浑浊或疼痛剧烈,可采用数袋1.5%腹腔透析液冲洗腹腔。

3.初始治疗可经验用药:经验性抗生素的抗菌谱必须覆盖革兰阳性菌和阴性菌。腹膜透析中心选择经验性治疗药物时要依据既往腹膜炎致病菌的药敏结果。革兰阳性菌可选用第一代头孢菌素或万古霉素,革兰阴性菌则要用第四代头孢或氨基糖苷类药物。若腹膜透析中心有较高的耐甲氧西林菌株的感染率,可选用万古霉素针对革兰阳性菌加一个针对作用影响较小的药物。一般病原菌应用抗生素疗程为2周左右,金黄色葡萄糖球菌、铜绿假单胞菌及肠球菌等应用抗生素疗程为3周。如有发热等全身症状,应局部用药和静脉用药同时进行,静脉用药应选择对残余肾功能影响小的药物。

4.腹水:感染时为避免纤维蛋白凝块形成,可在腹膜透析液中加入适量肝素。

5.真菌性腹膜炎:真菌性腹膜炎十分严重,是导致患者死亡的主要原因。初始治疗是联合两性霉素B和氟胞嘧啶两种药物。国际腹膜透析学会推荐,对确诊真菌性腹膜炎者应迅速拔管并在拔管后口服氟胞嘧啶1000mg/d和氟康唑100~200mg/d,连用10d。

6.结核性腹膜炎:一般采取四联疗法,局部和全身用药相结合,无效者拔除导管并继续抗结核治疗。

六、预防

1.持续质量改进　①教育患者采用正确的无菌技术,如洗手、戴口罩、不触碰无菌部位等;②监督患者的操作技术并进行再培训,集中注意力、保持换液桌面的清洁、换液时光线要充足等;③建立标准的规程,寻找腹膜炎发生的原因并进行相应改进。

2.预防出口处和隧道感染。

3.加强腹膜透析患者教育和培训　内容包括腹膜透析的环境要求、透析管的护理、卫生常识、检查腹膜透析液的质量、无菌操作的训练、腹腔感染的观察与处理等。

4.纠正营养不良　充分透析、加强营养、注意残余肾功能保护等。

(陈天华)

参 考 文 献

1.(美)艾瑞克.免疫肾脏病学(第二版).辽宁:辽宁科学技术出版社,2016

2.关广聚.继发性肾脏病学.北京:人民卫生出版社,2013

3.张婉词.血液净化操作手册.北京:中国医药科技出版社,2010

4.余学清.肾内科临床工作手册.北京:人民军医出版社,2013

5.陈香美.血液净化标准操作规程.北京:人民军医出版社,2010

6.邢继龙,王强虎.慢性肾病中医治疗实用技法.北京:人民军医出版社,2016

7.孙世仁,王汉民.肾脏病研究进展(2012).西安:第四军医大学出版社,2013

8.郑璇.慢性肾脏病.北京:军事医学科学出版社,2013

9.丁小强,吉俊.肾炎.北京:中国医药科技出版社,2013

10.孙世澜,关天俊.肾脏病新理论新技术.北京:人民军医出版社,2014

11.杨有芹,杨有京,常晓东,赵敏,薛痕.不同血液净化方式对慢性肾脏病矿物质和骨异常的疗效观察.现代生物医学进展,2016,16(03):526-528

12.李卉.血液净化原理及临床应用.中国临床医生杂志,2017,45(07):11-14＋2

13.黄家晟,何嘉炜,彭苏元梁珏瑶,刘枚芳,卢钊宇,苏国彬,刘旭生.慢性肾脏病患者的运动管理.临床肾脏病杂志,2017,(06):324-328

14.缪立英,杨春,朱滨.慢性肾脏病所致认知功能障碍的研究进展.实用医学杂志,2017,(11):1882-1884

15.孙伟.中医肾病学建设发展方向的思考.世界科学技术-中医药现代化,2014,16(03):481-484

16.贾宏育.中医辨证治疗320例慢性肾炎的一般规律.光明中医,2017,32(01):1-2

17.李燕.肾小球肾炎中医辨证与检验指标相关意义研究.光明中医,2017,32(08):1076-1078

18.杨晓晖,龙泓竹.糖尿病肾脏病的诊断和治疗.中华全科医学,2017,15(06):915-916

19.段丽萍,郑朝霞,吕宁,杨立娟,杨志凯,董捷.腹膜透析患者营养不良-炎症-心血管疾病和认知功能的关系.中国血液净化,2016,15(11):600-604

20.杨建平,麦志芹,陆国伟,黄海玲,黎彩霞,张凌云.糖皮激素对狼疮性肾炎患者活动性作用与肾内B淋巴细胞刺激因子的相关性.临床和实验医学杂志,2017,16(03):268-271

21.雷蕾,杨敬,钟锦,熊维建.中医肾病文献现代研究状况.中医文献杂志,2017,35(02):71-72

22.黄智勇,刘瑞英.中医肾病的特征及治疗方法分析.中国医药指南,2014,12(33):272

23.欧娇英,王惠玲,吴燕升,贺斐,何立群,黄迪,高建东.益气养阴活血法治疗糖尿病肾病血脂及血黏度的荟萃分析.中国中西医结合肾病杂志,2015,16(08):693-697

24.段妹伟,陈丁,吴杰,刘述文,郑颖,谢院生,蔡广研.少量蛋白尿且无高血压的IgA肾病患者肾内小动脉玻璃样变相关因素分析.中华肾病研究电子杂志,2017,6(03):127-131

25.黄迪,刘丰喆,贺斐,吴燕升,王惠玲,吴锋,邵命海,王琛,何立群,高建东.血尿灵治疗气阴两虚型肾性血尿临床研究.中国中西医结合肾病杂志,2016,17(01):47-50

26.刘立昌,余洪磊,刘旭生,汪涛.216例慢性肾炎患者黏膜炎症、诱因、体质与中医证型分析.中国中西医结合肾病杂志,2013,14(08):682-686

27.柳长青,刘树军,林萍.肾穿刺活检患者肾脏疾病临床病理特点——附1600例资料分析.中国实验诊断学,2013,17(06):1101-1104

28.林攀,刘红.血管紧张素转化酶抑制剂和血管紧张素Ⅱ受体拮抗剂在慢性肾脏疾病治疗中的应用.上海医药,2013,34(19):3-6

29.蔡广研.糖皮质激素治疗肾脏疾病临床经验.中国实用内科杂志,2013,33(10):771-774

30.王清华.生化检查与免疫检查在肾脏疾病临床诊治中的应用价值.中国医学创新,2015,12(32):124-126

31.庄福春.终末期肾脏疾病血液透析患者的临床特点探讨.中外医学研究,2016,14(10):24-25

32.王丹.探析肾脏疾病患者应用生化免疫检查的临床有效性.大家健康(学术版),2016,10(07):132-133

33.杨微.生化检查与免疫检查在肾脏疾病临床诊治中的应用.当代医学,2016,22(19):48

34.张福新.尿沉渣检测对肾脏疾病的诊断价值初步研究.中外医学研究,2016,14(30):54-55

35.崔红权.血清视黄醇结合蛋白与胱抑素C联合检测在肾脏疾病临床诊断中的价值分析.中国卫生检验杂志,2017,27(23):3425-3427

36.郭凯锋,陈海冰,贾伟平.糖尿病肾脏疾病的流行病学进展.医学研究杂志,2015,44(03):162-166

37.王奕.健康体检人群中慢性肾脏疾病的调查分析.中国卫生产业,2016,13(32):1-3+18

38.韩文涛.肾脏疾病患者采用生化免疫检查的临床效果分析.黑龙江医药,2017,30(01):142-144

39.鲁鸿昊,刘玉兰,董振南,田亚平.血清同型半胱氨酸及相关指标在肾脏疾病中的临床应用价值.标记免疫分析与临床,2013,20(02):79-81